Christine K. Keller

Steffen K. Geberth

Praxis der Nephrologie

2., vollständig überarbeitete und erweiterte Auflage

Christine K. Keller
Steffen K. Geberth

Praxis der Nephrologie

2., vollständig überarbeitete und erweiterte Auflage

Mit 63 Abbildungen und 73 Tabellen

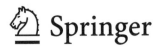 Springer

Dr. med. Christine K. Keller
Gemeinschaftspraxis für Diabetes und Nierenerkrankungen
Dialysezentrum Grünstadt
Verladeplatz 2-4
67269 Grünstadt
e-mail: ckk@dzw-hd.de

Dr. med. Steffen K. Geberth
Praxis für Nieren- und Hochdruckerkrankungen
Dialysezentrum Wieblingen
Maaßstraße 28
69123 Heidelberg
e-mail: sg@dzw-hd.de

ISBN-13   978-3-540-48555-1 Springer Medizin Verlag Heidelberg

Bibliografische Information der Deutschen Nationalbibliothek
Die Deutsche Nationalbibliothek verzeichnet diese Publikation in der Deutschen Nationalbibliografie;
detaillierte bibliografische Daten sind im Internet über http://dnb.d-nb.de abrufbar.

Springer Medizin Verlag
springer.de

© Springer Medizin Verlag Heidelberg 2007

Planung: Hinrich Küster, Heidelberg
Projektmanagement: Gisela Zech, Heidelberg
Copy-Editing: Bettina Arndt, Weinheim
Layout und Einbandgestaltung: deblik Berlin

SPIN 10826513
Satz: TypoStudio Tobias Schaedla, Heidelberg

Gedruckt auf säurefreiem Papier   2126 – 5 4 3 2 1 0

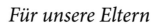

Für unsere Eltern

Geleitwort zur zweiten Auflage

Die Nephrologie, die Lehre von den internistischen Nierenerkrankungen, ist ein schnell wachsendes Teilgebiet der Inneren Medizin. Dies liegt zum einen an der ständig wachsenden Zahl chronisch Nierenkranker, zum anderen an der rasanten Entwicklung in der Grundlagenforschung.

Viele Nierenerkrankungen konnten inzwischen näher charakterisiert bzw. ihr molekularer Mechanismus geklärt werden.

Als Beispiel hierfür sei die rasch progressive Glomerulonephritis genannt, die mittels moderner Testmethoden frühzeitig erkannt und adäquat therapiert werden kann. Auch genetisch bedingte Nierenerkrankungen, wie die familiären Zystennieren, werden in Kürze unter Studienbedingungen einer pharmakologischen Intervention zugänglich sein, nachdem es gelungen ist, die molekularen Grundlagen der Zystennierenbildung aufzudecken.

Häufig auftretende Stoffwechselerkrankungen, wie der Diabetes mellitus, stehen ebenfalls im Fokus der aktuellen Forschung.

Was haben diese Erkenntnisse mit praktischer Nephrologie zu tun? Es wird zunehmend schwieriger, die Ergebnisse der Grundlagenforschung und komplexer klinischer Studien in den praktischen Alltag, so zu sagen von »bench to bedside«, zu übertragen. Diese Lücke schließt das vorliegende Buch, indem es zum Transfer des theoretischen Wissens in die Praxis beiträgt. Kranke Menschen profitieren nur dann von den Fortschritten der Medizin, wenn deren Ergebnisse erfolgreich praktisch umgesetzt und einer Vielzahl von Kolleginnen und Kollegen zugänglich gemacht werden.

Allen hier aufgeführten Aspekten genügt das vorliegende erfolgreiche Buch »Praxis der Nephrologie« bereits in der 2. Auflage. Es ist auf dem neuesten wissenschaftlichen Stand und unterstützt den praktisch tätigen Hausarzt, Internisten und Nephrologen bei der Diagnostik und Therapie von Nierenerkrankungen.

Als Brücke zwischen wissenschaftlicher und praktischer Medizin ist dieses Buch gelungen und uneingeschränkt zu empfehlen.

Heidelberg, im Dezember 2006

Prof. Dr. med. Martin Zeier
Ärztlicher Leiter Sektion Nephrologie
Medizinische Universitätsklinik Heidelberg

Geleitwort zur ersten Auflage

Die derzeitige Grundlagenforschung hat auf die Medizin und die moderne Gesellschaft immense Auswirkungen. Auch die Nephrologie wendet sich jetzt mit großem Elan der Entschlüsselung genetisch bedingter Erkrankungen zu (z. B. Zystennieren). Die hochspezialisierte Forschung muss aber zu einer glatten Landung auf dem Boden der allgemeinen Krankenversorgung gebracht werden.

Große, multizentrische Studien wie beispielsweise zu den ACE-Hemmern gelten strenggenommen nur für jeweils definierte Patientenkollektive. Patienten sitzen uns aber als ganz unterschiedliche Individuen gegenüber. Zunehmende Regulierungen, gesetzliche Vorschriften und Budgetierungen verstellen auf der anderen Seite den Ärzten immer mehr den Blick über den praktischen Alltag hinaus.

Dem Nephrologen sind deshalb 3 Botschaften an die Nichtnephrologen besonders wichtig. Diese gelten für Patienten, Studenten, niedergelassene Kollegen und Klinikärzte.

1) Wie das chronische Nierenversagen hat das akute Nierenversagen (ANV) einen gesetzmäßigen Verlauf. Im Unterschied zu den chronischen Nierenkrankheiten erholt sich die Nierenfunktion beim ANV spontan nach 4 Wochen, wenn es gelingt, die Ursache zu erkennen und zu beseitigen.

2) Die extrakapillär proliferative, rapid progressive Glomerulonephritis mit Halbmondbildung (RPGN) ist ein nephrologischer Notfall: ohne immunsuppressive Therapie verlieren die Patienten innerhalb von 4 Wochen unwiederbringlich ihre Nierenfunktion. Jede klinisch nicht zu klärende Nierenkrankheit stellt deshalb eine Indikation zur Nierenbiopsie dar.

3) Zum Routinelabor bei Patienten mit erhöhtem Kreatinin gehört die LDH, da sie der erste Hinweis sein kann, an ein hämolytisch-urämisches Syndrom (HUS) zu denken. Durch Plasmaaustausch und Substitution mit Fresh Frozen Plasma können die Patienten ihre Nierenfunktion vollständig wieder erlangen. Unbehandelt hat das HUS eine hohe Mortalität.

Um nicht nur diese 3 Anliegen den Kollegen näher zu bringen, sondern auch Verständnis für die ganze Nephrologie zu wecken, bedarf es eines Werkes wie des vorliegenden.

Ulm, im Oktober 2001   Frieder Keller

Vorwort zur zweiten Auflage

Inhaltliche Schwerpunkte der zweiten, vollständig überarbeiteten Auflage des vorliegenden Buches sind die wichtigsten Krankheitsbilder, mit denen Fachärzte und Hausärzte im niedergelassenen Bereich, aber auch in den ersten Ausbildungsjahren in der Klinik täglich konfrontiert werden. Den Anregungen der Leser folgend wurden darüber hinaus aktuelle Leit- und Richtlinien der Fachgesellschaften aufgenommen.

Besonderer Dank gebührt Herrn Prof. G. v. Kaick, ehemaliger Direktor der Abteilung für onkologische Diagnostik und Therapie des DKFZ Heidelberg, für die großzügige Bereitstellung von sonographischen Abbildungen sowie CT- und MRT-Bildern nephrologischer Erkrankungen. Bei Herrn Prof. J. Allenberg, Leiter der Sektion Gefäßchirurgie der Chirurgischen Universitätsklinik Heidelberg, bedanken wir uns für viele interessante Abbildungen zur Nierenarterienstenose.

Herzlichen Dank Herrn Küster und Frau Zech vom Springer Verlag für die gute Zusammenarbeit.

Grünstadt u. Heidelberg, im Januar 2007

Christine Keller
Steffen Geberth

Vorwort zur ersten Auflage

Die Nephrologie ist eines der vielseitigsten und interessantesten Teilgebiete der inneren Medizin. Schwerpunkte bilden neben den klassischen, klinisch-nephrologischen Krankheitsbildern die Nierenersatztherapie und die Nierentransplantation.

Bereits in der frühen Facharztausbildung ist aufgrund der geforderten Spezialisierung die Wahl von Interessenschwerpunkten meist unumgänglich. Die verbleibende Zeit für andere Teilbereiche ist dann oft knapp bemessen. Dieses Buch richtet sich zum einen an nephrologisch interessierte, in der Praxis oder Klinik tätige Ärzte, zum anderen aber auch an Studenten in den klinischen Semestern, die einen verständlichen Überblick über die gesamte Nephrologie inklusive Dialyse und Transplantation wünschen.

Den Kapiteln vorangestellt ist eine kurze Zusammenfassung der inhaltlichen Schwerpunkte. Die Literaturangaben sind z. T. Quellen, z. T. sind sie als weiterführende Literatur gedacht.

Meine Mitstreiter Frau Dr. med. Cornelia M. Burkarth, Fachärztin für Allgemeinmedizin, Ulm, und Herr Dr. med. Steffen K. Geberth, Facharzt für innere Medizin und Nephrologie, Heidelberg, haben durch ihre unermüdliche Bereitschaft zur Diskussion über Inhalt und Form das vorliegende Buch entscheidend geprägt.

Besonderer Dank gebührt Herrn Prof. G. van Kaick, Direktor der Abteilung für onkologische Diagnostik und Therapie des Deutschen Krebsforschungszentrums Heidelberg, und Herrn OA Dr. med. Stefan Schönberg für die großzügige Bereitstellung von sonographischen Abbildungen sowie CT- und MRT-Bildern nephrologischer Erkrankungen.

Bei Herrn Prof. Jens Allenberg, Leiter der Sektion Gefäßchirurgie der Chirurgischen Universitätsklinik Heidelberg, bedanke ich mich herzlich nicht nur für die Abbildungen zur Nierenarterienstenose, sondern auch für interessante Gespräche über chirurgische und internistische Aspekte der Behandlung von Nierenarterienstenosen.

Herzlicher Dank gilt der Planungsabteilung vom Springer-Verlag, Herrn Küster und Frau Hartmann, für die freundliche Unterstützung in allen organisatorischen Angelegenheiten sowie den Mitarbeitern in Copy-Editing und und Herstellung für die technische Aufbereitung und Umsetzung der Manuskriptvorlagen.

Kritische Kommentare und Verbesserungsvorschläge werden gern entgegengenommen.

Grünstadt, im Oktober 2001 Christine K. Keller

Inhaltsverzeichnis

Die normale Niere

Zu den Aufgaben der Niere zählt neben der Aus-
scheidung von Wasser und Stoffwechselabbau-
produkten auch eine Vielzahl von regulativen
Aufgaben:
- Aufrechterhaltung des Gleichgewichtes im
  Salz-, Volumen- und Säure-Basen-Haushalt
- Hydroxylierung des Vorläufermoleküls zu akti-
  vem Vitamin D_3
- Bildung von Erythropoietin
- Regulation des Blutdrucks durch das Renin-
  Angiotensin-Aldosteron-System (RAAS)
- Konservierung lebenswichtiger Stoffe: Glukose,
  Aminosäuren, Salze

1.1   Anatomie

1.1.1   Makroanatomie

Die Nieren eines Erwachsenen sind durchschnitt-
lich 11 cm lang, 2,5 cm dick und 5 cm breit. Sie
wiegen 120–170 g und sind von rötlich-brauner
Farbe. Sie liegen zwischen dem 12. Brustwirbel und
dem 3. Lendenwirbel retroperitoneal in der Lum-
balregion (◘ Abb. 1.1). Bedingt durch die Größe
der Leber liegt die rechte Niere etwas tiefer. Der
Hilus zeigt nach medial und leicht nach ventral.
Eine glänzende, bindegewebige Faszie umhüllt das
Organ direkt, eine weitere das sich nach außen an-
schließende Fettgewebe. Letztere wird als Gerota-
Faszie bezeichnet und hat Bedeutung beim Staging
von Nierentumoren und Lymphomen. Im Gefäßstiel befindet sich die Nierenarterie dorsokranial,
die Nierenvene ventral, der Ureter dorsokaudal.

Auf der Schnittfläche des bohnenförmigen Organs kann man von innen (Gefäßstiel) nach außen
eine Unterteilung in Nierenbecken, Nierenmark
und Nierenrinde vornehmen (◘ Abb. 1.2a). Die
makroskopisch homogene Nierenrinde weist beim
genaueren Hinsehen kleine, rote Stippchen auf,
die den Glomeruli entsprechen. Die Pyramiden
im Nierenmark enthalten die Sammelrohre. Auf
ihrer Richtung Nierenbecken zeigenden »Spitze«
befindet sich die Area cribrosa. Hier öffnen sich
die Sammelrohre in den drainierenden Kelch. Die
einzelnen Pyramiden werden von Columnae re-

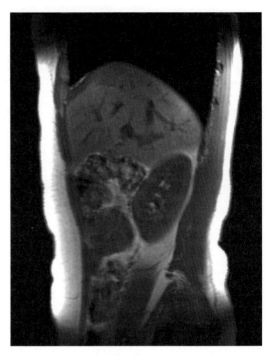

◘ **Abb. 1.1.** Kernspintomographie einer gesunden rechten Niere im Sagittalschnitt. (Mit freundlicher Genehmigung von G. v. Kaick und S. Schoenberg, Deutsches Krebsforschungszentrum Heidelberg, Forschungsschwerpunkt: Radiologische Diagnostik und Therapie)

nales (Bertini-Säulen) unterbrochen, in welchen
die Henle-Schleifen verlaufen. Die Markstrahlen
reichen von der Basis der Pyramiden zur Rinde
und bestehen aus Tubuli.

Gefäßversorgung

Die Nierenarterien (A. renalis dextra bzw. sinistra) gehen direkt von der Aorta ab, gelegentlich
findet sich eine arterielle Mehrfachversorgung
(◘ Abb. 1.3). Die A. renalis teilt sich nacheinander
in Segmentarterien, Interlobärarterien, Bogenge-
fäße (Aa. arcuatae) und Interlobulararterien auf
(◘ Abb. 1.4). Aus Letzteren entstehen in der Nierenrinde die Glomeruli (◘ Abb. 1.5). Im Nierenmark findet sich ein peritubuläres Kapillarnetz.
Dies setzt sich zusammen aus den direkt aus den
Bogengefäßen abgehende Vasae rectae und den
aus dem Glomerulum austretenden arteriolären
Vasae efferentes. Die venöse Drainage der Niere

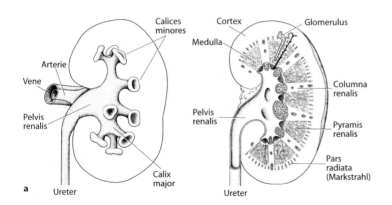

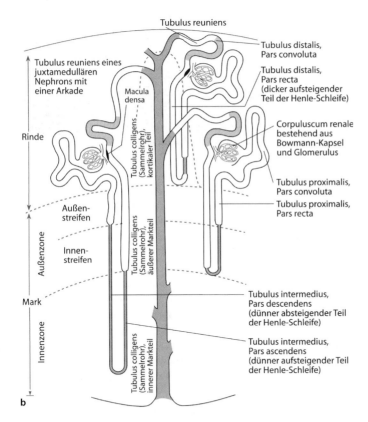

□ **Abb. 1.2a,b.**
a Schematische Darstellung des Aufbaus der Niere, Ansicht von hinten.
b Schema eines rindennahen (subkortikalen), eines midkortikalen und eines marknahen (juxtamedullären) Nephrons. (Aus: Schiebler TH, Peiper U: Histologie. Springer, Heidelberg 1996)

erfolgt über die Vv. interlobulares, Vv. arcuatae, Vv. interlobares und die Vv. renales dextra et sinistra in die V. cava inferior. Die linke Nierenvene kreuzt die Aorta ventral. In letztere mündet die V. ovarica bzw. testicularis sinistra. Dies ist klinisch bedeutsam bei Nierenvenenthrombosen (Rückstau in den linken Hoden oder Eierstock) oder als hämatogener Metastasierungsweg.

1.1.2 Mikroanatomie

Die kleinste funktionelle Einheit in der Niere ist das Nephron (□ Abb. 1.2b). Es besteht aus Glomerulus, Bowman-Kapsel und dem dazugehörigen Tubulussystem.

Den ersten Abschnitt des Nephrons bildet das Glomerulum (□ Abb. 1.5), in welchem die Filtration

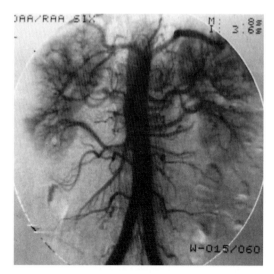

□ Abb. 1.3. Mehrfachanlage der Nierenarterien, Häufigkeit 30% (Prozentsatz inkl. früher Aufteilung). Mit freundlicher Genehmigung von J. Allenberg, Sektion Gefäßchirurgie, Chirurgische Universitätsklinik Heidelberg. Aus: Diehm/Allenberg/Eckert/Vath: Color atlas of vascular disease. Springer, Heidelberg 2000)

des Primärharnes stattfindet. Aus den Interlobulärarterien entstehen die glomerulären Gefäßschlingen, die vor ihrer Verzweigung im Glomerulum als Vas afferens, beim Austritt aus dem Glomerulum als Vas efferens bezeichnet werden. Die sich aus dem Vas afferens entwickelnden Gefäßschlingen stülpen sich in die zweiblättrige Bowman-Kapsel, deren viszerales Blatt mit den Podozyten den Schlingen aufliegt. Die Wand der Gefäßschlingen bildet die glomeruläre Filtrationsstrecke. Deren Ultrastruktur entscheidet darüber, welche Substanzen zusammen mit Wasser in den Primärharn filtriert werden. Die Gefäßwand des Glomerulum besteht aus gefenstertem Endothel, der dreischichtigen Basalmembran sowie dem von den Podozyten gebildeten viszeralen Blatt der Bowman-Kapsel. Zwischen den verzahnten sekundären Zellausläufern (Füßchen) der Podozyten (lat.: pes, pedis, der Fuß) liegen Filtrationsschlitze mit ca 5 nm Abstand. Rechnerisch stellen sie für Moleküle von 5–6000 Dalton kein Hindernis dar. Die dreischichtige Basalmembran (Lamina rara

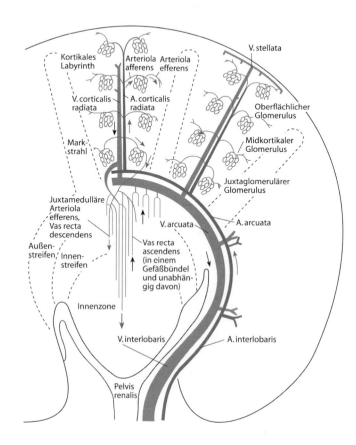

□ Abb. 1.4. Schema des Blutgefäßsystems der Niere. Aus Gründen der Übersichtlichkeit sind keine peritubulären Kapillaren eingezeichnet. (Aus: Schiebler TH, Peiper U: Histologie. Springer, Heidelberg 1996)

externa, Lamina densa, Lamina rara interna) ist durch einen hohen Gehalt negativ geladenen Heparansulfats für negativ geladene Moleküle wenig durchlässig.

Als Mesangium bezeichnet man das zwischen den Gefäßschlingen liegende Bindegewebe (◘ Abb. 1.6). Das mit flachen Zellen ausgekleidete, parietale Blatt der Bowman-Kapsel bildet einen

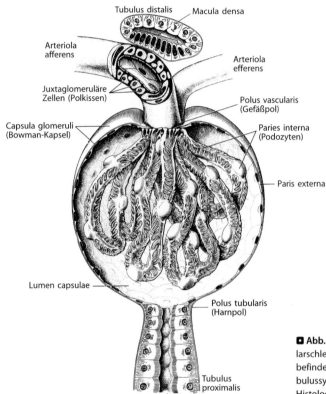

◘ Abb. 1.5. Nierenkörperchen, bestehend aus Kapillarschleifen und Bowman-Kapsel. In der Skizze oben befindet sich der Gefäßpol, unten der Beginn des Tubulussystems, der Harnpol. (Aus: Schiebler TH, Peiper U: Histologie. Springer, Heidelberg 1996)

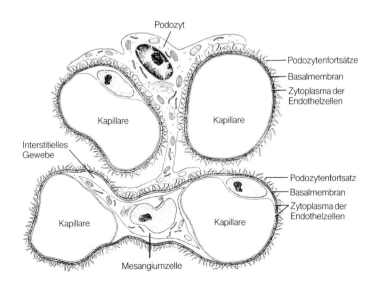

◘ Abb. 1.6. Podozyten, Mesangiumzelle und Kapillaranschnitte eines Glomerulums. (Aus: Schiebler TH, Peiper U: Histologie. Springer, Heidelberg 1996)

1

kugelförmigen Hohlraum und öffnet sich an der dem Gefäßpol entgegengesetzten Seite in das Tubulussystem. Dieses besteht aus mehreren Abschnitten, in denen die Aufbereitung des Filtrats über Sekretions- und Resorptionsmechanismen stattfindet. Der proximale, gewundene Tubulus besitzt metabolisch hochaktive Zellen. Entlang der ins Mark absteigenden und wieder aufsteigenden Henle-Schleife besteht unterschiedliche Durchlässigkeit für Salze und Wasser. Der gewundene distale Tubulus liegt etwa in Höhe des Glomerulum, hat an einer Stelle (Macula densa; ▣ Abb. 1.5) Kontakt mit dem Vas afferens und mündet schließlich in ein Sammelrohr.

1.2   Physiologie

Pro Minute fließen ca.1,2 l Blut durch die Nieren, also etwa 1800 l/Tag. Ungefähr 1% (120 ml/min, ca. 180 l/Tag) wird als Primärharn abfiltriert. Das Primärfiltrat wird durch Sekretions- und Resorptionsprozesse in den Tubuli aufbereitet und ankonzentriert. Schließlich wird etwa 1% (1,8 l) des Ausgangsfiltrates ausgeschieden.

1.2.1   Mechanismen

Glomeruläre Filtration

Die glomeruläre Filtrationsrate ist abhängig von der Permeabilität der Glomerulumwand, sowie der hydrostatischen und onkotischen Druckdifferenz zwischen Kapillarlumen und Bowman-Kapsel. Diese beträgt im Normalfall ca. 40 mmHg in Richtung der Bowman-Kapsel.

Die Wand der glomerulären Kapillaren hält im Normalfall alle zellulären Partikel und hochmolekularen Plasmabestandteile zurück. Die obere Größenbegrenzung auf max. 70 kD wird durch die Filtrationsschlitze gegeben. Die beiden Laminae rarae haben dabei eher elektrostatische, die Lamina densa mechanisch-physikalische Filterfunktion.

Tubuläre Sekretion/Rückresorption

Die einzelnen Tubulusabschnitte haben unterschiedliche Aufgaben. Sekretion und Rückresorption sind dabei aktiv oder passiv und z. T. hormonellen Einflüssen unterworfen. Es gibt Substanzen, die
— nur glomerulär filtriert werden (Inulin),
— filtriert und im Tubulus sezerniert werden (para-Aminohippursäure),
— filtriert und fast vollständig wieder rückresorbiert werden (Glukose),
— filtriert, sezerniert und z. T. wieder rückresorbiert werden (Kalium, Kreatinin) (▣ Tab. 1.1).

Am Ende des proximalen Tubulus sind bereits mehr als die Hälfte des abfiltrierten Wassers, der größte Anteil des filtrierten Bikarbonats sowie Glukose und Aminosäuren rückresorbiert. Viele Transportprozesse sind Natriumkotransporte. Die an der basolateralen Membran befindliche Na-K-ATPase baut einen Natriumgradienten auf, der die Richtung vieler passiver Transportprozesse beeinflusst.

Die Henle-Schleife, insbesondere ihr dicker, aufsteigender Anteil, ist von entscheidender Bedeutung für den Aufbau des Konzentrationsgradienten. Kennzeichen dieses sog. Verdünnungssegmentes ist die Wasserundurchlässigkeit sowie der durch Furosemid hemmbare Natrium-Kalium-Chlorid-Transporter.

Der Gegenstromkonzentrationsgradient wird durch die Wasserundurchlässigkeit und Ionenresorption im distalen Tubulus noch verstärkt.

Zusätzlich bauen Transportvorgänge in den Tubulus- und Kapillarschleifen im Nierenmark einen Konzentrationsgradienten auf. Dieser ermöglicht zusammen mit dem antidiuretischen Hormon (ADH) eine flexible Regulation der Harnkonzentration. Diese kann zwischen 50 und 1300 mosm/kg H_2O, bzw. einem spezifischen Gewicht zwischen 1,001 und 1,028 g/cm^3 variiert werden (▣ Abb. 1.7).

Im kortikalen Sammelrohr wird die Wasserdurchlässigkeit durch ADH reguliert. Aldosteron, ein Mineralokortikoidhormon der Nebennierenrinde steuert die Natriumrückresorption und die Kalium- bzw. Wasserstoffsekretion. Im medullären Sammelrohr besteht eine natrium- und aldosteronunabhängige, hohe Wasserstoffsekretionskapazität.

Transport einzelner Substanzen

Wasser (H_2O) wird im proximalen Tubulus durch einen hauptsächlich durch Bikarbonat erzeugten, interstitiell gerichteten, osmotischen Druck rück-

◻ **Tab. 1.1.** Lokalisation der Transportprozesse

Lokalisation	Nettoeffekt	Substanzen
Proximaler Tubulus	Rückresorption	H_2O, Na^+, Cl^-, Ca^{2+}, K^+, H^+, HCO_3^-, Harnstoff, Glukose, Aminosäuren, Phosphat, Sulfat, Mono und Dikarboxylsäuren
	Sekretion	NH_3, H^+, HCO_3^-, organische Basen, organische Säuren
Dünne absteigende Henle-Schleife	Rückresorption	H_2O
Dünne aufsteigende Henle-Schleife	Diffusion ins Lumen	Harnstoff
	Diffusion ins Interstitium	NH_3
Dicke aufsteigende Henle-Schleife	Rückresorption	Na^+, Cl^-, Ca^{2+}, Mg^{2+}, K^+
Distaler Tubulus	Rückresorption	H_2O, Na^+, Cl^-, Ca^{2+}, K^+, H^+, HCO_3
Sammelrohr	Rückresorption	H_2O, Na^+, Harnstoff
	Sekretion	H^+
	Diffusion ins Interstitium	Harnstoff
	Diffusion ins Lumen	NH_3

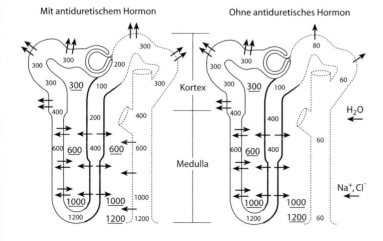

◻ **Abb. 1.7.** Zwischen den verschiedenen Abschnitten der Henle-Schleife und dem Sammelrohr bestehen Gegenstromprinzipien. Die wasserundurchlässigen Abschnitte der Henle-Schleife sind durch *dicke* Linien gekennzeichnet. Die ADH-empfindlichen, distalen Abschnitte des Mittelstücks und die Sammelrohre sind als *durchgezackte* Linien gekennzeichnet. (Aus: Schiebler TH, Peiper U: Histologie. Springer, Heidelberg 1996)

resorbiert. Der dicke, aufsteigende Teil der Henle-Schleife ist für Wasser undurchlässig, er wird deswegen auch Verdünnungssegment genannt. Im Sammelrohr ist die Wasserdurchlässigkeit vom anti**di**uretischen **H**ormon »ADH« abhängig.

Bei Infusion hochosmotischer, schwer resorbierbarer Substanzen kann eine Diurese von bis zu 40% des Primärharnvolumens erreicht werden. Die diuretische Wirkung von Alkohol beruht auf der Suppression von ADH.

Harnstoff wird im Glomerulum frei filtriert. Die Rückresorption hängt bei freier Diffusion weit-gehend vom tubulären Wasserfluss ab. Bei maximaler Diurese werden ca. 40% des Harnstoffes, bei maximaler Antidiurese bis zu 70% in das Blut rückresorbiert.

Die aktive Veränderung des Urin-pH-Wertes hat insbesondere bei der **Rückresorption von schwachen Säuren** Bedeutung. Deren geladene Form diffundiert wesentlich schlechter als die elektroneutrale Form. Bei Intoxikationen mit schwachen Säuren (z. B. Sulfonamide) können diese durch Alkalisierung des Urins mit Kalium-Natrium-Hydrogenzitrat (z. B. Uralyt U) oder Zitronensäure-Natriumzitrat (Blemaren N) in die geladene, hydrophilere und damit schlechter (rück-)diffundierende Form überführt werden. Dies führt zu verstärkter Ausscheidung.

Die maximale Kapazität des aktiven Rücktransports von **Glukose** ist ab einer Plasmakonzentration von 180 mg/dl erreicht. Dann muss im proximalen Tubulus 2 mmol/min (bei Frauen 1,7 mmol/min) rückresorbiert werden. Höhere Mengen werden ausgeschieden, da Glukose weiter distal nicht rückresorbiert werden kann.

Normalerweise ist der Urin glukosefrei. Erst ab dem »Schwellenwert« von 180 mg/dl und höher scheidet die Niere Glukose aus. Die **Nierenschwelle** liegt nicht bei jedem Menschen gleich hoch, sondern zeigt individuelle Unterschiede. So kann sie z. B. deutlich unter oder über 180 mg/dl liegen. Harnzuckerausscheidungen können z. B. bei Schwangeren bereits deutlich unter einem Glukosewert von 180 mg/dl auftreten; ist die Nierenschwelle erhöht (bei älteren Menschen z. B. auf 200 mg/dl) tritt erst ab diesem Wert eine Glukosurie auf.

Die maximale Rückresorptionskapazität kann individuell schwanken und bei Erniedrigung zur Fehldiagnose eines Diabetes mellitus führen. Überschüssige Glukose übt im weiteren Verlauf des Tubulussystems eine osmotische Wirkung aus, die zur diabetestypischen Polyurie und Durstgefühl führt.

Phosphat ist von Bedeutung für die Knochenmineralisation, als Puffer im Säure-Basen-Haushalt und bei Phosphorylierungen (z. B. ADP → ATP). Die Ausscheidung von Phosphat wird über verschiedene Feedbackmechanismen gesteuert:

- Parathormon und Kalzitonin vermindern die proximal-tubuläre Phosphatresorption.
- Erhöhte Phosphatzufuhr mit der Nahrung führt zu vermehrter Phosphatausscheidung.

Harnsäure wird über unspezifische Transporter für organische Säuren ausgeschieden. Mit der Harnsäuresekretion interferieren viele Medikamente (◻ Tab. 1.2).

Autoregulation der Durchblutung

Als »Autoregulation« bezeichnet man die Fähigkeit der Niere, den intraglomerulären Druck und damit die Filtratleistung über einen weiten Bereich des systemischen Blutdrucks (90–180 mmHg) konstant zu halten. Dies geschieht durch Veränderung des Widerstandes in den Aa. interlobares, den afferenten und den efferenten Arteriolen des Glomerulum. Steigert man die Perfusion, nimmt die Durchblutung des Nierenmarks zu und es kommt zur vermehrten druckabhängigen Ausscheidung von Natrium und Wasser. Dieser Mechanismus wird als »Druckdiurese« bezeichnet.

Aufgrund der energieverbrauchenden Stoffwechselleistungen proximaler Tubuluszellen sind nachgeschaltete Tubulusabschnitte oft am Rande der Hypoxämie. Wenn unterhalb eines Systemdruckes von 80 mmHg der glomeruläre Druck absinkt, setzt sich dieser Druckabfall bis in die Vasae rectae fort. Dies führt in einem nachgeschalteten Tubulusabschnitt (sog. S3-Segment) und auch in der aufsteigenden Henle-Schleife zur Hypoxämie. Intrarenale NO-, Prostaglandin E_2 und Urodilatin-Synthese können durch lokale Vasodilatation diese Ischämie mindern.

> **Cave**
> **Nichtsteroidale Antiphlogistika und Röntgenkontrastmittel hemmen diese Schutzmechanismen und können dadurch ein akutes Nierenversagen verursachen.**

Bei einem Systemdruck von mehr als 180 mmHg können die arteriolären Widerstandsgefäße den Systemdruck nicht mehr abfangen, der intraglomeruläre Druck steigt, und es kommt zur Schädigung der glomerulären Kapillaren u. a. durch Scherkräfte.

◻ **Tab. 1.2.** Veränderung der Harnsäuresekretion

Substanzen, welche die Harnsäureausscheidung vermindern	Substanzen, welche die Harnsäureausscheidung steigern
Laktat	Hoch dosierte Salizylate (>3 g)
β-Hydroxybuttersäure	Phenylbutazon
Niedrig dosierte Salicylate	Benzbromaron
Ethambutol	Kontrastmittel
Blei, Beryllium	Hohe Dosen Vitamin C
Nikotinat	
Alkohol	

Tubuloglomeruläres Feedback

Der Begriff »tubuloglomeruläres Feedback« bezieht sich auf die Tatsache, dass die tubuläre Flussrate die glomeruläre Filtrationsrate beeinflussen kann. Vermittelnde anatomische Struktur sind spezialisierte Zellen der Macula densa am Ende der dicken aufsteigenden Henle-Schleife (◘ Abb. 1.5). Das tubuloglomeruläre Feedback spielt eine wichtige Rolle in der Autoregulation der Nierendurchblutung. Eine Erhöhung des Nierenperfusiondrucks aktiviert über einen Anstieg der Filtrationsrate den Feedbackmechanismus. Im Rahmen der erhöhten GFR steigt die Chloridkonzentration im oben genannten Tubulusabschnitt. Dies führt zu einer Konstriktion der afferenten Arteriole; über eine Abnahme des intraglomerulären hydraulischen Drucks sinkt die GFR.

Die Blockade des Na-K-Cl-Kotransporters durch Schleifendiuretika verschlechtert diesen Autoregulationsmechanismus.

1.2.2 Homöostase

Wasser- und Elektrolythaushalt

Die Niere reguliert den Volumenhaushalt und die Zusammensetzung der Extrazellulärflüssigkeit. Für die Wasserausscheidung spielt das im Hypophysenhinterlappen produzierte Hormon **ADH** (Vasopressin) eine entscheidende Rolle. Bei Fehlen von ADH in der Zirkulation sind das distale Tubuluskonvolut und die Sammelrohre weitgehend wasserundurchlässig und es wird hypotoner Urin ausgeschieden. Anreiz für die Sekretion von ADH ist der Anstieg der Plasmaosmolarität, der über Osmorezeptoren im Hypothalamus registriert wird.

Die Tatsache, dass trotz der minütlich filtrierten **Natrium**menge von 18 mmol, nur ca. 75 mmol Natrium pro Tag ausgeschieden werden, deutet auf effektive Resorptionsmechanismen hin. Im letzten Abschnitt der Henle-Schleife sind 97% der Natriumionen des Primärharns resorbiert. Für die Ausscheidung der Restmenge von Natrium spielt das Nebennierenrindenhormon Aldosteron eine wichtige Rolle. Aldosteron bewirkt eine verzögert einsetzende Steigerung der Natriumrückresorption im distalen Tubulus, aber auch im Dickdarm und in den Speichel- und Schweißdrüsen jeweils im Austausch gegen Kalium oder Wasserstoff. Ein Ausfall der Nebennierenrinde führt zur Addisonkrise mit Hyponatriämie, Hyperkaliämie, Adynamie und Kreislaufversagen. Die Behandlung erfolgt mit Natriumchlorid und NNR-Hormonen.

Bei **osmotischer Diurese** wird die NaCl-Rückresorption gehemmt. Das Volumen, welches die Sammelrohre erreicht, nimmt zu und die Osmolarität nähert sich der des Plasmas. **Druck-** und **Koffeindiurese** werden auf vermehrte Markdurchblutung zurückgeführt.

Atriales natriuretisches Peptid (ANP oder auch ANF, atrialer natriuretischer Faktor) ist ein in der Wand der Herzvorhöfe bei Volumenbelastung und Vorhofdehnung produziertes Hormon, welches die Natriumausscheidung steigert.

Durch das sog. **Gegenstromprinzip** entsteht durch die Summation kleiner Konzentrationseffekte ein beträchtlicher Konzentrationsgradient zwischen Nierenrinde und -mark (◘ Abb. 1.7). Dieser wird durch die strukturelle Anordnung von Henle- und Kapillarschleifen ermöglicht und ist umso größer, je länger die Henle-Schleifen sind. Manche Wüstennager können ihren Harn auf das 10fache der Plasmaosmolarität ankonzentrieren, Menschen immerhin auf das 3-bis 4fache. Die höchste osmotische Konzentration (bis zu 4-mal Plasmaosmolarität = 1200 mmosm/l) besteht dabei in den Papillenspitzen.

Treibende Kräfte für den Aufbau des Gradienten sind:

- In der äußeren Markzone ein Auswärtstransport von Natriumchlorid
- In der dünnen Henle-Schleife alle Prozesse, die dafür sorgen, dass mehr Wasser als gelöste Stoffe in die aufsteigenden Schenkel gelangen
- In den proximalen Tubulusabschnitten die Diffusion von Harnstoff aufgrund der höheren Verdünnung immer wieder von den abführenden in die zuführenden Schleifenschenkel, wodurch ein Konzentrationsgefälle aufgebaut wird
- In der inneren Markzone lokal entstehende Stoffwechselprodukte wie Milchsäure, die zum osmotischen Druckanstieg beitragen, indem sie vom aufsteigenden in den absteigenden Schenkel diffundieren und deswegen das Mark nicht verlassen

Der intrarenale Harnstoffkreislauf trägt zusammen mit den unterschiedlichen Permeabilitäten der einzelnen Tubulusabschnitte entscheidend dazu bei, dass der Endharn weit über die Plasmaosmolarität hinaus ankonzentriert werden kann.

Säure-Basen-Haushalt

Säureäquivalente sind Endprodukte hauptsächlich des Eiweißstoffwechsels. Werden sie nicht entsorgt, verschiebt sich der pH-Wert des Extrazellulär- und Intrazellulärraumes. Den raschen Ausgleich des Säure-Basen-Gleichgewichts reguliert die Lunge über die Aufrechterhaltung der Kohlendioxidkonzentration des Plasmas. Die Niere reguliert den pH-Wert langsamer, jedoch kann sie wesentlich größere Säuremengen bewältigen. Grundlegende Mechanismen dabei sind Bikarbonatresorption, Wasserstoffionensekretion und Ammoniumbildung im Tubulussystem.

An Urinpuffer gebundene Säureäquivalente sind für den Wasserstoffionengradienten nicht mehr wirksam. Urinpuffer erlauben somit eine pH-Wert-Regulation über den maximal erzielbaren Wasserstoffionengradienten (zwischen Tubuluslumen und Tubuluszelle) freier Säureäquivalente hinaus. Bei Azidose kann z. B. nur ein minimaler Urin-pH von 4,4, bei Alkalose ein maximaler Urin-pH von 8,2 gegen das Plasma erzeugt werden.

Bei metabolischer Azidose wird das filtrierte Bikarbonat fast vollständig rückresorbiert, die distale H^+-Ausscheidung ist gesteigert. Bei chronischer Azidose – wie z. B. in der chronischen Niereninsuffizienz – steigt die Säureelimination mittels Ammoniumausscheidung, bei chronischer Alkalose, kann die Ausscheidung von Ammonium fast sistieren.

1.2.3 Endokrine Funktionen

Erythropoietin

Erythropoietin ist ein Glykoprotein, welches im Knochenmark die Vorläuferzellen der Erythrozyten zur Differenzierung in Normoblasten und schließlich Erythrozyten stimuliert. Das Hormon wird hauptsächlich in der Niere, in geringem Maß aber auch in der Leber produziert. In der Niere findet die Produktion in interstitiellen Fibroblasten und vermutlich auch in proximalen Tubuluszellen statt.

Stimulus für die Erythropoietinsynthese ist ein Abfall der O_2-Konzentration, als Sensor hierfür dient vermutlich ein Häm-Eiweiß. Die »renale« Anämie bei chronischer Niereninsuffizienz beruht auf der verminderten Erythropoietinproduktion und auf einer verminderten Lebensdauer der Erythrozyten (▶ Kap. 11). Die Verabreichung von Erythropoietin an Patienten mit chronischer Niereninsuffizienz ist mit einer deutlichen Verbesserung der Lebensqualität verbunden. Leider wird das Hormon von manchen Hochleistungssportlern auch illegal als Dopingmittel verwendet.

Vitamin D

(Siehe auch ▶ Kap. 11)

Vitamin D reguliert zusammen mit Parathormon und Kalzitonin den Kalziumhaushalt des Körpers. Es fördert die Kalziumresorption im Darm, sowie die Verkalkung von Knochen und Zähnen.

Hauptquelle des Vitaminvorläufers ist normalerweise die körpereigene Produktion. Ultraviolette Strahlung synthetisiert bereits bei geringer Sonnenexposition in der Haut ausreichende Mengen Vitamin D_3 (Cholecalciferol) aus 7-Dehydrocholesterol. Dieses wird zusammen mit im Dünndarm resorbiertem Vitamin D_3 zur Leber transportiert, wo eine Hydroxylierung zu 25-OH-Vitamin-D_3 (Calcidiol) stattfindet. Calcidiol wird proteingebunden zur Niere transportiert. Dort entsteht dann durch eine weitere Hydroxylierung in Position 1 das Endprodukt Calcitriol (aktives Vitamin D, 1,25-Dihydroxy-Vitamin D_3). Die Plasmakonzentration von Calcitriol ist zum einen von der Verfügbarkeit von Calcidiol, zum anderen von der Aktivität der Hydroxylasen abhängig. Die Aktivität der renalen 1-α-Hydroxylase ist abhängig von den Plasmakonzentrationen von Parathormon, Phosphat und Calcitriol, sowie von der Vitamin-D-Rezeptordichte auf Zelloberflächen. Erhöhtes PTH und Hypophosphatämie stimulieren die Calcitriolsynthese. Die inaktivierende Hydroxylierung von Calcidiol an Position 24 wird u. a. durch Calcitriol stimuliert (negatives Feedback) und durch PTH gebremst.

Calcitriol trägt zur Homöostase des Kalzium- und Phosphatspiegels und damit indirekt zu Normalisierung der Knochenmineralisation bei. Calcitriol wirkt über intrazelluläre Bindung an Rezeptoren der Zielzellen und damit Regulation von Gentranskription. Es fördert die intestinale Kalziumresorption über eine Enterozytendifferenzierung, auf ähnlichem Wege wird die enterale Phosphatresorption gebremst. Weiterhin unterdrückt es die Ausschüttung von Parathormon aus der Nebenschilddrüse. Außerdem reguliert es die Osteoblastenaktivität. Bei granulomatösen Systemerkrankungen (Sarkoidose, Tuberkulose) können Makrophagen Calcitriol synthetisieren. Dies kann zu einer Hyperkalzämie führen.

(Richtlinien zur Vitamin-D-Therapie bei Niereninsuffizienz ▶ Kap. 11)

Renin-Angiotensin-Aldosteron-System (RAAS)

Das Renin-Angiotensin-Aldosteron-System ist entscheidend an der Blutdruckregulation beteiligt (◘ Abb. 1.8). So kommt es z. B. beim Abfall der renalen Durchblutung zur Reninfreisetzung aus den Zellen des juxtaglomerulären Apparates. Renin setzt das in der Leber, aber auch an vielen anderen Stellen produzierte α_2-Globulin Angiotensinogen zu Angiotensin I um. Dieses wird dann hauptsächlich durch das »Angiotensin-konvertierende Enzym« (»angiotensin converting enzyme« = ACE) zu Angiotensin 2 umgewandelt. ACE wird in der Lunge, der luminalen Membran von Gefäßwandzellen, in Glomeruli und verschiedenen anderen Organen produziert.

Die Blutdrucksteigerung durch Angiotensin 2 erfolgt über mehrere Mechanismen. Angiotensin 2 ist ein sehr starker Vasokonstriktor. Durch die Stimulation der Aldosteronsekretion wird die Natriumrückresorption im distalen Tubulus gefördert. Renin spielt in der Schwangerschaft und im Besonderen während einer EPH-Gestose eine wichtige Rolle bei der plazentaren Durchblutung.

Lokale Renin-Angiotensin-Aldosteron-Systeme haben Bedeutung für regionale Durchblutung und Blutdruckregulation. Die Bestimmung des Plasmareninspiegels ist kein sicherer Parameter zur Bestimmung der Gewebeaktivität von ACE. In der Niere z. B. führt Volumenmangel oder auch reduzierte Salzzufuhr zur vermehrten Produktion

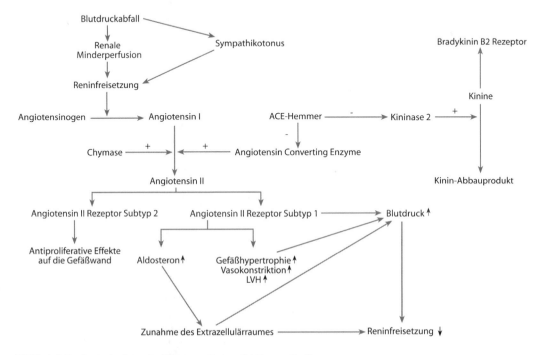

◘ **Abb. 1.8.** Das Renin-Angiotensin-Aldosteron-System (Erklärung s. Text)

1

von »messenger«-RNA für Angiotensin und Renin. In den peritubulären Kapillaren und proximalen Tubulus findet man dann bis zu 1000-mal höhere Konzentrationen von Angiotensin 2 als im systemischen Kreislauf. Manche Krankheitsbilder können mit einem speziell intrarenal aktivierten RAAS einhergehen. Dazu gehören z. B. die stabile Herzinsuffizienz und ein Teil der Patienten mit essentieller Hypertonie.

Angiotensin 2 hat 2 Haupteffekte, die beide auf die Beseitigung von Hypovolämie und Hypotension zielen:

1. Die renale Ausscheidung von Wasser und Natrium wird gesenkt. Dies geschieht zum einen durch direkte Stimulation der Natriumrückresorption im proximalen Tubulus, zum anderen durch Stimulation der Aldosteronsekretion in der Nebennierenrinde. Aldosteron führt zur Natriumrückresorption im distalen Tubulus und kortikalen Sammelrohranteil.
2. Eine arterioläre Vasokonstriktion durch direkte Wirkung auf die glatte Muskulatur der Gefäßwände und vermutlich Erleichterung der Noradrenalinausschüttung. Eventuell stimuliert Angiotensin 2 auch die Endothelinsynthese.

Die Regulation der glomerulären Filtrationsrate ist neben der Regulation des systemischen Blutdrucks die zweite wichtige Aufgabe von Angiotensin 2. Die GFR wird durch Modulation des intraglomerulären hydraulischen Drucks verändert. Dies geschieht u. a. über die lokale Bildung von Thromboxan A_2, welches zur Konstriktion der afferenten und efferenten Arteriolen und auch der Interlobulararterien führt. Grund für den resultierenden, intraglomerulären Druckanstieg ist hauptsächlich der geringere Durchmesser der efferenten Arteriole. Zur Regulation der eigenen, vasokonstriktiven Wirkung stimuliert Angiotensin 2 gleichzeitig die Produktion vasodilatierender Prostaglandine. Deswegen kann die Einnahme von Prostaglandinsynthesehemmern bei aktiviertem RAAS ein akutes Nierenversagen hervorrufen. Zwei weitere Mechanismen, mittels derer Angiotensin 2 die GFR beeinflusst, sind die Kontraktion von Mesangialzellen mit konsekutiver Verminderung der Filtrationsoberfläche, sowie auch die Sensibilisierung des tubuloglomerulären Feedbacks. Die Regulation der Reninsekretion wird hauptsächlich durch die Natriumzufuhr gesteuert, wobei geringe Natriumzufuhr oder Flüssigkeitsverluste über eine Reduktion des Extrazellulärvolumens die Reninsekretion stimulieren. Hohe Salzzufuhr hingegen und Volumenexpansion vermindern über den atrialen natriuretischen Faktor die Reninsekretion.

Internet-Links

- *http://www.unifr.ch/histologie/elearningfree/allemand/rein/niere02.html*
  eLearning Aufbau der Niere, Einführung und Wiederholung der Physiologie, Département de Médecine, Division d'Histologie; Université de Fribourg
- *http://www.dialyseforum.de/patient/theorie/dialyseaz/anatomie_niere.htm*
  Aufbau und Anatomie der Niere
- *http://www.niere.org/Public/Niere/Nierenfunktion.html*
  Anatomie und Funktion der Niere
- http://www.uptodate.com
  Die ausführlichste evidenzbasierte klinisch-wissenschaftliche Informationsquelle für Nephrologen weltweit. Kostenpflichtig
- *http://www.anatomie.net/Unterricht/Skripte/his_harn.htm*
  Histologie der Harnorgane, Dr. Rolf Kötter, Zentrum für Anatomie und Hirnforschung, Heinrich-Heine-Universität Düsseldorf

Literatur

Besarab A, Bolton WK, Browne JK (1998) The effects of normal as compared with low hematocrit values in patients with cardiac disease who are receiving hemodialysis and epoietin. N Engl J Med 339: 584–592

Dzau VJ (1988) Circulationg versus local renin-angiotensin systems in cardiovascular homeostasis. Circulation 77(6 Pt 2): 14–15

Ersley JA (1991) Erythropoietin. N Engl J Med 324: 1339–1345

Ichikawa I, Harris RC (1991) Angiotensin actions in the kidney: Renewed insight into the old hormone. Kidney Int 40: 583–589

Reichel H, Koeffler HP, Norman AW (1989) The role of the vitamin D endocrine system in health and disease. N Engl J Med 320:980–985

Nephrologische Diagnostik

Viele Nierenerkrankungen sind chronischer Natur. Die frühzeitige Erkennung ist besonders wichtig, da mit prophylaktischen Maßnahmen die Progredienz eines Funktionsverlustes gemindert werden kann. Eine Zuordnung der vorliegenden Nierenerkrankung gelingt oft mit nur wenigen, einfachen Untersuchungen: Anamnese, körperlicher Untersuchungsbefund, Harnsediment und Nierensonographie.

2.1 Anamnese und körperlicher Untersuchungsbefund

Auch bei nephrologischen Erkrankungen gilt: Eine gute Anamnese sowie eine gründliche körperliche Untersuchung können dem Patienten belastende, invasive Untersuchungen ersparen.

2.1.1 Anamnese

Es empfiehlt sich nach einem strukturierten Schema vorzugehen:
- Anamnese: Erstauftreten des Symptoms, zeitliche Abgrenzung (Häufigkeit, Dauer), Auslösbarkeit, Assoziation mit anderen Beschwerden (Gelenksymptomatik, Hautveränderungen, Sicca-Symptomatik [bei Morbus Sjögren], Raynaud-Phänomen, blutiger Schnupfen, Hämoptysen, Infektionen des oberen Respirationstraktes, Durchfallerkrankung)
- Vorerkrankungen: Kinderkrankheiten, Begleiterkrankungen (Hypertonie, Diabetes mellitus etc.), Traumen, Allergien
- Vegetative Anamnese und Risikofaktoren: Durst, Trinkmenge, besondere Diäten, Appetit, Erbrechen, Stuhlgang, Schlafverhalten, Pruritus, Fieber, Genussgifte (Rauchen, Alkohol)
- Miktionsanamnese: Nykturie, Schäumen des Urins als Zeichen der Proteinurie, Urinmenge im Verhältnis zur Trinkmenge, Makrohämaturie, Dysurie, obstruktive Problematik
- Medikamentenanamnese: Therapeutisch eingesetzte Dauermedikation, Analgetika, Vitamine, Spurenelemente, paramedizinische Substanz-

gemische (Teezubereitungen, Erden, Pflanzenextrakte), Anabolika, orale Antikonzeption, Medikamentenabusus
- Berufsanamnese und soziales Umfeld: Exposition gegenüber potentiell nephrotoxischen Substanzen (Schwermetalle, Lösungsmittel), Missbrauch von Eiweißkonzentraten (Body-Building)
- Familienanamnese: Vorhandensein von familiär gehäuften (polygenen bzw. multifaktoriell vererblichen) Erkrankungen (Diabetes mellitus, arterielle Hypertonie), bzw. von Erkrankungen mit festem Erbgang (Zystennierenerkrankungen, Alport-Syndrom)

2.1.2 Körperlicher Untersuchungsbefund

Körperliche Untersuchungsbefunde bei Nierenerkrankungen entstammen häufig den mitbetroffenen Organsystemen. Eine nach Organsystemen gegliederte tabellarische Auflistung der wichtigsten Symptome und Befunde soll eine Zuordnung erleichtern (◘ Tab. 2.1).

2.2 Schmerzen und Miktionsstörungen

2.2.1 Schmerzen

Flankenschmerzen oder Schmerzen entlang der ableitenden Harnwege deuten meist auf eine entzündliche Erkrankung oder Harnaufstau hin (◘ Tab. 2.2).

Entzündliche Erkrankungen gehen meist mit langsam einsetzenden Schmerzen einher. Bei Urethritis sind die brennenden Schmerzen auf die Harnröhre beschränkt. Patienten mit Zystitis klagen über dumpfen, suprapubischen Druckschmerz, Pollakisurie, Dysurie, Algurie, Nykturie und gelegentlich plötzlichen Harndrang. Systemische Infektionszeichen sowie ein oder beidseitiger Flankenschmerz deuten auf eine Aszension der Infektion und damit Ausweitung zur Pyelonephritis hin. Grippale Infekte mit Fieber können jedoch auch Flankenschmerzen hervorrufen, ohne dass eine Nierenbeteiligung vorliegt.

Bei Verlegung der ableitenden Harnwege staut sich Urin oberhalb des Hindernisses. Die Höhe des

◘ **Tab. 2.1.** Nephrologische Symptome und Befunde

Organsystem und Befund/Symptom	Interpretation bzw. Ursache
Allgemeinsymptome	
Schwäche, Müdigkeit und Leistungsabfall	Urämie, isolierte Azotämie (pathologische Harnstoffwerte)
Ödeme	Hypoproteinämie
Haut und Schleimhäute	
Juckreiz	Kalziumphosphatablagerungen in der Haut bei sekundären Hyperparathyreoidismus, Urämietoxine
Kalzifikationen	Ausfällung von Kalziumphosphat bei Überschreitung des Löslichkeitsprodukts von Ca × PO4 (5,0 mmol^2/l^2), Vitamin-D-Mangel
Veränderung des Hautkolorits, »Café au lait«	Ablagerung von Urämietoxinen in der Haut in Kombination mit Anämie
Blässe	Anämie durch Erythropoietin- und/oder Eisenmangel
Exantheme	Systemerkrankung
Petechien	Thrombopenie, Thrombozytopathie
Pergamenthaut	Nach Steroidbehandlung
Ekchymosen	Gerinnungsstörung z. B. bei stark erhöhtem Harnstoff
Blasenbildung, vor allem an den unteren Extremitäten	Pseudoporphyrie bes. bei Hämodialyse, aber auch nach Medikamenten (Furosemid)
Bewegungsapparat	
Gelenkschmerzen	Hyperparathyreoidismus, Muskelschwäche, Amyloidose, rheumatoide Arthritis
Proximale Muskelschwäche	Katabolie, Steroidtherapie
Knochenschmerzen	Myelom, Osteoporose, braune Knochentumoren bei sekundärem Hyperparathyreoidismus
Gefäße, Herz, Kreislauf	
Hypertonie	Natrium bzw. Wasserretention, aktiviertes Renin-Angiotensin-Aldosteron-System
Tachykardie	Anämie
Fragile Gefäße	Steroidvaskulopathie
Perlschnurknötchen (tastbar entlang des Gefäßverlaufes	Gefäßveränderungen bei Periarteriitis nodosa
Gastrointestinaltrakt	
Übelkeit, Erbrechen, Durchfall, urämischer Fötor	Zeichen fortgeschrittener Urämie, unter Eiweißrestriktion vorübergehende Besserung möglich
Schluckstörungen	Sklerodermie
Nervensystem	
Abgeschwächte Sehnenreflexe, gestörtes Vibrationsempfinden, Muskelatrophie, Muskelkrämpfe, restless-legs-Syndrom	Urämische Polyneuropathie, urämische Myopathie, Elektrolytverschiebung
Stimmungsschwankungen, Konzentrationsschwäche, Schlaf- und Ruhelosigkeit	Frühsymptome der urämischen Enzephalopathie
Flattertremor, epileptiforme Krämpfe und Zuckungen, Bewußtseinstrübungen und Koma	Spätsymptome der urämischen Enzephalopathie

2

◼ **Tab. 2.2.** Ursachen für Schmerzen im Bereich der ableitenden Harnwege

Erkrankung	Schmerzcharakter und Begleitsymptome
Akutes Beschwerdebild	
Verlegung der ableitenden Harnwege/akuter Aufstau z. B. Nephrolithiasis, Papillennekrose, Koagel, Tumoren, Urogenitaltuberkulose DD: Niereninfarkt, Wanderniere, Kapseldehnungs- schmerzen, aber auch Cholecystolithiasis etc.	Plötzlicher, kolikartiger Schmerz, Ausstrahlung je nach Verschlusshöhe; zusätzlich evtl. Hämaturie
Chronisches Beschwerdebild	
Zystitis	Suprapubischer, dumpfer Druck; Pollakisurie, Nykturie, Algurie, imperativer Harndrang; keine systemischen Infektionszeichen
Pyelonephritis, Extremform »abszedierende Pyelone- phritis«, auf dem Boden eines chronischen Aufstaus auch Pyonephrose DD: Nierenkarbunkel und paranephritischer Abszess	Ein- oder beidseitiger Flankenschmerz mit Ausstrahlung in die Leiste, Skrotum oder Labien, im Unterschied zu Zystitis Fieber und allgemeine Krankheitszeichen
Perinephritischer Abszess	Systemische Infektionszeichen, evtl. Zwerchfellreizung, evtl. Kapseldehnungsschmerz
Interstitielle Nephritis	Ein- oder beidseitiger dumpfer Flankenschmerz, meist ohne Ausstrahlung, Fieber möglich
Glomerulonephritis	Normalerweise nicht schmerzhaft Ausnahmen: IgA-Nephritis, akute Glomerulonephritiden können mit dumpfem Lendenschmerz einhergehen

Schmerzes und die Ausstrahlung erlauben Rück-schlüsse auf die Lokalisation des Hindernisses oder der Entzündung.

> **Cave**
> Ein akutes Beschwerdebild mit kolikartigen Schmerzen deutet auf eine akute Obstruktion der ableitenden Harnwege hin. Eine allmäh-lich zunehmende Obstruktion der Harnwege kann dagegen völlig schmerzlos sein.

Patienten mit chronischem Aufstau eines oder bei der Nierenbecken fallen manchmal erst durch die weit fortgeschrittene Niereninsuffizienz auf. Sono-graphisch imponiert dann ein schmaler Parenchym-rest und bisweilen monströs erweiterte Harnwege. Als Verschlussursachen kommen sowohl bei aku-tem als auch bei chronischem Aufstau neben Steinen und Tumoren auch seltener nekrotische Papillen, Koagel oder eine Urogenitaltuberkulose in Frage.

Flankenschmerzen können auch durch einen Niereninfarkt verursacht werden, der bei subkap-sulärer Einblutung Kapseldehnungsschmerzen ver-ursachen kann. Aufgrund der Gefäßversorgung ist die Nekrose keilförmig. Sonographisch fällt ein hyperechogener Keil (Basis an der Nierenrinde und Spitze im Nierenmark) auf.

Glomerulonephritiden sind im Allgemeinen nicht schmerzhaft, können in der akuten Phase durch Anschwellen des Organs jedoch zu Kapsel-dehnungsschmerzen führen. Diese kommen auch bei interstitiellen Nephritiden vor.

Beim Auftreten von Schmerzen in den Flanken bzw. entlang der ableitenden Harnwege sollten fol-gende Basisuntersuchungen durchgeführt werden, anhand derer die Differenzierung zwischen urolo-gischer und nephrologischer Ursache weitgehend differenziert werden kann:

- Ultraschall der Niere und der ableitenden Harn-wege, bei unbefriedigender Darstellung der ab-leitenden Harnwege ggf. ein i.v.-Pyelogramm
- Urinstix bzw. Sediment (Kristalle, Leukozytu-rie)

2.2.2 Miktionsstörungen

Die unterschiedlichen Miktionsstörungen sind in der Übersicht zusammengeafsst.

Miktionsstörungen

- Dysurie: Brennen und Missempfindungen in der Harnröhre bei der Miktion
- Algurie: Schmerzen in der Harnröhre bei der Miktion
- Pollakisurie: sehr häufige Miktion oft kleiner Mengen
- Polyurie: Miktion großer Mengen, die zu einer Steigerung der Flüssigkeitszufuhr zwingt oder aus ihr resultiert
- Oligurie: tägliche Urinmenge unter 500 ml
- Anurie: tägliche Urinmenge unter 100 ml
- Nykturie: Miktion während der Nacht

Unter Dysurie versteht man Brennen oder Missempfindungen, unter Algurie Schmerzen entweder entlang der Urethra, an ihrem Ausgang oder suprapubisch. Dysurie tritt während oder unmittelbar nach der Miktion auf. Häufig ist parallele Pollakisurie.

Dysurie, **Algurie** und **Pollakisurie** sind meistens auf eine Infektion von Blase, Prostata und/oder Urethra zurückzuführen, während Polyurie und Nykturie auch bei nichtentzündlichen Nierenerkrankungen vorkommen können.

Dysurie durch Zystitis oder Urethritis kommt bei Frauen gehäuft vor. In jüngerem Alter besteht ein Zusammenhang mit der sexuellen Aktivität (»Honeymoon«-Zystitis). Bei älteren Frauen liegen häufig anatomische Veränderungen (z. B.Gebärmuttersenkung) vor. Akute Dysurie ist beim Mann wesentlich seltener.

Die Ursachen der **Polyurie** sind recht unterschiedlicher Natur:

Ursachen der Polyurie

- Überhöhte Flüssigkeitsaufnahme (psychogene Polydipsie)
- Gestörte Natriumrückresorption
- Erkrankungen mit hohen tubulären Konzentrationen an osmotisch aktiven Partikeln (Diabetes mellitus/Glukose, Hyperkalzämie/Kalzium, Myelom/Bence-Jones-Proteine)
- Verminderte ADH-Produktion (Schädel-Hirn-Trauma, Hypophysentumor) oder Wirkung (also zentraler oder peripherer Diabetes insipidus)
- Chronische Niereninsuffizienz mit gesteigerter Funktion der noch funktionsfähigen Nephrone

---

Normalerweise unterliegt die Urinproduktion einer Tag-Nacht-Rhythmik mit nächtlichem Abfall der Diurese. **Nykturie** entsteht, wenn die im Liegen verstärkte Nierendurchblutung zu einer erhöhten Urinproduktion führt, oder die durch Schlaf stimulierte ADH-Sekretion gestört ist. Dies kann ein Frühsymptom chronischer Niereninsuffizienz darstellen, wird aber auch bei Herzinsuffizienz, Leberzirrhose, Diabetes mellitus, Zystitis, Diabetes insipidus, Morbus Addison sowie unter Therapie mit Diuretika oder Steroiden beobachtet. Bei Miktionsstörungen müssen auch urologische Ursachen ausgeschlossen werden.

2.3 Urindiagnostik

Zur Urinanalyse werden verwendet:
- Spontanurinproben zur semiquantitativen Analyse (z. B. mit Streifentests), Mikroskopie oder Bakteriologie
- 24-h-Sammelurin zur Bestimmung der Kreatinin-Clearance, Quantifizierung der Ausscheidung von Eiweiß, Kalzium, Natrium, Katecholaminen, Harnstoff etc.

Im ersten Morgenurin sind die Analyte maximal konzentriert, dies erfordert jedoch meist, dass die Probe in die Praxis mitgebracht wird. Die Mittelstrahltechnik minimiert die Kontamination durch Detritus der Harnröhre. Sie ist z. B. bei der Analyse des Sedimentes unabdingbar. Vor der Probengewinnung sollte eine gründliche Reinigung der unmittelbaren Umgebung der Urethralöffnung erfolgen. Zur Reinigung der Harnröhre wird die erste Urinportion verworfen und erst die zweite Portion zur Analyse aufgefangen. Spontanurinproben bei liegendem Dauerkatheter werden nach kurzem Abklemmen aus dem Schlauch, nicht aus dem Beutel, gewonnen.

> **Cave**
>
> **Diagnostische Einmalkatheterisierung ist zu vermeiden, da hierbei häufig Keime eingeschleppt werden und auch Verletzungen der Harnröhre vorkommen.**

Die suprapubische Punktion durch den darin Geübten wirkt für den Patienten invasiver, ist aber bei normalem Gerinnungsstatus und voller Blase problemlos. Ebenso wie die Anlage oder der Wechsel von suprapubischen Kathetern kann die suprapubische Punktion beim niedergelassenen Urologen durchgeführt werden.

2.3.1 Urinfarbe

Die Urinfarbe gibt Hinweise auf Konzentration und Zusammensetzung, ist aber ein unsicherer Parameter. Normalerweise hat Urin bei hoher Konzentration eine tiefgelbe, bei Verdünnung eine hellgelbe Farbe. Ursachen einer Rotfärbung des Urins sind: Hämaturie, Hämoglobinurie, Myoglobinurie, Porphyrie, Medikamente (Rifampicin), aber auch der Genuss von Roter Bete. Bei Harnwegsinfekten oder bei Kristallurie ist der Urin weißlich bis bräunlich-trübe, bei ersterem riecht er stark. Bei Leberparenchymschäden können wasserlösliche Abbauprodukte der Gallensäuren einen bernsteinfarbenen bis bräunlichen Urin ergeben (bierbraun).

2.3.2 Spezifisches Gewicht

Normbereich: 1,001 g/cm^3 und 1,028–35 g/cm^3 (entsprechend einer Osmolarität von 50–1300 mosm/kg H$_2$O)

Ein akutes Nierenversagen oder eine tubuläre Erkrankung können eine Störung der Harnkonzentrationsfähigkeit hervorrufen. Das spezifische Ge-

wicht kann entweder durch Streifentests oder mit Hilfe eines Refraktometers bestimmt werden. Folgende Störungen können vorkommen:
- Isosthenurie: Unfähigkeit, die Konzentration des Filtrats zu verändern
- Hyposthenurie: Ausscheidung freien Wassers ohne Rücksicht auf den Anstieg der Plasmaosmolarität
- Osmotisch aktive Medikamente oder Diagnostika (Kontrastmittel), aber auch Glukosurie und Proteinurie können das Ergebnis verfälschen

2.3.3 Urinsediment

Man geht in zwei Schritten vor:
- Semiquantitative Analyse durch Streifentests (z. B. Sangur, Combur, Mikraltest): pH, Eiweiß, Leukozyten, Blut bzw. Hämoglobin/Myoglobin, Hämoglobinabbauprodukte, spezifisches Gewicht, Glukose, Albuminurie (◻ Tab. 2.3)
- Urinmikroskopie

Die Anfertigung eines Urinsedimentes ist indiziert bei:
- Nachweis von Erythrozyten/Hämoglobin, Leukozyten oder Eiweiß im Streifentest
- Anamnestischer Verdacht auf Harnwegsinfekt
- Verdacht auf eine Nierenerkrankung oder Beteiligung der Niere an einer Systemerkrankung

Möglichst frischer Morgenurin (10 ml) wird 10 min bei 3000 rpm zentrifugiert und möglichst vollständig dekantiert. Der verbleibende Röhrcheninhalt (max. 0,5 ml) wird gut gemischt, auf einen Objektträger gegeben und mit einem Deckglas bedeckt. Die Analyse erfolgt bei 10-, 100- und 400facher Vergrößerung. Idealerweise kommt ein Phasenkontrastmikroskop zum Einsatz, mit etwas Übung kann man jedoch auch mit dem Durchlichtmikroskop Zellen, Zylinder, Kristalle und gelegentlich Kleinstlebewesen (Bakterien, Trichomonaden) beurteilen. Die Normbereiche gelten für ein 40er Objektiv in Kombination mit einem 10er Okular, also insgesamt 400fache Vergrößerung. Die Urinprobe sollte möglichst frisch mikroskopiert werden, da sich bei längerem Stehen Bakterien vermehren, was dann zur Fehldiagnose »Harnwegsinfekt« führen kann.

◘ Tab. 2.3. Interpretation von semiquantitativen Streifentests

Parameter	Norm	Interpretation
pH-Wert	<7,0	▪ Abhängig vom systemischen Säure-Basen-Haushalt ▪ Werte >7 deuten auf Urease-produzierende Bakterien hin ▪ Falsch-positiv bei langem Stehenlassen der Probe durch bakterielle Überwucherung ▪ Unfähigkeit trotz Säurebelastung pH<5,5 zu erzeugen → distal tubuläre Azidose (RTA 1)
Glukose	Negativ	▪ Positiv bei Hyperglykämie und überschrittener Rückresorptionsrate ▪ Fehlerquelle: Abhängig von der individuell unterschiedlichen maximalen tubulären Glukoserücktransportrate
Hämoglobin	Negativ	▪ Positiv bei Erythrozyturie (Nachweis mikroskopisch), Hämoglobinurie (Plasma klar), Myoglobinurie (Plasma rot) ▪ Falsch-positiv in Anwesenheit reduzierender Substanzen (z. B. Ascorbinsäure, Antiseptika)
Leukozyten	Negativ	▪ Positiv bei Harnwegsinfektionen ▪ Positiv bei interstitieller Nephritis ▪ Positiv bei steriler Leukozyturie (s. Text)
Nitrit	Negativ	▪ Positiv bei Harnwegsinfekten durch Bakterien, die fähig sind, Nitrat zu Nitrit zu reduzieren, z. B. E. coli und andere Enterobakterien ▪ Falsch-positiv bei langem Stehenlassen der Probe durch bakterielle Überwucherung
Eiweiß	Negativ	▪ Positiv ab 10–15 mg/dl ▪ Falsch-negativ bei Bence-Jones-Protein ▪ Falsch-negativ bei stark verdünntem Urin ▪ Falsch-positiv durch Antiseptika, Hämaturie, Phenazopyridin (Urospasmon)
Albuminausscheidung (Mikral, Albustix)	<30 mg/24 h	▪ Erhöht bei diabetischer Nephropathie, Hypertonie
Spezifisches Gewicht	1001–1035 g/cm³	▪ Falsch hoch bei Proteinurie und Glukosurie ▪ Falsch hoch in Anwesenheit hochosmolarer Flüssigkeiten (Kontrastmittel)

Zelluläre Urinbestandteile

Die Normbereiche beziehen sich auf eine 400fache Vergrößerung.

Erythrozyten

Normbereich: <5/Gesichtsfeld, Stix negativ

Erythrozyten haben mikroskopisch eine glatte Oberfläche, eine zentrale Eindellung und sind kernlos. Es ist wichtig zu unterscheiden, ob eine Blutung in den ableitenden Harnwegen vorliegt oder ob die Erythrozyten glomerulären Ursprungs sind. Ursachen einer Blutung können neben Steinen auch Tumoren sein, so dass dringliche Abklärung geboten ist. Bei einer Blutung z. B. durch Tumor oder Lithiasis findet man normal geformte (= eumorphe) Erythrozyten. Allerdings können durch abnorme pH-Werte oder osmotische Verschiebung dysmorphe Formen entstehen. Dysmorphie, d. h. unterschiedlich große und unregelmäßig geformte Erythrozyten, entsteht jedoch hauptsächlich bei Passage des glomerulären Filters. Hierbei ist die Bildung der Akanthozyten von besonderer Bedeutung. Bei diesen ist es nach Zellmembranbrüchen zur Ausstülpung von Zellinhalt gekommen. Noch bedeutsamer als Hinweis auf die glomeruläre bzw. renale Ursache einer Erythrozyturie ist das gleichzeitige Vorliegen von Proteinurie und/oder Zylindrurie. Unter Schistozyten versteht man frag-

❏ Tab. 2.4. Ursachen einer Hämaturie

Prärenal	Intrarenal	Postrenal
Orale Antikoagulation	Primäre und sekundäre Glomerulo-nephritiden	Nephrolithiasis
Thrombozytenaggregations-hemmung	Hereditäre Glomeruluserkrankungen	Tumoren der ableitenden Harnwege
	Interstitielle Nephritiden	Infektionen der ableitenden Harnwege
Angeborene oder erworbene Koagulopathie (z. B. Hämophilie)	Begleitmikrohämaturie bei Infektionen	Fehlbildungen der ableitenden Harnwege
Thrombozytopathie/-penie Myeloische Erkrankung	Vaskuläre Erkrankungen (atherosklerotisch)	Traumen der ableitenden Harnwege
	Tumoren	
	Traumata	
	Zystennieren	
	Nierenzysten	

mentierte Erythrozyten. Sie kommen bei mikroangiopathischen Erkrankungen vor (❏ Tab. 2.4).

Leukozyten

> **Normbereich:** <5 Leukozyten/Gesichtsfeld, Stix negativ

Am genauesten ist die Zellzählung im nicht zentrifugierten Urin. Bei diesem sog. Addis Count ist eine Leukozytenzahl von über 400.000/h mit einer signifikanten Bakteriurie korreliert. Methodisch einfacher und deswegen praxisgeeignet ist die mikroskopische Auszählung im abzentrifugierten Harn. Leukozyten vermitteln mikroskopisch den Eindruck einer rauhen Oberfläche und sind etwas größer als Erythrozyten. Sie besitzen einen Kern, den man manchmal erst erkennt, wenn man mit Hilfe der Mikrometerschraube durch die Zellebenen scannt.

Über 100 Leukozyten pro GF (Definition der Pyurie) deuten auf einen Harnwegsinfekt hin. Fehlt die Bakteriurie und ist der Uricult negativ, spricht man von einer »**sterilen Pyurie**«. Wird der Patient nicht antibiotisch behandelt sind folgende Erkrankungen auszuschließen:

— Chronische Prostatitis
— Urogenitaltuberkulose
— Papillennekrose
— Chronische Urethritis

Mit geeigneten Färbungen (»Wright«- oder »Hansel«) werden **eosinophile Leukozyten** nachgewiesen. Dies spricht für eine interstitielle Nephritis, man findet sie aber auch bei rasch progredienter Glomerulonephritis, akuter Prostatitis, Zystitis, Blasenkarzinom, chronischen Harnwegsinfekten und embolischen Nierenerkrankungen (Cholesterinembolien). Leukozytenzylinder sprechen für eine Beteiligung des oberen Harntraktes.

Epithelzellen

Übergangsepithel kleidet die oberen Harnwege und die Blase aus. Übergangsepithelzellen sind rundlich, haben einen größeren, meist zentral gelegenen Kern. Tubulusepithelien sind ebenfalls rundliche Zellen mit oft exzentrisch gelegenem Kern. Sie sind ohne histochemische Anfärbung nicht einfach vom Übergangsepithel zu unterscheiden. Bereits im Durchlichtmikroskop gewinnt man von diesen beiden Zelltypen einen räumlichen Eindruck.

Dagegen wirken die großen und flachen Plattenepithelien mit den oft umgeschlagenen Rändern und dem kleinen Kern eher flach. Plattenepithelien entstammen der Urethra oder Vagina und haben keinen eigentlichen Krankheitswert. Findet man viele Plattenepithelien bei gleichzeitiger Pyurie, darf ein Harnwegsinfekt nur diagnostiziert werden, wenn eine vaginale Kontamination ausgeschlossen ist.

Beim nephrotischen Syndrom können in den Epithelien Fetttröpfchen unterschiedlicher Größe zu sehen sein. Diese können aber auch frei im Sediment schwimmen oder als Fettkörnchenzylinder (»fat oval bodies«) auftreten.

Zylinder

Zylinder sind Ausgüsse der Tubuli. Sie besitzen eine Matrix aus in den Tubuli sezerniertem Mukoprotein (Tamm-Horsfall-Protein).

Als **hyalin** werden durchsichtige **Zylinder** bezeichnet, die zum größten Teil aus Tamm-Horsfall-Protein bestehen. Sie können bei Fieber oder starker körperlicher Belastung auch im Urin Nierengesunder gefunden werden, und haben dadurch nur eine eingeschränkte pathologische Bedeutung.

Pathologisch sind die ebenfalls durchsichtigen, deutlicher konturierten und gefaltet erscheinenden **Wachszylinder**, die vermutlich aus Zellabbauprodukten entstehen. Sie kommen bei glomerulären Erkrankungen, Proteinurie und akutem Nierenversagen vor.

Granulierte Zylinder sind unterschiedlicher Natur. Grobe Granula bestehen vermutlich aus Zelldetritus, feine aus gefilterten, reabsorbierten und wieder sezernierten Plasmaproteinen. Sie finden sich bei Erkrankungen mit glomerulärer Proteinurie, aber auch in der Erholungsphase nach oligurischem, akutem Nierenversagen.

Zylinder können auch Zellen einschließen. Man spricht je nach Zellart von **Erythrozytenzylindern**, **Leukozytenzylindern**, **Epithelzylindern** oder **gemischten Zylindern**.

> **Praxistipp**
> Ein Erythrozytenzylinder ist pathognomonisch für eine Glomerulonephritis.

Leukozytenzylinder finden sich bei interstitiellen Nephritiden oder Pyelonephritis. Epithelzylinder sind weniger spezifisch und finden sich bei Glomerulonephritis, interstitieller Nephritis, nephrotischem Syndrom oder akutem Nierenversagen. Von gemischtzelligen Zylindern schließlich spricht man, wenn verschiedene Arten von Zellen eingeschlossen sind.

Hämoglobinzylinder sind bräunliche, dicht gepackte Zylinder, die z. B. bei Hämolyse auftreten. Sie sind von **Myoglobinzylindern** nicht zu unterscheiden.

2.3.4 Urinkultur

Bei Verdacht auf Harnwegsinfektion und vor allem vor Beginn einer empirischen Antibiose sollte eine Urinkultur angelegt werden. Dafür gibt es im Handel gebrauchsfertige Röhrchen, in denen eine auf beiden Seiten mit unterschiedlichen Nährböden behaftete Platte steckt. Man übergießt beide Seiten mit der zu untersuchenden Urinprobe, verschließt das Röhrchen und inkubiert es im Wärmeschrank bei 37°C für 24 h. Anhand von Vergleichsbildern wird auf die Anzahl gewachsener Kolonien geschlossen.

Als positive Urinkultur oder signifikante Bakteriurie wird ein Ergebnis von $>10^5$ CFU (»colony forming units« = Bakterienkolonien)/ml Mittelstrahlurin betrachtet. Bei Beschwerden, Pyurie und zwischen 10^2 und 10^4 CFU/ml spricht man vom akuten Urethralsyndrom. Ist der Uricult negativ trotz Pyurie und Beschwerden muss an eine Chlamydieninfektion gedacht werden. Die intrazellulär wachsenden Chlamydien müssen auf speziellen Nährböden (MacCoy-Kultur) oder mikroskopisch mit Hilfe fluoreszenzmarkierter Antikörper nachgewiesen werden.

Nach Keimwachstum wird mit verschiedenen meist enzymatischen Tests die Keimspezies bestimmt. Die Resistenzaustestung erfolgt durch erneutes Ausstreichen auf antibiotikahaltigen Nährböden. Zur mikroskopischen Differenzierung werden native und gefärbte Bakterien unter 1000facher Vergrößerung beurteilt.

Bekannte Färbemethoden sind die Methylenblau-, die Gram- und die Ziehl-Neelsen-Färbung. Bei der Gramfärbung wird zuerst mit Gentianaviolett gefärbt, dann mit Lugol-Lösung gebeizt und anschließend mit Safranin oder Fuchsin gegengefärbt. Bakterien mit Zellwand färben sich blau (= grampositiv), denn die Zellwand verhindert die Elution von Gentianaviolett. Die gramnegativen Bakterien verlieren durch die Alkoholspülung die violette Farbe und nehmen die des zweiten Farbstoffes (gelb oder rot) an. Die Ziehl-Neelsen-Färbung dient dem Nachweis von Mykobakterien. Bei Nachweis einer Reinkultur, also Besiedlung mit nur einem Keim und Pyurie ist die Diagnose des Harnwegsinfektes gesichert. Mischkulturen mit mehr als 2 Keimen bei grenzwertiger CFU-Zahl sind eher kontaminationsverdächtig.

Urin-Messstreifen enthalten oft zwei Felder zum Nachweis von Harnwegsinfektionen:

- Der Leukozytenesterasetest weist mit akzeptabler Sensitivität und Spezifität eine Leukozytenzahl >10 Leukozyten pro Gesichtsfeld nach.
- Die Umsetzung von Nitrat zu Nitrit weist auf Enterobakterien hin.

Bei positivem Leukoytenesterasenachweis im Stix kann z. B. bei Verlaufskontrollen (Frage: Harnwegsinfekt abgeheilt?) auf eine mikroskopische Untersuchung verzichtet werden. Dies gilt nicht für den Nitrittest. Dieser wird erst ab etwa 10^5 CFU/ml positiv, reagiert nicht bei allen uropathogenen Keimen, und kann z. B. durch Nahrungsmittel (Rote Bete) oder Analgetika (Phenazopyridin) falsch-positiv werden.

2.3.5 Proteinurie

Definitionen

Eine strukturelle Schädigung einzelner Nephronabschnitte führt zu den verschiedenen Formen der Proteinurie (◘ Tab. 2.5).

Der glomeruläre Filter verhindert durch Porengröße und Ladung fast vollständig den Durchtritt von Eiweißen, deren Durchmesser 1,7–4 nm (je nach Ladung und Konformation) überschreitet. Ist der Filter geschädigt, kommt es zur »glomerulären Proteinurie«.

Moleküle, die kleiner sind als Albumin, werden frei filtriert und im proximalen Tubulus rückresorbiert. Wie für alle anderen filtrierten Substanzen gilt auch für diese kleinen Proteine eine maximale Rückresorptionsrate. Wird diese überschritten, kommt es zur »Überlaufproteinurie«.

Ist der Tubulusapparat geschädigt, kommt es zur Ausscheidung niedrigmolekularer Proteine. Man spricht dann von einer »tubulären Proteinurie« und kann Schädigungsmarker wie α_1-Mikroglobulin, β_2-Mikroglobulin oder retinolbindendes Protein nachweisen.

Zu den postrenalen Proteinurien zählt die mukosale Sekretion von Immunglobulinen oder Plasmaeiweißen. Letztere gelangen auch durch Blutungen der ableitenden Harnwege in den Urin.

Albuminurie

Normbereich:	<30 mg/24 h
Mikroalbuminurie:	30–300 mg/24 h
Makroalbuminurie:	>300 mg/24 h

Die Albuminurie ist ein Marker für die diabetische Nephropathie. Die Begriffe Mikro- und Makroalbuminurie beziehen sich nicht auf die Größe der Albuminmoleküle, sondern auf die Ausscheidungsmenge. Albumin (67 kD) wäre aufgrund seiner Größe zwar frei filtrierbar, kann wegen seiner stark negativen Ladung die Basalmembran aber nur dann überwinden, wenn deren negative Ladung gering ist. Dies geschieht z. B. bei Hyperglykämie und ist meist auch mit einem erhöhten intraglomerulären Druck verbunden. Albuminurie ist auch ein Zeichen der generalisierten Endothelschädigung und Prädiktor einer schlechten kardiovaskulären Prognose (z. B. bei Hypertonikern). Tritt die Albuminu-

◘ Tab. 2.5. Proteinurie

Art	Ursache
Glomeruläre Proteinurie	Unselektive Ausscheidung von Plasmaproteinen unterschiedlicher Größe
Überlaufproteinurie	Die Konzentration frei filtrierbarer Proteine überschreitet die Rückresorptionsrate
Tubuläre Proteinurie	Geschädigte Tubuluszellen verhindern eine ausreichende Rückresorption

rie im Rahmen eines metabolischen Syndroms[1] auf, so kann sie sich nach Korrektur der Stoffwechselsituation wieder völlig rückbilden. Die Bestimmung kann deshalb erst nach Stoffwechselkorrektur erfolgen. Als Nachweismethoden stehen semiquantitative Streifentests (Albustix, Mikraltest etc.) sowie die Bestimmung aus dem 24-h-Urin mittels ELISA (»enzyme linked immuno sorbent assay«) oder RIA (»radioimmunoassay«) zur Verfügung.

Eine Albuminausscheidung von unter 20 mg/Tag (15 µg/min) gilt als normal, eine persistierende Albuminausscheidung zwischen 30 und 300 mg/Tag (20–200 µg/min) bezeichnet man als Mikroalbuminurie. Sie zeigt bei Diabetikern (insbesondere Typ 1) den Beginn einer diabetischen Nephropathie an. Werte über 300 mg/Tag (200 µg/min) entsprechen einer Proteinurie.

Stadieneinteilung der diabetischen Nephropathie ► Kap. 9.

Bence-Jones-Proteinurie

Unter einer Bence-Jones-Proteinurie versteht man die Ausscheidung freier Immunglobulinleichtketten. Sie kommt bei verschiedenen hämatologischen Erkrankungen (◘ Tab. 2.6) vor und spricht für deren Nierenbeteiligung. Gelegentlich ist sie auch das erste Symptom dieser prognostisch oft ernsten Erkrankungen. Als Bestimmungsmethode wird derzeit die Immunfixation in Serum und Urin empfohlen. Dieses teure Verfahren muss nach klinischer Einschätzung bei Risikofällen (Niereninsuffizienz unklarer Ursache, höheres Alter, Knochenschmerzen, unklares Fieber, Gerinnungsstörungen) eingesetzt werden.

Klinische Bedeutung der Proteinurie

Als normal gilt eine maximale tägliche Ausscheidung von 150 mg/Tag bei Erwachsenen. Davon sind 60% filtrierte Plasmaproteine, 40% sind Glykoproteine und Immunproteine.

Eine signifikante Proteinurie bis 1–1,5 g kann durch eine Nierenerkrankung, aber auch durch starke körperliche Belastung, Herzinsuffizienz, Fieber oder Orthostase hervorgerufen werden. Sammelt der Patient getrennt während der Liegezeit (Nachtzeit), so kann eine harmlose »orthostatische« Proteinurie erfasst werden. Nachts bzw. in der Liegezeit werden dann weniger als 75 mg Eiweiß ausgeschieden.

Bei einer Proteinurie von über 3,5 g/Tag spricht man von einer nephrotischen oder auch »großen« Proteinurie. Diese ist ein Symptom des **»nephrotischen Syndroms«** mit

- Proteinurie >3,5 g/Tag,
- Ödemen,
- Hyperlipoproteinämie,
- Hyperkoagulabilität und
- Hypalbuminämie (► Kap. 7).

---

[1] Metabolisches Syndrom = Syndrom X nach Reaven: Stoffwechselentgleisung bei Diabetes mellitus Typ 2 mit Hypertonie, Blutzuckerentgleisung, Adipositas und häufiger Erhöhung von γ-GT und Harnsäure.

◘ Tab. 2.6. Wichtigste Ursachen der Bence-Jones-Proteinurie (nach Häufigkeit)

Erkrankung	Inzidenz	Erkrankungsalter (Jahre)
Monoklonale Gammopathie unklarer Signifikanz	Bis $3/10^2$ $1-3/10^3$	>70 <70
Multiples Myelom	$3-5/10^5$	60–70 M:W 3:2
Hodgkin-Lymphom	$3/10^5$	Häufigkeitsgipfel: 30. und 60. Lebensjahr
Non-Hodgkin-Lymphom	$3-5/10^5$	Höheres Lebensalter
Morbus Waldenström	Ca. $0,75/10^5$	Höheres Lebensalter
Primäre und sekundäre Amyloidose	?	Autopsien: bis zu 40% der 60-jährigen, bis zu 60% der 80-jährigen Patienten

2

Eine Proteinurie kann auf eine primäre oder sekundäre Nierenerkrankung hinweisen. Für den Patienten auffällig ist das **Schäumen des Urins**.

Ursachen einer Proteinurie

Primäre Nierenerkrankungen
- Primäre Glomerulonephritiden

Sekundäre Nierenerkrankungen
- Erblich oder familiär gehäuft: Alport-Syndrom, Sichelzellerkrankung, Diabetische Nephropathie
- Autoimmunerkrankungen: Systemischer Lupus erythematodes, Goodpasture-Syndrom, Wegener-Granulomatose, mikroskopische Polyangiitis, rheumatoide Arthritis
- Infektiös: Postinfektiöse Glomerulonephritis, Glomerulonephritis bei Endokarditis, Hepatitis B und C
- Medikamente, Vergiftungen: nichtsteroidale Antiphlogistika, Gold, Quecksilber, Blei, Heroin
- Tumoren: Vor allem bei lymphoproliferativen Tumoren und Leukämie: Morbus Hodgkin, Non-Hodgkin-Lymphome, Leukämie, Plasmozytom
- Sonstige: Amyloidose, Präeklampsie/Eklampsie, Hypertonie, interstitielle Nephritis, orthostatische oder lageabhängige Proteinurie (ohne Krankheitswert)

Differenzierter Einsatz der Bestimmungsmethoden

Für die Praxis kann als Screening-Test auf eine Proteinurie ein Streifentest verwendet werden (z. B. Combur). Fällt dieser für Eiweiß positiv aus, sollte die Bestimmung der Gesamtproteinurie aus dem 24-h-Urin erfolgen. Ist eine 24-h-Sammlung nicht durchführbar, so kann zur Quantifizierung der Proteinurie der **Quotient Protein/Kreatinin** aus einer Spontanurinprobe bestimmt werden. Der Normwert liegt bei <70 mg Eiweiß/g Kreatinin (7,9 mg Eiweiß/mmol Kreatinin). Seit Einführung der Teststreifen hat sich das Screening zwar ver-

einfacht, die sog. Bence-Jones-Proteine oder die Albuminurie werden jedoch nicht erfasst, so dass bei entsprechender Grunderkrankung Zusatztests eingesetzt werden müssen (▶ Abschn. Albuminurie, Bence-Jones-Proteinurie).

SDS-PAGE (Sodiumdodecylsulfat-Polyacrylamidgelelektrophorese)

Ist eine wissenschaftlich genaue Analyse der Größe der Harnproteine erwünscht, so kann eine elektrophoretische Auftrennung im Polyacrylamidgel weiterhelfen. Nach Kopplung der Eiweiße an Natriumdodecylsulfat, ein Molekül, das die unterschiedliche Ladungsdichte ausgleicht, wandern die Moleküle im Dichtegradientengel umso weiter, je kleiner sie sind. Nach Anfärbung kann man anhand mitgeführter Referenzproteinmischungen eine Zuordnung vornehmen.

2.3.6 Weitere Untersuchungen aus dem 24-h-Sammelurin

Kalziumausscheidung

Normbereich

Männer:	2,5–7,5 mmol (100–300 mg)/24 h
Frauen:	2,5–6,2 mmol (100–250 mg)/24 h

Die Ausscheidung von Kalzium ist von Interesse bei Patienten mit kalziumhaltigen Steinen. Als Ursache unterscheidet man eine erhöhte Kalziumzufuhr mit der Ernährung, eine vermehrte enterale Absorption, eine vermehrte Resorption aus dem Knochen z. B. bei Immobilisation und eine verminderte renale Rückresorption.

Harnsäureausscheidung

Normbereich

Männer:	0,3–0,8 g/24 h
Frauen:	0,3–0,7 g/24 h
Umrechnungsfaktor:	g×5,9485=mmol

Eine Hyperurikosurie fördert die Bildung von Kalziumsteinen. Da sie mit Allopurinol behandelt werden kann, ist die Bestimmung für Patienten mit Nierensteinen von Interesse.

Natriumausscheidung

> **Normbereich:** 90–300 mmol/24 h

Aus der Natriumausscheidung kann bei Gesunden auf die diätetische Natriumzufuhr rückgeschlossen werden. Die Natriurese ist außerdem erhöht bei gestörter Rückresorption (Diuretika, Analgetika-nephropathie, Zystennieren, Bartter-Syndrom), bei Mineralokortikoidmangel, bei osmotischer Diurese (z. B. beim Diabetiker), Hyperkalzämie, Hypokaliämie und Diabetes insipidus.

Phosphatausscheidung

> **Normbereich:** 26–65 mmol/24 h oder
> 0,8–2,0 g/24 h

Sowohl die Phosphatausscheidung als auch die Phosphatclearance sind sehr stark von der diätetischen Phosphatzufuhr abhängig und deswegen für die Funktion des proximalen Tubulus nur nach diätetischer Vorbereitung verwertbar.

Hydroxiprolinausscheidung

> **Normbereich:** 2,9–7,7 mmol/24 h

Die Ausscheidung dieses Kollagenabbauproduktes korreliert sehr gut mit der Skelettresorption. Ihre Aussagekraft ist jedoch der alkalischen Knochenphosphatase im Serum nicht überlegen.

Oxalatausscheidung

> **Normbereich:** <0,5 mmol (45 mg)/24 h
> Männer: 0,02–0,08 mmol/mmol Kreatinin
> 0,02–0,05 mg/mg Kreatinin
> Frauen: 0,04–0,11 mmol/mmol Kreatinin
> 0,03–0,09 mg/mg Kreatinin

Hyperoxalurie ist ein Risikofaktor für die Bildung von Nierensteinen. Bei den angeborenen Formen unterscheidet man die Hyperoxalurie Typ I und Typ II. Beide sind autosomal-rezessiv erblich. Während bei Typ I vermehrt Oxalsäure, Glycolsäure und Glyoxyl-säure ausgeschieden werden, ist bei Typ II vermehrt Oxalsäure und L-Glycerat, nicht aber Glycolsäure vermehrt im Urin nachweisbar. Die Bestimmungen müssen unter oxalatarmer Kost durchgeführt werden, d. h. Schokolade, Blattgemüse, Rhabarber, Zitrusfrüchte und Tee sind zu meiden. Bei der erworbenen sog. enteralen Hyperoxalurie ist lediglich die Oxalatausscheidung erhöht, Glycolsäure und L-Glycerat sind nicht nachweisbar. Hauptursache der erworbenen Hyperoxalurie ist die Malabsorption von Fett wie z. B. beim Morbus Crohn, bei der Colitis ulcerosa oder beim Blind-loop-Syndrom.

cAMP-Ausscheidung

> **Normbereich:** 0,026–0,042 pmol/24 h

Die Bestimmung des cAMP im Urin ist ein indirekter Nachweis eines Hyperparathyreoidismus. Es ist auch für Laborpraxen keine Routinemethode und ist aufgrund alternativer Tests (intaktes Parathormon) entbehrlich.

Ausscheidung von Abbauprodukten der Katecholamine

> **Normbereich:** Grenze 50 ng/l
> Gesamtkatecholamine: Sicher pathologisch >200 ng/l

Die Bestimmung muss im angesäuerten Urin wiederholt durchgeführt werden. Die Ausscheidung von Katecholaminen und deren Abbauprodukten (Vanillinmandelsäure, Norepinephrin, Normethanephrin) ist erhöht beim Phäochromozytom, aber auch bei anderen Tumoren des Nervengewebes, bei progressiver Muskeldystrophie und Myasthenia gravis, sowie fakultativ beim Guillain-Barré-Syndrom, bei akuter intermittierender Porphyrie, beim Karzinoid, bei akuter Psychose und beim Clonidinentzug. Falsch-hohe Ergebnisse für Norepinephrin und Normethanephrin können vorliegen bei starker körperlicher Anstrengung, bei Einnahme von Tetrazyklinen oder hohen Dosen Vitamin-B-Komplex. Vanillinmandelsäure kann durch Einnahme von Kaffee, Tee, Schokolade, Vanille, Bananen, α-Methyldopa und vasopressorischen Medikamenten falsch-hoch gemessen werden. MAO-Hemmer senken die Vanillinmandelsäure und erhöhen Epinephrin und Norepinephrin.

α₁-Mikroglobulin-Ausscheidung

> **Normbereich:**   <13,3 mg/24 h

α_1-Mikroglobulin ist ein Marker der tubulären Proteinurie. Im Unterschied zu β_2-Mikroglobulin ist es pH-stabil.

2.3.7 Serumparameter

Serum-Kreatinin

> **Normbereich**
> Männer: 0,5–1,1 mg/dl oder
>   44–97 µmol/l

> Frauen: 0,5–0,9 mg/dl oder
>   44–80 µmol/l
> Umrechnungsfaktor: mg/dl×88,4=µmol/l

Mit der Serumkreatininkonzentration wird die glomeruläre Filterleistung abgeschätzt. Kreatinin wird hauptsächlich filtriert und nur zu einem geringen Anteil tubulär sezerniert. Als »kreatininblinden Bereich« bezeichnet man die Tatsache, dass die Serumkreatininkonzentration erst ab einer ca. 50%-igen Reduktion der glomerulären Filtrationsrate ansteigt (◘ Abb. 2.1, 2.2).

Eine Erhöhung des Serumkreatinins findet sich außer bei Niereninsuffizienz auch nach Muskelverletzungen, bei muskulösen Patienten und nach Einnahme von Hemmern der tubulären Sekretion (Cimetidin, Trimethoprim, ASS, kaliumsparende

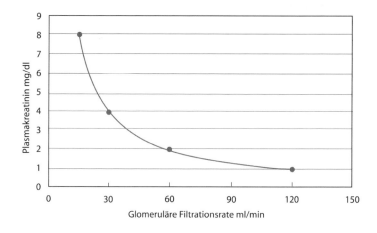

◘ **Abb. 2.1.** Idealisierte Darstellung des Zusammenhangs von Plasmakreatinin und endogener Kreatininclearance

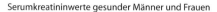
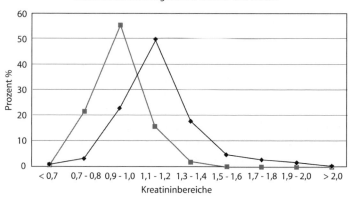

◘ **Abb. 2.2.** Verteilung der Serumkreatininwerte in mg/dl bei Männern und Frauen zwischen 1988 und 1994 (>12 Jahre). Durch Multiplikation mit 88,4 erhält man die Werte für umol/l. (Mod. nach Jones CA, McQuillan GM, Kusek JW, Eberhardt MS, Herman WH, Coresh J et al. [1998] Serum creatinine levels in the US population: Third National Health and Nutrition Examination Survey. Am J Kidney Dis 6: 992)

Diuretika). Die Jaffé-Methode zur Bestimmung von Kreatinin kann durch verschiedene Cephalosporine verfälscht werden. Erniedrigt ist Kreatinin bei muskelschwachen Patienten, aber auch im Stadium der Hyperfiltration zu Beginn einer diabetischen Nierenschädigung oder in der Frühschwangerschaft.

Serum-Harnstoff

Normbereich	
Männer und Frauen:	12–50 mg/dl oder 2,0–8,3 mmol/l
Umrechnungsfaktor:	mg/dl×0,1165=mmol/l mmol/l×6,006=mg/dl

Das Endprodukt des Eiweißstoffwechsels ist Harnstoff. Die Bestimmung des Harnstoffes ist zur Beurteilung der Filtrationsleistung ungeeignet, da er zwar vollständig filtriert, aber bis zu 50% rückresorbiert werden kann. Hohe Harnstoffwerte findet man bei katabolen Zuständen, proteinreicher Diät, Steroidtherapie, gastrointestinalen Blutungen, genereller Minderperfusion der Niere (prärenalem Nierenversagen) und nach Traumata. Niedrige Harnstoffwerte findet man bei Lebererkrankungen, Sichelzellanämie und geringer Eiweißzufuhr. Die Bestimmung der Serumharnstoffkonzentration ist besonders bei präterminaler Niereninsuffizienz von Bedeutung, denn sie ist einer der Parameter für die Indikationsstellung zu Beginn einer Nierenersatztherapie bei chronischem oder akutem Nierenversagen.

Kalium

Normbereich	
Männer und Frauen:	3,6–5,0 mmol/l

Für die Serum-Kalium-Konzentration spielen Nierenfunktion, Säure-Basen-Haushalt und der Hydratationszustand wichtige regulatorische Rollen. Bei Niereninsuffizienz ist die Kaliurese vermindert. Die Gabe von ACE-Hemmern oder Spironolacton kann insbesondere in Kombination mit Dehydratation und/oder nicht-steroidalen Antiphlogistika rasch zu einer Hyperkaliämie führen. Ältere Diabetiker reagieren aufgrund eines hyporenin-ämischen Hypoaldosteronismus empfindlich auf zusätzliche, kaliumretinierende Faktoren. Besonders beim anurischen Dialysepatienten stellt die Kaliumrestriktion häufig ein diätetisches Problem dar. Zu langes Stauen vor Punktion, Scherkräfte bei der Aspiration, aber auch lange Lagerung vor dem Abseren (Kaliumaustritt aus der Zelle) kann eine Hyperkaliämie vortäuschen.

Kalzium

Normbereich	
Männer und Frauen (gesamt):	2,22–2,57 mmol/l
Ionisiert:	1,1–1,3 mmol/l

Kalzium ist im Blut zu 40% an Eiweiße, vor allem Albumin, gebunden. Dieser Anteil kann nicht glomerulär filtriert werden. Das ionisierte Kalzium ist der als freies Salz vorliegende Anteil. Von 1 g Albumin wird etwa 0,2 mmol Kalzium gebunden. Das restliche Kalzium liegt frei oder als Salzanteil organischer Säuren vor und kann im Glomerulum filtriert werden. Fällt der Albuminspiegel um 1 g/dl, so muss der gemessene Gesamtkalziumwert um 0,2 mmol/l nach oben korrigiert werden. Die Kalziumkonzentration wird u. a. von Vitamin D, Parathormon und Calcitonin reguliert. Bei chronischer Niereninsuffizienz kommt es durch den assoziierten Vitamin-D-Mangel zur Hypokalzämie.

Phosphat

Normbereich	
Männer und Frauen	0,84–1,45 mmol/l

Phosphor liegt im Serum hauptsächlich als Phosphat vor. Seine Bestimmung muss nüchtern erfolgen. Bei chronischer Niereninsuffizienz kommt es zu einer Phosphatretention.

Natrium

Normbereich	
Männer und Frauen	135–145 mmol/l

Natrium ist die wichtigste osmotisch aktive Substanz des Extrazellulärraumes. Deswegen müssen Veränderungen der Natriumkonzentration immer im Zusammenhang mit dem Volumenhaushalt beurteilt werden. Der Natriumbestand des Körpers wird durch die Nieren als Ausscheidungsorgan und Wirkort natriuretischer und natriumretinierender Hormone reguliert.

Immunologische Serumparameter

Die Bestimmung der immunologischen Serumparameter hilft bei der Einteilung von Systemerkrankungen und Glomerulopathien.

Anti-nukleäre Antikörper (ANA)

Anti-nukleäre Antikörper sind gegen Zellkernbestandteile gerichtet. Bei Verdacht auf eine Kollagenose ist ein Screening sinnvoll, dessen erster Schritt jedoch nur in der Bestimmung des unspezifischen Gesamttiters bestehen sollte. Ist dieser pathologisch, so ist die Subspezifizierung sinnvoll.

Erkrankungen, bei denen ANA vorkommen können

- Systemischer Lupus erythematodes (SLE)
- »Mixed Connective Tissue Disease« (MCTD)
- Sklerodermie
- Sjögren-Syndrom
- Rheumatoide Arthritis
- Mysthenia gravis
- Polymyositis
- Felty-Syndrom
- Dermatomyositis
- Ankylosierende Spondylarthritis

Bestimmte Medikamente (Procainamid, Hydralazin, α-Methyldopa, Phenytoin, Minocyclin, Neuroleptika) können die Bildung von ANA induzieren, meist handelt es sich dann um anti-Einzelstrang-DNA-Antikörper (anti-ss-DNA).

Anti-neutrophile-zytoplasmatische Antikörper (ANCA)

ANCA sind gegen in neutrophilen Leukozyten vorkommende Antigene gerichtet. Diese liegen z. T.

perinukleär (p-ANCA), z. T. intrazytoplasmatisch (c-ANCA) verteilt vor. Je nach histologischem Verteilungsmuster (Immunfluoreszenz) und Zielantigen sind ANCA mit verschiedenen primär systemischen Vaskulitiden assoziiert, kommen aber auch bei einigen anderen Erkrankungen vor, bei denen immunologische Prozesse eine pathogenetische Rolle spielen. Die Messung erfolgt primär immunhistologisch, d. h. Patientenserum wird mit Leukozyten inkubiert. Mit einem gegen menschliches IgG gerichtetem fluoreszierend markiertem Antikörper werden vorhandene Antikörper gegen intraleukozytäre Antigene und ihre Verteilung nachgewiesen. Dieser mikroskopischen Untersuchung folgt die Konzentrationsbestimmung des vermuteten Antigens im ELISA (»enzyme linked immuno sorbent assay«).

Anti-GBM-Antikörper

Die Anti-GBM-Antikörper sind gegen ein Epitop im Typ-IV-Kollagen, welches gehäuft in der glomerulären und pulmonalen Basalmembran (**GBM** = **g**lomeruläre **B**asal**m**embran) vorkommt, gerichtet. Beim Goodpasture-Syndrom findet man sie in der Immunfluoreszenz als lineare IgG-Ablagerungen an der Basalmembran.

Rheumafaktoren

Rheumafaktoren sind Antikörper unterschiedlicher Subklassen, die gegen die Fc-Region von Immunglobulin G gerichtet sind. Sie kommen bei rheumatoider Arthritis (Sensitivität 50–75%, Spezifität: 75–90%, ein Drittel aller diagnostizierten rheumatoiden Arthritiden ist negativ), aber auch bei Kollagenosen, Lebererkrankungen, chronischen Infektionserkrankungen und bei 5% der gesunden älteren Menschen vor.

Komplement und C3-Nephritis-Faktor

Das Komplementsystem besteht aus mehreren Plasmaproteinen, die nach Aktivierung durch Immunglobuline oder Immunkomplexe Zellen lysieren und Entzündungsprozesse aufrechterhalten können. Bei einigen Glomerulopathien sind erniedrigte Serumspiegel durch erhöhten Umsatz der Komplementfaktoren nachweisbar. Bei membranoproliferativer Glomerulonephritis kommt es zur Bildung von Antikörpern, die eine Daueraktivierung des Komplementsystems mit Abfall des Plasmaspiegels von C3 bewirken.

Immunkomplexe

Immunkomplexe – bestehend aus einem Immunglobulin und seinem Antigen – werden normalerweise von Makrophagen abgebaut. Manche Immunkomplexe gelangen jedoch vor dem Abbau zur glomerulären Basalmembran und lagern sich dort ab. Dies führt beim Aufräumprozess zu lokalen Schädigungen und es kommt zur Glomerulonephritis. Findet die Ablagerung an vaskulären Basalmembranen statt, kann es zur systemischen Vaskulitis kommen. Kryoglobuline sind in der Kälte präzipitierende Immunkomplexe, die entweder primär auftreten oder mit bestimmten Erkrankungen assoziiert sind (Hepatitis C, Lymphome, atypische Pneumonien). Für ihre laborchemische Bestimmung muss eine ununterbrochene Wärmekette gewährleistet sein. Am sichersten ist es, die Blutabnahme direkt im bestimmenden Labor durchführen zu lassen. Außer bei Verdacht auf Kryoglobuline ist man aufgrund der mangelnden Aussagekraft und aufwendiger Messmethoden davon abgekommen, Immunkomplexe im Plasma zu messen.

2.3.8   Blutbild bei Nierenerkrankungen

Zu den Blutbildveränderungen bei akuter Niereninsuffizienz gehören:
- eine anfängliche Leukozytose,
- später eine normochrome, normozytäre Anämie.

Die normochrome, normozytäre Anämie bei chronischer Niereninsuffizienz ist hauptsächlich durch **Erythropoietinmangel** bedingt. Sie korreliert mit dem Ausmaß der Azotämie. Eine Ausnahme bilden Patienten mit Zystennieren. Deren Erythropoietinspiegel sinken erst bei deutlich eingeschränkter Nierenfunktion. Auch an andere eventuell zusätzliche Anämieursachen, wie z. B.

Folsäure-, Vitamin B_{12} oder Eisenmangel muss gedacht werden.

2.3.9   Blutgasanalyse beim Nierenkranken

Sowohl bei akuter als auch bei chronischer Niereninsuffizienz sinkt die Fähigkeit zur Ausscheidung saurer Äquivalente. Es resultiert eine metabolische Azidose. Zur Beurteilung der metabolischen Azidose ist die venöse Blutgasanalyse (Bikarbonatkonzentration) in der Regel ausreichend. Von der Bikarbonatkonzentration (bzw. Basenexzess) kann auch auf den Füllungszustand der (Kapazitäts-)Gefäße geschlossen werden. Eine verminderte Füllung der Kapazitätsgefäße bei Dehydratation (Volumenkontraktion) geht mit einer Alkalose, eine vermehrte Füllung (Volumenexpansion) mit einer Azidose einher. Überdiuretizierung kann neben einem Anstieg der Retentionswerte ebenfalls zu einer Alkalose als Zeichen der Volumenkontraktion führen (sog. »Kontraktionsalkalose«).

2.4   Nierenfunktionsprüfungen

 Nach den neuesten K/DOQI-Richtlinien ist das Serum-Kreatinin alleine zur Beurteilung der Nierenfunktion nicht ausreichend.

2.4.1   Glomeruläre Filtrationsrate

Vgl. auch ▶ Kap. 11
Setzt man die pro Zeiteinheit in den Urin ausgeschiedene Menge einer Substanz in Beziehung zu ihrer Plasmakonzentration, erhält man eine sinnvolle Größe zur Bestimmung der Ausscheidungsfunktion: die Clearance. Die Clearance (Einheit ml/min, also Volumen pro Zeiteinheit) ist mit anderen Worten das in einer bestimmten Zeit von einer Substanz befreite Plasmavolumen. Um die reine Filtratleistung zu bestimmen, sollte man eine Substanz wählen, die ausschließlich filtriert wird und im Tubulus weitgehend unberührt bleibt. Dies trifft auf Inulin zu, ein Fruktosepolymer mit einem Molekulargewicht von 5 kD. In der Praxis ist die Messung der Inulin-Clearance jedoch zu aufwändig.

Endogene Kreatinin-Clearance

Die Bestimmung der endogenen Kreatinin-Clearance ist genauer, unterliegt jedoch vielen Fehlern (z. B. Sammelfehler) und überschätzt die reale GFR oft gerade im kritischen Bereich der »noch normalen« Nierenfunktion:

$$\text{Endogene Kreatinin-Clearance in ml/min/1,73m}^2 = \frac{\text{Urinvolumen (ml)} \times \text{Urinkreatinin (mg/dl)} \times 1,73m^2}{\text{Serumkreatinin (mg/dl)} \times \text{Sammelzeitraum (min)} \times \text{KO(m}^2)}$$

Durch Gabe von Substanzen, die die tubuläre Sekretion von Kreatinin hemmen, wird das Ergebnis genauer. Hierfür kann z. B. 800 mg Cimetidin am Tag vor der Untersuchung verabreicht werden. Die Körperoberfläche kann einfach aus Nomogrammen abgelesen, oder nach der Formel von Dubois und Dubois berechnet werden (◘ Abb. 2.3)

Körperoberfläche nach der **Formel von Dubois und Dubois**:

KO $= M^{0,425} \times L^{0,725} \times 71,84$
oder
log KO $= (\log M \times 0,425) + (\log L \times 0,725) + 1,8564$

KO $=$ Körperoberfläche im cm^2
M $=$ Körpermasse in kg, L $=$ Körperlänge in cm

Eine wichtige Fehlerquelle jeder Clearance bildet die Vollständigkeit der Urinsammlung. Eine 12-h-Kreatinin-Clearance mit nur nächtlicher Urinsammlung (z. B. von 18–6 Uhr) kann eine akzeptable Alternative bieten. In der Formel muss dann die Sammelzeit angepasst werden.

> **Praxistipp**
> Der Normalwert der Kreatinin-Clearance liegt für Frauen bei 95±20 ml/min/1,73m^2 Körperoberfläche, für Männer bei 120±25 ml/min/1,73m^2 Körperoberfläche.

Weitere Methoden zur GFR-Bestimmung setzen radioaktive Substanzen ein (^{51}Cr-EDTA, ^{131}J-Iothalamat, ^{99m}Tc-DTPA). Für wissenschaftliche Fragestellungen kann eine Inulin-Clearance zur Bestimmung der GFR durchgeführt werden.

Cystatin C

Neuerdings kann die GFR aus einer Cystatin C-Bestimmung im Serum errechnet werden. Diese Methode kommt der glomeruläre Filtrationsrate im Stadium 1–2 einer chronischen Niereninsuffizienz am nächsten und ist genauer als das Serum-Kreatinin oder die endogene Kreatinin-Clearance – auch im »kreatininblinden« Bereich (s. oben). Es wird bereits bei einer GFR unter 88 ml/min/1,73m^2 auffällig, während das Serumkreatinin erst bei einer GFR unter 75 ml/min/1,73m^2 ansteigt.

Cystatin C wird als kleines Protein vollständig glomerulär filtriert, tubulär reabsorbiert und katabolisiert. Es wird von nahezu allen kernhaltigen Zellen gebildet. Die Syntheserate ist stabil und unabhängig von Muskelmasse, Ernährungsgewohnheiten oder dem Alter. Der Cystatin-C-Wert wird durch einige extrarenale Faktoren beeinflusst. Bei hochdosierter **Glukokortikoidgabe** oder bei **Hyperthyreose** findet man erhöhte Cystatin-C-Werte – bei unbehandelter **Hypothyreose** kann Cystatin C erniedrigt sein.

> ❶ Cystatin C ist besser geeignet zur Bestimmung der GFR als das Serum-Kreatinin oder die endogene Kreatinin-Clearance – gerade im »kreatininblinden« Bereich. Es wird bereits bei einer GFR unter 88 ml/min/1,73m^2 auffällig, während das Serumkreatinin erst bei einer GFR unter 75 ml/min/1,73m^2 ansteigt.

Rechnerische Abschätzung der GFR (eGFR)

Die abgeschätzte GFR bezeichnet man im Unterschied zur gemessenen GFR als eGFR (»estimated GFR«).

MDRD-Formel

Neben endogener Kreatininclearance und Cystatin C wird die MDRD-Formel als kostengünstige Variante zur Abschätzung der GFR empfohlen. Die Definition und Klassifikation der chronischen Niereninsuffizienz nach den K/DOQI-Richtlinien basiert auf der MDRD-Clearance. Die Richtlinien empfehlen diese Formel, da diese der Inulinclearance, dem Goldstandard zur Bestimmung der Nierenfunktion, ab einer GFR <60–70 ml/min

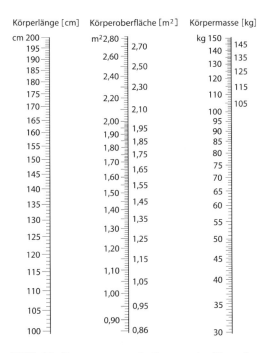

Körperlänge [cm]	Körperoberfläche [m²]	Körpermasse [kg]

□ Abb. 2.3. Nomogramm zur Bestimmung der Körperoberfläche aus Länge und Masse. (Aus: Lentner C [1977] Wissenschaftliche Tabellen Geigy, Teilbd 1, 8. Aufl. Mit frdl. Genehmigung der Fa. Novartis)

Lange MDRD-Formel:

$$\text{eGFR (ml/min/1,73m}^2) = 170 \times (\text{Kreatinin i.S.})^{-0,999} \times (\text{Harnstoff i.S.}/2,144)^{-0,170} \times (\text{Albumin i.S.}/10)^{-0,318} \times (\text{Alter})^{-0,176} \times (0,761 \text{ falls weiblich}) \times (1,21 \text{ falls schwarze Hautfarbe}).$$

Kurze MDRD-Formel:

$$\text{eGFR (ml/min/1,73m}^2) = 186 \text{ x (Kreatinin i.S.)}^{-1,154} \times (\text{Alter})^{-0,203} \times (0,742 \text{ falls weiblich}) \times (1,21 \text{ falls schwarze Hautfarbe}).$$

❗ Die Abschätzung der GFR mittels MDRD-Formel hat folgende Nachteile:
━ Keine internationale Standardisierung der Kreatinin-Messmethode. Die ursprüngliche MDRD-Studie benutzte einen spezifischen Kreatinin-Test, während heute andere oder verbesserte Kreatinin-Messmethoden zur Anwendung kommen.
━ Die Formel ist unzureichend validiert bei Gesunden, Diabetikern und Patienten über 70 Jahren und soll nicht bei Kindern angewendet werden.
━ Bei Werten unter 20 ml/min/1,73 m² überschätzt die MDRD-Formel die Filterleistung.

❯ **Cave**
In folgenden Situationen sollte die MDRD-Formel nicht benutzt werden (Levey 2003):
━ **Kinder oder hohes Alter**
━ **Extreme Körperlänge, Übergewicht, Unterernährung, Skelettmuskelerkrankungen**
━ **Vegetarier**
━ **Para- bzw. Quadraplegie**
━ **Sich schnell verändernde Nierenfunktion**
━ **Dosisberechnung von toxischen Medikamenten**

Die MDRD sollte nicht zur Beurteilung der Dialyseindikation herangezogen werden. Hier hat sich der Mittelwert der Kreatinin- und Harnstoff-Clearance gut bewährt.

Cockcroft-Gault-Formel

Eine Abschätzung der GFR liefert die schon seit den 1970er Jahren existierende Cockcroft-Gault-Formel. Sie wurde an einem relativ kleinen Kollektiv (nur 249 Teilnehmer) entwickelt und ist entsprechend ungenauer als z. B. die MDRD-Formel.

am nächsten kommt. Viele Labors bieten mittlerweile die zusätzliche Berechnung der GFR mittels MDRD-Formel an. Sie ist geeignet für Nicht-Diabetiker mit bekannter Niereninsuffizienz, da sie in diesem Kollektiv aus den Daten der MDRD-Studie entwickelt worden ist.

Die Formel (Levey 1999) wurde anhand der Daten von 1628 Patienten mit Nierenerkrankungen entwickelt, die an der Studie »Modification of Diet Renal Disease« (1994) teilnahmen, und wird auch von den Europäischen Guidelines zur Bestimmung der GFR bei Patienten mit Niereninsuffizienz empfohlen. Für die Berechnung mit der langen MDRD-Formel wird Kreatinin i. S., Alter, Geschlecht, Rasse, Albumin i. S. und Harnstoff i. S. einbezogen.

Die kurze Formel bezieht Albumin und Harnstoff nicht in die Berechnung mit ein, schätzt aber die GFR vergleichbar gut ein und ist somit kostengünstiger.

Sie errechnet die GFR aus dem Serumkreatinin mittels folgender Formel:

$$GFR = \frac{(140\text{-Alter in Jahren}) \times (\text{Körpergewicht in kg}) \times (0{,}85 \text{ nur bei Frauen})}{\text{Serumkreatinin in mg/dl} \times 72}$$

2.4.2 Renaler Plasmafluss

Die Clearance einer Substanz, die beim ersten Passieren des Nierenstromgebietes vollständig ausgeschieden wird, entspricht dem renalen Plasmafluss und nach Miteinbeziehen des Hämatokrit der Nierendurchblutung. Hierfür eignet sich PAH (para-Aminohippursäure), welches bei Nierenpassage zu über 90% eliminiert wird. Der Normalwert des renalen Plasmaflusses liegt bei 600 ml/min.

2.4.3 Tubulusdiagnostik

Als Parameter der Tubulusschädigung findet u. a. die Bestimmung von β_2-Mikroglobulin oder α_1-Mikroglobulin im Urin Einsatz. Letztere ist aufgrund der Unabhängigkeit vom pH-Wert ersterer vorzuziehen. Die genauen Normwerte sind den Angaben des Labors oder des verwendeten Testkits zu entnehmen.

Tubulusfunktionsdiagnostik

Bei den angeborenen renal-tubulären Azidosen kommt es durch unterschiedliche Transportdefekte zu einer ungenügenden Elimination von Säureäquivalenten. In Folge fällt nach Säurebelastung z. B. mit Ammoniumchlorid der Urin-pH-Wert nicht ausreichend ab. Diese Untersuchungen sollten in nephrologischen Praxen oder Zentren mit dementsprechend standardisierten Testprotokollen durchgeführt werden.

2.4.4 Nuklearmedizinische Untersuchungen

Nuklearmedizinische Untersuchungen beantworten funktionelle Fragestellungen. Sie sind nur in nuklearmedizinischen Praxen oder Kliniken durchführbar und liefern genaue Ergebnisse.

Eine GFR-Bestimmung kann mittels ^{99m}-Tc-DTPA, ^{125}J-Iothalamat oder ^{51}Cr-EDTA durchgeführt werden.

Die tubuläre Extraktionsrate mittels ^{99m}-Tc-MAG3 fungiert als Ersatz der Bestimmung des RPF mittels ^{131}Jod-Hippuran.

Den Nachweis einer funktionell bedeutsamen Obstruktion der ableitenden Harnwege erbringt die zusätzliche Gabe von Lasix, die bei aktiver oder auch dekompensiert genannter Obstruktion die Ausscheidungsrate nicht verbessert, wohl aber bei kompensierter Obstruktion (Auswaschrenogramm).

Nierenszintigraphie

Die Nierenszintigraphie untersucht mit Hilfe eines tubulär sezernierten Radiopharmakons (^{99}mTc-MAG3) Gewebs- und Ausscheidungsfunktion jeder einzelnen Niere. Sie erlaubt die seitengetrennte Überprüfung der Nierenfunktion, die Clearance-Messung und die Beurteilung des Abflussverhaltens. Nach eventuell erforderlicher Gabe eines harntreibenden Medikamentes (Schleifendiuretikum) kann zwischen einer funktionellen und einer obstruktiven Abflussstörung unterschieden und die urodynamische Relevanz dieser Störung beurteilt werden. Bei Verdacht auf eine einseitige Nierenarterienstenose kann durch zusätzliche Gabe eines ACE-Hemmers die hämodynamische Relevanz dieser Stenose festgestellt werden. Bei der Belastungs- und Nativszintigraphie zur Beurteilung einer Nierenarterienstenose müssen ACE-Hemmer, Kalzium- und AT_1-Rezeptor-Blockern (ARB) entsprechend ihrer biologischen Halbwertszeit einige Tage vorher abgesetzt werden.

Die Strahlenexposition ist gering, für die meisten Untersuchungen deutlich geringer als bei einer intravenösen Urographie. Die Nierenszintigraphie ist die bei Kindern am häufigsten angewendete nuklearmedizinische Untersuchung.

 Cave
Schwangerschaft und Stillzeit stellen eine Kontraindikation für die Durchführung einer Nierenszintigraphie dar.

Captopriltest

Der Nachweis einer einseitigen Nierenarterienstenose kann durch eine szintigraphisch ermittelte, seitengetrennte Clearance mit ^{99m}-Tc-DTPA oder ^{99m}-Tc-MAG3 vor und nach Gabe von Captopril erhärtet werden. Bei einer einseitigen Nierenarterienstenose ist die Clearance der betroffenen Seite erniedrigt. Captopril sorgt durch Weitstellung des Vas efferens für einen zusätzlichen postglomerulären Druckabfall, und damit zu einer zusätzlichen Ausscheidungsverzögerung auf der betroffenen Seite. Der normalerweise zu beobachtende anfänglich steile Anstieg der Aktivität in der Ausscheidungs/Zeitkurve flacht weiter ab. Ist eine Schrumpfniere Ursache der seitenungleichen Clearance, wird sich durch Gabe von Captopril keine zusätzliche Verschiebung ergeben.

2.5 Bildgebende Verfahren

2.5.1 Nierensonographie

Die Sonographie hat in der Diagnostik von Nierenerkrankungen einen wichtigen Stellenwert. Sie ist nicht invasiv, kosteneffizient und für den Patienten nicht belastend. Die Aussagekraft hängt allerdings entscheidend von der Erfahrung des Untersuchers ab. ◘ Abb. 2.4 illustriert anschaulich die Tatsache, dass es in der Sonographie von besonderer Wichtigkeit ist, nach der Diagnose eines pathologischen Befundes das betroffene Organ nach weiteren pathologischen Befunden abzusuchen.

Indikation zur Nierensonographie

- Bestimmung von Nierengröße und Parenchymbreite
- Ausschluss einer Obstruktion im Nierenbecken und proximalen Ureter
- Charakterisierung von renalen Raumforderungen
- Beurteilung der unmittelbaren Umgebung (Abszess, Hämatom)
- Screeningverfahren für familiäre Zystennieren
- Restharnbestimmung
- Lokalisation vor z. B. Nierenbiopsie

Normwerte

Ebenso wie bei anderen Organen besteht auch für die Niere ein Zusammenhang mit der Körpergröße. Kleine Personen haben in der Regel kleinere Organe als große Personen. Der Nierenlängsdurchmesser beträgt 11–15 cm, die Breite 5–7 cm und die Tiefe 3–5 cm. Das Parenchym verschmälert sich mit dem Alter. Das Verhältnis von Parenchym zu Pyelon beträgt bei unter 60-Jährigen etwa 1,7, bei über 60 Jahre alten Personen etwa 1,1.

Körpergewicht und Körperoberfläche korrelieren mit dem Nierenvolumen besser als die Körpergröße. Das normale (erwartete) Nierenvolumen von Erwachsenen kann man am besten mit folgender Formel abschätzen: Normales Nierenvolumen in cm³= Köpergewicht in kg * 2.

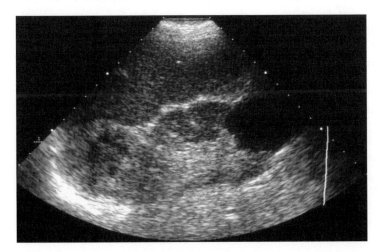

◘ **Abb. 2.4.** Nierentumor am Oberpol, Nierenzyste am Unterpol der rechten Niere. (Mit frdl. Genehmigung von G. v. Kaick und S. Schoenberg, Deutsches Krebsforschungszentrum Heidelberg, Forschungsschwerpunkt: Radiologische Diagnostik und Therapie)

2

Mittels sonographischer Untersuchung und der Formel (Nierenlänge × Breite × Tiefe)/2 kann das tatsächliche Nierenvolumen gemessen und errechnet werden.

Bei der Abklärung einer neu aufgefallenen Niereninsuffizienz kann die Sonographie Hinweise darüber geben, ob eine akute oder chronische Erkrankung vorliegt. Sonographisch große Nieren findet man beim akuten Nierenversagen, zu Beginn der diabetischen Nephropathie, bei Nierenamyloidose, progressiver Sklerodermie, Zystennieren und Plasmozytom. Kleine Nieren weisen auf eine chronische Niereninsuffizienz z. B. bei chronischer Glomerulonephritis oder hypertensiver Nephrosklerose hin. Auch zur Abklärung und Verlaufskontrolle bei Nephrolithiasis, Nephrokalzinose, Harnaufstau oder Zystengröße ist die Sonographie geeignet. Bei Patienten mit Kontrastmittelallergie oder hohem Risiko, durch Gabe von Kontrastmitteln ein Nierenversagen zu erleiden, sollten vor Einsatz belastender Verfahren die Möglichkeiten der sonographischen Untersuchung genutzt werden (▶ Kap. 8). Nierentransplantate können durch ihre oberflächliche Lage in der Fossa iliaca sehr gut ultrasonographisch untersucht werden.

Doppler- und Duplexsonographie

Die Doppler- und Duplexsonographie kann Hinweise auf die Durchblutung des Nierengewebes geben. Stenosen der Nierenarterien können durch direkte Flussmessungen in den Aa. renales, aber auch indirekt durch Beurteilung mehrerer intrarenaler Gefäße nachgewiesen werden. Von Vorteil ist die geringe Invasivität, nachteilig ist der enorm hohe Zeitaufwand, die Untersucherabhängigkeit und die häufige Einschränkung der Aussagekraft z. B. durch anatomisch ungünstige Lage des Abgangs der linken Nierenarterie, Luft, Adipositas etc. Ein Verdacht auf Nierenarterienstenose besteht, wenn die systolische Maximalgeschwindigkeit in der Nierenarterie über 180 cm/sec liegt, oder mehr als das 3,5fache der Flussgeschwindigkeit in der Aorta beträgt. Aus der maximalen systolischen (V_{max}), mittleren (V_{mean}) und minimalen diastolischen (V_{ed}) Flussgeschwindigkeit können Indizes berechnet werden. Man unterscheidet den Resistancy (resistive) Index (RI) und den Pulsalitätsindex (PI).

$$RI = \frac{(V_{max} - V_{ed})}{V_{max}}$$

$$PI = \frac{(V_{max} - V_{ed})}{V_{mean}}$$

Normwert: intrarenal um 0,05 niedriger bei einseitiger Stenose, bei beidseitiger unterhalb des altersentsprechenden Normwertes

Bei einer Nierenvenenthrombose kommt es zu einem Blutstau, der sich über die intrarenalen Gefäße bis in die Nierenarterie rückwärts fortpflanzt. Dopplersonographisch kann dann ein Pendelfluss nachgewiesen werden.

Im Nierentransplantat weist eine Zunahme der Transplantatgröße, betonte Markpyramiden sowie eine Flussbeschleunigung über 180 cm/sek, bzw. mehr als das 2,5fache des poststenotischen Wertes auf eine relevante Transplantatarterienstenose hin. Bei einer Transplantatabstoßung fällt der Resistancy-Index. Zur Beurteilung sind Verlaufsuntersuchungen der Indices besser geeignet als Einzelwerte.

2.5.2   Abdomenleeraufnahme

Bereits die einfache Abdomenleeraufnahme kann Hinweise auf Nierenerkrankungen geben:
- Kalkhaltige Nieren- oder Uretersteine, Blasensteine
- Veränderungen der Kontur der Nieren oder z. B. des M. psoas bei Hämatomen, Urinomen
- Diffuse oder kortikale Kalzifikationen der Niere als Hinweis auf chron. GN, Nierenrindennekrose, hereditäre Nephritis (Alport-Syndrom), Hyperkalzämie
- Medulläre Kalzifikationen der Niere als Hinweis auf Hyperkalzämie durch Hyperparathyreoidismus, RTA 1, Markschwammnieren, Papillennekrosen
- Fokale Nephrokalzinose als Hinweis für Tumoren (auch oft maligne), Zysten (selten), Tuberkulose, nach Trauma oder Abszess

Durch Anfertigung von Schichtaufnahmen kann die Sensitivität für Verkalkungen noch verbessert werden.

2.5.3 Computertomographie

Die Computertomographie hat die nephrologische Bildgebung durch ihre überlagerungsfreien Abbildungen sehr bereichert. Mit der Spiralcomputertomographie können dreidimensionale Rekonstruktionen z. B. von Gefäßen vorgenommen werden. Dies kann z. B. bei der Abklärung einer geplanten Transplantatlebenspende die invasive Angiographie ersparen. Auch in der Diagnostik von Nierenarterienstenosen gewinnt sie zunehmend an Bedeutung, hier liegt ihre Sensitivität für hämodynamisch relevante Stenosen (d. h. Stenosierung >50%) bei 100%. Sie überschätzt den Stenosegrad wesentlich seltener als die MR-Angiographie. Für eine Intervention oder Operation relevante Wandverkalkungen können bereits in der CT-Aufnahme ohne Kontrastmittelgabe gut dargestellt werden.

Besonders hilfreich ist die Computertomographie auch bei der Abklärung einer renalen Raumforderung. Maligne Tumoren reichern meist weniger Kontrastmittel an als das umgebende gesunde Parenchym, stellen sich also hypodens dar.

Bei unklaren Obstruktionen kann das CT bei der Suche nach der verursachenden Raumforderung (z. B. Urothelkarzinom) sinnvoll sein. Weitere Indikationen für eine Computertomographie können die Analyse traumatischer Veränderungen (Nierenruptur) oder die Beurteilung des Retroperitonealraums (Metastasensuche, Urogenitaltuberkulose etc.) sein.

Tumoren. Beim Nierenzellkarzinom eignet sich das CT sehr gut zum Staging und Nachweis von Lokalrezidiven. Das Angioleiomyolipom zeichnet sich durch hohen Fettgehalt aus und zeigt keinen Anstieg der Dichtegrade nach Kontrastmittelgabe. Gut eignet sich das CT auch als sonographieergänzende Untersuchung zur Differenzierung von Binnenstrukturen in Zysten, insbesondere in sekundären Zysten bei chronischer Niereninsuffizienz.

Transplantatniere. Hier ergänzt die Computertomographie die Ultraschalldiagnostik von Lymphozelen, Seromen oder Tumoren.

Entzündungen. Darstellung von Nierenabszessen mit evtl. Einbrüchen in Umgebungsstrukturen (M. psoas, Senkungsabszess). Diagnostik bei V. a. xanthogranulomatöse Pyelonephritis, Nierentuberkulose, Pyonephrose, perinephritischen Abszess.

Fehlbildungen. Darstellung persistierender fetaler Lappung, Abgrenzung der chronischen Pyelonephritis, Abgrenzung der Brücke der Hufeisenniere von pathologischen Lymphknoten.

Steine in der Niere und den ableitenden Harnwegen. Keine Primärdiagnostik, sondern Beantwortung besonderer Fragestellungen (unklare Befunde in Sonographie oder Schichtaufnahmen).

2.5.4 Magnetresonanztomographie (= Kernspintomographie)

Sämtliche durch die Computertomographie erzielbaren Informationen können ebenso durch die Magnetresonanztomographie gewonnen werden. Der Vorteil der Magnetresonanztomographie liegt darin, dass die zur Kontrastierung eingesetzte Gadoliniumverbindung deutlich geringer nephrotoxisch ist. Selten kommt es jedoch zu einem sepsisähnlichen klinischen Bild mit serologischer Entzündungskonstellation (CRP Anstieg), dessen Ursache noch ungeklärt ist. Nachteil der Kernspintomographie besteht in den hohen Untersuchungskosten. Bei Verdacht auf Tumoranteile in der Nierenvene ist die MRT aussagekräftiger als das Computergramm. Die Beurteilung der hämodynamischen Relevanz einer Nierenarterienstenose ist ein neueres Indikationsgebiet für die MR-Angiographie mit Flussmessungen über dem Nierenparenchym (◘ Abb. 2.5a und 2.5b).

2.5.5 Intravenöse Pyelographie (IVP = Ausscheidungsurogramm)

Die intravenöse Pyelographie dient der intraluminalen Darstellung der ableitenden Harnwege nach i.v.-Gabe von Kontrastmittel. Nach der Abdomenleeraufnahme werden sequentielle Aufnahmen zu festgelegten Zeitpunkten nach Kontrastmittelgabe angefertigt. Die Aussagekraft ist direkt von der Qualität der Ausführung abhängig. Hierbei spielen die Vorbereitung durch Darmreinigung,

Flüssigkeitsrestriktion vor Untersuchung (nicht bei Diabetes!), Kontrastmittelmenge, abdominelle Kompression bei der Untersuchung und mehrere technische Faktoren eine Rolle. Kontraindikationen bestehen bei Kontrastmittelallergie, eingeschränkter Nierenfunktion (► Kap. 8), schwerer Herzinsuffizienz, Schwangerschaft und unbehandelter Hyperthyreose.

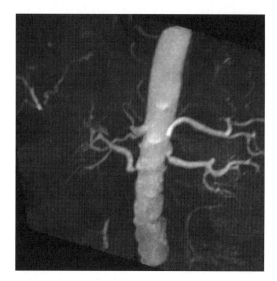

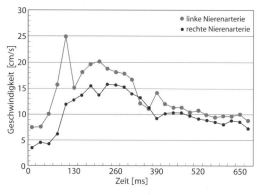

□ **Abb. 2.5.a,b. a** MR-Angiographie einer rechtsseitigen Nierenarterienstenose. Kranial akzessorische Nierenarterie *links*. (Mit frdl. Genehmigung von G. v. Kaick und S. Schoenberg, Deutsches Krebsforschungszentrum Heidelberg, Forschungsschwerpunkt: Radiologische Diagnostik und Therapie); **b** Cine-Phasenkontrastflussmessung: physiologisches Flussprofil der linken Nierenarterie, rechts abgeflachtes Profil mit Verlust des frühsystolischen Peaks. (Mit frdl. Genehmigung von G. v. Kaick und S. Schoenberg, Deutsches Krebsforschungszentrum Heidelberg, Forschungsschwerpunkt: Radiologische Diagnostik und Therapie)

2.5.6 Angiographie

Die Hauptindikation zur Renovasographie=Angiographie der Nierenarterien beschränkt sich zunehmend auf die präoperative Diagnostik bzw. interventionelle Therapie von Nierenarterienstenosen mittels perkutaner transluminaler Angioplastie. Auch av-Fisteln zwischen Nierenvenen und Nierenarterien, die selten als Komplikation einer Nierenbiopsie auftreten, können nachgewiesen und interventionell embolisiert werden. Die Embolisation von Tumorgewebe in der Niere kommt vor Tumorteilnephrektomien oder als palliative Maßnahme zur Anwendung. Anurie nach Trauma sowie der Verdacht auf Nierenvenenthrombose stellen weitere Indikationen zur Angiographie dar. Der Einsatz erfolgt, wenn andere Verfahren keine ausreichende Beurteilungsgrundlage liefern können. Die arterielle digitale Subtraktionsangiographie kann die Darstellung der Nierenarterien noch verbessern.

2.5.7 Nierenbiopsie

Indikationen, Durchführung und Komplikationen

Zur Differenzierung von Nierenerkrankungen, die mit Proteinurie und/oder glomerulärer Hämaturie und/oder Niereninsuffizienz einhergehen, reichen nichtinvasive Untersuchungen oft nicht aus.

> **Praxistipp**
> Die Analyse von bioptisch gewonnenem Nierengewebe führt zu einer histologischen Diagnose, aufgrund derer diagnostische, therapeutische und prognostische Fragen besser beantwortet werden können.

Persistiert eine Hämaturie nach Ausschluss einer urologischen Genese und es finden sich weitere Hinweise auf einen renalen Ursprung (Hypertonie, Proteinurie, nephritisches Sediment) ist eine Biopsie sicher indiziert. Schwieriger ist die Situation bei **isolierter Mikrohämaturie**. Dieser liegen oft Ursachen zugrunde, die keine therapeutischen Konsequenzen haben. Die Biopsie befriedigt hier den oft vorhandenen Wunsch des Patienten nach diagnostischer Klarheit.

◘ Tab. 2.7. Indikationen zur transkutanen Nierenbiopsie

Klinik	Indikation zur Nierenbiopsie	Häufigste Diagnose	Kommentar
Isolierte glomeruläre Mikrohämaturie	Nein	Meist IgA Glomerulopathie, Hereditäre Nephritis (Morbus Alport) oder Syndrom der dünnen Basalmembran mit guter Prognose	Verlaufskontrolle, auch auf Proteinurie und Blutdruck achten
Isolierte nicht-nephrotische Proteinurie mit blandem Urinsediment	Nein	Primäre oder sekundäre fokale Sklerose, membranöse GN	Keine Indikation zur immunsuppressiven Therapie, da oft gute Prognose. Indikation jedoch bei zunehmender Proteinure, ansteigendem Serumkreatinin oder Hypertonie überdenken
Nephrotisches Syndrom	Ja	Meist membranöse GN, Minimal-Change-Glomerulopathie mit Indikation zur immunsuppressiven Therapie	Biopsie überdenken bei extrarenaler Ursache, wie primärer oder sekundärer Amyloidose oder Diabetes mellitus
Akutes nephritisches Syndrom (Hämaturie, Zellzylinder, Proteinurie und häufig Hochruck und Niereninsuffizienz)	Ja	Rasch progrediente GN oder Morbus Wegener oder Goopasture-Syndrom mit dringender Indikation zur immunsuppressiven Therapie	Postinfektiöse Glomerulonephritis, die gemischte Kryoglobulinämie, »anti-GBM antibody disease« können serologisch ausgeschlossen werden
Akutes Nierenversagen (ANV) unklarer Ursache	Ja	Die häufigsten Ursachen – prärenales ANV, die akute tubuläre Nekrose (ATN) und die postrenale Obstruktion – erfordern keine Biopsie	Indikation abhängig von der Dauer des ANV
Transplantatversagen (Frühphase nach TPL)	Ja	Häufig akute Abstoßung	Wichtig zur Behandlungsindikation
Chronisches Transplantatversagen	Ja	Zur Differentialdiagnose zwischen rekurrenter Grunderkrankung, Cyclosporintoxizität, chronischer Abstoßung und Transplantatglomerulopathie	

Proteinurie im nephrotischen Bereich ist eine wichtige Indikation zur Nierenbiopsie (◘ Tab. 2.7). Selbst ein in der Schwangerschaft neu aufgetretenes nephrotisches Syndrom kann in Ausnahmefällen eine Biopsieindikation darstellen.

Manche Systemerkrankungen manifestieren sich primär in der Niere. Ob die Niere erkrankt ist, und (z. B. bei systemischen Lupus) welche Form der Beteiligung vorliegt, kann nur die Biopsie beantworten.

Beim akuten Nierenversagen liegt eine Biopsieindikation vor, wenn dieses durch äußere Umstände (Dehydratation, Intoxikation, Rhabdomyolyse etc.) nicht hinreichend erklärbar ist, oder länger als erwartet anhält.

Bei unklarer Funktionsverschlechterung einer transplantierten Niere kann eine Gewebeanalyse zur Differenzierung zwischen Abstoßung und Cyclosporinschaden entscheidend beitragen. Intensiviert man bei Kreatininanstieg blindlings die Immunsuppression unter der Annahme, es läge eine Abstoßung vor, kann dies im Falle einer Fehlannahme, d. h. wenn eigentlich Cyclosporintoxizität Ursache des Kreatininanstieges war, für das Transplantat ernste, eventuell irreversible Folgeschäden verursachen. Das Gleiche gilt für eine Reduktion der Cyclosporindosis bei vermeintlicher Cyclosporintoxizität, wenn eigentlich eine Abstoßung vorliegt.

Das Verfahren der Wahl ist heutzutage die ultraschallgesteuerte Biopsie mit automatischen Biopsiesystemen. Diese bestehen entweder aus einem Schallkopf mit Durchtrittsöffnung für die Biopsienadel oder aus Aufsatzgeräten für den Schallkopf, welche die Nadel in einem bestimmten Winkel durch das Gewebe zur Niere führen. Nur ganz selten ist eine offene Biopsie indiziert. Trotz der vielen technischen Verbesserungen sollten Nierenbiopsien aufgrund der möglichen Komplikationen nur an erfahrenen Zentren durchgeführt werden.

> ❶ Die wichtigsten absoluten Kontraindikationen zur Nierenbiopsie sind:
> - Einzelniere
> - Fortgeschrittene Niereninsuffizienz mit Parenchymsaumverschmälerung und kleiner Niere
> - Unkontrollierte arterielle Hypertonie
> - Gerinnungsstörungen
> - Infekte, insbes. Harnwegsinfektionen

Die häufigste Biopsiekomplikation ist die Ausbildung eines **perinephritischen Hämatoms**, computertomographischen Studien nach kommt dies in bis zu 85% der Fälle vor. Diese bilden sich unter körperlicher Schonung meist spontan zurück. Nur selten sind Bluttransfusionen oder gar operative Sanierung erforderlich (1–2%). Die Ausbildung einer – meist selbst heilenden – arteriovenösen Fistel ist die zweithäufigste Komplikation, eine Hämaturie die dritthäufigste. Alle anderen Komplikationen (Aneurysmen, Verletzung anderer Organe, Verlust der Niere) sind sehr selten, seitdem die genaue Darstellung des Punktionsweges sonographisch möglich ist.

Die Vorbereitung des Patienten besteht aus folgenden Punkten:
- Korrekte Indikationsstellung
- Aufklärung des Patienten bzw. des gesetzlichen Vertreters bei Minderjährigen
- Evaluierung des Gerinnungsstatus, wobei der Blutungszeit als Zeichen der Thrombozytenfunktion eine besondere Bedeutung zukommt
- Blutdruckeinstellung
- Ausschluss eines eventuell asymptomatischen, akuten Harnwegsinfektes durch Urinsedimentkontrolle.

Eine stationäre Nachbeobachtung von mindestens 12 h sowie Blutbildkontrolle und Kontrollsonographie am Folgetag erhöhen die Sicherheit für den Patienten.

2.6   24-h-Blutdruckmessung

Siehe auch ▶ Kap. 17

Die Einführung der 24-h-Blutdruckmessung brachte einen deutlichen Fortschritt in der Hypertoniediagnostik, denn die Gelegenheitsblutdruckmessung in der Praxis hat viele Fehlerquellen. Nervosität beim Arztbesuch führt z. B. oft zu situativen Blutdruckanstiegen, man spricht von der »Weißkittel-Hypertonie«. Selbstmessungen des Patienten haben den Nachteil, dass keine nächtlichen Messungen im Schlaf durchgeführt werden können.

Die 24-h-Blutdruckmonitore bestehen aus einer der Oberarmdicke angepassten Manschette und einem batteriebetriebenen Monitor mit eingebauter Pumpe. Die Messintervalle sind programmierbar. Die einzelnen Messwerte werden gespeichert und können nach Auswertung und Analyse ausgedruckt werden. Neben Mittel- und Spitzendrucken und dem Anteil überhöhter systolischer bzw. diastolischer Werte, ist die Beurteilung der zirkadianen Rhythmik wichtig. Eine Verringerung des nächtlichen physiologischen Blutdruckabfalls unter 15% findet man bei sekundären Hypertonieformen, bei diabetischer Nephropathie, Schwangerschaft, Schlafapnoe, Asthma bronchiale, zerebro- und kardiovaskulären Komplikationen (Herzinfarkt, Apoplex) und nach Herz- oder Nierentransplantation.

> **Wichtige Indikationen für eine 24-h-Blutdruckmessung**
> - Missverhältnis zwischen gemessenem Gelegenheitsblutdruck und bereits vorhandenen Endorganschäden
> - Verdacht auf nächtliche Blutdruckspitzen oder fehlenden nächtlichen Blutdruckabfall
> - Umgehung des »Weißkittelhochdruckes«
> - Zur Überprüfung des Therapieerfolgs
> - Unterschiede zwischen Gelegenheitsblutdruck und Selbstmessung >20 mmHg systolisch, bzw. >10 mmHg diastolisch

Ein durch den Patienten angefertigtes Tätigkeitsprotokoll hilft, die gemessenen Werte besser zu interpretieren. Hier ist es besonders wichtig, den individuellen Tag-, Nachtrhythmus zu dokumentieren und die Auswertungssoftware entsprechend zu programmieren, damit Tag- und Nachtblutdruckwerte richtig abgegrenzt werden können.

Internet-Links

- *http://www.labor-limbach.de/Einheiten-Umrechner.einheiten_umrechner.0.html*
  Umrechner für Laboreinheiten
- *http://www.labor-limbach.de/Rechenprogramme.99.0.html*
- *http://www.zystenniere.de/gfr/nierenrechner/GFR_Rechner.htm*
- *http://www.kdoqi.org*
  Online-Rechenprogramme zur Bestimmung der Nierenfunktion (GFR)
- *http://www.labor28.de/laborinfo.html*
  Ausführliche Laborinfos

Literatur

Adler SG Fairley K (2000) The Patient with Hematuria, Proteinuria or Both and Abnormal Findings on Urinary Microscopy. In: Schrier RW (Ed) Manual of nephrology. Lippincott Williams & Wilkins, Philadelphia Baltimore New York London Buenos Aires Hong Kong Sydney Tokyo, S. 114–132

Cockroft DW, Gault MH (1976) Prediction of creatinine-clearance from serum creatinine. Nephron; 16:31–41

Davison AM, Grünfeld JP (1992) History and clinical examination. In: Cameron S, Davison A, Grünfeld JP, Kerr D and Ritz E (Eds) Oxford Textbook of Nephrology. Chapter 1: Assessment of the patient with renal disease. Oxford University Press, Oxford New York Tokyo, S. 3–13

Deinum J; Derkx FH (2000) Cystatin for estimation of glomerular filtration rate? Lancet 11;356(9242):1624–1625

Lentner C (1977) Wissenschaftliche Tabellen, 1. Teilband, 8. Auflage, Ciba Geigy, Basel

Levey AS, Bosch JP et al. (1999) A more accurate method to estimate glomerular filtration rate from serum creatinine. A new prediction equation. Ann Intern Med 130: 461–470

Levey AS, Greene T, Kusek JW, Beck GJ, MDRD Study Group (2000) A simplified equation to predict glomerular filtration rate from serum creatinine [Abstract]. J Am Soc Nephrol;11: A0828

Ponticelli C, Mihatsch MJ, Imbascati E (1992) Renal biopsy: performance and interpretation. In : Cameron S, Davison A, Grünfeld JP, Kerr D and Ritz E (Eds) Oxford Textbook of Nephrology. Chapter 1: Assessment of the patient with renal disease. Oxford University Press, Oxford New York Tokyo, S. 141–152

Townsend RR, Older RA (2000) Use of Radiologic Techniques in the Patient with Renal Problems. In: Schrier RW (Ed) Manual of nephrology. Lippincott Williams & Wilkins, Philadelphia Baltimore New York London Buenos Aires Hong Kong Sydney Tokyo, S. 265–297

Walb D (1998) Diagnostische Maßnahmen bei Nierenerkrankungen und Beurteilung der Nierenfunktion. In: Kuhlmann U, Walg C Luft FC (Eds) Nephrologie. Georg Thieme, Stuttgart New York, S. 1–27

Fehlbildungen und erbliche Nierenerkrankungen

Bei den Fehlbildungen von Nieren und Harnwegen unterscheidet man Agenesien, Hypoplasien, Doppelanlagen, Lageanomalien und zystische Fehlbildungen. Eine häufige Fehlbildung ist die Doppelanlage der Niere mit unvollständiger Trennung der Nierenbecken, sonographisch als Parenchymbrücke erkennbar. Viele erbliche Nierenerkrankungen manifestieren sich bereits in der frühen Kindheit. Man unterscheidet zystische, glomeruläre und tubuläre Formen sowie Stoffwechselerkrankungen mit Nierenbeteiligung. Mit einer Häufigkeit von 1/400–1000 ist die autosomal dominante polyzystische Nierenerkrankung die häufigste erbliche Nierenerkrankung. Im mittleren bis höheren Lebensalter führt sie zu Hypertonie und Niereninsuffizienz.

3.1   Nierenagenesie

Eine beidseitige Nierenagenesie findet man bei 0,4% aller obduzierten Neugeborenen. Sie ist nicht mit dem Leben vereinbar. Die einseitige Nierenagenesie kommt bei 0,1% der Neugeborenen vor und ist oft mit Ösophagusatresie, Herzfehler oder Spina bifida kombiniert.

3.2   Hypoplastische Nieren

Von einer Nierenhypoplasie spricht man, wenn das Gesamtgewicht beider Nieren unterhalb 30% der Norm bzw. das Gewicht einer Niere unter 50% der Norm liegt, ohne das eine angeborene Nierenerkrankung besteht.

3.3   Doppelanlagen

Bei doppelter (mehrfacher) Nierenanlage stellen sich im i.v.-Pyelogramm 2 (mehrere) Nierenbecken und ein ggf. bis zum Eintritt in die Blase gedoppelter Ureter dar. Eine nicht vollständig erfolgte Trennung einer ursprünglichen doppelt angelegten Niere kann anhand einer Parenchymbrücke sonographisch diagnostiziert werden (◘ Abb. 3.1). Die kaudale Niere ist oft kräftiger als die kraniale. Doppelnierenanlagen können Harnabflussstörungen zur Folge haben, die ggf. chirurgisch behoben werden müssen.

3.4   Lageanomalien

Zu den angeborenen Lageanomalien zählen die häufigeren kaudalen Dystopien (Beckenniere) sowie die seltenen kranialen Dystopien. Bei der

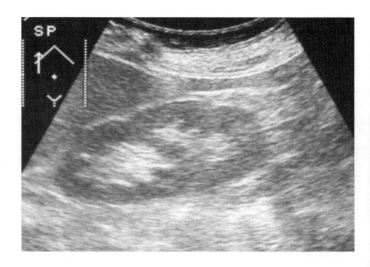

◘ **Abb. 3.1.** Parenchymbrücke in der Pars media der rechten Niere als Zeichen einer Doppelnierenanlage. (Mit frdl. Genehmigung von G. v. Kaick und S. Schoenberg, Deutsches Krebsforschungszentrum Heidelberg, Forschungsschwerpunkt: Radiologische Diagnostik und Therapie)

Hufeisenniere ist der Unterpol beider Nieren vor der Wirbelsäule verwachsen (◘ Abb. 3.2). Die erworbene Nephroptose (Wanderniere) wird durch zwei Aufnahmen (i.v.-Pyelogramm oder Abdomenleeraufnahme) im Liegen und im Stehen diagnostiziert. In der Aufnahme im Stehen liegt die betroffene Niere tiefer und der zugehörige Ureter ist aufgrund der Stauchung geschlängelt.

3.5 Zystische Nierenerkrankungen

Die bekannte Einteilung der zystischen Nierenerkrankungen nach Potter u. Osathanondh (1964) wurde verlassen, da sie nicht zwischen angeborenen und erblichen zystischen Nierenerkrankungen unterschied. An ihre Stelle trat Ende der 1980er Jahre die Unterscheidung in erbliche und nicht erbliche zystische Erkrankungen der Niere.

Bei den nicht erblichen zystischen Erkrankungen muss zwischen den angeborenen und den erworbenen zystischen Erkrankungen unterschieden werden. Beschrieben werden sollen im Folgenden nur die zystische Dysplasie sowie die Abgrenzung solitärer oder vereinzelter Zysten zur zystischen Form des Nephrons. Die Markschwammnieren sind nur selten erblich. Der Erbgang ist nicht bekannt. Sie werden deshalb unter den angeborenen Erkrankungen der Tubuli beschrieben. Die sekundären Zysten bei Niereninsuffizienz werden in ► Abschn. 6.2 besprochen.

3.5.1 Angeborene, nicht erbliche zystische Nierenerkrankungen

Zystische Nierendysplasie (= multizystische Nieren)

Die angeborene zystische Nierendysplasie mit ihrer Extremform der multizystischen Nierendysplasie ist eine meist einseitige Differenzierungsstörung mit häufig gleichzeitigen Dysplasien der ableitenden Harnwege.

Extrarenale Beteiligung in Form von Herzfehlern, Atresien von Speiseröhre oder Darm oder Myelomeningozelen sind selten. Die Diagnose kann oft klinisch durch Tasten einer abdominellen

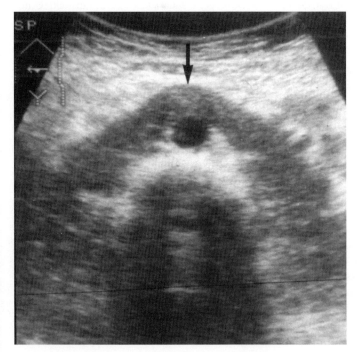

◘ Abb. 3.2. Vor der Wirbelsäule an ihren Unterpolen verschmolzene Hufeisenniere. (Mit frdl. Genehmigung von G. v. Kaick und S. Schoenberg, Deutsches Krebsforschungszentrum Heidelberg, Forschungsschwerpunkt: Radiologische Diagnostik und Therapie)

Raumforderung vermutet werden. Differenzialdiagnostisch muss der Wilms-Tumor und eine Hydronephrose abgegrenzt werden. Die beidseitige Form ist nicht mit dem Leben vereinbar.

Klassifizierung zystischer Nierenerkrankungen (mod. nach Glassberg)

Nicht genetische zystische Nierenerkrankungen
- Multizystische Nieren (multizystische Dysplasie)
- Multilokuläre Zysten (multilokuläres zystisches Nephrom)
- Multiple parapelvine Zysten
- Markschwammnieren (weniger als 5% erblich)
- Erworbene Zystennieren (bei fortgeschrittener Niereninsuffizienz und Dialysepatienten)

Genetische zystische Nierenerkrankungen
- Zysten bei autosomal-dominanten Fehlbildungssyndromen (Phakomatosen: Tuberöse Sklerose, Von-Hippel-Lindau-Erkrankung)
- Zysten bei autosomal-rezessiven Fehlbildungssyndromen (Meckel-Syndrom, Zellweger-Syndrom)
- Zysten bei X-chromosomal-dominanten Fehlbildungssyndromen (Orofaciodigitales Syndrom Typ I)
- Chromosomenanomalien (Trisomie 21, 13 und 18, Trisomie C)
- Markzystenerkrankungen (Juvenile Nephronophthise, Markzystennieren (juvenil: autosomal-rezessiv, adult: autosomal-dominant)
- Autosomal dominante polyzystische Nierenerkrankung
- Autosomal rezessive polyzystische Nierenerkrankung

Kortikale Nierenzysten

Diese glomerulären Zysten kommen entweder isoliert oder als Teil eines Missbildungssyndroms vor. Die Nieren sind groß, die Markrindengrenze ist verschwommen. Kommen sie gemeinsam mit renaler Hypoplasie oder chronisch tubulointerstitieller Nephritis vor, ist die Funktionsprognose schlecht.

Solitäre Nierenzysten

Einfache, kortikale Zysten sind die häufigste Raumforderung in der Niere. Man findet sie bei bis zu 50% der Patienten über 50 Jahre. Sie sind normalerweise symptomfrei und werden zufällig entdeckt. Vereinzelte Zysten haben bezüglich der Nierenfunktion keine negative prognostische Bedeutung, können jedoch zu Hämaturie führen. Sehr große Zysten können zu Flankenschmerzen oder abdominellem Druckgefühl führen.

Sonographische Kriterien der einfachen Zyste sind scharfe Ränder, fehlende Binnenechos und dorsale Schallverstärkung als Folge der Flüssigkeitsfüllung. Als »beak sign« bezeichnet man die zungenförmige Ausziehung des an eine subkapsuläre Zyste angrenzenden Parenchymrandes. Maligne Raumforderungen dagegen bilden mit dem Nierenparenchym einen Winkel. Die Verlagerung von Kelchen und Nierenbecken deutet ebenso wie die Hypervaskularisation (nachweisbar in der Duplexsonographie oder Angiographie) auf ein malignes Geschehen hin (▶ Kap. 6).

Kriterien einer einfachen Zyste im CT sind:
- Scharfe Abgrenzung von der Umgebung
- Dünne, glatte Begrenzung
- Homogene Flüssigkeit (20 Hounsfield Units: Wasser)
- Fehlende Anreicherung von Kontrastmittel in der Zyste

Bei Verkalkungen der Zyste, Binnenechos oder Zystenkonglomeraten muss durch Computertomographie, Magnetresonanztomographie oder explorative Operation ein zystischer maligner Nierentumor (multilokulären zystischen Nephrom, s. oben) ausgeschlossen werden.

3.5.2 Erbliche zystische Nierenerkrankungen

Familiäre Zystennieren, auch ADPKD (**a**utosomal **d**ominante **p**olyzystische Nierenerkrankung [**k**idney **d**isease]) genannt, ist die häufigste zystische, erbliche Nierenerkrankung und mit einer Prävalenz von 1:1000 eine der häufigsten Erberkrankungen überhaupt. Wesentlich seltener sind die juvenile Nephronophthise und die Markzystenerkrankung. Alle anderen sind Raritäten.

Zysten bei Malformationsyndromen

Die bekanntesten dieser insgesamt seltenen Fehlbildungssyndrome sind das autosomal-rezessive Meckel-Gruber-Syndrom (posteriore Enzephalozele, Kieferspalte, Polydaktylie) und seine Variante, das Dandy-Walker-Syndrom (interner Hydrozephalus).

Markzysten

Pathogenetisch bilden sich bei den mit Markzysten einhergehenden Erkrankungen aus dem distalen Tubulus und dem Sammelrohr multiple 0,1–1 cm große Zysten. Die Ursache liegt in einer Abnormalität der tubulären Basalmembran. Die einzelnen Formen unterscheiden sich durch ihren Erbgang und das Erkrankungsalter. Im Verlauf der Erkrankungen kommt es zur Tubulusatrophie, interstitiellen Entzündung und Glomerulosklerose, die schließlich zur terminalen Niereninsuffizienz führen. Eine spezifische Therapie ist nicht bekannt. Nach Nierentransplantation kommt es nicht zum Rezidiv im Transplantat.

Juvenile Nephronophthise

Die familiäre, juvenile Nephronophthise (griech. phthisis, Schrumpfung) ist eine seltene Erkrankung, die bei Männern wie bei Frauen am Ende des 2. Lebensjahrzehnts zur terminalen Niereninsuffizienz führt. Sie ist in Europa wesentlich häufiger als in den USA (jedes 7. vs. jedes 42. Kind mit Dialysepflicht), wo sie mit der Markzystenerkrankung zusammengefasst wird.

Noch im 1. Lebensjahr fallen die Kinder durch Polyurie und Wachstumsverzögerung auf. Das Sediment ist weitgehend unauffällig, eine Proteinurie wird erst bei fortgeschrittener Funktionseinschränkung beobachtet. Bei unzureichender Salzzufuhr kommt es aufgrund der Unfähigkeit, den Harn zu konzentrieren, zu Hyponatriämie und Hypovolämie. Zur Diagnose führt neben der Familienanamnese der Ultraschall oder auch das CT, in welchen Zysten an der Markrindengrenze darstellbar sind.

Differenzialdiagnostisch müssen bei Kindern mit chronischer Niereninsuffizienz und blander Urinanalyse eine chronische Pyelonephritis, eine obstruktive Uropathie und die polyzystische Nierenerkrankung ausgeschlossen werden. Mit der familiären, juvenilen Nephronophthise können Lebererkrankungen, Knochenanomalien und zerebrale Erkrankungen assoziiert sein. Beim Senior-Loken-Syndrom geht sie mit einer tapetoretinalen Degeneration einher.

Markzystenerkrankung

Die Markzystenerkrankung ist seltener als die familiäre juvenile Nephronophthise. Die Histologie gleicht sich bezüglich Zystenlokalisation und Größe, unterscheidet sich jedoch durch die nicht verdickte tubuläre Basalmembran. Extrarenale Beteiligung kommt nicht vor. Die Patienten zeigen gelegentlich Hämaturie und Bluthochdruck und werden im 2.–5. Lebensjahrzehnt dialysepflichtig.

3.6 Polyzystische Nierenerkrankungen

Die Bezeichnung »polyzystische Nierenerkrankung« ist zwei Krankheitsbildern vorbehalten: der autosomal-rezessiven (ARPKD) und der autosomal-dominanten polyzystischen (ADPKD) Nierenerkrankung.

3.6.1 Autosomal-rezessive polyzystische Nierenerkrankung (ARPKD)

Die Inzidenz dieser sehr seltenen Erkrankung liegt bei etwa 1/400 000. Charakteristikum sind der Erbmodus »rezessiv« und die Leberbeteiligung.

Die bereits in der Neonatalperiode auftretende, letale Form der autosomal-rezessiven polyzystischen Nierenerkrankung wurde früher als »infantile polyzystische Nieren« bezeichnet. Aufgrund einer bereits intrauterin relevanten Nierenfehlbildung kommt es zu reduzierter Fruchtwassermenge und Erhöhung des intrauterinen Drucks. Die meist nur kurz überlebenden Neugeborenen weisen neben typischen Gesichtsdysplasien und Klumpfüßen eine schwere Lungenhypoplasie auf. Diese Symptome werden zusammen als **Potter-Syndrom** bezeichnet.

ARPKD kann jedoch auch erst später in der Kindheit oder gar bei jungen Erwachsenen manifest werden. Die Nieren sind vergrößert und man erkennt bereits makroskopisch die unter der Kapsel gelegenen, kleinen Zysten, die histologisch vom Sammelrohr ausgehen. Je mehr Nephrone betroffen sind, desto schlechter ist die renale Prognose. Die Niereninsuffizienz beginnt mit Salzverlust (Hyponatriämie), Harnkonzentrationsunfähigkeit (Isosthenurie), rezidivierender Pyurie und einer metabolischen Azidose. Der Verlauf ist variabel.

Die Leberbeteiligung besteht in einer unterschiedlich stark ausgeprägten Fibrose der Portalgefäße mit konsekutiver portaler Hypertension, Zysten und Zirrhose mit spontan bakteriellen Peritonitiden. Die hepatischen Symptome können klinisch im Vordergrund stehen.

Bis der direkte genetische Nachweis des auf Chromosom 6 lokalisierten Defekts geführt werden kann, erfolgt die Diagnose sonographisch, mittels CT oder selten auch durch die intravenöse Pyelographie. Bei Letzterer zeigt sich eine radiäre Streifung, die bis zu 24 h nach Injektion anhält.

❗ Eltern eines Kindes mit ARPKD müssen dahingehend beraten werden, dass ihre weiteren Kinder
  ▬ ein 25%-Risiko haben, zu erkranken, wenn auch mit evtl. anderem Verlauf,
  ▬ ein 50%-Risiko haben, symptomfreier Träger des Gens zu sein.

3.6.2 Autosomal-dominante polyzystische Nierenerkrankung (ADPKD)

Diese Form der polyzystischen Nierenerkrankung ist wesentlich häufiger als der rezessive Typ (1 Fall/400–1000 Lebendgeburten). Der Defekt ist auf Chromosom 16 lokalisiert, seltener auf Chromosom 4. Die Manifestation in der Kindheit ist die Ausnahme, scheint aber eine familiäre Komponente aufzuweisen.

Genetik und Pathogenese

Die meisten Patienten mit ADPKD (85%) haben einen Defekt auf Chromosom 16p 13.3 (PKD1), wenige (15%) auf Chromosom 4q21–23 (PKD2)

und vermutlich gibt es noch einen dritten verantwortlichen Genort. Patienten mit PKD1 zeigen oft stärkere genetische Penetranz. Patienten mit PKD2 erkranken später. In einer aktuellen Untersuchung an 333 Patienten mit PKD1 vs. 291 Patienten mit PKD2 waren Tod bzw. terminale Niereninsuffizienz bei PKD1 mehr als 10 Jahre früher zu beobachten. Betroffene Nachkommen scheinen im Sinne einer »genetic anticipation« früher betroffen zu sein als ihre erkrankten Vorfahren. Ein genereller, intrafamiliär typischer Verlauf ist jedoch nicht gesichert. Das Genprodukt des bei ADPKD1 defekten Gens wird »Polyzystin« genannt und ist ein für Zellkontakte wichtiges Membranprotein, welches in all den Organen gefunden wird, in denen auch die Zysten auftreten. PKD1 und PKD2 kodieren die Proteine Polyzystin-1 und Polyzystin-2. PKD1 ist ein sehr großes und kompliziertes Gen (46 Exons), das eine 14 kb mRNA generiert, die ein über 4000 Aminosäuren langes Protein produziert. PKD2 ist kleiner (15 Exons) und kodiert ein Protein, das fast 1000 Aminosäuren lang ist.

Die aus allen Nephronsegmenten entstehenden Zysten verlieren den Kontakt zum Ursprungsnephron und wachsen vermutlich durch Sekretion ins Zysteninnere. Die Epithelien des Ursprungssegmentes behalten ihre Eigenschaften, so dass z. B. Zysten mit hoher Natriumkonzentration wohl aus dem proximalen, mit niedriger aus dem distalen Tubulus stammen. Interessanterweise korreliert die Progression des renalen Funktionsverlustes am ehesten mit dem Ausmaß der Gefäßsklerose und der interstitiellen Fibrose. Die Apoptoserate (programmierter Zelltod) ist auch in den nicht zystisch veränderten Glomeruli und Tubuli hoch. Der für die Niereninsuffizienz früher als wichtig erachtete Mechanismus der Verdrängung funktionstüchtigen Gewebes durch die Zysten scheint – ähnlich der Situation in der Leber – nur eine geringe Rolle zu spielen.

Verlauf

Als Risikofaktoren einer frühen terminalen Niereninsuffizienz im Rahmen der polyzystischen Nierenerkrankung gelten:
▬ Männliches Geschlecht (dieses ist auch bei vielen anderen Nierenerkrankungen mit einer schlechteren renalen Prognose verbunden)

- Frühe Diagnosestellung
- Schwarze Hautfarbe, insbesondere bei gleichzeitiger Sichelzellanämie
- Vergrößerte und größer werdende Nieren
- Arterielle Hypertonie
- Makrohämaturieepisoden

Der Bluthochdruck ist auf eine Aktivierung des Renin-Angiotensin-Aldosteron-Systems (RAAS) und auf extrazelluläre Volumenzunahme zurückzuführen und tritt bei über der Hälfte der Patienten lange vor der Niereninsuffizienz auf.

Normotensive Patientinnen mit Zystennieren haben normale Fertilitätsraten und Schwangerschaftsverläufe. Bei bestehender oder während der Schwangerschaft entwickelter Hypertonie bestehen erhöhte Risiken bezüglich Frühgeburtlichkeit und perinataler Sterblichkeit.

Bei terminaler Niereninsuffizienz führen die meisten Patienten mit ADPKD Hämodialyse durch. Wegen der durch die großen Nieren ausgefüllten Peritonealhöhle, wird die Bauchfelldialyse häufig als inpraktikabel betrachtet, obwohl durchaus gegensätzliche Erfahrungen existieren.

Sowohl unter Hämodialyse als auch nach Nierentransplantation zeigen Patienten mit Zystennieren im Vergleich zu anderen Nierenerkrankungen häufig günstige Verläufe und es gibt einige Besonderheiten:

- Die mittlere Überlebenszeit von Hämodialysepatienten mit Zystennieren ist deutlich länger als diejenige von Patienten mit anderen Grunderkrankungen. Der Unterschied beruht primär auf der niedrigeren Rate an koronarer Herzkrankheit.
- Nierenschmerzen, Steine, Zysteninfektionen und Makrohämaturie sind bei Hämodialysepatienten mit Zystennieren wesentlich häufiger.
- Gelegentlich muss aus Platzgründen oder auch bei einer Vorgeschichte mit rezidivierenden Zysteninfektionen vor der Transplantation eine Nephrektomie durchgeführt werden.
- Nierentransplantierte Patienten mit ADPKD haben häufiger symptomatische Aortenaneurysmen, Divertikuliden oder sonstige gastrointestinale Erkrankungen, die eine chirurgische Intervention benötigen.

- Die Erythropoetinspiegel sind bei Patienten mit ADPKD deutlich höher als bei Niereninsuffizienten mit anderen Grunderkrankungen. Das Ausmaß der renalen Anämie ist hierdurch wesentlich geringer.

Diagnose

Die Diagnosestellung bei manifester Zystennierenerkrankung ist einfach:

- Die Patienten haben eine positive Familienanamnese, eine Niereninsuffizienz unterschiedlichen Grades, Hypertonie, fakultativ Makrohämaturieepisoden, Flankenschmerzen und sonographisch vergrößerte, mit multiplen Zysten durchsetzte Nieren.
- Im Unterschied hierzu ist die Kontur von Nieren mit erworbenen sekundären Zysten bei chronischer Niereninsuffizienz glatt und die Nieren können auch verkleinert sein.

Früher wurden als positives Standardkriterium mindestens 3–5 bilaterale Zysten gefordert. Heute sind die sonographischen Screening-Kriterien für Kinder von Patienten mit ADPKD vom PKD1-Typ:

- Mindestens 2 uni- oder bilaterale Zysten bei den Personen <30 Jahren
- Mindestens 2 Zysten pro Niere bei Personen zwischen 30 und 59 Jahren
- Bei Patienten >60 Jahren 4 oder mehr Zysten in jeder Niere
- Extrarenale Manifestationen (s. unten)

Ein negatives Ultraschallergebnis kann aber bei Personen <30 Jahren nicht als sicherer Ausschluss einer Zystennierenerkrankung betrachtet werden. Die Sensitivität kann mit CT oder auch mit MRT erhöht werden, denn hier sind Zysten bis zu einem Minimaldurchmesser von 0,5 cm nachweisbar, während die sonographische Nachweisgrenze bei 1–1,5 cm liegt (◘ Abb. 3.3).

🛑 Findet man bei über 30 Jahre alten Nachkommen von Zystennierenpatienten keine Zysten, so kann von einem niedrigen Risiko einer späteren Niereninsuffizienz ausgegangen werden.

Das genetische Screening für PKD1 ist sehr teuer und auch nicht ubiquitär verfügbar. Es sollte deswegen beschränkt werden auf junge Erwachsene, die beabsichtigen, eine Niere zu spenden und trotz an Zystennieren erkrankten Eltern selbst sonographisch keine Zysten aufweisen.

Renale Manifestationen

Die autosomal-dominante polyzystische Nierenerkrankung weist folgende renale Manifestationen auf:

- **Hämaturie:** oft erstes Symptom, auslösbar durch übermäßige körperliche Aktivität, oft ausgelöst durch Infektionen;
- **Nephrolithiasis:** Vornehmlich Harnsäure-, seltener Kalziumoxalatsteine. Hyperkalziurie, Hyperurikosurie und Hypozitraturie wirken präzipitierend, Ultraschall wegen häufig vorhandener Zystenwandverkalkungen dem CT oder IVP unterlegen. ESWL-Therapie möglich, aber wegen umgebender Zysten erschwert, daher häufiger Reststeine;
- **Flankenschmerzen** oder **abdominelle Schmerzen**, aufgrund der Größe der Nieren (Zug am Nierengefäßstiel, Spannung der Nierenkapsel), bei Nierensteinen oder bei Zysteneinblutungen.

Eine relevante Proteinurie (>1 g/24 h) findet man selbst bei fortgeschrittener Niereninsuffizienz eher selten. Bei größerer Proteinurie muss eine zweite Nierenerkrankung ausgeschlossen werden.

Die Entwicklung von renalen Tumoren in den Zysten ist eher selten. Risikopatienten wie z. B. Männer >50 Jahren, bei denen eine Makrohämaturie trotz normaler Gerinnung und fehlender Infektzeichen nach 10 Tagen nicht nachlässt, müssen einer Tumorsuche zugeführt werden. Das generelle Risiko eines malignen Nierentumors ist im Vergleich zur Normalbevölkerung nicht erhöht.

❶ Tritt ein Nierenzellkarzinom bei Patienten mit AD-PKD auf, sind einige Besonderheiten zu beachten:
- Fieber als Begleitsymptom
- Häufig sarkomatöse Histologie
- Beidseitiges Auftreten
- Diagnostische Schwierigkeiten bei der Abgrenzung des Tumors in den zystisch veränderten Nieren

Zur diagnostischen Abgrenzung z. B. von einer komplizierten Zyste können CT oder Kernspintomographie beitragen.

Extrarenale Manifestationen

Die extrarenalen Manifestationen der polyzystischen Nierenerkrankung sind auf die epitheliale Differenzierungsstörung zurückzuführen.

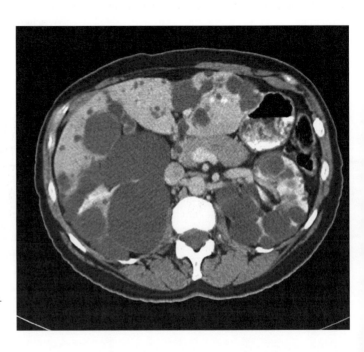

◨ **Abb. 3.3.** Kernspintomographie bei ADPKD: Multiple Zysten unterschiedlicher Größe in Leber und beiden Nieren. (Mit frdl. Genehmigung von G. v. Kaick und S. Schoenberg, Deutsches Krebsforschungszentrum Heidelberg, Forschungsschwerpunkt: Radiologische Diagnostik und Therapie)

Zerebrale Aneurysmen. Sie sind die gefährlichste extrarenale Manifestation und kommen in 4–10% der Patienten mit familiärer Häufung vor. Allerdings sind sie auch bei Zystennierenpatienten immer noch seltener als der hypertensive, zerebrale, ischämische oder hämorrhagische Insult. Bei plötzlich auftretenden starken Kopfschmerzen konnte bei 25/148 Patienten eine subarachnoidale Blutung gefunden werden. Im CT kann meist sowohl das Aneurysma als auch das Blut im Liquorraum nachgewiesen werden. Ist das initiale CT negativ, muss nach spätestens 12 h eine Kontrollaufnahme und eine Liquorpunktion zum Nachweis von Erythrozyten und/oder Xanthochromie erfolgen. Unter Xanthochromie versteht man eine Gelbfärbung des Liquors, die u. a. bei subarachnoidaler Blutung auftritt. Als Operationsindikation gelten eine Größe >10 mm oder eine bereits stattgehabte Ruptur. Besteht diese Indikation zur neurochirurgischen Sanierung, so muss präoperativ eine Angiographie erfolgen. Bei Patienten mit AD-PKD und positiver Familienanamnese für intrazerebrale Blutungen sollten intrakranielle Aneurysmen ausgeschlossen werden. Hierzu eignet sich prinzipiell eine MR-Angiographie, gelegentlich ist jedoch eine konventionelle Angiographie der hirnversorgenden Gefäße nicht zu umgehen. Als Hochrisikokriterien gelten eine positive Familienanamnese bzw. intrakranieller Blutungen, bereits stattgehabte intrakra-

nielle Blutung, neurologische Warnsymptome, eine anstehende kreislaufbelastende Operation sowie eine Beschäftigung mit hoher Verantwortung für andere Menschen (Pilot, Busfahrer etc.).

Leberzysten. Ihre Inzidenz steigt mit zunehmendem Alter des Patienten. Leberzysten scheinen besonders durch weibliche Steroidhormone zum Wachstum angeregt zu werden, denn die größten Zysten findet man bei Frauen, die mehrere Schwangerschaften hatten. Die Leberzysten führen im Unterschied zu den renalen Zysten nicht zu einer hepatischen Funktionseinschränkung, können aber schmerzhafte Spannungen der Leberkapsel hervorrufen oder sich infizieren und/oder einbluten. Sie haben einen sterilen Zysteninhalt und stellen nur bei lokalen Beschwerden eine Operationsindikation dar. Leberzysten werden laparoskopisch eröffnet und entlastet. Die Patienten benötigen nur einen stationären Kurzaufenthalt. Ebenso wird bei Zystenlebern (multiple Zysten in der Leber) ein laparoskopisches sog. Deroofing (Abdeckeln) durchgeführt (◘ Abb. 3.4).

Kardiale Klappenanomalien. Für die kardialen Klappenanomalien (meist Mitralprolaps oder Aorteninsuffizienz) sind Störungen des Kollagenaufbaus verantwortlich. Klinisch wichtig ist die Verabreichung

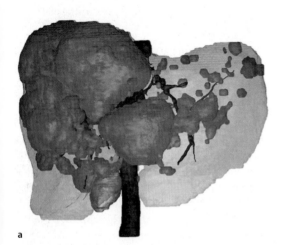

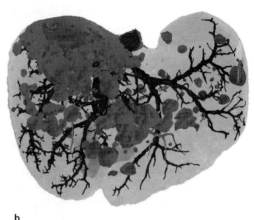

a

b

◘ Abb. 3.4. 3D-Visualisierung der mit Zysten durchsetzten Leber einer Zystennierenpatientin vor (**a**) und 8 Monate nach dem chirurgischen Deroofing (**b**). (Mit frdl. Genehmigung von Prof. Dr. H.-P. Meinzer, Medizinische und Biologische Informatik, Deutsches Krebsforschungszentrum, Heidelberg) einer Endokarditisprophylaxe bei entsprechenden Eingriffen. Vermutlich findet man bei Patienten mit ADPKD auch gehäuft Koronaraneurysmen.

 Cave

Divertikel des Kolons und Bauchwandhernien sind insbesondere bei dialysepflichtigen Patienten mit ADPKD häufig.

Therapie

Auf der Suche nach kausalen Therapieansätzen wurden interessante tierexperimentelle Ansätze entwickelt. Zum Beispiel konnten die Sekretionsrate in den wenig Salz enthaltenden Zysten durch ein distal angreifendes Diuretikum vermindert werden. Die Gabe von Inhibitoren der Mikrotubuli (Mitosegifte: Colchicin, Vinblastin oder Taxol) konnte im Tierexperiment das Zystenwachstum verlangsamen und die Niereninsuffizienz hinauszögern. Neuerdings konnte auch gezeigt werden, dass eine reduzierte Koffeinzufuhr im Tiermodell das Zystenwachstum hemmt. All diese Studien sind jedoch bisher auf Tierversuche begrenzt, die Übertragbarkeit dieser Tierversuche auf den Menschen ist noch völlig unklar.

Tiermodelle haben auch Hinweise erbracht, dass die Blockade von Transportern, die den Flüssigkeitstransport in die Zyste hinein fördern, ein Weg sein könnte, das Zystenwachstum zu verlangsamen. Derzeit wird große Hoffnung in die Vasopressin-V_2-Rezeptorantagonisten (z. B. Tolvaptan, OPC-41061) gesetzt. Tolvaptan wird derzeit in Phase-III-Studien bei Patienten mit Hyponatriämie bei Herzinsuffizienz oder Zirrhose geprüft. Phase-III-Studien bei ADPKD-Patienten folgen, wobei derzeit die Phase-II-Studien durchgeführt werden.

Normalerweise ist bei Flankenschmerzen durch größere Zysten eine medikamentöse Schmerztherapie ausreichend. Eine Zystendrainage kann bei sehr großen, mechanisch schmerzauslösenden Zysten sinnvoll sein, kann aber die Nierenfunktion nicht erhalten. Neben der schmerzbefreienden Wirkung ist jedoch eine Verbesserung der Hypertonie möglich. Neben der offenen chirurgischen Zystendekompression kann in einzelnen Fällen auch laparoskopisch vorgegangen werden.

Antihypertensive Therapie

Antihypertensive Therapie, insbesondere mit ACE-Hemmern, vermindert die Progression der Niereninsuffizienz, die linksventrikuläre Hypertrophie und das Risiko der Ruptur intrakranieller Aneurysmata. Dabei sind ACE-Hemmer bezüglich Verminderung des Filtratabfalls bei gleicher Blutdrucksenkung den Diuretika deutlich überlegen. Manche Patienten mit Zystennieren erfahren unter ACE-Hemmern einen Kreatininanstieg, der zwar reversibel ist, aber bis zu 1,5 mg/dl betragen kann. Ist eine ausreichende Flüssigkeitszufuhr nicht gewährleistet und wird eventuell parallel diuretisch therapiert, sollte sicherheitshalber auf ein alternatives Blutdruckmedikament, z. B. einen Kalziumantagonisten gewechselt werden.

Zystennierenpatienten sollte eine normale Eiweißzufuhr empfohlen werden. Die Überprüfung der zugeführten Eiweißmenge erfolgt durch Messung der Harnstoffausscheidung im 24-h-Urin (▶ Kap. 2). Niereninsuffiziente Patienten profitieren zwar häufig von einer diätetischen Proteinrestriktion, doch nützt diese progressionsverzögernde Maßnahme v. a. Patienten mit sekundärer Glomerulosklerose durch erhöhten intraglomerulären Druck. Bei Patienten mit ADPKD sollte dagegen keine Eiweißrestriktion verordnet werden. Übermäßige Eiweißzufuhr und die daraus resultierende Hyperfiltration können jedoch auch bei Zystennierenpatienten und sogar Nierengesunden zu der Entwicklung einer Glomerulosklerose und Niereninsuffizienz beitragen.

> **Praxistipp**
> Bei Patienten mit ADPKD sollte keine Eiweißrestriktion verordnet werden.

Wie auch bei anderen Formen chronischer Niereninsuffizienz fördert die metabolische Azidose und die damit verbundene Ammoniumproduktion die interstitielle Fibrose des Nierenparenchyms, führt aber auch generell zum Katabolismus mit Muskulaturschwund und Knochendemineralisation. Es ist deshalb sinnvoll, die Azidose mit Bikarbonat auszugleichen, wobei auf die gleichzeitige Natriumzufuhr geachtet werden muss.

Indikationen zur Nephrektomie bestehen bei belastender Größe der Zysten, vor Nierentransplantation zur Fokuselimination oder Beseitigung eines räumlichen Hindernisses bzw. zur sicheren Entfernung einer neoplasieverdächtigen Struktur.

Auch bei Zystennierenpatienten sind kardiovaskuläre Erkrankungen die häufigste Todesursache, gefolgt von Infektionen der z. T. sehr großen Zysten und intrazerebralen Blutungen aus rupturierten Aneurysmen. Die Entwicklung von Tumoren in den Primärzysten ist relativ selten.

Harnwegsinfektionen. Fast die Hälfte aller Zystennierenpatienten erleiden irgendwann einen Harnwegsinfekt. Dabei sind naturgemäß Frauen häufiger betroffen. Die differenzialdiagnostische Abgrenzung ist oft sehr schwierig. Es handelt sich meist um fieberhafte, akute Pyelonephritiden oder Zysteninfektionen, wobei diese schwer abgrenzbar sind. Für die Pyelonephritis sprechen Leukozytenzylinder im Sediment, für die Zysteninfektion ein eingrenzbares, druckschmerzhaftes Areal im Abdomen. Auch eine Zysteneinblutung kann mit Fieber, Flankenschmerzen und Leukozytose einhergehen, beginnt aber meist plötzlich und ohne vorhergehende Dysurie bzw. Polyurie. Dem klinischen Eindruck kommt eine wichtige Rolle zu, da 45% aller Zystennierenpatienten auch ohne Harnwegsinfekt eine signifikante Leukozyturie (Pyurie) aufweisen, andererseits infizierte Zysten eventuell keinen Kontakt mit den ableitenden Harnwegen haben und somit eine negative Urinkultur vorliegen kann. Radiologische, entzündungslokalisierende Untersuchungen wie Gallium-Szintigraphien können hilfreich sein. Die Abdomenübersichtsaufnahme hilft bei Steinverdacht.

Die antibiotische Behandlung muss die häufigsten Erreger erfassen. Das Präparat muss sehr gut gewebegängig sein. *Cotrimoxazol* (z. B. Bactrim oder Eusaprim oder Kepinol, als Tablette mit 20+100, 80+400, 160+800 mg Trimethoprim + Sulfamethoxazol, Dosierung 2-mal 160+800 mg p.o. oder i.v.), *Ciprofloxacin* (z. B. Ciprobay 2-mal 250–750 mg p.o. bzw. 2-mal 100–200 mg i.v.) und *Chloramphenicol* (z.B. Paraxin, 40–80 mg/kg KG i.v. in 3–4 Einzelgaben oder 3- bis 4-mal 0,5 g p.o., max. 3 g/24 h, max. Gesamtdosis 25 g) erfüllen z. B. diese Bedingungen.

Bei Verdacht auf Zysteninfektion und schwerem Krankheitsbild sollte die antibiotische Therapie zumindest initial parenteral und unter stationärer Beobachtung durchgeführt werden. Für die Zysteninfektion spricht ein langsames Ansprechen auf Antibiose entsprechend dem langen Diffusionsweg der Medikamente an ihren Wirkort. Die Therapiedauer bei bestätigter Zysteninfektion sollte 4–6 Wochen betragen (Chloramphenicol: Maximaldosis beachten).

3.7 Angeborene Erkrankungen der Glomeruli

3.7.1 Hereditäre Nephritis (Alport-Syndrom)

Vererbung

Diese glomeruläre Erkrankung wird zumeist X-chromosomal vererbt. Die sehr seltene autosomal-rezessive Vererbung erklärt die gelegentlich vorkommende Weitergabe vom Vater an einen männlichen Nachkommen. Heterozygote Frauen sind nach der Lyon-Hypothese meist nur Carrier, gelegentlich jedoch tritt eine Hämaturie auf. Ein dominanter Defekt eines benachbarten Gens führt zur diffusen ösophagealen Leiomyomatose.

Pathogenese

Pathogenetisch handelt es sich um eine Störung der NC_1-Domäne der α_5-Kette des Kollagens Typ IV. Die α_5-Kette ist ebenso wie die α_3- und auch die α_4-Kette am Aufbau des Kollagens Typ IV beteiligt und haben im Glomerulum ähnliche Lokalisation und Verteilung. Dies erklärt die zufällige Beobachtung, dass der für das Goodpasture-Syndrom verantwortliche Basalmembran-Antikörper an der Basalmembran von Patienten mit Alport-Syndrom nicht binden kann. Die Störung im Kollagenaufbau führt über die Jahre zuerst zur Verschmälerung der Basalmembran, später zu deren Aufsplitterung und schließlich zur Glomerulosklerose. Bei Männern ist dies zum Ende des 3. Lebensjahrzehnts bei ca. 90% der Glomeruli der Fall, bei Frauen bei ca. 30% der Glomeruli.

Diagnose

Normalerweise sind die Familienanamnese und die Klinik mit Hämaturie und Innenohrschwerhörigkeit zur Diagnosestellung ausreichend. Etwa ein Sechstel aller Fälle sind Neumutationen, diese werden bioptisch diagnostiziert. Ein Hauttest mit einem Antikörper gegen die α_5-Kette ist nicht sehr sensitiv, aber hochspezifisch. An extrarenalen Manifestationen ist der sensorische Hörverlust am bekanntesten. Eine Reihe ophthalmologischer Fehlbildungen ist ebenfalls recht häufig: Lenticonus anterior, Katarakte und perimakuläre weiße Läsionen sind beschrieben.

Die sich primär mit Hämaturie präsentierende hereditäre Nephritis kann von der IgA-GN durch die positive Familienanamnese und die Hörstörung abgegrenzt werden. Die Abgrenzung zum ebenfalls mit Hämaturie einhergehenden und auch familiären *Syndrom der dünnen Basalmembran* ist klinisch leicht möglich, da dort Hörstörung und Niereninsuffizienz fehlen.

Verlauf

Die Erkrankung zeigt sich bei Jungen meist im Alter von etwa 5 Jahren mit Hämaturie, die jedoch nicht makroskopisch sein muss und daher oft unentdeckt bleibt. Anfänglich sind Nierenfunktion und Blutdruck normal. Hochdruck, Niereninsuffizienz und Proteinurie schreiten jedoch bei Männern rasch fort und führen zwischen Mitte des 2. und Ende des 3. Lebensjahrzehnts zur terminalen Niereninsuffizienz. Je nach Schwere des Kollagendefektes kann der Verlauf prolongiert sein.

Behandlung

Ein wichtiges Therapieprinzip ist die Blutdrucksenkung. Eine dünne oder aufgesplitterte Basalmembran sollte mit möglichst niedrigem Druck belastet werden. ACE-Hemmer sind auch hier zur intraglomerulären Drucksenkung besonders gut geeignet.

Cyclosporin wird derzeit zur Verminderung der interstitiellen Fibrose erprobt. Die Ergebnisse sind viel versprechend. Im Tiermodell des »X-linked« Alport-Syndroms konnte die Proteinurie zwar nicht gesenkt, aber das Nierenüberleben deutlich verlängert werden.

Vorläufige Ergebnisse zeigen, dass Cyclosporin bei Patienten mit schlechten prognostischen Zeichen (schwere Proteinurie) die Progression der Niereninsuffizienz verzögern kann. Nach 8,4 Jahren Therapie hatten 8 dieser Patienten eine stabile endogene Kreatininclearance und eine konstante oder rückläufige Proteinurie. Eine bisher noch unpublizierte französische Studie konnte bei 9 Patienten ebenso eine Reduktion der Proteinurie nachweisen, allerdings bei rückläufiger GFR.

Nierentransplantation

Die hereditäre Nephritis rezidiviert nicht im Transplantat, da dieses ja eine normale Basalmembran aufweist. Da die Basalmembran des Transplantats jedoch andere Antigenität besitzt, kann es – vorzugsweise im ersten Jahr nach Nierentransplantation – zu einer anti-GBM-Glomerulonephritis kommen. Diese verläuft in drei Viertel der Fälle als »rapid progressive«-Glomerulonephritis und kann zum raschen Transplantatverlust führen. Die bei primärer Anti-GBM-Glomerulonephritis eingesetzte Therapie mit Cyclophosphamid und Steroiden ist hier leider wenig erfolgreich. Bei Retransplantation besteht hohe Rezidivgefahr.

Die Inzidenz der »de novo«-anti-GBM-Glomerulonephritis im Transplantat ist jedoch insgesamt gesehen so gering, dass keine generelle Kontraindikation für die Nierentransplantation bei Patienten mit Alport-Syndrom besteht.

3.7.2 Kongenitales und infantiles nephrotisches Syndrom

Tritt ein nephrotisches Syndrom in den ersten 3 Lebensmonaten auf, spricht man vom kongenitalen, später vom infantilen nephrotischen Syndrom. Den beiden Bezeichnungen liegen unterschiedliche Erkrankungen mit ähnlicher Klinik zugrunde:
- Kongenitales nephrotisches Syndrom vom finnischen Typ
- Diffuse mesangiale Sklerose
- Idiopathisches nephrotisches Syndrom
- Angeborene Syphilis, Toxoplasmose, Zytomegalie, Röteln, HIV
- Quecksilberintoxikation
- Galloway-Syndrom (autosomal-rezessiv): Mikrozephalus, mentale Retardierung, Hiatushernie, nephrotisches Syndrom durch fokal-segmentale Glomerulosklerose

Kongenitales nephrotisches Syndrom vom finnischen Typ

Das kongenitale nephrotische Syndrom vom finnischen Typ ist eine autosomal-rezessiv erbliche Erkrankung. Der genetische Defekt betrifft hauptsächlich ein Protein (Nephrin), welches für den Aufbau der Schlitzmembran wichtig ist.

Die Kinder kommen häufig in der 35.–38. SSW zur Welt und entwickeln in der ersten Woche Ödeme aufgrund der hohen Proteinurie. Dieses führt auch zu Abwehrschwäche (Hypogammaglobulinämie), schlechtem Ernährungszustand, Schilddrüsenunterfunktion und thromboembolischen Komplikationen.

Zwischen dem 3. und 8. Lebensjahr tritt die terminale Niereninsuffizienz ein. Bei massivem nephrotischem Syndrom wird bereits vorher eine beidseitige Nephrektomie durchgeführt. Alternativ hierzu kann die Kombination von ACE-Hemmern und Indomethacin durch Erniedrigung des intraglomerulären Drucks ein Absinken der Eiweißausscheidung bewirken. Die Behandlung mit Immunsuppressiva ist sinnlos, da es sich nicht um eine immunologische Erkrankung handelt. Sie würde zudem die Infektgefährdung noch verstärken. Nach Nierenersatztherapie mit Hämodialyse oder CAPD kann bis zum Alter von ca. 8–9 Jahren eine Nierentransplantation erfolgen. Symptomatisch werden Albumin und Gammaglobuline substituiert, die Diät beinhaltet viel Eiweiß, wenig Salz, Vitamine und Thyroxin.

Eine pränatale Diagnostik wird bisher noch mit dem wenig sensitiven Anstieg des α-Fetoproteins im mütterlichen Blut geführt.

Diffuse mesangiale Sklerose

Diese vermutlich autosomal-rezessiv erbliche, glomeruläre Schädigung mit rascher Progredienz findet man beim infantilen nephrotischen Syndrom, aber auch beim Drash-Syndrom (Nephropathie, männlicher Pseudohermaphroditismus, Wilms-Tumor). Histologisch findet man eine Verdickung der GBM und eine ausgeprägte Mesangiumexpansion, die das Kapillarlumen reduziert.

Die Kinder sind bei Geburt unauffällig, entwickeln aber in den ersten beiden Lebensjahren ein progredientes nephrotisches Syndrom und erreichen die terminale Niereninsuffizienz spätestens im 3. Lebensjahr.

Idiopathisches nephrotisches Syndrom

Alle anderen Grunderkrankungen, die zu einem nephrotischen Syndrom bei Kindern führen, können natürlich auch im 1. Lebensjahr manifest werden. Hierzu gehören u. a. die Minimal-Change-Glomerulopathie (Lipoidnephrose), die fokal-segmentale Glomerulosklerose und die diffuse mesangio-proliferative Glomerulonephritis.

3.8 Angeborene Erkrankungen der Tubuli

3.8.1 Markschwammniere

Eine zystische Malformation der Sammelrohre kennzeichnet diese angeborene und recht häufige, gutartige Erkrankung. Ein Erbgang ist nicht bekannt, familiäre Häufung kommt jedoch vor. Wahrscheinlich bleibt die Mehrzahl der Patienten undiagnostiziert. Die wichtigsten klinischen Manifestationen sind Nierensteine, Hämaturie, Harnwegsinfekt und verminderte Harnkonzentrationsfähigkeit. Die genaue Prävalenz der Erkrankung liegt schätzungsweise bei 1:20000. Die Häufigkeit der komplizierenden Nephrolithiasis kann nicht angegeben werden. Die Steinbildung wird durch Hyperkalziurie, Hyperurikosurie und Hypozitraturie sowie durch den verlangsamten Urinfluss und den hohen pH-Wert (Säureretention) gefördert. Hämaturie und Steinbildung sind oft der Anlass zu den letztlich zur Diagnose führenden radiologischen Untersuchungen.

Die Diagnose wird im intravenösen Pyelogramm (IVP) oder im CT (ohne KM) gestellt. Hier fallen eine von den Kelchen ausgehende radiäre Strahlung, kleine in den betroffenen Kelchen gruppierte, röntgendichte Steine sowie verbreiterte Pyramiden auf. Die wie in Trauben angeordneten Zysten im Bereich der Papillen sind erweiterte Sammelrohre. Sonographisch findet man echogene, verkalkende Markpyramiden mit obstruktiver Ektasie von Kelchen und Nierenbecken infolge rezidivierender Nierensteine.

Die Therapie ist symptomatisch mit hoher Flüssigkeitszufuhr und Infektsanierung. Die renale Prognose ist sehr gut.

3.8.2 Salzverlusttubulopathien

Hierzu gehören seltene, anhand der Ausscheidung von Elektrolyten und Säure unterscheidbare Störungen tubulärer Ionentransporter. Interessanterweise ähneln diese den Wirkungen verschiedener Diuretika (❑ Tab. 3.1).

Furosemidtyp (antenatales Bartter-Syndrom)

Ursache dieses schweren, sich bereits pränatal manifestierenden Krankheitsbildes ist ein Defekt der Chloridresorption im aufsteigenden dicken Schenkel der Henle-Schleife. Die betroffenen Kinder zeigen sofort nach der Geburt einen massiven Salzverlust mit Hyponatriämie, Polyurie und Dehydratation. Aufgrund einer erhöhten Prostaglandin-E_2-Biosynthese kommt es zu Fieber, Erbrechen und sekretorischer Diarrhö. Die Hyperkalziurie führt früh zur Nephrokalzinose. Es besteht eine Wachstumsretardierung.

Thiazidtyp (Gitelman-Syndrom)

Diese Tubulopathie wird oft erst im jugendlichen oder Erwachsenenalter manifest und hat einen leichteren Verlauf. Das Beschwerdebild umfasst Müdigkeit, Obstipation, Muskelschwäche oder -krämpfe, Gelenkbeschwerden, gelegentlich wird Minderwuchs beobachtet. Im Unterschied zum Furosemidtyp besteht eine Hypokalziurie und ein Magnesiumverlust. Therapeutisch werden Kaliumchlorid, Magnesium, Aldosteronantagonisten und Indomethacin eingesetzt.

Amiloridtyp (Pseudohypoaldosteronismus Typ 1)

Die Klinik dieses Transportdefekts gleicht der des Furosemidtyps. Auch hier kommt es zur vermehrten Prostaglandinbiosynthese, zur Hyperkalziurie und Nephrokalzinose. Im Unterschied zu den beiden anderen Salzverlustsyndromen, kommt es hier trotz Hyperaldosteronismus zu einer Hyperkaliämie und schweren metabolischen Azidose. Der Defekt betrifft einen Kanal im Sammelrohr, über den Natrium rückresorbiert und im Gegenzug Kalium oder Protonen sezerniert werden. Eine Form dieses Krankheitsbildes mit Befall von Schweißdrüsen und Kolonmukosa kann der Mukoviszidose ähneln.

Therapeutische Prinzipien

Neben dem für jeden Subtyp spezifischen Ausgleich von Elektrolyten und der Substitution von Volumen, spielt die Prostaglandinsynthesehemmung bei allen drei Formen von Salzverlusttubulopathien eine wichtige Rolle. Am meisten Erfahrung besteht für Indometacin, welches bereits antenatal in geringer Dosierung gegeben werden kann. Die

❑ Tab. 3.1. Hereditäre Salzverlusttubulopathien

Klassifizierung	Synonyme	Transportdefekte
Furosemidtyp	▬ Hyperkalziurisches Bartter-Syndrom ▬ Antenatales Bartter-Syndrom ▬ Hyperprostaglandin-E-Syndrom	NKCC2 oder ROMK
Thiazidtyp	▬ Gitelman-Syndrom ▬ Hypokalziurisches Bartter-Syndrom ▬ Fam. hypokaliämische Hypomagnesiämie	NCCT
Amiloridtyp	▬ Pseudohypoaldosteronismus-Typ-1	ENaC
Sammelbegriffe	▬ Bartter-Syndrom ▬ Idiopathische hyperkaliurische ▬ Hypokaliämie ▬ Klassisches Bartter-Syndrom	

Patienten können durchaus das Erwachsenenalter erreichen. Eine strenge Überwachung des Elektrolyt- und Wasserhaushaltes ist wichtig. Durch regelmäßige Überprüfung der Prostaglandinausscheidung und Anpassung der Dosis des Cyclooxygenase-Inhibitors sollen die Nebenwirkungen dieser Stoffgruppe – insbesondere die Analgetikanephropathie – vermieden werden.

3.9 Seltene Fehlbildungssyndrome

3.9.1 Nail-Patella-Syndrom

Zum klinischen Bild dieser autosomal-dominant erblichen Erkrankung gehören eine hypoplastische oder fehlende Patella, sowie Nagelmissbildungen meist am Daumen und Zeigefinger. Seltener sind Zehennagelmissbildungen, Ellbogendysplasie und iliakale Exostosen. Die Häufigkeit beträgt ca. 1:2,75 Mio.

Etwa die Hälfte der Patienten hat eine Nierenbeteiligung in Form von Bluthochdruck, Hämaturie und nephrotischer Proteinurie. Dieser liegt histologisch eine nur elektronenmikroskopisch nachweisbare Kollagenverteilungsstörung der Lamina densa der glomerulären Basalmembran zugrunde. Etwa ein Drittel der Patienten wird im 4. Lebensjahrzehnt terminal niereninsuffizient. Für die Erkrankung gibt es keine spezifische Therapie. Sie zeigt keine Rezidive im Nierentransplantat.

3.9.2 Prune-Belly-Syndrom (Eagle-Barrett-Syndrom)

Die klinische Triade dieses angeborenen Syndroms setzt sich zusammen aus:
- Fehlen abdomineller Muskulatur
- Schweren Fehlbildungen der ableitenden Harnwege
- Bilateralem Kryptorchismus

Die Inzidenz dieses gehäuft Männer betreffenden Syndroms beträgt ca. 1:40000. Der Name rührt von der gefalteten Bauchdecke, »prune belly« bedeutet soviel wie »Dörrpflaumenbauch«. Der Erbgang ist noch unklar, vermutlich liegt eine Entwicklungs-

störung des Mesoderms vor, denn aus diesem entwickeln sich alle betroffenen Organe.

Die Fehlbildungen sind vielseitig:
- **Niere:** tubuläre Atrophie, interstitielle Fibrose, Glomerulosklerose, Narben von rezidivierendem Reflux und Pyelonephritiden
- **Ableitende Harnwege:** Ureterdilatation und Peristaltikstörung, hypotone, vergrößerte Blase mit Blasenentleerungsstörung, hypoplastische Prostata, nicht deszendierte Hoden
- **Abdomen:** Aplasie der Muskulatur, Malrotation des Darmes, Malformation von Rektum und Anus
- **Skelett:** Klumpfuß, Hüftdysplasie, Kyphoskoliose, Polydaktylie, Torticollis, Pfeilbrust;
- **Lunge:** Lungenhypoplasie

Bis zur Pubertät tritt bei ca. 50% der Patienten eine terminale Niereninsuffizienz auf. Rezidivierende Harnwegsinfekte, Pyelonephritiden bis hin zur Urosepsis beschleunigen den Abfall der Nierenfunktion. Die Patienten sind nicht zeugungsfähig. Aus den gastrointestinalen Missbildungen resultiert chronische Obstipation. Die Lungenhypoplasie führt zu rezidivierenden Bronchitiden, respiratorischer Insuffizienz und bestimmt zusammen mit der renalen Symptomatik die Prognose.

Die Diagnose kann bei stark ausgeprägten Fehlbildungen bereits während der 20–30. SSW ultrasonographisch gestellt werden, manche Patienten stellen sich jedoch erst im Erwachsenenalter vor.

Die Behandlung besteht je nach Ausprägung der einzelnen Symptome in antibiotischer Therapie der Harnwegsinfekte, ggf. Nierenersatztherapie und wenn nötig chirurgischen Rekonstruktionen der Bauchwand und Plastiken der ableitenden Harnwege. Nierentransplantationen sind bei diesen Patienten erfolgreich durchgeführt worden.

Die Prognose ist durch intensive therapeutische Bemühungen zwar verbessert worden, aber noch immer sterben viele der Patienten in der Perinatalperiode.

3.9.3 Williams-Syndrom

Das Williams-Syndrom (Inzidenz 1:20000) beruht auf einer sporadisch auftretenden Deletion im Elastin-Gen. Die Patienten haben ein durch mehrere Komponenten hervorgerufenes »Elfengesicht«, eine supravalvuläre Aortenstenose und geistige Retardierung. Die häufige Nierenbeteiligung ist unterschiedlicher Natur:

- Renovaskuläre Hypertonie
- Niereninsuffizienz mit eher seltener Progression bis zur terminalen Niereninsuffizienz (Ende des 2.–3. Lebensjahrzehnts)
- Hyperkalzämie und Nephrokalzinose
- Anatomische Varianten: Einzelniere, ektope Niere, Blasenanomalien

Die Behandlung ist symptomatisch mit Blutdruckeinstellung, Kontrolle der Hyperkalziurie und gründlicher Sanierung von Harnwegsinfekten inklusive Abklärung eines eventuell bestehenden Refluxes. Die Williams-Syndrom-Association ist eine Gesellschaft, bei der sich betroffene Eltern beraten lassen können.

3.9.4 Mitochondriale Zytopathien

Unter mitochondrialen Zytopathien versteht man eine Gruppe erblicher Enzymdefekte in der Atmungskette. Früher hielt man sie für neuromuskuläre Erkrankungen, heute weiß man, dass neben der Muskulatur auch andere von mitochondrialer Energiegewinnung abhängige Organe – u. a. die Niere – betroffen sein können. Die Erkrankungen zeichnen sich durch eine kontinuierliche Zunahme der Anzahl betroffener Organe sowie die konstant vorhandene ZNS-Beteiligung aus:

- **Extrarenale Erkrankungen:** neuromuskuläre Erkrankungen, Diabetes mellitus, kardiale und gastrointestinale Störungen
- **Renale Beteiligung:** tubuläre Syndrome (Fanconi-Syndrom), glomeruläre Symptome (fokalsegmentale Glomerulosklerose mit nephrotischem Syndrom)

Diagnostisch erfolgen neben der laborchemischen Untersuchung der Substrate der Atmungskette, Muskelbiopsien und DNA-Analysen.

Die Therapie ist symptomatisch. Die Atmungskette störende Medikamente müssen vermieden werden (Valproat, Barbiturate, Tetracycline, Chlo-

ramphenicol etc.). Weiter werden je nach Typ der mitochondrialen Zytopathie spezifische Substanzen substituiert. Hierzu gehören Vitamin K bei Komplex-II-Defizienz, Riboflavin bei Komplex-I-Defizienz, Carnitin bei sekundärem Carnitinmangel, Kohlenhydrate und lipidreiche Diät bei Cytochrom-C-Oxidase-Defizienz, Vitamin C als Radikalfänger und Steroide bei Kopfschmerzen und TIA-Äquivalenten.

3.9.5 Oligomeganephronie

Während Atrophie einen erworbenen Defekt beschreibt, sind mit dem Begriff »renale Hypoplasie« angeboren kleine Nieren gemeint. Es kann entweder ein quantitativer Mangel an Nierengewebe oder ein qualitativer Mangel zugrunde liegen. Die einfache, quantitative Hypoplasie ist selten und meist beidseitig. Sie geht gehäuft mit ZNS-Defekten einher. Der qualitativen Hypoplasie – auch Oligomeganephronie genannt – liegt eine verminderte Zahl besonders großer Nephrone zugrunde. Die Größe der Glomeruli kann verdoppelt sein, die Tubuli bis 4-mal länger sein. Zusätzlich kann eine Verdickung der GBM und Verschmelzung von Podozytenfüßchen auftreten. Gelegentlich findet man nur eine große Papille. Ursächlich liegt eine Entwicklungsstörung des metanephrischen Blastems vor. Man findet die Oligomeganephronie auch als Bestandteil verschiedener Syndrome (brachiootorenales Syndrom, akrorenales Syndrom, Chromosom-4-Deletion, tapetoretinale Dystrophie etc).

Klinik der Oligomeganephronie

- Pneumothorax
- Ernährungsprobleme (Neugeborene), später Anorexie und Erbrechen
- Metabolische Azidose
- Renaler Natriumverlust
- Anstieg der Retentionswerte, Proteinurie
- Polyurie, Polydipsie

Im Ultraschall sind die Nieren klein und hyperechogen. Die GFR steigt in den ersten Lebensmonaten erst rasch, dann langsamer, bleibt länger konstant und sinkt dann kontinuierlich ab. Der Umkehr der GFR geht eine Proteinurie voraus. Als Pathomechanismus wird intraglomerulärer mechanischer Stress (ähnlich Hyperfiltrationstheorie, ► Kap. 11) betrachtet. Hierzu passt auch die histologisch nachweisbare, fokale Glomerulosklerose.

Die Therapie ist symptomatisch: Antihypertensiva, vorzugsweise ACE-Hemmer, Flüssigkeits- und Elektrolytkontrolle.

Internet-Links

- *http://www.williams-syndrome.org*
  Williams-Syndrom-Association
- *http://www.zystenniere.de/*
  Selbsthilfegruppe Familiäre Zystennieren
- *http://www.pkd.wustl.edu/pkdtn/*
  HALT PKD Clinical Research, Polycystic Kidney Disease Treatment Network

Literatur

Bennett WM (2005) V2 Receptor Antagonists in Cystic Kidney Diseases: An Exciting Step towards a Practical Treatment. J Am Soc Nephrol Apr,16(4):838-839

Bernstein J (1992) Renal hypoplasia and dysplasia. In: Edelmann CM (ed) Pediatric kidney disease, 2nd edn. Little Brown, Boston, pp 1121–1124

Burbige KA, Amodio J, Berdon WE (1983) Prune belly syndrome: 35 years of experience. J Urol 137: 86–95

Callis L, Vila A, Carrera M, Nieto J (1999) Long-term effects of cyclosporine A in Alport's syndrome. Kidney Int Mar,55(3):1051-1056

Charbit, M, Dechaux, M, Gagnadoux, M-F et al. (2003) Cyclosporine A therapy in Alport syndrome. J Am Soc Nephrol; 14:111A

Gabow PA (1993) Medical progress: Autosomal dominant polycystic kidney disease. N Engl J Med 329: 332

Glassberg KI, Stephens FD, Lebowitz RL et al. (1987) Renal dysgenesis and cystic disease of the kidney: A report of the Committee on Terminology, Nomenclature and Classification, Section on Urology, American Academy of Pediatrics. J Urol 138: 1085–1092

Grantham JJ (2003) Understanding polycystic kidney disease: a systems biology approach. Kidney Int Oct;64(4):1157–1162

Grunfeld JP (1985) The clinical spectrum of hereditary nephritis. Kidney Int 27: 83–90

Habib R (1993) Nephrotic syndrome in the first year of life. Pediatr Nephrol 7: 347–352

Johns DR (1995) Mitochondrial DNA and disease. N Engl J Med 333: 638–645

Johnson AM, Gabow PA (1997) Identification of patients with autosomal dominant polycystic kidney disease at highest risk for end-stage renal disease. J Am Soc Nephrol 8: 1560–1566

Kashtan CE, Michael AF (1996) Alport syndrome. Kidney Int 50: 1445–1453

Köckerling A, Konrad M, Seyberth HW (1998) Hereditäre Tubulopathien mit Diuretika-ähnlichem Salzverlust. Dtsch Ärztebl 95: A1841–1846

Meinzer HP, Thorn M, Cardenas CE (2002) Computerized planning of liver surgery-an overview, Computers and Graphics, Volume 26, Number 4, pp. 569-576(8)

Meinzer H-P, Schemmer P, Schöbinger M, Nolden M, Heimann T, Yalcin B, Richter GM, Kraus T, Büchler MW, Thorn M (2004) Computer-based Surgery Planning for Living Liver Donation, The International Archives of the Photogrammetry, Remote Sensing and Spatial Information Sciences, Vol. 34, Part XXX, p. 291 ff

Meyrier A, Rizzo R, Gubler MC (1990) The nail patella syndrome. A review. J Nephrol 2: 133–139

Pirson Y, Christophe JL, Goffin E (1996) Outcome of renal replacement therapy in autosomal domint polycystic kidney disease. Nephrol Dial Transplant 11 (S6): 18

Watson ML (1997) Complications of polycystic kidney disease. Kidney Int 51: 353–359

Yendt ER (1993) Medullary sponge kidney. In: Schrier RW, Gottschalk CW (eds) Diseases of the kidney. Little, Brown, Boston, pp 525–532

Zacherl J, Scheuba C, Imhof M, Jakesz R, Fugger R (2000) Long-term results after laparoscopic unroofing of solitary symptomatic congenital liver cysts. Surg Endosc Jan,14(1):59–62

Harnwegsinfektionen

Harnwegsinfektionen sind häufige Erkrankungen. Besonders gefährdet sind: Diabetiker, Schwangere, Immunsupprimierte und Patienten mit Obstruktion oder Anomalien der ableitenden Harnwege. Frauen sind anatomisch bedingt anfälliger für Harnwegsinfekte. Steigen die Keime über die Harnleiter bis zum Nierenbecken auf, so spricht man von einer Pyelitis, ist zusätzlich auch die Niere betroffen, so spricht man von einer Pyelonephritis. Zystitis wird auch als unterer, Pyelitis und Pyelonephritis als oberer Harnwegsinfekt bezeichnet. Obere Harnwegsinfektionen gehen oft mit systemischen Infektzeichen, wie Fieber und Schüttelfrost einher.

Die Verdachtsdiagnose »Harnwegsinfekt« stellt sich bei Angabe der typischen Beschwerden und positiven Urinbefunden. Bei Risikogruppen – Diabetikern, Schwangeren und Transplantierten – sollte auch ohne Beschwerden regelmäßig eine Besiedlung/subklinische Infektion mittels Urinsediment und Kultur ausgeschlossen werden. Differentialdiagnostisch müssen Prostatitis und Vaginitis abgegrenzt werden. Besonders bei Urethritis ist auch die Untersuchung und ggf. Therapie des Sexualpartners wichtig. Unter ambulanten Bedingungen ist bei unkomplizierter Zystitis eine ungezielte antibiotische Therapie vertretbar. Bei Männern und Kindern ist zusätzlich eine urologische Abklärung in die Wege zu leiten. Die nachfolgend genannten Antibiotikadosierungen gelten für eine normale Nierenfunktion und müssen bei Niereninsuffizienz (▶ Kap. 14) angepasst werden.

4.1 Mikrobiologie

Häufige Erreger von Harnwegsinfekten sind die Keime der Darmflora, insbesondere Enterobakterien, Enterokokken, einige Staphylokokken und Pseudomonas, aber auch Pilze werden z. B. bei immunsupprimierten Patienten gefunden.

An der Auslösung von Harnwegsinfektionen sind E. coli, Klebsiella pneumoniae, Proteus mirabilis, Enterobacter cloacae, Serratia marcescens und Citrobacter freundii beteiligt. Der am häufigsten nachzuweisende Erreger ist E. coli (70%). Enterobakterien sind fakultativ anaerob. Die meisten sind gramnegativ und können von ähnlichen

Bakterien durch das Nichtvorhandensein von Oxidase unterschieden werden. Enterokokken sind nur mäßig penicillinempfindliche Streptokokken. Bei Menschen und Tieren spielen von den etwa 25 bekannten Spezies zwei Arten, nämlich E. faecium und E. faecalis, eine wichtige Rolle im Verdauungssystem. Enterokokken sind grampositiv, ebenso wie Staphylokokken. Gramnegative Pseudomonaden sind häufig Ursache von Harnwegsinfektionen schwerkranker, hospitalisierter Patienten.

Zu den schwieriger nachweisbaren Erregern von Infektionen des Urogenitaltraktes gehören die intrazellulären Chlamydien sowie die zellwandlosen und damit gegen Betalactam-Antibiotika und auch Vancomycin unempfindlichen Mykoplasmen (Mykoplasma hominis, Ureaplasma urealyticum).

❗ Bei signifikanter Bakteriurie muss nicht zwingend eine Infektion vorliegen. Es kann sich auch um eine reine Kolonisation handeln, d. h. eine Besiedlung der Harnwege durch Bakterien ohne Überschreitung des Uroepithels. Bei einer Infektion dringen die Keime in das Uroepithel ein und führen zu einer entzündlichen Gewebereaktion oder bei Bakteriämie (also Erreichen des Blutkreislaufes) gar systemisch entzündlichen Reaktion. Unter Kontamination versteht man die Besiedlung durch viele verschiedene Keime in subsignifikanter oder grenzgradig signifikanter Anzahl.

4.2 Vorgehen bei unklarer Diagnose

Bei Patientinnen mit Beschwerden aber unklarer Diagnose nach dem Teststäbchenverfahren (weder Nitrit noch Leukozyten positiv, oder nur eines von beiden) sollte immer eine Kultur angelegt werden.

Ist **Nitrit** nachweisbar, ist ein HWI anzunehmen. Eine Therapie wird eingeleitet, wenn ein Abwarten der Kultur nicht zumutbar ist.

Bei **Leukozyturie** kann ebenfalls eine Behandlung eingeleitet werden, ein HWI ist wahrscheinlich. Finden sich auch in der Urinkultur keine Bakterien und persistiert die Leukozyturie nach einer Antibiotikatherapie, sollte Urin auf säurefeste Stäbchen (TBC) untersucht werden (»sterile Leukozyturie«).

Sind **weder Nitrit noch Leukozyten** nachweisbar, sollte unzentrifugierter Urin mikroskopiert werden. Finden sich Bakterien (über 10^2/GF), ist ein HWI anzunehmen. Andernfalls wird ein Urinsediment mikroskopiert; bei Nachweis von mehr als 8 Leukozyten pro Feld ist ein HWI wahrscheinlich.

Finden sich **keine Leukozyten**, ist die Wahrscheinlichkeit eines HWI geringer als 5%. Eine Kolpitis bzw. Urethritis muss in Betracht gezogen werden, die Patientin sollte, ggf. nach Abwarten der Urinkultur, zum Gynäkologen überwiesen werden.

4.2.1 Keimzahlen

- Punktionsharn soll steril sein
- Katheterharn soll maximal 10^2 Keime/ml enthalten
- Mittelstrahlharn
  - Kinder: 10^4 Keime/ml
  - Frauen: dysurisch + Pyurie 10^2 Keime/ml
  - Männer: dysurisch + Pyurie 10^3 Keime/ml

Auf Verunreinigung deuten 2 oder mehr Isolate hin. Die Isolate müssen harntraktpathogen sein.

4.2.2 Nitrit

Nitrit ist eine Stickstoffverbindung. Nitrit kommt ohne Bakterien im Urin nicht vor. Ein positiver Nachweis bestätigt eine bakterielle Infektion der Blase. Die Untersuchung auf Nitrit ist aber störanfällig. Vitamin C kann die Untersuchung verfälschen und nicht alle Bakterien bilden Nitrit. Bei negativem Test kann daher trotzdem eine Infektion vorliegen.

> **Praxistipp**
> Nitrit kommt ohne Bakterien im Urin nicht vor. Ein positiver Nachweis bestätigt eine bakterielle Infektion der Blase.

4.3 Asymptomatische Bakteriurie

❗ Unter asymptomatischer Bakteriurie versteht man eine positive Urinkultur beim klinisch beschwerdefreien Patienten.

Die Bewertung einer asymptomatischen Bakteriurie hängt mit dem Alter und mit für Harnwegsin-

fekte prädisponierenden Faktoren zusammen. Das Risiko einer späteren Nierenschädigung ist ohne Obstruktion oder Fehlbildungen der ableitenden Harnwege nicht erhöht. Die Gabe von Antibiotika führt meist zu einer nur vorübergehenden Sterilität des Urins.

Eine asymptomatische Bakteriurie bei Mädchen, jungen nichtschwangeren Frauen sowie Männern ohne Diabetes und ohne Harnabflussstörung muss nicht antibiotisch behandelt werden. Eine Erhöhung der Trinkmenge sowie Hygienemaßnahmen sind ausreichend.

Die Gefahr der Weiterentwicklung zum symptomatischen Harnwegsinfekt ist bei älteren Menschen, Diabetikern, Schwangeren und Patienten mit Dauerkatheter besonders hoch. Wichtig ist die Erkennung einer asymptomatischen Bakteriurie bei Nierentransplantierten, Kindern mit vesikoureteralem Reflux sowie bei Patienten mit infizierten Struvitsteinen.

❗ Für alle Harnwegsinfektionen gilt, dass eine ausreichende Flüssigkeitszufuhr (»Spülen« der Harnwege) für die Heilung von großer Bedeutung ist. Der Nutzen eines Flüssigkeitsdurchsatzes, der über das Normale hinausgeht, ist nicht gesichert (pro: Ausspülen des Harntraktes; contra: Verdünnung der lokalen Antibiotikakonzentration, cave: kardiale Belastung).

4.3.1 Asymptomatische Bakteriurie bei Schwangeren

▶ Kap. 16

4.3.2 Asymptomatische Bakteriurie bei älteren Menschen

Bei alten Menschen mit manifestem Harnwegsinfekt stehen Erschöpftsein und Schwäche im Vordergrund der Beschwerden, über Dysurie wird seltener geklagt. Die höhere Morbidität ist in der Regel auf begünstigende Begleiterkrankungen zurückzuführen. Ob eine signifikante, asymptomatische Bakteriurie bei älteren Menschen behandelt werden sollte, ist umstritten. Argumente dafür sind die Verhinderung einer symptomatischen Infektion und/oder polyuriebedingter »Inkontinenz«. Dagegen spricht die hohe Rezidivrate, die Isolation resistenter Keime und die höheren Medikamentennebenwirkungsraten beim älteren Menschen.

4.3.3 Therapieempfehlung bei asymptomatischer Bakteriurie

In folgenden Fällen ist eine antibiotische Therapie sicher indiziert:

- Schwangerschaft (Medikamente ▶ Kap. 16)
- Vor Eingriffen an den ableitenden Harnwegen, um nicht in infizierter Umgebung zu operieren. Dies gilt auch für die Nierenbiopsie
- Bei Struvitsteinen, falls diese nicht entfernt werden können, um weiteres Steinwachstum zu verhindern
- Bei Kindern mit ausgeprägtem, vesikourethralem Reflux. Vor allem im Vorschulalter müssen Kind und Eltern Hinweis auf Analhygiene bekommen, ggf. sollte Rücksprache mit dem betreuenden Pädiater oder Urologen genommen werden

4.4 Komplizierter Harnwegsinfekt

Komplizierte HWI sind alle Harnwegsinfekte bei Personen mit besonderen Risikofaktoren. Harnwegsinfekte bei Kindern sind grundsätzlich als kompliziert zu betrachten, da anatomische oder funktionelle Anomalitäten mit Harnabflussstörungen (Reflux) sich im Kindesalter manifestieren. Der komplizierte Harnwegsinfekt verläuft meist schwerer und führt häufiger zu ernsten Komplikationen wie z. B. Urosepsis.

Folgende, den Heilungserfolg gefährdende Faktoren berechtigen dazu, einem Harnwegsinfekt das Attribut »kompliziert« zukommen zu lassen:

- Auftreten bei Kindern, Männern, Schwangeren
- Diabetes mellitus
- Urolithiasis
- Anatomische/funktionelle Anomalität der Harnwege (z. B. Reflux)

- Neurologische Erkrankung mit Miktionsstörung
- Nosokomiale Infektion (invasive Untersuchung des Harntraktes vor Symptombeginn)
- Dauerkatheter
- Immunsuppression
- Niereninsuffizienz
- Zystennieren

4.5 Radiologische Diagnostik

Die radiologische Abklärung eines Harnwegsinfekts (akute Zystitis, Pyelonephritis) ist indiziert, wenn kolikartige Beschwerden mit Verdacht auf Urolithiasis oder Nephrolithiasis bestehen. Radiologische Untersuchungen sollten außerdem erwogen werden, wenn:

- Nach 3 Tagen resistenzgerechter Antibiose noch keine klinische Besserung vorliegt
- Ein ungewöhnlicher Erreger vorliegt, z. B. Pseudomonas spezies
- Ein Rezidiv innerhalb von 2 Wochen mit dem gleichen Keim auftritt
- Ein Harnwegsinfekt bei einem Mann auftritt, da bei diesem häufig eine Abflussstörung eine ursächliche Rolle spielt (außer bei Partnerinfektion)

Bei Kleinkindern sollte eine Ultraschalluntersuchung und ein Miktionszysturethrogramm zum Ausschluss von Fehlbildungen und/oder Reflux durchgeführt werden. Der Grad einer Refluxnephropathie bei Kindern ist mit der statischen Szintigraphie (^{99m}Technetium-DMSA Scan) quantifizierbar. Bei Schulkindern ist eine Nierensonographie ausreichend, es sei denn, diese zeigt eine Narbenbildung der Nierenrinde (als Residuum nach Pyelonephritis).

Harnwegsinfekte der Frau sind meist Reinfekte, d. h. sie werden durch immer neue Erreger verursacht. Meist ist keine anatomische oder urodynamische Veränderung nachweisbar.

❶ Isolierte, gelegentliche Harnwegsinfektionen, insbesondere bei Frauen, stellen weder eine Indikation zur endoskopischen noch zur radiologischen Diagnostik des Harntraktes dar.

Beim Mann dagegen ist der wiederholte Harnwegsinfekt oft ein Rezidiv eines vorausgegangenen Infektes und deutet häufiger als bei Frauen auf eine Harnabflussstörung oder eine streuende Infektionsquelle entlang der ableitenden Harnwege hin. Die häufigste Ursache des unteren Harnwegsinfektes beim Mann ist die chronische bakterielle Prostatitis.

4.6 Sterile Pyurie

Eine sterile Pyurie, d. h. die Kombination von Leukozyturie, Beschwerden und negativer Urinkultur kann auf folgende Situationen hinweisen:

- Atypische Infektion mit Chlamydien, Ureaplasma oder Mykobakterium tuberculosis (Urogenitaltuberkulose), die mit den Standardnährböden für Urinkulturen nicht nachgewiesen werden können
- Kontamination der Urinprobe mit Desinfektionsmitteln (tötet Bakterien)
- Leukozyten vaginalen Ursprungs
- Akute oder chronische interstitielle Nephritis
- Uroepithelialer Tumor
- Nephrolithiasis
- Kawasaki-Syndrom (selten)

4.7 Urethritis

Eine Urethritis ist bei 30% der Erkrankten auf eine Neisserieninfektion zurückzuführen (Neisseria gonorrhoica). Die sog. nichtgonorrhoischen Urethritiden (»NGU«) sind die häufigste venerische Erkrankung in den Industrieländern. Auslöser der NGU ist meist Chlamydia trachomatis, gefolgt von Ureaplasma urealyticum. Auch Pilzinfektionen und herpetische Urethritiden kommen vor.

Bei der Inspektion des äußeren Genitalbereichs muss auf Sekretentleerung (eitrig, glasig), Entzündungen, aber auch syphilitische Primäraffekte geachtet werden. Neben der Urinkultur wird ein Abstrich durchgeführt.

Bei Gonorrhö sind aufgrund der inzwischen häufigen Resistenzen gegen Penicillin betalaktamasestabile Cephalosporine Mittel der Wahl (z. B. einmalig Cefotaxim = Claforan 2 g i.m. oder

Ceftriaxon = Rocephin 500 mg i.m.). Aufgrund häufiger simultaner Chlamydieninfektion sollte zusätzlich noch 1 Woche mit Doxycyclin (z. B. Vibramycin initial (Tag 1) 1-mal 200 mg, dann 1-mal 100 mg per os/Tag) behandelt werden. Eine bakterielle NGU wird primär mit Eintagestherapie von Azithromycin (Zithromax 4 Kapseln à 250 mg 1-malig) oder 7 Tage mit Doxycyclin behandelt. Nach Erhalt der Resistenzaustestung muss ggf. umgesetzt werden. Die Eintagestherapie wird auch als Kurzzeitchemotherapie bezeichnet. Trichomonaden werden mit Metronidazol (z. B. Clont 2-bis 3-mal 250–400 mg per os), intrazelluläre Keime wie Chlamydien, Mykoplasmen und Ureaplasma mit Doxycyclin (z. B. Vibramycin initial (Tag 1) 1-mal 200 mg, dann über 6 Tage 100 mg per os/pro Tag), oder einem Makrolid (Zithromax =Azithromycin einmalig 4-mal 250 mg Kapseln p.o., Rulid = Roxythromycin 1-mal 300 mg p.o. pro Tag über 7 Tage), Candida mit oralen Antimykotika (z. B. Ampho-Moronal Lutschtabletten 4-mal 100 mg ca. 1 Woche) behandelt.

Bei herpetischen Urethritiden sind Virostatika wirkungslos, eine Behandlung mit Herpesantigen kann versucht werden. Von besonderer Wichtigkeit ist die Mitbehandlung des Sexualpartners, um einen »Pingpong«-Effekt (gegenseitige Wiederansteckung) zu vermeiden.

4.8 Akutes Urethralsyndrom

Bei Dysurie, Pyurie und 10^2 bis 10^4 CFU/ml in der Urinkultur spricht man von einem akuten Urethralsyndrom. Da auch hier in immerhin fast der Hälfte der Fälle eine bakterielle und in 20% eine Chlamydieninfektion vorliegt, ist nach Ausschluss einer Vaginitis die Kurzzeitchemotherapie (s. akute unkomplizierte Zystitis) sinnvoll. Bei Beschwerdepersistenz, sterilem Blasenurin (gewonnen durch suprapubische Punktion) und Ausschluss von Gonorrhö, Trichomoniasis und Candida albicans liegt am ehesten eine Chlamydieninfektion vor. Diese muss mit Doxycyclin (z. B. Vibramycin Tag 1 1-mal 200 mg, dann 1-mal 100 mg per os/pro Tag) über 10 Tage behandelt werden. Der Sexualpartner sollte wie bei Urethritis mitbehandelt werden.

4.9   Akute Zystitis

Hierunter versteht man eine akute Entzündung der Blase, die entweder isoliert oder in Kombination mit einer Pyelonephritis oder Prostatitis vorkommen kann. Eine akute Zystitis wird eigentlich nur dann als unkompliziert bezeichnet, wenn sie bei sonst gesunden, nicht schwangeren jungen Frauen auftritt.

❗ Auslöser unkomplizierter akuter Zystitiden sind in 70–90% Kolikeime.

Seltene Auslöser ambulant erworbener Zystitiden sind Proteus mirabilis, Klebsiella pneumoniae, Enterokokken und koagulasenegative Staphylokokken (z. B. S. saprophyticus).

Bei komplizierter akuter Zystitis findet man ein breiteres Erregerspektrum. Am häufigsten finden sich weiterhin Enterokokken (30%), etwa gleich häufig E. coli und Staphylococcus saprophyticus (je 20%), Pseudomonas in etwa 10%, Proteus mirabilis und Klebsiellen in etwa 6%. Pyurie bei negativer Standardurinkultur kann auf intrazelluläre Chlamydien, Ureaplasma oder auch Mykobakterien hinweisen.

4.9.1   Pathogenese

Auslöser von Harnwegsinfektionen bei Frauen sind die Besiedlung des Scheideneingangs, der Urethra und der Blase durch fäkale Keime. Dies wird durch Geschlechtsverkehr, insbesondere mit Einsatz lokal spermizider Substanzen gefördert. Männer sind durch die längere Harnröhre, antibakterielle Inhaltsstoffe des Prostatasekrets sowie die geringere Besiedlung des trockeneren Meatus urethrae geschützt.

4.9.2   Klinik

Suprapubische Schmerzen, Dysurie und Miktionsstörungen (Polyurie, Drang) sind die Kardinalzeichen der Zystitis. Hämaturie ist häufig. An eine sexuell übertragbare Erkrankung (Urethritis durch Neisserien (Gonorrhö) oder Chlamydia trachomatis) muss vor allem bei gleichzeitigen Beschwerden des Sexualpartners gedacht werden. Juckreiz, Dyspareunie, Ausfluss und eher äußere Dysurie sprechen für eine Vaginitis. Kinder und alte Menschen haben häufig geringe oder maskierte Symptome, wie generalisierte Bauchschmerzen, Übelkeit etc. Fieber, Flankenschmerzen, Übelkeit und Erbrechen legen den Verdacht auf eine Beteiligung des oberen Harntraktes nahe.

4.9.3   Diagnose

Diese erfolgt durch Anamnese, Untersuchung des unteren Abdomens und Analyse von Mittelstrahlurin mit Sediment und Urinkultur. Bei Verdacht auf Urethritis oder Vaginitis sollte eine Inspektion der Genitalregion, ggf. mit Abstrich, folgen. Bei Frauen mit unkomplizierten Zystitiden müssen vor Therapiebeginn keine Urinkulturen angelegt werden.

4.9.4   Therapie

Unkomplizierte akute Zystitis

Sogar rezidivierende Harnwegsinfekte scheinen bei gesunden, jungen Frauen keine langfristigen Auswirkungen auf Nierenfunktion und Mortalität zu haben. Therapieziele bei diesem Kollektiv sind somit die Verhinderung von Pyelonephritis und die Symptomreduktion. Therapie der Wahl bei Frauen ist eine Kurzzeit-Chemotherapie entweder als Einmaltherapie, Eintagestherapie oder Dreitagestherapie mit Kontrolle der Urinkultur 1 Woche nach Behandlungsende. Diese unkomplizierte Behandlungsstrategie wird von den Patienten häufig positiv aufgenommen. Es findet sich auch eine geringere Resistenzbildung. Spricht der Patient nicht an, so besteht der Verdacht auf einen untypischen Keim oder eine komplizierte Infektion und es muss eine ausführlichere Diagnostik in die Wege geleitet werden.

Bei Männern ist die Kurzzeitchemotherapie selten erfolgreich, es sollte mindestens 1 Woche therapiert werden.

Für die Einmaltherapie eingesetzt werden normale Tagesdosen von Cotrimoxazol (einmalig 4 Tbl à 480 mg oder 2 Tabletten à 960 mg) oder Amoxicillin (einmalig 3 Tabletten à 1 g). Für die Eintagesbehandlung werden die eben genannten auf den Tag verteilt. Bei der Dreitagesbehandlung werden die genannten Tagesdosen an drei aufeinander folgenden Tagen gegeben. Gegen Gyrasehemmer (Ciprofloxacin 2-mal 250–750 mg p.o. bzw. 2-mal 100–200 mg i.v.; Ofloxacin 2-mal 100–200 mg p.o. bzw. 2-mal 100–200 mg i.v.; Levofloxacin 1-mal 250–500 mg p.o., bzw. 1-bis 2-mal 250–500 mg i.v.) spricht der höhere Preis und das Prinzip, eine Resistenzentwicklung durch ungezielten Einsatz zu verhindern. Aufgrund der zunehmenden Therapieversager bei Ampicillin, Amoxicillin und Cephalosporinen der ersten Generation (z. B. Cefaclor) werden sie verstärkt eingesetzt. Bei nachgewiesener Resistenz oder bei Unverträglichkeit von Cotrimoxazol bieten Gyrasehemmer eine gute Alternative. Nitrofurantoin (z. B. Urotablinen, 2- bis 3-mal 100 mg per os/24 h) als weitere Alternative muss mindestens 7 Tage gegeben werden.

Leidet eine Frau in größeren Abständen (z. B. 2-mal pro Jahr) an akuten Zystitiden, ist es gerechtfertigt, sie nach Abgabe einer Urinprobe selbständig eine Kurzzeittherapie durchführen zu lassen.

Akute komplizierte Zystitis

Bei komplizierter Zystitis sollte die Therapie immer resistenzgerecht erfolgen. Man beginnt empirisch und setzt nach Erhalt des Resistenztests um. Gegen Ampicillin, Cotrimoxazol und Nitrofurantoin besteht bereits oft eine Resistenz. Gyrasehemmer bieten ein breites antimikrobielles Spektrum und können bei gastrointestinalen Problemen auch i.v. gegeben werden (Ciprofloxacin 2-mal 250–750 mg p.o. bzw. 2-mal 100–200 mg i.v.; Ofloxacin 2-mal 100–200 mg p.o. bzw. 2-mal 100–200 mg i.v.; Levofloxacin 1-mal 250–500 mg p.o., bzw. 1- bis 2-mal 250–500 mg i.v.). Speziell die älteren Vertreter erreichen bessere lokale Wirkspiegel im Harntrakt als die neueren Substanzen. Bei multiresistenten Keimen ist zumindest initial eine parenterale Gabe sinnvoll. Enterokokken müssen zu einer Ergänzung mit Ampicillin (1 g/6 h i.v.) oder Amoxicillin (500 mg/8 h p.o.) führen.

Auch bei komplizierter Zystitis sollte nach 24–48 h eine Besserung der Symptome eintreten. Wenn dies nicht der Fall ist, muss die Urinkultur wiederholt werden und mittels bildgebender Verfahren (Sonographie, CT) eine Obstruktion, Zele o. Ä. ausgeschlossen werden.

> **Praxistipp**
>
> Die antibiotische Behandlung einer komplizierten Zystitis sollte 7–14 Tage fortgeführt werden. Eine Kontrollkultur sollte dann 1 Woche nach Therapieende angelegt werden.

Supportive Maßnahmen

Bei Rezidiven kann nach Ausschluss der Risikofaktoren mehrmals pro Jahr eine Kurzzeitchemotherapie durchgeführt werden. Erfolgt die Zystitis anamnestisch regelmäßig im Anschluss an Geschlechtsverkehr, so kann eine postkoitale Prophylaxe mit 25% der Tagesdosis eines für die Kurzzeitchemotherapie geeigneten Antibiotikums indiziert sein. Das Ansäuern des Harns (z. B. L-Methionin 3-mal 500–1000 mg/24 h p.o.) verhindert das Wachstum von Enterobakterien. Bei Frauen in der Menopause kann die vaginale Applikation von Östrogenen (z. B. Östriol 0,5 g Créme zur Nacht) die Flora verbessern, die Anzahl der Laktobazillen nimmt wieder zu und der pH-Wert sinkt. Dies führt zu einer Abnahme der Rezidivrate von Harnwegsinfekten. Im Handel sind außerdem lyophilisierte Extrakte harnwegspathogener E. coli-Stämme. Deren Einnahme soll über eine unspezifische Immunstimulation vor Harnwegsinfekten schützen (z. B. Urovaxom, Uro-Munal).

4.9.5 Verhaltensmaßnahmen zur Vermeidung von Harnwegsinfekten

Zur Vermeidung von Harnwegsinfektionen sollte man dem Patienten folgende Verhaltensanweisungen geben:

— Ausreichende Trinkmenge einhalten (ca. 2–3 l, cave: Herzinsuffizienz)
— Frauen sollten nach dem Geschlechtsverkehr die Blase entleeren, um durch den Harnfluss die Umgebung des Harnröhreneingangs zu reinigen, sexuelle Abstinenz trägt jedoch nicht zur schnelleren Heilung eines Harnwegsinfektes bei.

- Bei der Benutzung von Toilettenpapier sollte die Wischrichtung »von vorne nach hinten« eingehalten werden.
- Jungen sollten dazu angehalten werden, unter der Vorhaut zu reinigen bzw. nachdem sie die Vorhaut zurückgeschoben haben, ggf. müssen die Eltern mithelfen.
- Möglicherweise schützt regelmäßiger Konsum von Preiselbeersaft vor Harnwegsinfekten (auch Artischocken sollen ähnliche Substanzen enthalten).

Langzeitprophylaxe

Bei Frauen mit rezidivierenden komplizierten Harnwegsinfektionen und insbesondere auch bei Nierentransplantierten aber z. B. auch nach Herzklappenersatz kann eine Langzeitprophylaxe sinnvoll sein. Hierzu eignet sich z. B. 960 mg Cotrimoxazol (Trimethoprim + Sulfamethoxazol) 0,5 Tablette oder 1000 mg Nitrofurantoin jeden Abend.

4.10 Akute Pyelonephritis

Die akute Pyelonephritis ist die häufigste Infektion des oberen Harntraktes. Es wird zwischen komplizierter und unkomplizierter Form unterschieden. Als unkompliziert bezeichnet man ambulant erworbene, ohne Erbrechen einhergehende Pyelonephritiden bei Patienten ohne Prädispositionsfaktoren. Als komplizierte Pyelonephritis spricht man bei schweren systemischen Entzündungszeichen, nosokomialer Infektion und Risikofaktoren wie Diabetes mellitus, Schwangerschaft oder Obstruktion der Harnwege.

Uropathogene E. coli (70–95%) sind die häufigsten Erreger der unkomplizierten Pyelonephritis, gefolgt von Staphylococcus saprophyticus (ca. 5%), selten auch Proteus, Klebsiellen, Enterobacteriaceae, Ureaplasma urealyticum und Mykoplasma hominis. Im Unterschied zum vorhersagbaren Erregerspektrum der unkomplizierten Pyelonephritis, findet man bei der komplizierten PN zwar weiter häufig Kolibakterien, insgesamt aber ein breiteres Keimspektrum mit Enterokokken, Klebsiellen, Citrobacter, Pseudomonas, Staphylococcus aureus, Pilzen etc. E. coli ist inzwischen zu 20–30% gegen Ampicillin, Amoxicillin und Cephalosporine der 1. Generation (Cefazolin, Cefaclor) resistent. Immer mehr Enterokokkenstämme weisen Resistenzen gegen Gyrasehemmer auf.

4.10.1 Klinik

Klinisch präsentiert sich die akute Pyelonephritis mit Flankenschmerzen, Fieber, Übelkeit, Erbrechen sowie Schmerzen im kostovertebralen Winkel. Gleichzeitig liegen die für eine Zystitis typischen Symptome vor. Das Fieber ist ein wichtiges Zeichen und kann auch ohne Bakteriämie durch in den Harnwegen produziertes Pyrogen (IL-6) ausgelöst werden. Eine komplizierte Pyelonephritis ist nicht immer einfach zu erkennen. Es gibt subklinische Formen mit wochenlang schleppendem Verlauf und untypischen Symptomen (Müdigkeit, leichte Übelkeit, Gewichtsabnahme). Auch eine mit schweren klinischen Symptomen einhergehende Nephrolithiasis (Infektsteine) kann eine zugrunde liegende Pyelonephritis verschleiern. Akute penetrierende Pyelonephritiden ebenso wie chronische Pyelonephritiden können durch Abszedierung andere Organe penetrieren (◘ Abb. 4.1).

4.10.2 Diagnose

Im Labor findet sich eine Leukozytose, CRP- und BSG-Anstieg sowie eine Pyurie. Fehlt die Pyurie muss Zweifel an der Diagnose aufkommen lassen. In 80–90% finden sich im Urin mehr als 10^5 CFU/ml, in 10–20% positive Blutkulturen. Die Gramfärbung kann bei der Auswahl der empirischen Therapie helfen. Grampositive Kokken machen eine Infektion mit Enterokokken wahrscheinlich. Die Nitrittestung alleine (Messstreifen) ist aufgrund der geringen Sensitivität nicht ausreichend. Differentialdiagnostisch muss besonders bei atypischem Erscheinungsbild eine andere Entzündung des kleinen Beckens abgegrenzt werden. Notwendig ist eine gynäkologisch/urologische Abklärung zum Ausschluss einer Vaginitis (Ausfluss, herpetische Läsionen) oder Zervizitis (Chlamydien, Neisserien) bzw. der urologische Ausschluss einer Prostatitis.

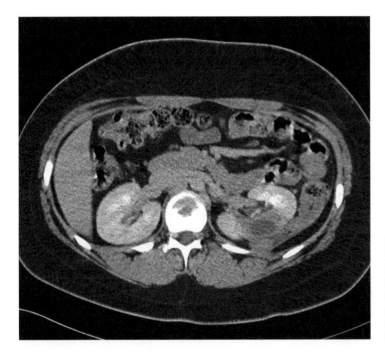

❏ **Abb. 4.1.** Pyelonephritis mit Fistel-
bildung vom linken Nierenbecken
ins Colon descendens. (Mit frdl.
Genehmigung von G. v. Kaick und
S. Schoenberg, Deutsches Krebsforschungszentrum Heidelberg, Forschungsschwerpunkt: Radiologische
Diagnostik und Therapie)

4.10.3 Therapie

Ambulant oder stationär?

Die Indikation zur stationären Behandlung bei
unkomplizierter Pyelonephritis ist von folgenden
Kriterien abhängig:

- Schwere des Krankheitsbildes?
- Ist ausreichende Hydratation ambulant ge-
  währleistet?
- Ist die intravenöse Gabe von Antibiotika indi-
  ziert?
- Medikamenten-Compliance?
- Grad der Diagnoseunsicherheit?
- Ist das Follow-up ambulant möglich?

Die komplizierte Pyelonephritis erfordert meist
eine Hospitalisierung oder die stationäre Aufnahme.

Therapie der unkomplizierten
Pyelonephritis

Wünschenswerte Eigenschaften der Antibiotika
sind gute Gewebegängigkeit und hohe Konzentration im Nierengewebe. Die Kurzzeitchemotherapie sollte aufgrund der hohen Rezidivrate vermieden werden. Frauen sollten 2–3 Wochen, Männer
4–6 Wochen behandelt werden. Die Behandlung
wird in der Regel oral und ambulant durchgeführt.
Geeignete Substanzen sind Cotrimoxazol, Cephalosporine der 2. Generation (Cefuroxim 2-mal
250–500 mg p.o.) oder 3. Generation (Cefotaxim
2-mal 1–2 g i.v. oder Ceftriaxon 1-mal 1–2 g i.v.)
oder Gyrasehemmer (Ciprofloxacin 2-mal 250–
750 mg p.o. bzw. 2-mal 100–200 mg i.v.; Ofloxacin
2-mal 100–200 mg p.o. bzw. 2-mal 100–200 mg i.v.;
Levofloxacin 1-mal 250–500 mg p.o., bzw. 1- bis
2-mal 250–500 mg i.v.). Alternativ kann auch ein
Aminopenicillin mit Betalaktamasehemmer (Amoxicillin und Clavulansäure 3-mal 500 g oder 2-mal
1 g p.o.) eingesetzt werden. Unter Gyrasehemmern
werden weniger Rückfälle beobachtet. Bei Rezidiv
nach weniger als 2 Wochen findet sich oft der
gleiche Keim, eine alternative Antibiose sowie eine
Darstellung der ableitenden Harnwege (Obstruktion?) sind indiziert. Ein später als 2 Wochen auftretendes Rezidiv wird als sporadische, unabhängige Neuerkrankung betrachtet und behandelt. Bei
fehlendem oder nur verzögertem Ansprechen auf
die Therapie dient die urologische Abklärung und

4

Darstellung der ableitenden Harnwege nicht nur zum Ausschluss anatomischer prädisponierender Faktoren (obstruktive Uropathie, Nephrolithiasis), sondern auch einer Abszessbildung. Die im CT bei unkomplizierter Pyelonephritis zu beobachtenden, intrarenalen, hypodensen Herde entsprechen histologisch einer akuten interstitiellen Nephritis und sind prinzipiell reversibel.

Therapie der komplizierten Pyelonephritis

Die antibiotische Therapie wird initial parenteral begonnen und nach Entfieberung auf orale Antibiose umgesetzt. Eine stationäre Aufnahme ist empfehlenswert. Auch hier erfolgt der Therapiebeginn empirisch, nach Erhalt der Resistenztestung wird umgesetzt. Zur Verfügung stehen Cotrimoxazol, die Kombination von entweder Aminopenicillin (z. B. Ampicillin 3- bis 4-mal 0,5–2 g i.v.) oder Acylaminopenicillin (z. B. Piperacillin 3-mal 2–4 g i.v.) oder Cephalosporin der 3. Generation (z. B. Ceftriaxon 1-mal 1–2 g i.v. oder Cefotaxim 2-mal 2 g i.v.) mit einem Aminoglykosid sowie Gyrasehemmer. Bei Schwangeren erreichte man mit Ampicillin i.v., Cefazolin 3-mal 0,5–2 g i.v. oder Ceftriaxon 1-mal 1–2 g i.v. gute Erfolge. Bei fehlendem Behandlungserfolg sollten erneute Urinkulturen sowie eine urologische Abklärung erfolgen.

4.11   Refluxnephropathie

! Unter Refluxnephropathie versteht man die Schädigung des interstitiellen Nierengewebes durch den retrograden Fluss von unter Druck stehendem Urin.

Man unterscheidet einen vesikoureteralen Reflux (Blase → Ureter → Nierenbecken, per se ungefährlich) von einem intrarenalen oder pyelorenalen Reflux (Nierenbecken → Tubuli).

Im Kindesalter ist die Refluxnephropathie in 50% Ursache aller Harnwegsinfekte, sowie ein häufiger und potentiell vermeidbarer Grund chronischer Niereninsuffizienz. Der familiär gehäuft auftretende primäre Reflux beruht auf einer zu lateral gelegenen Insertion des Ureters im Blasen-

dach, was zu einer Verschlussinsuffizienz führt. Er weist eine hohe Spontanheilungsrate auf (15% bei beidseitiger, 50% bei einseitiger Fehlinsertion).

Bei Erwachsenen liegt nur bei jedem 20. Patienten mit Harnwegsinfekt eine Refluxnephropathie zugrunde.

4.11.1   Pathogenese

Die Refluxnephropathie muss in zwei pathogenetisch unterschiedliche Formen unterteilt werden: Die klassische oder erworbene Refluxnephropathie (infektionsassoziiert) einerseits, sowie die angeborene Refluxnephropathie andererseits (Anlagestörung).

Werden anatomische Strukturen zerstört, die normalerweise den orthograden Fluss des Urins gewährleisten, oder sind diese von Geburt an fehlgebildet, kommt es zum Reflux. Ursache sind Druckanstieg bei Verlegung der ableitenden Harnwege durch Tumoren, Steine oder angeborene Klappen, aber auch bei neurogenen Störungen oder chronischen Entzündungen. Aufgrund der Morphologie der Sammelrohröffnungen sind die Papillen am Ober- und Unterpol der Niere vermehrt vom intrarenalen Reflux betroffen. Die Öffnungen dort mündender Sammelrohre können erhöhtem Druck im Nierenbecken nicht standhalten. Im Rahmen einer Refluxnephropathie auftretende narbige Einziehungen der Rinde finden sich deswegen meist am Ober- und Unterpol der Niere. Bei Prädisposition zum Reflux kann auch im Rahmen eines unkomplizierten Harnwegsinfektes ein temporärer Reflux entstehen. Eine diagnostische Einstufung sollte deswegen erst nach Ausheilung akuter Infektionen vorgenommen werden. Auch ein steriler Reflux kann zu tubulointerstitiellen Schäden führen.

4.11.2   Klinik

Im Vordergrund stehen rezidivierende, akute Harnwegsinfekte. Im fortgeschrittenen Stadium weisen Hypertonie, Proteinurie und Erhöhung des Serumkreatinins auf die Ausbildung einer sekundären, fokalen Glomerulosklerose hin.

4.11.3   Diagnostik

Bei allen Stadien eines Refluxes (◘ Abb. 4.2) muss eine anatomische, obstruktive Anomalie ausgeschlossen werden. Die Methode der Wahl zur Funktionsdiagnostik ist das **Miktionszysturethrogramm**. Zur Darstellung von Narben und Kelchdeformierungen wird das i.v.-Pyelogramm eingesetzt. Letzteres ist in den letzten Jahren durch den ^{99m}Technetium-markierten DMSA-Scan ergänzt worden. Dieser findet vor allem bei Kindern Anwendung. Kinder unter 7 Jahren sollten nach Abheilung eines akuten Harnwegsinfektes mit Miktionszysturethrogramm und DMSA-Scan auf Reflux und Narben untersucht werden.

Indikationen zum Miktionszysturethrogramm

— Nach symptomatischer Harnwegsinfektion
— Verdacht auf eine infravesikale Obstruktion
— Bilaterale NBKS-Dilatation beim Knaben (Ausschluss Urethralklappe)
— Dilatierter Ureter
— Verdacht auf vesikoureteralen Reflux
— Vor geplanter Nierenbeckenplastik (Ausschluss eines ipsilateralen vesikorenalen Refluxes)
— Doppelniere mit Nierenbeckendilatation

Seitengetrennte Nierenfunktion

Bei unilateraler ureteropelviner Stenose und sonographisch unauffälliger kontralateraler Niere ist die seitengetrennte Nierenfunktionsbestimmung ein wichtiger Parameter zur Beurteilung der Relevanz der Harnabflussbehinderung. Zur Einschätzung der unilateralen Nierenfunktion kann die glomeruläre Filtrationsrate als Gesamtclearance zusammen mit dem szintigraphisch bestimmten prozentualen Funktionsanteil herangezogen werden.

> **Praxistipp**
> Bei nicht plausiblen Befunden und in Ausnahmefällen ist die Technetium-DMSA-Szintigraphie Methode der Wahl zur exakten Bestimmung der seitengetrennten Nierenfunktionsanteile.

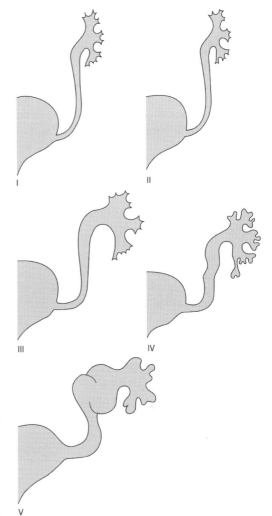

◘ **Abb. 4.2.** Stadieneinteilung des vesikoureteralen Reflux (Grad I–IV) nach der Klassifikation der »International Reflux Study in Children«

4.11.4   Therapie

Kinder

Bei Kindern müssen die Eltern über die prophylaktische Bedeutung der perianalen Hygiene aufgeklärt werden. Hierzu gehört täglich 2-maliges Waschen, wobei bei Knaben die Vorhaut zurückgezogen werden muss. Beim Toilettengang sollte bei Mädchen die Wischrichtung »von vorne nach hinten« eingehalten werden.

Neben der medikamentösen, antibiotischen Langzeitprophylaxe steht die chirurgische Korrektur mit einer Antirefluxplastik sowie endoskopische Methoden zur Verfügung. Im Stadium I und II wird die antibiotische Langzeitprophylaxe empfohlen. Sind die regelmäßig anzufertigenden Urinkulturen negativ, kann ein Auslassversuch der Antibiose unternommen werden. Dieses konservative Vorgehen gilt auch für die Stadien III und IV, nachdem in einer Multizenterstudie über einen Beobachtungszeitraum von 5 Jahren kein Vorteil für eine operative Sanierung gegenüber einer rein medikamentösen, also antibiotischen, Therapie gefunden wurde.

Eine Operationsindikation wird in folgenden Situationen gesehen:

Situationen einer Operationsindikation

- Refluxstadium V
- Rezidivierende Harnwegsinfekte und progrediente Narbenbildung trotz Antibiotikaprophylaxe (auch bei Complianceproblemen)
- Große Ureterostien (Golflochostien) mit hochgradigem Reflux
- Doppelnierenmissbildung und vesikoureteraler Reflux

Eine prä- und postoperative Antibiose (3 bzw. 6 Monate) wird empfohlen.

Eine Nephrektomie sollte nur in Fällen mit schwerer Pyonephrose oder wenn szintigraphisch ein Funktionsanteil von weniger als 5% der Gesamtnierenfunktion nachgewiesen wurde, durchgeführt werden.

Erwachsene

Bei Erwachsenen steht die Behandlung der Harnwegsinfektionen sowie der sekundären Hypertonie im Vordergrund. Bei jungen Frauen mit antibiotikaresistenten Harnwegsinfekten bei **Grad-V-Reflux** und Kinderwunsch besteht die Indikation zur **operativen Sanierung**. Die chirurgische Behandlung der Refluxgrade III und IV beim Erwachsenen verminderte die Inzidenz erneuter akuter Pyelo-

nephritisepisoden, hatte jedoch keinen Effekt auf Nierengröße, Vernarbung, Proteinurie oder Verlauf der Nierenfunktion.

4.11.5 Prognose

Wichtig für die Prognose ist die frühzeitige Diagnosestellung. Die Häufigkeit der Refluxnephropathie und auch die Narbenbildung bei Reflux ist im ersten Lebensjahr am ausgeprägtesten und nimmt mit zunehmendem Alter ab. Etwa 30% der Kinder entwickeln weitere Narben, 20% entwickeln eine arterielle Hypertonie und 10% werden terminal niereninsuffizient. Frauen mit Reflux in der Kindheit haben häufiger Probleme während der Schwangerschaft (akute Pyelonephritis, Hypertonie).

Bei Nierentransplantierten besteht auch bei technisch perfekt inseriertem Ureter bereits bei normaler Miktion ein geringer Reflux. Außerdem ist der Ureter, und damit die Wegstrecke zum Transplantat, kürzer und der Patient ist immunsupprimiert. Bei rezidivierenden Harnwegsinfekten verschlechtert sich das Transplantatüberleben, so dass eine konsequente antibiotische Langzeitprophylaxe unumgänglich ist.

4.12 Obstruktive Uropathie

Eine Obstruktion der Harnwege und der dadurch verursachte Rückstau des Urins kann unabhängig von einer Infektion zu einer Schädigung des Nierengewebes führen. Es besteht zusätzlich ein erhöhtes Risiko für Harnwegsinfekte. Im Folgenden sollen die nephrologischen Aspekte der Obstruktion, also die der obstruktiven Nephropathie, im Mittelpunkt der Diskussion stehen. Prädilektionsstellen für Obstruktionen sind der Übergang vom Nierenbecken in den Ureter, der ureterovesikale Übergang sowie der Blasenhals. Bei Kindern überwiegen ursächlich angeborene Anomalien der ableitenden Harnwege. Ursachen für Obstruktionen im mittleren Lebensalter sind bei Frauen die Tumoren des kleinen Beckens, bei Männern die Urolithiasis. Im höheren Lebensalter steht bei Männern die Prostatavergrößerung im Vordergrund.

Komplikationen der Harnwegsobstruktion sind:

Komplikationen der Harnwegsobstruktion

- Nephrolithiasis
- Postobstruktiv überschießende Diurese (überschießender Salz- und Wasserverlust nach Beseitigung der Obstruktion)
- Urosepsis
- Nephrogener Diabetes insipidus
- Renal tubuläre Azidose
- Fornixruptur mit Urinextravasat
- Hypertonie

4.12.1 Pathogenese

Pathogenetisch führt eine frustrane Peristaltik vor dem Hindernis zu Druckerhöhung und Harnstau. Dies setzt sich über das Nierenbecken in das tubulointerstitielle Gewebe fort. Die Filtrationsrate sinkt, bei anhaltender Obstruktion dilatiert das Tubulussystem und es kommt zur Druckatrophie. Dabei werden bereits innerhalb weniger Tage Fibrosierungsprozesse im Interstitium beobachtet. Der schlechte Harnfluss erleichtert aszendierende Infektionen, die zu einer zusätzlichen Schädigung des Interstitiums und des Tubulusapparates führen. Die Druckerhöhung setzt sich auch auf die Blutgefäße fort und es kommt zur Ischämie, die zu einem Absinken des Gefäßtonus und Erhöhung der Nierenperfusion führt. Aufgrund der gestörten tubulären Reabsorption kommt es zu Störungen im Wasser und Elektrolythaushalt:

- Natriumverlust
- Harnkonzentrationsschwäche
- Verdünnungsschwäche
- Ansäuerungsschwäche

4.12.2 Klinik

Je nach Ursache und Geschwindigkeit der Entwicklung einer Obstruktion können unterschiedliche Beschwerden vorliegen. Allein durch die obstruktive Uropathie bedingt steht die tubuläre Funktionsstörung im Vordergrund. Deren Symptome sind klinisch weniger auffällig, da sie im Wesentlichen auf die Harnkonzentrationsstörung zurückzuführen sind (Polyurie, Nykturie). Manche Patienten berichten über dumpfen Schmerz oder Druckgefühl in der Flankenregion oder im kostovertebralen Winkel. Nicht selten wird unter der Annahme einer Diskopathie oder Ischialgie die Diagnosestellung hinausgezögert. Gastrointestinale Begleitsymptome wie Übelkeit, Meteorismus, Obstipation kommen vor. Dysurie, suprapubisches Druckgefühl und Fieber können auf eine zusätzliche Harnwegsinfektion hindeuten. Entwickelt sich eine Obstruktion der Harnwege langsam, so kann dies völlig schmerzlos sein. Der Funktionsverlust kann bei einseitiger Obstruktion weitgehend durch die zweite Niere kompensiert werden. Nicht selten wird die Obstruktion erst beim Auftreten einer Niereninsuffizienz oder arteriellen Hypertonie (durch die sekundäre Glomerulosklerose) entdeckt.

4.12.3 Diagnostik

Eine obstruktive Uropathie wird meist im Rahmen der Abklärung rezidivierender Harnwegsinfekte oder bei akuter Exazerbation eines chronischen Aufstaus diagnostiziert. Eine normale Urinmenge schließt eine Obstruktion nicht aus und kann durchaus trotz einer z. B. einseitigen Obstruktion vorliegen. Bei der Untersuchung können eine vergrößerte Prostata und eine erweiterte Blase bzw. Blasenmuskelhypertrophie (Balkenblase) Hinweise auf eine prostatabedingte obstruktive Uropathie geben.

Als bildgebendes Verfahren kommt primär die Sonographie mit dem Vorteil der geringen Invasivität zum Einsatz (◨ Abb. 4.3, 4.4, 4.5, 4.6). Sie zeigt die Dilatation des Nierenbeckens und des proximalen Ureters und dort lokalisierter Hindernisse. Die Breite des Parenchyms gibt Hinweise auf das Ausmaß der Hydronephrose und eingeschränkt auch über deren Reversibilität. Ohne Druckmessung kann jedoch nicht zwischen einer reinen Dilatation des Nierenbeckens (z. B. Schwangerschaft) und einer funktionell wirksamen Obstruktion unterschieden werden. Auch kann bei dehydrierten Patienten oder bei frischer Obstruktion

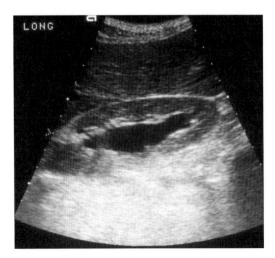

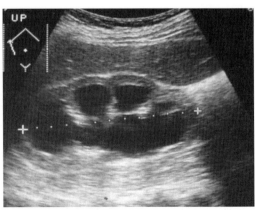

❑ **Abb. 4.5.** Hydronephrose Stadium III. (Mit frdl. Genehmigung von G. v. Kaick und S. Schoenberg, Deutsches Krebsforschungszentrum Heidelberg, Forschungsschwerpunkt: Radiologische Diagnostik und Therapie)

❑ **Abb. 4.3.** Hydronephrose Stadium I. (Mit frdl. Genehmigung von G. v. Kaick und S. Schoenberg, Deutsches Krebsforschungszentrum Heidelberg, Forschungsschwerpunkt: Radiologische Diagnostik und Therapie)

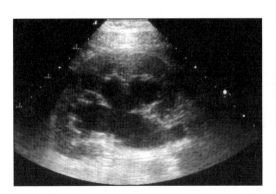

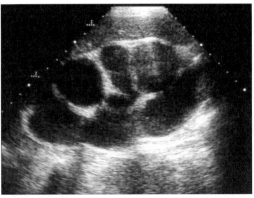

❑ **Abb. 4.4.** Hydronephrose Stadium II. (Mit frdl. Genehmigung von G. v. Kaick und S. Schoenberg, Deutsches Krebsforschungszentrum Heidelberg, Forschungsschwerpunkt: Radiologische Diagnostik und Therapie)

❑ **Abb. 4.6.** Hydronephrotische Sackniere. (Mit frdl. Genehmigung von G. v. Kaick und S. Schoenberg, Deutsches Krebsforschungszentrum Heidelberg, Forschungsschwerpunkt: Radiologische Diagnostik und Therapie)

die Dilatation fehlen. Im i.v.-Pyelogramm können die meisten Abflusshindernisse lokalisiert werden. CT oder NMR stellen im kleinen Becken oder Retroperitonealraum befindliche Ursachen der Obstruktion dar. Ist die Ursache weiter ungeklärt, kann eine Druckmessung mittels orthograder oder retrograder Ureteropyelographie helfen, die Stelle des Hindernisses zu lokalisieren. Bei dieser Methode ist jedoch die Gefahr der Keimeinbringung groß.

4.12.4 Therapie und Prognose

Primäres Therapieziel ist die Beseitigung der Obstruktion. Bis zur kausalen Sanierung sind gelegentlich temporäre Entlastungen nötig. Temporäre Entlastungsmaßnahmen sind das Einbringen von Kathetern, die das Nierenbecken mit der Blase verbinden (Double J-Katheter, Pigtail-Katheter), aber auch die perkutane Drainage des Nierenbeckens (Nephrostoma). Die kausale Therapie sollte sich baldmöglichst anschließen. Diese kann z. B. in einer interventionellen oder operativen Steinentfernung, in einer Tumoroperation oder einer Prostataoperation bestehen. Periinterventionelle Antibiotikagabe sollte großzügig und nicht nur bei Patienten mit Indikation zur Endokarditisprophylaxe verabreicht werden.

Je nach Dauer der Obstruktion kann sich die Nierenfunktion erholen, jedoch nur wenn der Parenchymsaum noch ausreichend breit ist. Diese Erholungsphase kann mehrere Wochen dauern. In dieser Zeit kann es zu einer überschießenden, therapiebedürftigen Diurese mit Salzverlust kommen.

Die Indikation zur Nephrektomie kann insbesondere bei einseitiger Problematik gegeben sein, wenn

- die Niere Ausgangsort rezidivierender Urosepsis ist,
- eine renoparenchymatöse, schwer einstellbare Hypertonie vorliegt, die bereits zu Sekundärschäden geführt hat (wie z. B. der Schädigung der gesunden kontralateralen Niere!),
- das Parenchym völlig druckatrophiert ist (Indikation nur bei gleichzeitigem Vorhandensein mit den ersten beiden Punkten, ▢ Abb. 4.6).

Die quantitative, seitengetrennte Darstellung der tubulosekretorischen Nierenfunktion durch Nephrographie mittels ^{99m}Tc-MAG3 als Tracer dient zur präoperativen Abschätzung der Restfunktion vor geplanter Nephrektomie.

4.13   Chronische Pyelonephritis

Unter chronischer Pyelonephritis versteht man eine persistierende, also chronisch schwelende oder rezidivierende, in Schüben verlaufende Pyelonephritis, die mit Parenchymschäden einhergeht. Es handelt sich mehr um ein Syndrom, als um ein einheitliches Krankheitsbild. Sehr häufig ist die chronische Pyelonephritis ein Residualzustand rezidivierender oberer Harnwegsinfekte auf dem Boden eines lange bestehenden vesikourethralen Refluxes. Endzustand ist die funktionslose, pyelonephritische Schrumpfniere. Insgesamt erleidet aber nur einer von tausend Patienten aufgrund einer Pyelonephritis (akut, chronisch, subklinisch

zusammengefasst) eine terminale Niereninsuffizienz. Als Risikofaktoren gelten:

- Nicht korrigierte Harnabflussstörungen und Anomalien der ableitenden Harnwege (Zelen, Fisteln zum Darm, Dysplasien, Beckenniere etc.)
- Rezidivierende Steinbildung durch die Harnabflussstörung und eventuelle Nidusfunktion des Steines für Infekte (Struvitsteine)
- Diabetes mellitus: Glukosurie, Azidurie, Immunschwäche und renale Angiopathie unterhalten die bei Diabetikern 2- bis 5fach häufiger vorkommende, chronische Pyelonephritis
- Die abakterielle interstitielle Nephritis bei Analgetikanephropathie kann einen idealen Nährboden für bakterielle Besiedlung bieten

4.13.1   Klinik

In der Anamnese fallen rezidivierende, fieberhafte Harnwegsinfektionen auf. Je nach Dauer und Parenchymschaden findet sich eine Niereninsuffizienz sowie eine arterielle Hypertonie. Wegweisende Symptome wie Flankenschmerzen, Dysurie, Pollakisurie und Fieber können fehlen oder nur während eines akuten Schubes nachweisbar sein. Unspezifische Symptome wie Müdigkeit, Abgeschlagenheit, Übelkeit, Gewichtsabnahme und dumpfe Rückenschmerzen, die häufig als »Lumbago« verkannt werden, findet man häufig.

4.13.2   Diagnostik

Die Diagnose wird im i.v.-Pyelogramm gestellt. Dies zeigt Kelchdeformierungen unterschiedlichen Schweregrades. Die Konzentrationsfähigkeit ist vermindert, was zu einer flauen Kontrastausscheidung führt. Die Kelche verplumpen und die Kelchhälse nähern sich einander. Es kommt zum Parenchymverlust durch oberhalb der Kelche liegende Einziehungen bzw. Narben, die durch den intrarenalen Reflux entstanden sind. Bei Unsicherheit bezüglich der noch vorhandenen Nierenfunktion gibt die Szintigraphie Aufschluss über die seitengetrennte Funktion. Es besteht eine lineare Beziehung zwischen dem Ausmaß von Bakteriurie,

Leukozyturie, Hämaturie, Proteinurie und Zylindrurie und dem urographischen nachweisbaren Grad der Papillendeformation.

4.13.3 Therapie

Die Therapie hat einen symptomatischen, einen kausalen und ggf. einen prophylaktischen Ansatz. Symptomatische Therapie heißt in diesem Fall keimgerechte, ausreichend lang verabreichte Antibiose. Bei symptomarmen Infektionen ist die Eigenkontrolle der Leukozyturie im Mittelstrahlurin durch Teststreifen sinnvoll. Bei Nachweis signifikanter Leukozyturie sollte eine Urinkultur angelegt werden.

An urologischen, kausalen Therapieoptionen sind die Sanierung von Harnobstruktionen (z. B. Prostatektomie, TURP [transurethrale Prostataresektion]) und die Schaffung adäquater Abflussverhältnisse (z. B. Nierenbeckenplastik, Ureterozystoneostomie) zu nennen.

Ist bereits eine Niereninsuffizienz im Stadium der kompensierten Retention eingetreten, so kommt als weitere prophylaktische Therapie auch die Hemmung progressionsfördernder Faktoren hinzu. Dazu gehören:
- Blutdruckeinstellung im unteren Normbereich möglichst unter Miteinbeziehung eines ACE-Hemmers oder AT_1-Rezeptorblockers (ARB)
- Nikotinkarenz
- Korrektur einer Hyperlipidämie
- Optimierung der Blutzuckereinstellung bei Diabetikern
- Ausreichende Flüssigkeitszufuhr
- Vermeidung nephrotoxischer Substanzen (Kontrastmittel, nephrotoxische Medikamente, insbesondere nichtsteroidale Antiphlogistika)

Eine Nephrektomie ist nur sehr selten indiziert. Gründe wären z. B. eine renoparenchymatöse maligne Hypertonie oder eine von der Schrumpfniere ausgehende, rezidivierende Urosepsis.

Als Komplikationen einer chronischen Pyelonephritis können eine abszedierende Pyelonephritis (◻ Abb. 4.1) bzw. eine subakute Pyonephrose auftreten. Erstere ist ein foudroyantes Krankheitsbild mit schweren systemischen Entzündungszeichen: hohes Fieber, Schüttelfrost, Flankenschmerzen, Leukozytose mit Linksverschiebung, Anstieg der Blutsenkung und als prognostisch ungünstiges Sepsiszeichen eine Thrombopenie. Makroskopisch ist die Niere von Rindenabszessen übersät und ödematös angeschwollen. Bei diesem urologischen Notfall ist der drohende Zerfall des Organs mit massiver Freisetzung von Bakterien, Endotoxinen und entzündlichem Material in den Retroperitonealraum als lebensbedrohlich zu betrachten. Therapeutisch steht neben der Nephrektomie die perkutane Spülung und Ableitung über ein Nephrostoma zur Verfügung. Letzteres kann bei Einzelniere vor einer terminalen Niereninsuffizienz retten. Zur Pyonephrose kommt es bei Superinfektion einer Hydronephrose. Das Krankheitsbild ähnelt der abszedierenden Pyelonephritis und kann in diese übergehen. Hier ist therapeutisch ein Nephrostoma anzustreben. Sowohl bei Nephrektomie als auch bei Anlage eines Nephrostomas ist parallel eine Antibiose durchzuführen.

4.13.4 Prognose

Pyelonephritische Narben prädisponieren für die spätere Entwicklung von Hochdruck, Proteinurie, fokaler Glomerulosklerose und progredienter Niereninsuffizienz. Alleiniger Reflux ohne Narbenbildung oder einseitige Erkrankung gehen nicht mit progredienter Niereninsuffizienz einher. Patientinnen mit beidseitigen Narben sind insbesondere bei kompensierter Retention vermehrt gefährdet, eine EPH-Gestose während der Schwangerschaft zu entwickeln.

4.14 Xanthogranulomatöse Pyelonephritis

Unter einer xanthogranulomatösen Pyelonephritis versteht man eine radiologisch von einem Nierentumor nur schwer zu unterscheidende, einseitige, bakterielle, **destruierende Entzündung**. Diese kann zusammen mit größeren Steinen vorliegen. Bei Erwachsenen sind meist Frauen mittleren Alters mit rezidivierenden Harnwegsinfekten durch gramnegative Keime betroffen. Die Klinik entspricht der komplizierten Pyelonephritis, zusätzlich können Anämie und leichte Hyperbilirubinämie auftreten. Bei Kindern ist entweder die gesamte Niere betroffen (m = w) oder es handelt sich um eine einseitige tumorartige Raumforderung (w > m).

Die Diagnose wird typischerweise radiologisch mittels CT gestellt. Die wichtigste Differentialdiagnose ist das Nierenzellkarzinom, die beiden Entitäten können aber auch nebeneinander vorkommen. Weitere Differentialdiagnosen sind die Nierentuberkulose, die megalozytäre, interstitielle Nephritis sowie die Malakoplakie. Die Malakoplakie ist eine entzündliche Reaktion des Nierengewebes auf E. coli mit typischen eingeschlossenen Kalzifikationen (Michaelis-Gutman-Körperchen).

Die Therapie besteht – je nach Befall – in einer totalen oder partiellen Nephrektomie. Vorher muss durch antibiotische Therapie die lokale Infektion eingedämmt werden.

4.15   Urosepsis

Eine Urosepsis tritt auf, wenn Mikroorganismen und ihre Toxine bei einem bestehenden Harnwegsinfekt in das Blut eingeschwemmt werden und dort zu einem septischen Krankheitsbild mit Schock führen. Es kann auch zu einer Abszessabsiedlung in andere Organe kommen. Zur Symptomatik der akuten, schweren Pyelonephritis (Flankenschmerz, Fieber, Übelkeit und Erbrechen) addiert sich ein hyperdynamer Schock mit Tachykardie, Hypotonie und warmen Extremitäten (als klinisches Korrelat des erhöhten Herzminutenvolumens und der »weiten Peripherie«).

 Cave
Bei Anzeichen einer Urosepsis besteht ein urologischer Notfall, der eine sofortige Hospitalisierung erfordert.

4.16   Spezifische Entzündungen: Tuberkulose mit Nierenbeteiligung

Das Urogenitalsystem ist nach der Lunge der zweithäufigste Manifestationsort der Tuberkulose. Sie kann sich in der Niere auf mehrere Arten manifestieren:
- Niere und ableitende Harnwege sind direkt befallen (Dysurie, Flankenschmerzen, Hämaturie, sterile Pyurie).

- Die chronische Entzündung führt zur sekundären Amyloidose der Niere.
- Nephrotoxizität von Tuberkulostatika, wichtigstes nephrotoxisches Tuberkulostatikum ist Rifampicin (interstitielle Nephritis, RPGN).
- Miliare Aussaat kann zu pulmonaler Produktion von ADH und damit zur Hyponatriämie führen.

4.16.1   Diagnostik

Dem Nachweis säurefester Stäbchen in 3 Mittelstrahlurinproben von 3 konsekutiven Tagen durch die Ziehl-Neelsen-Färbung folgt entweder die Anzüchtung im Hühnerembryo, die sog. »Hohn«-Kultur oder die PCR (»polymerase chain reaction«) als gentechnologischer Keimnachweis. Eine positive Kultur oder Anzüchtung ist beweisend. Besteht mittels Bildgebung ein hochgradiger Verdacht, schließen negative Ergebnisse der mikrobiologischen Untersuchung eine Tuberkulose nicht aus. Im i.v.-Pyelogramm zeigen sich bei käsiger Papillendestruktion typischerweise mottenfraßartig ausgefranste und erweiterte Nierenkelche, das Nierenbeckenkelchsystem ist margeritenförmig deformiert, der Ureter zeigt gänsegurgelartige Einschnürungen und Verkalkungsstrukturen.

4.16.2   Therapie

Die Therapie der Urogenitaltuberkulose ist weitgehend konservativ. Die Auswahl der Chemotherapeutika sollte sich nach der Resistenzlage richten. Ein urologisch-chirurgischer Eingriff ist nur sehr selten erforderlich.

4.17   Harnwegsinfektion bei Blasenkatheter

Indikationen zur Katheterisierung der Blase sind:
- Entlastung bei akuter peripherer Harnabflussstörung
- Inkontinenz
- Intermittierende Katheterisierung bei Rückenmarkverletzungen mit Blasenentleerungsstörung

Das Risiko, Keime einzuschleppen, ist bei intermittierender steriler Katheterisierung geringer als bei liegendem Dauerkatheter. Auch ein suprapubischer Zugang (Zystofix) führt nur zu einer geringen Verminderung der Keimeinbringungsrate.

Unterstützende Maßnahmen zur Vermeidung von Katheterinfektionen

- Personalschulung
- Strenge Indikationsstellung und frühestmögliche Entfernung
- Sterile Katheterisierung und sichere Befestigung
- System geschlossen halten
- Hoher Urinfluss durch ausreichende Flüssigkeitszufuhr
- Beutel immer tiefer als Blase halten/befestigen, um Rückfluss zu vermeiden
- Suprapubischen Katheter (regelmäßigem Wechsel) Therapie der Harnwegsinfektion bei Patienten mit Blasenkatheter

---

Für antimikrobielle Blasenspülungen (Rivanol, Nebacetin, Borwasser) konnte keine klinische Wirksamkeit nachgewiesen werden. Dies gilt nicht für die 1%-ige Natriumhypochloritlösung, für die bei chronischer Zystitis (hämorrhagische, fibrinöse Form; bei Dauerkatheter) ein Behandlungseffekt nachgewiesen werden konnte.

Ein transurethraler Katheter ist keine Dauerlösung und sollte durch einen suprapubischen Katheter ersetzt werden. Auch dieser muss alle 6 Wochen gewechselt werden. Dies kann in der Regel ambulant in der urologischen Praxis erfolgen.

Für Patienten, deren Problem weniger in der Blasenentleerung als im rechtzeitigen Erreichen von Toilette oder Urinflasche besteht, kann ein Kondomkatheter hilfreich sein, der allerdings nicht zu eng sitzen darf (Ulzerationsgefahr).

Prophylaktische Dauerantibiose für Träger von Dauerkathetern ist nicht empfehlenswert. Nach Katheterentfernung sollte bei Schwangeren, Diabetikern, Patienten über 65 ahren oder langer Katheterliegedauer eine Urinkultur angelegt werden. Antibiotische Behandlung sollte nur bei Beschwerden, nicht aber generell bei asympto-

matischer Bakteriurie erfolgen. Findet sich eine signifikante Kultur (d. h. >10^6 CFU mit einem einzelnen Keim, d. h. keine Mischkultur), ist jedoch insbesondere bei Vorliegen der genannten Risikofaktoren nach Resistenzlage zu therapieren. Die Dosis wird je nach Alter und Nierenfunktion festgelegt.

Bei negativer Gramfärbung erfolgt die Gabe eines Cephalosporins 3. Generation z. B. Cefotaxim (Claforan 2-mal 1–2 g/24 h). Pseudomonasinfektionen werden mit Ceftazidim (Fortum 2-3-mal 1–2 g/Tag) behandelt. Enterokokkeninfektionen werden mit Ampicillin oder Vancomycin therapiert, wobei zu beachten ist, dass es leider bereits vancomycinresistente Enterokokken gibt. Koagulasenegative Staphylokokken werden mit Vancomycin ebenfalls relativ sicher erreicht. Bei schwerer Urosepsis ist die Kombination mit Aminoglykosiden unter Beachtung der Plasmaspiegel (Einsatz von Präparaten mit bekanntem Wirkspiegel, z. B. Gentamycin (= Refobacin 2–5 mg/kg i.v.), trotz der bestehenden Nephrotoxizität) indiziert.

4.18 Harnwegsinfektionen bei Patienten mit Zystennieren

Etwa die Hälfte aller Patienten mit Zystennieren erleidet irgendwann einen Harnwegsinfekt. Besondere Gefahr besteht nach invasiven Untersuchungen oder – aufgrund der kurzen Harnröhre – bei Frauen.

4.18.1 Diagnostische Besonderheiten

Treten typische Symptome eines oberen Harnwegsinfektes auf, wie z. B. Fieber, Flankenschmerzen, Dysurie und ggf. gastrointestinaler Begleitsymptomatik, muss zwischen Pyelonephritis, Zysteninfektion, Zysteneinblutung und perinephritischem Abszess unterschieden werden. Ein neu aufgetretenes druckschmerzhaftes Areal kann dabei auf eine Zysteneinblutung oder -infektion hinweisen. Für eine Einblutung spricht ein akuter Beschwerdebeginn ohne vorausgegangene Dysurie/Miktionsstörungen, sowie das zumindest anfängliche Fehlen von Fieber. Bei Zysteninfekten kann die Urinkultur negativ sein. Zystennierenpatienten haben häufig eine sterile Pyurie. Auch im CT ist eine infizierte Zyste von einer solchen mit Einblutung nicht leicht zu unterscheiden. Gallium/Indium-Scans sind bei Zysteninfekt in 50% positiv. Die Abdomenleeraufnahme kann bei obstruierenden Steinen hilfreich sein, denn diese sind sonographisch in den Zystennieren nicht einfach zu erkennen.

4.18.2 Therapie

Die Infektion der unteren Harnwege ist bei Patienten mit Zystennieren mit einer größeren Gefahr bei Keimaszension verbunden und muss daher ausreichend intensiv therapiert und kontrolliert werden.

Wie bereits oben erwähnt, ist die Unterscheidung zwischen Pyelonephritis und Zysteninfektion oft nicht sicher möglich. Verspätetes Ansprechen auf Antibiose spricht für eine Zysteninfektion. Da Zysten meist nicht mit dem Urinsystem kommunizieren, muss das Antibiotikum die Zystenwand penetrieren. Dies gelingt am besten mit lipidlöslichen Substanzen, wie z. B. Cotrimoxazol (z. B. Bactrim = 2-mal Trimethoprim 160 mg + Sulfamthoxazol 800 mg p.o. oder i.v.), Ciprofloxacin (z. B. Ciprobay 2-mal 250–750 mg p.o. oder 2-mal 100–200 mg i.v.), oder Chloramphenicol (z. B. Chloramsaar 3- bis 4-mal 0,5 g p.o. oder Paraxin 40–80 mg/kg verteilt auf 3–4 Einzeldosen, max. 3 g/24 h, max. Gesamtdosis 25 g), die eine gute Anreicherung in der Zyste erreichen. Die Therapie muss vor allem bei deutlichen Allgemeinsymptomen zumindest anfänglich stationär, die Antibiose parenteral durchgeführt werden. Lassen sich Streptokokken oder Staphylokokken nachweisen, sind Vancomycin (Vancomycin 2-mal 1 g i.v. Orientierung am Talspiegel) und Erythromycin sinnvoll, bei Anaerobiern Metronidazol (z. B. Clont 2- bis 3-mal 250–400 mg p.o. oder 2- bis 3-mal 500 mg i.v.) oder Clindamycin (z. B. Sobelin 3- bis 4-mal 150–450 mg p.o. oder 3- bis 4-mal 200–600 mg i.v.). Die Therapiedauer sollte 4–6 Wochen, bei Rezidiven 2–3 Monate betragen. Eine Drainage von Zysten ist nicht sinnvoll, da die verursachende Zyste nur schwer zu lokalisieren ist. Eine Nephrektomie ist die Ultima Ratio bei Infektpersistenz, vitaler Be-

drohung durch rezidivierende Sepsisschübe, aber auch bei geplanter Nierentransplantation.

4.19 Harnwegsinfektionen bei nierentransplantierten Patienten

Der Harnwegsinfekt ist die häufigste bakterielle Infektion bei nierentransplantierten Patienten. Die Infektinzidenz liegt je nach Zentrum innerhalb der ersten postoperativen Woche bei ca. 40–45%. Typische Erreger sind neben gramnegativen Bazillen und Enterokokken auch das Corynebakterium urealyticum. Letzteres ist nur schwer nachweisbar und muss mit Vancomycin intravenös (z. B. Vanco-Saar 2-mal 1 g i.v., dann Orientierung nach Talspiegel, also unmittelbar vor nächster Gabe) behandelt werden. Noch stationär auftretende Infektepisoden verlaufen oft mit atypischer Symptomatik, sind bakteriämisch und erreichen sehr oft das Transplantat. Die Behandlungsdauer richtet sich zum einen danach, ob die Infektion im Krankenhaus erworben wurde, zum anderen nach Verdachtsmomenten, die auf eine durch den Harnwegsinfekt getriggerte Abstoßung hinweisen. Tritt der Harnwegsinfekt unmittelbar nach Transplantation auf, wird die resistenzgerechte Antibiose initial parenteral und dann noch mind. 6 Wochen oral verabreicht. Ambulant erworbene Infekte in den ersten 3 Monaten nach Transplantation werden ebenfalls 6 Wochen lang behandelt. Bei unteren Harnwegsinfekten, die später als 6 Monate nach Transplantation auftreten, reicht oft eine Therapiedauer von 10–14 Tagen aus. Es besteht eine positive Korrelation zwischen der Häufigkeit von Harnwegsinfekten und dem Auftreten einer chronischen Abstoßung. Manche Zentren empfehlen deshalb eine bis zu einjährige Prophylaxe mit Cotrimoxazol nach Transplantation (z. B. Bactrim, Cotrimoxazol forte = 160 mg Trimethoprim + 800 mg Sulfamethoxazol 3-mal pro Woche abends, oder 0,5 Tablette jeden Abend).

> **Praxistipp**
>
> Die Indikation zur antibiotischen Behandlung von Harnwegsinfektionen sollte bei Transplantierten so früh wie möglich gestellt werden, um eine Funktionsverschlechterung des Transplantates zu vermeiden.

4.20   Differentialdiagnosen der Harnwegsinfektion: Prostatitis

Bei Prostataerkrankungen die differentialdiagnostisch zu erwägen sind oder neben den Harnwegsinfekten junger Männer oder Männern mittleren Alters vorkommen, unterscheidet man zwischen:

- Akuter Prostatitis
- Chronischer bakterieller Prostatitis
- Nichtbakterieller Prostatitis
- Prostatodynie

> **Praxistipp**
>
> Eine isolierte akute Zystitis beim jungen Mann oder einem Mann mittleren Alters ist im Vergleich zur akuten Prostatitis eine Seltenheit. Sie ist symptomatisch jedoch oft schwer abgrenzbar.

Akute Prostatitis

Die Infektion erfolgt meist über die Urethra, häufig mit gleichzeitiger Epididymitis. Typische Keime sind E. coli und Enterobakterien wie Proteus. Klinische Zeichen sind Fieberzacken, Schüttelfrost, Erschöpfung, Myalgien, Schmerzen im kleinen Becken oder perineal und trüber Urin. Manchmal ist eine stationäre Aufnahme erforderlich. Eine akute Entzündung kann durch Schwellung des Organs obstruktiv wirken. Als Komplikation können eine chronische Prostatitis, ein Prostataabszess, metastatische Abszedierung oder eine gramnegative Sepsis auftreten.

Die Prostata ist druckschmerzhaft, diagnostische Sekretgewinnung mittels Massage sollte nur mit Vorsicht durchgeführt werden, um eine Bakteriämie zu vermeiden. Man findet neben einer Pyurie, Leukozytose, PSA-Anstieg und positiver Urinkultur bei schweren Formen durchaus auch positive Blutkulturen. Patienten mit HIV-Infektionen sind – unabhängig von hetero- oder homosexuellen Partnern – besonders anfällig für Prostatitiden, und weisen ein atypisches Keimspektrum auf (z. B. Haemophilus parainfluenzae).

Die normalerweise vorhandene Blut-Prostata-Schranke ist bei akuter Entzündung durchlässig, so dass ausreichende Antiobiosespiegel im Prostatagewebe erreicht werden können. Bei positiver Gramfärbung mit Kettenkokken kann von Enterokokken ausgegangen werden und es sollte Ampicillin oder Amoxicillin (Dosis wie bei Harnwegsinfektion) verabreicht werden. Haufenkokken sind typisch für Staphylokokken und werden mit Cephalosporinen oder penicillinasefesten Penicillinen behandelt. Gramnegative Kokken werden oral mit Cotrimoxazol oder Chinolonen, bei schwerster Infektion und V.a. Urosepsis parenteral mit Gyrasehemmern in Kombination mit Aminoglykosiden behandelt. Ohne die Information der Gramfärbung sollte man bei schwerer Erkrankung von einer Urosepsis ausgehen. Nach 1–2 fieberfreien Tagen kann auf orale Therapie umgesetzt werden, insgesamt muss jedoch ca. 6 Wochen behandelt werden. Ist nach 6-wöchiger Antibiose die Urinkultur 1 Woche nach Absetzen der Antibiose negativ, ist von einer Heilung auszugehen. Obstruktive Symptomatik durch akute, entzündungsbedingte Organschwellung sollte temporär mit einem suprapubischen Katheter entlastet werden, Harnröhrenkatheter sind kontraindiziert. Nichtsteroidale Antiphlogistika zur Schmerztherapie tragen zur Verflüssigung der Sekretion und zur Abschwellung bei, sollten jedoch nicht über einen längeren Zeitraum verabreicht werden.

 Cave
Bei Niereninsuffizienz sind nichtsteroidale Antiphlogistika strikt zu meiden.

Chronische bakterielle Prostatitis

Sie tritt als Komplikation einer akuten Prostatitis, aber auch ohne akute Vorinfektion auf. Die Patienten klagen über Dysurie, Polyurie und rezidivierende Harnwegsinfekte. Erreger sind meist gramnegative Keime, Chlamydien, selten Pilze oder Mykobakterium tuberkulosis. Die klinischen Symptome reichen von denen der akuten Form bis zur asymptomatischen Form. Diagnostisch wird ein Erregernachweis im durch Prostatamassage gewonnenen Sekret angestrebt. Eine chronische Prostatitis muss 4–12 Wochen antibakteriell behandelt werden. Mittel der Wahl sind Chinolone aufgrund ihrer guten Gewebegängigkeit. Bei Chlamydieninfektion behandelt man 1 Woche mit Doxycyclin 2-mal 100 mg pro Tag, alternativ mit Makroliden (1 g Azithromycin einmalig).

Abakterielle Prostatitis

Dieses Krankheitsbild ist häufiger als die bakteriellen Prostatitiden. Viele Experten halten es für eine nichtinfektiöse Erkrankung. Die Leukozyten im Prostatasekret sind vorhanden, die Kulturen sind jedoch negativ. Es findet sich auch kein gleichzeitiger Harnwegsinfekt. Das einzig sichere Unterscheidungsmerkmal zur chronischen bakteriellen Prostatitis, bei der negative Kulturen vorkommen können, ist die absolute Therapieresistenz bei Antibiose. Die Therapie ist symptomatisch mit Sitzbädern, Antiphlogistika und transurethraler Mikrowellenthermotherapie.

Prostatodynie

An Prostatodynie erkranken Männer jüngeren und mittleren Alters. Die Symptome ähneln der chronischen Prostatitis, begleitende Harnwegsinfekte sind selten. Im Unterschied zur abakteriellen Protastitis findet man keine Leukozyten im Prostatasekret, jedoch finden sich bei urodynamischen Untersuchung obstruktive Störungen im Bereich des Blasenhalses. Therapeutisch helfen hier α-Blocker in steigender Dosierung (z. B. Doxazosin in Cardular Uro max. 2-mal 4 mg/24 h). Die Entspannung des Beckenbodens kann durch Diazepam unterstützt werden. Eine transurethrale Blasenhalsinzision hat in einigen Studien zu einer Besserung der Beschwerden geführt.

4.21 Renale und perinephritische Abszesse

Die Lokalisation eines Nierenabszesses ist vom Infektionsmodus abhängig. Bei hämatogen-metastatischer Infektion entstehen meist kortikale, bei über die Harnwege aufsteigenden Infektionen eher medulläre Absiedelungen. Vor der Antibiotikaära waren kortikale oder miliare renale Abszessbildungen durch Staphylokokken 1–6 Wochen nach dem Ursprungsinfekt nicht selten. Heutzutage kommt dieses Krankheitsbild fast nur bei i.v.-Drogenabhängigen mit Staphylokokkenendokarditis vor. Der aszendierende Infektionsweg überwiegt zahlenmäßig. Der Abszess entspricht einer Pyelonephritis mit Kolliquationsnekrose des Entzündungszent-

rums. Auslöser sind meist gramnegative Keime, bei zwei von drei betroffenen Patienten findet man eine anatomische Anomalie.

4.21.1 Klinik

Neben den Zeichen einer akuten Pyelonephritis (Fieber, einseitiger Flankenschmerz) fallen folgende Besonderheiten auf:

- Bei Abszesslokalisation am Unterpol nimmt der Patient eine Schonhaltung mit Hüftbeugung nach vorne ein (Reizung des M. psoas), bei dorsaler Lokalisation wird die Wirbelsäule in Lordose gehalten, kraniale Abszesse können zum Zwerchfellhochstand führen und bei medio-ventraler Abszesslokalisation kann es zu einer Reizung des Peritoneums kommen.
- Das entsprechende Dermatom kann gerötet und parästhetisch sein.
- Bei abgekapseltem Abszess ist der Urinbefund eventuell normal, besonders bei hämatogener Absiedlung, bei aszendierender Infektion findet sich verständlicherweise ein entzündlicher Sedimentsbefund.
- Fieber und Leukozytose halten trotz adäquater Antibiose über 5 Tage an.

Im letzteren Fall muss mit bildgebenden Maßnahmen nach einem Abszess gefahndet werden. Hierzu können neben der Sonographie ein i.v.-Pyelogramm, CT oder ein Leukozytenszintigramm eingesetzt werden.

4.21.2 Therapie

Ist unter Verdacht auf Pyelonephritis bereits eine Monotherapie begonnen worden, die Teilerfolge zeigt, wird diese fortgesetzt. Beim nicht-vorbehandelten Patienten wird eine Zweifachtherapie mit 2-wöchiger Gabe von Aminoglykosiden und mehrwöchiger Gabe von Ampicillin oder Gyrasehemmern empfohlen. Bei großen Abszessen können in der Abszessflüssigkeit andere Keime als in der Urinkultur nachweisbar sein, dann muss ggf. umgesetzt werden. Die Therapie dauert 1–2 Monate und sollte nach Normalisierung der Laborparameter noch mindestens 10 Tage fortgeführt werden. Die Laborkontrollen (Leukozytose, BSG, Urinkultur, Urinsediment) sollten nach Absetzen der Antibiose im 2-Wochen-Rhythmus für weitere 3 Monate fortgeführt werden.

Eine Drainage ist nicht nur zur Bestätigung des Keimes, sondern auch zur Beschleunigung des Heilungsprozesses sinnvoll. Bei konservativ nicht beherrschbarer Situation, z. B. bei Diabetikern mit großem Gewebezerfall oder gleichzeitiger Obstruktion, kann eine Nephrektomie indiziert sein. Falls rechtzeitig antibiotisch behandelt wird und noch keine subkapsuläre Ausbreitung stattgefunden hat, sind die Aussichten mit Langzeit-Antibiose gut.

Internet-Links

- *http://www.degam.de/leitlinien.html*
- *http://www.evidence.de/Leitlinien/leitlinien-intern/HWI_Start/HWIRef/hwiref.html*
  Patientenleitlinie Harnwegsinfekt und Blasenentzündung (= Zystitis)
- *http://www.uni-duesseldorf.de/WWW/AWMF/ll/006-125.htm*
  AWMF-Online, Leitlinien der AG für pädiatrische Nephrologie, der Deutschen Gesellschaft für Kinderchirurgie und der Deutschen Gesellschaft für Urologie
- *http://www.akh-consilium.at/daten/harnwegsinfektionen_erwachsene.htm*
  AKH-Consilium der Medizinischen Universität Wien

Literatur

Arav-Boger R, Leibovici L, Danon YL (1994) Urinary tract infections with low and high colony counts in young women. Spontaneous remission and single-dose vs multiple-day treatment. Arch Intern Med 154: 300–304

Dillon MJ, Goonasekera CD (1998) Reflux nephropathy. J Am Soc Nephrol 9:2377–2382

Fowler JE, Perkins T (1994) Presentation, diagnosis and treatment of renal abscesses: 1972-88. J Urol : 151:847–852

Krautzig S, Bahlmann J (1996) Tubulointerstitielle Nierenerkrankungen bei Harnwegsinfektion, Reflux und Obstruktion. Internist 37: 1096–1110

Kunin CM (1997) An overview of urinary tract infections. In: Kunin CM (Ed): Urinary Tract Infections: Detection, Prevention and Management, Edition 5. Williams & Wilkins, Baltimore. S. 4–11

Nicolle LE (1997) A practical guide to the management of complicated urinary tract infection. Drugs 53:583–594

Stamm WE, Hooton TM (1993) Management of urinary tract infections in adults. New Engl J Med 329:328–333

Wilson C, Bhatti A, Rix D, Manas D (2005) Routine intraoperative ureteric stenting for kidney transplant recipients. Cochrane Database Syst Rev 2005 Oct 19;4:CD004925

Zieger B, Möhring K, Rohrschneider W, Tröger J, Darge K, Dütting T (1998) Diagnostik des vesikoureteralen Refluxes mit der echoverstärkten Miktionsurosonographie. Der Radiologe, Band 38, Nummer 5, S. 405–409

Steinleiden

Schätzungsweise ein Achtel aller Männer und jede 20. Frau haben bis zu ihrem 70. Lebensjahr mindestens einen symptomatischen Nierenstein. Die klassischen Symptome sind Makrohämaturie und je nach Lokalisation ausstrahlende Flankenschmerzen. Die Häufigkeit der Nephrolithiasis steigt mit dem Alter. Nur etwa ein Drittel aller Steine ist monomineralisch. Die häufigste Komponente ist Kalziumoxalat, es wird in drei Viertel aller Steine nachgewiesen, gefolgt von Harnsäure, die in 10% aller Steine nachweisbar ist. Infektsteine (Struvite) sind selten, Zystinsteine eine Rarität. Ist das Löslichkeitsprodukt der jeweiligen Salze überschritten, kommt es zum Auskristallisieren und das Steinwachstum beginnt. Eine Steinanalyse sollte auf jeden Fall durchgeführt werden, um die individuelle Prädisposition und die jeweiligen Risikofaktoren erkennen und behandeln zu können.

Tritt eine symptomatische Nephrolithiasis erstmalig auf, erlaubt die Tatsache, dass nach 10 Jahren nur die Hälfte aller Patienten mit einmaliger Nephrolithiasis ein Rezidiv bekommt, sowie die guten Behandlungsmöglichkeiten ein zuwartendes Vorgehen. Bei zufällig entdeckten asymptomatischen Steinen hat der Patient ebenfalls ein Risiko von ca. 50%, innerhalb der nächsten 5 Jahren Symptome zu entwickeln. Die Risiken einer prophylaktisch vorgenommenen Intervention zur Steinentfernung rechtfertigen oft ein konservatives Vorgehen. Die Intensität der Erstabklärung sollte sowohl das Sicherheits- und Therapiebedürfnis des Patienten als auch des Arztes befriedigen. Der diätetischen Minderung des Rezidivrisikos sowie der ausreichenden Flüssigkeitszufuhr kommt eine wichtige Bedeutung zu.

5.1   Risikofaktoren der Nephrolithiasis

Zur Bildung von Steinen prädisponieren eine positive Familienanamnese für Steine, eine Vorgeschichte mit Nephrolithiasis beim Patienten selbst, erhöhte Oxalatresorption durch z. B. ein Kurzdarmsyndrom, rezidivierende Harnwegsinfekte und die arterielle Hypertonie. Auch starke körperliche Anstrengung mit Flüssigkeitsverlust ohne adäquaten Ausgleich (Marathon, Sauna) erhöht das Risiko zur Steinbildung. Vitaminzufuhr kann nicht generell als lithogen bezeichnet werden, jedoch können hohe Dosen Vitamin C bei gleichzeitiger Dehydrierung zur Stein/Griesbildung führen. Harnsäuresteine bilden sich nur im sauren Urin und treten gehäuft bei Patienten mit Gicht oder Hyperurikosurie auf. Bei Harnwegsinfektionen mit ureasebildende Bakterien (Proteus, Klebsiellen) können sich Infektsteine (Struvite) bilden.

5.1.1   Klinik

Die Schmerzen haben einen typisch kolikartigen, wellenförmigen Charakter und werden oft von Übelkeit und Brechreiz begleitet. Von der Höhe und Ausstrahlung der Schmerzen kann ungefähr auf die Steinlokalisation geschlossen werden. Steine im Nierenbecken oder Ureterabgang verursachen Flankenschmerzen, tiefe Steine strahlen in die Hoden bzw. Labien aus. Eine Hämaturie mit mikroskopisch weitgehend normal geformten Erythrozyten ist häufig. Dysurie und akuter Harndrang entstehen oft beim Übertritt eines Steines in die Blase.

> **Praxistipp**
>
> Die klassische Trias akut einsetzender Flankenschmerzen, Makrohämaturie und Kalzifikationen in der Abdomenübersichtaufnahme findet sich bei 90% der Notfallpatienten mit Nephro-/Urolithiasis.

Differentialdiagnostisch müssen abgegrenzt werden:
- Blutung (Papillome, Nierenzellkarzinom) mit Koagelbildung
- Extrauteringravidität
- Aortenaneurysma
- Selten Ileus (ohne Hämaturie)

5.2   Diagnostik

Neben einer ausführlichen Anamnese, die eventuelle Diätfehler, Trinkmenge (s. unter Therapie), Harnwegsinfektionen und lithogene Medikamente berücksichtigt, erfolgt eine Urin- und wenn möglich Steinanalyse.

5.2.1 Anamnese

In der Anamnese des Patienten mit Nephrolithiasis müssen folgende Punkte besonders beachtet werden:

- Generell niedrige Flüssigkeitszufuhr und/oder hohe Verluste führen gehäuft zu Steinbildung.
- Eine positive Familienanamnese ist ein Risikofaktor.
- Männer leiden häufiger an Harnsäuresteinen und Hyperkalziurie, Frauen erleiden häufiger einen primären Hyperparathyreoidismus oder eine renal tubuläre Azidose.
- Lithogene Medikamente: Vitamin D, kalziumhaltige Medikamente, Triamteren, Cotrimoxazol, Azetazolamid, Proteaseinhibitoren wie Indinavir, Ritonavir oder Saquinavir.
- Steinbildung fördernde Diät: Oxalathaltige Nahrungsmittel (Rhabarber, Kakao, Spinat), Harnsäureausscheidung fördernde Getränke (Milch, Alkohol, Tee), hochdosierte Vitamin-C-Behandlung.

5.2.2 Serumuntersuchungen

Im Serum sollten in einem ersten Schritt Kalzium, Phosphat, Gesamteiweiß, Harnsäure und alkalische Phosphatase bestimmt werden. Bei einer zu einem Hyperparathyreoidismus passenden Laborkonstellation (Hyperkalzämie, Hypophosphatämie, hohe Knochen-AP) ist intaktes Parathormon zu bestimmen.

5.2.3 Urinuntersuchungen

Spontanurin

Die Untersuchung des Spontanurins sollte neben der Mikroskopie auch eine nüchtern durchgeführte pH-Wertbestimmung sowie eine Urinkultur einschließen. Bei Infektsteinen liegt der Urin-pH meist über 7,5, bei Uratsteinen unter 5,5. Der Cystinognost-Test bestimmt semiquantitativ die Zystinausscheidung.

Im Sediment kann die Form eventuell vorhandener Kristalle auf die Art des Steines hinweisen. Urate sind polymorph, z. B. rosetten- oder rhombenförmig. Kalziumoxalatkristalle sind pH-unabhängig und haben in der Monohydratform Hantelform, in der Dihydratform ähneln sie quadratischen Briefumschlägen. Infektsteine bestehen meist aus Magnesium-Ammonium-Phosphat, man nennt sie auch Struvitsteine. Sie sind rechteckig und erinnern dreidimensional an Sargdeckel. Zystinkristalle sind hexagonal.

24-h-Sammelurin

Im 24-h-Sammelurin muss bei Nephrolithiasis Kalzium, Oxalat, Magnesium, Zitrat, Phosphat, Harnsäure und bei Verdacht auf primären Hyperparathyreoidismus der Quotient cAMP/Kreatinin-Clearance bestimmt werden (◘ Tab. 5.1).

5.2.4 Radiologische Untersuchungen

Als bildgebende Verfahren stehen neben Ultraschall (◘ Abb. 5.1) und Computertomogramm die Abdomenleeraufnahme (ggf. in Schichttechnik) und das i.v.-Pyelogramm zur Verfügung. Das CT hat gegenüber der Abdomenleeraufnahme den Vorteil, auch kleine oder nicht röntgendichte Steine darzustellen. Letztere sind jedoch auch im i.v.-Pyelogramm gut

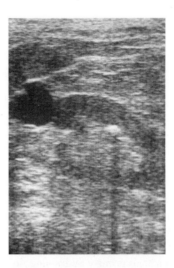

◘ **Abb. 5.1.** Große Zyste am Oberpol, pyelonnaher Stein mit dorsaler Schallauslöschung in der Pars media. (Mit frdl. Genehmigung von G. v. Kaick und S. Schoenberg, Deutsches Krebsforschungszentrum Heidelberg, Forschungsschwerpunkt: Radiologische Diagnostik und Therapie)

☐ Tab. 5.1. Normalwerte täglicher Ausscheidung lithogener Salze

	Männer	Frauen
Kalzium mg (mmol)/24 h	<300 (7,5)	<250 (6,25)
Harnsäure mg (mmol)/24 h	<800 (4,8)	<750 (4,5)
Zitrat mg (mmol)/24 h	450–600 (2,3–3,1)	650–800 (3,4–4,2)
Oxalat mg (mmol)/24 h	<45 (0,5)	<45 (0,5)
Phosphat	26–65 mmol/24 h 0,8–2,0 g/24 h	
cAMP	0,026–0,042 pmol/24 h	
Magnesium (mmol)/24 h	2,0–8,0	1,5–7,0
Kreatinin mg (µmol)/kg KG	20–25 (177–221)	15–20 (133–177)

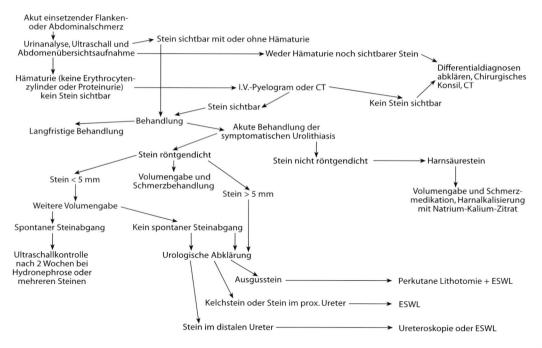

☐ Abb. 5.2. Abklärung und Behandlung der akuten Nephrolithiasis

darstellbar. Differentialdiagnostisch müssen Phle-
bolithen in den Venengeflechten um den Ureter von
Nierensteinen abgegrenzt werden, dies ist auch im
CT schwierig. Aus Kostengründen sollte die Computertomographie nicht als primäre Bildgebung eingesetzt werden.

Eine Anleitung zur Abklärung von Abdomen-
oder Flankenschmerzen zum Ausschluss einer Nephrolithiasis ist in ☐ Abb. 5.2 dargestellt.

5.2.5 Besonderheiten einzelner Steinarten

Kalziumsteine

Risikofaktoren für Kalziumsteine sind Hyperkal-
zurie (Männer >300 mg = 7,5 mmol/24 h; Frauen
>250 mg=6,25 mmol/24 h), Hyperurikosurie, Hy-
peroxalurie, Hypozitraturie, geringe Trinkmenge,
niedriges Urinvolumen und hoher Eiweißgehalt
der Nahrung. Kalziumsteine kommen gehäuft

bei primärem Hyperparathyreoidismus, Markschwammnieren und distal tubulärer Azidose vor. Folgende Untersuchungen sollten bei Patienten mit kalziumhaltigen Steinen durchgeführt werden:

- Mehrere Serumkalziumbestimmungen
- Intaktes Parathormon
- i.v.-Pyelogramm zum Ausschluss z. B. von Markschwammnieren
- Kalzium, Harnsäure, Zitrat, Oxalat, Kreatinin, cAMP und Natrium im 24-h-Urin (Normalwerte ◘ Tab. 5.1)

Die Kreatininbestimmung hilft, die Vollständigkeit der Sammlung zu überprüfen. Da sowohl im 24-h-Urin als auch im Spontanurin ein Verhältnis von 1:1 der Kalzium- zur Kreatininausscheidung vorliegt, kann die Kalziumausscheidung über folgende Formel abgeschätzt werden:

24-h-Kalziumausscheidung = [U-Ca-Konz. (mg/dl)/ U-Kreatininkonz. (mg/dl)] × 1,1

Man unterscheidet:
- *Hyperkalzämie mit Normo- oder Hyperkalziurie:*
  iPTH erhöht, Phosphat erniedrigt oder normal: Primärer Hyperparathyreoidismus
  iPTH niedrig, Phosphat hoch oder normal: granulomatöse Erkrankung (z. B. Sarkoidose), Milch-Alkali-Syndrom, Vitamin-D-Intoxikation, Immobilisation, maligne Tumoren
- *Normokalzämie mit Hyperkalziurie:*
  Idiopathische Hyperkalziurie
- *Normokalzämie mit Normokalzurie:*
  mit Hyperurikosurie: meist nutritiv
  mit Hyperoxalurie: nutritiv, Kurzdarmsyndrom (vermehrte Resorption), primäre Hyperoxalurie
  mit Hypozitraturie: erhöhte Zufuhr tierischen Proteins, RTA-Typ-I

Harnsäuresteine

Etwa ein Drittel der Patienten mit Harnsäuresteinen hat eine Hyperurikosurie (Männer >800 mg = 4,8 mmol/24 h, Frauen >750 mg = 4,5 mmol/24 h). Der Anteil von Harnsäuresteinen beträgt in Europa und Nordamerika nur 5–10% aller Nierensteine, in Ländern mit heißem Klima fast 50%.

Harnsäuresteine kommen meist bei Patienten mit normalem Harnsäurestoffwechsel vor, gelegentlich jedoch auch bei Patienten mit Gicht. Über 80% der Patienten haben reine Uratsteine. Prädisponierend für die Uratsteinbildung ist der saure pH-Wert des Urins, der zur Uratausfällung führt. Patienten mit hoher Harnsäureausscheidung oder mit chronischen Durchfällen haben ein besonders hohes Risiko. Urat kann jedoch auch als Nidus für Kalziumoxalatsteine dienen. Diese kommen bei Gichtpatienten fast 30-mal so oft vor wie bei Patienten ohne Gicht. Während bei einem Urin-pH von 7,0 noch 200 mg/dl Harnsäure löslich sind, fällt diese Grenze auf 15 mg/dl bei einem Urin-pH von 5,0. Die Diagnose der Harnsäure-Nephrolithiasis wird durch die Anamnese, Messung von Urin-pH und ausgeschiedener Harnsäuremenge oder Steinanalyse gestellt.

Zystinsteine

Zystin entsteht durch Bindung von zwei Molekülen Zystein über deren Schwefelreste. Die seltene, autosomal-rezessiv erbliche Zystinurie führt über eine verminderte Fähigkeit der Zystinrückresorption im proximalen Tubulus zur erhöhten Zystinausscheidung. Im Unterschied zu den anderen dibasischen Aminosäuren ist Zystin schlecht löslich, ab ca. 400 mg/l (0,83 mmol/24 h) kommt es zum Ausfallen von Zystinsteinen. Die normale Ausscheidung von Zystin beträgt unter 30 mg/24 h, beim Fanconi-Syndrom oder Zystinurie kann sie auf 30–3000 mg/24 h erhöht sein.

Man unterscheidet nach der Menge der Zystinausscheidung beider Eltern die Subtypen der Zystinurie und kann sie genetisch Defekten auf Chromosom 2 und Chromosom 19 zuordnen. In der Bildgebung sind die Steine nicht so röntgendicht wie kalziumhaltige Steine, makroskopisch haben sie eine typische gräuliche Farbe. Die Diagnose stellt sich durch Anamnese, hexagonale Kristalle im Urinsediment, Cystinognosttest sowie Steinanalyse.

Infektsteine

Aus der Spaltung von Harnstoff in Kohlendioxid und Ammonium durch Urease resultiert eine pH-Wert-Steigerung, die die Präzipitation von Phosphat, Carbonat und Magnesium fördert. Aus diesen Salzen entstehen die sog. Infekt- oder Struvitsteine, entweder als reine Struvitsteine oder zusammen mit Bakterien, einer Eiweißmatrix und Leukozyten. Hyperkalziurie und die Bildung von Calciumoxalatsteinen kann als »Nidus« (Kristallisationskeim) für Infektsteine wirken. Bei fortbestehender Infektion und pH-Abweichung kann der Infektstein bis zu einem das Nierenbecken komplett ausfüllenden Ausgussstein anwachsen.

5.2.6 Nephrokalzinose

Unter einer Nephrokalzinose versteht man diffuse intrarenale Verkalkungen (◘ Abb. 5.3). Diese können isoliert oder gleichzeitig mit Steinen auftreten. In der Nierenrinde findet man sie gehäuft bei Hyperoxalurie oder nach Aufnahme nephrotoxischer Substanzen. Verkalkungen im Papillenbereich treten meist infolge einer Analgetikanephropathie mit Papillennekrosen auf. Bei primärem Hyperparathyreoidismus, malignen Erkrankungen oder der

Sarkoidose finden sich sowohl kortikale als auch medulläre Verkalkungen. Eine Nephrokalzinose wird außerdem bei renal tubulären Azidosen und bei Vitamin-D-Intoxikation gefunden.

5.3   Therapie

Während eine einmalige Nephrolithiasis hauptsächlich eine erhöhte Flüssigkeitszufuhr und regelmäßige Verlaufskontrollen zur Folge haben sollte, ist bei rezidivierender Stein- oder Griesbildung oder bei progredientem Steinwachstum eine medikamentöse und diätetische Prophylaxe zu empfehlen. Diese haben das Ziel, die Konzentration lithogener Substanzen zu mindern bzw. lithoprotektiver Substanzen zu erhöhen.

Die interventionelle Therapie ist dem urologischen Fachgebiet zuzuordnen und soll hier nur kurz erläutert werden.

5.3.1   Akuttherapie bei Nephro-/ Urolithiais

Bei akutem Krankheitsbild sollte die Entscheidung, ob ambulant therapiert werden kann oder eine stationäre Behandlung erforderlich ist, von der Schwere des Krankheitsbildes und der ambulant möglichen Flüssigkeitszufuhr abhängig gemacht werden.

Bei einer akuten Nierenkolik besteht neben den heftigen, wellenförmigen, krampfartigen Schmerzen oft eine deutliche Allgemeinsymptomatik mit Übelkeit und Erbrechen.
— Spasmolytika (z. B. Buscopan 1 Ampulle = 20 mg Butylscopolamin max. 5-mal 20 mg/24 h bzw. Buscopan Supp = Butylscopolamin 10 mg max. 5-mal 10 mg/24 h) und
— Analgetika (z. B. Baralgin 1 Ampulle = 2,5 g Metamizol max. 2-mal 2,5 mg/24 h bzw. Novaminsulfon Tabletten 500 mg max. 4-mal 1 g/24 h, oder Fortral 1 Ampulle = 30 mg Pentacozin max. 6-mal/24 h)

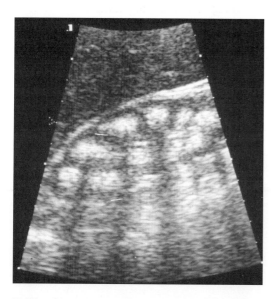

◘ **Abb. 5.3.** Typisches Verkalkungsmuster bei Nephrokalzinose. (Mit frdl. Genehmigung von G. v. Kaick und S. Schoenberg, Deutsches Krebsforschungszentrum Heidelberg, Forschungsschwerpunkt: Radiologische Diagnostik und Therapie)

Die Medikation sollte bei schwerem Krankheitsbild initial i.v. verabreicht werden. Lokale Wärmeapplikation ist sinnvoll.

5.3.2 Dauertherapie

Medikamentöse Therapie
Behandlung rekurrierender Nephrolithiasis mit kalziumhaltigen Steinen

Idiopathische Hyperkalziurie (Normokalzämie mit Hyperkalziurie) wird bei Vorliegen eines aktiven Steinleidens mit Natriumrestriktion und Thiaziddiuretika behandelt (z. B. 25–50 mg, max. 100–200 mg Hydrochlorothiazid, bzw. 25 mg, max. 200 mg Chlorthalidon). Die Thiazide bewirken eine erhöhte Kalziumresorption im proximalen und distalen Tubulus. Von dieser positiven Kalziumbilanz profitiert auch der Knochenstoffwechsel. Von den Nebenwirkungen der diuretischen Therapie muss vor allem auf eine Hypokaliämie geachtet werden, aber auch Glukose, Kalzium, Harnsäure müssen anfänglich nach 1 Monat Therapie, später mindestens vierteljährlich kontrolliert werden. Die Hypokaliämie führt neben eventueller Auslösung von Rhythmusstörungen zur Hypozitraturie, die ihrerseits lithogen wirkt. Kann die Hyperkalziurie mit Thiaziden nicht ausreichend gesenkt werden, kann alternativ 60–80 mmol/die Kaliumbikarbonat oder Kaliumzitrat gegeben werden (Vorsicht bei gleichzeitiger Gabe eines kaliumsparenden Diuretikums). Eine weitere therapeutische Alternative ist die Gabe von Orthophosphat (1–2 g verteilt auf 3 Einzelgaben, z. B. Reducto), welches die Ausscheidung von Kalzium erniedrigt und diejenige von Kristallisationsinhibitoren erhöht. Bei Unverträglichkeit von Thiaziden (z. B. therapieresistente Hypokaliämie bei gleichzeitigen Rhythmusstörungen) kann ein Therapieversuch mit 3–5 g Natrium-Zellulose-Phosphat, einem nicht resorbierten Ionenaustauscher, durchgeführt werden (Magnesiumkontrolle und ggf. Substitution).

Eine erhöhte Harnsäureausscheidung kann nicht nur zur Bildung von Harnsäuresteinen führen, sondern auch Kalziumoxalatsteine induzieren (Harnsäurekristalle dienen als Nidus). Bei Kalziumoxalatsteinen und Hyperurikosurie kann bei nicht ausreichender Thiazidwirkung mit Allopurinol behandelt werden.

Zitrat verhindert die Bildung von Steinen durch die Bildung eines gut löslichen stabilen Komplexes mit Kalzium. Bei Hypozitraturie therapiert man mit 30–80 mmol/24 h Kaliumzitrat oder Kaliumbikarbonat. Nichtalkalisierende Kaliumsalze sind ohne Wirkung. Orangensaft z. B. enthält zwar Kalium und Zitrat, aber auch Kalzium und Oxalat. Zitronensaft und Limonensaft dagegen enthalten ausreichend Zitrat, aber nur geringe Mengen an Kalzium und Oxalat. Sie sind als Ersatztherapie bei Incompliance bezüglich der Einnahme von Kaliumzitrat nützlich.

Eine durch vermehrte Resorption von Oxalat verursachte, also enterale Hyperoxalurie kann durch die Gabe von Kalziumkarbonat vermindert werden. Kalziumkarbonat ist von verschiedenen Firmen als »Nahrungsergänzungsprodukt« erhältlich, die Dosis beträgt 1–4 g/24 h. Die dabei resorbierte Kalziummenge ist zu vernachlässigen. Eine fett- und oxalatarme Therapie ist oft mit der benötigten Kalorienzufuhr z. B. bei Kurzdarmsyndrom oder Malabsorption schwer zu vereinbaren. Cholestyramin bindet zwar neben den Gallesäuren auch Oxalat, sein Einsatz wird jedoch durch die gastrointestinalen Nebenwirkungen begrenzt. Die Dosis von Cholestyramin beträgt 4–16 g/24 h. Bei Neigung zu Azidose und Hypozitraturie kann Kaliumzitrat ergänzt werden. Bei primärer Hyperoxalurie therapiert man mit hoher Flüssigkeitszufuhr, Kaliumzitrat bis 200 mg/24 h, Pyridoxin und Thiaziden.

Besonderheiten in der Therapie von Uratsteinen

Therapieziele sind:
- Verminderung der Zufuhr von purinhaltigen Nährstoffen: Fisch, Fleisch, Geflügel, kernhaltige Innereien (Hirn, Leber, Milz. Nach dem 2. Weltkrieg traten die ersten Uratsteine bei Metzgern auf – Kalbsbries)
- Senkung der täglichen Ausscheidung auf unter 400 mg durch Gabe von Allopurinol
- Alkalisierung des Harns auf einen pH-Wert von 6,2–6,8 (ab pH 7 steigt die Gefahr der Bildung von Phosphatsteinen) mit Kalium-Natrium-Zitrat (Uralyt U dosiert nach pH-Wert)
- Ausreichende Flüssigkeitszufuhr

Besonderheiten in der Therapie von Zystinsteinen

Bei Patienten mit Zystinsteinen besteht die primäre Therapie in einer Erhöhung der Flüssigkeitszufuhr – und damit der Urinmenge – bis die Zystinkonzentration im Urin deutlich unter 300 mg/l fällt.

Dazu muss auch nächtliche Flüssigkeitszufuhr erfolgen. Eine Alkalisierung des Urins wirkt erst ab pH 7,0, Zielbereich ist 7,0–7,4. Die Alkalisierung sollte mit Kaliumzitrat/Kaliumbikarbonat (Kalinor Brausetabletten = 40 mval Kaliumhydrogenkarbonat und Kaliumzitrat; Kalitrans Brausetabletten = 25 mval Kaliumhydrogenkarbonat) erfolgen, da Natriumzufuhr Steinbildung begünstigt. Eine diätetische Natriumrestriktion auf 50 mmol/24 h (2,5–3 g Kochsalz) senkt nicht nur die Zystinausscheidung, sondern auch diejenige von Harnsäure und Kalzium. Die Kombination aus hoher Trinkmenge und Kaliumzitrat/Kaliumbikarbonat kann zu Völlegefühl führen, was die Therapiecompliance verschlechtert. Zur medikamentösen Therapie gehören weitere Substanzen, die mit ihren Thiolgruppen freies Zystein binden, so dass es nicht zur Bildung von Zystin kommt:

- Captopril max. 75–100 mg/24 h (ACE-Hemmer ratiopharm = 25 mg Captopril) gut bei gleichzeitiger Hypertonie, aber geringere Bindungskapazität als Tiopronin
- Tiopronin mind. 10 mg/kg KG (Captimer 100 mg oder 250 mg Tabletten). NW: Geschmacksstörungen, GIT-Störungen, Zytopenien, Nephropathie mit Albuminurie

Aufgrund schlechten Ansprechens auf extrakorporale Stoßwellenlithotripsie wird besonders bei Steinen über 1,5 cm eine perkutane Nephrolithotomie oder perkutane Ultraschalllithotripsie vorgezogen. Kleinere Fragmente können durch direkte chemische Auflösung über per Katheter eingebrachtes Penicillamin oder Acetylcystein behandelt werden. Oral gegeben ist Acetylcystein nicht nur unwirksam, es erhöht sogar die Zystinausscheidung. Die Zystinurie führt nur selten zur terminalen Niereninsuffizienz.

Besonderheiten in der Therapie von Infektsteinen

Die durch Erhöhung des Aktivitätsproduktes von Magnesium, Ammonium und Phosphat bei alkalischem Urin-pH entstehenden Infektsteine sind durch schwer lösliche sekundäre und tertiäre Phosphate gekennzeichnet. Bei ihrer Behandlung muss neben der symptomatischen Ansäuerung des Urins auch an die antibiotische Infektsanierung und die

chirurgisch/urologische Beseitigung prädisponierender anatomischer Hindernisse gedacht werden.

Die Ansäuerung des Urins hemmt das Wachstum von Bakterien und erhöht den Anteil der besser löslichen, primären Phosphatsalze. Zur Verfügung stehen Mandelamine (Methenaminmandelat, Dosis 3–9 g/24 h), Mixtura Solvens N Compretten (= Ammoniumchlorid 3-mal 2–3 g/24 h) und Acimethin (L-Methionin, Dosis max. 3-mal 1 g/24 h).

Lithoprotektive Diät
Flüssigkeitszufuhr

Kristalle bilden sich, wenn das Löslichkeitsprodukt in der jeweiligen Flüssigkeit überschritten ist. Erhöhte Flüssigkeitszufuhr wirkt aber nicht nur durch Verdünnung der lithogenen Salze, sondern stellt auch eine protektive Maßnahme gegen Harnwegsinfekte dar. Eine nicht höhergradig eingeschränkte linksventrikuläre Funktion vorausgesetzt, ist bei durchschnittlicher Bewegung in mitteleuropäischem Klima eine Trinkmenge von 2–3 l notwendig. Idealerweise sollte die Zufuhr über den Tag verteilt, an die Außentemperatur und Aktivität angeglichen und übermäßige Verluste vermieden werden. Der pH-Wert des Urins begünstigt die Bildung bestimmter Steine. Man kann den pH-Wert sowohl durch die Nahrungszusammensetzung als auch durch die Art der Getränke beeinflussen. Man unterscheidet harnneutrale, alkalisierende und lithogene Getränke:

- **Harnneutral:** bikarbonat- und mineralstoffarmes Mineralwasser, Früchte-, Blasen- und Nierentees, Apfelsaft
- **Alkalisierend:** Bikarbonatreiches Mineralwasser, Zitrussäfte (Grapefruit, Orange, Zitrone; möglichst verdünnt)
- **Lithogen:** koffeinhaltiger Kaffee, schwarzer Tee, zuckerhaltige Limonaden und Colagetränke, alkoholhaltige Getränke

Unter den alkoholhaltigen Getränken ist Bier zwar initial diuresestimulierend, der Diurese folgt jedoch eine antidiuretische Phase nach. Außerdem erhöht der Puringehalt die Harnsäureausscheidung und die alkoholinduzierte Laktatazidose senkt den Urin-pH. Dies ist vor allem bei Kalzium- und Oxalatsteinen unerwünscht. Limonade und Cola fördern durch ihren hohen Gehalt an niedermolekularen Kohlehydraten die Kalziumausscheidung. Cola senkt die Ausscheidung von Magnesium und Zitronensäure, steigert diejenige von Oxalat und erhöht damit das Risiko für Kalziumoxalatsteine. Die »Light«-Versionen sind harmloser aufgrund der fehlenden Kohlenhydrate, enthalten aber Säuerungsmittel, die sich ungünstig auswirken können. Koffein stimuliert das sympathische Nervensystem, es resultiert eine erhöhte Harnsäureexkretion und eine Senkung des Urin-pH-Wertes, beides unerwünschte, lithogene Faktoren. Dies gilt nicht für entkoffeinierte Getränke.

Natriumzufuhr

Eine hohe Natriumzufuhr fördert die Steinbildung. Es erhöht die Kalzium-, vermindert die Zitratausscheidung, führt zur Expansion des Extrazellularraumes und hemmt die Wirkung von Thiaziden. Idealerweise sollte die Natriumzufuhr bei etwa 80–100 mmol/24 h liegen. Dies entspricht etwa 5 g Kochsalz. Nachsalzen ist zu vermeiden. Salzreiche Nahrungsmittel sind z. B. alle Wurstsorten (außer Rostbeaf), Schinken, Käse, Speck und Pökelwaren, Lachsersatz, Fertiggerichte, Salzgebäck, Flüssigwürze, Ketchup und Heringe. Wenn man sich anstelle von Konserven von Frischgemüse ernährt und Fertigprodukte wie Tütensuppen, Brühwürfel etc. meidet, lässt sich der Salzgehalt der Nahrung meist ausreichend reduzieren.

Eiweißzufuhr

Bei hoher vor allem tierischer Eiweißzufuhr werden vermehrt Säuren schwefelhaltiger Aminosäuren und Urat aus Purinen gebildet. Durch die Uratausscheidung fällt der pH-Wert, dies begünstigt das Auskristallisieren von Urat, und dieses dient wiederum als Nidus für Kalziumsteine. Azidose führt zur Hypozitraturie, Knochenresorption, Steigerung der Kalziumausscheidung (im distalen Tubulus) und damit zu einer negativen Kalziumbilanz. Bei der Verstoffwechslung von vegetarischem Eiweiß fallen wesentlich weniger Säuren an. Die Untergrenze der von der Deutschen Gesellschaft für Ernährung empfohlenen Eiweißzufuhr liegt bei etwa 0,8 g/kg KG/24 h, wobei von ausgewogener Mischkost mit einem Anteil von 50% tierischen Eiweißes ausgegangen wird.

Purinbildner

Harnsäure ist das Endprodukt des Purinstoffwechsels. Die Plasmakonzentration wird sowohl durch die Zufuhr von purinhaltigen Nährstoffen und Getränken als auch durch den endogenen Umsatz bestimmt. Harnsäure kann selbst Steine bilden, hemmt aber auch Inhibitoren der Kalziumoxalatsteinsynthese. Purinreich sind Innereien, bestimmte Fischarten (Heringe, Makrelen, Sardellen, Sardinen), Fischhaut und Geflügel.

Kalzium

Eine erhöhte Kalziumzufuhr hat den paradoxen Effekt, die Steinbildung zu vermindern. Kalzium bindet Oxalat im Darm und vermindert damit die enterale Oxalatresorption. Dieser Effekt ist anscheinend wichtiger als die Senkung der Kalziumausscheidung durch kalziumarme Diät. Von der Mahlzeit getrennt eingenommene Kalziumpräparate (Brause-oder Kautabletten) können jedoch die Steinbildung fördern, da der oxalatbindende Effekt wegfällt. Von der Deutschen Gesellschaft für Ernährung werden 800–1000 mg Kalzium pro 24 h empfohlen. Etwa die Hälfte davon wird bereits durch Mischkost ohne Milchprodukte zugeführt. Kalziumsteinträger sollten sehr kalziumreiche Nahrungsmittel meiden oder reduzieren, Oxalatsteinträger sollten sowohl Kalzium- als auch oxalathaltige Nahrungsmittel meiden.

Oxalat

Hyperoxalurie ist ein wichtiger Risikofaktor für Kalziumoxalatsteine. An der im Urin erscheinenden Oxalsäure ist die enterale Resorption mit nur 10%, die endogene Produktion dagegen mit 90% beteiligt. Durch Reduktion der Oxalatzufuhr kann die Hyperoxalurie gesenkt werden. Oxalatreiche Nahrungsmittel sind Rhabarber, Spinat, Mangold, Rote Bete, Kakao, Beeren (Erdbeeren, Himbeeren, Blaubeeren, schwarze und rote Johannisbeeren), Nüsse, Tee, Instantkaffee, Sellerie, Auberginen, süße Kartoffeln. Patienten mit Kalziumoxalatsteinen, aber auch mit Darmerkrankungen (chronische Pankreatitis, Morbus Crohn, Dünndarmresektion) sollten diese Gemüse- und Obstsorten meiden. Unter vegetarischer Ernährung wird zwar deutlich mehr Oxalat ausgeschieden, aufgrund der ebenfalls erhöhten Zitratausscheidung und des erhöhten pH-Wertes wird der

Einfluss der Oxaluriezunahme jedoch kompensiert. Magnesium hat gleich positive Effekte: Es bindet Oxalat im Darm und im Urin. Dies führt zur Senkung der enteralen Oxalatresorption und zur Bildung einer besseren Löslichkeit von Kalziumoxalat.

Interventionelle Therapie

Insbesondere bei Rezidiven müssen langfristige Überlegungen angestellt werden. Steine oder abgehender Gries sollten möglichst analysiert werden. Innerhalb der nächsten 2 Wochen sollte ein i.v.-Pyelogramm die Vollständigkeit des Steinabgangs (der Steinabgänge) bestätigen. Geht ein Stein nicht ab, muss die Steinlokalisation am besten mit Hilfe eines CT oder i.v.-Pyelogramms geklärt werden. Steine unter 5 mm Durchmesser gehen meist spontan ab, Steine über 9 mm Durchmesser dagegen nur sehr selten. Spätestens bei Diagnose eines großen Steins muss der Patient zum Urologen überwiesen werden. Dies gilt auch für wiederholte Steinbildung.

Derzeit stehen mehrere Optionen der chirurgischen Behandlung von Nierensteinen zur Verfügung, deren differenzierter Einsatz von der Lokalisation des Steins abhängt:

- Extrakorporale Stoßwellenlithotripsie (ESWL)
- Endoskopische Lithotripsie mit Ultraschall, Laser oder elektrohydraulischer Zerstörung des Steines
- Offene Pyelolithotomie
- Perkutane Nephrolithotomie

Extrakorporale Stoßwellenlithotripsie

Die Entwicklung der ESWL war ein Meilenstein auf dem Gebiet der Steinbehandlung. Die Stoßwellen werden durch Wasser hindurch direkt auf den Stein fokussiert, der unter diesem »Beschuss« birst. Diese Methode kann bei ca. 85% der Patienten eingesetzt werden und ist für Steine im Nierenbecken und proximalen Ureter besonders gut geeignet. Steine im mittleren Ureter können zur Behandlung mit einem Katheter ins Nierenbecken zurückgeschoben werden. Gut behandelbar sind Kalziumoxalatdihydrat- bzw. Phosphatsteine, Struvit- und Harnsäuresteine. Gelegentlich muss die Behandlung nach 3–5 Tagen wiederholt werden. Bei großen Steinen kann eine vorherige Verkleinerung mittels perkutaner Nephrolithotomie

nötig sein, auch »Debulking« genannt. Etwa 1% der Patienten entwickeln periinterventionell Fieber, bei 10% kommt es zu Obstruktionen durch die Steinfragmente.

> ❗ Kontraindikationen der ESWL sind:
> - Schwangerschaft
> - Obstruktion entlang der ableitenden Harnwege
> - Hämorrhagische Diathese, Antikoagulantientherapie
> - Akute fieberhafte Harnwegsinfekte, Pyelonephritis oder Sepsis
> - Aortenaneurysma

Die Häufigkeit einer obstruktiven Komplikation durch Steinfragmente nach ESWL muss mit ca. 2–3% beziffert werden. Reversible parenchymale Schäden der intrarenalen Gefäße und der Tubuli sind ebenfalls beschrieben und bei kleinen Nieren häufiger. Restfragmente sind auch als potentieller Nidus erneuter Steine zu betrachten. Dies gilt besonders für Infektsteine und Patienten ohne weitere medikamentöse Steintherapie. Da ohne weitere Therapie nach 1,5 Jahren nur etwa drei Viertel der Behandelten steinfrei sind, muss der ESWL eine Therapie der zugrunde liegenden Stoffwechselstörung und strenge Infektsanierung folgen.

An relativen Kontraindikationen ist in erster Linie bei der ESWL von Nierenbecken- oder Kelchsteinen die Therapie mit Thrombozytenaggregationshemmern (z. B. ASS, Plavix, etc.) zu erwähnen. Zu beachten ist auch, dass der Patient ausreichend antibiotisch behandelt ist. Bei pathologischem Harnbefund oder Hydronephrose ist die Gabe per os ausreichend, bei gleichzeitigem Infekt und Hydronephrose sowie bei Hochrisikopatienten (z. B. Diabetiker oder ältere Patienten) ist eine intravenöse Gabe eines Chinolons für zumindest 1 Tag zu empfehlen.

Aus einer retrospektiven Untersuchung wurde ursprünglich der Schluss gezogen, dass die Behandlung mit der extrakorporalen Stoßwellenlithotripsie eine arterielle Hypertonie auslösen könne. Darauf folgende prospektive Untersuchungen konnten diesen voreiligen Schluss jedoch widerlegen.

Seit der Einführung der ESWL sind die Kosten für die nichtmedikamentöse Behandlung der Nephrolithiasis in den USA um fast 50% gestiegen.

Perkutane Nephrolithotomie

Die perkutane Nephrolithotomie ist der offenen Pyelolithotomie bezüglich Komplikations- und Erfolgsrate gleich, bezüglich der Dauer des Krankenhausaufenthaltes jedoch sicher überlegen. Seit der Einführung der ESWL beschränkt sich ihre Indikation auf:

- Über 2 cm große oder komplexe Steine (z. B. Ausgusssteine)
- Zystinsteine (relativ resistent gegen ESWL)
- Stein in Nieren mit anatomischen Anomalien (Hufeisennieren, Ureterabgangsstenose)
- Steine in Kelchdivertikeln

Ureterorenoskopie

Das Einsatzgebiet der Ureterorenoskopie sind Steine im mittleren oder distalen Ureter bzw. mit ESWL nicht ausreichend behandelbare Steine. Nicht im Ganzen zu entfernende Steine können mit Ultraschall, Laser oder elektrohydraulischer Lithotripsie zerkleinert werden. Seit kurzem ist auch eine pneumatische Zertrümmerung möglich, die sogar Zystinsteine zerkleinern kann. Es stehen inzwischen neben den alten starren Instrumenten auch semiflexible und flexible Ureteroskope zur Verfügung.

Literatur

Chaussy C, Eisenberger F, Jocham D, Wilbert DM (1997) Aktuelle Aspekte der extrakorporalen Stoßwellenlithotripsie in der Urologie. Deutsches Ärzteblatt 94, Heft 47, S. A-3189 [MEDIZIN: Aktuell]

Coe FL, Parks JH, Asplin JR (1992) The pathogenesis and treatment of kidney stones. N Entl J Med 327: 1141–1148

Deutsche Gesellschaft für Ernährung (1992) Empfehlungen für die Nährstoffzufuhr. Frankfurt: Umschau

Hamm LL (1990) Renal handling of citrate. Kidney Int 38: 728–735

Hess B, Hasler-Strum U, Ackermann D, Jaeger P (1997) Metabolic evatluation of patients with recurrent idiopathic calcium nephrolithiasis. Nephrol Dial Transplant 12: 1362–1370

Hesse A, Joost J (1992) Ratgeber für Harnsteinpatienten. Thieme, Stuttgart. Enke Hippokrates, 2 Aufl. TRIAS

Parivar F, Low RK, Stoller ML (1996) Influence of diet on urinary stones. J Urol 155: 432–440

Riehse RJ, Sakhaee K (1992) Uric acid nephrolithiasis: Pathogenesis and treatment. J Urol 148: 765–775

Raumforderungen in der Niere

6.1 Einfache Nierenzysten

Die häufigste Raumforderung in der Niere ist die einfache Nierenzyste, die meist 2,5–3 cm (Bereich 0,5–10 cm) Durchmesser aufweist (◘ Abb. 6.1). Als sonographischer Zufallsbefund tritt sie mit zunehmendem Alter häufiger auf. Männer sind mehr als doppelt so häufig betroffen. Beidseitige oder multiple einfache Zysten sind besonders bei jungen Menschen selten. Die Infektion einer Solitärzyste ist eine Rarität, kann bei Persistenz jedoch eine chirurgische Sanierung mittels Drainage oder Resektion erfordern. Die schmerzhafte, durch große Zysten hervorgerufene Kapselspannung tritt dagegen häufiger auf und kann chirurgisch entlastet werden.

Differentialdiagnostisch müssen eine polyzystische Nierenerkrankung, ein Nierenabszess, aber auch ein Nierenzellkarzinom abgegrenzt werden. Ultrasonographische Kriterien, die helfen, eine Zyste vom Abszess oder Karzinom zu unterscheiden (Abgrenzung zur polyzystischen Nierenerkrankung ► Kap. 3), sind:

- Runde Form, deutliche und scharfe Abgrenzung
- Keine Binnenechos
- Dorsale Wandverstärkung als Zeichen der Schallverstärkung durch flüssigen Zysteninhalt

Eine Zyste <2 cm, die obige Benignitätskriterien erfüllt, sollte jährlich sonographisch kontrolliert werden, bei Größe >2 cm oder Abweichung von den obigen Kriterien sollte eine weitere radiologische Abklärung erfolgen. Im CT beträgt die Dichte in der unkomplizierten Zyste ca. 20 Hounsfield Einheiten (ähnlich wässriger Eiweißlösung), die Abgrenzung ist scharf und bei Kontrastmittelgabe fehlt das Enhancement (d. h. keine Vaskularisierung). Der Nachweis einer Obstruktion entlang der ableitenden Harnwege hilft, eine Hydronephrose von parapelvinen Zysten abzugrenzen. Die Abgrenzung einer Zyste mit Binnenstrukturen durch Einblutung von einem Nierenzellkarzinom kann auch im MRT Probleme bereiten. Das Nierenzellkarzinom zeigt zentrale Verkalkungen mit dorsalen Schallauslöschungen, Zysten mit Einblutungen dagegen eher schalenförmige, randständige Signalauslöschungen.

6.2 Sekundärzysten

Bei langjähriger Niereninsuffizienz (besonders bei Nierenersatztherapie durch Hämo- oder Peritonealdialyse) können sich Sekundärzysten bilden, die das gesamte Nierengewebe durchsetzen (◘ Abb. 6.2). In diesen Zysten kann es zu Infektionen kommen, deren Behandlung oft eine lang-

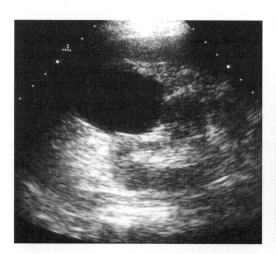

◘ **Abb. 6.1.** Große Zyste am Oberpol der linken Niere. (Mit frdl. Genehmigung von G. v. Kaick und S. Schoenberg, Deutsches Krebsforschungszentrum Heidelberg, Forschungsschwerpunkt: Radiologische Diagnostik und Therapie)

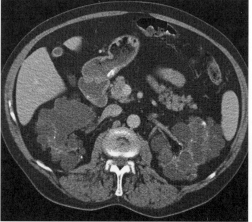

◘ **Abb. 6.2.** Sekundärzysten bei chronischer Hämodialyse. (Mit frdl. Genehmigung von G. v. Kaick und S. Schoenberg, Deutsches Krebsforschungszentrum Heidelberg, Forschungsschwerpunkt: Radiologische Diagnostik und Therapie)

dauernde Antibiose erfordert. Selten ist gar eine Nephrektomie erforderlich. In den Zysten können sich auch Nierentumoren bilden, die schwer zu diagnostizieren sind, solange sie klein sind. Sekundärzysten können von Zystennieren leicht durch die fehlende Familienanamnese und die normale Nierengröße abgegrenzt werden.

6.3   Solide Raumforderungen

Raumforderungen des Nierenparenchyms sind nur in 20% benigne. Der wichtigste gutartige Tumor ist das Angiomyolipom. Das Nierenzellkarzinom wird nur selten in den Frühstadien symptomatisch. Die meisten Nierentumoren werden zufällig bei routinemäßigen abdominalen sonographischen Untersuchungen entdeckt. Bereits 25–30% der Patienten haben bei Diagnosestellung schon hämatogene Fernmetastasen. Nur in den Frühstadien ist eine Heilung durch Nephrektomie möglich.

Solide Raumforderungen in der Niere sind in über 80% maligne. Sie sind malignomverdächtig:
- Ab einer Größe von 3 cm
- Bei unscharfer Randbegrenzung
- Bei zentralen Nekrosen

Neben Nierenzellkarzinom und Angiomyolipom können solide Raumforderungen auch bei Phakomatosen (Von-Hippel-Lindau-Syndrom, tuberöser Sklerose) auftreten. Ist eine Raumforderung kleiner als 3 cm und/oder gut abgegrenzt, kann es sich um ein gutartiges Adenom handeln. Bei normalem Operationsrisiko ist eine Entfernung allein schon zur Abklärung der Dignität zu empfehlen. Unter 1,5 cm Größe ist die radiologische Abklärung schwierig, meist handelt es sich um Zysten oder benigne Raumforderungen. Angiomyolipome stellen sich sonographisch als echodichte Raumforderung (❒ Abb. 6.3), im T_1-gewichteten MRT signalreich dar. Das gutartige Angioleiomyolipom kann durch seine Dichtewerte im Fettbereich sowie durch den fehlenden Anstieg der Dichte nach Kontrastmittelgabe vom Nierenzellkarzinom abgegrenzt werden. Eine engmaschige Verlaufskontrolle solcher radiologisch als nichtmaligne eingestuften Raumforderungen z. B. mittels 3-monatiger Sonographie ist dennoch sinnvoll.

6.4   Nierenzellkarzinom

6.4.1   Epidemiologie

Die steigende Inzidenz des Nierenzellkarzinoms beträgt in Deutschland etwa 6 Fälle pro 100.000 Einwohner/Jahr. In 2% liegt beidseitiger Befall vor. Jeder 50. Krebspatient verstirbt daran. Es ist eine Erkrankung des höheren Alters. Zwei Drittel der Erkrankten sind männlich. Als Risikofaktoren gelten:
- Rauchen (2faches Risiko)
- Karzinogen-Exposition (Trichloethylen, Cadmium, Asbest)
- Fettleibigkeit (v. a. bei Frauen)

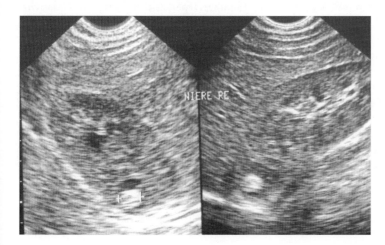

❒ **Abb. 6.3.** Angiomyolipom am Oberpol der rechten Niere. (Mit frdl. Genehmigung von G. v. Kaick und S. Schoenberg, Deutsches Krebsforschungszentrum Heidelberg, Forschungsschwerpunkt: Radiologische Diagnostik und Therapie)

- Sekundäre Nierenzysten bei chronischer Niereninsuffizienz (▶ Kap. 11; 30faches Risiko!)
- Analgetikanephropathie (Nierenbecken)
- Genetische Veranlagung (Phakomatosen, Tumoren bei Verwandten 1. Grades)

6.4.2 Pathologie

Bei den Nierentumoren kann man anhand des Ausgangsgewebes epitheliale, mesenchymale und embryonale Tumoren unterscheiden:
Von epithelialen Zellen ausgehende Tumoren:
- Nierenzellkarzinom (Adenokarzinom; Ausgangszelle ist proximale Tubuluszelle; maligne)
- Onkozytom/Adenom (benigne)
- Urothelkarzinom (maligne)

Von mesenchymalen Zellen ausgehende Tumoren
- Angiomyolipom (benigne)
- Leiomyom
- Sarkom (Leiomyosarkom, Liposarkom, Rhabdomyosarkom; hochmaligne)
- Embryonale Tumoren
- Nephroblastom (maligne)
- Lymphome

Histologisch unterscheidet man klarzellige, eosinophile (granuläre), basophile und spindelförmige Zelltypen sowie solides, papilläres und tubuläres Wachstum. Die Größe hat für die Differenzierung gutartig/bösartig an Bedeutung verloren.

Nierenzellkarzinome und Urothelkarzinome sind die häufigsten Nierentumoren, alle anderen sind selten. Das Nephroblastom (Wilms-Tumor bei Kindern) bildet 5–6% aller Nierentumoren. Metastatische Absiedlungen (= sekundäre Nierentumoren) in die Niere kommen im Unterschied z. B. zu sekundären Lebertumoren selten vor.

Nierenzellkarzinome metastasieren wie folgt:
- Lunge und Mediastinum 55%
- Regionäre Lymphknoten (im Nierenhilus, abdominell paraaortal, parakaval) 34%
- Leber 33%
- Skelettsystem 32%
- Nebennieren 19%
- Niere kontralateral 11%
- ZNS 6%

Die hämatogene Metastasierung findet im Vergleich zur lymphogenen und diese im Vergleich zur lokalen Ausbreitung bevorzugt statt.

 Cave
Das Nierenzellkarzinom metastasiert hämatogen in Lunge, Knochen, Leber, Gehirn und Nebenniere, lymphogen in hiläre, parakavale und paraaortale Lymphknoten.

Die folgenden Ausführungen beschränken sich auf die Besprechung des Adenokarzinoms, der häufigsten Form (95%) des Nierenzellkarzinoms.

6.4.3 Pathogenese

Es finden sich Chromosomenaberrationen: Trisomie 7, Deletion 3p-, Translokationen t(3;8) und t(3;11), aber auch Veränderungen der Onkogene c-myc, c-fms und c-erbB. Die in 80% vorliegende Störung des Tumorsuppressorgens VHL (3p25–3p26) scheint verschiedenen Umwelteinflüssen zu unterliegen.

6.4.4 Klinik

Patienten mit Nierentumoren sind oft lange symptomfrei. Bei Diagnosestellung findet man dann aber bei 30% eine sehr große Tumormasse oder bereits Fernmetastasen. In seltenen Fällen können bereits kleine Tumoren Symptome (Fieber, Hypertonie) und Laborveränderungen (Thrombozytose, Polyglobulie, Hyperkalzämie, Amyloidose) hervorrufen. Diese hat dem Nierenzellkarzinom zur Bezeichnung »Internisten-Tumor« verholfen. Allerdings wäre die Bezeichnung »Radiologen-Tumor« eher angebracht, da die Diagnosestellung häufig ein Zufallsbefund einer renalen Raumforderung bei Schnittbildverfahren mit anderer Fragestellung ist, allein 60% sonographisch.

▶ Die klassische Trias Hämaturie, Flankenschmerzen und tastbarer abdomineller Tumor findet sich in einem Zehntel der Fälle, dann liegt jedoch meist ein fortgeschrittenes Stadium mit Metastasierung vor. Tritt eine Hämaturie auf, liegt bereits eine Invasion des Tubulussystems vor. Stärkere Blutungen mit

Gerinnselbildung können Koliken hervorrufen. Die beim Schlanken manchmal tastbare, abdominelle Raumforderung sitzt oft am Unterpol und ist atemverschieblich. Eine sich beim Liegen nicht entleerende, v. a. linksseitige skrotale Varikozele als Zeichen der Verlegung der V. testicularis wird bei 10% der Patienten beobachtet.

Ein Tumoreinbruch in Nierenvene und V. cava inferior kann zu Lungenembolien und Budd-Chiari-Syndrom führen. Weitere klinische Symptome sind Fieber, Anämie, Kachexie und steroidresistente polymyalgieartige Beschwerden. Laborchemisch treten Leberfunktionsstörungen, Hyperkalzämie (fast 15%, schlechtes prognostisches Zeichen) und Hormonstörungen (Produktion von Erythropoietin, PTH-related Protein, Gonadotropine, ACTH-like-Hormon, Glukagon, Renin, Insulin) auf.

Die hepatische Dysfunktion kommt auch ohne Lebermetastasierung vor. Unter dem *Stauffer-Syndrom* versteht man ein mit Nierenzellkarzinomen assoziiertes Syndrom mit fokalen Lebernekrosen, Erhöhung der Leberenzyme, Fieber und Gewichtsverlust. In über 20% der Patienten findet sich eine paraneoplastische Erhöhung der alkalischen Phosphatase. Ursache ist wahrscheinlich die Produktion von Zytokinen (GM-CSF und IL-6) durch den Tumor.

6.4.5 Diagnostik

Während sonographisch fast alle Raumforderungen über 2 cm Durchmesser nachweisbar sind, ist die Dignitätsbeurteilung oft nicht möglich. Im Unterschied zur Nierenkontur ausziehenden Zyste formt das Karzinom einen Parenchymbuckel (◘ Abb. 6.4).

Ein i.v.-Pyelogramm hilft, bei pyelonnahen Raumforderungen zwischen dem meist in die ableitenden Harnwege ragenden Urothelkarzinom und dem parenchymalen Nierentumor zu unterscheiden.

Ein sonographisch und urographisch verdächtiger Befund wird im CT weiter untersucht, das am besten zwischen zystischer und solider Raumforderung unterscheiden kann. Das Angiomyolipom hat aufgrund seines Fettgehaltes im CT eine niedrige Dichte (-10 bis -100 HE) und unterscheidet sich da-

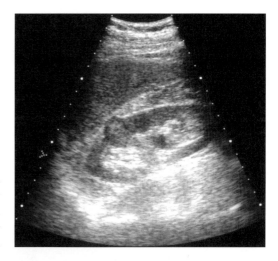

◘ **Abb. 6.4.** Nierenzellkarzinom links (ca. 1,8 × 2,2 cm) am Übergang zur Pars media. (Mit frdl. Genehmigung von G. v. Kaick und S. Schoenberg, Deutsches Krebsforschungszentrum Heidelberg, Forschungsschwerpunkt: Radiologische Diagnostik und Therapie)

mit vom Nierenzellkarzinom. Vereinzelt kommen jedoch auch beide Tumoren gleichzeitig vor. Die Differenzierung zwischen Adenom und Adenokarzinom ist bildgebend nicht möglich. Das CT spielt auch eine wichtige Rolle im präoperativen Staging. Eine unregelmäßige Wand, Septen sowie Enhancement sprechen für eine neoplastische Raumforderung.

Das MRT ist in der Diagnostik des Nierenzellkarzinoms zur Abgrenzung kleiner, an den Polen gelegener Tumoren oder bei Kontrastmittelallergie bzw. Niereninsuffizienz (kein KM) sinnvoll (◘ Abb. 6.5a). Außerdem können venöse Tumorthromben, die bis in die untere Hohlvene ragen können, dargestellt werden (◘ Abb. 6.5b). Hierfür ist jedoch auch die Duplexsonographie einsetzbar. Nach Skelettmetastasen wird szintigraphisch gefahndet. Die Angiographie wird nur noch bei sehr kleinen intraparenchymalen Raumforderungen, bei der Abklärung, ob ein Nebennierentumor vorliegt, oder vor organerhaltenden Operationen durchgeführt.

Eine diagnostische Herausforderung ist die Diagnose von Nierentumoren in Sekundärzysten bei langjähriger, chronischer Niereninsuffizienz. Sonographisch verdächtige Strukturen sollten mit CT und Kernspintomographie überprüft werden. Aufgrund der individuell morphologisch unterschied-

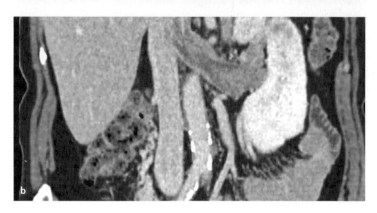

□ Abb. 6.5a,b. a Nierenzellkarzinom links, Schnitt durch unteres Nierendrittel, Anschnitt der V. renalis mit Tumorzapfen. **b** Nierenzellkarzinom links, Sagittalschnitt, Anschnitt der V. renalis mit Tumorzapfen. (Kernspin Abdomen **a)** Querschnitt, **b)** Längsschnitt. (Mit frdl. Genehmigung von G. v. Kaick und S. Schoenberg, Deutsches Krebsforschungszentrum Heidelberg, Forschungsschwerpunkt: Radiologische Diagnostik und Therapie)

lichen, potentiell verkalkten Zysten besteht auch im CT und im Kernspin das Risiko, einen Tumor nicht zu erkennen. Hier kann die engmaschige Verlaufskontrolle (z. B. nach 2–3 Monaten) durch die intraindividuelle Vergleichsmöglichkeit eine höhere diagnostische Sicherheit bieten (□ Abb. 6.6a–c).

6.4.6 Staging

Das Staging erfolgt nach lokaler Ausdehnung und Metastasierung. Zur Einstufung sind ein thorakales und abdominelles CT sowie eine Knochenszin-

tigraphie und bei Verdacht auf Invasion der V. cava durch Tumorthromben ein MRT nötig.

> **Praxistipp**
> Beim Staging des Nierenzellkarzinoms ist die Computertomographie der Sonographie überlegen und das Kernspintomogramm etwa gleichwertig.

Es existieren zwei Klassifizierungen: die 1969 von Robson vorgeschlagene Einteilung sowie die von der UICC (**U**nion **I**nternationale **C**ontre le **C**ancer) vorgeschlagene TNM-Klassifikation, die 1997 revidiert wurde.

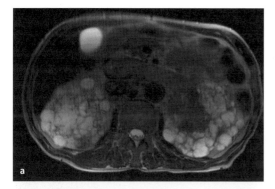

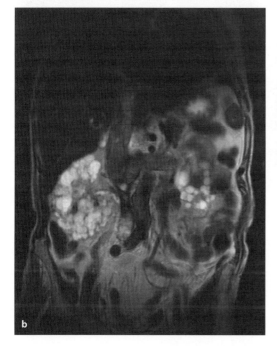

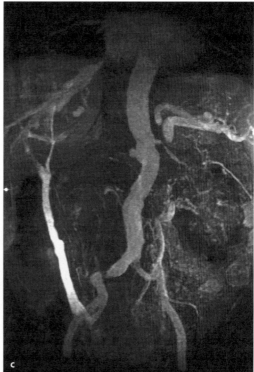

◘ Abb. 6.6a,b,c. a Großes Nierenzellkarzinom links in Sekundärzysten, Querschnitt in Höhe der Nierenvene und deren Einmündung. **b** Großes Nierenzellkarzinom links in Sekundärzysten Sagittalschnitt in Höhe der Nierenvene und deren Einmündung. **c** Venöser Umgehungskreislauf bei Verlegung der V. cava inferior durch Tumoranteile. (Mit frdl. Genehmigung von G. v. Kaick und S. Schoenberg, Deutsches Krebsforschungszentrum Heidelberg, Forschungsschwerpunkt: Radiologische Diagnostik und Therapie)

Nach Robson liegt im Stadium I ein Tumorwachstum innerhalb der Nierenkapsel unter 7 cm vor. Im Stadium II ist die Kapsel durchbrochen, der Tumor befindet sich aber weiterhin innerhalb der Gerota-Faszie und kann 7 cm überschreiten. Im Stadium III ist der Tumor in die Nierenvene oder V. cava eingebrochen (IIIa), die Lymphknoten sind betroffen (IIIb) oder beides (IIIc). Die Kriterien des Stadiums IV sind Überschreitung der Gerota-Faszie, Infiltration von Nachbarorganen und Fernmetastasierung. Die TNM-Klassifikation findet sich in ◘ Tab. 6.1 und 6.2.

6.4.7 Therapie

Chirurgische Therapie

Therapie der Wahl ist die radikale Tumornephrektomie mit Fettkapsel, Gerota-Faszie, ipsilateraler Nebenniere und regionalen Lymphknoten. Sie ist derzeit die einzige nachgewiesen kurative Therapie des Nierenzellkarzinoms. Dies gilt natürlich nicht für alle Stadien.

Die radikale Nephrektomie umfasst die Niere inklusive der Gerota-Faszie sowie die frühe Ligation der A. und V. renalis zur Vermeidung perioperativer Streuung. Bezüglich der nur in etwa 5% mitbetroffenen, ipsilateralen Nebenniere hat sich die Vorgehensweise geändert. Sie wird nicht mehr standardisiert mitreseziert, sondern nur bei großen Tumoren des oberen Pols oder nachgewiesenem

Befall (CT) der Nebenniere. Eine Lymphadenektomie wird bei allen Patienten durchgeführt, die eine adjuvante Therapie benötigen und dient außerdem der Stadieneinteilung.

Es existieren verschiedene operative Zugangswege (Flankenschnitt, transperitonealer Zugang), die z. B. eine gleichzeitige pulmonale Metastasektomie erlauben. Bei ca. 5% der radikalen Nephrektomien findet sich ein Befall der V. cava. Die Erweiterung der Operation zur Thrombektomie z. B. nach thorakal erhöht das operative Risiko drastisch.

Eine partielle Nephrektomie kann bei bilateralen Tumoren, Tumoren in Einzelnieren, kleinen Tumoren (<4 cm) bei niereninsuffizienten Patienten oder einer Lokalisation an Ober- oder Unterpol erwogen werden. Dabei besteht jedoch die Gefahr, multizentrische Tumoren (die z. B. bei Phakomatosen häufig sind) zu übersehen. Intraoperativ gewonnene Erkenntnisse über die Ausdehnung, eine eventuelle sarkomatöse Histologie oder Nierenvenenbefall zwingen gelegentlich zum Wechsel von partieller zu totaler Resektion.

Generell tritt bei 4–10% der partiell nephrektomierten Patienten ein Rezidiv auf, wobei die Rezidivrate eng mit der Strenge der Auswahlkriterien korreliert. Bei strenger Indikationsstellung ist die Mortalität für partielle oder radikale Nephrektomie in etwa gleich. Bei multiplen kleinen oder bilateralen Tumoren ist die Vorgehensweise, die Größe eines Tumors von 3 cm abzuwarten, aufgrund des erfahrungsgemäß schlechten weiteren Verlaufs als riskant zu betrachten.

Als alternative Verfahren zur offenen oder laparoskopischen Tumorresektion bieten sich Kry-

---

◻ Tab. 6.1. TNM-System für das Nierenzellkarzinom

T	Primärtumor
TX	Primärtumor nicht beurteilbar
T0	Kein Primärtumor nachweisbar
T1	Tumorgröße <7 cm (seit 1997, vorher <2,5 cm), auf Niere begrenzt
T2	Tumorgröße >7 cm (seit 1997, vorher >2,5 cm), auf Niere begrenzt
T3	Befall größerer Venen, der Nebenniere oder des perirenalen Gewebes, jedoch keine Überschreitung der Gerota-Faszie
T3a	Invasion Nebenniere oder perirenales Gewebe
T3b	Makroskop. Ausbreitung in Vv. renales oder V. cava infradiaphragmal
T3c	Makroskop. Ausbreitung in V. cava supradiaphragmal
T4	Überschreiten der Gerota-Faszie, Infiltration von Nachbarorganen

N	Lymphknotenbefall
NX	Regionäre Lymphknoten nicht beurteilbar
N0	Keine regionären Lymphknotenmetastasen
N1	Solitäre Lymphknotenmetastase <2 cm Größe
N2	Eine oder mehrere Lymphknotenmetastasen, Größe 2–5 cm
N3	Eine oder mehrere Lymphknotenmetastasen >5 cm

M	Fernmetastasen
MX	Fernmetastasierung nicht beurteilbar
M0	Keine Fernmetastasen
M1	Fernmetastasen

◻ Tab. 6.2. Stadieneinteilung entsprechend AJCC

Stadium	TNM-System			Häufigkeit [in %]
I	T1	N0	M0	40
II	T2	N0	M0	10
III	T1-T2	N0	M0	20
	T3a-T3c	N0-N1	M0	
IV	T4	Jedes N	M0	30
	Jedes T	N2-N3	M0	
	Jedes T	Jedes N	M1	

otherapie, Radiofrequenzablation (RFA) und superselektive Embolisierung an. Die Thermoablation mit fokussiertem Ultraschall oder interstitielle Lasertherapie ist zurzeit noch als experimentelles Therapieverfahren einzustufen. Die RFA ist eine minimal invasive Technik zur kompletten Zerstörung von Nierentumoren bis zu einer Größe von etwa 4 cm. Die Morbidität des CT- oder MRT-gesteuerten Verfahrens ist bei Beachtung der Kontraindikationen gering.

In Frage kommen diese Methoden, wenn das Tumorgewebe nicht durch konventionelle Operationen entfernt werden kann, die Operation zu riskant wäre oder andere Methoden bereits ausgeschöpft sind. Die palliative Nephrektomie zur Beseitigung bzw. Minderung schwerer lokaler oder systemischer Auswirkungen des Tumors ist heute weitgehend durch weniger invasive, symptomatische Verfahren ersetzt:

- Arterielle Embolisation über Katheter zur Bekämpfung von Blutungen und Schmerzen. Die Beschwerden nach Nierenarterienembolisation ähneln denen von Patienten mit Niereninfarkt: Schmerzen, Fieber, Übelkeit die mehrere Tage anhalten
- Ureterstents (zur Schienung) und Hydrierung zur Vermeidung von Koliken durch Gerinnsel oder Verlegung durch Tumormasse
- Analgetika, Biphosphonate, Hydrierung und Appetitstimulantien zur Behandlung von Schmerzen, Hyperkalzämie, Fieber, Müdigkeit, Appetitlosigkeit etc.

Die Beobachtung, dass die Nephrektomie zur Metastasenrückbildung führen kann, ist so selten, dass eine operative Reduktion der Tumormasse (»Debulking Nephrektomie«) nicht als standardisierte Vorgehensweise empfohlen wird. Eine Nephrektomie vor Immuntherapie, sozusagen als »adjuvante Nephrektomie« durchzuführen, ist Inhalt derzeit laufender Untersuchungen und kann noch nicht abschließend beurteilt werden.

Die Resektion von einzelnen Metastasen hat bei vollständiger, kurativer Resektion zu einer signifikanten Verlängerung der Überlebenszeit geführt und zwar sowohl bei der ersten, als auch zweiten und dritten Metastasektomie. Eine vorherige Therapie mit Interleukin-2 führt zu noch besseren Ergebnissen. Die Prognose wird besonders dann besser, wenn das krankheitsfreie Intervall nach Metastasektomie über einem Jahr liegt, es sich um eine pulmonale Solitärmetastase gehandelt hat, und vorher keine Chemotherapie durchgeführt worden war.

Bestrahlung des Nierenlagers als adjuvante Therapie zur Nephrektomie ist aufgrund der derzeitigen Studienlage nicht zu beurteilen. Vorhandenes Datenmaterial zeigte eher enttäuschende Ergebnisse bei recht hoher Nebenwirkungsrate. Sie findet aber Einsatz zur Behandlung von durch Metastasen ausgelöste Schmerzen, Knochenschmerzen, Rückenmark- oder Luftröhrenkompression. Die stereotaktische Operation von kleinen Hirnmetastasen nach Bestrahlung ist eine erfolgversprechende Methode.

Bei auf die Niere beschränkten Tumoren des Stadiums I (<7 cm) oder II (>7 cm) ohne Lymphknotenbefall oder Metastasen ist die chirurgische Therapie Mittel der Wahl. Im Stadium III sind die Nebenniere, abdominelle Lymphknoten, V. renalis und V. cava inferior und das perirenale Fettgewebe betroffen, die Gerota-Faszie jedoch intakt. Sind nur Nebenniere und perirenales Fettgewebe betroffen, wird ebenfalls die radikale Nephrektomie durchgeführt. Im CT vergrößerte Lymphknoten erweisen sich histologisch häufig als nur entzündlich verändert. In etwa 5% der geplanten radikalen Nephrektomien zeigt sich während der Operation eine Involvierung der Nierenvene bzw. der V. cava. Dies erfordert zusätzlich ein gefäßchirurgisches Team, reicht der Thrombus bis in den rechten Vorhof ein kardiochirurgisches Team. Bei diesen meist bereits metastasierten Tumoren verschlechtert sich die Prognose drastisch. Frei schwimmende Tumorthromben sind prognostisch günstiger als die Gefäßwand infiltrierende. Das Überschreiten der Gerota-Faszie, große Tumormasse, regionaler Lymphknotenbefall und deutliche Metastasierung kennzeichnen das Stadium IV. Die Nephrektomie (falls durchgeführt) hat hier palliativen Charakter.

Internistische Therapie

Als Indikation zu einer internistischen Therapie gelten alle Situationen, in welchen keine operativen Optionen existieren.

Die Ergebnisse der Chemotherapie des Nierenzellkarzinoms haben bisher enttäuscht. Die Ansprechrate beträgt maximal 10–15%, so dass das Nierenzellkarzinom als quasi chemotherapieresistenter Tumor betrachtet werden muss. Diese Resistenz hat ursächlich mehrere Mechanismen. Zum Beispiel wird im proximalen Tubulus ein Glykoprotein exprimiert, dessen eigentliche Aufgabe es ist, die intrazelluläre Konzentration von Medikamenten niedrig zu halten. Dieser Mechanismus scheint auch die Ankonzentrierung von Chemotherapeutika zu hemmen.

Die Hormontherapie hat auch keinen entscheidenden Erfolg gebracht. Medroxyprogesteron kann beim schwer anorektischen Patienten symptomatische Erfolge erzielen.

Nierentumoren rufen per se eine Immunantwort hervor, die gelegentlich zu einer spontanen Remission führt. Aus dieser natürlichen Tumorabwehr versucht die immunologische Forschung Therapien zu entwickeln. Dabei spielen spezifische und nichtspezifische Stimulatoren des Immunsystems, adoptive Immuntherapie und die Therapie mit angereinigten Zytokinen eine Rolle.

Therapieoptionen beim inoperablen, metastasierten Nierenzellkarzinom: Interleukin-2 (IL-2)

Bereits Mitte der 1980er Jahre wurde Interleukin-2 (IL-2) erfolgreich bei der Therapie des Nierenzellkarzinoms eingesetzt. Hochdosistherapie mit i.v.-Bolusinjektionen von IL-2 haben bei insgesamt etwa 14% der Patienten – auch mit großem Ausgangstumor – zur deutlichen Verlängerung der Rezidivintervalle sowohl des Tumors als auch der Metastasen geführt. Mit verbesserten Protokollen konnten in einer Studie sogar Heilungen erreicht werden. Vermutlich ist die Bolusgabe den anderen Applikationsformen (Dauerinfusionsschemata, inhalative, subkutane und niedrigdosierte intravenöse Applikation) in der Bemühung, die Toxizität zu senken, sowie der Effizienz überlegen. Eine abschließende Beurteilung besonders bezüglich der Induktion langer kompletter Remissionen steht noch aus. Leider sind Rezidive unter IL-2-Therapie häufig. Die Therapieansätze bei Rezidiven nach IL-2 beinhalten neben der Wahl eines alternativen IL-2-Schemas die Gabe von Tumor-infil-

trierenden Lymphozyten, Wechsel zu Interferon-α oder chirurgische Metastasenentfernung. Da die Toxizität von IL-2 im Unterschied zur antineoplastischen Wirkung hauptsächlich über die Stimulation proinflammatorischer Zytokine funktioniert, wird – bisher allerdings nur mit mäßigem Erfolg – versucht, die Entzündungsaktivität mit Dexamethason zu vermindern. Obwohl die Ergebnisse verschiedener Kombischemata mit IL-2, Interferonen und Antikörpern sowie verschiedenen Dosen von IL-2 noch ausstehen, muss die Gabe von hochdosiertem IL-2 als Goldstandard betrachtet werden, mit dem sich alle anderen Therapieschemata für Patienten mit metastasiertem Nierenzellkarzinom messen müssen.

Ideale Patienten für eine IL-2-Therapie haben eine länger zurückliegende Nephrektomie, histologisch den klarzelligen Typus, überdurchschnittlichen Allgemeinzustand und nur ein metastatisch befallenes Organ (vorzugsweise pulmonal).

Interessante Therapieansätze mit Substanzen, die die Angiogenese beeinflussen, sowie IL-4, IL-6 und einem das Wachstum dendritischer Zellen beeinflussenden Faktor sind in Entwicklung.

Als »Second-line«-Therapieansätze gelten:

- Interferon-α, 5-mal 1 Mio. U/m² 3-mal pro Woche subkutan
- Interferon-γ, 100 µg, 1-mal pro Woche subkutan
- Floxuridin (FUDR) 0,1 mg/kg/Tag 1–4 und wiederholt Tag 29–32 **plus** Interferon-α 10-mal 1 Mio. U/m² 3-mal pro Woche (nach Falcone 96)
- Vakzinierung mit allogenen B_7, B_1- und IL-2-transfizierten Nierenzellkarzinom-Linien

Die im Tierversuch positiven Ergebnisse der Hormontherapie mit z. B. Androgenen, Antiöstrogenen und Hormonkombinationen haben sich beim Menschen leider nicht bestätigt. Medroxyprogesteron kann beim schwer anorektischen Patienten symptomatische Erfolge erzielen.

Bei Patienten mit Metastasen sind folgende Faktoren positiv prädiktiv für das Ansprechen auf Immuntherapie:

- Guter Allgemeinzustand
- Niedrige Anzahl metastatisch befallener Organe
- Fehlen von Knochenmetastasen
- Vorherige Nephrektomie

- Geringes Ausmaß der therapieinduzierten Thrombopenie
- Fehlen vorheriger Interferontherapie
- Intakte Schilddrüsenfunktion und Fehlen von Autoantikörper
- Geringe paraneoplastische Erythropoietinproduktion
- Geringe Reboundlymphozytose

Die Behandlung der Hyperkalzämie mit Biphosphonaten ist zum einen symptomatisch bei Knochenschmerzen, zum anderen scheint sie auch die Häufigkeit von Knochenmetastasen zu reduzieren. Über eine Hemmung der Osteoklastenaktivität senken sie die Kalziumfreisetzung aus dem Knochen und hemmen den Knochenabbau (z. B. Clodronsäure z. B. Ostac 400 mg Tbl 2-mal 2–4 Tbl. pro Tag für 6 Monate oder 300 mg i.v. für 10 Tage oder Pamidronsäure z. B. Aredia 1-mal 15–90 mg i.v. alle 4 Wochen oder Etidronsäure [auch für Osteoporose zugelassen] z. B. Didronel Tbl 200 mg 5–20 mg/kg KG p.o. für 3–6 Monate).

Nichtmetastasierte Nierensarkome können bei gutem Allgemeinzustand durch Tumorreduktion (Hyperthermie, Bestrahlung) und sekundäre Resektion behandelt werden. Metastasierte oder inoperable Sarkome werden mit nichtaggressiven Zytostatikaschemata behandelt, die bei Sarkomen anderer Gewebe eingesetzt werden (z. B. Cyclophosphamid, Vincristin, Adriamycin, Dacarbazin).

6.4.8 Prognose

Die 5- und 10-Jahres-Überlebensraten in Abhängigkeit von der Tumorgröße sind in ◘ Tab. 6.3 aufgeführt.

Ein rasches Fortschreiten der Erkrankung wird klinisch durch multilokuläre Metastasen, weniger als 1 Jahr Rezidivfreiheit, Lebermetastasen und Befall mediastinaler Lymphknoten vorausgesagt.

Rein lokale Befunde haben eine gute Prognose. Bei fehlender Fernmetastasierung scheint die Größe des Primärtumors nur geringe Bedeutung zu haben.

Paraneoplastische Symptome (s. oben) gehen mit schlechter Prognose einher. Zelltyp, histologisches Grading (differenziert, entdifferenziert), genetische und biologische Eigenschaften des Tumors beeinflussen das Metastasierungsrisiko und damit auch die Prognose.

Bei regionalem Lymphknotenbefall, Invasion angrenzender Organe oder Fernmetastasen (Lymphknoten oder Organe) sind nur ein Viertel der Patienten nach 2 Jahren ohne Progression.

Etwa die Hälfte aller Patienten kann aufgrund von Fernmetastasen oder sehr großem Primärtumor keiner kurativen chirurgischen Behandlung zugeführt werden. Diese Patienten haben eine schlechte Prognose mit einer mittleren Überlebenszeit von 6–10 Monaten bzw. einer Überlebensrate von 26%, 4% und 1–2% nach 1, 3 und 5 Jahren. Die Spontanremission liegt bei 0,3%.

Bei Rezidiven in Form von Fernmetastasen ist (falls möglich) deren chirurgische Entfernung prognostisch am besten. Indikatoren einer guten Prognose sind ein postinterventionell erkrankungsfreies Intervall von mehr als 1 Jahr sowie solitäre vs. multiple Metastasen.

Ein Screening ist sinnvoll bei:
- Patienten mit Nierenzellkarzinomen in der Familie
- Patienten mit vorausgegangener Bestrahlung der Niere (z. B. bei metastasierten Hodentumoren, Lymphomen)
- Chronischen Dialysepatienten mit sekundären Nierenzysten
- Patienten mit von-Hippel-Lindau-Erkrankung oder tuberöser Sklerose

Internet-Links

- *http://www.bundesaerztekammer.de/30/Richtlinien/ Richtidx/Krebs.html*
  Bundesärztekammer, Richtlinien zur Diagnostik der genetischen Disposition für Krebserkrankungen

◘ **Tab. 6.3.** Prognose des Nierenzellkarzinoms

Stadium	5-Jahres-Überlebensrate [in %]	10-Jahres-Überlebensrate [in %]
T1, T2	80	45
T3a	60	25
T3b–c	50	15
T4	5	3

— *http://www.dkfz.de*
  Deutsches Krebsforschungszentrum Heidelberg, Tumor-
  zentrum HD/MA, Empfehlungen für eine standardisierte
  Diagnostik, Therapie und Nachsorge
— *http://www.urologenportal.de*
  Deutsche Gesellschaft für Urologie e.V.
— *http://www.medizin-online.de/cda/DisplayContent.do?*
  wid=109168
  Fachportal Urologie

Literatur

Han, KR, Pantuck, AJ, Bui, MH et al. (2003) Number of metas-
    tatic sites rather than location dictates overall survival of
    patients with node-negative metastatic renal cell carci-
    noma. Urology; 61:314
Herr HW (1999) Partial nephrectomy for unilateral renal carci-
    noma and a normal contralateral kidney: 10-year follow
    up. J Urol 161: 33–38
Motzer RJ, Bander NH, Nanus DM (1996) Renal-cell carcinoma.
    N Engl J Med 335:865–872
Sunderland MC, Weiss GR (1993) High dose IL-2 treatment of
    renal cell carcinoma. In: Atkins MB, Mier JW (Eds) Thera-
    peutic Applications of Interleukin-2. Marcel Dekker, New
    York 1993, S.119–113
Vogelzang NJ, Stadler WM (1998) Kidney cancer. Lancet 352:
    1691–1695

Glomeruläre Nierenerkrankungen

Hauptursache für glomeruläre Nierenerkrankungen sind Immunprozesse. Häufig geht eine unspezifische Infektionserkrankung vor allem der oberen Atemwege voraus. Die Begriffe Glomerulopathie und Glomerulonephritis werden häufig synonym verwendet. Bei primären Glomerulonephritiden handelt es sich um eigenständige Erkrankungen der Glomeruli. Als sekundäre Glomerulopathien bezeichnet man die Manifestation von Systemerkrankungen an den Glomeruli.

Ob eine Glomerulonephritis vorliegt, ergibt sich aus der Kombination des klinischen Bildes (▶ Abschn. 7.1) sowie spezifischer Blut- und Urinbefunde, insbesondere der Urinmikroskopie. Die Diagnosestellung erfolgt durch die **Nierenbiopsie** mit lichtmikroskopischer und immunhistologischer Aufarbeitung. Für spezielle Fragestellungen ist eine elektronenmikroskopische Untersuchung erforderlich.

Nach dem histologischen Bild kann man 10 verschiedene glomerulär-strukturelle Schädigungsmuster unterscheiden:

Glomerulär-strukturelle Schädigungsmuster

- Epithelzellerkrankung = Minimal-Change-Glomerulopahtie (Lipoidnephrose)
- Fokal segmentale Glomerulosklerose
- Membranöse Glomerulopathie
- Diffus proliferative (exsudative) Glomerulonephritis
- Membranoproliferative Glomerulonephritis
- Extrakapilläre Glomerulonephritis (mit Halbmondbildung)
- Mesangio-proliferative Glomerulonephritis
- Fokal proliferative nekrotisierende Glomerulonephritis
- Strukturabnormalitäten der glomerulären Basalmembran
- Fokal globale Glomerulosklerose

Aus didaktischen Gründen werden zunächst die Krankheitsbilder und deren Behandlung erörtert

(❑ Tab. 7.1). Die Nierenbiopsie wird ausführlich am Ende des Kapitels besprochen (▶ Abschn. 7.2).

Für die Auswahl der Therapie der einzelnen Glomerulonephritiden sollten neben individuellen Faktoren die Prinzipien der EBM (»evidence based medicine«, Therapie auf dem Boden belegbarer Erkenntnisse) ausschlaggebend sein. Insbesondere bei Patienten mit selteneren Glomerulonephritiden sollte die Einbindung in eine nationale oder internationale Therapiestudie angestrebt werden.

Über nephrologische Zentren sollten die Patienten in einheitliche Behandlungsprotokolle aufgenommen werden. Solch ein Vorgehen sichert dem Patienten eine Behandlung auf qualitativ hohem Niveau und die Gewissheit eines optimalen Therapieangebotes. Außerdem erhöht sich das Wissen über den Verlauf und die therapeutische Wertigkeit einzelner Schemata.

7.1   Klinische Syndrome

Klinische Zeichen für Glomerulopathien

- Proteinurie
- Hämaturie
- Ödeme
- Hypertonie
- Niereninsuffizienz

Man unterscheidet 5 klinische Syndrome, in welchen die einzelnen klinischen Zeichen mit unterschiedlicher Ausprägung auftreten. Das klinische Syndrom gibt Hinweise auf die zugrunde liegende glomeruläre Erkrankung.

Klinische Syndrome

- **Asymptomatische Proteinurie/ Hämaturie**
- **Nephrotisches Syndrom:** Proteinurie, Ödeme, Hyperlipidämie, Gerinnungsstörung, nephrotisches Sediment, fakultativ Niereninsuffizienz

▼

- **Akutes nephritisches Syndrom:** Hämaturie, Ödeme, Hypertonie, Proteinurie, nephritisches Sediment, fakultativ Niereninsuffizienz
- **Rapid progressive Glomerulonephritis:** Niereninsuffizienz oft im Vordergrund, fakultativ Hämaturie, Hypertonie, Proteinurie, Ödeme
- **Chronische Glomerulonephritis** (chronisches nephritisches Syndrom)

7.1.1 Asymptomatische Proteinurie/ Hämaturie

Morphologisch findet man bei asymptomatischen Patienten mit geringer Proteinurie und glomerulärer Hämaturie entweder einen fokal entzündlichen bzw. nekrotisierenden Prozess oder fokale Abnormalitäten der Basalmembran, die mit einer größeren Fragilität derselben einhergehen.

Fokal entzündliche Histologien mit milder mesangialer Proliferation findet man bei IgA-Glo-

□ Tab. 7.1. Richtungsweisende Laborbefunde

Test	Befund	Interpretation
Blutbild	Leukozytose	Vaskulitis (Infektion, CRP prüfen)
- Elektrolyte, Nierenfunktionsprüfungen - Serum-Kreatinin Harnstoff - Endogene Kreatininclearance - MDRD-Clearance - Cockroft-Gault-Formel	- Hyperkaliämie - ↑ Kreatinin ↓ Clearance	Grad der Niereninsuffizienz
Immunglobuline	↑	- Vaskulitis - SLE - Postinfektiöse Glomerulonephritis
	↑ IgA – Ablagerungen in der Biopsie (serol. nur in 30–50% erhöht)	- IgA-Nephropathie (in ca. 50%) - Purpura-Schönlein-Hennoch
	IgM-Paraproteinämie	- Gemischte essentielle Kryoglobulinämie
Komplementfaktoren	Normal	Systemische Vaskulitis
	↓ C3/C4	- Essentielle Kryoglobulinämie - SLE - postinfektiöse Glomerulonephritis - MPGN Typ I
	↓ C3, normales C4	- Membranoproliferative GN Typ II - SLE (wenige Pat.)
Anti-Basalmembran-Antikörper	↑	Goodpasture-Syndrom
ANCA (Antikörper gegen zytoplasmatische Bestandteile von Granulozyten)	↑	Systemische Vaskulitis
ANA und anti-DS-DANN-Antikörper	↑	SLE
Kryoglobuline	- Typ I (monoklonales Immunglobulin)	- Multiples Myelom - Morbus Waldenström
	- Typ II (gemischte essentielle Kryoglobulinämie)	- EBV, Hepatitis B (selten) - Chronische Hepatitis C
	- Typ III	- HCV in 50% - Chronisch entzündliche Erkrankungen - SLE, leukozytoklastische Vaskulitis - Lymphoproliferative Erkrankungen
C3-Nephritis-Faktor		- MPGN Typ II - SLE (seltener)

merulonephritis, in der Erholungsphase der post- oder parainfektiösen proliferativ-exsudativen GNs, bei manchen Paraproteinämien sowie bei Immunkomplex-Glomerulonephritiden (z. B. Lupusnephritis Typ II).

Fokal proliferative und zusätzlich nekrotisierende Histologie findet sich zusätzlich zu den im letzten Absatz genannten Erkrankungen auch bei Henoch-Schönlein-Purpura oder im Frühstadium mancher rapid progressiven Glomerulonephritiden.

Aus einer asymptomatischen Hämaturie kann sich potentiell fast jede Glomerulopathie entwickeln. Finden sich Normalwerte für Nierensonographie, Nierenfunktion, Proteinurie und Blutdruck, sollte als nächstes im Urinsediment mikroskopisch geklärt werden, ob es sich um eine glomeruläre Hämaturie handelt. Ist dies der Fall, kann bei dringlichem Abklärungswunsch des Patienten eine Biopsie die Ursache klären. Es ist jedoch auch vertretbar, unter regelmäßiger Kontrolle von Nierenfunktion, Sediment, Proteinurie und Blutdruck zuzuwarten. Neben Tumoren und Zysten verursachen auch Hyperurikämie und Hyperkalziurie eine nichtglomeruläre Hämaturie. Auch hier können die oben genannten Zusatzuntersuchungen Normalbefunde liefern.

Praxistipp

Neben Tumoren und Zysten verursachen auch Hyperurikämie und Hyperkalziurie eine nichtglomeruläre Hämaturie. Eine urologische Abklärung zum Ausschluss eines Tumors der ableitenden Harnwege ist aber bei unklarer Hämaturie immer sinnvoll.

7.1.2 Das nephrotische Syndrom

❗ Das primäre nephrotische Syndrom ist eine der klassischen Indikationen für die diagnostische Nierenbiopsie. Sie ist nicht indiziert bei extrarenaler Beteiligung wie z. B. Amyloidose oder Diabetes mellitus.

Unter einem nephrotischen Syndrom versteht man die Folgesymptome einer Proteinurie über

3,5 g/24 h (oder >50 mg/kg KG bei Kindern). Das nephrotische Syndrom ist ein Hinweis für
- eine *primär renale* Erkrankung oder
- eine Grunderkrankung mit *sekundärer renaler Beteiligung* (z. B. Diabetes mellitus und zahlreiche andere Erkrankungen).

❗ Der Diabetes mellitus ist die häufigste Ursache eines sekundären nephrotischen Syndroms!

Wenn der renale Eiweißverlust die Synthesekapazität der Leber übersteigt, entwickelt sich der volle Symptomenkomplex des nephrotischen Syndroms mit:
- Ödemen
- Hyperlipoproteinämie
- Hyperkoagulabilität
- Abwehrschwäche

Ursächlich für die zum Eiweißverlust in den Urin führenden Schädigungen sind Ablagerungen von Immunkomplexen oder Amyloid im Bereich des glomerulären Filters sowie dessen Schädigung durch Zellbotenstoffe (Zytokine). Histologisch ist allen Nephrosen die Fusion der Füßchen der viszeralen, glomerulären Epithelzellen (Glomeruli) gemeinsam.

Mit Proteinurie und der Hypalbuminämie sind reaktiv folgende Befunde und Symptome verknüpft:
- **Ödeme:**
  Wird bei Eiweißverlust in den Urin die kompensatorische hepatische Eiweiß/Albuminproduktion überschritten, führt dies zu einem intravasalen Abfall des onkotischen Drucks durch Hypoproteinämie/Hypalbuminämie. Natriumretention ist eine weitere Ursache für Ödeme.
- **Hyperlipidämie:**
  Bei Absinken des onkotischen Druckes synthetisiert die Leber reaktiv vermehrt VLDL (und damit LDL). Neben der gesteigerten Synthese findet sich zusätzlich ein verminderter Abbau dieser atherogenen Partikel.
- **Hyperkoagulabilität:**
  Die sekundäre Gerinnungsstörung mit Neigung zur Hyperkoagulabilität resultiert aus der Tatsache, dass im Rahmen der nephrotischen Proteinurie mehr gerinnungshemmende als gerinnungsfördernde Faktoren ausgeschieden werden (Vorkommen von Nierenvenenthrombosen).

- **Abwehrschwäche:**
  Der Verlust von Immunglobulinen führt zu einer Abwehrschwäche mit Infektneigung.

Therapie des nephrotischen Syndroms

Therapeutisch muss man die symptomatische Behandlung von Ödemen, Hyperlipidämie und Hyperkoagulabilität von der kausalen, spezifischen, immunsuppressiven Therapie der einzelnen Glomerulopathien bzw. der auslösenden Systemerkrankung trennen. Bei Teilremission (fortbestehende Proteinurie) oder therapieresistenter Proteinurie muss die symptomatische Therapie dieses Residualzustandes dauerhaft fortgeführt werden. Die Dauer der Fortführung einer kausalen Therapie richtet sich weitgehend nach den für die einzelnen Erkrankungen gültigen Schemata.

Zur Reduktion der Proteinurie gibt es neben der Behandlung der Grundkrankheit noch die Möglichkeit, den intraglomerulären Druck zu senken. Dies kann auch bei normotensiven Patienten durch die Gabe von ACE-Hemmern und gleichwertig mit AT_1-Rezeptorblockern (ARB) erreicht werden.

Die Ödeme werden zum einen durch Salz- und Flüssigkeitsrestriktion, zum anderen durch die Gabe von Diuretika behandelt. Unter Flüssigkeitsrestriktion ist eine Trinkmenge von unter 1 l/24 h zu verstehen. Um die tägliche Kochsalzzufuhr unter 5 g zu senken, genügt es, auf den Salzstreuer zu verzichten. Außerdem sollte man sehr salzhaltige Nahrungsmittel (Fertiggerichte, Tütensuppen, Instantgemüse oder Fleischbrühe, geräucherte Wurst/Fleisch, Salzgebäck meiden (▶ Kap. 17).

Da Schleifendiuretika bei Hypalbuminämie schlechter wirken, kann eine Dosissteigerung oder die zusätzliche Blockade der (reaktiv gesteigerten) distal tubulären Natriumrückresorption durch Gabe von Thiaziddiuretika nötig sein. Letzteres Vorgehen bezeichnet man als »sequentielle Nephronblockade«. Man beginnt mit einem Schleifendiuretikum in niedriger Dosis (z. B. 2-mal 10 mg Furosemid bzw. 2-mal 2,5 mg Torasemid) und steigert in mehrtägigen Intervallen bis eine langsame Ödemausschwemmung durch Natriurese beobachtet wird.

Schleifendiuretika mit kurzer Halbwertszeit (Furosemid) müssen meist 2-mal täglich verabreicht werden, da sonst durch eine Rebound-Rückresorption von Natrium und damit Wasser der diuretische Effekt ausbleibt. Bereits vor Erreichen hoher Dosen von Schleifendiuretika (z. B. 2-mal 500 mg Furosemid oder 200 mg Torasemid) können zusätzlich Thiazide zur Hemmung der unter Schleifendiuretika kompensatorisch gesteigerten distal-tubulären Natriumrückresorption eingesetzt werden (z. B. Hydrochlorothiazid 12,5–(25)–50 mg 1-mal/24 h). Regelmäßige Elektrolytkontrollen sollten erfolgen, cave: Hypokaliämie und Hyponatriämiegefahr).

Eine generelle Steigerung der oralen Eiweißzufuhr ist nicht nur nutzlos, sondern kann aufgrund der durch sie ausgelösten Hyperfiltration sogar schädlich sein. Das Tragen von Kompressionsstrümpfen zur mechanischen Ödemmobilisation und schnellerem Abtransport ist sicher sinnvoll. Selbst Patienten mit zusätzlich leichter, peripherer arterieller Verschlusskrankheit profitieren von einem verbesserten venösen Abstrom. Diuretikaüberdosierung und niedriges intravasales Volumen können zu einem meist reversiblen Anstieg der Retentionswerte führen.

Die sekundäre **Hyperlipidämie** sollte diätetisch und wenn nötig medikamentös (Statine, Fibrate) behandelt werden. Statine sind die Medikamente der Wahl für die Behandlung einer nephrotisch bedingten Hypercholesterinämie. Das Gesamt- und LDL-Cholesterin wird um 20–45% gesenkt und die Triglyceridproduktion geht ebenfalls zurück. Ebenso werden die Lp(a)-Spiegel reduziert, besonders bei Patienten mit hohen Ausgangswerten. Eine Senkung der Lipide schützt nicht nur vor systemischer Atherosklerose, sondern mindert auch die Progression der zugrunde liegenden Nierenerkrankung.

Nicht vergessen werden sollte der lipidsenkende Effekt des ACE-Hemmers/AT_1-Rezeptorblocker (ARB). Die Proteinurie wird reduziert (z. T. durch Senkung des intraglomerulären Drucks) und das Gesamt-, LDL-Cholesterin wie auch das Lp(a) werden konsekutiv um 10–20% gesenkt. Dieser Effekt tritt auch ein, wenn die Serum-Albumin-Konzentration im Verlaufe der Behandlung nur wenig oder überhaupt nicht ansteigt (▶ Abschn. «Statine bei chronischen Nierenerkrankungen«).

Statine bei chronischen Nierenerkrankungen

Auch Nierengesunde unterliegen einer naturgemäßen Reduktion der Nierenfunktion, die über 40 Jahre bei etwa 0,75 ml/min/Jahr liegt. Kommt es zur Schädigung der Niere, gleich welcher Ursache, wird die Nierenfunktionsverschlechterung durch arterielle Hypertonie, Proteinurie und Hyperlipidämie beschleunigt. Neuere Studien konnten zeigen, dass ein Zusammenhang zwischen dem Ausmaß der Hyperlipidämie und der Rate der Nierenfunktionsverschlechterung besteht.

Daten verschiedener Studien (Pravastatin Pooling Project, Subanalyse der CARE-Studie, GRE-ACE, Heart Protection Study) konnten diesen Effekt belegen. Am besten konnte der Nutzen der Statine jedoch in der prospektiven Studie von Bianchi et al. mit Atorvastatin gezeigt werden. 56 Patienten mit vorbestehender Niereninsuffizienz und bereits etablierter ACE-Hemmertherapie zeigten nach 1 Jahr Studiendauer einen deutlichen Rückgang der Proteinurie (von 2,2 g auf 1,2 g) bei stabiler Nierenfunktion (von 51 auf 50 ml/min), während die Placebogruppe eine gleichbleibende Proteinurie (2,0 g vs. 1,8 g) bei deutlich rückläufiger GFR zeigte (von 50 auf 44 ml/min, p <0,01).

Bei massiver Hypercholesterinämie kann ein Austauscherharz wie Colestyramin zusätzlich bis zu 25% LDL-Senkung bewirken (z. B. Quantalan 1-mal 4–16 mg/24 h). Gemfibrozil (900 mg abends p.o.) und Bezafibrat (3-mal 200 mg oder 1-mal 400 mg retard p.o.) können in reduzierter Dosis (▶ Kap. 14) auch bei Niereninsuffizienz zur Therapie der **Hypertriglyzeridämie** eingesetzt werden. Gemfibrozil darf seit 01.07.2001 jedoch nicht mehr mit Statinen gleichzeitig verabreicht werden. Fenofibrat ist bei eingeschränkter Nierenfunktion zu meiden, Clofibrat muss dosisangepasst und ggf. in verlängertem Intervall gegeben werden.

Orale Antikoagulation

Die Indikation zur oralen Antikoagulation hängt vom individuellen Risikoprofil ab. Risikofaktoren für Thromboembolien beim nephrotischen Syndrom sind:
- Positive Anamnese für Thrombosen oder Embolie
- Hypalbuminämie <20 g/l
- Antithrombin-III-Spiegel <70%

Treffen alle Risikofaktoren zu, sollte eine orale Antikoagulation oder eine subkutane Vollheparinisierung erfolgen. Die oft stark schwankenden Albuminspiegel können die Einstellung der Ziel-INR (Quick 20-30%, INR 2-3) erschweren.

Im Nierenvenenblut hat die bevorzugte Ausscheidung gerinnungshemmender Faktoren die stärkste Auswirkung, da noch keine Durchmischung mit dem venösen Blut anderer Regionen stattgefunden hat und der Hämatokrit hoch ist (Flüssigkeitsausscheidung in der Niere). Patienten mit nephrotischem Syndrom – insbesondere auf dem Boden einer membranösen Glomerulonephritis – sind deswegen vermehrt gefährdet, eine Nierenvenenthrombose zu erleiden.

❯ Cave
Verschlechtert sich plötzlich die Nierenfunktion von nephrotischen Patienten, sind Nierenvenenthrombose und Diuretikaüberdosierung wichtige Differentialdiagnosen.

◘ Tab. 7.2. Lipid-Zielwerte bei der Sekundärprävention

Cholesterin	<200 mg/dl
Triglyzeride	<150 mg/dl
LDL	<100 mg/dl
HDL	>40 mg/dl
Lp(a)	<30 mg/dl

Aus: National Cholesterol Education Program (NCEP) 2001

7.1.3 Krankheitsbilder mit vorwiegend nephrotischem Syndrom

An dieser Stelle werden die primären Glomerulopathien (◘ Tab. 7.3) besprochen. Auf die sekundären Glomerulonephritiden mit vorwiegend nephrotischem Syndrom wird in▶ Kap. 9 eingegangen.

◻ **Tab. 7.3.** Glomerulopathien mit nephrotischem Syndrom

Primäre Glomerulonephritiden mit vorwiegend nephrotischem Syndrom	▪ Epithelzellerkrankung = Minimal-Change-Glomerulopahtie ▪ Fokal segmentale Glomerulosklerose ▪ Membranöse Glomerulopathie
Sekundäre Glomerulopathien mit nephrotischem Syndrom	▪ Stoffwechselerkrankungen (Diabetes mellitus) ▪ Infektionserkrankungen: viral, bakteriell, Protozoen, Parasiten ▪ »collapsing glomerulopathy« ▪ Malignen Tumoren und lymphoproliferativen Erkrankungen inkl. Morbus Hodgkin und Plasmozytom ▪ Systemerkrankungen ▪ Angeborene Erkrankungen mit glomerulärer Beteiligung ▪ Medikamentenassoziiert und bei Drogenmissbrauch (mit und ohne interstitielle Nephritis) ▪ Sekundär bei primären Glomerulonephritiden (z. B.IgA-GN)

Minimal-Change-Glomerulopahtie (Synonyme: Nil-Disease, Lipoidnephrose)

Ihren Namen hat diese Erkrankung von den lichtmikroskopisch unauffälligen Glomeruli. Bei Kindern unter 10 Jahren ist sie in 90% Ursache des nephrotischen Syndroms. Dagegen leiden nur 20% der nephrotischen Erwachsenen an einer Minimal-Change-Glomerulopahtie. Der Verlauf beim Erwachsenen ist ernster, das Auftreten von Komplikationen häufiger. Die Minimal-Change-Glomerulopahtie ist gekennzeichnet durch
▪ schwere, oft isolierte Proteinurie,
▪ meist normale Nierenfunktion und Blutdruck,
▪ häufige Spontanremissionen.

Sekundäre Formen der Minimal-Change-Glomerulopahtie finden sich bei lymphoproliferativen Erkrankungen, Leukämien, nach Schmerzmittelgabe (vor allem nichtsteroidalen Antiphlogistika, aber auch Ampicillin, Rifampicin, Interferon und Ranitidin) oder bei Allergien gegen Nahrungsmittel. Die Minimal-Change-Glomerulopahtie ist die überwiegende Ursache des nephrotischen Syndroms bei Kindern. Dies rechtfertigt nach Ansicht vieler pädiatrischer Nephrologen, einen Therapieversuch mit Steroiden durchzuführen, auch ohne vorherige histologische Bestätigung der Diagnose durch eine Nierenbiopsie.

Zur Abwägung der Therapiefrage kann zusätzlich der sog. »Selektivitätsindex« herangezogen werden. Unter selektiver Proteinurie versteht man die bevorzugte Ausscheidung kleinmolekularer Proteine, die als Selektivitätsindex (Verhältnis der Clearances von Transferrin 90 kD und IgG, 150 kD) bestimmt werden kann.

Selektivitätsindex =
IgG-Clearance/Transferrin-Clearance =
(IgG im Urin × Transferrin im Serum)/
(IgG im Serum × Transferrin im Urin)

Eine selektive Proteinurie (Selektivitätsindex <0,2) lässt eine gute Therapieantwort auf Steroide erwarten.

Die Therapie besteht bei Erwachsenen (bei Kindern bestehen ähnliche Empfehlungen) aus mindestens 8- bis 16-wöchiger Gabe von Steroiden. Initialtherapie wird mit einer Dosierung von Prednison 60–80 mg/m², anschließend in der Folgetherapie mit 1 mg/kg KG Prednison jeden 2. Tag über weitere 4–6 Wochen behandelt. Es sprechen fast 90% der Patienten an.

Bei häufigen Rezidiven (>4 pro Jahr) oder primärer **Steroidresistenz** (Proteinurie ändert sich trotz ausreichend langer Steroidgabe nicht) kann alternativ Cyclophosphamid, Chlorambucil oder Cyclosporin A verabreicht werden. Dies sollte jedoch nur in größeren Zentren durchgeführt werden.

> **Praxistipp**
>
> Die Entwicklung einer **FSGS** aus der Minimal-Change-Glomerulopathie kann zu jedem Zeitpunkt des Krankheitsverlaufes erfolgen, so dass eine bioptische Klärung indiziert sein kann.

Primäre Steroidresistenz

Nach erfolgloser Steroidtherapie schließt sich eine Therapie mit **Cyclophosphamid** mit 8–12 mg/kg KG/Tag über 8–12 Wochen an. Als Alternative dient **Chlorambucil** 0,1–0,2 mg/kg KG/Tag ebenso über 8–12 Wochen. Leider werden auch unter diesen Substanzen Rezidive beobachtet. Eine Therapieresistenz kann auch Zeichen einer sich entwickelnden fokal-segmentalen Glomerulosklerose sein, so dass gelegentlich eine (erneute) Biopsie zur Klärung dieser Frage sinnvoll ist.

Cyclosporin

Cyclosporin wird eingesetzt, wenn eine Kontraindikation für alkylierende Substanzen besteht oder die Cyclophosphamidtherapie (nur einmalig) erfolglos bleibt. Die Dosis von Cyclosporin beträgt 4–6 mg/kg KG/24 h über 6–12 Monate.

Therapie bei Frührezidiv

Tritt ein Rezidiv innerhalb von 3 Monaten nach einer Remission ein, spricht man von einem Frührezidiv. In diesem Fall führt man einen erneuten Steroidzyklus mit Prednison 60 mg/qm Körperoberfläche/Tag bis zum Einsetzen einer erneuten Remission durch; im Anschluss 40 mg/qm Körperoberfläche jeden 2. Tag über 4 Wochen.

Therapie bei häufigen Rezidiven bzw. bei Steroidabhängigkeit

Bei mehr als 2 Rezidiven in einem halben oder mehr als 4 Rezidiven pro Jahr spricht man von häufigen Rezidiven oder von Steroidabhängigkeit bei 2 konsekutiven Rezidiven innerhalb von 14 Tagen nach Beendigung der Steroidtherapie. Man therapiert dann mit Cyclophosphamid bzw. Cyclosporin in der o. g. Dosierung.

Bis zu einer Dosierung von 30 mg/24 h sollte die Steroidtherapie unter stationären Bedingungen durchgeführt werden. Vor Beginn der Therapie sollte eine Fokussuche erfolgen (HNO, Zähne, Haut, Urologie, Gynäkologie, Augen). Infektherde müssen erkannt und antibiotisch behandelt sein. Ob und wann die immunsuppressive Therapie einsetzen kann, muss individuell entschieden werden. Bei Gastritiden oder Ulcera ventriculi oder duodeni in der Vorgeschichte empfiehlt sich die prophylaktische Gabe von H_2-Blockern (z. B. Ranitidin 300 mg zur Nacht, z. B. Zantic). Um unter der hochdosierten Steroidtherapie einen Pilzbefall des Magen-Darm-Traktes vorzubeugen, sollten oral nichtresorbierbare Antimykotika (z. B. Amphotericin B = Ampho-Moronal Lutschtabletten 100 mg 4-mal täglich p.o., und Suspension 100 mg/ml 3-mal täglich 1 Pip. p.o., oder Nystatin = Moronal Tabletten 500000 IE 3-mal 2 Tbl/24 h p.o. und Suspension 10000 IE/ml 4- bis 6-mal 2 ml/24 h p.o.) verabreicht werden. Die Suspensionen wirken in Mundhöhle und Speiseröhre, während die erst im Dünndarm löslichen Tabletten/Dragees ihre Schutzwirkung erst im weiteren Darmtrakt entfalten.

Als Erhaltungstherapie bei Unverträglichkeit von Steroiden oder nach Gabe eines alkylierenden Agens kann Azathioprin eingesetzt werden.

Fokal segmentale Glomerulosklerose (FSGS)

Dieses Krankheitsbild hat insofern eine Sonderstellung, als es nicht nur als eigenständige Erkrankung existiert, sondern seine histologischen Merkmale auch im Endstadium vieler Glomerulonephritiden oder auch als Folge glomerulärer Überbelastung (Hyperfiltration, intraglomeruläre Hypertonie) auftreten. Diese Ursachen können natürlich auch zusammen auftreten.

Man unterscheidet:

- Primäre, fokal segmentale Glomerulosklerose (FSGS) im engeren Sinne: Die genetischen Mutationen korrelieren nicht mit der Prognose, so dass die (teure) Bestimmung nur geringe klinische Wertigkeit hat.
- Glomerulosklerose im Rahmen struktureller und funktioneller Anpassung der Glomeruli: Beispiel chronische Niereninsuffizienz: Prinzipiell führt der Verlust von Nephronen zu strukturellen und funktionellen, den Verlust kompensierenden Anpassungsreaktionen der Restnephrone sowie zum kompensatorischen Anstieg der GFR. Die Anpassungsprozesse (Hyperfiltration und Vergrößerung der Glomeruli) tragen zwar zum Funktionserhalt bei,

führen aber fortschreitend zur Glomerulosklerose und Untergang weiterer Nephrone.
▬ Glomerulonephritis im »Heilungsstadium«

Histopathologie der fokal-segmentalen Glomerulosklerose

Glomerulär:
- Fokale/segmentale Narben
- Adhäsionen
- Intrakapilläre Schaumzellen

Varianten:
a) Klassisch
b) Tip-Läsionen
c) Hyperzellulär
d) Kollabierende Kapillaren »collapsing nephropathy«

Interstitium:
- Tubulusatrophie
- Fibrose

Die Prävalenz der fokal-segmentalen Glomerulosklerose nimmt derzeit zu. 3–15% aller Biopsien ergeben das histologische Bild einer FSGS. In 7–12% aller Proteinurien ist eine primäre FSGS die Grunderkrankung. Kinder und Schwarze sind häufig von aggressiven Verlaufsformen betroffen. Eine primäre FSGS beginnt meist mit einem akuten nephrotischen Syndrom. Im Unterschied zur Minimal-Change-Glomerulopahtie liegt meist auch eine Mikrohämaturie, eine eingeschränkte Nierenfunktion sowie eine Hypertonie vor. Es gibt jedoch auch Formen der FSGS mit geringer Eiweißausscheidung (◘ Tab. 7.4).

Therapie

Therapeutisch gibt man bei nephrotischen Patienten 0,5–1 mg/kg KG/Tag Prednison. Bei Steroidresistenz oder Steroidabhängigkeit (Rezidiv unter Dosisreduktion bzw. kurz nach Absetzen der Steroide) wird die zusätzliche Gabe von Cyclosporin A, in zweiter Linie auch von Cyclophosphamid empfohlen. Symptomatisch therapiert man auch nichtnephrotische Patienten mit ACE-Hemmern (auch

◘ **Tab. 7.4.** Formen der fokal-segmentalen Glomerulosklerose

Primäre Sklerose mit ungünstigem Verlauf	Sekundäre Skleroseformen mit günstigem Verlauf
Primäre fokale Sklerose (Idiopathische fokal-segmentale Glomerulosklerose)	Fokal segmentale Glomerulosklerose als Folge funktioneller und struktureller Anpassungsvorgänge - Diabetische Nephropathie
Fokale Sklerose mit primärer Schädigung der Epithelzellen - HIV-Nephropathie - »Collapsing Nephropathy« - Lysosomale Speicherkrankheiten - Diabetes mellitus - Hereditäre Nephritis und Basalmembranschäden - Charcot-Marie-Tooth-Erkrankung	Fokal segmentale Glomerulosklerose als Folge funktioneller und struktureller Anpassungsvorgänge - Diabetische Nephropathie - Familiäre Dysautonomie - Adipositas-assoziiertes nephrotisches Syndrom mit oder ohne Schlafapnoe - Glykogenspeicherkrankheiten
	Fokal segmentale Glomerulosklerose bei Abnahme der Anzahl funktionstüchtiger Nephrone - Unilaterale Nierenagenesie und hypoplastische Nieren bzw. Oligomeganephronie - Primär interstitielle Erkrankungen (Refluxnephropathie, Analgetikanephropathie, chronische Pyelonephritis) - Partielle Rindennekrosen (HUS, EPH-Gestose, Sichelzellanämie) - Embolische Erkrankungen - Druckschäden nach Zerstörung der Autoregulation (renovaskulärer Hochdruck) - Transplantatnieren (Kinderniere in erwachsenen Empfänger)

bei normalem Blutdruck) oder AT_1-Rezeptorblocker (ARB). Sie reduzieren die Progressionsrate und senken den intraglomerulären Druck, was zu einem Rückgang der Proteinurie führen kann. Die Rolle von Statinen ist inzwischen besser untersucht und umfangreiche Studien zeigen einen positiven Effekt der konsequenten Lipidsenkung. Hinweise für einen Rückgang der Progression einer chronischen Niereninsuffizienz nach aggressiver Lipidsenkung rechtfertigen deren Einsatz.

Nichtsteroidale Antiphlogistika

Unter der Gabe nichtsteroidaler Antiphlogistika konnte ein signifikanter Rückgang der Proteinurie gezeigt werden – wahrscheinlich durch einen Rückgang des intraglomerulären Drucks durch renale Vasokonstriktion. Die Gefahr eines akuten Nierenversagens, das durch herkömmliche nichtsteroidale Antiphlogistika wie auch COX_2-Inhibitoren ausgelöst werden kann, verbietet den Einsatz dieser Medikamente zur Proteinuriesenkung.

Tacrolimus

Obwohl der Einsatz von Tacrolimus bei FSGS in Frage kommt, ist dessen Effizienz und Toxizität gegenüber Cyclosporin derzeit noch nicht ausreichend untersucht. Studien bei transplantierten Patienten zeigen eine vergleichbare Nephrotoxizität.

Mycophenolat-Mophetil

In einer retrospektiven Studie bei steroidresistenten Patienten über 8 Monate konnte ein Rückgang der Proteinurie um 50% bei stabiler Nierenfunktion belegt werden. Obwohl diese Daten vielversprechend sind, müssen weitere Studien abgewartet werden.

Plasmapherese

Studien bei transplantierten Patienten mit rekurrierender FSGS haben gezeigt, dass die Entfernung eines zirkulierenden Faktors durch Plasmapherese die Proteinurie drastisch senken und in einigen Fällen sogar eine komplette Remission erzielen kann. Bei Kindern können diese Remissionen persistieren, bei Erwachsenen steigt die Proteinurie allerdings schon nach 2 Monaten auf das Ausgangsniveau an.

Prognose

Die Pathologie der FSGS hat nur eingeschränkte prognostische Aussagekraft. Zwei Merkmale sind jedoch relativ sicher mit einem ungünstigen Verlauf korreliert:

- Der hauptsächlich bei HIV-Nephropathie zu beobachtende Kapillarkollaps (»collapsing nephropathy«) und
- eine interstitielle Fibrose.

Die Hälfte aller Patienten wird innerhalb von 10 Jahren dialysepflichtig. Ein Fünftel zeigt einen malignen Verlauf mit terminaler Niereninsuffizienz in den ersten 2 Jahren nach Diagnose. Die sekundären Formen verlaufen oft langsam progredient in Anlehnung an die auslösenden Prozesse (◘ Tab. 7.1).

Membranöse Glomerulopathie

Eine membranöse Glomerulopathie findet sich bei 30–50% aller Biopsien von Erwachsenen mit nephrotischem Syndrom. Davon sind ca. drei Viertel primärer Natur. Die Proteinurie ist nicht selektiv. Bei einem Drittel der Patienten findet sich zum Zeitpunkt der Diagnosestellung eine Hypertonie und in 50% eine Mikrohämaturie.

Histologisch findet man neben der Fusion der Podozytenfortsätze eine Ablagerung von Immunkomplexen in der äußersten Schicht der Basalmembran (◘ Abb. 7.1). Prognostisch günstig scheint es zu sein, wenn die elektronenmikroskopischen Veränderungen monomorph sind im Unterschied zum Vorhandensein verschiedener Entwicklungsstufen der Basalmembraneinlagerungen.

- Primäre membranöse Glomerulopathie (ca. 70–80%)
- Sekundäre membranöse Glomerulopathie (ca. 20–30%):
  - *Autoimmunerkrankungen:* SLE, rheumatoide Arthritis, primär biliäre Zirrhose, Sjögren-Syndrom, Pemphigus, Dermatitis herpetiformis, ankylosierende Spondylarthritis
  - *Infektionserkrankungen:* Hepatitis B und C, Endokarditis durch Kolibakterien, Syphilis, Malaria, Lepra
  - *Medikamentös*: Gold, Penicillamin, Captopril (sehr hohe Dosen), nichtsteroidalen Antiphlogistika, Clomethiazol (Distraneurin)

- *Tumoren* (insbes. Bronchial- und Colonkar-
  zinom)
- *Außerdem:* Sarkoidose, Diabetes, Fanconi-
  Syndrom, Guillain-Barré-Syndrom, Weber-
  Christian-Panniculitis, Lösungsmittelexposi-
  tion

Therapie

Die Therapie der membranösen Glomerulopathie
erfolgt nach Risikoprofil des betroffenen Patienten:

- Patienten mit **geringem Risiko** einer Nieren-
  funktionsverschlechterung
  - (Proteinurie <4 g/24 h, normale Nierenfunk-
    tion)
  - Symptomatische Therapie (ACE-Hemmer,
    Blutdruck-Senkung)
- Patienten mit **mittlerem Risiko** einer Nieren-
  funktionsverschlechterung
  - (Proteinurie <4–8 g/24 h, normale Nieren-
    funktion)
  - Zunächst ebenso symptomatische Therapie
    (s. oben) und Verlaufsbeobachtung über
    6 Monate. Bei Persistenz der Proteinurie über
    4 g/24 h) kombinierte Steroid-Chlorambucil-
    Therapie nach »Ponticelli-Schema«.
- Patienten mit **hohem Risiko** einer Nierenfunk-
  tionsverschlechterung
  - (Proteinurie persistierend >8 g/24 h trotz
    symptomatischer Therapie, bereits beste-
    hende Nierenfunktionseinschränkung)
  - Kombinierte Steroid-Chlorambucil-Therapie
    nach »Ponticelli-Schema«
    Alternativ: Kombinierte Steroid-Cyclo-
      sporin-Therapie
    Oder: Kombinierte Steroid-Cyclophos-
      phamid-Therapie

In einer Metaanalyse kam man zu dem Ergebnis,
dass die Behandlung mit einer Kombination von
Steroiden und Chlorambucil oder Cyclophosphamid 4-mal so häufig komplette Remissionen erzielt
wie die Steroidmonotherapie.

Eine italienische Multizenterstudie, die auch
ausführliche Verlaufsbeobachtungen enthält, erreichte mit dem seit längerem etablierten »Ponticelli-Schema« mehr Remissionen und zumindest
anfänglich eine stabilere Nierenfunktion als durch
alleinige Gabe von Steroiden.

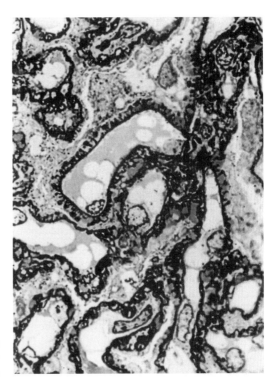

◘ **Abb. 7.1.** Membranöse Glomerulonephritis mit spikesar-
tigen Protuberanzen der Basalmembran zwischen (blassen)
Immunpräzipitaten. (Aus: Bohle A [1990] Niere und harnableitende Organe. In: Eder M, Gedigk P [Hrsg] Lehrbuch der
allgemeinen Pathologie und der pathologischen Anatomie.
Springer, Heidelberg)

Ponticelli-Schema

3-malige Wiederholung folgender Phasen in
unmittelbarer Folge:

- 3 Tage 1 g Methylprednisolon i.v. (stationär)
- 1 Monat 0,4 g/kg KG Methylprednisolon oral
- 1 Monat 0,2 mg/kg KG Chlorambucil oral
Gesamtdauer: 6 Monate

Die Prognose der membranösen Glomerulonephr-
ritis ist schwer zu beurteilen. Eine Einschätzung
ist meist erst nach längerer Beobachtung möglich.
Unbehandelte Patienten zeigten in etwa 20% Spontanremissionen. Die Angaben zur Prognose schwanken zwischen 20–45% terminale Niereninsuffizienz
nach ca. 5 Jahren und 33–50% nach ca. 10 Jahren.

Jüngere, weibliche Patienten mit geringerer Proteinurie, milder Histologie, einem hohen T4/T8-Quotienten und bestimmten HLA-Antigenen zeigen einen günstigeren Verlauf. Eine erhöhte Ausscheidung von Podozyten (Flowzytometrie) und hohe Harnsäurewerte sind mit einer schlechteren Prognose verbunden. Eine membranöse Glomerulopathie kann auch erste Manifestation eines **systemischen Lupus erythematodes** sein.

Im Rahmen einer Tagung der amerikanischen Gesellschaft für Nephrologie (American Society of Nephrology, November 1999) wurden folgende Kriterien als Behandlungsindikation bei Patienten mit membranöser Glomerulonephritis vorgeschlagen:
- Erhöhtes Kreatinin: Männer >1,4 mg/dl, Frauen >1,2 mg/dl
- Schwere, persistierende Proteinurie: >8 g/Tag länger als 6 Monate
- Mehr als 10% interstitielle Fibrose in der Biopsie
- Männliches Geschlecht, Hochdruck, Alter >50 Jahre

Die symptomatische Behandlung des nephrotischen Syndroms, wie oben beschrieben, sollte selbstverständlich von Krankheitsbeginn an durchgeführt werden.

> **Praxistipp**
> Allgemeine Behandlungsempfehlungen für die Praxis
> - Vorsichtige Ödemausschwemmung mit Diuretika
> - Hypertonieeinstellung
> - Adäquate Ernährung
> - Einschränkung der Salzzufuhr
> - Lipidsenkung
> - Ggf. Antikoagulation
> - Infektbehandlung

> **Cave**
> Trotz überwiegend langsamer Verläufe über Jahre/Jahrzehnte gibt es bei der membranösen Glomerulopathie auch plötzliche Nierenfunktionsverschlechterungen. Hier sollte in jedem Fall an folgende 3 Differentialdiagnosen gedacht werden:
> - Akute Nierenvenenthrombose (Flankenschmerzen!)

- Medikamenteninduzierte akute interstitielle Nephritis (Leukozytenzylinder und/oder Eosinphile im Harnsediment)
- Rapid progressive Glomerulonephritis (RPGN) mit Erythrozytenzylindern im Harnsediment

7.1.4 Das akute nephritische Syndrom

Als akutes nephritisches Syndrom bezeichnet man eine *akut* einsetzende Verschlechterung der Nierenfunktion mit plötzlichem Krankheitsbeginn (insbesondere nach Infektionen) und folgenden Kardinalsymptomen:
- Nephritisches Urinsediment (u. a. Erythrozytenzylinder, dysmorphe Erythrozyten)
- Hypertonie
- Ödeme

Histologisch finden sich Immunkomplexe in endothelnahen Anteilen der Basalmembran (Lamina rara interna), sowie inflammatorische Zellen, welche die Kapillarwand zerstören. Subepitheliale Ablagerungen spielen für die fakultative Proteinurie eine Rolle. Häufig sind die Serumspiegel der Komplementfaktoren C3 und C4 erniedrigt. Sind nur wenige Glomeruli beteiligt, so findet sich eventuell nur eine isolierte, glomeruläre Hämaturie mit oder ohne Proteinurie.

Ursächlich für das nephritische Syndrom können primäre, post- oder parainfektiöse, vaskulitis- oder autoimmun-assoziierte Glomerulopathien unterschieden werden.

7.1.5 Krankheitsbilder mit vorwiegend nephritischem Syndrom

Diffus proliferative (exudative) Glomerulonephritis
Der »Prototyp« der diffus proliferativen Glomerulonephritis war früher die **Poststreptokokken-Glomerulonephritis**. Diese tritt 1–4 Wochen nach einer Streptokokkeninfektion (z. B. Angina tonsillaris, Impetigo, Otitis media) auf und bildet sich meist spontan zurück. Bei nur geringer Ausprägung der

nephritischen Symptome kann sie klinisch durchaus unerkannt verlaufen. Sie hat im Kindesalter eine bessere Prognose als im Erwachsenenalter.

Inzwischen ist sie in der Häufigkeit von den oft wesentlich schwerer verlaufenden Glomerulonephritiden nach Infektionen mit gramnegativen Keimen oder **Staphylokokken** verdrängt worden. Die »Shuntnephritis« geht von einem meist durch Staphylokokken infizierten, ventrikuloatrialen Shunt aus und kann mit einer Endokarditis kombiniert sein. Beide Entitäten können aber auch einzeln eine para- oder postinfektiöse Glomerulonephritis auslösen.

Von parainfektiöser Glomerulonephritis spricht man, wenn die immunologische Folgeerkrankung (also die Glomerulonephritis) noch *während* der auslösenden Infektion auftritt.

Histologisch findet man eine Proliferation der mesangialen Zellen sowie eine Leukozyteninfiltration des Kapillarendothels. Die Erstbeschreiber sahen im Elektronenmikroskop der Basalmembranaußenseite aufgesetzte Ablagerungen, sog. »humps« als pathognomonisch an (◘ Abb. 7.2).

Neben dem eventuell bereits ausgeheilten Fokus, Niereninsuffizienz und Komplementerniedrigung (C3, C4) können der indirekte Keimnachweis (z. B. ASL-Titer), reaktiv gebildete Kryoglobuline oder Rheumafaktoren wegweisend sein.

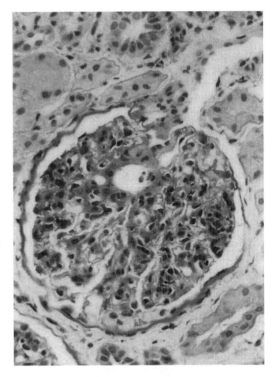

◘ **Abb. 7.2.** Glomerulum bei endokapillärer (akuter) Glomerulonephritis. Typ Poststreptokokkenglomerulonephritis. Proliferation der ortsständigen Zellen, zahlreiche Leukozyten in den Kapillarlichtungen. PAS-Reaktion. (Aus: Bohle A [1990] Niere und ableitende Organe. In: Eder M, Gedigk P [Hrsg] Lehrbuch der allgemeinen Pathologie und der pathologischen Anatomie. Springer, Heidelberg)

Therapie

Die Therapie der post- oder parainfektiösen Glomerulonephritiden besteht aus antibiotischer Behandlung des zugrunde liegenden Infektes, Salz- und ggf. Flüssigkeitsrestriktion sowie Diuretikatherapie und Blutdrucksenkung. Sie beschränkt sich daher weitgehend auf symptomatische Maßnahmen. Gelegentlich muss auch vorübergehend dialysiert werden. Bei rascher und ausgeprägter Verschlechterung der Nierenfunktion im Sinne eines akuten Nierenversagens sollte eine Nierenbiopsie durchgeführt werden. Finden sich Zeichen einer rapid progressiven Glomerulonephritis ist eine immunsuppressive Therapie mit Steroiden oder bei Steroidresistenz z. B. Cyclophosphamid indiziert. Die therapeutische Zwickmühle ist hier jedoch offensichtlich: Steroide sollen die immunologische Zerstörung der Glomeruli verhindern, sind aber – insbesondere in der erforderlichen Dosierung – bei akutem Infekt kontraindiziert.

Membranoproliferative Glomerulonephritis (MPGN)

Diese auch »mesangiokapillär« genannte Glomerulonephritis ist selten. Primäre Formen findet man vor allem bei jungen Patienten (8–30 Jahre). Klinisch findet man sowohl eine schwere Proteinurie als auch ein nephritisches Sediment. Neben primär glomerulären Erkrankungen können chronische oder ausgeheilte thrombotische Mikroangiopathien oder Erkrankungen mit Ablagerungen von Paraproteinen mit einer membranoproliferativen Histologie einhergehen. Eine MPGN kann außerdem sekundär im Rahmen von Lymphomen, HIV, Hepatitis C, bei Kryoglobulinämie, verschiedenen Karzinomen und bei Lupus erythematodes auftreten.

Bei den primären Formen der MPGN unterscheidet man 3 histologische Typen:

Typ I. Häufigste Erscheinungsform (80%) dieser Immunkomplexerkrankung. Meist besteht eine Assoziation mit chronischen Infektionen, es sind aber auch sehr selten primäre Erscheinungsformen möglich. Histologisch findet sich eine typische Dopplung der glomerulären Basalmembran (❍ Abb. 7.3), Mesangialzell- und Matrixproliferation sowie eine Infiltration mit Makrophagen. Elektronenmikroskopisch erinnert die Basalmembran an eine Eisenbahnschiene. Die Immunkomplexe sind vorwiegend subendothelial zu finden. Bevor die Hepatitis C entdeckt wurde, stufte man kryoglobulininduzierte MPGN-Erkrankungen oft fälschlicherweise als idiopathischen primären Typ I ein.

Typ II oder »Dense Deposit Disease« (DDD). In der Pathogenese dieses Subtyps spielt vermutlich ein Antikörper, der die C3-Konvertase des alternativen Komplementaktivierungsweges aktiviert, eine pathogenetische Rolle (C3-Nephritis-Faktor). Im Unterschied zu Typ I fällt die Basalmembran bei Typ II durch viele intramembranöse Ablagerungen auf. Im Nierentransplantat tritt die Erkrankung in über 90% der Fälle wieder auf!

Typ III. Die Immunkomplexe sind bei Typ-III-MPGN hauptsächlich subepithelial abgelagert. Die Basalmembran ist mehrfach komplex unterbrochen, es finden sich segmentale, hyaline Ablagerungen sowie eine Infiltration mit Schaumzellen. Es gibt eine erbliche Form, bei der eine Assoziation zu einem Komplement codierenden Gen auf Chromosom 1 besteht.

Therapie der MPGN

Therapeutisch steht bei den sekundären Formen die Behandlung der Grunderkrankung im Vordergrund. Bei den primären Formen ist der Einsatz von Immunsuppressiva enttäuschend gewesen. Bei leichten Formen ist daher eine eher symptomatische Therapie mit Reduktion der Proteinurie durch ACE-Hemmer und Blutdruckeinstellung zu empfehlen. Bei mittelschweren Formen kann durch zusätzliche Gabe von Acetylsalicylsäure und Dipyridamol eventuell eine Stabilisierung erreicht werden, die Datenlage hierzu ist jedoch relativ spärlich und umstritten. Bei nephrotischen Patienten wurde mit 120 mg Prednison übertägig für 12–16 Wochen behandelt. Bei Absinken der Proteinurie wurde auf 20–30 mg jeden 2. Tag reduziert. Die Entscheidung zur Behandlung sollte an erfahrenen nephrologischen Zentren erfolgen.

IgA-Glomerulonephritis – Morbus Berger

Die hauptsächlich mesangiale Ablagerung von IgA hat dieser Erkrankung ihren Namen gegeben. Sie ist mit 20–40% die häufigste Glomerulopathie. Vorwiegend betroffen sind jüngere Männer.

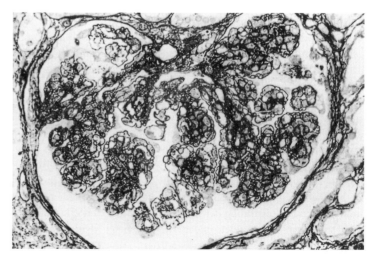

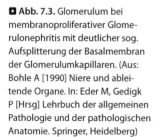

❍ **Abb. 7.3.** Glomerulum bei membranoproliferativer Glomerulonephritis mit deutlicher sog. Aufsplitterung der Basalmembran der Glomerulumkapillaren. (Aus: Bohle A [1990] Niere und ableitende Organe. In: Eder M, Gedigk P [Hrsg] Lehrbuch der allgemeinen Pathologie und der pathologischen Anatomie. Springer, Heidelberg)

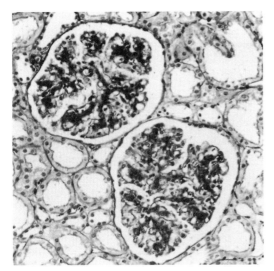

◘ **Abb. 7.4.** Mesangioproliferative Glomerulonephritis. Verbreiterung des Mesangiums (*dunkel*) und Zunahme der Mesangiumzellen. Zarte Kapillarwände. (Aus: Bohle A [1990] Niere und ableitende Organe. In: Eder M, Gedigk P [Hrsg] Lehrbuch der allgemeinen Pathologie und der pathologischen Anatomie. Springer, Heidelberg)

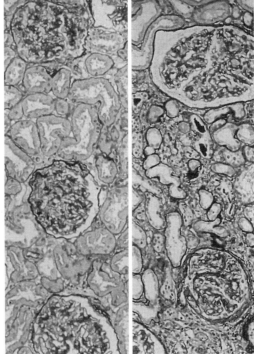

◘ **Abb. 7.5.** Mesangioproliferative Glomerulonephritiden, *links* mit unauffälligem Interstitium und unauffälligen Tubuli (Serum-Kreatinin 1,1 mg/dl); *rechts* mit interstitieller Entzündung, Fibrose und Tubulusatrophie (Serum-Kreatinin 2,8 mg/dl). (Aus: Bohle A [1990] Niere und ableitende Organe. In: Eder M, Gedigk P [Hrsg] Lehrbuch der allgemeinen Pathologie und der pathologischen Anatomie. Springer, Heidelberg)

Histologisch wird die IgA Glomerulonephritis in 5 Klassen unterteilt. Das Ausmaß prognostisch ungünstiger Veränderungen (diffuse Glomerulosklerose, diffuse interstitielle Veränderungen, Halbmondbildung) nimmt von Stadium 1 nach 5 zu. Die mesangiale Hyperzellularität und Proliferation nimmt im Stadium 5 zugunsten der Glomerulosklerose wieder ab (◘ Abb. 7.4–7.6). Gelegentlich besteht bereits bei Diagnose eine eingeschränkte Nierenfunktion.

Klinisch zeigt sich eine bei Infekten zunehmende Makrohämaturie, ein **nephritisches Sediment**, sowie meist parallel auftretende **Proteinurie** und **Hypertonie**. Gelegentlich treten Flankenschmerzen auf. Differentialdiagnostisch müssen dann Steinleiden, eine Analgetikanephropathie, interstitielle Nephritiden und ein akutes Nierenversagen ausgeschlossen werden. Außerdem muss das ungefährliche, sog. »**loin-pain-hematuria**«-**Syndrom** abgegrenzt werden. Bei diesem liegt eine Mikro- oder Makrohämaturie mit Flankenschmerzen vor, ohne dass eine der oben genannten Differentialdiagnosen nachgewiesen werden kann. Es betrifft meist junge Frauen unter oraler Kontrazeption und geht nie mit Proteinurie oder Niereninsuffizienz einher.

Mit der Schönlein-Henoch-Purpura hat die IgA-Glomerulonephritis einige Gemeinsamkeiten:

- Auftreten kurz nach einem meist respiratorischen Infekt
- Mesangiale IgA-Ablagerungen
- Gelegentlich Erstmanifestation mit akutem Nierenversagen

Manche Autoren halten die IgA-GN für die isolierte Nierenmanifestation der Schönlein-Henoch-Purpura, welche zusätzlich Haut, Gelenke

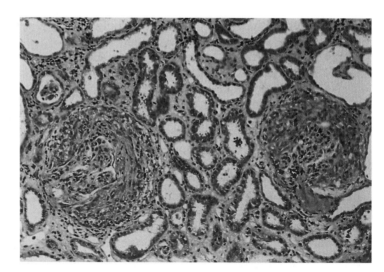

◻ Abb. 7.6. Mesangioproliferative Glomerulonephritis mit diffuser Halbmondbildung. (Aus: Bohle A [1990] Niere und ableitende Organe. In: Eder M, Gedigk P [Hrsg] Lehrbuch der allgemeinen Pathologie und der pathologischen Anatomie. Springer, Heidelberg)

und Gastrointestinaltrakt betrifft. Andere Autoren halten die IgA-GN für ein Spätstadium der postinfektiösen GN.

❗ Ist eine Mikro- oder Makrohämaturie das einzige Symptom und es besteht der Verdacht auf eine IgA-Glomerulonephritis (bioptisch noch ungesichert), muss ein urologischer Tumorausschluss durchgeführt werden. Nur bei gesichertem glomerulärem Ursprung der Erythrozyten kann die urologische Abklärung zurückgestellt werden.
50% aller Hämaturien sind nicht glomerulären Ursprungs, sondern auf Blutungen entlang der ableitenden Harnwege zurückzuführen.

Bei älteren Patienten mit Risikofaktoren für Tumoren (Nikotinabusus, Bestrahlung des Abdomens oder kleinen Beckens, Schistosomiasis, Cyclophosphamidtherapie etc.) muss eine urologische Abklärung erfolgen.

Therapie

Eine Steroidtherapie kann eine große Proteinurie reduzieren und den Abfall der GFR mindern. Die Wirksamkeit einer kausalen Therapie z. B. mit Cyclophosphamid, Cyclosporin A, gezielter Verminderung von IgA-Immunkomplexen oder Antikoagulantien ist nicht gesichert. In einer italienischen Studie an 86 Patienten konnte ein protektiver, ne-

benwirkungsarmer Effekt einer 6-monatigen Steroidtherapie mit intermittierenden Steroidstößen nachgewiesen werden. Eine symptomatische Therapie mit ACE-Hemmern, Blutdruckeinstellung und Lipidsenkern ist sinnvoll. Fischöl scheint die Progression des Funktionsverlusts zu mindern. Infekte (Tonsillitis, dentale Herde etc.) sollten saniert werden.

Tritt bei einer bekannter IgA-Glomerulonephritis ein akutes Nierenversagen auf, muss – auch bei bereits längerem Verlauf – immer an die Möglichkeit einer Transformation der IgA-Glomerulonephritis in eine **rapid progressive Glomerulonephritis** gedacht werden (bzw. eine Veränderung der Histologie in die Klasse 5 nach oben benannter Klassifikation). Eine Biopsie und ggf. aggressive Therapie sind indiziert.

Prognostisch sind nach 20 Jahren 10–20% der Patienten dialysepflichtig, nach 25 Jahren 20–40% chronisch niereninsuffizient.

Rapid progressive Glomerulonephritis (RPGN)

Bei der rapid progressiven Glomerulonephritis kommt es zu einer akuten Verschlechterung der Nierenfunktion im Sinne eines echten intrarenalen akuten Nierenversagens. Leitsymptome sind rascher Abfall der GFR, nephritisches Sediment, glomeruläre Hämaturie und variable Proteinurie (meist <3,5 g/24 h). Sonographisch finden sich normal große Nieren.

Histologische Kennzeichen sind eine fokal-segmental nekrotisierende Entzündung der Kapillarschlingen und eine Proliferation der parietalen Epithelien der Bowmann-Kapsel. Diese im englischen Sprachraum »crescents« (Halbmonde) genannten Veränderungen führen zu einer halbmondförmigen Einengung des Kapselraumes (Abb. 7.6, Halbmonde bei IgA-GN).

Die rapid progressiven Glomerulonephritiden können anhand der Pathogenese in 3 Hauptgruppen unterteilt werden.

Typ I. Kennzeichnend für den seltenen Typ I sind *lineare IgG-Ablagerungen* an der glomerulären Basalmembran. Das lineare Muster beruht auf Antikörpern gegen einen Bestandteil der Basalmembran. Es konnte gezeigt werden, dass es sich dabei um einen Anteil des Typ-IV-Kollagens handelt. Die Antikörper sind im Blut mit einem für die Verlaufsbeurteilung gut geeigneten ELISA-Test nachweisbar. Leidet der Patient auch an **Hämoptysen** als Zeichen des Befalls der pulmonalen Basalmembran, so spricht man vom **Goodpasture-Syndrom**. Die Hämoptysen können der Nierenbeteiligung vorangehen. In der Lunge ist wohl eine Vorschädigung mit Freilegung der Kollagenepitope Voraussetzung, dass die Antikörper ihr Antigen erreichen können. Dies erklärt auch, warum sich die Erkrankung auf die Niere beschränken kann. Die pulmonale Vorschädigung kann z. B. durch Rauchen, Lösungsmittelexposition, aber auch durch Infekte entstehen. Der bei manchen Patienten nachweisbare, positive ANCA-Test ist als *günstiger* prognostischer Faktor zu werten.

Typ II. Bei dem häufigeren **Typ II** findet man Immunkomplexe unterschiedlichster Genese, die sich *granulär* ablagern. Hierunter fallen die rapid progressiven Glomerulonephritiden bei:

- Autoimmunerkrankungen wie Lupus erythematodes, Schönlein-Henoch-Purpura oder Kryoglobulinämien (Typ II oder Typ III)
- Para- oder postinfektiösen Glomerulonephritiden
- Primären Glomerulopathien wie IgA-GN, membranoproliferativer GN, idiopathischer RPGN

Typ III. Typ III der rapid progressiven Glomerulonephritiden fällt durch ein immunhistologisch leeres Bild auf, und wird deswegen auch »pauciimmun« genannt (griechisch pauci = wenig). Hierzu gehören die im Rahmen der systemischen Vaskulitiden auftretenden RPGN. Sehr oft findet man einen positiven ANCA-Test. Diese Vaskulitiden können auch auf die Nieren beschränkt sein. Differentialdiagnostisch kommen bei intrarenalen akuten Nierenversagen neben der rapid progressiven Glomerulonephritis auch vaskuläre Ursachen (Infarkte, Embolien) oder Mikroangiopathien (HUS, Nierenbefall bei progressiver systemischer Sklerodermie) in Frage. Serologische Untersuchungen auf ANCA, anti-GBM-Antikörper, ANA, Komplementfaktorenverbrauch und wenn möglich Kryoglobuline sind bei der Differentialdiagnose hilfreich.

Therapie

Ohne Behandlung ist die Prognose der rapid progressiven Glomerulonephritis schlecht. Insbesondere bei Patienten mit Goodpasture-Syndrom ist der frühe Therapiebeginn (Kreatinin deutlich <6 mg/dl) entscheidend für die renale Langzeitprognose.

Eine Sonderposition nehmen ANCA-positive Patienten mit Goodpasture-Syndrom, aber auch mit systemischer Vaskulitis ein. Sie können selbst bei bereits eingetretener Dialysepflichtigkeit noch von einer aggressiven Therapie mit Immunsuppressiva profitieren. In Einzelfällen konnte die Nierenfunktion so verbessert werden, dass die Dialyse – zumindest vorübergehend – wieder abgesetzt werden konnte. Bei Rezidiven ist die c-ANCA-Assoziation als schlechteres prognostisches Zeichen zu werten als das Vorhandensein von p-ANCA.

❯ Cave
Die rapid progressive Glomerulonephritis ist ein nephrologischer Notfall, rechtzeitige Behandlung kann zur Heilung führen!

Grundprinzip der Immunsuppression ist die Steroidstoßtherapie. Hierbei wird 3 Tage lang hochdosiert Methylprednisolon intravenös verabreicht. Vor Beginn dieser hochdosierten Steroidtherapie sollte eine adäquate Fokussuche (und ggf. Sanierung) erfolgen. Die Steroide werden unter Schutz-maßnahmen (H$_2$-Blockade als Ulkusprophylaxe, Antimykotika, ggf. Antibiotika) verabreicht und dann langsam ausgeschlichen.

Eine zusätzliche Gabe von Cyclophospha-mid (1–2 mg/kg/24 h) wird bei pauci-immunen Formen, bei lupusassoziierter RPGN und beim Goodpasture-Syndrom empfohlen. Dies kann mit 1-mal pro Monat verabreichten Kurzinfu-sionen oder als orale Dauertherapie, z. B. nach dem »Fauci-Schema«, erfolgen (Cyclophosphamid 2 mg/kg KG/Tag). Hierbei müssen häufige Leuko-zytenkontrollen erfolgen. Die Dosierung richtet sich nach der Leukozytenzahl und nach der Höhe des Serumkreatinins. Unterhalb von 4000 Leu-kozyten muss Cyclophosphamid pausiert werden. Zwischen 4000 und 7000 Leukozyten sollte eine stufenweise Dosisreduktion erfolgen. Bei Nierenin-suffizienz neigt Cyclophosphamid zur Kumulation und muss reduziert werden (▶ Kap. 16).

Bei anti-GBM-GN kann durch **Plasmapherese** die Entfernung der anti-GBM-Antikörper ange-strebt werden. Bei para- bzw. postinfektiöser RPGN bringt die effektive Behandlung des auslösenden Fokus oft eine Wende im Verlauf. Bei Therapie mit Cyclophosphamid besteht ein erhöhtes Risiko der Entwicklung eines Blasenkarzinoms. Der Meta-bolit Acrolein kann eine schwere hämorrhagische Zystitis hervorrufen. Eine Detoxifikation kann mit 200 mg Mesna 0, 4, 8 und 12 h nach der intravenö-sen Gabe von Cyclophosphamid erfolgen.

7.16   Das chronisch nephritische Syndrom

Als Ursache eines chronischen nephritischen Syn-droms kommen alle primären und sekundären Glomerulopathien in Frage. Eine diffuse globale Glomerulosklerose kann z. B. auch Folge langjäh-riger, schlecht eingestellter **Hypertonie** sein. Bei etwa einem Drittel aller chronischen Glomerulo-nephritiden ist keine spezifische Anamnese oder Vorerkrankung zu finden.

Histologisches Korrelat dieses Syndroms sind:
- Diffuse, globale Glomerulosklerose
- Tubulusatrophie
- Interstitielle Fibrose
- Hyaline Ablagerungen
- Sklerose von Arterien und Arteriolen

Bezüglich der Nierenfunktion findet sich das ge-samte Spektrum von normaler Funktion bis hin zur präterminalen oder terminalen Niereninsuffizienz mit Dialysepflichtigkeit – je nach Ausmaß und Anzahl der betroffenen Glomeruli. Nicht immer sind die Grunderkrankungen histologisch nach-vollziehbar. Die Nieren sind sonographisch meist verkleinert, der Parenchymsaum ist hyperechogen (◻ Abb. 7.7) und das Harnsediment blande. Hier sollte die Biopsieindikation streng abgewogen wer-den, denn zum einen ist die Aussagekraft des Gewebes geringer, zum anderen ist der Eingriff komplikationsreicher aufgrund des festeren, »ver-narbt-sklerosierten« Gewebes.

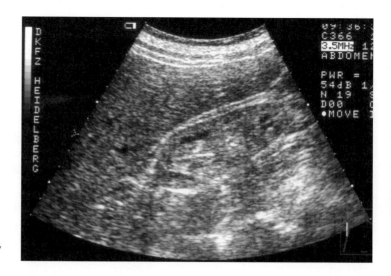

◻ **Abb. 7.7.** Schrumpfniere bei chronischer Niereninsuffizienz mit hyperechogenem Parenchym und verwaschener Parenchym-Pyelon-grenze. (Aus: Bohle A [1990] Niere und ableitende Organe. In: Eder M, Gedigk P [Hrsg] Lehrbuch der allgemeinen Pathologie und der pathologischen Anatomie. Springer, Heidelberg)

7.2 Indikationen und Kontraindikationen zur Nierenbiopsie

Zur Bestimmung der exakten Diagnose einer Glomerulonephritis ist die Durchführung einer Nierenbiopsie unumgänglich. Die Routineuntersuchung des gewonnenen Gewebes umfasst die Lichtmikroskopie und die Immunfluoreszenz. Ggf. kann die Elektronenmikroskopie weitere diagnostische Informationen liefern. In 48% der Fälle bestätigt sie zusätzlich die Diagnose. In etwa 8% gewinnt man neue Erkenntnisse. Die Elektronenmikroskopie ist unerlässlich für die Sicherung einer IgA-Glomerulonephritis, Abgrenzung der primär membranösen GN von einer sekundären Glomerulonephritis (in der Regel aufgrund eines systemischen Lupus erythematodes), sowie der Diagnosesicherung beim Syndrom der dünnen Basalmembran, postinfektiöser GN, HIV-assoziierter Nephropathie, Amyloidose and Immunglobulinablagerungen (»immunoglobulin deposition diseases«).

7.2.1 Indikationen

Isolierte glomeruläre Hämaturie. Patienten mit persistierender Hämaturie, Erythrozytenzylindern (belegt die glomeruläre Herkunft), normaler Serumkreatinin-Konzentration und Normotonie haben in der Regel eine *fokale* Glomerulonephritis und meist eine dieser 3 Erkrankungen:

- IgA Nephritis
- Morbus Alport
- »Syndrom der dünnen Basalmembran«

Die meisten Patienten mit IgA-Glomerulonephritis oder dem »Syndrom der dünnen Basalmembran« haben eine langfristig gute Prognose. Außer der Therapie mit ACE-Hemmern gibt es für diese Erkrankungen keine effektive Therapie. Folglich ist eine Nierenbiopsie zur Diagnosesicherung dann indiziert, wenn die Grunderkrankung progredient ist, d. h. wenn die Proteinurie zunimmt oder die Serumkreatinin-Konzentration ansteigt. Besonders bei der IgA-Glomerulonephritis ist es wichtig, Proteinurie, Hämaturie und Nierenfunktion regelmäßig zu überprüfen, da die meisten Patienten, die sich initial mit einer isolierten Hämaturie vorstellen, im Laufe der Jahre eine Progredienz entwickeln (d. h. Entwicklung einer Proteinurie, Hypertonie oder einer Niereninsuffizienz).

Isolierte nicht-nephrotische Proteinurie. Bei geringer Proteinurie (weniger als 1–2 g/24 h), blandem Urisediment und normaler Nierenfunktion verzichtet man normalerweise auf eine Biopsie. Manche dieser Patienten haben eine

- milde, primär fokale Glomerulosklerose,
- IgA-Glomerulonephritis oder
- membranöse Glomerulonephritis.

Da die Prognose oft sehr gut ist, würde man hier keine immunsuppressive Therapie verabreichen. Ein geringer Teil der Patienten mit isolierter nicht-nephrotischer Proteinurie leidet als Folge einer Ischämie (wie bei Nephrosklerose) an sekundärer fokaler Glomerulosklerose (man sieht dieses Phänomen nach Nephronverlust auch bei der Refluxnnephropathie). Die Durchführung einer diagnostischen Nierenbiopsie ist bei höherer nicht-nephrotischer Proteinurie um 2–3 g/Tag empfohlen. Absolute Indikationen sind zunehmende Proteinurie, ansteigendes Serumkreatinin oder das Auftreten einer arteriellen Hypertonie.

Nephrotisches Syndrom. Eine Nierenbiopsie ist eher von diagnostischem Interesse bei extrarenaler Beteiligung wie z. B. primäre oder sekundäre Amyloidose oder Diabetes mellitus. Dagegen ist z. B. bei systemischem Lupus erythematodes und Lupus-Nephritis eine Biopsie indiziert. Es gibt 5 verschiedenen Lupusnephritiden, die unterschiedlich therapiert werden. Ohne zugrunde liegende Systemerkrankung sind es meist folgende Erkrankungen, die das nephrotische Syndrom verursachen:

- Membranöse Glomerulonephritis
- Minimal-Change-Glomerulopahtie
- Fokale Glomerulosklerose

Die diagnostische Nierenbiopsie ist sinnvoll, um eine spezifische Therapie für diese Erkrankungen festlegen zu können.

Akutes nephritisches Syndrom. Das akute nephritische Syndrom, Hämaturie, Zellzylinder, Proteinurie und häufig Hypertonie und Niereninsuffizienz, wird häufig durch Systemerkrankungen verursacht, die keine Nierenbiopsie zur Diagnosesicherung erforderlich machen. Postinfektiöse Glomerulonephritis, gemischte Kryoglobulinämie, anti-GBM-GN können serologisch oder klinisch diagnostiziert werden. Allerdings ist die extrakapilläre Beteiligung als dringliche Therapieindikation nur bioptisch festzustellen. Bei Lupusnephritis ist der Ansatz differenzierter: Patienten mit akuter Niereninsuffizienz und akutem Harnsediment haben meist eine diffus-proliferative Erkrankung. Allerdings kann auch hier eine extrakapilläre Beteiligung vorliegen, deren »Regenerationspotential« bei adäquater Therapie ohne Biopsie »verschenkt« würde. Die Hauptindikation ist eine wechselhafte Klinik – milde Proteinurie und Hämaturie oder nephrotisches Syndrom mit blandem Harnsediment. Hier kann es sich um fokale oder diffuse proliferative Veränderungen oder membranösen Lupus handeln, die eine unterschiedliche Therapie erfordern. Wegener-Granulomatose oder mikroskopische Polyangiitis erfordern eine bioptische Klärung vor Therapiebeginn. Ein ANCA-Nachweis alleine gilt derzeit als nicht ausreichend zur Therapieindikation.

Unerklärtes akutes Nierenversagen (ANV)

Die häufigsten Ursachen sind:
- Prärenales ANV
- Akute tubuläre Nekrose (ATN)
- Verlegung des Harntraktes

Die genannten Ursachen sind ohne Biopsie diagnostizierbar.

Vorbereitung zur Nierenbiopsie

- Labor
- Blutbild mit Thrombozyten
- Quick, PTT
- Blutungszeit
- Faktor VIII
- Untersuchungen
- Harnsediment (Infektion?)
- Ultraschall beider Nieren (anatomische Besonderheiten?)

7.2.2 Kontraindikationen

- Einzelniere
- Kleine Nieren mit schmalem Parenchymsaum
- Multiple beidseitige Zysten oder eine Raumforderung
- Hydronephrose
- Aktive renale oder perirenale Infektion (Harnsediment, Urikult-Test)
- Hämorrhagische Diathese
- Unkooperativer Patient

Internet-Links

- *http://www.nhlbi.nih.gov/guidelines/cholesterol*
  Executive Summary of the Third Report of the National Cholesterol Education Program (NCEP)
- *http://www.lipid-liga.de/inhalt/empfehlungen.htm*
  Deutsche Gesellschaft zur Bekämpfung von Fettstoffwechselstörungen und ihren Folgeerkrankungen (Lipid-Liga) e.V. (DGFF)
- *http://www.hdcn.com*
  Sehr gute und aktuelle englischsprachige Website mit vielen (auch kostenfreien) Online-Vorträgen (»free zone«), RSS-Feed
- *http://www.kdigo.org*
  Kidney Disease – Improving Global Outcomes, Richtlinien
- *http://www.ndt-educational.org/guidelines.asp*
  European Best Practice Guidelines (EBPG)
- *http://ndt.oxfordjournals.org/*
  »Nephrology Dialysis Transplantation« (NDT), eines der führenden europäischen nephrologischen Journals, kostenpflichtig, viele frei zugängliche Publikationen
- *http://www.awmf-online.de/*
  Letilininien der Arbeitsgemeinschaft der Wissenschaftlichen Medizinischen Fachgesellschaften
- *http://www.nephrologie.de/*
  Deutsche Arbeitsgemeinschaft Klinische Nephrologie e.V., Richtlinien, Fortbildung, »Grüne Hefte«

Literatur

Cattran DC, Rao P (1998) Long-term outcome in children and adults with classic fokal segmental glomerulosclerosis. Am J Kidney Dis 32(1): 72–79

Cattran D (2005) Management of membranous nephropathy: when and what for treatment, J Am Soc Nephrol; 16:1188

Churg J, Sobin LH (1982) Renal Disease. Classification and Atlas of Glomerular Disease. Igaku-Shoin, Tokyo New York

Couser WG (1998) Pathogenesis of glomerular damage in glomerulonephritis. Nephrol Dial Transplant 13 (Suppl 1):10–15

D'Amico G (1992) Influence of clinical and histological features on actuarial renal survival in adult patients with idiopathic IgA nephropathy, membranous nephropathy, and membranoproliferative glomerulonephritis: survey of the recent literature. Am J Kidney Dis 20:315–323

Executive Summary of the Third Report of the National Cholesterol Education Program (NCEP) Expert Panel on Detection, Evaluation, and Treatment of High Blood Cholesterol in Adults (Adult Treatment Panel III). JAMA 285 (2001): 2486–2497

Falk RJ, Hogan SL, Muller KE, Jennette JC (1992) Treatment of progressive membranous glomerulopathy. A randomized trial comparing cyclophosphamide and corticosteroids with corticosteroids alone. The Glomerular Disease Collaborative Network. Ann Intern Med 116(6):438–445

Haas M (1997) Histologic subclassification of IgA nephropathy: A clinico-pathologic study of 244 cases. Amer. J. Kidney Dis 29: 829–835

Haas M, Meehan SM, Karrison TG, Spargo BH (1997) Changing etiologies of unexplained adult nephrotic syndrome: a comparison of renal biopsy findings from 1976-1979 and 1995-1997. Am J Kidney Dis 30:621–631

Johnson RJ (1994) The glomerular response to injury: progression or resolution? Kidney Int 45:1769–1782

Keller CK, Andrassy K, Waldherr R, Ritz E (1994) Postinfectous glomerulonephritis - is there a link to alcoholism ? Quarterly Journal of Medicine: 87:97–102

Locatelli F, Pozzi C, Andrulli S (2006) IgA nephritis: ACE inhibitors, steroids, both or neither? Nephrol Dial Transplant.;21(12):3357–3361

Perna A, Schieppati A, Zamora J, Giuliano GA, Braun N, Remuzzi G (2004) Immunosuppressive treatment for idiopathic membranous nephropathy: a systematic review. Am J Kidney Dis Sep;44(3):385–401

Ponticelli C, Zucchelli P, Passerini P et al. (1995) A 10-year follow-up of a randomized study with methylprednisolone and chlorambucil in membranous nephropathy. Kidney Int Nov;48(5):1600–1604

Ponticelli C, Altieri P, Scolari F et al. (1998) A randomized study comparing methylprednisolone plus chlorambucil versus methylprednisolone plus cyclophosphamide in idiopathic membranous nephropathy. J Am Soc Nephrol; 9:444

Ponticelli C, Villa M, Banfi G et al. (1999) Can prolonged treatment improve the prognosis in adults with fokal segmental glomerulosclerosis ? Am J Kidney Dis 34(4): 618–625

Pozzi C, Bolasco PG, Fogazzi GB, Andrulli S, Altieri P, Ponticelli C, Locatelli F (1999) Corticosteroids in IgA nephropathy: a randomised controlled trial. Lancet 353:883–887

Topham PS, Harper SJ, Furness PN, Harris KP, Walls J, Feehally J (1994) Glomerular disease as a cause of isolated microscopic haematuria. Q J Med 87:329–335

Vriesendorp, R, Donker, AJ, de Zeeuw, D et al. (1986) Effects of nonsteroidal anti-inflammatory drugs on proteinuria. Am J Med 1986; 81:84

Tubulointerstitielle Erkrankungen der Niere

Eine Schädigung des tubulointerstitiellen Gewebes begleitet fast jede chronische Nierenerkrankung. Dies ist unabhängig von dem ursprünglich erkrankten Gewebe (Glomeruli, Gefäße, Nierenbecken). Das Ausmaß der tubulointerstitiellen Schädigung korreliert mit der Progression der Niereninsuffizienz besser als das Ausmaß der glomerulären Schäden.

Bei den tubulointerstitiellen Erkrankungen unterscheidet man entzündlich-allergische (tubulointerstitielle Nephritiden) von toxischen Formen (tubulointerstitielle Nephropathien). Den entzündlich-allergischen Formen liegen immunologische, also dosisunabhängige Mechanismen wie Hypersensitivität oder T-zellvermittelte Zytotoxizität zugrunde. Die Ausprägung der tubulointerstitiellen Nephropathien dagegen ist dosisabhängig und die Schädigung erfolgt direkt. Die Behandlung der tubulointerstitiellen Erkrankungen erfolgt durch Absetzen der auslösenden Substanzen. Bei den entzündlich-allergisch ausgelösten Formen werden je nach Ausprägung zusätzlich Immunsuppressiva, vor allem Steroide eingesetzt.

Einige tubulointerstitiellen Erkrankungen der Niere sind gleichzeitig Systemerkrankungen und werden dort besprochen.

8.1   Akute interstitielle Nephritis (AIN)

Die häufigste Ursache der akuten interstitiellen Nephritis sind Medikamente, gefolgt von speziellen Infektionen (Streptokokkeninfekte, virale Infekte, Legionellose, Leptospirose), Systemerkrankungen, Malignomen oder idiopathisch.

8.1.1   Akute medikamenteninduzierte interstitielle Nephritis

Zur Auslösung einer akuten interstitiellen Nephritis führen Medikamente verschiedenster Stoffgruppen (◘ Tab. 8.1). Histologisch findet man im Interstitium ein Ödem und Zellinfiltrate (T-Lymphozyten, Monozyten, Eosinophile, Plasmazellen, Neutrophile) sowie gelegentlich Granulome (▶ Kap. 9).

Klinik

Klinisch ist die akute interstitielle Nephritis durch folgende Befunde charakterisiert:
- Verschlechterung der Nierenfunktion in zeitlichem Zusammenhang mit der Verabreichung eines Medikamentes
- Fieber, häufig mit symmetrischem Exanthem
- Leukozyten, Erythrozyten, Leukozytenzylinder im Urinsediment
- Zeichen allergischer Systemreaktion: Eosinophilie und -urie
- Meist mäßige Proteinurie (bis etwa 2 g)
- Zeichen der tubulären Schädigung: Fanconi-Syndrom (s. unten), renal-tubuläre Azidose (s. unten)

Akute renale Schädigung durch nichtsteroidale Antiphlogistika

Nichtsteroidale Antiphlogistika (»nonsteroidal antiinflammatory drugs« = NSAID) können folgende akute Nierenerkrankungen auslösen:
- Akute interstitielle Nephritis
- Akutes Nierenversagen
- »Minimal Change«-Glomerulonephritis

> **Praxistipp**
>
> Bei akut interstitieller Nephritis durch nichtsteroidale Antiphlogistika *fehlen* einige der sonst für diese Erkrankung typischen Charakteristika: Fieber, Exanthem und Eosinophilie.

Nichtsteroidale Antiphlogistika können 2 unterschiedliche Formen des akuten Nierenversagens verursachen:
- Hämodynamisch vermitteltes akutes Nierenversagen (ANV)
- Akut interstitielle Nephritis (häufig mit nephrotischem Syndrom)

Beim hämodynamisch vermitteltem ANV kommt es zu Veränderungen der renalen Hämodynamik im Rahmen einer **Prostaglandinsynthesehemmung**. Insbesondere bei eingeschränkter Nierenfunktion halten Prostaglandine die normale Nierendurchblutung aufrecht. Die Hemmung ihrer Synthese führt daher zur reversiblen Ischämie und Abfall des Filtrationsdruckes und damit der GFR.

◻ Tab. 8.1. Medikamente, die häufiger akute interstitielle Nephritiden auslösen

Antibiotika	Sonstige
▬ Penicilline + Cephalosporine ▬ Rifampicin ▬ Trimethoprim-Sulfamethoxazol ▬ Ciprofloxacin (und andere Quinolone in geringerem Ausmaß)	▬ Nichtsteroidale Antiphlogistika (NSAID) ▬ Unspezifische COX-Inhibitoren: ASS, Ibuprofen, Indomethazin ▬ COX_2-Inhibitoren (Coxibe) ▬ Furosemid, Bumetanid, Torasemid ▬ Thiazide, Triamteren ▬ Cimetidin (u. a. H_2-Blocker) ▬ Omeprazol, Lansoprazol ▬ Allopurinol ▬ Ticlopidin ▬ 5-Aminosalicylate ▬ Acyclovir, Indinavir (CRIXIVAN) ▬ Interferon

Vermutlich sind die nephrotoxischen Potentiale der einzelnen nichtsteroidalen Antiphlogistika unterschiedlich: Acetylsalicylsäure (Aspirin, Godamed, Micristin) und Ibuprofen (Aktren, Imbun, Dolgit) scheinen die renale Prostaglandinsynthese weniger zu beeinflussen als Diclofenac (Voltaren, Diclophlogont, Allvoran). Wie neuere Arbeiten zeigen, können die selektiven COX_2-Inhibitoren (sog. Coxibe, z. B. Celecoxib, Etoricoxib und Paricoxib) ebenso ein akutes Nierenversagen verursachen. Die relative Häufigkeit im Vergleich zu den nichtselektiven nichtsteroidalen Antiphlogistika ist noch nicht bekannt.

Diagnose

Zur Diagnose einer akuten interstitiellen Nephritis ist der klinische Eindruck entscheidend. Im Praxisalltag wird der Zusammenhang der unspezifischen Symptome jedoch häufig übersehen. Das Sediment mit Leukozytenzylindern und Eosinophilen kann den Verdacht erhärten, beweisend ist jedoch allein die Nierenbiopsie.

Bei einem milden Verlauf ist es durchaus gerechtfertigt, einen Umkehrbeweis zu führen, indem man das verdächtigte Medikament absetzt. Führt dies nicht innerhalb weniger Tage zu einer deutlichen Besserung, muss die Diagnose der akuten, medikamentös induzierten, interstitiellen Nephritis angezweifelt und eine histologische Klärung herbeigeführt werden. Auch die dringend erforderliche Verabreichung des unter Verdacht stehenden

Medikamentes kann Indikation zur Nierenbiopsie sein. Bei risikoreichen Biopsien (Einzelniere, schwer einstellbare Hypertonie, Gerinnungsstörung) kann die Diagnose eventuell rückschließend aus dem Erfolg einer empirisch verabreichten, mitteldosierten Steroidtherapie (1 mg/kg KG) gestellt werden. Nach ca. 1 Woche sollte sich die Nierenfunktion deutlich bessern.

Die **Eosinophilie** und -urie ist ein eher unspezifisches diagnostisches Kriterium, denn sie tritt bei verschiedenen Krankheitsbildern auf:

▬ Rapid progressive Glomerulonephritis
▬ Prostatitis
▬ Renale Cholesterinembolien
▬ Akut interstitieller Nephritis

Zum Nachweis ist die sog. »Hansel«-Färbung geeignet. Sie gilt als positiv, wenn mehr als 1% der Leukozyten im Urinsediment angefärbt werden. Bei der akuten interstitiellen Nephritis durch nichtsteroidale Antiphlogistika fehlt die Eosinophilie allerdings völlig.

Therapie

Bei nur geringem Kreatininanstieg mit rascher Besserung nach Absetzen der auslösenden Substanz ist keine zusätzliche, medikamentöse Therapie nötig. Bei deutlichem Kreatininanstieg und bioptischer Bestätigung der Diagnose behandelt man stationär mit 1 mg/kg KG/24 h Prednison. Eine Stoßtherapie mit 1 g Prednison über 3 Tage kann bei schweren

Fällen indiziert sein. Ein Fokusausschluss vor der hochdosierten Steroidgabe sollte in zeitlich vertretbarem Rahmen und nach klinischer Notwendigkeit durchgeführt werden.

Als Basisprogramm der Fokussuche gelten neben Differentialblutbild, Urinkultur und Sediment eine Vorstellung bei folgenden Fachkollegen zum Ausschluss eines entzündlichen Geschehens:

- Hals-Nasen-Ohrenarzt
- Urologe/Gynäkologe
- Zahnarzt
- Dermatologe

Falls nach 4–6 Wochen Steroidtherapie keine Besserung erreicht wird, kann die Gabe von Cyclophosphamid in einer Dosierung von 2 mg/kg KG/24 h erwogen werden. Die Dauer der Therapie beträgt 2–3 Monate, nach Normalisierung des Plasmakreatinins werden die Steroide langsam ausgeschlichen. Die hochdosierte Steroidtherapie kann z. B. wie folgt durchgeführt werden: Nach der 3-tägigen Therapie mit 1 g gibt man je 2 Tage 0,5 g, dann 0,25 g, dann 0,1 g, dann 50 mg, 25 mg, 10 mg, 8 mg, 4 mg und schließlich für einige Wochen 2 mg (sog. »tapering« oder »Ausschleichen«). Anschließend kann auf die Gabe von 2 mg jeden 2. Tag umgestellt werden. Nierenfunktion (Serumkreatinin) und Proteinurie (Stix ausreichend) sollten während des Ausschleichens anfänglich jeden 2. Tag, später in längeren Intervallen kontrolliert werden.

Bei bioptischen Zeichen fortgeschrittener Niereninsuffizienz (Fibrose, Tubulusatrophie, keine akuten Entzündungszeichen) ist eine immunsuppressive Therapie nicht sinnvoll. Die durch nichtsteroidale Antiphlogistika ausgelöste akute interstitielle Nephritis spricht schlechter auf Steroide an.

Nebenwirkungen der Steroidtherapie

Die Schleimhäute des Gastrointestinaltraktes werden während einer Therapie mit Steroiden häufig von Mykosen befallen. Man behandelt prophylaktisch mit oral nichtresorbierbaren Antimykotika (z. B. Amphotericin B = Ampho-Moronal Lutschtabletten à 100 mg 4-mal täglich p.o. und Suspension 100 mg/ml 3-mal täglich 1 Pip. p.o., oder Nystatin = Moronal Tabletten 500.000 IE 3-mal 2 Tbl/24 h p.o. und Suspension 10000IE/ml

4- bis 6-mal 2 ml/24 h p.o.). Die Suspensionen wirken in Mundhöhle und Speiseröhre, während die erst im Dünndarm löslichen Tabletten/Dragees ihre Wirkung im weiteren Darmtrakt entfalten.

Unter Steroiden kommt es zu einer Erhöhung der Insulinresistenz. Dies führt sowohl beim Typ-1-als auch bei Typ-2-Diabetes-mellitus zu einer Verschlechterung der Blutzuckereinstellung. Eine vorübergehend intensivierte, antidiabetische Therapie (Tabletten, Insulin) muss nach Reduktion der Steroiddosis wieder reduziert werden.

Adynamie, Hypotonie, Hyponatriämie und Hyperkaliämie können Zeichen einer **Nebenniereninsuffizienz** sein, die jedoch selten so ausgeprägt ist, dass eine Substitution mit Glukokortikoid (Hydrokortison = z. B. Kortison CIBA 20–25 mg morgens, 10–12,5 mg mittags und abends) und Mineralokortikoidhormonen (Fludrokortison = z. B. Astonin H 0,05–0,2 mg morgens per os) erfolgen muss.

Prognose

Setzt man das Medikament ab, das die interstitielle Nephritis auslöst, normalisiert sich bei den meisten Patienten die Nierenfunktion. Auch die meisten mit Steroiden therapierten Patienten erreichen nach 6–8 Wochen wieder ihren Kreatininausgangswert.

Vorzeichen einer dauerhaft unvollständigen Restitution sind:

- Diffuse anstelle von lokalisierten Entzündungszeichen (Zellinfiltrate)
- Verspätetes Ansprechen auf Steroide
- Nach 3 Wochen noch deutliche Kreatininerhöhung

TINU-Syndrom

Das TINU-Syndrom (tubulointerstitielle Nephritis mit Uveitis), erstmals 1975 beschrieben, ist eine seltene Erkrankung, die besonders häufig in der 1. Lebensdekade auftritt. Vor allem Kinder und junge Erwachsene sind betroffen und es tritt häufiger bei Frauen auf (Frauen:Männer=3:1). Sie ist wahrscheinlich mit den HLA-Typen -A2, -A24, -DR4, -B27 assoziiert. Die Uveitis korreliert mit der Manifestation einer interstitiellen Nephritis meist innerhalb von 12 Monaten. Die anterioren

Uveitiden bei TINU sind nicht selten dissoziiert von der Nephritis und verlaufen akut rezidivierend oder chronisch. Angesichts der häufigen »idiopathischen Uveitiden« sollte bei Uveitis-Fällen, für die keine Ursachen gefunden werden können, auch an ein TINU-Syndrom gedacht werden. Lokale und ggf. systemische Steroidtherapie kann therapeutisch ausreichend sein. Auch eine akute Iridozyklitis im Rahmen eines TINU-Syndroms wurde in der Literatur beschrieben.

8.1.2 Chronisch interstitielle Nephritis

Eine chronisch interstitielle Nephritis kann durch eine Vielzahl von Medikamenten und anderen Ursachen ausgelöst werden:
- Analgetika, vor allem Mischpräparate mit Paracetamol (früher Phenacetin), Acetylsalicylsäure und Codein, aber auch 5-Aminosalicylsäure (Mesalazin = Salofalk)
- Infektionen: Viren, Bakterien, Protozoen
- Seltene Ursachen:
  Nephropathie bei chronischer Hyperkalzämie Hypokaliämie, Hyperurikämie, Hyperphosphatämie; Naturheilmittel, die aufgrund weniger strenger Kontrollen Verunreinigungen enthalten (z. B. Pilztoxine). Sie können auch eine akute interstitielle Nephritis verursachen. Balkan-Nephropathie, Sarkoidose, Sjögren-Syndrom, Bestrahlung der Nieren

Das Krankheitsbild wird im Folgenden exemplarisch anhand der häufigsten Manifestation, der Analgetikanephropathie, dargestellt.

Analgetikanephropathie
Die Analgetikanephropathie entsteht durch langjährige Einnahme von analgetischen Kombinationspräparaten. In Teilen Europas, in den USA und besonders in Australien ist die Analgetikanephropathie einer der häufigeren Gründe (3, 10 bis zu 20% respektive) für chronische Niereninsuffizienz, wenn auch mit rückläufiger Tendenz. Eine wichtige Bedeutung hatte früher Phenacetin, insbesondere in Kombination mit Aspirin und Koffein (oder Codein). Phenacetin wurde in Deutschland 1986 aus dem Handel genommen. Auch der Phenacetinmetabolit Paracetamol hat nephrotoxische Potenz, allerdings geringer als die Ausgangssubstanz. Paracetamol hat Phenacetin in vielen Präparaten ersetzt und ist frei käuflich.

Die Toxizität der Analgetika ist dosisabhängig, mit einer Nierenschädigung ist ab einer kumulierten Gesamtdosis von etwa 1 kg zu rechnen. Untersuchungen haben gezeigt, dass die chronische Schmerzmitteleinnahme in Deutschland zwischen Anfang der 1980er (19,3%) und der 1990er (30,9%) weiter zugenommen hat. Der prozentuale Anteil von Konsumenten über 60 Jahren stieg dabei von 43% auf 80%.

Pathogenese und Pathologie
Frühe histologische Merkmale sind Endothelschäden vor allem der Vasae rectae. Später folgen Papillennekrosen und sekundär kortikale Schäden (fokal segmentale Glomerulosklerose, Fibrose).

Die Synergie von Phenacetin mit Aspirin bestand wahrscheinlich darin, dass Aspirin die intrazelluläre Glutathionreserve mindert, welche normalerweise gegen die reaktiven Phenacetinmetabolite schützt. Deren Konzentration nimmt von kortikal Richtung Papillenspitze zu. Ursache hierfür ist die Minderung der Markdurchblutung durch Hemmung der Prostaglandinsynthese, sowie der durch das Gegenstromprinzip aufgebaute, osmotische Gradient.

Klinik
Kennzeichen der Analgetikanephropathie sind eine langsam fortschreitende Niereninsuffizienz, häufig mit früh eintretender Anämie und Hypertonie. Der Urinbefund ist oft unauffällig. Eine geringe Proteinurie, Mikrohämaturie, sterile Leukozyturie oder Leukozytenzylinder können vorkommen. Frauen mit Analgetikanephropathie neigen zu rezidivierenden Harnwegsinfekten.

Diagnose
Differentialdiagnostisch müssen bei der recht unspezifischen Symptomkonstellation eine obstruktive Uropathie, eine polyzystische Nierenerkran-

kung, eine Nephrosklerose und seltener Hyperkalzämie, Sarkoidose, Markschwammnieren, die Myelomniere oder eine Bleinephropathie abgegrenzt werden. Die positive Anamnese bezüglich der Einnahme von Analgetika kann manchmal nur indirekt über die Frage nach chronischen Schmerzen erreicht werden. Die sonographisch/radiologisch bei 25–40% nachzuweisenden Papillennekrosen sind nicht pathognomonisch, sondern werden auch bei Diabetikern mit Pyelonephritis, Sichelzellnephopathie, obstruktiver Uropathie und bei Urogenitaltuberkulose beobachtet.

Im Computertomogramm ohne Kontrastmittel finden sich charakteristische Hinweise für eine Analgetikanephropathie:

- Papillenkalzifikationen
- Verkleinerte Nieren
- Grobbuckelige Verformung der Außenkonturen

Verlauf und Prognose

Der weitere Verlauf der Analgetikanephropathie hängt davon ab, ob die Einnahme der auslösenden Substanzen gestoppt werden kann. Außer bei weit fortgeschrittener Niereninsuffizienz ist eine Progressionsminderung oder gar leichte Besserung möglich.

Patienten mit Analgetikanephropathie zeigen eine akzelerierte Arteriosklerose (Myokardinfarkt, zerebraler ischämischer Insult) sowie verfrühte Alterungsprozesse inklusive Ergrauen der Haare.

Bei bis zu 10% der Patienten mit Analgetikanephropathie entwickeln sich nach 15–25 Jahren Analgetikaabusus Übergangszellkarzinome, selten auch **Nierenzellkarzinome**. Wichtigstes klinisches Symptom ist die Hämaturie mit eumorphen Erythrozyten. Ursächlich spielen vermutlich kumulierende Phenacetinmetabolite mit alkylierenden Eigenschaften eine Rolle. Für andere Analgetika – auch für den Phenacetinmetaboliten Paracetamol – konnte die Assoziation mit Tumoren der ableitenden Harnwege bisher nicht sicher belegt werden. Die Phenacetinpräparate sind allerdings noch nicht lange genug vom Markt, als dass diese Folgeerkrankung nicht mehr zu erwarten sein könnte. Bei entsprechender Medikamentenanamnese sollten zumindest eine jährliche Kontrolle des Urins bezüglich Tumorzellen erfolgen.

8.2 Infektiöse interstitielle Nephropathie

8.2.1 Hämorrhagisches Fieber mit Nierenbeteiligung (Hanta-Nephropathie)

▶ Kap. 10

8.2.2 Leptospirose mit Nierenbeteiligung

▶ Kap. 10

8.2.3 Balkannephropathie

Die Balkannephropathie ist eine chronische, interstitielle Nephritis unklarer Ursache, die nur in bestimmten Regionen des ehemaligen Jugoslawiens, Rumäniens und Bulgariens auftritt. Sie betrifft meist in der Landwirtschaft tätige Personen (m.=w.) mittleren Lebensalters und führt etwa ab dem 6. Lebensjahrzehnt zur terminalen Niereninsuffizienz. Obwohl die Erkrankung 1941 erstmals beschrieben wurde, konnte bisher keine definitive Ursache gesichert werden (untersucht wurden Infektionen, Schwermetalle, genetische Veranlagung, Pflanzen und Pilzprodukte wie Ochratoxin A und Aristocholsäure). Die Therapie kann daher nur symptomatisch sein. Eine Rekurrenz im Nierentransplantat wurde bisher nicht beobachtet.

Klinische Charakteristika der Balkannephropathie

- Progrediente Niereninsuffizienz
- Normochrome, normozytäre Anämie
- Polydipsie, Polyurie, Nykturie
- Isosthenurie
- Renaler Salzverlust
- Störung der renalen Säureregulation
- Tumoren der ableitenden Harnwege
- Tubuläre Proteinurie
- Kleine »schrumpfende« Nieren

8.2.4   Nierenbeteiligung bei Tuberkulose

Im Rahmen einer Tuberkulose können folgende Nierenschäden auftreten:

- Direkte Infektion der ableitenden Harnwege
- Sekundäre Amyloidose
- Nephrotoxizität durch Tuberkulostatika
- SIADH-Syndrom (Syndrom der inadäquaten ADH-Sekretion)

Infektion der Niere und der ableitenden Harnwege

Sowohl bei der primären pulmonalen Infektion als auch bei miliarer Aussaat oder später Reaktivierung einer pulmonalen Tuberkulose können granulomatöse, verkäsende Herde in der Niere auftreten. Brechen diese auf, können die Tuberkel das Nierenmark oder die Wände der ableitenden Harnwege penetrieren.

Der Beginn der Urogenitaltuberkulose ist normalerweise langsam schleichend, systemische Erkrankungszeichen wie Gewichtsverlust, Fieber, Husten oder Hämoptysen können noch fehlen. Häufige initiale Beschwerden sind Dysurie, Makrohämaturie und Flankenschmerzen. Klassischer Urinbefund ist die sterile Leukozyturie. Natürlich kann trotzdem parallel eine bakterielle Harnwegsinfektion vorliegen. Eine schwer einstellbare Hypertonie ist eine seltene Komplikation der renalen Tuberkulose. Die Diagnose der symptomatischen Urogenitaltuberkulose kann im IVP gestellt werden. Hier fallen Erosionen der Kelchspitzen, Verplumpung der Kelche, Papillennekrosen sowie Vernarbung und Kalzifikationen auf. Die Bestätigung der Diagnose erfolgt durch Nachweis der säurefesten Stäbchen im Urin mit der Ziehl-Neelsen-Färbung. Es müssen 4–6 Proben untersucht werden, da die Tuberkel nur intermittierend im Urin erscheinen. Die Therapie mit Tuberkulostatika ist fast bei allen Patienten mit Urogenitaltuberkulose erfolgreich. Sie erfolgt als 2-monatige Initialbehandlung mit einer Drei- bis Vierfachkombination und anschließender 4-monatiger Stabilisierungsbehandlung mit einer Zweifachkombination. Die wichtigsten eingesetzten Substanzen sind Isoniazid (z. B. Isozid 5 mg/kg KG p.o. oder i.v./24 h), Rifampicin (Rifa 10 mg/kg KG p.o. oder i.v., max. 750 mg/24 h), Streptomycin (Streptofatol 1-mal 1 g i.m.), Ethambutol (Myambutol 20–25 mg/kg KG p.o. oder i.v. oder i.m./24 h), Pyrazinamid (Pyrafat 25–35 mg/kg KG/24 h p.o., max. 2,5 g/24 h) und Protionamid (Ektebin 3- bis 4-mal 250 mg p.o./24 h). Der Behandlungsplan sollte in Zusammenarbeit mit einer in der Behandlung von Tuberkulose erfahrenen Praxis oder Klinikambulanz erstellt werden.

Sekundäre Amyloidose

Wie bei allen chronischen Infektionen, kann auch bei der Tuberkulose eine sekundäre Amyloidose durch Gewebeablagerung des dauerhaft erhöhten Serums Amyloid A auftreten. Klinische Zeichen sind eine oft nephrotische Proteinurie, oder – bei primär vaskulären Amyloidablagerungen – eine glomeruläre Ischämie mit progredienter Niereninsuffizienz und nur geringer Proteinurie sein. Die Diagnose der Amyloidose erfolgt durch den bioptischen Nachweis in abdominellem Fett, Rektummukosa oder Nierengewebe.

Nephrotoxische Tuberkulostatika

Einige Tuberkulostatika sind nephrotoxisch. Rifampicin z. B. kann tubuläre und interstitielle Schäden, selten auch eine rapid progressive Glomerulonephritis auslösen. Als Zeichen der tubulären Schädigung finden sich:

- Glukosurie
- Hyperurikosurie
- Polyurie durch nephrogenen Diabetes insipidus
- Erhöhte Ausscheidung von polyklonalen Leichtketten, die zu Tubulusobstruktion wie bei einer Myelomniere führen können

Ethambutol und Pyrazinamid können selektiv die Harnsäureausscheidung hemmen, so dass bei etwa der Hälfte aller behandelten Patienten eine Hyperurikämie auftritt. Dies erhöht das Risiko eines Gichtanfalles, nicht aber das einer akuten Harnsäurenephropathie (da die Harnsäureausscheidung hier gleich bleibt oder gar etwas abnimmt).

Hyponatriämie

Gelegentlich wird eine milde Hyponatriämie mit Werten zwischen 125 und 135 mmol/l beobachtet. Sie ist auf eine Normwertverstellung im Bereich der Osmoregulationszentren mit inadäquater ADH-Sekretion zurückzuführen und bei erfolgreicher tuberkulostatischer Therapie rückläufig.

8.3 Tubulointerstitielle Nierenbeteiligung bei Infektionen der ableitenden Harnwege

Die tubulointerstitielle Beteiligung bei Harnwegsinfekten kommt bei akuter und chronischer Pyelonephritis, insbesondere bei Vorliegen von Reflux oder Harnwegsobstruktionen vor (▶ Kap. 4).

8.4 Interstitielle Nephritis bei Systemerkrankungen

Das histologische Bild der tubulointerstitiellen Beteiligung bei Systemerkrankungen ist mit renalem Verlauf und Prognose meist eng korreliert. Eine akute Beteiligung zeigt sich in zellulären Infiltraten, eine chronische Beteiligung in tubulointerstitieller Fibrose. Die Klinik ist eher unauffällig: geringe, kleinmolekulare Proteinurie, Leukozyturie, Störungen des Harnkonzentrations- und des Säureausscheidungsvermögens. Für Einzelheiten sei hier auf ▶ Kap. 9 verwiesen.

8.5 Interstitielle Nephropathien durch Nephrotoxine

Viele Substanzen, denen wir in unserer Umwelt ausgesetzt sind, aber auch Medikamente und Diagnostika haben nephrotoxisches Potential. Die nephrotoxische Wirkung kann direkter oder indirekter Natur sein. Entweder werden (hauptsächlich Tubulus-) Zellen direkt geschädigt, oder es treten indirekte Schädigungsmechanismen auf, wie z. B. Ischämie durch Vasokonstriktion oder Abflussstörung durch Tubulusobstruktion. Die Wirkung der Nephrotoxine wird durch gleichzeitige Dehydratation, Perfusionsstörungen, vorbestehende Niereninsuffizienz oder Gabe weiterer nephrotoxischer Substanzen potenziert. Je nach

Angriffsort der toxischen Substanz zeigt sich das für diese Zellen charakteristische Schädigungsmuster.

8.5.1 Antibiotika

Aminoglykoside

Aminoglykoside finden Einsatz bei der Behandlung der schweren, gramnegativen Sepsis, der bakteriellen Endokarditis und bei unklarem Fieber von Patienten mit Immunschwäche.

Ein Fünftel aller mit Aminoglykosiden behandelten Patienten erleidet ein variabel ausgeprägtes, akutes Nierenversagen mit Schädigung des Tubulusapparates und des Interstitiums. Die lange Verweilzeit der Aminoglykoside im Gewebe kann leicht zur Akkumulation führen. Der initiale Schädigungsprozess ist eine Störung lysosomaler Funktionen, der zur Lyse von Zellen und schließlich Tubulusatrophie führt. Bei der Schädigung durch Aminoglykoside sind neben proximalem und distalem Tubulus auch die Sammelrohrzellen betroffen. Im Urin zeigt sich eine Glukosurie, tubuläre Proteinurie (Aminoazidurie), Kalium- und Magnesiumverlust, sowie eine auf ADH-Resistenz beruhende Störung der Harnkonzentrierung. Wichtigste präventive Maßnahme ist die adäquate Dosierung in Anlehnung an Kreatinin-Clearance und Talspiegel (▶ Abschn. Pharmakotherapie). Letztere korrelieren mit der Nephrotoxizität besser als die Maximalspiegel. Die einmal tägliche Gabe als intravenöse Kurzinfusion (ca. 30 min) unter ausreichender Flüssigkeitssubstitution wirkt ebenfalls nephroprotektiv.

β-Laktamantibiotika

In diese Gruppe gehören neben den Penicillinen die Cephalosporine, Monobactame (z. B. Aztreonam = Azactam) und Karbapeneme (Imipenem in Zienam, Meropenem in Meronem). Penicilline verursachen keine nephrotoxischen Schäden, können aber eine allergische, medikamenteninduzierte interstitielle Nephritis hervorrufen. Cephalosporine vor allem der älteren Generation (Cefazolin = Gramaxin, Cefaclor = Panoral) können auch nephrotoxisch wirken.

Sulfonamide

Neben der allergenen Potenz besteht bei den Sulfonamiden die Gefahr der Ausfällung bei Überschreiten des Löslichkeitsproduktes. Für das bei Toxoplasmose noch eingesetzte Sulfadiazin (Sulfadiazin Heyl) ist dies deutlich höher als für Cotrimoxazol. Wird Letzteres hochdosiert gegeben (z. B. gegen Pneumocystis jiroveci), kann es im Urin ausfallen, wenn das Löslichkeitsprodukt überschritten wird. Diese anfängliche mikroskopische Kristallbildung kann zu einem akuten Nierenversagen führen. Als Prophylaxe wirken hoher Flüssigkeitsdurchsatz und Harnalkalisierung (▶ Kap. 5). Da Trimethoprim über die gleichen Transportsysteme ausgeschieden wird wie Kreatinin, kann es einen reversiblen (bedeutungslosen) Kreatininanstieg bewirken.

Amphotericin B

Amphotericin B ist ein Polyenantibiotikum, welches bei schweren systemischen Pilzinfektionen eingesetzt wird. Es lagert sich in Zellmembranen ein und steigert deren Permeabilität. Dieser gegen Pilzinfektionen wirksame Mechanismus führt leider auch zur Zerstörung der Tubuluszellmembranen. Außerdem setzt es langfristig Endothelin frei, welches eine starke Vasokonstriktion auslöst. Histologisch imponieren distale Tubuluszellnekrosen und Kalziumablagerungen. Diese erklären auch die klinischen Zeichen der Amphotericin-B-Nephrotoxizität: Polyurie, distal-tubuläre Azidose, Magnesiumverlust, renaler Natrium und Kaliumverlust. Präventiv kann die Dosis von Amphotericin durch gleichzeitige Gabe von Fluzytosin (Ancotil, bei der Behandlung von Candida- und Kryptokokkeninfektionen mit Amphotericin synergistisch wirkendes Antimykotikum) reduziert werden, Natriumchloridgabe verhindert Natriumverarmung und senkt die Nephrotoxizität. Relativ neu auf dem Markt ist liposomal verkapseltes Amphotericin, welches weniger nephrotoxisch sein soll. Es ist allerdings erheblich teurer.

8.5.2 Zytostatika

▶ Kap. 9, inbesondere ▶ Abschn. 9.7 und 9.7.1

8.5.3 Röntgenkontrastmittel

Die Verabreichung von Kontrastmitteln zu diagnostischen Zwecken kann zu einem reversiblen akuten Nierenversagen führen.

Definitionsgemäß spricht man ab einem Anstieg des Serumkreatinins von mehr als 50% bzw. um mehr als 1 mg/dl von einer Kontrastmittelnephropathie. Die verabreichte Dosis korreliert zur Häufigkeit des Kreatininanstiegs. Dieser tritt mit Verzögerung zwischen 24–48 h nach der Verabreichung auf. Im Verlauf der **Kontrastmittelnephropathie** kann es zu einem Anstieg der Retentionswerte in den dialysepflichtigen Bereich kommen.

Pathogenese und Risikofaktoren

Kontrastmittel schädigen vor allem den proximalen Tubulus und die aufsteigende dicke Henle-Schleife durch Vasokonstriktion (Ischämie) und direkte Tubulustoxizität. Die hohe Osmolarität sowie die Ausschüttung von Adenosin und Endothelin führt bei gleichzeitiger Blockade der Vasodilatoren (NO, Prostaglandine) zur Markischämie. Eine intratubuläre Obstruktion durch mit Tamm-Horsfall-Protein ausfallendem Kontrastmittel ist bisher in vivo nicht nachvollziehbar gewesen.

Als Risikofaktoren gelten:
- Vorbestehende Niereninsuffizienz mit Serum-Kreatinin >1,5 mg/dl
- Diabetische Nephropathie mit Niereninsuffizienz und Proteinurie
- Fortgeschrittene Herzinsuffizienz (aufgrund der oft vorhandenen, prärenal bedingten Niereninsuffizienz)
- Hohe Dosis von Kontrastmittel
- Plasmozytom mit Ausscheidung von Leichtketten

Differentialdiagnose

Differentialdiagnostisch kann bei einer Verschlechterung der Nierenfunktion besonders nach Einsatz von Röntgenkontrastmitteln zu arteriellen bzw. aortalen Katheterisierungen auch ein atheroembolischer Niereninfarkt vorliegen. Hinweise hierfür wären neben anderen embolischen Läsionen (»blue toe«, »livedo reticularis«) eine vorübergehende Eosinophilie, Hypokomplementämie sowie ein prolongierter Verlauf ohne erkennbare Besserung. Szintigraphisch ist eine keilförmige Minderperfusion, sonographisch eine keilförmige, hyperechogene Zone abgrenzbar.

Prophylaxe

Bei Hochrisikopatienten und hoher Kontrastmittelmenge wird von einigen Autoren eine prophylaktische, unmittelbar postinterventionelle Dialyse zur raschen Verminderung der Kontrastmittelmenge empfohlen. Die Abnahme der Konzentration des Kontrastmittels durch postinterventionelle Dialyse konnte zwar nachgewiesen werden, der prophylaktische Nutzen dieses Vorgehens bezüglich der Verhinderung einer Kontrastmittelnephropathie ist jedoch nicht belegt.

Die Verabreichung von Theophylllin oder Nifedipin hat in verschiedenen Untersuchungen zu einer Verminderung des akuten GFR-Abfalls geführt, ein direkt protektiver Effekt für Hochrisikopatienten ist jedoch nicht gesichert. Für ACE-Hemmer sind die Meinungen bezüglich der Auswirkung auf das kontrastmittelinduzierte Nierenversagen widersprüchlich. Eine Untersuchung konnte bei koronarographierten Diabetikern einen nephroprotektiven Effekt von Captopril nachweisen. Neuere Untersuchungen raten zum Absetzen von ACE-Hemmern vor Kontratsmittelgabe. Die Gabe von Dopamin, Mannitol oder ANF konnten bei Diabetikern einen kontrastmittelinduzierten Kreatininanstieg nicht verhindern.

Eine effiziente Prähydratation kann auch unter ambulanten Bedingungen erfolgen, sollte sich jedoch an der kardialen Kapazität orientieren. Das Absetzen von Diuretika soll helfen, den renalen Perfusionsdruck hoch zu halten. Dabei ist die Gefahr der kardialen Dekompensation bei gleichzeitigem Absetzen nachlastsenkender Medikamente (Diuretika, ACE-Hemmer) und Verabreichung von für den Patienten ungewohnt hohen Flüssigkeitsmengen nicht ungefährlich und kann zu einer pulmonalen oder kardialen Dekompensation führen.

Acetylcystein hat vasodilatierende Eigenschaften. Obwohl der Wirkmechanismus noch unklar ist, konnte in einigen Studien belegt werden, dass die Kombination von adäquater Hydrierung, Ace-

tylcystein-Gabe und die Benutzung nichtionischer, niederosmolarer Kontrastmittel Patienten mit chronischer Niereninsuffizienz vor einem kontrastmittelinduzierten Nierenversagen schützt.

Kay und Mitarbeiter der Universität von Hongkong haben 200 Patienten in die bisher größte randomisierte Studie zum Einsatz von Acetylcystein eingeschlossen. Eine Kontrastmittel-Nephropathie entwickelte sich bei 12% der Patienten mit Placebo, aber nur bei 4% der Patienten mit Acetylcystein.

Kontrastmittel der 1. Generation sind ionische Monomere. Sie sind hoch hyperosmolar (ca. 1500–1800 mosmol/kg) im Vergleich zur Osmolalität des Plasmas. Kontrastmittel der 2. Generation, wie z. B. Iohexol, sind nicht-ionische Monomere mit niedrigerer Osmolalität. Sie haben im Vergleich zu Plasma jedoch immer noch eine erhöhte Osmolalität (600–850 mosmol/kg).

Die neuesten nicht-ionischen Kontrastmittel sind Dimere mit noch niedrigerer Osmolalität, wie z. B. Iodixanol (das erste dieser Art), das iso-osmolar (ca. 290 mosmol/kg) ist. In ersten klinischen Studien (z. B. NEPHRIC, »High-Risk Patients Study of Iso-Osmolar and Low-Osmolar Non-Ionic Contrast Media«) waren die iso-osmolaren Kontrastmittel weniger nephrotoxisch als die niederosmolaren. Das traf auch dann zu, wenn die niederosmolaren zusätzlich durch Nephroprotektoren (wie Acetylcystein und Fenoldopam) ergänzt wurden.

Präventivmaßnahmen zur Vermeidung eines kontrastmittelbedingten akuten Nierenversagens:
- Wenn möglich alternative Untersuchungsmethode einsetzen
- Volumengabe bereits mehrere Stunden vor der Untersuchung
- Kontrastmittel nach Rücksprache mit dem Radiologen möglichst niedrig dosiert verabreichen
- Absetzen nichtsteroidaler Antiphlogistika und anderer nephrotoxischer Medikamente
- Acetylcystein als Antioxidans

8.5.4 Schwermetalle

Blei

Die Aufnahme von Blei findet zum einen über die Nahrung, zum anderen durch Inhalation von

Kraftfahrzeugabgasen statt. Gefahrenquellen im Nahrungsbereich sind:
- Konservendosen aus verzinntem Eisenblech
- Glasuren und Farben von keramischem Geschirr
- Wasserrohre aus vor 1935 erbauten Häusern
- Getreide oder Gemüse, welches am Straßenrand angebaut wurde

Akute Bleivergiftung

Bei der akuten Bleivergiftung entstehen Störungen im Magen-Darm-Trakt sowie der Leber und der Niere.

Die chronische Bleivergiftung verläuft in 4 Stadien mit jeweils fließendem Übergang ineinander.

Stadien der chronischen Bleivergiftung
- **Klinisch stummes Stadium:** Blei in Blut und Urin erhöht, Hämoglobinsynthesestörung → Anämie mit niedrigem Färbekoeffizient, Porphyrine und γ-Aminolävulinsäure werden vermehrt ausgeschieden
- **Präsaturnismus:** blass grau-gelbliche Verfärbung der Haut (= Bleikolorit durch Anämie, Porphyrinämie und Spasmus der Hautgefäße), Magen-Darm-Störungen, neurologische und vegetative Symptome
- **Saturnismus:** schwere Bleivergiftung mit Koliken, Lähmungen peripherer Nerven (akute Fallhand bei Radialislähmung), akute Bleienzephalopathie
- **Residualzustand oder Spätbild:** mit Hypertonie, chronischer Enzephalopathie, Bleigicht und Schrumpfnieren, Nierenrindenadenome

---

Die Nephrotoxizität von Blei beruht auf dessen Akkumulation in den proximalen Tubuluszellen. Anfänglich findet man eine proximal-tubuläre Funktionsstörung mit Hyperurikämie aufgrund verminderter Harnsäuresekretion, sowie gelegentlich Glukosurie und Aminoazidurie. Nach 5–30 Jahren Bleiexposition kann es zur progredienten Tubulusatrophie und interstitiellen Fibrose kommen. Die Patienten weisen neben der Niereninsuffizienz eine

arterielle Hypertonie, Hyperurikämie und ein relativ normales Sediment auf. Die Bleinephropathie kann deswegen mit der benignen hypertensiven Nephrosklerose oder der chronischen Uratnephropathie verwechselt werden. Alle Patienten mit Niereninsuffizienz, Hypertonie und Hyperurikämie sollten deswegen gründlich bezüglich eventueller Bleiexposition befragt werden. Das schon im Mittelalter bekannte, gehäufte Auftreten der Gicht bei Säufern war vermutlich auf die Bleikontamination im Wein zurückzuführen. Bei chronischer Exposition gegenüber geringen Bleimengen kann vermutlich ebenfalls langfristig ein Abfall der GFR sowie Hypertonie auftreten. Am meisten gefährdet sind Kinder.

Diagnostisch beweisend für eine Bleibelastung ist ein Anstieg der Bleiausscheidung nach Gabe des Chelatbildners EDTA (EDTA-Infusionstest). EDTA wird auch therapeutisch eingesetzt. Nach Mobilisation aus dem Knochen kann Blei vermehrt ausgeschieden werden. Je nach Stand der Nierenfunktion kann eine Besserung oder zumindest Progressionsminderung der Niereninsuffizienz erreicht werden.

Cadmium

Cadmium ist ein seltenes Schwermetall, welches hauptsächlich in der Batterieproduktion, beim Galvanisieren und Herstellen von Farbstoffen verwendet wird. Cadmiumexposition wirkt vermutlich kanzerogen bei der Entstehung von Lungen- und Prostatakarzinomen. Am Auge führt es zu Bindehautreizungen. Es ist auch hepatotoxisch und kann zu einer Fettleber führen. Der Mensch nimmt Cadmium über kontaminierte Nahrungsmittel, beim Zigarettenrauchen und an bestimmten Arbeitsplätzen auf.

❶ Der Konsum von 20 Zigaretten pro Tag geht mit einer Aufnahme von 1 µg Cadmium einher.

Die Cadmiumaufnahme in Pflanzen ist vom pH-Wert der Böden abhängig. Spinat, Salat und Sojabohnen speichern Cadmium rasch, Tomaten, Kohl und Reis eher weniger. Die Aufnahme ist regional unterschiedlich, Europäer und Amerikaner nehmen 8–30 µg, Japaner 59–113 µg täglich auf. Davon werden etwa 1–2 µg (Europa/USA) resorbiert, bei

Eisenmangel deutlich mehr, weswegen Frauen im gebärfähigen Alter bei Cadmiumexposition stärker gefährdet sind, eine Intoxikation zu erleiden.

Für Arbeitsplätze sind Grenzwerte von den jeweils zuständigen Behörden definiert worden. Neuere Untersuchungen haben gezeigt, dass die frühere Annahme der WHO, die kritische Cadmiumkonzentration in der Niere betrage 200–300 mg/kg Nierengewebe, das Risiko falsch niedrig einschätzt. Bei der angegebenen kritischen Gewebskonzentration resultiert eine Ausscheidung von ca. 10 µg/g Kreatinin und bei 10–50% eine tubuläre Proteinurie. Vermutlich sind bereits bei einer Ausscheidung von 2–3 µg/g Kreatinin kritische Cadmiumgewebespiegel erreicht.

Nephrotoxizität

Nach der Resorption wird Cadmium in der Leber an Metallothionein gebunden, welches für den Transport zur Niere sorgt. Dort werden beide gemeinsam filtriert und reabsorbiert, wobei der Komplex toxischer ist als isoliertes Cadmium. Cadmium führt zu tubulären und glomerulären Schäden, die zum Abfall der GFR führen. Zeichen der tubulären Schädigung sind neben Glukosurie, Aminoazidurie, Hyperphosphaturie und Hyperkalziurie auch eine Isosthenurie und verminderte Säureexkretionskapazität.

Zur Kontrolle tubulärer Schäden werden arbeitsmedizinisch Messungen von tubulären Markerproteinen (β_2-Mikroglobulin, retinolbindendes Protein, α_1-Mikroglobulin, N-Acetyl-β-D-Glucosaminidase) im Urin eingesetzt, die natürlich nicht cadmiumspezifisch sind. Vermutlich wirkt Cadmium auch lithogen (via Hyperkalziurie).

Bei der Itai-Itai-Erkrankung (»Aua-Aua«-Erkrankung) führt eine Störung der Vitamin-D-Synthese zu einem Mischbild von Osteoporose und Osteomalazie mit multiplen Frakturen und zu Nierenschäden.

Therapie

Im Gegensatz zur Bleibelastung kann die Cadmiumbelastung durch die Gabe von Chelatbildnern nicht gemindert werden, sie erhöhen sogar die Cadmiumtoxizität. Itai-Itai wird mit hohen Vitamin-D-Dosen behandelt. Aufgrund der fehlenden Therapieoptionen und der enormen Halbwertszeit im menschlichen Gewebe von 10–30 Jahren ist die Prävention mit Reduzierung der Cadmiumexposition sehr wichtig.

Quecksilber

Quecksilber ist ein bei Raumtemperatur flüssiges Metall, welches wie folgt eingesetzt wird:
- Als Farbe bereits seit 10.000 Jahren (HgS = rot)
- Beim Goldwaschen zum Ankonzentrieren von Gold aus anderen Gesteinen (in Brasilien noch heute!)
- Im Mittelalter zur Behandlung von Syphilis und Psoriasis oder als Diuretikum
- In Messgeräten mit Säulensystemen (Thermometer, Sphygmomanometer zur Blutdruckmessung)
- In topischen Tinkturen (Mercurochrom)
- In der Zahnmedizin für Amalgamfüllungen

Die hauptsächliche Exposition gegenüber organischen Quecksilberverbindungen entsteht durch den Konsum von Fisch, anorganischen Hg-Verbindungen und durch Amalgam. Berufliche Exposition besteht für Beschäftigte in der Chloralkaliindustrie, von Thermometerfirmen, Quecksilberminen und Zahnarztpraxen. Organische Quecksilberverbindungen haben vor allem im Irak (1955 Einleitung von Methylquecksilber ins Meer, Anreicherung bei Fischern, »Minamata-Erkrankung«) und in Japan (1970 Massenvergiftung durch den Verzehr von mit Quecksilber gebeizten Getreides) zu epidemischen Intoxikationen geführt, bei denen primär das ZNS betroffen war.

Quecksilber wird entweder als Dampf inhaliert oder über den Magen-Darm-Trakt absorbiert. Der Hg-Gehaltes von Blut und Urin korreliert mit der Exposition. Unabhängig vom Aufnahmeweg wird der Hauptanteil in der Niere abgelagert. Bei Vergiftungen mit Quecksilberverbindungen sind hauptsächlich das zentrale Nervensystem und die Niere betroffen. Die akute Vergiftung erfolgt meist über die Aufnahme von Sublimat. Dies ist stark ätzend und löst nach oraler Aufnahme Erbrechen aus. Da es im Unterschied zu anderen Schwermetallsalzen eine Kolliquationsnekrose auslöst, wird es sehr gut resorbiert bzw. in den Körper aufgenommen.

Akute Toxizität von Quecksilber
- Pneumonitis
- Intentionstremor
- Zahnfleischentzündung mit starker Speichelbildung, Schwellung der Speicheldrüsen
- Psychiatrische Symptome: Schlaflosigkeit, Erregbarkeit, Irritation
- Colitis mucomembranacea mit heftigen blutigen Durchfällen

Unter **Akrodynie** versteht man ein Syndrom mit Hautausschlag, Schwellungen, palmarer und plantarer Hautdesquamation, Lichtscheu, Fieber, Schlaflosigkeit und Hyperhidrosis. Es wurde vor allem bei Kindern durch oralen Quecksilberkontakt (Zahnpulver, Antihelmintika) verursacht.

Nephrotoxizität

Bereits seit 1818 ist bekannt, dass Quecksilber eine Proteinurie auslösen kann. Tritt im Rahmen einer Quecksilbervergiftung ein nephrotisches Syndrom auf, so liegt diesem oft eine membranöse, selten eine »Minimal Change«-Glomerulonephritis zugrunde, also ein immunologischer Prozess. Die Tubulustoxizität von Quecksilber ist dagegen eine dosisabhängige toxische Reaktion. Nach Wegnahme der Noxe ist das nephrotische Syndrom oft nach wenigen Monaten spontan rückläufig. In der Diagnostik tubulärer Schäden durch Quecksilberverbindungen hat sich die Messung der N-Acetyl-β-D-Glukosaminidase im 24-h-Urin besonders bewährt. Es gibt keine Berichte über Quecksilbernephrotoxizität durch Amalgamfüllungen oder deren Entfernung.

Behandlung und Prävention

Bei akuten Symptomen einer Quecksilbervergiftung kann mit Chelatbildnern (D-Penicillamin= Metalcaptase, DMPS: 2,3-Dimercapto-1-propansulfonsäure = Dimaval, Na3-Ca-Edetat = Ditripentat) behandelt werden. Eine signifikante Intoxikation ist allerdings erst dann wahrscheinlich, wenn die Spiegel in Blut und Urin über 100 µg/l liegen. Die renalen Schäden werden nicht gesondert behandelt. Eine akute Quecksilbervergiftung ist zum ei-

nen aufgrund der Ernsthaftigkeit der Erkrankung, zum anderen aufgrund der überwachungsbedürftigen Nebenwirkungen der Antidote ein stationärer Aufnahmegrund.

Lithiumnephropathie

Lithium hat einen wichtigen Platz in der Therapie von akuten manischen Phasen, bipolaren Erkrankungen und Depressionen.

Pharmakologische Daten

Lithium hat bereits bei normaler Nierenfunktion eine lange Halbwertszeit von 18–24 h, die sich bei Niereninsuffizienz auf über 36 h steigern kann. Es wird zu 90–98% renal eliminiert und ist zu 50–100% dialysabel. Die therapeutische Serumkonzentration liegt bei 0,6–0,8 mmol/l (Talspiegel). Zwischen 1,5–2,0 mmol/l beginnen Intoxikationserscheinungen mit gastrointestinalen Beschwerden und Tremor. Zwischen 2,0 und 2,5 mmol/l kommt es zu Verwirrung und Somnolenz, ab 2,5 mmol/l zu Krampfanfällen und Tod.

Die Toxizität von Lithium wird durch die gleichzeitige Gabe folgender Medikamente erhöht:
- Thiaziden
- Nichtsteroidale Antiphlogistika
- Haloperidol
- Phenothiazinen
- Carbamazepin
- Fluoxetin
- ACE-Hemmern

Die Dosis muss dann reduziert werden. Bei einer Kreatinin-Clearance zwischen 10 und 50 ml/min muss die Dosis halbiert, unter 10 ml/min auf ein Viertel reduziert werden (▶ Kap. 14).

Renale Nebenwirkungen von Lithium

Bei einer akuten Lithiumintoxikation kann es zu einem akuten Nierenversagen mit akuter tubulärer Nekrose kommen. Die hauptsächlich im distalen Tubulus und Sammelrohr zu beobachtenden Veränderungen sind reversibel.

Bei Dauertherapie mit Lithium können auch in therapeutischer Dosis renale Nebenwirkungen beobachtet werden.

8

> **Renale Nebenwirkungen von Lithium**
> - Nephrogener Diabetes insipidus
> - Renal tubuläre Azidose
> - Nephrotisches Syndrom
> - Chronische interstitielle Nephritis

Lithium kann im Epithel der Sammelrohre kumulieren und eine eventuell sogar irreversible ADH-Resistenz mit Polydipsie und Polyurie bewirken. Bei Polydipsie müssen differentialdiagnostisch die bei psychiatrischen Erkrankungen häufige primäre Polydipsie, sowie durch Psychopharmaka oder zentralen Diabetes insipidus bedingte trockene Schleimhäute ausgeschlossen werden. Amilorid kann lithiumbedingte, leichte Harnkonzentrationsstörungen beheben. Allerdings muss die Lithiumdosis reduziert werden, da es durch die reaktive vermehrte, proximale Natrium- und Lithiumreabsorption zu einem Anstieg der Lithiumplasmaspiegel kommt. Bei Persistenz der Isosthenurie (auch nach Absetzen von Lithium) kann die Polyurie mit Thiaziden und nichtsteroidalen Antiphlogistika behandelt werden. Eine weitere Therapieoption ist die Gabe von dDAVP (Vasopressin, ADH-Analogon= Minirin, 10–20 µg 1-mal abends als Nasenspray), eventuell in Kombination mit nichtsteroidalen Antiphlogistika.

Tritt eine renal tubuläre Azidose unter Lithiumtherapie auf, so entspricht deren Ausprägung meist einem inkompletten Typ 1 der distalen Form der RTA. Der Urin-pH sinkt auch bei Säurebelastung nicht unter 5,3.

Ein innerhalb des ersten Therapiejahrs auftretendes nephrotisches Syndrom kann auf einer »Minimal-Change«-Glomerulonephritis, seltener einer fokal segmentalen Glomerulosklerose beruhen. Erstere bildet sich bis 4 Wochen nach Absetzen von Lithium meist komplett zurück, kann aber rekurrieren. Steroide sind bei einem Rezidiv der lithiuminduzierten »Minimal-Change«-Glomerulonephritis meist erfolgreich.

Manche Patienten bekommen in den manischen Phasen ihrer psychiatrischen Erkrankung Ödeme, die weder renal noch hepatisch oder kardial erklärbar sind. Vermutlich spielt dabei eine inadäquate orale Salzzufuhr die Hauptrolle. Unter Lithiumtherapie ist die Kochsalzausscheidung normalerweise nicht eingeschränkt, bei Salzexzessen kann die maximale Ausscheidungskapazität jedoch überschritten sein. Auffällig und wegweisend ist die Kombination von Polyurie und hoher Kochsalzausscheidung (d. h. ohne Diuretika mehr als 300 mmol/24 h bei Erwachsenen).

Selten ist Lithium auch Ursache einer Hyperkalzämie. Mechanismus ist dabei eine erhöhte Sekretion von Parathormon aufgrund einer Verstellung des »setpoints« der Serumkalziumkonzentration, bei welcher die PTH-Sekretion unterdrückt wird.

Für die Entwicklung einer Niereninsuffizienz bei Gabe von ACE-Hemmern an Patienten mit langjähriger Lithiumtherapie gibt es noch keine abschließenden Studien. Bei Beginn einer parallelen Therapie von Lithium und ACE-Hemmern sollten die Retentionswerte kritisch kontrolliert werden.

Ob Lithium nach langjähriger Therapie zu einer chronischen interstitiellen Nephritis mit Niereninsuffizienz führen kann, ist umstritten. Das Absetzen von Lithium bei schweren psychiatrischen Krankheitsbildern ist als gefährlicher anzusehen, als das Risiko einer chronischen Niereninsuffizienz durch Lithium. Von dieser Regel ausgenommen sind Patienten mit mehreren Episoden einer akuten Lithiumnephropathie mit akutem Nierenversagen.

Triamteren

Das kaliumsparende Diuretikum Triamteren wird meist in Kombination mit einem Thiazid eingesetzt. Triamteren kann potentiell nephrotoxisch wirken.

Fast die Hälfte aller damit behandelten Patienten scheidet Triamterenkristalle und granuläre Zylinder aus. Bei Amilorid wird dies nicht beobachtet. Triamteren kann auch selten einmal zur Nierensteinbildung führen. Etwa jeder 250. Stein besteht aus Triamteren und Kalziumoxalat. Diese Steine entstehen unabhängig vom Urin-pH und sind nur mäßig röntgendicht. Sie bilden somit eine Differentialdiagnose zum Harnsäurestein. Bei gleichzeitiger Therapie mit Triamteren und nichtsteroidalen Antiphlogistika besteht ein erhöhtes Risiko für ein akutes Nierenversagen. Vermutlich spielt das Ausfallen von Triamterenkristallen in den Tubuli dabei eine wichtige Rolle.

8.6 Nephropathie nach Bestrahlung

▶ Kap. 9, insbesondere ▶ Abschn. 9.7.4

8.7 Tubuläre Erkrankungen/Syndrome

Bei Polyurie (tägliche Harnmenge >3 l) und Nykturie stellt sich die Frage, ob eine physische Erkrankung oder eine zwanghafte Verhaltensstörung vorliegt.

Differentialdiagnose der echten Polyurie
- Diabetes insipidus centralis
- Primäre Polydipsie
- Osmotische Diurese (z. B. Hyperglykämie, proteinreiche Diät)

8.7.1 Diabetes insipidus renalis

Beim Gesunden wird die Urinmenge normalerweise über die Flüssigkeitszufuhr bestimmt. Diese verändert die Plasmaosmolalität, was wiederum von den Osmorezeptoren im Hypothalamus registriert wird. Diese regeln über Durst und ADH-Ausschüttung die Flüssigkeitsaufnahme und Diurese. Bei Patienten mit Diabetes insipidus ist die Osmolalität des Urins weitgehend fixiert und die Menge auszuscheidender Teilchen regelt das Urinvolumen und damit den Flüssigkeitsverlust. Um die normalerweise anfallenden Stoffwechselschlacken ausscheiden zu können, wird bei Konzentrationsunfähigkeit dann eine Flüssigkeitszufuhr von einem vielfachen der üblichen Trinkmenge (2–3 l) benötigt.

Im Unterschied zum zentralen Diabetes insipidus, der im weitesten Sinne auf einer mangelnden zentralen Freisetzung von ADH beruht, versteht man unter Diabetes insipidus renalis eine **ADH-Resistenz der Niere**. Diese kann auf ADH-Resistenz des Sammelrohres oder auf einer verminderten Konzentrationsfähigkeit durch Störung z. B. des Gegenstromprinzips beruhen. Diese letztere, meist milde Form kommt relativ häufig vor: Im Alter, bei Schwerkranken oder auch bei Niereninsuffizienz sinkt die max. erreichbare Urinkonzentration von

800–1200 mosmol/kg auf 350–600 mosmol/kg und es kommt zur Polyurie. Die Urinmenge kann bei schwerem Diabetes insipidus bis zu 15 l pro Tag betragen.

Ätiologie

Die häufigste Ursache des renalen Diabetes insipidus ist bei Kindern der erbliche, renale Diabetes insipidus, bei Erwachsenen chronische Lithiumzufuhr oder Hyperkalzämie.

Zum Beispiel gehen dauerhafte Kalziumwerte über 2,75 mmol/l mit einer Verschlechterung der NaCl-Rückresorption im dicken aufsteigenden Ast der Henle-Schleife und verminderter ADH-Wirkung im Sammelrohr einher. Nach neueren Erkenntnissen werden beide Defekte über eine Aktivierung des Kalziumsensors vermittelt. Die gleichen Mechanismen werden durch chronische Hypokaliämie ausgelöst.

Etwa ein Fünftel aller Patienten mit dauerhafter Lithiumtherapie leiden unter Polyurie, ein weiteres Drittel hat Harnkonzentrationsstörungen. Experimentell konnten sowohl eine niedrige ADH-Rezeptordichte als auch verminderte Aquaporinexpression nachgewiesen werden.

Bei einer Reihe weiterer Erkrankungen kann selten ein Diabetes insipidus auftreten: Sichelzellanämie, renale Amyloidose, Sjögren-Syndrom. Außer Lithium können Foscarnet (Foscavir) und das in den USA zur Behandlung der CMV-Retinitis eingesetzte Cidofovir (Vistide) einen Diabetes insipidus renalis auslösen.

Aus der Plazenta von Schwangeren kann das ADH-abbauende Enzym »Vasopressinase« ausgeschüttet werden, was in der zweiten Schwangerschaftshälfte zum sog. Gestationsdiabetes insipidus führen kann.

Diagnose

Polyurie muss von häufiger Miktion und Nykturie abgegrenzt werden. Oft sind spätabendliches Trinken, ein Harnwegsinfekt oder ein neu aufgetretener Diabetes mellitus der Grund für Nykturie. Fehlen jedoch diese Ursachen, muss an primäre Polydipsie sowie an nephrogenen oder zentralen Diabetes insipidus gedacht werden. Für eine primäre Polydipsie spricht ein niedriges Plasmanatrium und ein langsamer Beginn der Polyurie. Auch beim renalen Diabetes insipidus setzt Polyurie langsam ein, während der Patient mit zentralem Diabetes insipidus über einen abrupten Anstieg der Urinmenge berichtet. Zur weiteren Diagnostik dient der Durstversuch, mit Hilfe dessen zwischen Polydipsie, zentralem und peripherem Diabetes insipidus unterschieden werden kann.

Durstversuch

Prinzip. Beim Dursten kommt es durch Anstieg der Plasmaosmolarität bis zu 300 mosmol/l zu vermehrter Ausschüttung von ADH. Dieses führt zum Anstieg der Urinosmolalität und des spezifischen Gewichtes des Urins. Fehlt ADH oder besteht renale ADH-Resistenz, bleibt der Konzentrationsanstieg des Urins aus. Bei einer Plasmaosmolalität von 300 mosmol/l ist der ADH-Sekretionsstimulus maximal, d. h. nur bei zentralem ADH-Mangel (Diabetes insipidus centralis) kann die Urinosmolarität durch verabreichtes ADH weiter gesteigert werden.

Durchführung. Der Patient sollte 2–3 h vor Beginn des eigentlichen Tests nichts mehr trinken. Bei Flüssigkeitskarenz über Nacht kann bei schwerem Diabetes insipidus eine gefährliche Hypernatriämie auftreten. Deswegen sollte der Durstversuch bei begründetem Verdacht auf Diabetes insipidus unter stationären Bedingungen durchgeführt werden. DDAVP muss mindestens 12 h, idealerweise 24 h vor Testbeginn abgesetzt werden. Das Körpergewicht wird vor Beginn des Testes notiert. Der Urin wird dann stündlich gesammelt und Osmolalität und spezifisches Gewicht werden bestimmt. Anstieg von spezifischem Gewicht und Osmolalität belegen die Harnkonzentrationsfähigkeit der Nieren. Bei einer Körpergewichtsabnahme von 3% wird der Test abgebrochen. Falls die Urinosmolarität bei weiter steigender Plasmaosmolarität nicht weiter steigt, oder die Plasmaosmolarität über 300 mosmol/kg steigt, wird das ADH-Analogon dDAVP (Minirin) intranasal verabreicht. Bei zentralem Diabetes insipidus wird die Urinosmolarität nach dDAVP-Gabe deutlich ansteigen und zwar um 100–800% bei totalem und um 15–50% beim partiellen Diabetes insipidus centralis. Gleichzeitig wird die Urinmenge sinken. Auch beim nephroge-

nen Diabetes insipidus kann durch Dursten eine Urinosmolarität von 300 mosmol erreicht werden und diese durch ADH-Gabe noch leicht gesteigert werden. Bei primärer Polydipsie kann die Konzentrationsfähigkeit leicht eingeschränkt sein (500 mosmol/kg), es findet sich keine Reaktion auf exogenes ADH (= dDAVP=Minirin).

Therapie

Aufgrund der partiellen oder totalen ADH-Resistenz von Patienten mit renalem Diabetes insipidus ist weder Gabe des Hormons selbst noch die medikamentöse Verstärkung der ADH-Ausschüttung oder Wirkungsverstärkung sinnvoll. Dies kann bei zentralem Diabetes insipidus mit Carbamazepin (Tegretal) erreicht werden. Bei Hyperkalzämie ist die ADH-Resistenz nach Normalisierung der Serumkalziumwerte meist reversibel. Bei der teilweise irreversiblen ADH-Resistenz nach oder unter chronischer Lithiumtherapie wie auch bei anderen Formen des renalen Diabetes insipidus können symptomatisch Diuretika, nichtsteroidale Antiphlogistika und eine salz- und eiweißarme Diät eingesetzt werden.

Thiaziddiuretika erhöhen durch eine milde Hypovolämie reaktiv den proximalen NaCl-Rücktransport und damit Wasserrückresorption. Damit wird die Entscheidung über Rückresorption oder Ausscheidung von Volumen umverteilt. Den ADH-abhängigen Verantwortungsbereich des Sammelrohres erreicht deutlich weniger Volumen. Damit kann die Urinmenge von 10 auf bis zu 3,5 l/24 h gesenkt werden. Die Ergänzung eines kaliumsparenden Diuretikums verhindert eine thiazidinduzierte Hypokaliämie und verbessert die Volumeneinsparung. Unter diesem kann die Lithiumtherapie fortgesetzt werden. Schleifendiuretika erhöhen die ADH-Resistenz und sind deswegen eher ungünstig.

Prostaglandine schwächen die ADH-Wirkung in der Niere. Mit nichtsteroidalen Antiphlogistika antagonisiert man die Prostaglandinsynthese und verstärkt damit indirekt die ADH-Wirkung.

Eine verminderte Zufuhr von Eiweiß, welches im Stoffwechsel in besonders viele osmotisch relevante Harnstoffmoleküle umgesetzt wird, ebenso wie reduzierte Salzzufuhr können die Urinmenge senken. Normalerweise scheidet man etwa 800 mosmol pro

Tag aus. Dafür braucht man bei angenommener max. Urinosmolalität von 200 mosmol/l 4 l Urin. Kann man durch eiweißarme Diät die Teilchenlast auf 500 mosmol pro Tag senken, benötigt man nur noch 2,5 l Urinvolumen.

Sind alle obigen Therapieversuche nutzlos, kann eine hochdosierte dDAVP Gabe ggf. in Kombination mit einem nichtsteroidalen Antiphlogistikum versucht werden. Ein Therapieerfolg beruht darauf, dass die meisten Betroffenen nur einen partiellen renalen Diabetes insipidus aufweisen, die wenigsten eine komplette Form.

8.7.2 Renal tubuläre Azidose (RTA)

Jeden Tag werden im Stoffwechsel etwa 15000 mmol Kohlendioxid und 50–100 mval nichtflüchtiger Säuren produziert. Für die Ausscheidung dieser Säureäquivalente sind Lungen und Nieren zuständig. Die pulmonalen Mechanismen der CO_2-Abatmung reagieren schnell, ihre Kapazität ist jedoch wesentlich geringer als die der Nieren. Die wichtigsten renalen Mechanismen der Regulation des Säure-Basen-Haushaltes bestehen in der Rückresorption von Bikarbonat im proximalen Tubulus und der Ausscheidung von Wasserstoffionen, die an titrierbare Säuren (Phosphat, Ammonium) gebunden sind.

Die renal tubulären Azidosen (RTA) sind eine Gruppe von Störungen dieser Mechanismen, die zu einer metabolischen Azidose führen (◘ Tab. 8.2).

Bevor die unterschiedlichen Formen der RTA einzeln erläutert werden, ist es sinnvoll, den Begriff der metabolischen Azidose und die Rolle der Niere im Säure-Basen-Haushalt zu erklären.

Metabolische Azidose

❗ Eine metabolische Azidose ist eine Störung des Säure-Basen-Haushaltes mit erniedrigtem Blut-pH-Wert und Plasmabikarbonat.

Sie entsteht durch:
- Erhöhte Produktion von Säure (Ketoazidose, Laktatazidose)
- Bikarbonatverlust (Diarrhö, Typ-2-RTA), Verlust einer Bikarbonatvorstufe (Ketoazidurie)
- Verminderte renale Säureausscheidung (chronische Niereninsuffizienz, Typ-1-RTA)

Bei der Diagnose der metabolischen Azidose spielt die sog. Anionenlücke im Plasma eine wichtige Rolle. Sie berechnet sich nach der folgenden Gleichung:

Anionenlücke = Messbare Kationen – Messbare Anionen
Oder:
Anionenlücke = Natrium – (Chlorid + Bikarbonat)
aber auch:
Anionenlücke = nicht gemessene Kationen – nicht gemessene Anionen

Normalerweise wird sie durch die negativen Ladungen der Plasmaeiweiße, hauptsächlich von Albumin festgelegt. Bei Gesunden liegt sie bei 7–13 mval/l und muss bei Hypoalbuminämie pro

◘ **Tab. 8.2.** Charakteristika der renal tubulären Azidosen

	Typ-1-RTA	Typ-2-RTA	Typ-4-RTA
Primärer Defekt	Distale Säureausscheidung vermindert	Proximale Bikarbonatresorption vermindert	Aldosteronmangel oder -resistenz
Urin-pH	>5,3	Unterschiedlich, wenn Bikarbonat-rückresorptionsschwelle überschritten >5,3	<5,3
Bikarbonat (Plasma)	Fakultativ <10 mmol/l	12–20 mmol/l	>17 mmol/l
Kalium (Plasma)	Normal durch Alkalisierung gut therapierbare Hypokaliämie selten auch Hyperkaliämie	Erniedrigt, verschlechtert sich bei Anstieg der Bikarbonaturie unter Alkalitherapie	Erhöht

1 g/dl Abfall des Plasmaalbumins um -2,5 mval korrigiert werden. Jedes Labor hat in Abhängigkeit von der Güte der Chloridbestimmungsmethode einen etwas anderen Normbereich. Auch Veränderung in der Konzentration der nicht messbaren Anionen und Kationen kann die Anionenlücke verändern.

Ein Anstieg der Anionenlücke kann aus dem Absinken der nicht gemessenen Kationen bei Hypokalzämie oder Hypomagnesiämie, oder aus dem Anstieg der nicht gemessenen Anionen z. B. bei Hyperalbuminämie durch Volumenmangel oder Hyperkaliämie oder Akkumulation organischer Anionen bei metabolischer Azidose resultieren.

Bei der metabolischen Azidose dient extrazelluläres Bikarbonat als Puffer für die anfallenden Säureäquivalente. Handelt es sich um Salzsäure, wird über folgende Reaktion

$$HCl + NaHCO_3 \rightarrow NaCl + H_2CO_3 \rightarrow CO_2 + H_2O$$

Bikarbonat äquimolar durch Chlorid ersetzt, die Anionenlücke bleibt gleich. Diese sog. hyperchlorämische Azidose findet man bei Diarrhö oder Typ-2-RTA. Die metabolische Azidose bei chronischer Niereninsuffizienz oder bei Typ-1-RTA kann ebenfalls eine normale Anionenlücke aufweisen, wenn sowohl die Wasserstoffsekretion als auch die Sulfatreabsorption sinken. Daraus resultiert eine Retention von H⁺ und eine vermehrte Sekretion von Natrium oder Kaliumsulfat. Auch dann bleibt die Anionenlücke gleich.

Die häufigsten Ursachen einer metabolischen Azidose mit erhöhten Plasma-Anionenlücke sind:
- Laktatazidose
- Chronische Niereninsuffizienz
- Vergiftungen: Methanol (Formiat), Ethylenglykol (Glykolat, Oxalat), Aspirin (Laktat, Ketone)

Geht die Methanolvergiftung mit gleichzeitiger Alkoholzufuhr einher, kann die Anionenlücke unauffällig sein.

Eine Anionenlücke über 25 mval/l hat große diagnostische Aussagekraft, kleinere Auslenkungen der nicht messbaren Anionen und Kationen können die Interpretation erschweren.

Bei normaler Plasmaanionenlücke und metabolischer Azidose kann die Bestimmung der Ani-

onenlücke im Urin helfen, die renale Ammoniumausscheidung einzuschätzen.

Urin-Anionenlücke=(Na+K)–Cl

Sie ist bei Patienten mit metabolischer Azidose und normaler Plasmaanionenlücke meist negativ, da die renale Ammoniumausscheidung normalerweise bei metabolischer Azidose ansteigt um die überschüssigen Säureäquivalente zu binden. Wenn Ammonium als NH_4Cl ausgeschieden wird, steigt die Urinchloridkonzentration und die Gleichung wird negativ, die Urinanionenlücke liegt normalerweise dann bei –20 bis –50 mmol/l, denn Ammonium ist ein nicht gemessenes Kation und geht nicht in die Gleichung ein. Eine positive Urinanionenlücke bei metabolischer Azidose und normaler Plasmaanionenlücke entsteht dann, wenn Ammonium nicht normal ausgeschieden werden kann. Dies ist der Fall bei manchen Patienten mit chronischer Niereninsuffizienz, bei distaler, renal tubulärer Azidose (Typ 1) oder Hypoaldosteronismus. Die Urinanionenlücke hat keine Aussagekraft bei:
- Volumenmangel und einer Urinnatriumkonzentration <25 mmol/l, aufgrund des reaktiven Anstiegs der Chloridrückresorption
- Ausscheidung großer Mengen ungemessener Anionen, wie z. B. bei Ketoazidose (β-Hydroxybutyrat, Azetoazetat) oder Toluenvergiftung (Hippursäure), da vermehrt Natrium und Kalium mitausgeschieden werden.

Renale Regulation des Säure-Basen-Haushaltes

Die Rückresorption des filtrierten Bikarbonates erfolgt bei ausgeglichenem Säure-Basen-Haushalt zu 85–90% im proximalen Tubulus im Austausch gegen Natrium und Wasserstoff und zu 10% im distalen Tubulus. Normalerweise ist der Endharn fast frei von Bikarbonat. Bei der proximalen RTA ist die proximale Bikarbonat-Rückresorption gestört, der distale Tubulus überlastet, Bikarbonat erscheint im Endharn und es resultiert eine metabolische Azidose.

Die Exkretion der täglichen Säurelast von etwa 1 mmol/kg KG findet im distalen Tubulus statt. Hauptquelle der Säure sind schwefelhaltige Aminosäuren, bei deren Abbau Schwefelsäure entsteht. Würden die Wasserstoffionen frei ausgeschieden bei einer Urinmenge von 1 l/24 h, müssten die Tubuluszellen dazu einen Gradienten von 100.000:1 gegen das Lumen aufbauen (pH 2,5 im Lumen vs. pH 7,3 intrazellulär). Dies ist nicht nötig, wenn Puffer im Urin bereitstehen. Mit ihrer Hilfe werden Wasserstoffionen gebunden, die dann nicht mehr auf den pH-Wert wirken. Der minimale Urin-pH von 4,5 entspricht einem Gradienten von 1:1000 gegenüber dem Plasma. Die wichtigsten Puffer sind Ammonium und Phosphat. Letzteres wird als titrierbare Säure bezeichnet. Bei Azidose kann die Ammoniumproduktion der Tubuluszellen gesteigert werden. Da NH_4^+ im Unterschied zu NH_3 aufgrund seiner Ladung nicht frei in die Tubuluszelle zurückdiffundieren kann, bleibt es im Urin und wird ausgeschieden. Kann NH_3 (Typ-4-RTA) oder H^+ (distale RTA) nicht in das Tubuluslumen sezerniert werden, resultiert ebenfalls eine metabolische Azidose. Diese geht bei dem NH_3-Defekt mit Hyperkaliämie, bei distaler RTA mit Hypokaliämie einher. Die distale RTA geht mit sehr niedrigem HCO_3^- bis <10 mmol/l einher, die proximale RTA mit HCO_3^- zwischen 12 und 20 mmol/l, die Typ-4-RTA mit einem HCO_3^- über 17 mmol/l. Alle Formen der RTA führen zu einer metabolischen, hyperchlorämischen Azidose mit normaler Anionenlücke. Der Begriff Typ-3-RTA beschrieb eine infantile Mischform und ist verlassen worden.

Proximal tubuläre Azidose Typ 2 (RTA 2)

Bei der RTA 2 kommt es zu einer Übersäuerung des Blutes aufgrund einer gestörten Rückresorption von Bikarbonat im proximalen Tubulus. Dieses Krankheitsbild kommt meist bei generalisierter

Störung der Funktionen des proximalen Tubulus (Fanconi-Syndrom) vor.

Fanconi-Syndrom
- Azidose (Blut-pH <7,3)
- Bikarbonaturie
- Glukosurie
- Phosphaturie
- Urikosurie
- Aminoazidurie

Häufigste Ursache (◘ Tab. 8.3) des Fanconi-Syndroms beim Erwachsenen ist die Ausscheidung von Leichtketten beim Plasmozytom (Bence-Jones-Proteinurie) oder die Therapie mit dem Karboanhydrasehemmer Azetazolamid (Diamox) oder dem Zytostatikum Ifosfamid. Bei Kindern ist der häufigste Grund eine Zystinose.

Die Diagnose der RTA 2 wird anhand des inadäquat hohen Urin-pH-Wertes trotz systemischer Azidose und der hohen fraktionellen Bikarbonatausscheidung während einer Infusion von Bikarbonat gestellt. Bei einer Typ-2-RTA findet man einen Urin-pH über 7,5 sowie eine Ausscheidung von mehr als 15% des filtrierten Bikarbonates bei normalem Serumbikarbonat.

Die klinischen Komplikationen des Fanconi-Syndroms sind Wachstumsverzögerung bei Kindern und altersunabhängig Osteomalazie durch Hypophosphatämie. Kinder benötigen 10–15 mmol/kg KG/24 h Bikarbonat, um einen normalen pH-Wert aufrecht zu erhalten. Beim Erwachsenen ist die Korrektur einer milden Azidose nicht nötig.

◘ **Tab. 8.3.** Ursachen der proximal tubulären Azidose mit oder ohne Fanconi-Syndrom

Primäre Ursachen	Sekundäre, erworbene Ursachen
- Idiopathisch, sporadisch	- Plasmozytom
Familiäre Erkrankungen	- Ifosfamid
- Zystinose	- Karboanhydrasehemmer
- Tyrosinämie	- Amyloidose
- Erbliche Fruktoseintoleranz	- Schwermetalle (Blei, Cadmium, Quecksilber, Kupfer)
- Galaktosämie	- Vitamin-D-Mangel
- Glykogenspeicherkrankheiten	- Nierentransplantation
- Morbus Wilson	- Paroxysmale nächtliche Hämoglobinurie
- Lowe-Syndrom	

Distal tubuläre Azidose Typ 1

Bei der distalen RTA führt die Unfähigkeit des distalen Tubulus, Wasserstoffionen zu sezernieren, zu einem Urin-pH von >5,5 trotz Vorliegen einer systemischen Azidose. Dies kann pathophysiologisch 3 verschiedene Ursachen haben:

- Verminderte Aktivität der Protonenpumpe
- Rückdiffusion von Wasserstoffionen aufgrund erhöhter Permeabilität der luminalen Membran der Tubuluszellen
- Verminderte distale Natriumrückresorption, wodurch der elektrochemische Gradient für die Wasserstoffionensekretion sinkt

Häufigste Ursache für eine distale RTA sind Autoimmunerkrankungen und andere mit Hyperglobulinämie einhergehende Krankheiten. Bei Kindern liegt meist eine primäre, erbliche Form vor.

Kennzeichen der distalen Typ-1-RTA
- Hyperchlorämische, metabolische Azidose
- Hyperkalziurie
- Nephrolithiasis oder Nephrokalzinose
- Muskelschwäche durch Hypokaliämie (bei eingeschränkter Natriumrückresorption auch Hyperkaliämie)

Die Korrektur der Azidose mit Kaliumzitrat normalisiert den Kalium- und Kalziumhaushalt und kann mit 1–2 mmol/kg KG erreicht werden.

Es gibt außerdem eine inkomplette Form der distalen RTA. Diese geht bei normalem Plasmabikarbonat mit hohem Urin-pH-Wert, Hypozitraturie und lithogener Prädisposition einher. Die Nettosäureausscheidung ist jedoch ausreichend, um eine Azidose zu verhindern.

Renal tubuläre Azidose Typ 4

Ursache der Typ-4-RTA ist entweder ein Aldosteronmangel oder Aldosteronresistenz des distalen Tubulus. Sie kommt häufig vor beim hyporeninämischen Hypoaldosteronismus, der bei mäßig niereninsuffizienten Patienten – speziell bei diabetischer Nephropathie – beobachtet werden kann. Weitere Gründe sind Nebennniereninsuffizienz und bei Kindern die angeborene Nebennierenhyperplasie. Einer Aldosteronresistenz liegt meist eine chronische tubulointerstitielle Erkrankung oder Therapie mit kaliumsparenden Diuretika zugrunde.

Kennzeichen der Typ-4-RTA
- Milde, metabolische Azidose
- Hyperkaliämie
- Adäquat niedriger Urin-pH
- Plasmabikarbonat >17 mmol/l

Die Diagnose kann durch Messung der Plasmarenin- und Aldosteronspiegel gestellt werden. Man kann die Hyperkaliämie zwar mit Fludrokortison (Astonin H 0,05–0,2 mg morgens p.o.) behandeln. Darunter können sich jedoch bei den Patienten häufig vorhandene Hypertonie, Herzinsuffizienz und Ödeme verschlechtern. Diätetische Kaliumrestriktion und Diuretikatherapie bleiben als meist ausreichende Alternativen.

Metabolische Azidose bei chronischer Niereninsuffizienz

Bei Patienten mit chronischer Niereninsuffizienz liegt auch eine metabolische Azidose vor. Diese ist meist durch eine erhöhte Anionenlücke gekennzeichnet, obwohl die Ursache der Azidose wie bei der distalen tubulären Azidose Typ 1 eine verminderte Ammoniumausscheidung ist. Dies ist ein Problem der bei Niereninsuffizienz abnehmenden Anzahl funktionierender Nephrone. Die maximale Ammoniumausscheidung ist die Summe der Ammoniumausscheidung der einzelnen Nephrone. Sinkt deren Anzahl, so ist irgendwann die reaktive Steigerung der NH_3-Produktion und Ausscheidung erschöpft. Die Abnahme der zur Säureentsorgung zu Verfügung stehenden Ammoniumionen kommt also durch die geringere Anzahl funktionstüchtiger Nephrone und nicht durch eine Funktionsstörung der Nephrone zustande. In der Bilanz führt dies zu einer Retention von Wasserstoffionen mit meist erhöhter Anionenlücke durch die Retention von Phosphat, Urat, Hippurat und Sulfat. Die Therapienotwendigkeit ist umstritten. Viele Autoren favorisieren, das Plasmabikarbonat auf Werte über

22 mmol/l anzuheben, um Knochenschwund und Muskelabbau zu vermeiden. Bei Kindern ist dieses Therapieprinzip gesichert. Nachteil ist die bei oraler Bikarbonatzufuhr parallel erfolgende Natriumbelastung.

Liddle-Syndrom

Es handelt sich um ein seltenes Syndrom, welches durch folgende Charakteristika gekennzeichnet ist:

- Hochdruck
- Hypokaliämie
- Hypoaldosteronismus
- Metabolische Alkalose

Auslösend ist vermutlich eine Störung im distalen Tubulus, bei welcher Natrium vermehrt rückresorbiert, Kalium und Protonen dagegen vermehrt ausgeschieden werden. Aufgrund natriumbedingten Volumenanstiegs wird das Renin-Angiotensin-System unterdrückt. In der Therapie sind Amilorid und Triamteren gut wirksam.

Internet-Links

- *http://www.uni-duesseldorf.de/AWMF/ll/040-004.rtf*
  AWMF (Arbeitsgemeinschaft der Wissenschaftlichen Medizinischen Fachgesellschaften), Ursachen und Management des akuten Nierenversagens
- *http://www.akh-consilium.at/daten/pyelonephritis.htm*
  AKH-Consilium der Medizinischen Universität Wien
- *http://www.nephrologie.de/*
  Deutschen Arbeitsgemeinschaft für klinische Nephrologie e.V. (DAGKN), »Grüne Hefte«

Literatur

Aspelin P, Aubry P, Fransson SG et al. (2003) Nephrotoxic effects in high-risk patients undergoing angiography (NEPHRIC). N Engl J Med 348: 491

Bendz H, Aurell M, Balldin J (1994) Kidney damage in long-term lithium patiens: A crosssectional study of patients with 15 years or more on lithium. Nephrol Dial Transplant 9:1250–1257

Berlin M (1986) Mercury. In: Friberg L, Nordberg GF, Vouk VB (Eds) Handbook on the toxicology of metals. Elsevier, Amsterdam, S. 387–442

Buchet JP, Lauwerys R, Roels H (1990) Renal effects of cadmium body burden of the general population. Lancet 336: 699–709

Cirit M, Toprak O, Yesil M, Bayata S, Postaci N, Pupim L, Esi E (2006) Angiotensin-converting enzyme inhibitors as a risk factor for contrast-induced nephropathy. Nephron Clin Pract.;104(1):c20–27

Cox CD, Tsikouris JP (2004) Preventing contrast nephropathy: what is the best strategy? A review of the literature. J Clin Pharmacol. Apr;44(4):327-337

De Broe ME, Elseviers MM (1998) Analgesic nephropathy. 338:446–454

Dobrin RS, Vernier RL, Fish AL (1975) Acute eosinophilic interstitial nephritis and renal failure with bone marrow-lymph node granulomas and anterior uveitis. A new syndrome. Am J Med 1975 Sep;59(3):325–333

Gluck SL (1998) Acid-Base. Lancet 352: 474–48

Gupta RK, Kapoor A, Tewari S, Sinha N, Sharma RK (1999) Captopril for prevention of contrast-induced nephropathy in diabetic patients: a randomised study. Indian Heart J. Sep-Oct;51(5):521–526

Heinrich MC, Kuhlmann MK, Grgic A et al. (2005) Cytotoxic effects of ionic high-osmolar, nonionic monomeric, and nonionic iso-osmolar dimeric iodinated contrast media on renal tubular cells in vitro. Radiology 235: 843

Kay J, Chow WH, Chan TM et al. (2003) Acetylcysteine for prevention of acute deterioration of renal function following elective coronary angiography and intervention: a randomized controlled trial. JAMA 289:553

Lehmann K, Ritz E (1995) Angiotensin-converting enzyme inhibitors may cause renal dysfunction in patients on long-term lithium treatment. Am J Kidney Dis 25: 82–85

Lieber CS, Jones DP, Losowsky MS, Davidson CS (1962) Interrelation of uric acid and ethanol in man. J Clin Invest 41: 1863–1870

Michel DM, Kelly CJ (1998) Acute interstitial nephritis: Immunologic and clinical aspects. J Am Soc Nephrol 9: 506

Pannu N, Manns B, Lee H, Tonelli M (2004) Systematic review of the impact of N-acetylcysteine on contrast nephropathy. Kidney Int 65:1366

Perazella MA, Eras J (2000), Are selective COX-2 inhibitors nephrotoxic? Am J Kidney Dis 35(5):937–940

Rose BD (1994) Clinical Physiology of Acid-Base and Electrolyte Disorders. 4th Edition, McGraw-Hill, New York, S. 702–706

Simon HB, Winstein AJ, Pasternak MS (1977) Genitourinary tuberculosis. Clinical features in a general hospital population. Am J Med 63: 410–417

Staessen JA, Lauwerys RR, Bucher JP (1992) Impairment of renal function with increasing blood lead concentrations in the general population. N Engl J Med 327: 151–158

WHO (1992) Cadmium. Environmental Health Criteria. WHO, Geneva S. 280–289

Systemerkrankungen mit Nierenbeteiligung

Bei Systemerkrankungen führt der gleiche Pathomechanismus in verschiedenen Organen zu funktionellen oder strukturellen Schäden. Zu den Systemerkrankungen im engeren Sinn gehören Kollagenosen, Vaskulitiden und die Granulomerkrankungen. Im weiteren Sinne bezeichnet man z. B. auch Diabetes mellitus, die Arteriosklerose und selten auch Infektionen als Systemkrankheiten.

9.1   Stoffwechselerkrankungen

9.1.1   Diabetische Nephropathie

In den letzten Jahren hat die Häufigkeit der diabetischen Nephropathie als Ursache einer dialysepflichtigen terminalen Niereninsuffizienz deutlich zugenommen und die meisten anderen Grunderkrankungen überholt. Die Gründe für diesen Anstieg sind vielfältig:

- Zunahme der Inzidenz (hauptsächlich Typ 2)
- Verlängerte Überlebensdauer diabetischer Patienten durch verbesserte kardiologische Therapiemöglichkeiten
- Verbesserte Verfügbarkeit von Nierenersatztherapie

Analysen der Behandlungsqualität von Diabetikern zum Zeitpunkt ihrer Erstvorstellung beim Nephrologen ergeben, dass hier enormer präventiver Handlungsbedarf besteht.

Pathogenese

Die diabetische Nephropathie ist – wie auch die diabetische Retinopathie – eine Manifestation der diabetischen Mikroangiopathie. Das morphologische Korrelat ist die diabetische Glomerulosklerose (☐ Abb. 9.1). Hyperglykämie führt zu sog. **A**(dvanced)**G**(lycation)**E**(nd)-Produkten. Diese irreversible, nichtenzymatische »Verzuckerung« von Gewebestrukturen findet ubiquitär statt und entspricht im wesentlichen den Vorgängen bei der Gewebealterung. Die Sklerosierung der Glomeruli wird durch intrazelluläre Sorbitolanhäufung sowie durch Stimulation von Makrophagen vorangetrieben. Durch

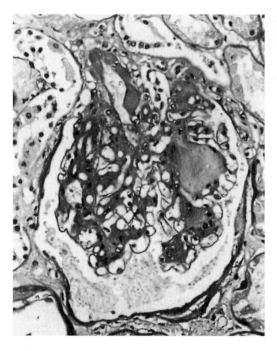

☐ **Abb. 9.1.** Glomerulum mit teils diffuser, teils nodulärer, diabetischer Glomerulosklerose und Arteriolosklerose. (Aus: Bohle A [1990] Niere und ableitende Organe. In: Eder M, Gedigk P [Hrsg] Lehrbuch der allgemeinen Pathologie und der pathologischen Anatomie. Springer, Heidelberg)

Mangel an Heparansulfat verliert die Basalmembran negative Ladung, was zur Filtration kleiner, negativ geladener Eiweiße wie Albumin führt. Mit zunehmender Schädigung wird die Durchlässigkeit der Basalmembran immer unselektiver und es kommt zur Makroalbuminurie/Proteinurie. Eine weitere Form der diabetesbedingten Niereninsuffizienz ist die ischämische Nephropathie. Diese kann sich als arteriosklerotische Nierenarterienstenose makroangiopathisch manifestieren, oder aber als intrarenale Arterio-Arteriolosklerose.

Klinik

Das Syndrom »diabetische Nephropathie« beinhaltet im Wesentlichen Albuminurie/Proteinurie, Bluthochdruck und in fortgeschrittenen Stadien eine Einschränkung der Nierenfunktion. Der Verlauf ist für Typ-1- und Typ-2-Diabetes ähnlich.

Der klinische Verlauf wurde bisher nach Mogensen in 5 Stadien eingeteilt (☐ Tab. 9.1), die

◼ Tab. 9.1. Stadien der diabetischen Nephropathie nach Mogensen

Stadium	I	II	III	IV	V
Jahre	0	0–5	5–15	10–15	15–30
Bezeich-nung	Frühphase (Hyperfiltration)		Latenzphase (stumme Phase)	Klinisch manifes-te Nephropathie	Niereninsuffizienz
GFR	↑ (25–50%)	Normal	Normal bis ↓	Normal bis ↓	↓↓↓
Blutdruck	Typ II oft ↑ Typ I meist ↔	Normal bis ↑	Normal bis ↑	↑ bis ↑↑	↑ bis ↑↑
Albumin-urie[a]	∅	∅	30–300 mg/24 h	>300 mg/24 h	Proteinurie oft im nephrotischen Bereich
Histologie	Renale Hypertrophie		Mesangiale Proliferation, Basalmembranverdickung, Hyalinose der Arteriolen	Noduläre und diffuse Glomerulosklerose (Kimmelstiel-Wilson), tubulointerstitielle Fibrose	
Therapie	Intensivierte Diabetesthe-rapie		ACE-Hemmer, AT_1-2-Rezeptorantagonisten Antihypertensive Therapie (Ziel-RR <130/80 mmHg) Behandlung kardiovaskulärer Risikofaktoren		Dialysevorbereitung

Bei metabolischer Entgleisung, aber auch bei Fieber oder starker körperlicher Anstrengung kann eine reversible Albuminurie vorliegen, die nach Korrektur der Blutzuckerwerte wieder verschwindet. Die Bestimmung der Albuminurie muss deswegen bei ausgeglichener Stoffwechselsituation erfolgen.

◼ Tab. 9.2. Stadien der diabetischen Nephropathie (Neu-Klassifikation DDG)

Stadium/Beschreibung	Albuminaus-scheidung [mg/l]	Kreatinin-Clearance [ml/min]	Bemerkungen
1. Nierenschädigung mit normaler Nierenfunktion			S-Kreatinin im Normbereich; Blutdruck im Normbereich, steigend oder Hypertonie, Dyslipidämie, raschere Progression von KHK, AVK, Retinopathie und Neuropathie
a) Mikroalbuminurie	20–200	>90	
b) Makroalbuminurie	>200		
2. Nierenschädigung mit Niereninsuffizienz	>200		Serum-Kreatinin grenzwertig oder erhöht, Hypertonie, Dyslipidämie, Hypoglykä-mieneigung, rasche Progression von KHK, AVK, Retinopathie und Neuropathie, An-ämieentwicklung, Störung des Knochen-stoffwechsels
a) Leichtgradig	Abnehmend	60–89	
b) Mäßiggradig		30–59	
c) Hochgradig		15–29	
d) Terminal		<15	

Neuklassifikation nach den Praxisleitlinien der Deutschen Diabetes-Gesellschaft (DDG) 2005

jedoch vor allem die fortgeschrittenen Nephro-pathiestadien nicht klar abgrenzen. In Anlehnung an die neue Klassifikation chronischer Nierener-krankungen durch die National Kidney Founda-tion (NKF) wurde eine neue Stadieneinteilung erarbeitet, die auch in die Praxisleitlinien der Deutschen Diabetes-Gesellschaft (DDG) aufge-nommen wurde (◼ Tab. 9.2). Wesentlicher Unter-schied gegenüber der früher üblichen Klassifi-zierung (◼ Tab. 9.1), ist die Miteinbeziehung der Kreatinin-Clearance zur genaueren Beurteilung der Nierenfunktion. Dadurch können Stadien mit und ohne Niereninsuffizienz unterschieden werden.

Die Tatsache, dass nicht alle Diabetiker eine renale Beteiligung erleiden, deutet auf das Vorhandensein von Risikofaktoren hin. Die wichtigsten sind:

Risikofaktoren der diabetischen Nephropathie
- Hyperglykämie
- Hypertonie
- Familiäre Prädisposition
- Rauchen (das Risiko einer terminalen Niereninsuffizienz verdoppelt sich bei Rauchern)

Die arterielle Hypertonie ist bei Typ-1-Diabetes häufig erst Folge der Nierenbeteiligung. Bei Typ-2-Diabetes gehört die Hypertonie zum metabolischen Syndrom. Dieses wird auch Syndrom X (nach Reaven) genannt und durch Insulinresistenz hervorgerufen. Es kann bereits Jahre vor der Manifestation des Diabetes bestehen.

Metabolisches Syndrom
- Stammbetonte Adipositas
- Fettstoffwechselstörungen (TGL ↑, HDL-Chol ↓)
- Hyperurikämie
- Essentielle Hypertonie
- Verminderte Glukosetoleranz

Diagnostik
Die diagnostischen Maßnahmen dienen neben dem Nachweis der diabetischen Nephropathie der Stadieneinteilung.

Urin
Der Nachweis und die Quantifizierung der Albuminurie können entweder semiquantitativ mit standardisierten Streifentests (z. B. Mikral, Albustix) oder durch RIA oder ELISA aus 24-h-Sammelurin oder Spontanurin erfolgen. Bei Bestimmung aus Spontanurinproben verbessert die Bildung des Albumin/Kreatininqotienten die diagnostische Aussagekraft der eigentlich semiquantitativen Be-

stimmung (► Kap. 2). Eine temporäre Albuminurie kann bei entgleister Blutzuckereinstellung, Fieber oder körperlicher Belastung auftreten. Nach Normalisierung der Stoffwechsellage ist sie rückläufig. Für die Diagnose einer Mikroalbuminurie ist es deswegen wichtig, während ausgeglichener Stoffwechsellage mindestens 2, besser 3 Bestimmungen durchzuführen.

Sonographie
Die Ultraschalluntersuchung der Niere bei Diabetikern kann verschiedene Fragestellungen beantworten. Die diabetische Nephropathie im Anfangsstadium ist neben der Myelomniere die wichtigste Differentialdiagnose der großen, hypertrophen Niere. Das Vorhandensein einer Capsula adiposa sowie ein Parenchym/Pyelon-Quotient >1,7 spricht ebenfalls für eine diabetische Nephropathie. Papillennekrosen bei chronischer Pyelonephritis kommen bei Diabetikern gehäuft vor und imponieren pyelonnah als teilweise verkalkte Struktur. Der zugehörige Kelch kann lokal aufgestaut sein. Bei Obstruktion des Ureters, am Ureterabgang oder in dessen Verlauf durch die nekrotische Papille können Nierenkoliken auftreten. Sinnvoll ist auch die Restharnbestimmung. Misst man unmittelbar nach Miktion mehr als 50 ml Blasenfüllungsvolumen, so ist dies ein Hinweis auf eine z. B. durch diabetische autonome Polyneuropathie bedingte Blasenentleerungsstörung oder eine Prostatahypertrophie. Stehen Duplexverfahren zur Verfügung, so kann bei schwer einstellbarer Hypertonie nach einer Nierenarterienstenose gefahndet werden. Diese ist bei Diabetikern arteriosklerotischer Natur und meist abgangsnah. Bei einseitiger Nierenarterienstenose ist die betroffene Niere oft kleiner als diejenige der Gegenseite. Beim plötzlich zunehmenden nephrotischen Syndrom in Kombination mit Verschlechterung der Nierenfunktion sollte eine Nierenvenenthrombose (Duplexsonographie der Nierenarterie: Pendelfluss) ausgeschlossen werden.

Proteinurische Diabetiker mit eingeschränkter Nierenfunktion sind bei Gabe jodhaltiger Kontrastmittel (i.v.-Pyelogramm, Computertomographie) stark gefährdet, ein akutes Nierenversagen zu erleiden. Wenn die Sonographie zur Abklärung nicht ausreicht, kann alternativ zur Computertomographie der Kernspin immer mehr Fragestellungen adäquat beantworten. Das in Kernspinuntersuchungen verwendete Gadolinium ist ebenso wie die bei szintigraphischen Untersuchungen eingesetzten Substanzen (z. B.Technetium-DTPA) nach derzeitigem Wissensstand zumindest geringer nephrotoxisch.

Biopsie

Eine Nierenbiopsie bei Diabetikern ist lediglich dann indiziert, wenn folgende Kriterien Zweifel an der Diagnose »diabetische Nephropathie« aufkommen lassen:

- Nephritisches Sediment
- Untypischer Verlauf (z. B. rascher Anstieg der Retentionswerte)
- Auffällige Serologie

Dysmorphe Erythrozyten oder eine signifikante Akanthozytenzahl werden häufiger beobachtet und sind alleine kein zwingender Biopsiegrund. Die bei Diabetikern recht häufig zu beobachtende Hämaturie muss bei Fehlen von Proteinurie oder Niereninsuffizienz auf jeden Fall Anlass sein, eine urologische Blutungsquelle (Stein, Tumor) auszuschließen.

Therapie
Blutzucker- und Blutdruckeinstellung

Neben der Blutzuckereinstellung ist die Therapie weitgehend symptomatisch und umfasst in erster Linie die Blutdruckeinstellung. Auch auf ausreichende Flüssigkeitszufuhr, Salzreduktion sowie die Vermeidung von nephrotoxischen Substanzen muss geachtet werden. Die frühzeitige Gabe von ACE-Hemmern oder Sartanen führt zur Progressionsminderung der Glomerulosklerose und Öffnung des Vas efferens zum Abfall des intraglomerulären Drucks. Die pathologische Zunahme der Mesangialmatrix und damit die Sklerosierung wird vermindert. Es resultiert eine Minderung der Albuminurie oder Proteinurie, von welcher auch normotensive Diabetiker profitieren. Im Regelfall ist ein Blutdruck von unter 130/85 mmHg anzustreben. Beim Nachweis einer diabetischen Nephropathie sollte der Blutdruck sogar unter 125/75 mmHg gesenkt werden.

Lipide

Die UKPDS-Studie (»United Kingdom Prospective Diabetes Study«) hat gezeigt, dass die besten Behandlungsergebnisse erzielt werden, wenn Zucker und Lipide behandelt werden. Die CARDS-Studie (Collaborative Atorvastatin Diabetes Study: Typ-II-Diabetiker ohne KHK) hat zudem gezeigt, dass das LDL unter 80 mg/dl liegen sollte, um die Atherosklerose zu stoppen. Beim Diabetes muss innerhalb von 1 Jahr – kombiniert mit Lebensstilmaßnahmen und Statintherapie – dieses Ziel von unter 80 erreicht werden. Die American Diabetes Association (ADA) hat für Diabetiker ein LDL-Ziel von maximal 100 mg/dl formuliert.

Unter den Dialysepatienten bilden Diabetiker ein Hochrisikokollektiv. Dies geht auch schon aus der Diskrepanz zwischen der Inzidenz diabetischer terminaler Niereninsuffizienz und Prävalenz der Diabetiker unter den Dialysepatienten hervor, die durch die hohe Sterberate dialysepflichtiger Typ-II-Diabetiker bedingt ist. Mit zunehmender Annäherung an das Stadium der terminalen Niereninsuffizienz leiden Diabetiker häufig an starker Hypervolämie und damit verbundenen Hochdruckkrisen. Diese sind nicht selten auch der Grund für den Dialysebeginn. Die Anlage des Dialysezugangs für die Hämodialyse ist ebenfalls problematisch. Die diabetische Makroangiopathie führt zu langsamer oder ungenügender Ausbildung oder Verschluss der Gefäßzugänge. Dies zwingt oft zu kurzfristiger Anlage eines PTFE-Shunts kurz vor Dialysebeginn oder Überbrückung mit einem temporären Dauerkatheter (V. jugularis interna oder externa).

Die Hämodialysebehandlung wird bei Diabetikern durch eine Vielzahl von Problemen erschwert:
- Intoleranz gegenüber Volumenschwankungen durch orthostatische Dysregulation
- Häufige Shuntprobleme
- Gehäufte Tunnel- oder Exitinfekte bei Peritonealdialyse
- Kombination von Dialysediät plus Diabetesdiät
- Veränderter Insulinmetabolismus
- Kontraindikation der meisten oralen Antidiabetika bei Niereninsuffizienz
- Verstärkung der urämischen durch diabetesbedingte Immunsuppression
- Verstärkung der urämischen durch diabetische Polyneuropathie

Diabetestherapie bei Niereninsuffizienz

Sowohl die Therapie mit oralen Antidiabetika als auch die Insulintherapie muss bei fortgeschrittener Niereninsuffizienz modifiziert werden. Außer bei Gliquidon (Glurenorm) und Glimepirid (Amaryl) muss man ab einem Serumkreatinin von 1,4 mg/dl bei Sulfonylharnstoffen von einer Akkumulation und damit verbundener Hypoglykämiegefahr ausgehen. Glinide (z. B. Repaglinid) können bei Niereninsuffizienz ebenfalls verabreicht werden.

Biguanide haben aufgrund ihrer günstigen Wirkung bei Insulinresistenz insgesamt eine Renaissance erfahren, nachdem sie lange Zeit aufgrund der (im Nachhinein überschätzten) Gefahr einer Laktatazidose nur eine untergeordnete Rolle spielten. Bei Niereninsuffizienz dürfen sie jedoch nicht eingesetzt werden. Aufgrund der eingeschränkten Säureexkretionskapazität ist die Laktatazidose besonders bedrohlich.

Mit zunehmender Niereninsuffizienz wird häufig ein geringerer Insulinbedarf beobachtet. Dies liegt zum einen an der Verlängerung der Halbwertszeit des hauptsächlich renal eliminierten Insulins. Es kommt jedoch auch zur Abnahme der Insulinresistenz. Es gibt keine universellen Einstellungsempfehlungen für insulinpflichtige, diabetische Dialysepatienten. Manche Patienten kommen mit der alleinigen Gabe kurz wirkenden Insulins zu den Mahlzeiten gut zurecht. Bei auf Fremdhilfe angewiesenen Patienten, die auch keine Blutzuckerselbstmessungen durchführen können, kann mit der einmaligen Gabe von gemischtem oder reinem Verzögerungsinsulin vor dem Frühstück oft eine akzeptable Blutzuckereinstellung erreicht werden. Die Verwendung eines glukosehaltiges Dialyse-Konzentrates hat stabilisierende Wirkung auf die Blutzuckersituation und wirkt der beim urämischen Diabetiker besonders ausgeprägten Katabolieneigung entgegen.

Kombinierte Pankreas-Nieren-Transplantation

Nach den Daten der deutschen Stiftung für Organtransplantation (http://www.dso.de) wurden in 2004 in 23 Zentren 187 Pankreas- und kombinierte Pankreas-(Nieren)-Transplantationen durchgeführt. Man unterscheidet die Simultantransplantation (SPK = »simultaneous pancreas-kidney transplantation«) von der zweizeitigen Transplantation (PAK = »pancreas after kidney transplantation«). Bezüglich der Drainage des exokrinen Pankreassekretes unterscheidet man die enterische Drainage von der Blasendrainage (▶ Kap. 13). Die Doppeltransplantation weist nach amerikanischen Daten eine deutlich erhöhte Morbidität gegenüber der alleinigen Nierentransplantation auf. Demgegenüber steht jedoch die deutliche Minderung von diabetischen Folgeerkrankungen sowie eine verbesserte Lebensqualität, indem die Diabetestherapie wegfällt.

Eine Alternative zur Pankreasorgantransplantation ist die Inselzelltransplantation. Dabei werden isolierte Langerhans-Inseln in die Pfortader injiziert und wachsen dann in der Leber fest. Die im Tierversuch bereits getestete Möglichkeit, Immunogenität und Antigenität der allogenen oder gar xenogenen Transplantatzellen zu modifizieren, weckt die Hoffnung, die bisher sehr kurzen Transplantatüberlebensraten zu verbessern. Als Beispiel für den Verlauf nach Inselzelltransplantation sei eine Untersuchung an 170 Typ-I-Diabetikern erwähnt. Ein Jahr nach Inselzelltransplantation betrug das Patientenüberleben 95%, die Rate erhaltener β-Zellfunktion 32% (C-Peptid>0,5 ng/ml). Es waren jedoch nur 8% der Patienten nach 1 Jahr noch insulinunabhängig.

9.1.2 Gichtnephropathie

Es ist umstritten, ob eine Hyperurikämie alleine eine chronische Niereninsuffizienz auslösen kann oder ob sie lediglich als Epiphänomen andere Schädigungsfaktoren (Hypertonie, metabolisches Syndrom) begleitet.

Physiologie und Pathophysiologie

Harnsäure ist beim Menschen das Endprodukt des Purinstoffwechsels. Bis zu 75% der täglichen Produktion von ca. 4 mmol werden renal, der Rest wird über Speichel, Schweiß oder die intestinale Sekretion, also über den Darm, eliminiert. Die tägliche Ausscheidung beträgt bis zu 1 g.

Normwerte:		
Geschlecht	*Plasmaspiegel*	*Ausscheidung*
Männer	2–7 mg/dl	800 mg/24 h
Frauen	2–6 mg/dl	750 mg/24 h

Harnsäure entsteht aus Xanthin und Hypoxanthin durch Einwirkung des Enzyms Xanthinoxidase. Allopurinol hemmt die Xanthinoxidase, was zu einer Zunahme der Vorläufersubstanzen Xanthin und Hypoxanthin führt, die beide leichter ausgeschieden werden können als Harnsäure. Urikosurika, wie z. B. Benzbromaron, hemmen die tubuläre Harnsäurerücksoption. Auch andere Medikamente und Stoffwechselfaktoren verändern die Harnsäureausscheidung.

Faktoren, welche die Harnsäureausscheidung steigern (inkl. Medikamente in therapeutische Dosis). Hypervolämie, Salicylate (>3 g/24 h), Kontrastmittel, große Dosen Vitamin C, Streptozocin, Phenylbutazon, Glycin und andere Aminosäuren.

Faktoren, welche die Harnsäureausscheidung vermindern (inkl. Medikamente in therapeutische Dosis). Hypovolämie, Salicylate (kleine Dosen), Nicotinat, Blei, Ethambutol, Pyrazinamid, einige endogene organische Säuren (z. B. Ketonsäuren beim entgleisten Diabetes mellitus oder im Hungerzustand), hypoxische Laktatazidose), Alkoholkonsum. Harnsäure wird zwar fast vollständig im Glomerulum filtriert, im Endharn erscheinen jedoch teilweise weniger als 10%, so dass von einer starken Rückresorption ausgegangen werden kann. Niedriger Urin-pH senkt die Harnsäurelöslichkeit

und fördert die Bildung von Harnsäuresteinen (◘ Tab. 9.3).

Die hohen Harnsäurespiegel bei chronischem Alkoholabusus haben mehrere Ursachen:
- Eine hohe Laktatproduktion während »Konsumzeiten«
- Eine Ketonkörperanhäufung während »Trockenperioden«
- Hoher Gehalt an Purinen im Bier
- Ein gesteigerter Umsatz von Adeninnukleotiden

> **Praxistipp**
>
> Erhöhte Produktion von Harnsäure findet man auch bei myelo- und lymphoproliferativen Erkrankungen, dem Tumorlysesyndrom, chronischen, hämolytischen Anämien, Psoriasis, dem Lesch-Nyhan-Syndrom und hoher Fruktosezufuhr (Diabetesdiät mit Fruchtzucker!).

Bei milder arterieller Hypertonie ist die in 25–30% vorhandene Hyperurikämie vermutlich Ausdruck der veränderten renalen Hämodynamik. Das häufige gemeinsame Vorkommen von Hyperurikämie und Hypertonie ist vermutlich nicht kausal, sondern eher als sekundär z. B. im Rahmen eines Diabetes mellitus, einer Hypertriglyzeridämie oder Adipositas zu betrachten. Gleiches gilt für die in großen Studien beschriebene Korrelation von Hyperurikämie und generalisierter Atherosklerose bzw. KHK.

Eine Hyperurikämie bei Schwangeren tritt im Rahmen der Präeklampsie auf. Bei Schwangeren mit chronischer Hypertonie finden sich auch erhöhte Harnsäurewerte, die aber meist bereits vor der Schwangerschaft bestanden.

◘ **Tab. 9.3.** Veränderung der Harnsäureausscheidung

Verminderung	Steigerung
Hypovolämie	Hypervolämie
Salicylate (kleine Dosen)	Salicylate (>3 g/24 h)
Nicotinat, Blei	Kontrastmittel
Ethambutol, Pyrazinamid	Große Dosen Vitamin C
Endogene organische Säuren (z. B. Ketonsäuren beim entgleisten Diabetes mellitus oder im Hungerzustand), hypoxische Laktatazidose)	Streptozocin, Phenylbutazon
Alkoholkonsum	Glycin und andere Aminosäuren

In 4 Krankheitsentitäten kommen Hyperurikämie und Niereninsuffizienz gemeinsam vor (◘ Tab. 9.4):
— Harnsäure-Steinleiden
— Akute Gichtnephropathie
— Chronische Gichtnephropathie
— Familiäre Gichtnephropathie

Behandlungsindikation bei chronischer Niereninsuffizienz

Benzbromaron ist ab einer mittelgradig eingeschränkten Nierenfunktion wirkungslos. Allopurinol bzw. sein Hauptmetabolit Oxipurinol neigen zu Kumulation bei Niereninsuffizienz, so dass die Dosis drastisch reduziert werden muss (► Kap. 14). Es stellt sich also die Frage, ob eine Hyperurikämie ohne Gichtanfälle bei niereninsuffizienten Patienten behandelt werden sollte. Um diese praxisrelevante Frage zu beantworten, sollen folgende Überlegungen helfen, im Einzelfall zu entscheiden:
— Sekundäre Gicht im Rahmen der Niereninsuffizienz ist selten, vermutlich liegt die Prävalenz bei ca. 1%. Gelenkschmerzen können bei chronisch Niereninsuffizienten viele andere Ursachen haben, z. B. finden sich in den Gelenkpunktaten häufig Kalzium-Phosphat-Kristalle

— Allopurinol hat mehrere z. T. schwere Nebenwirkungen und interferiert mit anderen Medikamenten. Zum Beispiel steigt der Spiegel von Azathioprin bei paralleler Gabe von Allopurinol an, was zu einer bedrohlichen Knochenmarksuppression mit Leukopenie bis hin zur Agranulozytose führen kann. Bei normaler Nierenfunktion muss die Allopurinoldosis bei gleichzeitiger Therapie mit Azathioprin um mindestens 75% reduziert werden und es müssen engmaschige Leukozytenkontrollen erfolgen. Wenn möglich, sollten alternative Medikamente eingesetzt werden (z. B. Mykophenolat anstelle Azathioprin).
— Ein Argument, die sekundäre renale Gicht prophylaktisch mit Allopurinol zu behandeln, wären gehäufte Gichtanfälle bzw. eine massive Erhöhung auf >10 mg/dl. Nach der aktuellen Literatur ist eine milde Hyperurikämie kein Progressionsfaktor der chronischen Niereninsuffizienz.
— Colchicin darf in reduzierter Dosis zur Therapie des Gichtanfalls gegeben werden (► Kap. 14).

Saturnismus, Gicht und Niereninsuffizienz

Eine akute Bleivergiftung (Saturnismus) kann zur chronischen Niereninsuffizienz führen. Der Zusammenhang zwischen Blei, Harnsäure, Bluthoch-

◘ **Tab. 9.4.** Harnsäure und Nierenerkrankungen

Erkrankung	Klinik	Merkmale	Therapie
Harnsäure-Nephrolithiasis	Hyperurikämie	Harnsäuresteine Kalziumsteine	Allopurinol, Harn-Alkalisierung; Allopurinol
Akute Gicht-nephropathie	Zytotoxische Chemotherapie bei Leukämie, Lymphom; selten spontan	Intratubuläre Obstruktion durch Harnsäurekristalle im sauren Urin	Möglichst bereits Prophylaxe mit Allopurinol, Volumengabe, ggf. Harnalkalisierung, ggf. Akutdialyse
Chronische Gichtnephropathie	Gicht oder Hyperurikämie mit Hypertonie, vorbest. Nierenerkrankung, hohem Alter, Gefäßerkrankung, Entzündungskonstellation; chronische Bleiexposition	Intrarenale Tophi, Natriumuratkristalle im Interstitium mit begleitender, destruierender Entzündungsreaktion	Stadiengerechte Therapie der chronischen Niereninsuffizienz
Familiäre Gichtnephropathie	Autosomal dominantes Erbleiden	Interstitielle Fibrose, chronische Entzündung, selten nur Kristalle	Keine einheitlichen Empfehlungen

druck und Niereninsuffizienz bei geringerer Bleibelastung ist jedoch weniger klar. Anfang der 1990er Jahre zeigten einige Studien, dass bei Patienten mit Niereninsuffizienz und Gicht mit Chelatbildnern größere Bleimengen mobilisiert werden konnten, als bei Patienten, die nur an einer der beiden Erkrankungen litten. Diese Beobachtung kann jedoch auch auf der bei Kalziummangel verstärkten Bleiresorption oder Störungen des Bleimobilisationstests durch den Hyperparathyreoidismus beruhen.

Bei anamnestischer Bleibelastung kann durchaus ein kausaler Zusammenhang zwischen Hypertonie, Niereninsuffizienz und Gicht erwogen werden, jedoch würde man nicht bei jedem Patienten mit diesen Erkrankungen einen Bleimobilisationstest durchführen. Bei Rentenfragen und beruflicher Exposition kann dies jedoch notwendig werden.

9.2 Rheumatische Erkrankungen

9.2.1 Rheumatoide Arthritis (RA)

Die rheumatoide Arthritis ist eine chronisch entzündliche Erkrankung der Gelenke, die durch Synovialitis (Entzündung der Gelenkinnenhaut) zu Arthritis, Bursitis und Tendovaginitis führt. Der schubweise progrediente Verlauf der Erkrankung kann über die Gelenkdestruktion bis zur Invalidität führen. Etwa 2% der Bevölkerung – hauptsächlich Frauen – leiden an dieser invalidisierenden Erkrankung des höheren Lebensalters. Bis zu 70% der Betroffenen haben das HLA-Antigen DR 4.

Die Nierenbeteiligung als eine der extraartikulären Organmanifestationen bei rheumatoider Arthritis ist unterschiedlicher Genese.

- Bei besonders aggressiven Verlaufsformen der RA beobachtet man eine sekundäre, auch die Niere betreffende Vaskulitis.
- Eine sekundäre Amyloidose als Folge der andauernden, generalisierten Entzündungskonstellation kann als nephrotisches Syndrom imponieren.
- Die dosisunabhängig auftretende Nephropathie durch die Basistherapeutika Gold- bzw. Penicillamin kann sowohl Proteinurie als auch Hämaturie hervorrufen. Nach Absetzen der Präparate ist die Proteinurie nach mehreren

Monaten oft spontan rückläufig. Histologisch findet man bei höhergradiger Proteinurie häufig eine membranöse Glomerulonephritis.
- Hochdosierte Langzeittherapie mit nichtsteroidalen Antiphlogistika kann zur Analgetikanephropathie führen (▶ Kap. 8).

Noch umstritten ist das gehäufte Auftreten einer fokal mesangioproliferativen Glomerulonephritis, über die in Biopsiestudien ohne vorangegangene Therapie mit Gold oder Penicillamin berichtet wurde.

Wichtige Differentialdiagnosen der Konstellation »Gelenkentzündung-Nierenerkrankung«:
- Rheumatoide Arthritis
- Systemischer Lupus erythematodes

9.3 Kollagenosen

Viele Bindegewebserkrankungen können die Niere betreffen. Die wichtigsten sind der systemische Lupus erythematodes und die Sklerodermie. Weitere Systemerkrankungen mit Nierenbeteiligung sind in ▸ Tab. 9.5 zusammengestellt:

9.3.1 Systemischer Lupus erythematodes (SLE)

Der SLE ist eine entzündliche Erkrankung des Gefäßbindegewebes, die zu einer Vaskulitis mit Ablagerung von Immunkomplexen führt. Die Patienten weisen Gelenk-, Haut-, Lungen-, Nieren- und Blutbildveränderungen sowie neurologische Symptome auf. Die Häufigkeit beträgt $15–50/10^5$, meist sind Frauen im gebärfähigen Alter betroffen.

Einteilung des Lupus erythematodes
- Systemischer Lupus erythematodes (SLE)
- Kutaner Lupus erythematodes (CLE)
- Sonderformen:
  Neonataler Lupus erythematodes (NLE)
  Arzneimittelinduzierter Lupus erythematodes
  ANA-negativer Lupus erythematodes

⬛ Tab. 9.5. Systemerkrankungen mit Nierenbeteiligung

Erkrankung	Renale Mitbeteiligung
Stoffwechselerkrankung	
Diabetes mellitus	Kimmelstiel-Wilson-Glomerulosklerose, ischämische Nephropathie durch Atherosklerose, Papillennekrosen, gehäufte Harnwegsinfekte
Hyperurikämie	Akute Uratnephropathie beim Tumorlysesyndrom; chronische interstitielle Nephritis; Harnsäuresteine
Oxalose	Chronische Niereninsuffizienz durch diffuse, renale Oxalatablagerungen und rezidivierende Kalziumoxalatnephrolithiasis
Kollagenosen/Rheumatoider Formenkreis	
Systemischer Lupus erythematodes	Verschiedene Formen der Lupusnephritis (Typ I–V)
Rheumatoide Arthritis	Sekundäre Amyloidose, sekundäre Vaskulitis, fokale mesangioprolife-rative GN; Analgetikanephropathie durch NSAID; Nephropathie durch Basistherapeutika (Gold, Penicillamin)
Sklerodermie	Obliterierende Gefäßveränderungen
Sjögren-Syndrom (primär oder sekundär bei RA, SLE, Sklerodermie oder Polymyositis)	Membranöse oder membranoproliferative GN; interstitielle Nephritis durch lympho-plasmazelluläre Infiltration
Polymyositis	Selten renale Beteiligung; akutes Nierenversagen durch Rhabdomyolyse; mesangioproliferative GN (selten)
Purpura-Schönlein-Henoch	Immunkomplexnephritis mit IgA in der Gefäßwand
Vaskulitiden	
Goodpasture-Syndrom	Rapid progressive Glomerulonephritis
Essenzielle Kryoglobulinämie	Immunkomplexnephritis
ANCA-assoziierte Vaskulitiden	
Morbus Wegener	Fokal-segmentale nekrotisierende GN, RPGN, renale Vaskulitis
Mikroskopische Polyangiitis	Fokal-segmentale nekrotisierende GN, RPGN
Churg-Strauss-Syndrom	Fokal-segmentale GN, renale Beteiligung seltener als bei Wegener oder MPA
Hämatologische Erkrankungen	
Sichelzellanämie	Harnkonzentrationsstörung, gehäufte Harnwegsinfektionen, Papillen-nekrosen, Störungen der Kalium- und Säureausscheidung, Nieren-infarkte, akute Immunkomplex-Glomerulonephritis, Proteinurie, nephrotisches Syndrom
Thrombotische Mikroangiopathien	
Hämolytisch urämisches Syndrom (HUS)	Akutes Nierenversagen, Mikro- oder Makrohämaturie, nephrotisches Syndrom
Thrombotisch thrombozytopenische Purpura (TTP)	Akutes Nierenversagen, Mikro- oder Makrohämaturie, nephrotisches Syndrom

◘ Tab. 9.5. *Fortsetzung*

Erkrankung	Renale Mitbeteiligung
Infektionen	
Tropeninfektionen	Akutes ischämisch oder nephrotoxisch bedingtes Nierenversagen, glomeruläre Erkrankungen assoziiert mit Malaria, Schistosomiasis, Lepra, Hepatitis B und begünstigt durch Klima und schlechte Hygienebedingungen/medizinische Versorgung
Aids	HIV-Nephropathie
Leberererkrankungen	
Virushepatitis	Membranoproliferative GN (Hepatitis C), Panarteriitis nodosa (Hepatitis B)
Dekompensierte Leberzirrhose	Hepatorenales Syndrom
Sonstige	
Arterielle Hypertonie/maligne Hypertonie	Hypertensive benigne Nephrosklerose, akutes Nierenversagen; maligne Nephrosklerose
Sarkoidose	Granulomatöse interstitielle Nephritis Nephrokalzinose
Maligne Erkrankungen	
Bronchialkarzinom	Membranöse Glomerulonephritis
Kolonkarzinom	Membranöse Glomerulonephritis
Lymphoproliferative Erkrankungen	Minimal-Change-Glomerulopahtie

Klinik

Klinisch finden sich zu Beginn des SLE häufig uncharakteristische Allgemeinsymptome wie Fieber, Gelenk- und Muskelschmerzen sowie Müdigkeit, Appetitlosigkeit und Gewichtsabnahme sowie charakteristische Blutbildveränderungen (vgl. »ARA Kriterien zur Diagnose des SLE«). Besonders bei gleichzeitig auftretender Leukozytopenie und Thrombozytopenie sollte an einen systemischen Lupus erythematodes gedacht werden.

Sekundäres Antiphospholipidsyndrom (APS)

Bei nahezu der Hälfte der Patienten lassen sich Antiphospholipidantikörper (APA) nachweisen. Dies sind Antikörper oder Faktoren, die gegen die Phospholipidkomponente des Prothrombin-Aktivator-Komplexes gerichtet sind. Die Begriffe Lupusantikoagulans und Antiphospholipid-Antikörper sind aber nicht synonym. Als Lupusantikoagulans (LA) werden nur solche Antikörper bezeichnet, die phospholipidabhängige Gerinnungsteste pathologisch verändern.

Zeichen des sekundären Antiphospholipidsyndroms (APS):
- Neigung zu rezidivierenden arteriellen und venösen Thrombosen
- Lungenembolie
- Neurologische Symptome
- Rezidivierende Aborte

LA bzw. APA werden unter verschiedenen klinischen Bedingungen gefunden. Teilweise treten sie nur passager auf.
- Bei Autoimmunerkrankungen: SLE, RA, Diabetes mellitus Typ I
- Nach viralen oder bakteriellen Infektionen (inkl. Aids und Syphilis)
- Bei Karzinomen, malignen Lymphomen, Morbus Waldenström
- Nach Herzinfarkt
- Bei rezidivierenden Aborten
- Im erhöhten Alter ohne erkennbare Ursache
- Als unerwünschte Medikamentennebenwirkung

Diagnostik

Die Diagnose LE kann gestellt werden, wenn 4 oder mehr der sog. **ARA-Kriterien** (American Rheumatism Association) nachgewiesen werden. Die Beurteilung des Verlaufs wird durch den Einsatz spezieller Beurteilungsschemata (DAI = »Disease Activity Index«, BVAS = »Birmingham Vasculitis Activity Score«) erleichtert. Diese vergeben zu addierende Punkte für die Ausprägung der einzelnen Krankheitsmanifestationen.

ARA-Kriterien zur Diagnose des SLE
- Schmetterlingserythem
- Diskoide Läsionen
- Photosensibilität
- Orale oder nasale Schleimhautulzerationen
- Nichterosive Arthritis an 2 oder mehr Gelenken, mit Druckschmerz, Schwellung oder Erguss
- Serositis (z. B. Perikarditis, Pleuritis)
- Glomerulonephritis: persistierende Proteinurie >0,5 g/24 h oder Zylindrurie
- Neurologische Symptome (z. B. Krampfanfälle, Psychosen) ohne Störungen des Elektrolythaushaltes
- Hämatologische Befunde: (Coombs-positive) hämolytische Anämie mit Retikulozytose, Thrombo- (<100.000/mm^3) bzw. Leuko- (<4000/mm^3) oder Lymphozytopenie (<1500/mm^3), evtl. Gerinnungshemmung
- Immunologische Befunde: erhöhte anti-dsDNS oder anti-Sm, falsch positiver Syphilistest, positiver LE-Zelltest, Komplementverbrauch (C$_3$, C$_4$)
- ANA: erhöhter Titer (>1:160) im Immunfluoreszenztest (Hepatitis-2-Zelltest)

> **Praxistipp**
> Bei medikamenteninduziertem Lupus finden sich Antikörper gegen Einzelstrang (ss-DNA)- und nicht gegen Doppelstrang-DNA (ds-DNA).

Nierenbeteiligung

Der SLE kann verschiedene Glomerulopathien von der isolierten Hämaturie/Proteinurie bis zur rapid progressiven Glomerulonephritis hervorrufen. Bei ca. 50% der Patienten finden sich Veränderungen im Interstitium.

Die Lupusglomerulonephritis wird nach WHO-Kriterien in Typ I bis Typ VI unterschieden (◨ Tab. 9.6). Eine histologische Unterteilung kann, je nach Ausmaß aktiver und chronisch fibrosierender Elemente in der Biopsie, vorgenommen werden.

Therapie

Die Therapie richtet sich hauptsächlich nach der Histologie der glomerulären Läsion. Die Aufstellung histologischer Chronizitäts- und Aktivitätsindizes soll die Therapieentscheidung erleichtern. Proliferative Läsionen gehen im Verlauf häufig mit einer Niereninsuffizienz einher und sind eine Behandlungsindikation. Irreversible sklerotische oder fibrotische Veränderungen werden rein symptomatisch behandelt. Für die mesangiale und die membranöse Form der Lupusnephritis fehlen Erfahrungen aus größeren Therapiestudien.

Behandelt werden daher hauptsächlich die Klassen III und IV mit einer Kombination von Steroiden und Cyclophosphamid. »Do no harm...« muss Leitsatz der therapeutischen Entscheidungen sein. Zum Beispiel kann die Knochenmarkdepression durch Zytostatika sich mit derjenigen der Grunderkrankung potenzieren.

Es wurde mehrfach beobachtet, dass nach Eintritt der terminalen Niereninsuffizienz eine Beruhigung der Krankheitsaktivität des LE auftritt. Es besteht keine Kontraindikation zur Nierentransplantation.

Sonderform »ANA-negativer SLE«

In den 1970er Jahren wurde von Patienten mit der Diagnose SLE berichtet, die den ARA-Kriterien entsprachen, jedoch ANA-negativ waren. Diese reproduzierbar negativen Ergebnisse entstanden aufgrund der Tatsache, dass als Substrat Mäuseserum benutzt wurde. Anti-Ro/SSA-Antikörper konnten aber bei den meisten dieser Patienten nachgewiesen werden, wenn ein Extrakt menschlicher Zelllinien als Substrat für die Ro-Antigene benutzt wurde. Die Transfektion von HEp2-Zellen mit einem Ro/SSA-Gen als Substrat für das Routine-

◘ **Tab. 9.6.** Formen der Lupusnephritis

WHO-Klasse	Glomerulopathie	Häufigkeit [in %, nach]	Klinik
I	Unauffällige Glomeruli	<1	Keine
II	Mesangiale Glomerulonephritis	25	Proteinurie oder Hämaturie
III	Fokal-segmentale Glomerulonephritis	20	Eher nephritisches als nephrotisches Sediment
IV	Diffus-proliferative Glomerulonephritis	38	Nephritisches und/oder nephrotisches Sediment Niereninsuffizienz Hypertonie
V	Membranöse Glomerulonephritis	15	Nephrotisches Sediment
VI	Chronisch sklerosierende Glomerulonephritis	2	Niereninsuffizienz, blander Urinbefund

ANA-Screening wird die Bestimmung in Zukunft sicherer machen.

9.3.2 Sklerodermie = progressive Systemsklerose

Die Diagnose erfolgt aus den typischen Veränderungen der Haut und speziellen Laborwerten. Die Kombination der unten aufgeführten Hautveränderungen bezeichnet man als CREST-Syndrom.

CREST-Syndrom – Hautveränderungen bei Sklerodermie
- Calcinosis cutis
- Raynaud-Phänomen
- OEsophagusbeteiligung
- Sklerodaktylie
- Teleangiektasien

Im Labor fällt neben den typischen Autoantikörpern (ANA, ACA, Scl70, Anti-RNA-Polymerase und Anti-Endothelzellantikörper) ein positiver Rheumafaktor sowie eine Erhöhung der Gammaglobuline auf.

Die progressive Systemsklerose führt an der Niere zu einer obliterierenden Gefäßerkrankung mit Aktivierung des Renin-Angiotensin-Systems. Dies führt zu einer schwer einstellbaren, häufig auch malignen Hypertonie. Die Dauertherapie mit einem ACE-Hemmer verbessert die renale Prognose und reduziert die Sterblichkeit der Patienten.

9.4 Systemische Vaskulitiden

Viele systemische Vaskulitiden manifestieren sich in der Niere. Zur Differenzierung der einzelnen Vaskulitisformen tragen folgende Informationen bei:

Differenzierung der Vaskulititsformen
- **Gefäßverteilung:** Gefäßgröße, Organe
- **Histologie:** granulomatös oder nekrotisierend
- **Immunpathologie:** Vorhandensein und Zusammensetzung von Immunablagerungen (Immunglobuline, Immunkomplexe, Komplementfaktoren etc.)
- **Klinik:** assoziierte Erkrankungen: rheumatoide Arthritis, Asthma, Polymyalgia rheumatica, Hepatitis, Lupus erythematodes

---

Die »Chapel Hill International Consensus Conference on the Nomenclature of Systemic Vasculitis« (1994) formulierte die allgemein anerkannte Unterteilung, welche in ◘ Tab. 9.7 wiedergegeben wird. Eine Glomerulonephritis ist darin per Definition ein Kriterium der »small vessel vasculitis«. Die

◻ Tab. 9.7. Nomenklatur der Vaskulitiden

Große Gefäße (Aorta und ihre Hauptäste)	▬ Riesenzellarteriitis ▬ Takayasu-Syndrom
Mittelgroße Gefäße (Viszeralgefäße)	▬ Polyarteriitis nodosa ▬ Kawasaki-Erkrankung
Kleine Gefäße (Kapillaren, Arteriolen, Venolen, gelegentlich kleine Arterien)	**ANCA-assoziierte Vaskulitiden** ▬ Mikroskopische Polyangiitis ▬ Wegener-Granulomatose ▬ Churg-Strauss-Syndrom **Immunkomplexassoziierte Vaskulitiden** ▬ Henoch-Schönlein-Purpura ▬ Kryoglobulinämie ▬ Lupusvaskulitis ▬ Serumkrankheit ▬ Infektionsinduzierte Immunkomplexvaskulitis **Anti-GBM-assoziierte Vaskulitiden** ▬ Goodpasture-Syndrom

Art der Nierenbeteiligung hängt von der Größe der betroffenen Gefäße ab. Die Analyse der Nierenbiopsie beim Patienten mit »small vessel vasculitis« hilft, die letztendliche Diagnose zu klären.

Eine renovaskuläre Hypertonie und renale Ischämie durch Vaskulitis großer Gefäße ist selten. Der Befall mittelgroßer Gefäße führt häufig zu Niereninfarkten, gelegentlich zu Hämorrhagien, sehr selten zu Nierenrupturen.

Dabei besteht die renale Manifestation in pauci-immunen, fokal-segmental nekrotisierenden Glomerulonephritiden. Diese können einen rapid progressiven Verlauf nehmen und sind dann als **nephrologischer Notfall** sofort einem spezialisierten Zentrum zuzuweisen. Der Befall der Aa. arcuatae und interlobares oder eine Vaskulitis der Gefäße des Nierenmarks sind seltener. Die interstitielle Infiltration mit Granulomen ist die Ausnahme.

❗ ANCA-assoziierte Vaskulitiden zeigen häufig pulmorenalen Befall. Immunkomplex-assoziierte Vaskulitiden zeigen häufig Haut- und Nierenbefall.

Sie führen in der Niere gehäuft zu membranoproliferativer oder proliferativer Glomerulonephritis. Eine Arteriitis oder Arteriolitis ist selten. Beim Goodpasture-Syndrom (▶ Kap. 7) findet sich eine rapid progressive Glomerulonephritis. Extra-

glomerulärer Befall kommt nur bei gleichzeitiger ANCA-assoziierter Vaskulitis vor.

9.4.1 Polyarteriitis nodosa

Für die Diagnose dieser Vaskulitis der mittelgroßen Gefäße wurde vom »American College of Rheumatology« ein Katalog von 10 Kriterien aufgestellt, von denen 3 oder mehr erfüllt sein müssen. Bei etwa einem Fünftel der Betroffenen findet sich eine positive Hepatitis-B-Serologie. Neben Allgemeinsymptomen, Gelenk- und Muskelschmerzen finden sich neurologische (PNP, Mononeuritis), kardiale (Infarkt) und durch Erkrankung der viszeralen Gefäße bedingte Symptome (Mesenterialinfarkt).

Vier von fünf Patienten haben renale Symptome:

▬ Fokal nekrotisierende Glomerulonephritis
▬ Fibrinoide Nekrosen in Gefäßwänden intrarenaler Gefäße
▬ Aneurysmata der Nierengefäße

Letztere sind so charakteristisch, dass neben der klinischen und bioptischen Diagnose die Angiographie als beweisend angesehen wird.

Die Therapie der hepatitisassoziierten Polyarteriitis nodosa erfolgt als Behandlung der Grunderkrankung. Die idiopathische Form wird bei mildem Verlauf mit Steroiden, bei aggressivem Verlauf z. B. mit maligner Hypertonie wird Cyclophosphamid ergänzt.

9.4.2 ANCA-assoziierte Vaskulitiden

Morbus Wegener

Die Wegener-Granulomatose ist eine nekrotisierende Vaskulitis der mittelgroßen und kleinen Gefäße. Die klassische Form betrifft den Hals-Nasen-Ohrenbereich, die Lunge und die Nieren. Etwa ein Viertel ist zumindest initial auf den oberen und unteren respiratorischen Trakt beschränkt. Man findet ulzerierende Granulome, die z. B. blutigen Schnupfen verursachen können. Es können jedoch auch andere Organe betroffen sein:

▬ Gelenke: Myalgien, Arthralgien, Arthritis
▬ Augen: Konjunktivitis, Episcleritis, Uveitis

- Haut: Bläschenbildung, palpable Purpura, ulzerierende oder blutende Effloreszenzen
- ZNS: Mononeuritis multiplex, Hirnnervenstörungen, Ophthalmoplegie, Hörverlust
- Herz: Perikarditis, Myokarditis, Rhythmusstörungen
- Selten: GIT, Subglottis und Trachea, ableitende Harnwege, Speicheldrüse, Schilddrüse, Brustdrüsen

Serologisch findet sich ein zur Krankheitsaktivität korrelierender c-ANCA mit Antikörpern gegen Proteinase 3. Zu Beginn der Erkrankung dominieren eher unspezifische Beschwerden wie Müdigkeit, leichtes Fieber, Gelenk- und Muskelschmerzen und Symptome des oberen Respirationstraktes. Die renale Beteiligung tritt meist später auf. Man findet neben der extrakapillären, proliferativen, nekrotisierenden GN die als rapid progressive GN imponieren kann, auch mildere Verläufe.

Zur Diagnosestellung finden folgende Kriterien Einsatz:

- Organbefallsmuster: HNO, Lunge, Niere
- Granulome in der Gefäßwand oder dem perivaskulären Gewebes
- Nasen- oder Mundschleimhautentzündungen
- Infiltrate, Kavernen oder Knötchen im Thoraxröntgenbild
- Nephritisches Urinsediment
- c-ANCA mit Proteinase 3 als Antigen

Mikroskopische Polyangiitis

Diese Erkrankung grenzt sich von der Wegener-Granulomatose zum einen durch den Lungenbefall bei Aussparung des oberen Respirationstraktes, zum anderen durch ein unterschiedliches ANCA-Immunfluoreszenzmuster (p-ANCA) und Antigen (Myeloperoxidase) ab. Es kann jedoch auch ein c-ANCA mit Proteinase-3-Antikörpern vorliegen, in diesem Fall entscheidet die Klinik über die Zuordnung.

Churg-Strauss-Syndrom

Diese der Wegener-Erkrankung nahe stehende Vaskulitis unterscheidet sich hauptsächlich durch ein allergisches Asthma bronchiale mit IgE-Erhöhung. P-ANCA findet man in weniger als der Hälfte der Patienten. Eine Atopie in der Vorgeschichte ist häufig. Renal findet sich eine nekrotisierend-proliferative Glomerulonephritis.

Therapie

Während beim Churg-Strauss-Syndrom eine mehrwöchige, orale Steroidtherapie meist ausreicht, ist die Prognose für nicht oder nur mit Steroiden behandelte Patienten mit Wegener-Granulomatose oder mikroskopischer Polyangiitis schlecht. Unbehandelt versterben bis zu 90% der Patienten mit Morbus Wegener innerhalb 2 Jahren. Die Behandlung des Morbus Wegener ist ähnlich der Chemotherapie maligner Erkrankungen zytostatischer Natur mit einer mehrmonatigen Remissions-Induktions-Therapie und einer fakultativen Erhaltungstherapie. Zur Remissionsinduktion finden meist Cyclophosphamid und Steroide, alternativ niedrigdosiertes Methotrexat plus Steroide oder alternativ Cotrimoxazol Einsatz. Seit der Einführung der Therapieregime mit Cyclophosphamid und Steroiden verbesserte sich die Prognose für Morbus Wegener. Cyclophosphamid kann entweder niedrig dosiert oral oder in Intervallen von etwa 6 Wochen hochdosiert intravenös verabreicht werden.

Oft dauert die Therapie mehrere Monate, weshalb zur Vermeidung einer hämorrhagischen Zystitis prophylaktisch Natrium-2-Mercaptoethan-Sulfonat (Mesna = Uromitexan in einer Dosis von 60–200% der Cyclophosphamiddosis Gewicht/Gewicht) verabreicht werden sollte. Besonders bei der ambulanten oralen Gabe von Cyclophosphamid sind mindestens 1-mal pro Woche die Leukozytenzahlen zu überprüfen.

> **Praxistipp**
> Bei Cyclophosphamid-Therapie hämorrhagische Zystitis durch die Gabe von Uromitexan vermeiden!

Für so behandelte Patienten werden eine 5-Jahres-Mortalität von 28%, eine 8-Jahres-Mortalität von 13% bzw. 10-Jahres-Mortalität von 36% angegeben. Für die nicht allgemein anerkannte Erhaltungstherapie werden Methotrexat oder Cotrimoxazol eingesetzt. Die Therapie sollte unter der Kontrolle eines darin erfahrenen Zentrums erfolgen.

9.4.3 Immunkomplexassoziierte Vaskulitiden

Schönlein-Henoch-Purpura

Die typische Klinik dieser bei Kindern gehäuften Erkrankung mit Beteiligung von Haut, Gastrointestinaltrakt, Gelenken und Niere führt rasch zur Verdachtsdiagnose. Diese wird bioptisch durch den Nachweis von IgA-Ablagerung in den Gefäßwänden gesichert. Bei mildem Verlauf kann eine vorübergehende Steroidgabe vor allem die Gelenkbeschwerden mildern. Verläuft die Nierenbeteiligung als rapid progrediente GN ist eine sofortige aggressive Immunsuppression sinnvoll. Progrediente Niereninsuffizienz oder gastrointestinale Blutungen (oft im Dünndarm) fordern jedoch hochdosierte Steroidgabe, die evtl. durch Cyclophosphamid ergänzt werden muss.

Kryoglobulinämie

Der Name »Kryo«-Globuline rührt von der Eigenschaft dieser Immunkomplexe, bei niedrigen Temperaturen auszufallen. Sekundäre Kryoglobuline kommen u. a. nach Infektionen (z. B. viralen Hepatitiden, atypischen Pneumonien), aber auch bei malignen Erkrankungen des lymphatischen Systems vor. Die Zusammensetzung der Immunkomplexe führt zur Unterscheidung von drei Subtypen. Typ I Kryoglobuline sind meist monoklonal und vom IgM-Typ, selten auch IgG oder IgA oder Bence-Jones-Proteine. Sie kommen hauptsächlich bei den Plasmazelldyskrasien (Plasmozytom, Morbus Waldenström) vor. Typ II sind gemischte Immunkomplexe aus einem monoklonalen und einem polyklonalen Immunglobulin, Typ III sind ebenfalls gemischte Immunkomplexe aus zwei polyklonalen Immunglobulinen. Typ I und Typ III können sowohl sekundär als auch essentiell auftreten und sind als zirkulierende Immunkomplexe zu betrachten. Bei Typ II findet man häufig Hinweise für eine Infektion mit Hepatitis C. Ein kausaler Zusammenhang konnte bisher nicht gesichert werden.

Neben den klinischen Symptomen an Haut und Gelenken, findet man Raynaud-Symptomatik, eine Hepatosplenomegalie, Komplementverbrauch und natürlich Kryoglobuline. Die korrekte Diagnosestellung ist nicht einfach, nach den auslö-

senden Infektionserkrankungen, insbesondere der Hepatitis C muss gefahndet werden. Die renale Manifestation ist eine Immunkomplex-Glomerulonephritis, besonders häufig findet man eine membranoproliferative Form. Die GN kann auch als rapid progrediente Form verlaufen.

Therapeutisch kommt bei den nicht-infektassoziierten Formen neben Steroiden und Cyclophosphamid auch die Plasmapherese zur Entfernung der Immunkomplexe zum Einsatz. Bei sekundären, infektassoziierten Kryoglobulinämien muss zuerst oder nur der Infekt saniert werden. Bei HCV-Assoziation konnte mit α-Interferon Therapieerfolge erzielt werden.

9.5 Amyloidose und andere mit glomerulären Ablagerungen einhergehende Erkrankungen

Diese Gruppe umfasst Krankheitsbilder, die durch die Ablagerung zirkulierender, unphysiologischer Proteine hervorgerufen werden. Viele dieser Paraproteine werden von B-Zellen oder Plasmazellen synthetisiert und sind monoklonaler oder polyklonaler Natur (Leichtketten, selten Schwerketten). Bei den reaktiven Formen sind die Proteine häufig hepatischen Ursprungs. Eine renale Beteiligung ist bei primärer und sekundärer Amyloidose häufig.

»Deposition Diseases« mit Nierenbeteiligung
- Amyloidose
- Systemische Schwer- oder Leichtkettenerkrankung
- Nephropathie bei Morbus Waldenström
- Fibrilläre Glomerulopathie
- Immuntaktoide Glomerulopathie
- Typ-1-Kryoglobulinämie

9.5.1 Amyloidose

Verschiedene Grunderkrankungen (◘ Tab. 9.8) führen zur Ablagerung eines proteinähnlichen, wachsartigen, eosinophilen Materials mit hohem Kohlehydratanteil in Organen. Die Bezeichnung »Amyloid« bezieht sich auf die der Stärke ähnlichen Anfärbeeigenschaften des deponierten Materials. Die lichtmikroskopische Homogenität täuscht jedoch: Elektronenmikroskopisch zeigt sich die wahre Struktur des Amyloids als 7–10 mm lange Fibrillen, die eine β-Faltblattstruktur bilden. Nach Anfärbung mit Kongorot wird polarisiertes Licht doppelt gebrochen und die Ablagerungen erscheinen grün. Amyloidablagerungen bestehen aus 2 Proteinen: Das Glykoprotein Amyloid P wird in der Leber synthetisiert und ähnelt strukturell dem C-reaktiven Protein. Das zweite Protein ist von der jeweiligen Grunderkrankung abhängig.

Als **primäre Amyloidose** bezeichnet man Ablagerungen von Leichtkettenderivaten, die entweder beim Plasmozytom (etwa 20% der Fälle) oder idiopathisch auftreten. Im Unterschied zur Leichtkettenablagerung bei primärer Amyloidose (meist λ-Typ-Ketten) bilden die Leichtkettenablagerungen bei der sog. Leichtkettenerkrankung (meist κ-Typ-Ketten) keine fibrillären/amyloiden, sondern eher granuläre Strukturen. Renale Beteiligung bei der Schwerkettenerkrankung ist sehr selten und kommt nur beim Subtyp mit γ-Ketten vor. Beim Morbus Waldenström, einer IgM-Gammopathie, kommt es entweder zu grobscholligen, eosinophilen Ablagerungen in den glomerulären Kapillaren, zu einer Kryoglobulinämie Typ I oder zu fibrillären, amyloiden Ablagerungen.

Eine reaktive, **sekundäre Amyloidose** findet sich bei chronischen Entzündungen und malignen Erkrankungen. Patienten mit hohen Spiegeln von Serum-Amyloid-A (meist bei erhöhter α_2-Fraktion in der Serumelektrophorese) erleiden häufig eine terminale Niereninsuffizienz im Rahmen der Amyloidose.

Ursachen der reaktiven Amyloidose
- Rheumatische Erkrankungen: rheumatoide Arthritis, ankylosierende Spondylarthritis
- Chronische pyogene Infektionen: Bronchiektasen (Mukoviszidose), Osteomyelitis, Dekubitus, Tuberkulose
- Chronisch entzündliche Darmerkrankungen
- Maligne Erkrankungen: Nierenzellkarzinom, Morbus Hodgkin

Nierenbeteiligung bei primärer und sekundärer Amyloidose

Die Klinik der renalen Manifestation hängt von deren Lokalisation ab. Meistens besteht – bedingt durch glomeruläre Ablagerungen – eine nephrotische Proteinurie mit Ödemen. Im nephrotischen Sediment fehlen Entzündungszeichen, eine Niereninsuffizienz kann bereits eingetreten sein.

Sekundäre Amyloidoseformen führen oft zu vaskulären Ablagerungen. Klinisch steht dann die

◻ Tab. 9.8. Biochemische Charakteristika von Amyloid

Kategorie (nach Häufigkeit)	Fibrilläres Protein
Sekundäre, reaktive Amyloidose	Protein A
Hämodialyse-assoziierte Amyloidose	β_2-Mikroglobulin
Primäre Amyloidose und multiples Myelom	Monoklonale oder polyklonale Leichtketten, selten Schwerketten
Familiäre Amyloidose	
- Familiäres Mittelmeerfieber	- Protein A
- Familiäre Neuropathien	- Transthyretin
Senile systemische Amyloidose (kardial)	Transthyretin
Alzheimer-Erkrankung	β-Amyloid Peptid
Endokrines Amyloid	
- Medulläres Schilddrüsenkarzinom	- Procalcitonin
- Diabetes mellitus	- Amylin

Nierenfunktionseinschränkung im Vordergrund, die Proteinurie ist gering. Selten sind Tubulusfunktionsstörungen wie renal tubuläre Azidose oder nephrogener Diabetes insipidus.

Die granulären Leichtkettenablagerungen gleichnamiger Erkrankung gehen mit weniger Proteinurie und geringerer Einschränkung der Nierenfunktion einher. Histologisch erinnern sie an die diabetische, noduläre Glomerulosklerose.

Therapie

Die meisten Patienten mit primärer Amyloidose oder Leichtkettenerkrankung erhalten Colchicin oder eine Kombinationstherapie mit Melphalan und Prednison. Die Kombinationstherapie Melphalan und Prednison kann zur Stabilisierung der Nierenfunktion führen, wenn sie verabreicht wird, bevor das Serumkreatinin 4 mg/dl überschreitet.

Bei der sekundären Amyloidose und familiären Formen führt die Behandlung der Grunderkrankung, z. B. des familiären Mittelmeerfiebers mit Colchicin, oft zur Besserung der renalen Folgeschäden. Erfahrungen mit Dialyse und Transplantation existieren hauptsächlich bei Patienten mit sekundärer Amyloidose, da die Überlebenszeit bei primärer Amyloidose sehr kurz ist. Die Prognose quoad vitam von Patienten mit sekundärer Amyloidose und Nierenersatztherapie (Hämodialyse, CAPD) beträgt nach 1 bzw. 5 Jahren 68% bzw. 30%. Myokardiale Beteiligung stellt einen negativen prognostischen Faktor dar. Im 3-Jahres-Transplantatüberleben unterscheiden sich Patienten mit Amyloidose nicht von Patienten mit anderen Grunderkrankungen, das Patientenüberleben ist jedoch kürzer.

9.5.2   Dialyse-assoziierte β_2-Amyloidose

► Kap. 12

9.5.3   Fibrilläre Glomerulonephritis und immuntaktoide Glomerulopathie

Bei der fibrillären Glomerulonephritis fällt eine mesangiale Expansion sowohl durch Zellprolife-

ration als auch durch an Amyloid erinnerndes, aber »Kongorot-negatives« amorphes Material auf. Elektronenmikroskopisch finden sich 20 nm lange Fibrillen, die zu einem großen Teil aus IgG$_4$ bestehen. Deren Ablagerung kann so linear sein, dass immunhistologisch eine Verwechslung mit den ebenfalls linearen Ablagerungen bei anti-GBM-Antikörpern möglich ist. Beim durch letztere verursachten Goodpasture-Syndrom findet sich jedoch oft eine rapid progressive GN mit Halbmondbildung, dies ist bei der fibrillären GN selten.

Bei der immuntaktoiden Glomerulopathie findet man größere Fibrillen von 30–40 nm Durchmesser. Viele der Patienten haben zirkulierende Paraproteine oder monoklonale Immunglobuline und leiden an einer lymphoproliferativen Erkrankung.

Klinisch fallen beide Erkrankungen durch ein nephrotisches Syndrom, Mikrohämaturie, rasch progrediente Niereninsuffizienz und Hypertonie auf. Beide Erkrankung manifestieren sich hauptsächlich renal, für eine systemische Erkrankung spricht jedoch die Rekurrenz im Transplantat.

9.6   Erkrankungen des Gefäßsystems

9.6.1   Benigne und maligne hypertensive Nephrosklerose

Pathologie

Die Schädigung des Nierengewebes durch Bluthochdruck, die sog. hypertensive Nephrosklerose umfasst vier histologische Veränderungen, die dem Organ makroskopisch eine feinhöckrige Oberfläche verleihen (◘ Abb. 9.2).

Histologische Veränderungen

- Präglomeruläre, vaskuläre Veränderungen: Mediahypertrophie, Einlagerung hyalinen Materials in die Gefäßwand (Intima und/oder Media) durch Plasmainsudation
- Glomerulosklerose
- Tubulusatrophie
- Interstitielle Fibrose

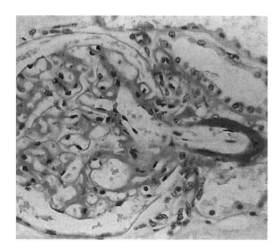

◘ **Abb. 9.2.** Glomerulum und Vas afferens bei benigner Nephrosklerose. (Aus: Bohle A [1990] Niere und ableitende Organe. In: Eder M, Gedigk P [Hrsg] Lehrbuch der allgemeinen Pathologie und der pathologischen Anatomie. Springer, Heidelberg)

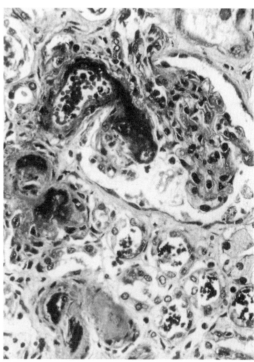

◘ **Abb. 9.4.** Maligne Nephrosklerose mit fibrinoider Wandnekrose im Bereich von Glomerulumkapillaren und Vas afferens. (Aus: Bohle A [1990] Niere und ableitende Organe. In: Eder M, Gedigk P [Hrsg] Lehrbuch der allgemeinen Pathologie und der pathologischen Anatomie. Springer, Heidelberg)

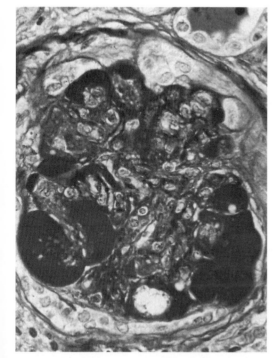

◘ **Abb. 9.3.** Glomerulum mit Hyperperfusionsschäden: herdförmige Mesangiumsklerose *rechts*, Hyalinose des Kapillarinhaltes *links*. (Aus: Bohle A [1990] Niere und ableitende Organe. In: Eder M, Gedigk P [Hrsg] Lehrbuch der allgemeinen Pathologie und der pathologischen Anatomie. Springer, Heidelberg)

Die Einlagerung hyalinen Materials in Gefäßwände ist eine der häufigsten Biopsiebefunde überhaupt. Vermutlich ist dies der früheste und potentiell reversible Schädigungsmechanismus. Die glomerulären Veränderungen werden erst später im Verlauf beobachtet (◘ Abb. 9.3). Klinische Studien haben gezeigt, dass das gleichzeitige Vorhandensein einer glomerulären Grunderkrankung und präglomerulärer, hypertensiver Veränderungen im Sinne einer benignen Nephrosklerose mit einem rascheren Funktionsverlust einhergeht. Das Attribut »benigne« muss als irreführend bezüglich der Auswirkungen von Bluthochdruck betrachtet werden.

Der prinzipielle Unterschied der beiden hypertensiven Nephroskleroseformen besteht darin, dass die sog. »benigne« Form hauptsächlich mit Mediaveränderungen einhergeht, während die »maligne« Form hauptsächlich die Intima (◘ Abb. 9.4), insbesondere den subendothelialen Raum betrifft, dessen Schädigung mit einer extremen Verengung des Gefäßlumens einhergeht. Die maligne Nephrosklerose geht mit einem raschen Verlust der Filterfunktion einher, ist jedoch bei sofortiger, aggressiver Therapie teilweise reversibel.

Klinik

Patienten mit hypertensiver Nephrosklerose weisen eine langjährige Hypertonie, sowie langsam steigende Retentionswerte auf. Die Proteinurie ist meist mild (<1 g/24 h). Das Sediment ist unauffällig. Zeigt sich laborchemisch eine Hyperurikämie, so deutet dies auf eine Reduktion des renalen Blutflusses hin.

Klinik und Befunde der benignen hypertensiven Nephrosklerose

- Langjährige Hypertonieanamnese
- Hypertensive Sekundärschäden: hypertensive Augenhintergrundveränderungen, linksventrikuläre Hypertrophie
- Sonographisch eher kleine Nieren von kleinhöckrig unregelmäßiger Oberfläche
- Normales Sediment
- Langsam progrediente Niereninsuffizienz
- Langsam ansteigende Proteinurie

Eine Nierenbiopsie ist nur indiziert, wenn berechtigte Zweifel an der alleinigen hypertensiven Schädigung bestehen. Dies wäre z. B. der Fall bei einem nephritischen Sediment oder bei Verdacht auf eine Systemerkrankung.

Klinik und Befunde der malignen hypertensiven Nephrosklerose

- Akute Verschlechterung der Nierenfunktion im Rahmen einer hypertensiven Blutdruckentgleisung
- Normales Sediment
- Fakultativ: hypertensive Sekundärschäden: hypertensive Augenhintergrundveränderungen, linksventrikuläre Hypertrophie

---

Differentialdiagnostisch muss bei dieser Symptomkonstellation auch eine ischämische Nierenerkrankung mit Nierenarterienstenose oder ein atheroembolisches Geschehen erwogen werden.

Die Progression der hypertensiven renalen Schädigung hängt von der absoluten Blutdruckhöhe, eventuell unerkannten Episoden stärker erhöhten Blutdrucks, individuellen Faktoren, Wirkmechanismus des Antihypertensivums und der Therapieeffizienz ab. Eine Reihe von Patienten verschlechtert sich jedoch trotz guter Einstellung, hier könnten genetische Faktoren eine Rolle spielen. In einigen Untersuchungen war die Therapie mit ACE-Hemmern einer β-Blockade bezüglich Minderung der Progression der Niereninsuffizienz überlegen.

9.6.2   Renale Atheroembolie/Cholesterinembolie

Cholesterinembolien treten als Komplikation einer ausgeprägten erosiven Atherosklerose auf. Auslösend wirken vor allem Gefäßmanipulationen (z. B. Koronarangiographie, PTA) oder eine neu begonnene orale Antikoagulation. Vermutlich wird durch letztere der Heilungsprozess der arteriosklerotischen Plaques gestört. Cholesterinembolien führen zu eher inkompletten Stenosierungen mit sekundärer Ischämie. Der Durchblutungsstörung folgt eine weitere Gefäßverengung aufgrund einer lokalen Fremdkörperreaktion mit Intimaproliferation und Riesenzellproliferation.

Die Fremdkörperreaktion erklärt auch den Komplementverbrauch sowie die eosinophilen Leukozyten im Sediment. Im Sediment finden sich auch nephritische Anteile mit Erythrozytenzylindern. Flankenschmerzen, Hämaturie und LDH-Abstieg sind klinische Zeichen der durch Gerinnsel hervorgerufenen thromboembolischen renalen Gefäßverschlüsse und Infarzierungen (◘ Abb. 9.5). Proteinurie bis hin zum nephrotischen Syndrom ist häufig, wobei letzteres auf die Ausbildung einer fokal-segmentalen Glomerulosklerose deutet.

Die Verdachtsdiagnose sollte gestellt werden, wenn nach einem Gefäßeingriff hauptsächlich der abdominellen Aorta Emboliezeichen auftreten:

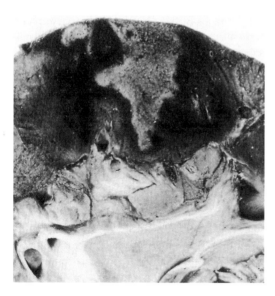

◧ Abb. 9.5. Anämischer Niereninfarkt, teils nur Rinde, teils Rinde und Mark betreffend. (Aus: Bohle A [1990] Niere und ableitende Organe. In: Eder M, Gedigk P [Hrsg] Lehrbuch der allgemeinen Pathologie und der pathologischen Anatomie. Springer, Heidelberg)

Emboliezeichen

- Anstieg der Retentionswerte als Zeichen des Nierenbefalls
- »Blue toe«-Syndrom bei Verschluss von Zehenarterien (bei erhaltenen Fußpulsen)
- Abdominelle Beschwerden bei Mesenterialischämie oder Pankreasischämie
- Sehstörungen mit orangen Plaques (ophthalmologische Diagnose) der Retinagefäße

---

Die Diagnose ist bei atypischem Verlauf schwer zu stellen. Die Biopsie eines betroffenen, nekrotisch infarzierten Hautareals ist weniger invasiv als eine Nierenbiopsie. Letztere führt allerdings häufiger zur Diagnose (in 75%). Bei der Gewebefixation wird zwar das Cholesterinkristall entfernt, es hinterlässt jedoch typische, nadelförmige Aussparungen mit entzündlicher Umgebungsreaktion.

Die Prognose dieser Patienten ist sehr ernst. In einer retrospektiven Studie betrug die 1-Jah-

res-Mortalität 75%. Eine unterstützende Therapie konnte die 1-Jahres-Mortalität auf 25% senken. Sie bestand aus:

- Absetzen der Antikoagulation
- Blutdruckeinstellung
- Korrektur des Volumenhaushaltes und hochwertige Ernährung zur Vermeidung von Katabolismus
- Zurückstellen weiterer Gefäßeingriffe hauptsächlich der Aorta

9.6.3 Thrombotische Mikroangiopathien

Hämolytisch-urämisches Syndrom (HUS, Syn. Gasser-Syndrom)

Bei den thrombotischen Mikroangiopathien unterscheidet man infektiöse, sporadische und familiäre Formen. Den infektiösen Formen geht oft eine Infektion mit E.-coli-Stämmen voraus, deren Toxine die Endothelschädigung auslösen.

Das infektiöse HUS ist eine extraintestinale Komplikation und gehört zu den postinfektiösen Syndromen einer EHEC-Infektion (enterohämorrhagische Escherichia coli).

Das komplette hämolytisch-urämische Syndrom präsentiert sich als akute Erkrankung mit der Trias:

- Hämolytische Anämie
- Thrombopenie
- Niereninsuffizienz (bei Kindern häufigste Ursache des ANV)

Gefäß- und Endothelschäden führen zur mikrovaskulären Thrombose und ischämischen Organschäden. Liegen nur 2 der 3 genannten Symptome vor, spricht man vom inkompletten HUS.

Thrombotisch-thrombozytopenische Purpura (TTP, Syn. Moschkowitz-Syndrom)

Dem HUS nahe steht das Krankheitsbild der thrombotisch-thrombozytopenischen Purpura, kurz TTP, bei welchem der Nierenbefall in den Hintergrund und neurologische Symptome in den Vordergrund treten.

❶ HUS + zerebrale Symptome = TTP
Diagnostisch wegweisend für HUS und TTP:
- Mikroangiopathische, hämolytische Anämie mit stark erhöhter LDH, erhöhtem indirekten Bilirubin, Haptoglobinerniedrigung und Schistozyten im Blutausstrich
- Thrombozytopenie, häufig mit Purpura, normalerweise keine schweren Blutungen
- Akute Niereninsuffizienz gelegentlich dialysepflichtig
- Neurologische Symptome
- Fieber

HUS und TTP können auch postpartal, nach Chemotherapie bzw. bei bestimmten Tumoren auftreten.

9.7 Maligne Erkrankungen

Eine Nierenbeteiligung bei malignen Erkrankungen ist häufig. Neben behandlungsbedürftigen Formen, wie dem akuten Nierenversagen, kommt es auch zu weniger auffälligen Störungen:

Nierenbeteiligung bei malignen Erkrankungen
- Akutes Nierenversagen: prärenal, intrarenal, postrenal
- Hämaturie und oder Proteinurie
- Chronisches Nierenversagen (◨ Tab. 9.9)
- Spezielle tubuläre Funktionsstörungen mit Flüssigkeits- und Elektrolytentgleisungen (◨ Tab. 9.10)

Nierentumoren und maligne Erkrankungen bei Nierentransplantierten werden in ▶ Kap. 6 bzw. ▶ Kap. 14 besprochen.

9.7.1 Nephrotoxische Zytostatika

Unter den gängigen Zytostatika haben Cisplatin, Streptozocin, Methotrexat und Mithramycin ein besonders hohes Nephrotoxizitätsrisiko.

Cisplatin. Es ist das für solide Tumoren am häufigsten eingesetzte Zytostatikum. Ein durch Cisplatin ausgelöstes akutes Nierenversagen ist dosisabhängig (ab etwa 50 mg/m^2) und normalerweise reversibel. Die Verschlechterung der Nierenfunktion tritt unverzögert auf und geht meist mit normaler Ausscheidung einher. Bei mehreren Zyklen und hoher Gesamtdosis kann eine interstitielle Fibrose und damit irreversible Niereninsuffizienz auftreten. Zeichen der Tubulustoxizität sind tubuläre Proteinurie (Aminoazidurie), Hypernatriurie und Hypermagnesiurie. Prophylaktisch sollte eine gute Hydratation erfolgen, ggf. kann die Verabreichung in 3% NaCl sowie die gleichzeitige Gabe osmotischer Diuretika (Mannitol) helfen, die renale Toxizität zu mindern. Eine Hypomagnesiämie und konsekutiv auch Hypokaliämie und Hypokalzämie sollte rechtzeitig erkannt und therapiert werden. In manchen Protokollen kann Cisplatin durch das weniger nephrotoxische ß ersetzt werden.

Methotrexat. Findet Einsatz in der Therapie des Mammakarzinoms, sowie bei akuten Leukämien und Lymphomen. Es ist nur bei Hochdosistherapie nephrotoxisch. Bei Überschreiten seines Löslichkeitsproduktes oder im sauren Milieu mit niedrigem Urin-pH, fällt es aus. Seine bereits bei normaler Nierenfunktion lange Halbwertszeit von 24 h steigt bei Niereninsuffizienz weiter an. Die Kumulation in Pleuraergüssen oder Aszites führt dazu, dass noch lange nach dem Absetzen hohe Plasmaspiegel gefunden werden können. Verstärkte Volumengabe und Harnalkalisierung (▶ Kap. 5) können prophylaktisch eingesetzt werden. Das Nierenversagen ist häufig poly- oder normurischer Natur, so dass es ohne Kontrollen des Serumkreatinins übersehen werden kann.

Mitomycin C und Bleomycin. Beide wie auch einige platinenthaltende Zytostatika können ein HUS auslösen.

Cyclophosphamid. Es wird als Zytostatikum und als Immunsuppressivum u. a. in der Therapie der Wegener-Granulomatose und der Lupusnephritis eingesetzt. Seine Wirkform entsteht in der Leber. Hauptnebenwirkungen sind die Knochenmarkto-

◘ Tab. 9.9. Chronische Niereninsuffizienz durch maligne Erkrankungen

Lokalisation/Art der Störung	Ursachen
Glomerulopathien	Glomerulonephritis, Amyloidose, Nierenzellkarzinom, Zytostatika
Tubulointerstitielle Störungen	Immunglobuline oder Leichtketten, Strahlennephropathie, leukämische oder metastatische Infiltration, chronische Pyelonephritis, Zytostatika
Renovaskuläre Erkrankungen	Nierenvenenthrombose, Hämolytisch-urämisches Syndrom
Obstruktion	Tumoren von Prostata, Blase, Zervix, Niere; retroperitoneale Lymphome, periuretrale Fibrose, Harnsäure oder Kalziumsteine

◘ Tab. 9.10. Spezielle tubuläre Funktionsstörungen durch maligne Erkrankungen

Klinik	Ursache
Hyperkalzämie	Inadäquate Hormonsekretion: PTH-ähnliches Hormon (paraneoplastisch)
Hypomagnesiämie	Cisplatin
Konzentrationsstörung	Hyperkalzämie, multiple Transportdefekte
Hypernatriämie	ADH-Mangel (zentraler Diabetes insipidus)
Hyponatriämie	ADH-Überschuss (SIADH)
Hypophosphatämie	Inadäquate Hormonsekretion: PTH-ähnliches Hormon
Hyperkaliämie	Nebennireninsuffizienz
Hypokaliämie	Nebennierenüberfunktion, Tumorprodukte (Lysozym),
SIADH	Cyclophosphamid, Vincristin
Nephrogener Diabetes insipidus	Amyloid im Sammelrohr, intrarenale Obstruktion
Renal tubuläre Azidose	Immunglobulinleichtketten
Fanconi-Syndrom	Tumorprodukte (Lysozym), Ifosfamide, Streptozocin, Immunglobulinleichtketten

xizität, gastrointestinale Beschwerden und die hämorrhagische Zystitis (Schutz durch Uromitexan s. unter Morbus Wegener). Die renale Nebenwirkung besteht in einer ADH-ähnlichen direkten Wirkung auf den distalen Tubulus, die zu Hyponatriämie und verminderter Wasserdiurese führt.

9.7.2 Akutes Tumorlysesyndrom

Hierbei handelt es sich um ein Krankheitsbild, das beim raschen Zerfall großer Tumormassen durch die Freisetzung von Kalium, Phosphat und Harnsäure auftritt. Bei akuten Leukämien, hochmalignen Non-Hodgkin-Lymphomen und myeloproliferativen Syndromen kommt es in bis zu 10% der Fälle vor, bei soliden Tumoren (z. B. kleinzelliges Bronchialkarzinom) ist es seltener.

Die Bildung von Kalziumphosphatsteinen kann zur symptomatischen Hypokalzämie mit z. T. vital gefährdenden, kardialen und neurologischen Symptomen (Arrhythmien, Kammerflimmern, diastolischem Herzstillstand, Lähmungen) führen. Weiter kann ein akutes Nierenversagen durch intratubuläre Präzipitation von Harnsäure auftreten. Dieses ist jedoch oft vollständig reversibel und durch Dialyse gut behandelbar.

Wichtig ist die Prophylaxe, die neben ausreichender Hydratation und Ausgleich der Elektrolyte, die Gabe von Allopurinol und Harnalkalisierung (► Kap. 5), gelegentlich zusätzlich Kaliumaustauschsalze beinhaltet. Die Allopurinoldosis muss wegen Kumulationsgefahr bei Niereninsuffizienz reduziert werden. Bei Gabe kaliumhaltiger Alkalotika müssen regelmäßige Kaliumkontrollen erfolgen.

9.7.3 Nierenbeteiligung bei Plasmazell-dyskrasien

Patienten mit Plasmazelldyskrasien, speziell mit Plasmozytom, haben ein hohes Risiko einer Niereninsuffizienz. Bis zu 25% haben ein akutes Nierenversagen bei Diagnosestellung. Die verschiedenen Ursachen der Niereninsuffizienz beim Plasmozytom sind in ▢ Tab. 9.11 zusammengestellt. Reversible Faktoren wie Dehydratation oder Hyperkalzämie können für eine temporäre Nierenfunktionsverschlechterung verantwortlich sein. Insgesamt ist die Prognose zum einen bezüglich renaler Rekompensation, zum anderen bezüglich des Patientenüberlebens schlecht.

9.7.4 Strahlennephritis

Die Schädigung der Nieren durch therapeutische Bestrahlung tritt oberhalb einer Dosis von etwa 20–25 Gray ein. Die verbesserte lokale Beschränkung der Strahlendosis in die Tumormasse hat dazu geführt, dass renale Strahlenschäden im Rahmen der Bestrahlung benachbarter Organe nur noch selten beobachtet werden. Neben einem akuten Erkrankungsbild mit Hypertonie, Proteinurie und Niereninsuffizienz (Strahlennephritis), welches chronifizieren kann, wird auch eine alleinige Proteinurie und eine renoparenchymatöse Hypertonie beobachtet. Letztere kann auch in eine maligne Hypertonie übergehen und ist bei einseitigem Schrumpfprozess durch Entfernen der Schrumpfniere potentiell heilbar.

9.8 Sarkoidose

Die Sarkoidose ist ein relativ häufiges klinisch-pathologisches Syndrom (40 Fälle/10^5) unklarer Ursache, welches sich histologisch durch nicht-verkäsende Granulome auszeichnet. Sie tritt vorwiegend in der Lunge und den thorakalen Lymphknoten auf, kann aber auch andere Organe befallen. Eine renale Beteiligung ist mit 1–20%

▢ **Tab. 9.11.** Niereninsuffizienz bei Plasmozytom

Ursache	Pathogenese
Leichtketten Nephropathie	Intratubuläre Präzipitation von Leichtketten (meist κ)
AL-Amyloidose	Ablagerung von Amyloid, dessen Fibrillen aus Leichtketten bestehen (meist λ, kongorot-positiv)
Leichtkettenerkrankung	Noduläre Glomerulosklerose mit granulären Ablagerungen von Leichtketten entlang der Basalmembran (kongorot-negativ)
Plasmazellinfiltration der Niere	Oft erst bei Autopsie zufällig entdeckt, nur selten Grund renaler Funktionsstörung
Fanconi-Syndrom und andere tubuläre Funktionsstörungen	Tubulustoxizität der Leichtketten
Hyperkalzämische Nephropathie	Knochenresorption
Akute Harnsäurenephropathie	Präzipitation von Harnsäure bei massivem Zellzerfall
Kontrastmittelnephropathie	**Interaktion zwischen Leichtketten und Kontrastmittel**

der Fälle selten. Die Patienten sind im mittel 40 Jahre alt. Eine saisonale Häufung, endemisches Auftreten und Induzierbarkeit durch Gewebeübertragung suggerieren eine infektiöse Genese. Laborserologisch fällt eine Erhöhung des Angiotensinkonvertierungsenzyms und von Vitamin D auf. Syntheseort für Letzteres sind die Riesenzellen respektive Makrophagen, aus denen sich die Granulome zusammensetzen.

Während erhöhte ACE-Spiegel keine klinische Konsequenz haben, kann eine Vitamin-D$_3$-Erhöhung zu Hyperkalzämie, Hyperkalziurie, Nephrolithiasis und Nephrokalzinose führen. Die Nierenbeteiligung kann auch als interstitelle Nephritis, als Glomerulopathie (meist membranös), als granulomatöse Arteriitis oder als obstruktive Nephropathie imponieren. Letztere kommt z. B. durch eine retroperitoneale Fibrose (verbackene Lymphknotenpakete) oder auch durch intrarenale Granulombildung zustande. Eine Rekurrenz im Transplantat wurde beschrieben.

Symptomatische Sarkoidosen werden mit Steroiden, bei prognostisch als ungünstig zu wertender Steroidresistenz mit Immunsuppressiva, vorzugsweise Methotrexat behandelt. Die Hypervitaminose und ihre Auswirkung auf den Kalziumhaushalt werden symptomatisch behandelt. Dazu gehören hoher Flüssigkeitsdurchsatz, diätetische Vitamin-D- und Kalziumrestriktion sowie Vermeidung von Sonnenlichtexposition.

9.9 Angeborene Systemerkrankungen mit Nierenbeteiligung

Hierbei handelt es sich um ein sehr großes Gebiet mit nur geringer Prävalenz der einzelnen Erkrankungen. Eine Auswahl ohne Anspruch auf Vollständigkeit ist in ◘ Tab. 9.12 zusammengestellt.

9.9.1 Sichelzellnephropathie

Bei den Sichelzellanämien führt ein genetisch bedingter Austausch von Aminosäuren über strukturelle Änderung der Hämoglobinmoleküle zu Veränderung der physikochemischen Eigenschaften und damit zur irreversiblen Polymerisation

der Hämoglobinmoleküle beim Deoxigenisationsvorgang. Der daraus resultierende Elastizitätsverlust ist für die vasookklusiven Krisen verantwortlich.

Unter Sichelzellnephropathie versteht man alle renalen Veränderungen der Nierenstruktur und -funktion, welche durch diese Gruppe erblicher Hämoglobinopathien hervorgerufen werden. Bereits dem Erstbeschreiber der Erkrankung (Herrick 1910) fiel die Harnkonzentrierungsstörung auf. Die Sichelzellanämie geht außerdem mit einer Hyperfiltration und daraus resultierend einer Glomerulosklerose einher. Außerdem führen die vasookklusiven Prozesse zu einer Minderperfusion des Nierenmarkes.

9.9.2 Oxalose

Bei Kindern oder jungen Erwachsenen mit Niereninsuffizienz und einer familiären Steinanamnese muss eine Oxalose ausgeschlossen werden. Oxalat ist Abbauprodukt von Vitamin C und Glyoxylat und hat beim Menschen keine wesentliche Funktion. Niereninsuffizienz führt normalerweise unterhalb einer GFR von 15 ml/min zur Oxalatkumulation, was in der Diät von Dialysepatienten berücksichtigt werden sollte (Spinat, Rhabarber). Oxalatablagerungen können zu einer Livedo reticularis und ischämischen Läsionen durch Gefäßkalzifikationen, aber auch zu Rhythmusstörungen führen.

Hyperoxalurien sind eine Gruppe von 3 angeborenen Stoffwechseldefekten, bei denen es bereits bei normaler Nierenfunktion zu erhöhten Oxalat-Plasmaspiegeln, Hyperoxalurie und Oxalatsteinen kommt. Am häufigsten ist der Subtyp 1. Bei Subtyp 3 ist der Pathomechanismus eine zu hohe enterale Absorption von Oxalat. Hier kann mit Thiaziden zumindest eine leichte Besserung erreicht werden. Etwa 25% der Patienten mit primärer Oxalose sind mit Pyridoxin behandelbar. Die Nierenfunktion von Patienten mit Oxalose verschlechtert sich meist in der 2. Lebensdekade. Die alleinige Nierentransplantation hat bisher eher mäßige Ergebnisse gebracht, theoretisch ist die Leber-Nieren-Transplantation die einzig mögliche Heilung dieser Erkrankung.

◘ Tab. 9.12. Angeborene Erkrankungen und deren Nierenbeteiligung

Gruppe	Beispielerkrankung	Pathogenese/ biochemischer Defekt	Renale Beteiligung und potentielle Therapie
Lysosomale Speicherkrankheiten	Morbus Fabry	α-Galactosidasemangel	Glomerulosklerose, Tubulusatrophie, Urämie im mittleren Lebensalter; Therapie: Enzymsubstitution
Glykogen-Speicherkrankheit	Von-Gierke-Erkrankung	Glukose-6-Phophatmangel	Organvergrößerung, Fanconi-Syndrom, FSGS, Hyperurikämie. Therapie: symptomatisch und diätetisch
Störungen der Lipoproteinsynthese	Familiärer Lecithin: Cholesterol-Acyl-Transferase-Mangel	Veränderte Synthese von Lipoproteinen	Proteinurie, Zylindrurie; spät Niereninsuffizienz, angekündigt durch Hypertonie
Unbekannt	Nail-patella-Syndrom oder Hereditäre Osteo-onycho-Dysplasie	Autosomal-dominant erbliche Nageldysplasie, Patellarhypo-oder aplasie und Nephropathie	FSGS; selten IgA-GN, membranöse GN, Missbildungen der ableitenden Harnwege
Unbekannt	α₁-Antitrypsin-mangel	Schweres Emphysem und Leberzirrhose	MPGN, RPGN, Vaskulitis
Angeborene nephrotische Syndrome	Primär	Finnisches angeb. nephrotisches Syndrom; diffuse mesangioläre Sklerose; FSGS	Nephrotisches Syndrom
	Syndrome	Nephropathie mit Pseudohermaphroditismus; Nail-patella-Syndrom	
	Erworben	Kongenitale Syphilis Kongenitale Toxoplasmose	
	Zystinose (infantile nephropathische Form)	Autosomal rezessiver Defekt des lysosomalen Cystintransports	Schweres Fanconi-Syndrom; frühe Niereninsuffizienz
	Laurence-Moon-Bardet-Biedl-Syndrom	Polydaktylie, Adipositas, Hypogenitalismus, mentale Retardierung,spinocerebeIläre Ataxie, tapetoretinale Degeneration	Persisitierende fetale Lappung, Nierenhypoplasie, zystische Dysplasien der Kelche und des Nierenbeckens, FSGS
	Zystische Fibrose	Autosomal rezessiver Chloridtransportdefekt mit daraus resultierenden viskösen Sekreten, die exokrine Drüsen blockieren; rezidivierende pulmonale Infekte	IgA-GN, RPGN, Amyloidose, z. T. ANCA-positive Vaskulitis
Unbekannt	Alagille Syndrom	Chronische Cholestase	Schaumzellen im fibrillär erscheinenden Mesangium
Neuromuskuläre Erkrankung	Charcot-Marie-Tooth-Syndrome	Autosomal-dominant langsam progressive neuromuskuläre Atrophie	FSGS

9

9.10 Lebererkrankungen mit Nierenbeteiligung

9.10.1 Virushepatitis

Eine Infektion mit dem **Hepatitis B** auslösenden DNA-Virus kann zu verschiedenen renalen Folgeschäden führen (◘ Tab. 9.13). Viele Patienten sind jedoch klinisch asymptomatisch.

Die wichtigste renale Folgeerkrankung einer **Hepatitis-C**-Infektion sind Immunkomplex-Glomerulonephritiden (◘ Tab. 9.14). Es ist wichtig, die Beteiligung des HCV nachzuweisen, da mit α-Interferon eine potentielle Therapie von Grunderkrankung und renalem Folgeschaden zur Verfügung steht. Dies ist insbesondere für die gemischte Kryoglobulinämie nachgewiesen.

Momentane Studienprotokolle verlängern die Applikation, da bei nur 6-monatiger Therapie mit α-Interferon relativ oft ein Rezidiv auftritt. Da die Transaminasenerhöhung nicht mit der Krankheitsaktivität korreliert, muss sowohl für die Diagnosestellung als auch für die Verlaufskontrollen der Hepatitis C eine Leberbiopsie durchgeführt werden. Lebererkrankungen nach Nierentransplantation können z. B. durch Virushepatitis vorzugsweise durch Herpesviren (CMV, EBV), aber auch durch Medikamententoxizität (Tacrolimus, Azathioprin, Cyclosporin A) vorkommen.

9.10.2 Hepatorenales Syndrom

Dieser Erkrankung begegnet man hauptsächlich auf Intensivstationen. Es handelt sich um ein funktionelles Nierenversagen in Folge eines Leberversagens. Ursache ist eine renale Vasokonstriktion, die auf Störungen des Prostaglandinhaushaltes, der Sympathikusstimulation und der NO-Synthese beruht. Die Diagnose kann erst nach Ausschluss anderer Ursachen eines akuten Nierenversagens gestellt werden. Die Urinnatriumkonzentration ist sehr niedrig und steigt auch bei Volumengabe nicht an.

Bei schwerer Leberzirrhose können folgende Faktoren ein hepatorenales Syndrom auslösen:
- Aszitespunktionen mit Entfernung großer Volumina
- Infektionen
- Gastrointestinale Blutungen
- Diuretika

◘ **Tab. 9.13.** Mit Hepatitis B assoziierte Nierenerkrankungen

Erkrankung	Klinik	Pathogenese
Membranöse Glomerulonephritis	Nephrotisches Syndrom	Ablagerungen von Immunkomplexen aus HBeAg und anti-Hbe
Polyarteriitis nodosa	Vaskulitis, Nephritis	Ablagerung zirkulierender Immunkomplexe
Membranoproliferative Glomerulonephritis	nephritisch-nephrotisches Syndrom	Ablagerung von Immunkomplexen mit HBsAg und anti-HBs, und HBeAg und anti-HBe

◘ **Tab. 9.14.** Mit Hepatitis C assoziierte Nierenerkrankungen

Erkrankung	Renale Manifestation	Labor
Gemischte Kryoglobulinämie	Oft nephrotische Proteinurie, Hämaturie, unterschiedlich ausgeprägte Niereninsuffizienz	Rheumafaktor oft positiv; Kryoglobuline positiv
Mebranoproliferative Glomerulonephritis	Oft nephrotische Proteinurie, Hämaturie	Hypokomplementämie, Kryoglobuline und Rheumafaktor können positiv sein
Membranöse Glomerulonephritis	Oft nephrotische Proteinurie	Normale Komplementfaktoren, negativer Rheumafaktor

Falls das Leberversagen nicht kurierbar ist (z. B. beim hepatozellulären Karzinom oder bei Kontraindikationen für eine Lebertransplantation), besteht keine kausale, also die Nierenfunktion wiederherstellende Therapiemöglichkeit.

9.10.3 Renale Komplikationen bei Aids

Nierenerkrankungen bei Patienten mit HIV-Infektion sind häufig und werden bei der derzeitigen Verbesserung der Lebenserwartung noch zunehmen. Sie sind oft Folge von opportunistischen Infektionen oder Tumoren:

Renale Komplikationen bei HIV-Infektion
- Störungen des Säure-Basen-Haushaltes
- Akutes Nierenversagen
- HIV-Nephropathie
- Renale Infektionen und Tumoren (◘ Tab. 9.15)

Störungen des Säure-Basen-Haushaltes

Sehr häufig ist die Hyponatriämie als Folge von Tubulusschäden, Hypovolämie, Mineralokortikoidmangel, SIADH oder hypotoner Hyperhydratation. Auch Störung der tubulären Transportmechanismen für Kalium, Kalzium, Magnesium und Harnsäure sowie eine renal tubuläre Azidose kommen gehäuft vor. Oft sind dafür die direkt toxische Wirkung der antiviralen und antibiotischen Substanzen (Didanosin, Foscarnet, Pentamidin, Rifampicin, Amphotericin B) verantwortlich.

Akutes Nierenversagen

Dem akuten Nierenversagen des Aids-Patienten liegt meist einer der folgenden Auslöser zugrunde:

Auslöser des akuten Nierenversagens bei HIV-Infektion
- Prärenale Azotämie
- Akute Tubulusnekrose
- Obstruktive Nephropathie
- Rhabdomyolyse, myoglobinurisches akutes Nierenversagen
- Thrombotisch-thrombozytopenische Purpura (TTP) oder hämolytisch-urämisches Syndrom (HUS)
- Rapid progressive Glomerulonephritis

HIV-Nephropathie

Unter HIV-Nephropathie werden verschiedene Erkrankungen subsumiert:

HIV-Nephropathie
- Fokal-segmentale Glomerulosklerose (bei Schwarzen wesentlich häufiger als bei Weißen)
- Diffuse mesangiale Hyperplasie
- Minimal-Change-Glomerulopahtie
- Immunkomplex-Glomerulonephritis
- Thrombotisch-thrombozytopenische Purpura oder hämolytisch-urämisches Syndrom

---

Die Therapie der Proteinurie mit Steroiden wird zwar als effektiv beschrieben, ist aber mit einer hohen Nebenwirkungsquote verbunden. Fallstudien suggerieren auch einen positiven Effekt der retroviralen Therapie auf die Nierenbeteiligung. Dies ist jedoch nicht gesichert. Die nephroprotektive Wirkung der ACE-Hemmer ist auch bei HIV-Patienten gesichert und sollte ihnen nicht vorenthalten

◘ Tab. 9.15. Renale Infektionen und Tumoren bei HIV-Infektion

Infektionen	Tumoren
Herpesviren, insbesondere CMV und EBV Pilze, insbesondere Candida, Nocardia, Kryptokokkus, Histoplasma, Aspergillus Mykobakterien Toxoplasmen Pneumocystis carinii	Kaposi-Sarkom Karzinome Lymphome Plasmozytom

werden. Die Überlebensrate unter Nierenersatztherapie richtet sich fast ausschließlich nach den HIV-Komplikationen. Dialysezeiten bis zu 10 Jahren wurden beschrieben. Die Vorsichtsmaßnahmen für das Dialysepersonal müssen maximiert und immer wieder überdacht werden, da das Virus in Blut und Peritonealflüssigkeit ubiquitär vorhanden ist.

9.11 Nierenbeteiligung bei Tropenerkrankungen

Im Zuge der zunehmenden Mobilität sind Tropenerkrankungen nicht mehr auf die Ursprungsregion der sie auslösenden Mikroorganismen beschränkt. Prinzipiell unterscheidet man infektiöse und toxische Ursachen. Infektiöse Tropenerkrankungen sind bakterieller, viraler, mykotischer oder parasitärer Natur. Toxische Nierenschäden entstehen nach Vergiftungen durch z. B. Schlangenbisse, Skorpionstiche oder Ingestion unverträglicher Substanzen beim Verzehr von Tieren und bestimmten Pflanzen (z. B. Pilzen). Patienten mit Verdacht auf Tropenerkrankungen sollten unmittelbar an entsprechende Zentren verwiesen werden.

Das klinische Spektrum der Nierenbeteiligung bei Tropenerkrankungen ist umfassend: Von der asymptomatischen Proteinurie, über Sedimentveränderungen bis hin zum akuten Nierenversagen. Histologisch findet man sowohl glomeruläre als auch vaskuläre und tubulointerstitielle Veränderungen.

Die pathogenetischen Mechanismen des Nierenbefalls bei **bakteriellen Tropeninfektionen** umfassen neben direktem Gewebebefall verschiedene zelluläre und humorale Immunreaktionen auf die bakteriellen Antigene oder Endotoxine. Die Untersuchung dieser Mechanismen hat viel zum generellen Verständnis von Pathomechanismen beigetragen, z. B. der Rolle der Zytokine beim akuten Nierenversagen oder der Bedeutung von IgA-Ablagerungen bei der Progression glomerulärer Erkrankungen.

Virale Nephropathien. Viele virale Nephropathien sind in den Tropen endemisch. Neben den Hepatitisviren und HIV muss insbesondere das durch den Biss der Mücke Aedes stegomyia ausgelöste hämorrhagische Denguefieber erwähnt werden.

Mukormykose. Die Mukormykose ist eine häufige Pilzinfektion vor allem in unterentwickelten Ländern. Sie befällt hauptsächlich abwehrgeschwächte Personen. Interessanterweise sind in europäischen Ländern Patienten mit Aluminiumintoxikation besonders anfällig für Mukormykosen.

Ochratoxin. Es handelt sich um ein Pilzgift, dass eine aggressive interstitielle Nephritis auslöst und vielleicht auch an der Pathogenese der Balkannephropathie beteiligt ist. Exposition gegenüber dem Ochratoxinproduzenten Aspergillus ochracius (einem Pilz) ist jedoch auch bei der Eröffnung alter Gräber (Fluch der Pharaonen, die Erkrankung der Grabschänder), alter Bücher oder beim Leeren von Silos möglich.

Parasitäre Infektionen. Parasitäre Infektionen können auf dreierlei Weise zu Nierenschäden führen:

- Schistosomen, Filarien und auch Echinococcus durch direkten Gewebebefall
- Plasmodium falciparum, der Auslöser der Malaria tropica durch systemische Reaktionen
- Schistosomen, Plasmodien, Filarien, Leishmania, Trichinen, Echinokokken, Toxoplasmen und Trypanosomen durch Wirt/Parasiten-Interaktion ausgelöste Immunreaktionen, z. B. Immunkomplexbildung mit nachfolgender Glomerulonephritis

9.12 Nephropathie durch Phytotherapeutika

Phytotherapeutika erfreuen sich großer Popularität. David Eisenberg veröffentlichte bereits 1990 im New England Journal of Medicine, dass ca. 60 Mio. Amerikaner (von insgesamt etwa 206. Mio) sich mit alternativen Heilmethoden behandeln ließen. Dies kostete etwa 14 Mrd. US $. Heilpraktiker wurden öfter aufgesucht als Schulmediziner und zwei Drittel der Patienten erzählten ihrem Hausarzt nichts davon. Analysiert man die zwischen Januar 1991 und Dezember 1993 bei einer chinesischen Vergiftungszentrale in Taiwan eingegangenen Anfragen bezüglich chinesischer Heilmittel, so war bei 273/318 (= 85%) eine Vergiftung Grund des

Anrufes, 22/318 (= 10%) davon führten letztendlich zum Tod des Patienten.

Pflanzentherapeutika werden in der Bevölkerung gemeinhin als unschädlich mit dem Argument eingestuft, dass ihre Inhaltsstoffe »natürlichen Ursprungs« seien. Dies kann jedoch gefährliche Folgen haben: Fieberreaktion durch versteckte Endotoxine, immunologisch ausgelöste Vaskulitiden, Lebervenenthrombosen und portale Hypertonie nach Genuss von Tee aus Senetiopflanzen (»Jamaica disease«) sind abschreckende Beispiele für den leichtfertigen Umgang mit Pflanzenpräparaten.

Besonderes Aufsehen erregte der tragische Ausgang der Anwendung von chinesischen Pflanzenpräparaten zum Zwecke der Gewichtsreduktion in einer belgischen Klinik. Aufgrund nicht festgelegter bzw. nicht überprüfter Zusammensetzung der eingesetzten Präparate war es zu einer Verwechslung einer Stephania-Art mit einer Aristolochia enthaltenden Pflanze gekommen. Dieses Aflatoxin-ähnliche Alkenylphenylderivat mit u. a. karzinogenen Eigenschaften hatte durch eine schwere interstitielle Nephritis bei mehreren Patientinnen eine chronische, z. T dauerhaft dialysepflichtige Niereninsuffizienz ausgelöst.

Unter den ca. 150 meistbenutzten der 7000 in der traditionellen, chinesischen Medizin eingesetzten Pflanzen, finden sich mindestens 10 mit hochtoxischen Inhaltsstoffen wie z. B. dem Krampfgift Akomycin, dem Zytostatikum Podophyllin oder Atropin. Die am ehesten übersetzungsbedingte Verwechslung von Podophyllum mit Enzian-Arten hat bereits zu schweren gastrointestinalen Störungen und zentralnervösen Ausfällen geführt. Als Ursache von Pneumonitiden – dem pulmonalen Korrelat einer interstitiellen Entzündung – haben die chinesischen Heilpräparate neben Antibiotika, Zytostatika, nichtsteroidalen Antiphlogistika und Goldsalzen leider auch zunehmenden Anteil.

Chinesische Heilpräparate, im angelsächsischen = »chinese proprietary medicine«, CPM, genannt, enthalten auch oft nichtdeklarierte Acetylsalicylsäure, Antihistaminika oder Steroide. Das inzwischen aus dem Handel gezogene Präparat »Nan Lien Chui Fong Toukuwan« (früher über Spezialkataloge bestellbar) enthielt z. B. folgende »explosive Mischung« in variierenden Anteilen:

- Aminopyrin
- Phenacetin
- Phenylbutazon
- Indomethacin
- Mephenaminsäure
- Diazepam
- Hydrochlorothiazid
- Dexamethason
- Quecksilbersulfid
- Schwermetalle (Cadmium, Arsen und Blei)

> **Cave**
> **Wechselwirkungen zwischen Phytotherapeutika und in der Nephrologie eingesetzten Substanzen sind häufig:**
> - **Johanniskraut vermindert die Bioverfügbarkeit von Cyclosporin A**
> - **Yohimbin erhöht bei gleichzeitigem Einsatz mit trizyklischen Antidepressiva den Blutdruck**
> - **Manche Präparationen chinesischer Medizin (z. B. »xaio chai hu tang«) senken die Plasmaspiegel von Prednisolon**

Eine ausführliche Anamnese bezüglich eingenommener Substanzen bzw. Diäten oder Nahrungsergänzung sowie die Aufklärung über potentielle Nebenwirkungen von Phytotherapeutika besitzt in der Diagnostik neu aufgetretener Nierenerkrankungen einen wichtigen Stellenwert. Dies gilt selbstverständlich nicht nur für Nierenerkrankungen.

Internet-Links

- *http://www.uptodate.com*
  »The single best, most user-friendly no-nonsense, readable and short, to-the-point text available.« John Agar, MD Kostenpflichtig, aber die umfassendste und beste Online-Quelle für Nephrologen überhaupt.
- *http://www.kidney.org/professionals/KDOQI/guidelines_ckd/toc.htm*
  K/DOQI-Guidelines
- *http://www.deutsche-diabetes-gesellschaft.de/redaktion/mitteilungen/leitlinien/leitlinien_ddg.html*
  Evidenzbasierte Leitlinien der Deutschen Diabetes-Gesellschaft
- *http://www.isgle.rheumanet.org/desclecontent/m1/k1/index.aspxx*
  Interdisziplinäre Studiengruppe für Lupus erythematodes (ISGLE)

▬ *http://www.dso.de*
Deutsche Stiftung für Organtransplantation
▬ *http://www.dgrh.de*
Deutsche Gesellschaft für Rheumatologie, Memoranden
der DGRh, Mitteilungen der DGRh
▬ *http://www.amyloidoseinfo.com/de/leitlinien.html*
Interdisziplinäre Leitlinien der Arbeitsgemeinschaft für
Amyloidosekrankheiten an der Universität Heidelberg
▬ *http://www.amyloid.de/*
Interdisziplinäre Leitlinien zur Diagnostik und Therapie
der extrazerebralen Amyloidosen, hrsg. von der Deutschen Gesellschaft für Amyloid-Krankheiten e.V

Literatur

Casella FJ, Allon M (1993) The kidney in sarcoidosis. Journal of
the American Society of Nephrology 3: 1555–1562
Fritzler MJ, Miller BJ (1995) SO J Clin Lab Anal TI. Detection
of autoantibodies to SS-A/Ro by indirect immunofluore-
scence using a transfected and overexpressed human 60
kD Ro autoantigen in HEp-2 cells. BJ SO J Clin Lab Anal
9(3): 218–224
Hasslacher C (1996) Diabetische Nephropathie: Diagnose und
Therapie. Therap Umschau 53: 943–947
Helin HJ, Korpela MM, Mustonen JT, Pasternack AI (1995) Renal biopsy findings and clinicopathologic correlations in
rheumatoid arthritis. Arthritis Rheum 38: 242–247
Hering BJ, Bretzel MD, Schultz AO, Bretzel RG (1996) International Islet Transplant Registry, Newsletter No. 7
Jennette JC, Falk RJ: Vasculitis. Polyarteriitis nodosa, Micros-
copic Polyangiitis, Wegener´s Granulomatosis, Henoch-
Schönlein-Purpura
Keller C, Ritz E, Pommer W, Stein G, Frank J, Schwarzbeck A
(2000) Behandlungsqualität niereninsuffizienter Diabetiker in Deutschland. Dtsche Med Wschr 125: 240–244
Mogensen, CE (1984) Microalbuminuria prdicts clinical proteinuria and early mortality in maturity onset diabetes. N.
Engl. J. Med. 3310. 356–360
National Kidney Foundation (2002) K/DOQI Clinical Practice
Guidelines for Chronic Kidney Disease: Evaluation, Clas-
sification and Stratification. Am J. Kidney Dis. 39. Suppl.
1. S1–S000
Parving HH, Chaturvedi N, Viberti GC (2002) Does Microal-
buminuria predict diabetic nephropathy. Diabetes Care
25. 406
Pollak VE, Kant KS, Hariharan S (1991) Diffuse and focal prolife-
rative lupus nephritis: treatment approaches and results.
Nephron 59: 177–178
Praxis-Leitlinien der Deutschen Diabetes-Gesellschaft (DDG):
Diabetische Nephropathie. Diabetes und Stoffwechsel
Suppl. 2 (2002), 17–19
Reaven GM (1995) Pathophysiology of insulin resistance in
human disease. Physiol Rev Metabol. Syndrom
Ritz, Siebels, Keller C (2000) Diabetische Nephropathie. In:
Koch M (Hrsg) Klinische Nephrologie

Akutes Nierenversagen

Ein akutes Nierenversagen (ANV) ist eine innerhalb von Stunden bis Tagen eintretende, prinzipiell reversible Verschlechterung der Nierenfunktion. Über den Anstieg der harnpflichtigen Substanzen hinaus, kommt es auch zu Störungen der Elektrolyte, des Säure-Basen-Haushaltes und zu Hypervolämie. Das Ausmaß des akuten Nierenversagens ist variabel und kann bis zur Notwendigkeit der Nierenersatztherapie führen. Prinzipiell unterscheidet man prärenale, intrarenale und postrenale Ursachen. Am häufigsten sind prärenale Auslöser und die akute Tubulusnekrose. Die Mortalität des akuten Nierenversagens durch Medikamente oder Nephrotoxine beträgt 10–30%.

Tritt ein akutes Nierenversagen im Rahmen eines Multiorganversagens auf, so liegt die Mortalität bei 50%. Bei gleichzeitiger respiratorischer Insuffizienz mit Beatmungspflicht steigt die Sterblichkeit auf 90%. Über die Hälfte aller Patienten mit akutem Nierenversagen erreicht wieder eine normale Nierenfunktion, 25–50% verbleiben im Stadium der kompensierten Retention und 10–15% werden chronisch dialysepflichtig.

10.1   Diagnose

10.1.1   Akut oder chronisch?

Zur Klärung, ob ein akutes oder chronisches Nierenversagen vorliegt, ist es wichtig herauszufinden, seit wann die Nierenfunktionseinschränkung besteht. Da eine Niereninsuffizienz oft – sogar über Jahre hinweg – asymptomatisch verlaufen kann, fehlen meist Hinweise zum genauen Erkrankungsbeginn. Eine geringe oder gar fehlende Ausscheidung spricht zwar für ein akutes Nierenversagen (oligurisch) – ist sie erhalten, ist ein solches jedoch nicht ausgeschlossen. Man spricht dann von einem nicht-oligurischen akuten Nierenversagen. Hier hilft der Verlauf des Serum-Kreatinins zur Beurteilung entscheidend weiter.

10.1.2   Differentialdiagnose akutes, chronisches, »acute on chronic« Nierenversagen

1–5% aller im Krankenhaus behandelten Patienten und bis zu 10% der intensivpflichtigen Patienten entwickeln ein akutes Nierenversagen. Prinzipiell versteht man darunter einen raschen, prinzipiell reversiblen Rückgang der Nierenfunktion mit Retention harnpflichtiger Substanzen sowie Störungen des Flüssigkeits-, Elektrolyt- und Säure-Basen-Haushaltes. Leitsymptom ist die Oligo-/Anurie und ein Anstieg des Serumkreatinins über 50% des Ausgangswertes.

Zur Abschätzung der GFR wurden Formeln entwickelt, wie z. B. die »Cockcroft-Gault«- oder die »MDRD«-Formel. Diese Formeln sollten aber nur bei Patienten mit stabiler Nierenfunktion eingesetzt werden. Im akuten Nierenversagen ist die GFR initial reduziert, aber weder das Serum-Kreatinin noch die endogene Kreatininclearance reflektieren die Nierenfunktionseinschränkung (▶ Kap. 2).

Man muss ein akutes von einem chronischen und dem auf eine chronische Niereninsuffizienz aufgepfropften akuten Nierenversagen (»acute on chronic«) abgrenzen.

> **Praxistipp**
>
> Formeln zur Abschätzung der GFR, wie z. B. die »Cockcroft-Gault«- oder die »MDRD«-Formel sollten nur bei Patienten mit stabiler Nierenfunktion eingesetzt werden.

Folgende Kriterien sprechen für ein vorbestehendes chronisches Nierenversagen:
- Lange Dauer der Symptome
- Vorbekannt erhöhte Retentionswerte
- Normozytäre, normochrome Anämie (renale Anämie) nicht mit Verdünnung bei Hypervolämie verwechseln!
- Sekundärer Hyperparathyreoidismus (Hypokalzämie, Hyperphosphatämie, Vitamin-D-Mangel, hohes intaktes Parathormon)

Kleine Nieren (<10 cm) im Ultraschall deuten auf chronische Niereninsuffizienz hin. Allerdings können Patienten mit Diabetes mellitus, Plasmozytom,

Amyloidose, maligner Hypertonie oder Zystennieren trotz bereits bestehender chronischer Niereninsuffizienz große Nieren aufweisen.

❗ Fehlende Ausscheidung spricht zwar für ein akutes Nierenversagen – ist sie jedoch erhalten, so ist ein solches dennoch nicht ausgeschlossen. Man spricht dann von einem nicht-oligurischen oder polyurischen akuten Nierenversagen! Bis zu 30% aller akuten Nierenversagen verlaufen polyurisch. Einziger Hinweis ist der Anstieg des Serumkreatinins!

10.2   Ätiologie

Man unterscheidet prärenale, intrarenale (= intrinsische) und postrenale Ursachen des akuten Nierenversagens. Diese können jedoch gleichzeitig vorkommen oder auch ineinander übergehen.

- **Prärenales Nierenversagen:** Das prärenale Nierenversagen führt über eine Minderdurchblutung der Nieren zu einem akuten Abfall der glomerulären Filtrationsrate mit Anstieg von Harnstoff und Kreatinin.
- **Intrarenales Nierenversagen:** Die Ursache des intrarenalen, akuten Nierenversagens liegt in Erkrankungen der großen oder kleinen Nierengefäße, der Glomeruli, der Tubuli oder des Interstitiums.
- **Postrenales Nierenversagen:** Beim postrenalen Nierenversagen besteht eine Abflussbehinderung entlang der ableitenden Harnwege.

Eine Zusammenstellung der Ursachen ist in ❏ Tab. 10.1b aufgelistet. Die Wertigkeit der Ursachen wird aus dem Ergebnis einer Studie aus Madrid deutlich. Diese untersuchte die Ursachen des akuten Nierenversagens von 748 Krankenhauspatienten und fand die in ❏ Tab. 10.1a aufgelisteten Häufigkeiten.

Eine neuere Studie, die im Rahmen des amerikanischen PICARD-Programms an 618 Fällen in 5 großen medizinischen Einrichtungen durchgeführt wurde, fand als häufigste Ursache eines akuten Nierenversagens:
- Ischämisch bedingte akute tubuläre Nekrose (Sepsis und Hypotension mit eingeschlossen)

- Unklare prärenale Ursachen (Hypovolämie, Blutung)
- Nephrotoxizität (Kontrastmittelnephropathie, Rhabdomyolyse)
- Herzerkrankungen (Herzversagen, Schock)
- Lebererkrankungen (Hepatorenales Syndrom
- Leberzirrhose
- Multifaktorielle Ätiologien

In der Mehrzahl der Fälle war eine zumindest temporäre Dialysebehandlung unumgänglich.
Das Spektrum der Ursachen des ANV scheint sich in den letzten Jahren beim schwerkranken, hospitalisierten Patienten zu einer komplexeren Genese mit häufigeren extrarenalen Komplikationen zu verschieben.

10.3   Klinik

Klinische Befunde eines akuten Nierenversagens
- Anstieg der Plasmaharnstoffkonzentration, entweder isoliert oder gleichzeitig mit dem Plasmakreatinin,
- Rückgang der Urinausscheidung: Oligurie (<400 ml/24 h: um die täglich anfallenden harnpflichtigen Substanzen ausscheiden zu können, wird eine minimale Urinmenge von etwa 400 ml benötigt).

❏ Tab. 10.1a. Ursachen des akuten Nierenversagens

Ursache	Häufigkeit [%]
Akute Tubulusnekrose	45
Prärenale Ursache	21
»Acute on chronic«	13
Obstruktive Uropathie	10
Glomerulonephritis oder Vaskulitis	4
Akute interstitielle Nephritis	2
Cholesterinembolien	1

Tab. 10.1b. Ursachen des akuten Nierenversagens

Prärenal	Intrarenal	Postrenal
Intravasaler Volumenmangel ■ Blutung ■ Renale Volumenverluste (osmotische Diurese, Diabetes Insipidus etc.) ■ Gastrointestinale Flüssigkeitsverluste ■ »Third space«-Verlust: Verbrennung, Peritonitis, Pankreatitis	**Vaskulär** *Große Gefäße* ■ Nierenarterienstenose ■ Beidseits Nierenvenenthrombose ■ Embolie ■ Operatives Abklemmen *Kleine Gefäße* ■ Vaskulitis ■ Cholesterinembolien ■ Thrombotische Mikroangiopathien: HUS, TTP, Sklerodermiekrise, Maligne Hypertonie ■ Thrombotische Mikroangiopathie während der Schwangerschaft	**Bilaterale Ureterobstruktion** *Intraureteral* ■ Steine ■ Koagel ■ Infektdetritus oder nekrotisch abgegangene Papillen ■ Wandödem nach Katheterisierung *Extraureteral* ■ Prostata-, Blasen- oder Zervixkarzinom ■ Retroperitonealfibrose ■ Akzidentelle Ureterligatur oder traumatische Läsion des Ureters
Reduzierte kardiale Pumpleistung ■ Globale Herzinsuffizienz ■ Kardiogener Schock ■ Perikardtamponade ■ Foudroyante Lungenembolie	**Glomerulär** *Lineare Immunkomplexe* ■ Goodpasture-Syndrom ■ Renale Anti-GBM-GN *Granuläre Immunkomplexe* ■ Akute postinfektiöse GN ■ Lupus-Nephritis ■ Endokarditis ■ IgA GN ■ Henoch-Schönlein-Purpura ■ Membranoprolif. GN *Keine Immunkomplexe* ■ Wegener-Granulomatose ■ Panarteritis nodosa ■ Idiopathische rapid progressive GN	**Blasenhalsobstruktion** ■ Prostatahypertrophie ■ Prostata- oder Blasenkarzinom ■ Autonome Neuropathie ■ Gabe von Ganglionblockern (z. B. Clonidin, Guanfacin, Moxonidin)
Periphere Vasodilatation ■ Gramnegative Sepsis ■ Antihypertensive Medikation ■ Anaphylaxis		**Urethralobstruktion** ■ Urethralklappen ■ Urethralstrikturen
Erhöhter intrarenaler Gefäßwiderstand ■ Operation ■ Anästhesie ■ Hepatorenales Syndrom ■ Prostaglandininhibitoren, Vasokonstriktoren, (Cyclosporin A, Tacrolimus, Kontrastmittel)		
Abfall des intraglomerulären Drucks ■ ACE-Hemmer	**Interstitiell** ■ Akute bakterielle interstitielle Nephritis ■ Akute medikamenteninduzierte interstitielle Nephritis	
	Akute Tubulusnekrose *Renale Ischämie* ■ Schock ■ Blutung ■ Trauma ■ Gramnegative Sepsis ■ Pankreatitis ■ Postpartale Blutung *Nephrotoxische Medikamente* ■ Antibiotika, Zytostatika, Kontrastmittel, Lösungsmittel, Ethylenglykol, Anästhetika *Endogene Toxine* ■ Myoglobin ■ Hämoglobin ■ Harnsäure	

10

Die Beschwerden der Patienten sind oft unspezifischer Natur:

- Müdigkeit, Konzentrationsschwäche
- Zeichen der gastrointestinalen Irritation (Übelkeit, Diarrhö, Emesis)
- Periphere und zentrale neurologische Symptome (Muskelfibrillationen, Muskelkrämpfe, zerebrale Krampfanfälle, bei schwerer Azidose auch Eintrübung)

Oligurie oder Anurie führen zu Überwässerung. Diese führt je nach kardialer Pumpfunktion zu einem Blutdruckanstieg, der sich in Kopfschmerzen, Angina pectoris und/oder pulmonaler Stauung mit Lungenödem äußern kann. Das Gewicht nimmt zu, an den abhängigen Partien treten Ödeme auf.

10.4 Differentialdiagnose prärenales Nierenversagen versus akute Tubulusnekrose (ATN)

❶ Ein prärenales Nierenversagen ist potentiell reversibel, sobald die auslösende Ursache beseitigt wird. Eine *rasche Abgrenzung* von einem »echten«, intrarenalen Nierenversagen (ATN) ist deshalb sehr wichtig.

Das wichtigste Unterscheidungskriterium zwischen prärenalem Nierenversagen und akuter Tubulusnekrose (ATN) ist die Verbesserung der Nierenfunktion durch Volumengabe bei prärenalem Nierenversagen. Im Falle einer Ischämie ist der Übergang vom prärenalen ANV in die akute Tubulusnekrose fließend (❒ Abb. 10.1 und ❒ Tab. 10.2).

❯ **Cave**
Diuretika sollten vor der Unterscheidung zwischen prärenalem und intrarenalem ANV nicht verabreicht werden!

Fraktionierte Exkretion von Natrium

Die Urinnatriumausscheidung ist beim prärenalem Nierenversagen niedrig, da die Niere eine maximale Volumenrückresorption anstrebt und dies mit einer Natriumrückresorption gekoppelt ist. Bei der ATN sind die für die Natriumrückre-

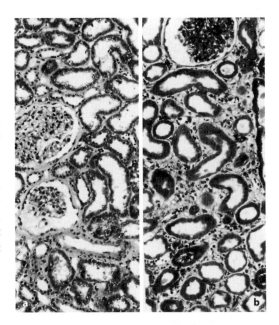

❒ **Abb. 10.1. a** Ausschnitt aus der Rinde einer Niere mit normaler Funktion (Biopsiematerial). Harnkanälchen weit offen. **b** Ausschnitt aus der Rinde einer Niere bei akutem Nierenversagen. Hauptstückepithelien zum Teil geschwollen, zum Teil sehr niedrig (Regenerate). Interstitium ödematös aufgelockert. (Aus: Bohle A [1990] Niere und ableitende Organe. In: Eder M, Gedigk P [Hrsg] Lehrbuch der allgemeinen Pathologie und der pathologischen Anatomie. Springer, Heidelberg)

sorption verantwortlichen Zellen in ihrer Funktion gestört und die Natriumausscheidung ist hoch.

Mit Hilfe der Berechnung der fraktionierten Exkretion von Natrium können durch Volumenänderungen bedingte Schwankungen in der Natriumausscheidung (welche die Messung verfälschen) ausgeglichen werden. Die fraktionierte Exkretion von Natrium liegt beim prärenalen Nierenversagen unter 1%, bei der ATN über 2%.

Die fraktionierte Exkretion von Natrium entspricht der relativen Natrium-Clearance im Vergleich zur Kreatininclearance und wird nach folgender Formel berechnet:

$$(FE_{Na}) = \frac{[Na]_{Urin} \times [Kreatinin]_{Serum}}{[Na]_{Serum} \times [Kreatinin]_{Urin}}$$

Alle Kriterien können bei vorbestehender Nierenerkrankung verändert sein.

◻ **Tab. 10.2.** Unterscheidungskriterien prärenales/intrarenales ANV

Kriterium	Prärenales ANV	Intrarenales ANV
Urin-/Plasma-Kreatininkonzentration	40	20
Harnstoff/Kreatinin-Quotient	>20:1 (im Plasma) (falsch positiv bei Harnstofferhöhung aus anderen Gründen, z. B. gastrointestinaler Blutung, Gewebsnekrosen, Kortisongabe, Tetrazyklintherapie)	<20:1
Urinnatriumausscheidung	Niedrig (<10 mmol/l)	Hoch (30–90 mmol/l)
Fraktionierte Exkretion von Natrium (FE_{Na}) [%]	<1	>1
Urinosmolalität	Hoch	Niedrig
Urin-/Plasmaosmolalität	>1,1	0,9–1,05
Urinsediment	Unauffällig	Granulierte, meist bräunliche Zylinder und Epithelzylinder

10.4.1 Akutes Nierenversagen im Krankenhaus

Postoperatives akutes Nierenversagen

Im Rahmen großer Operationen bestehen mehrere Risikofaktoren, ein akutes Nierenversagen zu erleiden:
- Präoperativer Volumenmangel
- Verminderung der Nierendurchblutung i. R. einer Halothan-Narkose um 38%, Isofluran 49%, NLA 13%, Spinalanästhesie 18%
- Verminderung der Harnkonzentrierungsfähigkeit durch Enfluran
- Intraoperativer Volumenmangel (Flüssigkeitsverluste, insbesondere mit Verlust von Sauerstoffträgern = Erythrozyten/Hämoglobin), Blutdruckabfall, Linksherzinsuffizienz, sekundärer Hyperaldosteronismus

Nichtdepolarisisierende Relaxantien werden mit Ausnahme von Vecuronium und Atracurium bei Niereninsuffizienz nicht mehr ausgeschieden.

Folgende Eingriffe gehen mit einem besonders hohen Risiko einher:
- Operation abdomineller Aortenaneurysmen mit der Notwendigkeit der Aortenabklemmung oberhalb der Nierenarterien
- Herzoperationen mit extrakorporalem Kreislauf

- Korrektur einer obstruktiven Cholestase (vermutlich verursacht durch Resorption von Endotoxinen aus dem Darm, die normalerweise durch die Gallensalze minimiert wird)

Akutes Nierenversagen im Rahmen eines Multiorganversagens

Bei dieser Form des Nierenversagens spielt die Endotoxinämie vermutlich eine wichtige Rolle. Bei nur gering veränderter Hämodynamik können Zytokine (TNF), chemotaktische Peptide und Endotoxine u. a. über die Aktivierung von Neutrophilen ein akutes Nierenversagen herbeiführen. Stimulierte Neutrophile schütten z. B. Elastase und/oder Oxidantien aus, was zur Endothelschädigung in den Glomerulumschlingen führt. Eine massive Endothelschädigung mit Thrombosierung der kortikalen Gefäße kann zu einer Nierenrindennekrose, im Extremfall einer irreversiblen Kolliquationsnekrose führen.

Prärenales Nierenversagen bei globaler Herzinsuffizienz

Ist eine Herzinsuffizienz mit ihrer Extremform des kardiogenen Schocks die Ursache einer prärenalen Minderperfusion, scheint der dadurch ausgelöste Anstieg der Retentionswerte (Azotämie) seltener in eine akute Tubulusnekrose überzugehen. Zellphysiologische Untersuchungen zeigen eine bessere Konservierung und Nutzung zellulärer Energiereserven. Die Ursache hierfür ist nicht bekannt.

10.4.2 Pathogenese der postischämischen Tubulusnekrose

Bei der postischämischen Tubulusnekrose kommt es zu einer Verstopfung des Tubuluslumens mit Zelldebris. Sowohl intakte als auch nekrotische Tubuluszellen verlieren ihre Adhäsion an die tubuläre Basalmembran. Dabei liegt einem drastischen Abfall der GFR oft eine vergleichsweise mild imponierende Histologie ($\square$ Abb. 10.1) zugrunde. Von einer Minderperfusion am schlimmsten betroffen sind der proximale Tubulus und im äußeren Nierenmark der dicke aufsteigende Schenkel der Henle-Schleife.

Klinik

Akute Entgleisungen der Elektrolyte, des Säure-Basen-Haushaltes sowie akute Azotämie werden generell wesentlich schlechter toleriert als langsame Entgleisungen ($\square$ Tab. 10.3).

10.5 Therapie

10.5.1 Konservative Therapie

»Primum nihil nocere« – Wichtig ist in jedem Fall eine adäquate Flüssigkeitssubstitution. Durch eine eingeschränkte kardiale Funktion sind dieser jedoch oft Grenzen gesetzt. Unterstützend sollten dann zusätzlich Diuretika verabreicht werden.

Mannitol oder Furosemid können bei oligurischem Nierenversagen einzeln oder in Kombination eingesetzt werden. Nimmt die Ausscheidung darunter zu, muss ausreichend Volumen ersetzt werden, um eine Abnahme der Nierenperfusion durch Volumenmangel zu vermeiden. Bei operierten Patienten gibt es allerdings keine Studien, die beweisen, dass präoperative Gabe von Mannitol oder Furosemid ein akutes Nierenversagen verhindern kann. Bei beginnendem akutem Nierenversagen durch Hämoglobin oder Myoglobin z. B. im Rahmen einer Rhabdomyolyse kann durch Harnalkalisierung ($\blacktriangleright$ Kap. 5; Vorsicht wegen Kaliumgehalt!) und Gabe von Mannitol als osmotischem Diuretikum die Ausscheidung aufrechterhalten werden. Die Überführung eines oligurischen in ein normurisches Nierenversagen erleichtert z. B. die parenterale Ernährung, scheint aber die Mortalität und Morbidität nicht zu verbessern.

Reversible Auslöser einer Nierenfunktionsverschlechterung wie nephrotoxische Medikamente müssen abgesetzt oder ersetzt, Volumenmangel, Hypotonie und Anämie müssen korrigiert werden. Sämtliche renal zu eliminierenden Medikamente sind in ihrer Dosierung an die jeweilige Nierenfunktion anzupassen ($\blacktriangleright$ Kap. 14). Dies kann eine mehrmalige Änderung der Dosis im Krankheitsverlauf nötig machen. Zur Verlaufsbeobachtung sind neben der Bilanzierung engmaschige Kontrollen von Elektrolyten, Blutbild, Retentionswerten, Infektparametern und Säure-Basen-Haushalt notwendig. Eine ausreichende Kalorienzufuhr, ggf. Hyperalimentation beim katabolen Patienten, sollte rechtzeitig eingeleitet werden.

Leider gibt es trotz aller Möglichkeiten Situationen, in welchen der Erhalt eines anderen Organs

$\square$ Tab. 10.3. Übersicht: Laborkonstellation bei akutem Nierenversagen				
	Prärenales ANV	Akute GN	ATN	Postrenales ANV
FE_{Na}	<1	<1	>1	>2
Urin-Natrium [mmol/l]	<30	<30	>40	>30
Urin-Osmolalität [mOsm/kgH$_2$O]	>500	>350	<350	<350
Urin-Kreatinin/Plasma-Kreatinin	>40	>40	<20	<20

FE_{Na} = Fraktionelle Exkretion des Natriums, ATN = akute Tubulusnekrose.

aufgrund der – zumindest temporären – »Ersetz-barkeit« der Niere Vorrang hat. Zum Beispiel kann bei foudroyanter Pankreatitis ein Lungenödem mit ausgereizter Beatmungssituation dazu zwingen, die Volumenzufuhr so zu drosseln, dass ein Perfusionsmangel die Nierenfunktion weiter verschlechtert. Gleiches gilt für die Gabe nephrotoxischer Antibiotika bei aggressiven Infektionen, z. B. Höchstdosen von Cotrimoxazol bei Pneumocystis-jiroveci-Infektion.

10.5.2 Blutreinigungsverfahren

Die Indikation zum Einsatz eines Blutreinigungsverfahrens stellt sich bei symptomatischer Urämie und/oder nicht mehr konservativ korrigierbaren Entgleisungen von Volumen-, Elektrolyt- oder Säure-Basen-Haushalt.

Häufige Indikationen zur Dialyse bei akutem Nierenversagen

- Schwere Elektrolytentgleisungen, insbesondere Hyperkaliämie
- Symptomatische Urämie (Erbrechen, Diarrhö)
- Schwere metabolische Azidose (z. B. Laktatazidose)
- Volumenüberlastung mit beginnendem Lungenödem oder schwerer Hypertonie bei Oligurie/Anurie
- Urämische Perikarditis

Die Komplikationen eines Nierenversagens können den Verlauf und die Therapie der zugrunde liegenden Erkrankung (z. B. Sepsis, Intoxikationen, globale Herzinsuffizienz, foudroyante Pankreatitis etc.) erschweren. Eine frühzeitige Nierenersatztherapie ist jedoch nicht unbedingt immer der richtige Schritt, denn es gibt zum einen Hinweise, dass eine Dialysetherapie die Rekompensation der Nierenfunktion hinauszögern kann, zum anderen kann die Dialyse den Patienten auch belasten.
Folgende Faktoren werden dabei diskutiert:

- Volumenschwankungen, erhöhtes HZV
- Antikoagulation

- Allergische Reaktion auf Schlauchmaterialien oder Dialysator etc., oder Komplementaktivierung durch bioinkompatible Membranen
- Hypotension während der Dialysesitzungen
- Rückgang der Ausscheidung unter Hämodialysebehandlung

Der Zeitpunkt und auch die Indikation zum Einsatz von Nierenersatztherapie-Verfahren beim akuten Nierenversagen müssen daher differenziert beurteilt und abgewogen werden. Für den Nutzen einer prophylaktischen Dialyse gibt es keine beweisenden Untersuchungen.

Die durch eine Reduktion der Clearance (Filtrationsrate) auf 10% ihres Normalwertes (d. h. auf ca. 18 l/24 h bzw. 12 ml/min) entstehende Retention harnpflichtiger Substanzen wird von den meisten Patienten mittelfristig toleriert. Dies kann als Orientierung für nicht-hyperkatabole Patienten gelten.

Dialysedosis

Zur Beurteilung der Dialysedosis (Dialysedauer, Intervall) müssen Stoffwechselparameter, Grunderkrankung, Kreislaufsituation, eventuell vorhandene Restausscheidung, Dialysezugangsmöglichkeiten, Interferenz mit anderen Behandlungen bzw. Diagnostik etc. herangezogen werden. Man beginnt mit täglicher, aber kurzer Dialysezeit, z. B. 3 h und einem mittleren Blutfluss (200 ml/min), um eine früher gefürchtete Komplikation, das »Dysequilibrium« (▸ Kap. 12), zu vermeiden.

Wahl des Verfahrens

Beim hämodynamisch stabilen Patienten mit akutem Nierenversagen und Dialyseindikation ist die Hämodialyse das Standardbehandlungsverfahren, kontinuierliche Verfahren und Bauchfelldialyse finden jedoch auch Einsatz. Für die Entscheidung ist neben der Kreislaufstabilität auch die zu eliminierende Substanz (z. B. Flüssigkeit, Harnstoff, Kalium, Säure oder deren Kombinationen) von Bedeutung. Trotz der geringen Clearanceleistung (Einheit der »Auswaschleistung«) der langsamen, kontinuierlichen Verfahren, kann durch die 24-stündige Anwendung eine ausreichende Senkung der Retentionswerte erzielt werden. Außerdem ist der auf den gesamten Tag verteilte Flüssigkeitsentzug physiologisch und kreislaufschonend. Es gibt seit einiger Zeit auch Dialysemaschinen, die mit einem verminderten Dialysatfluss (100 statt 500 ml/min) für kontinuierliche Verfahren eingesetzt werden und damit gute Kreislaufverträglichkeit mit hoher Clearance für harnpflichtige Substanzen verbinden. Von »hochdosierter« Nierenersatztherapie profitieren in der Regel die mittelschwer Kranken am meisten, bei extrem Kranken oder fast gesunden Personen wird die Prognose nur geringfügig beeinflusst.

Die unterschiedlichen Verfahren der Nierenersatztherapie sind in ▶ Kap. 12 beschrieben.

Dopamin

Dopamin kann über zwei Arten von Rezeptoren (DA 1 und DA 2) die Natriumausscheidung und die renale Durchblutung beeinflussen. In niedrigen Dosierungen (0,5–3 µg/kg KG/min) erweitert es die Interlobärarterien sowie die afferenten und efferenten Arteriolen. Dabei steigt die Nierendurchblutung, nicht aber die GFR. In höheren Konzentrationen (>5 µg/kg KG/min) aktiviert Dopamin α-adrenerge Rezeptoren und es kommt zu einer renalen Vasokonstriktion. In klinischen Studien konnte mit der niedrigen Dosis zwar eine erhöhte renale Perfusion und erhöhte Ausscheidungsrate nachgewiesen werden, es fand sich jedoch kein langfristig renoprotektiver Effekt. Nebenwirkungen wie Tachykardie, Arrhythmie, myokardiale oder intestinale Ischämien wurden beschrieben. Falls die Ausscheidung nach Dopamingabe (0,5–3 µg/kg KG/min) nicht ansteigt, sollte es wieder abgesetzt werden.

10.6 Prognose

Die Sterblichkeit des ANV liegt bei 20–50%. Tritt es im Rahmen eines chirurgischen Eingriffes auf, liegt sie bei 60–70%. Risikofaktoren für eine schlechte Prognose sind hohes Alter, schwerwiegende Grunderkrankung und Auftreten im Rahmen eines Multiorganversagens. Patienten mit einer normalen Ausgangsfunktion rekompensieren meist ohne chronische Dialysepflicht. Die Wichtigkeit der Prä-

vention des akuten Nierenversagens wird durch die Tatsache betont, dass sich die Mortalität des ANV trotz großer Fortschritte in der intensivmedizinischen Versorgung in den letzten 20 Jahren kaum vermindert hat!

Die Prognose des akuten oligurischen Nierenversagens ist deutlich besser als die des anurischen akuten Nierenversagens. Es ist allerdings nicht klar, ob das Überführen einer oligurischen in ein normurisches Nierenversagen z. B. mit Mannitol oder Furosemid die Prognose verbessern kann.

 Cave
Die Mortalität eines ANV liegt bei bis zu 50%.

10.6.1 Prognose der akuten Tubulusnekrose

Das Nierenversagen bei einmaliger, akuter Tubulusnekrose (wie z. B. bei Abklemmung der Aorta während Aneurysmasanierung oder nach Kontrastmittelgabe) dauert 2–3 Wochen. In dieser Zeit erreichen die meisten Patienten ihre Ausgangsfunktion wieder, wobei es eine Phase geben kann, in der eine normale Morphologie der Zellen mit noch bestehender Funktionseinschränkung einhergeht. Man kann sich dies als renales Analogon des reversiblen, ischämischen, myokardialen Ereignisses (»stunned myocardium«) vorstellen. Die Einwirkung mehrerer Schädigungsperioden, z. B. bei fortbestehender Infektion oder Hyperkatabolismus, verzögern die Heilung. Während der Heilungsphase ist die Niere besonders empfindlich für erneute Tubulusschäden, die z. B. auch von durch Kontakt mit Dialysemembranen aktivierten Leukozyten getriggert werden können. Mehrere Studien haben nachgewiesen, dass die Häufigkeit hypotensiver Phasen sowie der Gebrauch bioinkompatibler Dialysemembranen mit einer schlechteren Langzeitprognose der Nierenfunktion nach akutem Nierenversagen korrelieren. Es sind jedoch auch Verläufe mit bis zu 8-wöchiger Dialysepflicht beschrieben, nach welcher eine Rekompensation zur fast normalen Nierenfunktion eintrat. Ein akutes Nierenversagen, welches im Krankenhaus aufgetreten ist, hat aufgrund der meist vorhandenen Begleiterkrankungen eine schlechtere Prognose.

Langzeitbeobachtungen an intensiv- und hä-
modialysepflichtigen Patienten nach ATN zwischen 1977 und 1979 zeigten eine Überlebensrate
von nur 32%, zwischen 1991 und 1992 dagegen von
52%. Risikofaktoren für ein ANV waren männliches Geschlecht, Oligurie, Beatmungspflicht, Myokardinfarkt, Schlaganfall und chronische Immunsuppression.

10.7   Besondere Formen

10.7.1   Akutes Nierenversagen nach Gabe von platinhaltigen Medikamenten

Platinhaltige Medikamente werden als Zytostatika
eingesetzt. Bei einmaliger Gabe entwickelt etwa
ein Drittel der Behandelten eine partiell reversible
Nierenschädigung. Bei mehreren Therapiezyklen
nimmt die Häufigkeit und die Schwere der Nierenschädigung zu und wird irreversibel.

Cisplatin ist tubulustoxisch. Diese Toxizität
wird durch Chloridmangel verstärkt. Vermutlich
ist Carboplatin etwas weniger nephrotoxisch. Neben dem Kreatininanstieg findet man eine potentiell irreversible Hypomagnesiämie durch renalen
Magnesiumverlust, der substituiert werden muss.
Vitamin-D-Gabe hat sich nicht bewährt. Auffällig
ist auch eine isolierte Synthesestörung der roten
Blutkörperchen – nicht aber der Blutplättchen oder
Leukozyten. Dies ist auf eine verminderte tubuläre
Erythropoietinproduktion zurückzuführen.

Präventiv sollte die Volumenzufuhr angehoben
werden. Wahrscheinlich kann die Nephrotoxizität
auch durch Verabreichung des Zytostatikums in
hypertoner Kochsalzlösung (3%) gemindert werden. Bei Hochdosisregimes kann die zusätzliche
Gabe von Amifostin die Nephrotoxizität mindern.
Bei intraperitonealer Gabe von Cisplatin sollte
parallel Thiosulfat intravenös verabreicht werden.
Dieses geht eine Komplexbindung mit in die Blut-
bahn resorbiertem Cisplatin ein, was zur Inaktivierung führt.

Unter der Kombination von Cisplatin und
Bleomycin kann ein akutes Nierenversagen mit
gleichzeitiger hämolytischer Anämie und Thrombozytopenie auftreten. Es handelt sich um ein
mikroangiopathisches Geschehen im Sinne eines

hämolytisch urämischen Syndroms, seltener einer
thrombotisch-thrombozytopenischen Purpura.

Weitere Ursachen eines akuten Nierenversagens
bei malignen Erkrankungen sind in ◘ Tab. 10.4 aufgelistet.

10.7.2   Akutes Nierenversagen nach Gabe von Pentamidin enthaltenden Medikamenten

Häufiges Einsatzgebiet von Pentamidin sind Pneu-
mocystis-Pneumonien bei Patienten mit Aids. Bei
i.v.-Gabe wird bei über einem Viertel der Behandelten ein reversibles Nierenversagen gefunden,
bei inhalativer Therapie ist es selten. Neben dem
Kreatininanstieg wird häufig eine Hyperkaliämie
beobachtet, die das zu der jeweiligen Nierenfunktionsverschlechterung passende Ausmaß deutlich
überschreitet. Wie auch bei anderen tubulustoxischen Substanzen findet man eine Hypomagnesiämie und Hypokalzämie. Nach dem Absetzen
von Pentamidin kommt es verzögert zur Rekompensation.

10.7.3   Akutes Nierenversagen nach Einnahme von Paracetamol

Paracetamol ist nicht rezeptpflichtig und wird häufig zur Fiebersenkung und gegen Schmerzen eingesetzt. Bei einer Überdosierung steht klinisch meist
ein akutes Leberversagen im Vordergrund. Es kann
jedoch auch beim Nierengesunden ein akutes Nierenversagen auslösen. Je schwerer die Vergiftung,
umso häufiger ist die Niere mitbetroffen. Ein akutes Nierenversagen findet sich bei der Hälfte der
Patienten mit foudroyanten Leberversagen, bei 5%
der Patienten mit reversiblem Leberversagen und
insgesamt in 2% aller Paracetamolintoxikationen.
Chronisch Alkoholkranke sind schon bei der Einnahme von therapeutischen Dosen renal gefährdet.
Die renale Histologie zeigt eine akute Tubulusnekrose und endotheliale Schäden.

Niere und Leber werden über den gleichen
Mechanismus geschädigt. Ein toxischer Metabolit
des Paracetamols bindet intrazellulär Makromo-
leküle und führt hierüber zum Zelltod. Dieser

Mechanismus setzt ein, nachdem die Gluthathionreserven aufgebraucht sind. Dies ist üblicherweise 72–96 h nach Einnahme der Tabletten der Fall. Arzneimittel, welche das Enzymsystem Zytochrom P 450 stimulieren (Phenobarbital, Rifampicin, Phenytoin, Carbamazepin) erhöhen die Paracetamoltoxizität.

Die Therapie besteht neben abführenden und absorbierenden Maßnahmen (Kohle/Sorbit oral und oder als Einlauf) in einer hochdosierten, i.v.-Gabe von Substanzen, die als Reduktionsäquivalente das Glutathion ersetzen können. Am meisten Erfahrungen bestehen mit N-Acetylcystein, wobei dessen hepatoprotektive, nicht aber eine nephroprotektive Wirkung nachgewiesen ist. Eine temporäre Dialysebehandlung kann notwendig sein. Normalerweise erholt sich die Nierenfunktion nach etwa 4 Wochen (eine rekompensierte Leberfunktion vorausgesetzt).

10.7.4 Akutes Nierenversagen nach Einnahme von nichtsteroidalen Antiphlogistika

Die Einnahme von nichtsteroidalen Antiphlogistika kann 2 verschiedene Formen des akuten Nierenversagens hervorrufen. Die Hemmung der Prostaglandinsynthese kann zu einer Perfusionsstörung führen. Nichtsteroidale Antiphlogistika können auch eine interstitielle Nephritis auslösen.

Während beim Nierengesunden die Prostaglandine keine wichtige Rolle in der Regulation der Nierendurchblutung spielen, tragen sie bei chronischen Nierenerkrankungen durch Regulation des präglomerulären Widerstandes zum Erhalt des für die GFR benötigten renalen Blutflusses bei. Hemmt man die Prostaglandinsynthese bei vorbestehender Niereninsuffizienz, so greift man

Tab. 10.4. Akutes Nierenversagen (ANV) bei malignen Erkrankungen

Klinisches Bild	Ursache
Prärenales ANV	
Hypovolämie	Flüssigkeitsverlust über Haut oder Gastrointestinaltrakt; Blutung; interne Volumenverschiebung:Peritonitis, Ileus, Pankreatitis, Blutung, Pleuraerguss oder Aszites
Vasodilatation	Sepsis, Anaphylaxis, Anästhesie, Medikamentenintoxikation
Kardiale Beeinträchtigung	Myokaardinfarkt, Herzinsuffizienz, Arrhythmie, Perikardtamponade, Lungenembolie
Funktionelle Störung der intrarenalen Zirkulation	Hepatorenales Syndrom, Prostaglandinsynthesehemmer
Intrarenales ANV	
Glomerulopathien	Glomerulonephritis, Hämolytisch-urämisches Syndrom
Tubuläre und Interstitielle Schäden	Ischämische akute Tubulusnekrose, Nephrotoxine (Kontrastmittel, Zytostatika), Endogene Nephrotoxine (Myoglobin, Hämoglobin, IgG und Leichtketten, Harnsäure, Kalzium/Phosphat, medikamentinduzierte interstitielle Nephritis, akute Pyelonephritis, Tumorinfiltration, Strahlennephropathie
Gefäßschäden	DIC-Phänomen, hämolytisch-urämisches Syndrom, maligne Hypertonie, Vaskulitis
Postrenales ANV	
Urethra-oder Blasenobstruktion	Prostatahypertrophie oder -karzinom, Blasenkarzinom, funktionelle Neuropathie oder Medikamentennebenwirkung
Uni – oder bilaterale Ureterobstruktion	*Intrauretral:* Steine, Koagel, Papillennekrosen, Ödeme z. B. nach Verletzungen durch Katheter *Extraureteral:* Prostata oder Zervixkarzinom, Retroperitonealfibrose, akzidentelle Ureterligatur

in diesen Kompensationsmechanismus ein, der intraglomeruläre Filtrationsdruck sinkt und es kann zum akuten Nierenversagen kommen. Die verschiedenen nichtsteroidalen Antiphlogistika scheinen unterschiedliche nephrotoxische Potenz zu besitzen. Acetylsalicylsäure, niedrig dosiertes Ibuprofen und Sulindac scheinen die renale Prostaglandinsynthese weniger zu stören als z. B. Diclofenac. Für die ursprünglich als »nierenschonend« angekündigten selektiven Cox_2-Inhibitoren (z. B. Meloxicam = Mobec) wurde in kontrollierten Studien eine den »alten« Präparaten ebenbürtige Nephrotoxizität nachgewiesen.

Die zweite Form des akuten Nierenversagens durch nichtsteroidale Antiphlogistika beruht auf einer **interstitiellen Nephritis.** Diese kann mit einer Minimal-Change-Glomerulopathie und einem nephrotischem Syndrom einhergehen. Man findet Leukozyturie, Hämaturie, Leukozytenzylinder, Proteinurie und akuten Kreatininanstieg im Serum, die allergischen Zeichen (Fieber, Hautausschlag, Eosinophilie und Eosinophilurie) fehlen meist.

Die Therapie ist symptomatisch. Die Antiphlogistika müssen sofort abgesetzt oder durch andere Wirkstoffe ersetzt werden. Der Nutzen von Steroiden ist nicht gesichert.

10.7.5 Akutes Nierenversagen durch Hämoglobin oder Myoglobin

Die rasche Freisetzung großer Mengen von Hämpigmenten (Hämoglobin, Myoglobin) kann ein akutes Nierenversagen auslösen. Hämoglobin wird bei intravasaler Hämolyse, Myoglobin bei Rhabdomyolyse freigesetzt.

Häufige Gründe für eine Rhabdomyolyse sind:
- Traumen
- Muskelischämie nach Drogenintoxikation
- Extreme Muskelarbeit, besonders im heißen Klima
- Generalisierte Krampfanfälle
- Gewebeinfarkte bei Sichelzellanämie
- Verletzungen, ischämische Drucknekrosen beim schlaffen Liegen auf hartem Untergrund, Hypophosphatämie (bei Alkoholikern häufig)

Pathomechanismen

Beim durch Hämpigmente induzierten ANV spielen folgende Mechanismen eine Rolle:
- Hämpigmente verstopfen die Tubuli.
- Volumenmangel und renale Ischämie: In einer größeren, geschädigten Muskelpartie können in 48 h bis zu 12 l Flüssigkeit sequestriert werden.
- Beide Hämpigmente schwächen die vasodilatierende Wirkung von NO.
- Freies Eisen aus Hämpigmenten schädigt die proximalen Tubuluszellen.

Klinik

Die typische Trias bei Rhabdomyolyse:
- Erhöhte Kreatinkinaseaktivität (Gesamt-CK) im Plasma (meist deutlich über 10000 U/l)
- Rötlich braune Urinfarbe
- Granulierte Zylinder im Urinsediment

Folgende normalerweise intrazelluläre Bestandteile im Plasma sind ebenfalls erhöht: Kalium, Phosphat, Harnsäure. Aufgrund seines Ausfallens als Phosphatsalz ist Kalzium dagegen meist erniedrigt. Die tubuläre Obstruktion führt zum Absinken der fraktionellen Natriumausscheidung.

Betrachtet man die Plasmafarbe, so kann man daran unterscheiden, ob die braunrote Verfärbung des Urins durch Hämoglobin und Myoglobin ausgelöst wird. Hämoglobin liegt im Unterschied zu Myoglobin nämlich als Polymer und an Haptoglobin gebunden vor und wird deswegen schlecht filtriert, das Plasma ist deswegen ebenfalls rötlich, während es bei Myoglobinämie seine normale, gelbliche Farbe behält.

Therapie

Wichtig ist ein frühzeitiger Therapiebeginn. Neben einer Hydrierung mit physiologischer Kochsalzlösung strebt man eine forcierte Diurese mit Anhebung des Urin-pH-Wertes auf über 6,5 (► Kap. 5) an.

In Anlehnung an eine 1996 veröffentlichte Untersuchung von Zager wurden folgende Therapieempfehlungen ausgesprochen:

- Unmittelbare Infusion von 1,5 l physiologischer Kochsalzlösung/h (nach Evaluierung der linksventrikulären Funktion)
- Ist die Diurese stabil hoch, kann auf eine Kombination von Mannitol 10 g/l und Natrium-Bikarbonat 40 mmol/l in halbisotoner Kochsalzlösung umgesetzt werden. Es ist eine Diurese von mindestens 300 ml/h anzustreben. Ist das Nierenversagen bereits eingetreten oder gar fortgeschritten, bzw. kann erst 6–12 h nach Muskelschädigung mit Infusionen und Alkalisierung begonnen werden, ist die Erfolgschance dieses konservativen Therapieansatzes meist geringer.
- Die Zufuhr von Kalzium während der Akutphase sollte nur bei symptomatischer Hypokalzämie erfolgen, da es in der Erholungsphase oft zu einem deutlichen Kalziumanstieg kommt.

10.7.6 Akutes Nierenversagen nach Kontrastmitteluntersuchungen

▶ Kap. 8

10.7.7 Akutes Nierenversagen durch Ausfällung von Kristallen

Ein mit Flankenschmerzen, Hämaturie, Pyurie und Kristallurie einhergehendes Nierenversagen kann durch die Präzipitation von Kristallen ausgelöst sein. Am häufigsten ist die **akute Uratnephropathie**, die bei massivem Zellzerfall (z. B. von Tumorzellen bei zytostatischer Therapie) auftritt. Aber auch Medikamente können bei mangelhafter Flüssigkeitszufuhr ausfallen und zu einem ANV führen. Am häufigsten geschieht dies bei Acyclovir, seltener bei Sulfonamidantibiotika (Cotrimoxazol), hohen Dosen von Vitamin C, Methotrexat oder Indinavir. Die gleiche Problematik kann sich bei Vergiftungen mit Ethylenglykol ergeben. Neben einer bereits prophylaktischen Hydrierung ist bei manchen Substanzen die Veränderung des pH-Wertes sinnvoll. Sulfadiazin und Sulfametoxazol z. B. sind bei alkalischem pH-Wert wesentlich besser löslich, Indinavir bei saurem pH-Wert.

10.7.8 Akutes Nierenversagen bei medikamenteninduzierter, interstitieller Nephritis

▶ Kap. 8

10.7.9 Akutes Nierenversagen bei Infektionserkrankungen

Hämorrhagisches Fieber mit Nierenbeteiligung (Hantanephropathie)

Der Terminus »hämorrhagisches Fieber mit Nierenbeteiligung« umfasst die Erkrankungen durch die verschiedenen Hantavirussubtypen. Es gibt 4 Hauptfamilien von Hanta-Viren (Arboviren, Familie Bunyaviridae), die über verschiedene Nager per Tröpfchen- oder Schmierinfektion übertragen werden. Sie können lebensbedrohliche Lungen- oder Nierenerkrankungen auslösen. So hat das Koreanische Fieber z. B. eine Mortalitätsrate von 5–10%, die europäischen Formen allerdings nur von etwa 0,5%. Bekannte Epidemien waren in der Balkanregion 1999 und im amerikanischen Südwesten 1993.

Begünstigend für die hauptsächlich in ländlichen Gegenden auftretende Hantavirusinfektion sind schlechte Hygienebedingungen und der Kontakt mit Nagerexkrementen. Auch berufliche Exposition, z. B. bei der Sanierung leerstehender Gebäude, kann zu einer Infektion führen.

Dem akuten Nierenversagen liegen neben der prärenalen Komponente eine Endothelschädigung und interstitielle Schäden durch Zytokine zugrunde. Die Endothelschädigung mit Permeabilitätsanstieg (= »capillary leakage«) verläuft wie bei einem septischen Schock. Histologisch findet man gestaute Gefäße im Nierenmark, ein interstitielles Ödem, Zellinfiltrate und Tubuluszellnekrosen. Die Glomeruli sind weitgehend unauffällig.

Klinik

❗ Klinisch ist die Hantavirusinfektion durch Fieber, Blutungen, Hypotonie und akutes Nierenversagen charakterisiert.

Europäische Hantaviren, wie z. B. der Puumala-Serovar, rufen eine eher milde Erkrankung mit

Übelkeit, Erbrechen, Flankenschmerzen, Konjunktivaleinblutungen, akuter Myopie, Kopfschmerzen und Bradykardie hervor. Eine leichte Erhöhung des Serumkreatinins, milde Proteinurie und mikroskopische Hämaturie sind häufig. Nur selten kommt es zum Vollbild mit akutem Nierenversagen.

Asiatische Hantaviren rufen meist ein schwereres Krankheitsbild hervor. Bei zwei Drittel der Erkrankten kommt es zu Oligurie und Hypotension, gelegentlich auch zum Schock mit disseminierter intravasaler Gerinnung (DIC). Die schwere Form verläuft meist in Phasen. Zuerst steigt die Körpertemperatur, dann kommt es abrupt zum Blutdruckabfall, Schock und ANV. Es folgen Blutungen in Haut und Schleimhäute. Wird diese Phase überlebt, folgt eine meist 2 Wochen dauernde polyurische Phase. Bei einer im Südwesten der USA abgelaufenen Epidemie standen pulmonale Hämorrhagien im Vordergrund.

Diagnose

Die Diagnose erfolgt nach klinischem Bild (akutes Nierenversagen, Fieber, oft akute Myopie) und Serologie (IgG-Anstieg). Die Antikörpertiter bleiben lange hoch und sind für die Beurteilung des Langzeitverlaufs und eventueller Reinfektion schlecht geeignet.

Therapie und Prognose

Therapeutisch stehen symptomatische und supportive Maßnahmen im Vordergrund. Die Behandlung erfolgt stationär. Eine Studie mit Ribavirin führte in China bei serologisch nachgewiesener Hantavirusinfektion zu 7facher Ausheilungsrate im Vergleich zu rein symptomatischer Therapie, so dass in Zukunft eventuell Nukleosidanaloga eingesetzt werden können.

In Asien gibt es bereits eine Impfung, an der europäischen Vakzine wird gearbeitet. Es scheint eine genetische Prädisposition für eine verstärkte Immunantwort gegen Hantaviren zu geben. Die renale Langzeitprognose ist unklar.

Leptospirose

Die Leptospirose wird durch die Spirochäte Leptospira interrogans verursacht. Diese wird über Nagerurin auf den Menschen übertragen. Sie kommt in einer häufigeren milden und einer selteneren, schweren Verlaufsform vor. Letztere führt in bis zu 5% zum Tode.

Pathogenese des akuten Nierenversagens bei Leptospirose

Dem Nierenversagen geht oft die Cholestase voraus. Pathogenetisch hemmen zytotoxische Endotoxine die NaK-ATPase in renalen Epithelzellen und im Nierenmark. Hypovolämie und Vasokonstriktion führen zu ischämischen Tubulusschäden. Histologisch findet man geschwollene oder nekrotische Zellen in der dicken aufsteigenden Henle-Schleife, ein fokales, interstitielles Ödem, eine Vaskulitis, segmentale Verdickung der Basalmembran und geringe lymphozytäre Infiltrate. Die Spirochäte ist im Nierengewebe nachweisbar.

Klinik

Die meisten Verläufe sind zwar mild, es treten jedoch in bis zu 5% Todesfälle auf. Die Nierenbeteiligung findet sich sowohl beim milden als auch beim schweren Krankheitsverlauf.

Milde Verlaufsform. Die milde Verlaufsform ist zweiphasig mit einer bis zu 1-wöchigen Initialphase. In dieser stehen Fieber Kopfschmerzen, Myalgien und Arthralgien im Vordergrund. Temporär und oft unbemerkt kommt es zu milder Proteinurie und Kreatininanstieg. Die Spirochäte ist in dieser Phase in Blut- und Liquorkulturen nachweisbar. Die zweite Phase wird aufgrund des in ihr stattfindenden IgM-Anstiegs »immune« Phase genannt. Zwischen den beiden Phasen können 2–3 symptomfreie Tage liegen. Klinisch können in der immunen Phase zentralnervöse Symptome wie z. B. Meningismus hinzukommen.

Schwere Verlaufsform. Die schwere Verlaufsform (Morbus Weil) geht mit einem akuten Nierenversagen einher. Nach einer Initialphase mit Fieber, Kopfschmerzen, Myalgien und Arthralgien kommt es zwischen dem 3. und 6. Tag zu Leberversagen mit Cholestase, Nierenversagen mit Azotämie sowie pulmonalen und gastrointestinalen Blutungen. Nach 1–3 Wochen erholt sich die Nierenfunktion, wobei eine Harnkonzentrationsschwäche zurückbleiben kann. Wie auch bei anderen Formen des akuten Nierenversagens ist eine oligurische Verlaufsform mit einer schlechteren Prognose verbunden.

Therapie und Prognose

Eine stationäre Einweisung ist notwendig. Die antibiotische Therapie wird bei Leptospirose mit Penicillinen durchgeführt. Man gibt bei leichter Erkrankung 1 Mio. IE eines mittellang wirkenden Penicillins täglich für mindestens 7 Tage i.m., bei schwerem Verlauf (Morbus Weil) 5–7 Mio. IE als Kurzinfusion alle 8 h. Doxycyclin ist ebenfalls wirksam. Hier werden am 1. Tag 200 mg als Kurzinfusion, dann 2-mal 100 mg/24 h i.v., bei Besserung p.o. verabreicht. Bei hochgradigem Verdacht auf Leptospirose sollte eine stationäre Aufnahme erfolgen und die Antibiose parenteral verabreicht werden. Bei schwerem Verlauf ist aufgrund der hohen Harnstoffwerte (Azotämie durch Hyperkatabolismus) häufig eine intermittierende Dialyseindikation gegeben. Bei raschem Zerfall vieler Spirochäten kann eine Allgemeinreaktion mit Fieber, Myalgien, Kopfschmerzen, Hypotonie und evtl. Effloreszenzen (Jarisch-Herxheimer-Reaktion) auftreten. Diese muss sofort mit Steroiden behandelt werden (z. B. 40–80 mg Urbason i.v. für 3 Tage).

Prognostisch ungünstig ist die Infektion mit bestimmten Serovaren, höheres Alter, Leberinsuffizienz sowie das oligurisch verlaufende Nierenversagen. Wird die Infektion überstanden, erreichen die meisten Patienten wieder normale Nierenfunktionswerte.

Internet-Links

- *http://www.uni-duesseldorf.de/AWMF/ll/040-004.htm*
  Leitlinie (Klinischer Algorithmus)
- *http://www.hdcn.com*
  Sehr gute und aktuelle englischsprachige Website mit vielen (auch kostenfreien) Online-Vorträgen (»free zone«), RSS-Feed
- *http://www.intensiv-innsbruck.at/education/nierenversagen_joannidis.htm*
  Übersicht »Das akute Nierenversagen«
- *http://www.kdigo.org*
  Kidney Disease – Improving Global Outcomes, Richtlinien
- *http://www.ndt-educational.org/guidelines.asp*
  European Best Practice Guidelines (EBPG)

Literatur

Berns JA, Cohen RM, Stumacher RJ, Rudnick MR (1991) Renal aspects of therapy for human immunodeficiency virus and associated opportunistic infections. J Am Soc Nephrol 1: 1061–1065

Better OS, Stein JH (1990) Early management of shock and prophylaxis of acute renal failure in traumatic rhabdomyolysis. N Engl J Med; 322:825

Conger JD (1995) Interventions in clinical acute renal failure. What are the data? Am J Kidney Dis 26: 565–580

Liano F, Pasqual J and the Madrid Acute Renal Failure Study Group (1996) Epidemiology of acute renal failure: A prospective, multicenter, community-based study. Kidney Int 50: 811–819

Magaldi AJ, Yasuda PN, Kudo LH (1992) Renal involvement in leptospirosis: A pahtophysiologic study. Nephron 62: 332–339

Mehta RL, Pascual MT, Soroko S, Savage BR, Himmelfarb J, Ikizler TA, Paganini EP, Chertow GM SO (2004) TI Spectrum of acute renal failure in the intensive care unit: the PICARD experience. Kidney Int 66(4):1613–1621

Papadimitriou M (1995) Hantavirus nephropathy. Kidney Int 48: 887–894

Parker RA, Himmelfarb J, Tolkoff-Rubin N (1998) Prognosis of patients with acute renal failure requiring dialysis: Results of a mutlicenter Sturdy. Am J Kidney Dis: 32: 432–438

Perazella MA, Tray K (2001) Selective cyclooxygenase-2 inhibitors: a pattern of nephrotoxicity similar to traditional nonsteroidal anti-inflammatory drugs. Am J Med 2001 Jul;111(1):64–67

Singer I, Epstein M (1998) Potetntial of dapamine A-1 agonists in the management of acute renal failure. Am J Kidney Dis 31: 743–749

Seguro AC, Lomar AV, Rocha AS (1990) Acute renal failure of leptospirosis: Nonoliguric and hypokalemic forms. Nephron: 55: 146–152

Star RA (1998) Treatment of acute renal failure. Kidney Int 54: 1817–1824

Zager RA (1996) Rhabdomyolysis and myohemoglobinuric acute renal failure. Kidney Int 49: 314–321

Chronische Niereninsuffizienz

Die chronische Niereninsuffizienz ist Folge eines anhaltenden Nierenfunktionsverlustes. Der natürliche Verlauf der chronischen Niereninsuffizienz ist progredient. Diese Progredienz wird unabhängig von der Grunderkrankung von sekundären Faktoren beeinflusst. Als wichtigste Progressionsfaktoren betrachtet man die intraglomeruläre Hypertonie und die glomeruläre Hypertrophie. Diese sind für die adaptive Hyperfiltration und später für die Glomerulosklerose verantwortlich. Einfluss auf die Geschwindigkeit des Nierenfunktionsverlustes haben außerdem intraglomeruläre Lipid- und Kalziumphosphatablagerungen, tubulointerstitielle und hyperglykämiebedingte Schäden und die metabolische Azidose.

Untersuchungen haben ergeben, dass die Therapie mit ACE-Hemmern oder AT_1-Rezeptorblockern die Progression der chronischen Niereninsuffizienz sowohl bei diabetischer als auch bei nichtdiabetischer Niereninsuffizienz blutdruck*un*abhängig verlangsamt. Deshalb sollten auch normotensive Patienten mit Proteinurie zumindest niedrig dosiert mit ACE-Hemmern behandelt werden, soweit dies der Blutdruck erlaubt.

Bei Niereninsuffizienz sollten niedrig normale Blutdruckwerte angestrebt werden. Es sollten primär Medikamente eingesetzt werden, die eine Proteinurie reduzieren können, also ACE-Hemmer und AT_1-Rezeptorblocker (ARB). Auch eine Kombination mit nicht peripher wirkenden Kalziumantagonisten ist günstig.

Eine hohe Trinkmenge gleicht die mit zunehmender Niereninsuffizienz sinkende Konzentrationsfähigkeit aus. Die Trinkmenge muss sich jedoch an der kardialen Belastbarkeit orientieren. Therapieresistente Ödeme (z. B. beim nephrotischen Syndrom) können eine hohe Flüssigkeitsbelastung verbieten. Eine diätetische Eiweißrestriktion auf 0,8 g/kg KG/24 h kann die Progredienz der chronischen Niereninsuffizienz der meisten Grunderkrankungen vermindern. Bei fortgeschrittener Niereninsuffizienz besteht jedoch die Gefahr der Malnutrition und damit der Katabolie, so dass die Eiweißrestriktion beendet werden muss.

Die frühe Behandlung von Hyperlipidämie, metabolischer Azidose (besonders im Wachstumsalter) und Hyperphosphatämie ist ebenso wichtig, wie die Therapie der renalen Anämie mit Erythropoetin, die nach neuesten Erkenntnissen den Beginn einer Nierenersatztherapie hinauszögern kann.

11.1   Definition und Klassifikation

Neuere Daten zeigen, dass die Prävalenz von Patienten mit eingeschränkter Nierenfunktion wesentlich höher ist, als bisher angenommen. Sie wird in den USA mit 11% angegeben – wahrscheinlich eine mit Mitteleuropa vergleichbare Zahl. Diese Zahl wurde bisher auch deshalb unterschätzt, weil das Serum-Kreatinin alleine als Marker für die Nierenfunktion ein ungenauer Parameter ist und die endogene Kreatininclearance die Nierenfunktion oft überschätzt.

> **Definition »Chronische Niereninsuffizienz« (nach K/DOQI)**
>
> 1. Nierenschaden während >3 Monaten, mit oder ohne Funktionseinschränkung (erniedrigte GFR), manifestiert durch:
>   - strukturelle Veränderungen (Histopathologie)
>   - Marker des Nierenschadens (Proteinurie/Albuminurie, Hämaturie, sonographische Veränderungen etc.) oder
> 2. GFR <60 ml/min/1,73 m^2 während >3 Monaten, mit oder ohne Nachweis eines Nierenschadens

11.1.1   Stadien

Die Definition und Klassifikation der chronischen Niereninsuffizienz (CNI) erfolgt nach den K/DOQI-Guidelines (»Kidney Dialysis Outcomes Quality Initiative«). Sie richtet sich nach der errechneten MDRD-Clearance (im Folgenden der glomerulären Filtrationsrate (GFR) gleichgesetzt). Dies ist die einfachste Methode zur Einschätzung der Nierenfunktion und reflektiert die Nierenfunktion oft besser als die Angabe des Kreatininwertes.

❏ **Tab. 11.1.** Stadien der chronischen Niereninsuffizienz

Stadium	GFR	
I	>90	Nierenschädigung mit normaler oder erhöhter GFR
II	60–89	Nierenschädigung mit geringgradig verminderter GFR
III	30–59	Moderat verminderte GFR
IV	15–29	Schwer eingeschränkte GFR
V	<15 oder Nierenersatztherapie	Terminales Nierenversagen

NKF K/DOQI, AJKD, 2002, 39 Suppl.1, GFR = glomeruläre Filtrationsrate.

Die K/DOQI-Guidelines empfehlen, die Nierenfunktion mittels der MDRD-Formel zu berechnen, da diese der Inulinclearance, dem Goldstandard zur Bestimmung der Nierenfunktion, ab einer GFR <60 ml/min am nächsten kommt (❏ Tab. 11.1).

Neuerdings kann auch von den meisten Labors in Deutschland die GFR aus einer Cystatin-C-Bestimmung im Serum errechnet werden. Im Stadium 1–2 einer chronischen Niereninsuffizienz kommt diese Methode der GFR am nächsten (► Abschn. 2.4).

11.2   Ätiologie

Viele verschiedene Nierenerkrankungen führen zu einer terminalen Niereninsuffizienz. ❏ Tab. 11.2 listet die Daten auf (gem. Quasi-Niere, Stand 2004):

❏ **Tab. 11.2.** Diagnoseverteilung bei Dialysebeginn

Grunderkrankung	Anteil [%]
Diabetes mellitus Typ II	31
Vaskuläre Nephropathie	22
Glomerulonephritis	12
Genese unbekannt	9
Interstitielle Nephritis	8
Zystennieren	5
Systemerkrankungen	4
Verschiedene	4
Diabetes mellitus Typ I	3
Hereditär/Kongenital	1

n = 6.390 Patienten, nach QuaSi-Niere 2004.

11.3   Pathophysiologie

11.3.1   Hyperfiltrationstheorie

Die theoretische Basis zum Verständnis des progredienten Wesens der chronischen Niereninsuffizienz liefert die Hyperfiltrationstheorie.

Anfang der 1980er Jahre durchgeführte Untersuchungen an teilnephrektomierten Ratten zeigen, dass bei Reduktion der Anzahl der Nephrone, die Verbleibenden ihre Filterleistung kompensatorisch erhöhen. Dies führt zu einer Erhöhung des intraglomerulären Drucks und Hyperfiltration der Restnephrone. Diese adaptiven Anpassungen tragen zwar kurzfristig zur Erhaltung der Gesamtfilterleistung bei, führen jedoch langfristig zu einer Sklerosierung der durch die Kompensationsleistung überlasteten Restnephrone und damit weiterem Funktionsverlust. Der Zeitablauf dieses Mechanismus und damit der Progression der Niereninsuffizienz ist neben einer individuellen Variabilität von zusätzlichen Schädigungsfaktoren abhängig. Zu den wichtigsten zählen:

- Blutdruck
- Diät: Salz-, Flüssigkeits- oder Eiweißzufuhr
- Hyperglykämie
- Hyperlipidämie
- Anämie
- Applikation nephrotoxischer Substanzen

Ein morphologisches Korrelat der Auswirkung sekundärer Progressionsfaktoren ist die fokal segmentale Glomerulosklerose. Allerdings korreliert sowohl der Abfall der Filterleistung (GFR) als auch die renale Langzeitfunktionsprognose besser zum Ausmaß der tubulären Schädigung als zum Ausmaß der Glomerulosklerose.

11.3.2 Klinischer Verlauf

Eine akute Tubulusnekrose z. B. bei akutem Nierenversagen kann funktionell und histologisch voll reversibel sein, d. h. nach ihrem Ausheilen ist der Ausgangszustand der Funktionseinheit »Nephron« wieder hergestellt. Die Nierenfunktion ist im Sinne einer »Restitutio ad integrum« wieder normal. Es gibt viele weitere Ursachen einer potentiell reversiblen GFR-Erniedrigung bei chronischer Niereninsuffizienz. Man unterscheidet hier, wie beim akuten Nierenversagen, zwischen prärenalen, intrarenalen und postrenalen Ursachen (▶ Abschn. 10.2). Hierzu gehören z. B. Volumenmangel, Nephrotoxine, Infektionen oder das Multiple Myelom.

Im Unterschied hierzu geht mit einer chronischen Niereninsuffizienz der irreversible Verlust ganzer Nephrone einher. Solange nur wenige Nephrone zerstört sind, kann eine weitgehend symptomfreie, sog. kompensierte Retention resultieren. In diesem Zustand sind die Veränderungen der Filterleistung, der Regulation von Elektrolyten, Säure-Basen- und Flüssigkeitshaushalt und endokrinen Leistungen oft schon durch Laboruntersuchungen erkennbar, jedoch noch nicht von klinischer Relevanz. Dabei können die einzelnen Funktionen auch unterschiedlich stark betroffen sein, bzw. ihre Schädigung kann zu verschiedenen Zeitpunkten im Verlauf der Niereninsuffizienz eintreten. Zum Beispiel tritt die renale Anämie bei der Analgetikanephropathie relativ früh auf, bei Zystennierenpatienten eher spät.

11.3.3 Progressionsfaktoren

Intraglomeruläre Hypertonie und glomeruläre Hypertrophie

Durch die Transmission des systemischen Druckes oder durch intraglomeruläre hämodynamische Veränderungen kann es zur intraglomerulären Hypertonie und/oder glomerulärer Hypertrophie kommen. Die erhöhten Scherkräfte führen über Endothelzellschäden, Verlust der Anordnung anatomischer Strukturen, Akkumulation von Makromolekülen und Mesangialzellstress zur Glomerulosklerose. Mesangialzellen können bei mechanischem Stress Zytokine ausschütten, die letztlich zu vermehrter Matrixproduktion führen. ACE-Hemmer vermindern die Sekretion dieser Zellbotenstoffe und senken den intraglomerulären Druck, indem sie den Widerstand im Vas efferens senken.

Proteinurie

Proteinurie ist nicht nur Zeichen der glomerulären bzw. tubulären Schädigung, sondern wirkt vermutlich selbst nephrotoxisch. Als Mechanismen werden Mesangiumtoxizität, tubuläre Proteinüberladung mit konsekutiven Tubuluszellnekrosen, Freisetzung von Lysozymen ins Interstitium, sowie Filtration von Proteinen mit toxischer Wirkung auf die Tubuluszellen (z. B. Transferrin/Eisen) diskutiert. Eine Verminderung der Proteinfiltration durch Senkung des intraglomerulären Drucks via Eiweißrestriktion oder Blutdrucksenkung speziell durch ACE-Hemmer und AT_1-Rezeptorblocker (ARB) wirkt somit nephroprotektiv.

Tubulointerstitielle Schädigung

Wie bereits oben erwähnt, korreliert die renale Langzeitprognose wesentlich besser zu den tubulointerstitiellen Veränderungen als zu den glomerulären Schäden.

Verursacht wird die tubulointerstitielle Schädigung durch:
- Metabolische Azidose mit sekundärer Ammoniumkumulation
- Ablagerungen von Kalziumphosphat
- Immunologische Prozesse wie Komplementaktivierung und Zellattraktion, die durch filtrierte Proteine ausgelöst werden (meist im Rahmen von Glomerulonephritiden)

Letztere können durch die Gabe von Immunsuppressiva wie z. B. Mycophenolat-Mofetil (CellCept) unterdrückt werden. Durch ACE-Hemmer wird die Proteinurie gesenkt. Ist bereits eine Vernarbung eingetreten, kann deren Fortschreiten gebremst und eventuell sogar zum Stillstand gebracht werden.

Prostaglandine

Bei normaler Nierenfunktion haben die Prostaglandine geringe Bedeutung für die renale Hämodynamik. Bei chronischer Niereninsuffizienz dagegen verbessert intrarenale, prostaglandinvermittelte Vasodilatation die verminderte glomeruläre Kapillarpermeabilität. Nichtsteroidale Antiphlogistika hemmen die Prostaglandinsynthese und können deswegen bei Niereninsuffizienz leicht ein akutes Nierenversagen auslösen.

Metabolische Azidose und Ammoniumproduktion

▶ Abschn. »Chronische metabolische Azidose«

Urämietoxine

Urämietoxine können vermutlich die Progredienz einer chronischen Niereninsuffizienz vorantreiben. Im Tierexperiment haben frühzeitige intermittierende Dialysen zu einer Verlangsamung des Filtratverlustes geführt. Dies wurde mit einer Entfernung von u. a. Urämietoxinen erklärt.

Eisentoxizität

Erhöhte glomeruläre Permeabilität im Rahmen einer Glomerulonephritis kann zur Filtration des Eisen/Transferrinkomplexes führen. Dissoziiert dieser im Tubulus, induziert das freie Eisen die Bildung von tubulustoxischen, freien Radikalen.

Kortikosteroide

Eine erhöhte Produktion von Kortikosteroiden scheint über einen noch unbekannten Mechanismus das Voranschreiten einer Niereninsuffizienz zu fördern. Dies ist experimentell mit niedrig dosierter Prednisongabe oder Ketoconazol (hemmen die ACTH-Freisetzung) supprimierbar, findet klinisch aber keine Anwendung.

Stickoxid – NO

Bei Tieren konnte gezeigt werden, dass teilnephrektomierte Ratten geringere NO-Spiegel aufwiesen. Unter Substitution des Vorläufermoleküls L-Arginin besserte sich die Nierenfunktion. In einer ersten Untersuchung am Menschen konnte der Effekt nicht reproduziert werden.

Anämie

Die Mehrzahl niereninsuffizienter Patienten hat eine normozytäre, normochrome Anämie. Experimentelle Studien haben einen gewissen nephroprotektiven Effekt der Anämie nachgewiesen, der über die Senkung des Gefäßwiderstandes hinausgeht. Anämische Tiere zeigten eine systemische und auch intraglomeruläre Drucksenkung. Diese tierexperimentellen Untersuchungen konnten bisher nicht auf den Menschen übertragen werden. Die Korrektur der renalen Anämie bei präterminal niereninsuffizienten Patienten führt aber zu einer renalen Funktionsverbesserung durch Minderung der Ischämie (▶ Kap. 12).

Hyperphosphatämie

Kalziumphosphat-Ablagerungen im Interstitium können bereits vor einer wesentlichen Einschränkung der Filterleistung der Niere zu tubulointerstitiellen Entzündungsreaktionen mit konsekutiver Fibrose führen.

11.4   Klinische Prädiktoren der Progredienz

Im Rahmen einer großen Multizenterstudie von Hunsicker et al. an 840 Patienten konnten folgende klinische Prädiktoren für die Progression des Filtrationsverlustes statistisch ermittelt werden:
- Proteinurie
- Niedrige Transferrinspiegel
- Hypertonie
- Schwarze Hautfarbe
- Niedriges HDL-Cholesterol

Eine weitere Untersuchung an 350 Patienten mit nichtdiabetischer Niereninsuffizienz bestätigte die

prädiktive Aussagekraft von Hypertonie und Proteinurie.

Obwohl man Harnwegsinfektionen nicht zu
den klassischen Progressionsfaktoren einer chronischen Niereninsuffizienz zählt, ist im Bemühen
um eine Verlangsamung der Funktionsabnahme
die adäquate Behandlung von Harnwegsinfektionen wichtig.

11.5   Praktisches Vorgehen

Bei der Erstvorstellung eines Patienten mit eingeschränkter Nierenfunktion ist es von großer
Wichtigkeit, zu einer Diagnose zu gelangen. Diese
erlaubt Aussagen über die Notwendigkeit einer Behandlung, eines Screenings der Angehörigen, den
Verlauf und die Prognose.

Gleichzeitig zur Abklärung der Diagnosestellung müssen folgende Fragen beantwortet werden:

- Handelt es sich um ein akutes Nierenversagen,
  ein chronisches Nierenversagen oder ein akutes
  Nierenversagen bei einer bereits vorhandenen
  chronischen Niereninsuffizienz (also »acute on
  chronic«)?
- Handelt es sich um eine reversible Form einer
  Niereninsuffizienz?
- Besteht sofortige Therapienotwendigkeit?
- Bestehen aufgrund der vorliegenden Form der
  Niereninsuffizienz bestimmte Erfordernisse für
  eine eventuell durchzuführende Nierenersatz-
  therapie?

11.5.1   Differentialdiagnostische
Überlegungen: akutes versus
chronisches Nierenversagen

Um zwischen akuter und chronischer Niereninsuffizienz zu unterscheiden, sind die Anamnese
und die Überprüfung von früheren medizinischen
Untersuchungen (Eintrittsuntersuchung bei neuer
Arbeitsstelle oder Wehrdienstbeginn) oft wegweisend.

Wichtige Hinweise ergeben sich auch daraus,
wie ausgeprägt die Zeichen einer chronischen Niereninsuffizienz sind:

- Renale Anämie: normozytäre Anämie
- Renaler sekundärer Hyperparathyreoidismus:
  Hypokalzämie, Hyperphosphatämie, Parathor-
  mon erhöht, Vitamin-D-Mangel
- Sonomorphologie der Nieren: kleine Nieren
  mit schmaler hyperechogener Parenchymsaum,
  Zystennieren
- Schmutziggraues Hautkolorit (obwohl dies
  auch bei sich subakut entwickelndem ANV
  vorhanden sein kann)

11.5.2   Differentialdiagnostische
Überlegungen: reversible Ursachen
der Niereninsuffizienz

Häufigster Grund einer reversiblen Niereninsuffizienz ist eine Hypovolämie bzw. renale Minderperfusion (prärenales Nierenversagen). Ursächlich
im Vordergrund stehen Erbrechen, Durchfall, Blutungen, Hypotonie (kardial, septisch) oder Medikamente (Diuretika, nichtsteroidale Antiphlogistika, ACE-Hemmer) oder gelegentlich einfach eine
zu geringe Trinkmenge. Eine Dehydratation ist
klinisch durch trockene Schleimhäute, niedrigen
Hautturgor und Unterdruck einfach erkennbar. Ist
die kardiale Funktion gut, kann bereits ambulant
eine forcierte Volumengabe erfolgen.

Eine kardiale Hypotonie tritt meist im Rahmen
einer Herzinsuffizienz auf. Alleinige Volumengabe
ohne Verbesserung der Kontraktilität ist verständlicherweise nicht nur nutzlos, sondern kann zu
kardialer Dekompensation (Lungenödem) führen.
Therapieprinzipen der chronischen Herzinsuffizienz wie Digitalis, Diuretika, niedrig dosierte β-
Blockade und auch ACE-Hemmer können u. a.
durch positive Inotropie die Pumpleistung und
damit auch die Nierendurchblutung verbessern.
ACE-Hemmer müssen allerdings unter strenger
Kontrolle der Retentionswerte und des Kaliumspiegels vorsichtig dosiert werden.

Der kaliumsparende Aldosteronantagonist Spironolacton wird in der Therapie der schweren,
therapierefraktären Herzinsuffizienz zusätzlich zu
ACE-Hemmern, niedrig dosierten β-Blockern und
Schleifendiuretika eingesetzt. Dabei wurde in den
großen kardiologischen Untersuchungen das Hy-
perkaliämierisiko, insbesondere bei gleichzeitiger

Gabe von Schleifendiuretika als gering eingeschätzt. Inzwischen empfehlen die kardiologischen Fachgesellschaften aufgrund der Ergebnisse der RALES- und RALES-II-Studien, Spironolacton in niedriger Dosis zusätzlich zu einem Schleifen- und/oder Thiazid-Diuretikum sowie einem ACE-Hemmer bei chronischer Herzinsuffizienz einzusetzen (ab Serum-Kreatinin von 2,0–2,5 mg/dl oder Serum-Kalium >5,0 mmol/l kontraindiziert).

Studien zum Einsatz bei Patienten mit gleichzeitiger Niereninsuffizienz fehlten bisher. Es ist jedoch anzunehmen, dass schwer herzinsuffiziente Patienten auch häufiger eine (unerkannte) prärenale Niereninsuffizienz aufweisen. Aufgrund der langen Halbwertszeit und der enormen Hyperkaliämiegefahr ist Spironolacton zur Therapie der Herzinsuffizienz bei niereninsuffizienten Patienten unter ambulanten Bedingungen mit Vorsicht einzusetzen (s. oben). Unter den zur Therapie der Herzinsuffizienz eingesetzten therapeutischen Prinzipien können zwei weitere ebenfalls eine reversible Verschlechterung der Nierenfunktion hervorrufen:

- Diuretika können bei Überdosierung zu einer Dehydratation mit laborchemisch nachweisbarer Kontraktionsalkalose und Anstieg der Retentionswerte führen. Eine Kontraktionsalkalose entsteht, wenn bikarbonatfreie Flüssigkeit verloren geht, wie z. B. bei der Therapie mit Schleifendiuretika.
- ACE-Hemmer können durch Senkung des Widerstandes hauptsächlich im Vas efferens zu einem Abfall des intraglomerulären Druckes, des Filtrationsdruckes und damit der GFR führen.

Nephrotoxische Medikamente, fehlende Dosisanpassung bei Niereninsuffizienz, Kontrastmittel und nichtsteroidale Antiphlogistika sind medikamentöse Ursachen einer meist reversiblen Verschlechterung der Nierenfunktion. Einige Medikamente konkurrieren auch mit Kreatinin um die Sekretion im Tubulus. Sie erhöhen die Plasmakreatininkonzentration, ohne die GFR zu beeinflussen. Die wichtigsten sind Fluzytosin, Cimetidin, Trimethoprim und Cefoxitin.

Der häufigste Grund für eine Obstruktion der ableitenden Harnwege als reversibler Grund einer Niereninsuffizienz ist eine Prostatahypertrophie. Eine langsam zunehmende Obstruktion kann weitgehend symptomlos sein. Der Urologe findet eine vergrößerte Prostata und eine reaktive Hypertrophie der Blasenmuskulatur (Balkenblase).

11.6 Symptome der chronischen Urämie

Als Urämie bezeichnet man die bei akutem Nierenversagen oder bei Erreichen der terminalen Niereninsuffizienz vorliegende Harnvergiftung. Diese ist bei akutem Nierenversagen prinzipiell reversibel, bei chronischem Nierenversagen muss eine Nierenersatztherapie durchgeführt werden.

❶ Die Terminologie »terminale Niereninsuffizienz« ist dann gerechtfertigt, wenn die urämischen Komplikationen auf Dauer konservativ nicht mehr therapierbar sind bzw. eine temporäre Therapie keine anhaltende Verbesserung mehr ermöglicht.

Wenn eine zur Niereninsuffizienz führende renale Grunderkrankung nicht mit eindrücklichen klinischen Symptomen einhergeht (z. B. Arthritis und Exantheme bei Lupus erythematodes, Fieberschübe bei chronischer Pyelonephritis, Nierenkoliken durch nekrotische, den Ureter obstruierende Papillen, wie bei Analgetikanephropathie oder diabetischer Nephropathie) kann eine chronische Niereninsuffizienz lange unentdeckt bleiben. Bei fortgeschrittenem Funktionsverlust kommt es zu Hypertonie, Ödemen, Anstieg der Retentionswerte im Serum, Hyperkaliämie, metabolischer Azidose, Anämie und endokrinen Störungen. Von den endokrinen Störungen ist die renale Osteopathie am bekanntesten, weniger geläufig sind die Störungen im Insulin- und Schilddrüsenstoffwechsel. Weitere Urämiesymptome sind Blutungsneigung, periphere und zentrale neurologische Störungen, Entzündung seröser Häute und Schleimhäute (Perikarditis, Gastritis, Diarrhö). Das Ausmaß der Urämie wird laborchemisch anhand der Harnstoffkonzentration im Plasma beurteilt. Rascher Anstieg von Normalwerten auf 200–250 mg/dl ruft akute Urämiesymptome hervor, es besteht jedoch eine interindividuelle Variabilität. Bei langsamer Entwicklung einer Niereninsuffizienz können deutlich höhere Werte klinisch lange symptomlos bleiben.

11.7 Folgeschäden

11.7.1 Kardiovaskuläres System

Im Rahmen der chronischen Niereninsuffizienz kommt es zu vielen Veränderungen des kardiovaskulären Systems. Arterielle Hypertonie kann renoparenchymatöser oder renovaskulärer Natur (seltener; ▶ Kap. 17) oder volumenbedingt sein.

Bei niereninsuffizienten Patienten sind akzelerierte Arteriosklerose (→ KHK), Klappeninsuffizienzen oder Stenosen sowie globale Herzinsuffizienz häufiger als bei nierengesunden Personen.

Kardiale Todesursachen sind bei urämischen Personen gegenüber Vergleichspopulationen 15- bis 20fach erhöht, wobei Herzinfarkte in etwas weniger als einem Drittel die Ursache der Todesfälle sind. Die Prognose eines Infarktes ist bei Niereninsuffizienten deutlich schlechter: Im Vergleich zu nierengesunden Personen, bei welchen die 1-Jahres-Mortalität nach Myokardinfarkt bei 10–15% liegt, beträgt diese bei diabetischen Dialysepatienten 55,4%, bei nichtdiabetischen Dialysepatienten 62,3%. Ursächlich sind neben der akzelerierten Arteriosklerose der Koronarien auch die in nichtstenotischen Bezirken vorhandene verschlechterte Perfusionsreserve und Stoffwechselstörungen. Diese führen zu Angina pectoris ohne Koronarstenosen, sowie erhöhter Anfälligkeit des Herzmuskels für Hypoxie und daraus resultierende Prädisposition zu Arrhythmien und Fibrose.

Unter Syndrom X oder auch »mikrovaskulärer Angina pectoris« versteht man folgende, bei Erkrankungen mit generalisierter Gefäßbeteiligung (wie z. B. der chronischen Niereninsuffizienz) auftretende Symptom- bzw. Befundkonstellation (Dieses kardiologische »Syndrom X« darf jedoch nicht mit dem von Reaven definierten »Syndrom X« als Synonym für das »metabolische Syndrom« verwechselt werden.):
- Belastungsangina
- Normaler Koronarangiographiebefund (Thalliummyokardszintigraphie auch negativ)
- ST-Senkung im Belastungs-EKG

Es handelt sich um eine Ausschlussdiagnose, die erst nach Koronarangiographie und Ausschluss anderer nichtkardialer Ursachen (z. B. Erkrankung der Speiseröhre) gestellt werden darf und der vermutlich folgende Ursachen in unterschiedlichen Anteilen zugrunde liegen:
- Endothelzellfunktionsstörungen
- Abnormer kardialer Sympathikotonus
- Erhöhte kardiale Schmerzempfindlichkeit
- Okkulte Koronarerkrankung

Der Einsatz empfindlicherer Koronaruntersuchungsmethoden wie z. B. des intravaskulären Ultraschalls zeigte in einer Studie bei Patienten mit Syndrom X in 40% normale Koronarien, in 33% Koronarstenosen sowie eine deutliche Intimaverdickung bei den restlichen Testpersonen.

Bezüglich der Kreislaufregulationsmechanismen findet man in der chronischen Urämie eine verminderte Ansprechbarkeit von α- und β-Rezeptoren. Eine erhöhte intrazelluläre Kalziumkonzentration und das vermehrte Volumen nichtkontraktiler, interstitieller Fibroblasten begünstigen die Ausbildung einer hypertrophen Kardiomyopathie. Diese ist durch relativ geringe Veränderungen der systolischen Kontraktilität bei gleichzeitiger, deutlicher, diastolischer Relaxationstörung und damit verminderter kardialer Compliance (hohe »Steifigkeit«) gekennzeichnet.

Hypertonie

Etwa vier Fünftel der chronisch niereninsuffizienten Patienten leiden an Bluthochdruck. Da Bluthochdruck der wichtigste Progressionsfaktor der chronischen Niereninsuffizienz ist, ist eine adäquate Therapie zwingend. In der antihypertensiven Therapie ist der Einsatz eines ACE-Hemmers oder AT_1-Rezeptorblockers (ARB) in Kombination mit einem Diuretikum besonders sinnvoll. Der ACE-Hemmer senkt den intraglomerulären Druck durch Dilatation des Vas efferens, und bewirkt damit zwar einen Abfall des Filtrationsdrucks (und damit reversiblen Kreatininanstieg), langfristig aber eine Schonung glomerulärer Strukturen und Verlangsamung des Filtratverlustes. ACE-Hemmer sollten daher so früh wie möglich in das Therapiekonzept eingeschlossen werden. Ist das Serumkreatinin noch unter 1,5–2 mg/dl, ist der stärkste nephroprotektive Effekt zu erwarten. Das Diuretikum bekämpft die häufig vorhandene Hypervolämie. Die diuretische Therapie kann zwar bis zum Trockengewicht »ausgereizt« werden. Dann kommt es allerdings neben orthostatischer Hypotonie und körperlicher Müdigkeit auch zum Anstieg der Retentionswerte. Dieser Anstieg wird auch nach Absenken des Blutdrucks in den Normbereich beobachtet und ist u. a. auf die Abnahme des Filtrationsdruckes zurückzuführen. Da die Schonung der glomerulären Strukturen jedoch der langfristigen Funktionerhaltung dient, sollte ein mäßiger Anstieg der Retentionswerte bei Blutdruckeinstellung oder ACE-Hemmertherapie toleriert werden.

Antihypertensive Therapie bei chronischer Niereninsuffizienz

Senkung der Proteinurie durch Antihypertensiva

ACE-Hemmer (und geringer auch Kalziumantagonisten vom Nicht-Dihydropyridintyp) erweitern die efferente Arteriole des Glomerulums, woraufhin der intraglomeruläre Druck sinkt. Die hypertensiv bedingte Glomerulosklerose wird auch bei rein systemischer Blutdrucksenkung durch »Schonung« der präglomerulären Widerstandgefäße vermindert. Einige Antihypertensiva (Hydralazin, Kalziumantagonisten von Dihydropyridintyp wie Nifedipin) bewirken über eine Erniedrigung des Widerstandes der afferenten Arteriole, dass der systemische Druck ungebremst in die Glomeruli gelangen kann, was den Filtrationsdruck erhöhen und das Glomerulum schädigen kann.

Der 2. **nephroprotektive Effekt** der ACE-Hemmer betrifft die proliferationsfördernden Eigenschaft von Angiotensin II. Die Unterdrückung des Wachstumsfaktors Angiotensin II vermindert die Synthese extrazellulärer Matrix durch Mesangial- und Tubuluszellen. Außerdem wird das Vordringen von Makromolekülen ins Mesangium gemindert. Diese Effekte scheinen die Proteinurie nicht hämodynamisch, sondern durch Veränderung des glomerulären Filters zu beeinflussen, denn bei Gabe von Angiontensin II und damit Anstieg des intraglomerulären Drucks bleibt bei zuvor längerer ACE-Hemmertherapie der antiproteinurische Effekt erst mal erhalten.

ACE-Hemmer reduzieren die Proteinurie bei diabetischer Nephropathie. Dieser Effekt ist blutdruck*un*abhängig. Der Proteinurie-senkende Effekt bei nichtdiabetischen niereninsuffizienten Patienten ist bisher nur durch eine Metaanalyse belegt, die darüber hinaus zeigen konnte, dass alternative Antihypertensiva nur beim Diabetiker ebenfalls zu einer signifikanten Reduktion der Proteinurie führen. Hier sind hauptsächlich Diltiazem, Verapamil (also die »nichtperipheren« Kalziumantagonisten) und die Kombination eines β-Blockers mit einem Diuretikum zu nennen. Verapamil potenziert den antiproteinurischen Effekt der ACE-Hemmer. Es sind Kombinationspräparate im Handel erhältlich (z. B. Tarka, Udramil: Trandolapril und Verapamil, Unimax: Ramipril und Felodipin).

β-Adrenozeptorantagonisten, Diuretika und α_1-Blocker senken die Proteinurie nur wenig, zentrale Sympathikusagonisten wie α-Methyldopa, Clonidin und Guanfacin haben fast keinen Effekt auf die Proteinurie.

AT$_1$-Rezeptorblocker (ARB) bewirken eine ebenbürtige Reduktion der Proteinurie. Die Kombination von ACE-Hemmer und AT$_1$-Rezeptorblocker (ARB) wirkt synergistisch und ist in Deutschland mittlerweile auch außerhalb nephrologischer Zentren akzeptiert. Dass sich die Wirkungen eines ACE-Hemmers und eines AT$_1$-Rezeptorblockers (ARB) teilweise ergänzen, lässt sich durch den unterschiedlichen Angriffsort erklären. Auch eine vollständige ACE-Hemmung verhindert die Bildung von Angiotensin-II über andere Wege nicht vollständig. Wie die CALM-Studie (»**C**andesartan **A**nd **L**isinopril **M**icroalbuminuria Study«) z. B. gezeigt hat, führt die Kombination von Lisinopril und Candesartan zu einer stärkeren Blutdrucksenkung als jeweils die einzelnen Medikamente. Sie reduzierte die Albumin-Ausscheidung auch signifikant stärker als der AT$_1$-Rezeptorblocker (ARB) allein.

Der über die Proteinuriesenkung indirekt entstehende lipidsenkende Effekt wirkt progressionshemmend auf Arteriosklerose und Niereninsuffizienz.

Bei Dialysepatienten werden ACE-Hemmer zur antihypertensiven Therapie und zur Behandlung der Herzinsuffizienz eingesetzt. Für beide Indikationen sollten ACE-Hemmer mit kurzer Halbwertszeit in niedriger Dosierung (z. B. Captopril, beginnend mit 6,25 mg/24 h und wöchentlicher Steigerung, $t_{1/2}$ bei term. Niereninsuffizienz 20 h) und langsamer Dosissteigerung oder Substanzen, deren Halbwertszeit bei term. Niereninsuffizienz nicht wesentlich ansteigt, wie z. B. Ramipril (normale $t_{1/2}$: 7-11 h, bei term. Niereninsuffizienz 16 h) eingesetzt werden. Der teilweise hepatisch eliminierte ACE-Hemmer Fosinopril (Fosinorm, $t_{1/2}$ bei Dialyse 17–32 h) ist bei noch kompensierter Nierenfunktionseinschränkung sinnvoll, da die hepatische Metabolisierung bei Niereninsuffizienz zunimmt. (▶ Kap. 14).

Progressionshemmung durch Antihypertensiva

Mehrere Studien haben das Wissen um die progressionshemmende Wirkung antihypertensiver Therapie bei proteinurischen Patienten mit Niereninsuffizienz erweitert, u. a.:

- Modification of Diet in Renal Disease, MDRD (1996)
- African American Study of Kidney Disease and Hypertension trial, AASK (2002)
- Ramipril Efficacy in Nephropathy, REIN (2004), REIN-2 (2005)

Die **MDRD-Studie** überprüfte die Auswirkung unterschiedlich strenger Eiweißrestriktion und Blutdrucksenkung auf den Verlauf der Niereninsuffizienz bei Patienten mit unterschiedlicher Proteinurie und verschieden stark ausgeprägtem Filtratverlust.

Die Ergebnisse der MDRD-Studie deuten auf eine Assoziation zwischen Ausgangsproteinurie und Progressionsrate hin. Patienten mit niedriger Proteinurie (<1 g/24 h) profitierten bezüglich Erhaltung der GFR von einer aggressiven Blutdrucksenkung weniger als Patienten mit einer Proteinurie über 3 g/24 h. Eine Langzeituntersuchung an nichtdiabetischen Niereninsuffizienten mit Ramipril (REIN) versus gleichstarker Blutdrucksenkung mit anderen Antihypertensiva konnte für manche Patienten unter Ramipril sogar eine Funktionsverbesserung (GFR-Anstieg) zeigen.

Die AASK-Studie konnte die Effekte der MDRD-Studie nicht bestätigen. Sie konnte keinen zusätzlichen Effekt einer weiteren Blutdrucksenkung (mittlerer arterieller Blutdruck von 92 mmHg oder darunter) auf die Verzögerung der Progression einer hypertensiven Nephropathie bei Afroamerikanern zeigen.

Diuretika

Häufig ist Hypervolämie eine wichtige Ursache oder Mitursache bei der Hypertonie niereninsuffizienter Patienten. Diuretika kommen deswegen eine besondere Rolle in der antihypertensiven Therapie zu. Einsatz finden hauptsächlich Schleifendiuretika, denn Thiazide sind schon bei leichter Niereninsuffizienz unwirksam. Zur Steigerung des diuretischen Effektes können Schleifendiuretika mit Thiaziden kombiniert werden (»sequentielle Nephronblockade«, ▶ Kap. 7, insbesondere ▶ Abschn. »Therapie von Ödemen« und ▶ Kap. 17). Schleifendiuretika (Furosemid = z. B. Lasix, Torasemid = Unat) sind auch bei hochgradiger Niereninsuffizienz noch wirksam, müssen dann aber deutlich höher dosiert werden. Sie erreichen ihren Wirkort im dicken aufsteigenden Schenkel der Henle-Schleife durch aktive Sekretion im proximalen Tubulus. Mit zunehmender Niereninsuffizienz akkumulieren endogene organische Säuren und hemmen kompetitiv die Sekretion der Schleifendiuretika. Dies kann durch Dosissteigerung überwunden werden. Die Wirkdosis muss individuell durch Dosissteigerung ermittelt werden. Da die Bioverfügbarkeit von Furosemid nur bei 50% liegt, muss bei oraler Gabe die i.v.-Wirkdosis verdoppelt werden, Bumetanid und Torasemid dagegen werden zu 100% resorbiert.

Zusammenfassung

Die Progressionshemmung nichtdiabetisch bedingter, chronischer Niereninsuffizienz durch antihypertensive Therapie ist nicht so gut belegt wie bei diabetisch bedingter Niereninsuffizienz. Eine antihypertensive Therapie ist jedoch in jedem Stadium gerechtfertigt. Diese sollte initial einen ACE-Hemmer und/oder einen zentral wirkenden Kalziumantagonisten umfassen. Ergänzend ist ein Diuretikum sinnvoll. Von einer Gleichwertigkeit von ACE-Hemmern und AT_1-Rezeptorblocker (ARB) darf derzeit nicht ausgegangen werden, denn die unterschiedliche Wirkung auf den Kininabbau und die Rezeptorselektivität des AT1-Rezeptorblockers (ARB) lassen eine vom ACE-Hemmer unterschiedliche Langzeitwirkung vermuten.

Es gibt keine gesicherten Zielwerte, die der Blutdruck erreichen sollte. Der GFR-Verlust ist oberhalb eines arteriellen Mitteldrucks von 100 mmHg (= diastolisch max. 80–85 mmHg ohne systolische Hypertonie) deutlich beschleunigt. Der diastolische Zielwert sollte bei einer Proteinurie von 1–2 g, also bei ca. 80 mmHg (arterieller Mitteldruck <98 mmHg ohne systolische Hypertonie) liegen. Bei höherer Proteinurie oder normotensiven Ausgangswerten sind niedrigere diastolische und systolische Werte (arterieller Mitteldruck <92 mmHg) anzustreben.

Bezüglich der zu erreichenden Reduktion der Proteinurie kann als Ziel eine Reduktion um 35–40% der Ausgangsproteinurie dienen. Bei dieser Reduktion war tierexperimentell der intraglomeruläre Druck deutlich reduziert.

Urämische Perikarditis

Eine urämische Perikarditis kann bei akuter und chronischer Niereninsuffizienz auftreten, aber auch bei Hämodialysepatienten mit unzureichender Dialysedosis. Dies kann z. B. bei Shuntproblem der Fall sein. Die Diagnose stellt sich klinisch durch das unverwechselbare knirschende Auskultationsgeräusch. Es ähnelt dem Geräusch, welches man beim Formen eines Schneeballs erzeugt. Diese abakterielle Entzündung kann zu einer Verklebung der beiden Perikardblätter führen, was mit einer Beeinträchtigung der kardialen Pumpleistung einhergeht. Ein seröser oder gar hämorrhagischer Perikarderguss großen Ausmaßes (<250 ml) führt zur lebensbedrohlichen Perikardtamponade und muss durch eine Perikardiozentese behandelt werden. Mildere Formen gehen mit Fieber und pleuritischen Schmerzen einher. Bei der urämischen Perikarditis fehlen meist die perikarditistypischen diffusen ST- und T-Elevationen.

 Cave
Die urämische Perikarditis ist ein Notfall und eine absolute Dialyseindikation!

Die Therapie bei noch nicht dialysierten Patienten besteht in einer Einleitung der Dialysetherapie. Mit Beginn der Dialyse kommt es rasch zur Besserung der Beschwerden, aber auch zur Abnahme des Perikardergusses. Bei hämorrhagischem Erguss sollte eine heparinfreie Dialyse gewählt werden. Entwickeln Dialysepatienten eine Perikarditis, so muss die Dialysedosis erhöht werden und nach Ursachen wie z. B. Shuntproblemen gefahndet werden. Ein Perikarderguss bildet sich nach 1–2 Wochen zurück. Ist dies nicht der Fall, so kann bei hämodynamischer Relevanz eine Punktion nötig werden. Bei rezidivierenden Perikarderguss muss unter Umständen eine

Fensterung des Perikardsackes in die Peritonealhöhle vorgenommen werden. Bei hämodynamisch nicht tolerabler Verklebung der Perikardblätter kann selten eine Perikardektomie indiziert sein.

11.7.2 Blut und blutbildende Organe, Immunsystem

Anämie
► Kap. 12

Gerinnungsstörungen

Chronische wie auch akute Urämie führen zu einer hämorrhagischen Diathese. Im Vordergrund steht eine Thrombozytenaggregations- und Adhäsionsstörung, die hauptsächlich durch die Urämietoxine (Harnstoff), durch Anämie und NO verursacht wird. Bei Anämie sind die normalerweise den Blutzylinder im Gefäß randständig dicht umgebenden Thrombozyten weiträumig verteilt, was die Endotheladhäsion verschlechtert. Konzentration und/oder Funktion der Gerinnungsfaktoren sind bei Niereninsuffizienz in der Regel unverändert. Die Empfindlichkeit gegenüber der Wirkung von Thrombozytenaggregationshemmern ist erhöht.

Die Blutungsneigung bessert sich meist nach Einleitung der Nierenersatztherapie, kann jedoch persistieren. Damit erklärt man sich die gehäufte Entstehung subduraler Hämatome, Blutungen ins Retroperitoneum, in die Pleura- oder Perikardhöhle bei Patienten mit chronischer Niereninsuffizienz. Eine einfache Nachweismethode der Blutungsneigung ist die Bestimmung der Blutungszeit. Bei der normalen Methode (»unter Luft«) soll nach einer Stichinzision in die Haut am Unterarm mit einer Lanzette die Blutung nach spätestens 5min stoppen. Eine 10- bis 15-minütige Blutungszeit geht mit einem deutlich erhöhten Blutungsrisiko einher.

Therapeutisch gibt es neben einer Urämiekorrektur durch Dialyse mehrere Möglichkeiten die Gerinnung kurz oder langfristig zu verbessern. Wird z. B. eine kurzfristige Verbesserung vor einer Nierenbiopsie angestrebt, kann Vasopressin (dDAVP; 0,3 µg/kg KG in 0,9% Kochsalzlösung i.v. über 30 min) durch Freisetzung des von-Willebrand-Faktors aus Endothelzellen die Gerinnung deutlich verbessern. Die Korrektur der Anämie, entweder kurzfristig durch Transfusion oder langfristig durch die Gabe von Erythropoietin bis zu einem Hämatokrit über 30%, führt häufig zur Normalisierung der Gerinnungssituation. Die Gabe von Östrogenen, hautsächlich Estradiol wirkt vermutlich über die Reduktion eines NO-Vorläufermoleküls gerinnungsverbessernd. Die Infusion von Kryopräzipitaten zur Förderung der Thrombozytenaggregation wird u. a. aufgrund der Infektionsgefahr nur sehr selten eingesetzt.

Erythrozytose, Thrombozytose

Eine Erythrozytose ist beim Dialysepatienten selten. Auch Patienten mit Zystennieren brauchen häufig Erythropoietinsubstitution. Erworbene Ursachen einer Erythrozytose sind:

- Erworbene sekundäre Zysten bei langjähriger Dialyse
- Hydronephrose
- Pyelonephritis
- Nierenzellkarzinom
- Aktive Hepatitis
- Hepatozelluläres Karzinom

Bei Vorliegen eines spontanen Hämatokrit über 38% ohne Erythropoietinsubstitution sollten die genannten Ursachen ausgeschlossen werden.

Eine Thrombozytose bei terminaler Niereninsuffizienz findet sich zum einen unter Erythropoietintherapie, zum anderen bei CAPD-Patienten.

Hämosiderose

▶ Abschn. »Gastrointestinale Störungen« – Leber

11.7.3 Säure-Basen-Haushalt – Elektrolyte – Flüssigkeitshaushalt

Chronische metabolische Azidose

Pathophysiologie

Die chronische metabolische Azidose des niereninsuffizienten Patienten beruht auf der verminderten Säureexkretionskapazität, welche unterhalb einer Kreatininclearance von etwa 50 ml/min auftritt (also etwa ab Anstieg des Serumkreatinins auf 2 mg/dl). Terminal niereninsuffiziente Patienten haben eine spontane Bikarbonatkonzentration im Plasma von 12–20 mmol/l, die Anionenlücke ist erhöht. Diese Erhöhung beruht auf einer Retention von organischen Säuren wie Sulfat, Urat, Hippurat etc. Selten findet man einen ausgeglichenen Säure-Basen-Status trotz terminaler Niereninsuffizienz. Dieses interessante Phänomen kommt besonders bei Diabetikern vor. Ursache ist zum einen eine verminderte Eiweißzufuhr, wodurch die Säureproduktion – hauptsächlich Sulfat – sinkt. Außerdem ist die Diät häufig reich an Obst. Dieses enthält Zitrat, welches im Körper zu Bikarbonat umgewandelt wird. Eine metabolische Alkalose durch Diuretikatherapie oder Erbrechen kann die renale Azidose verschleiern.

Behandlung

Drei Argumente sprechen für die Behandlung der renalen, metabolischen Azidose:

- Azidose führt zu einer negativen Kalziumbilanz des Knochens und damit Verschlechterung der renalen Osteopathie (Osteopenie, Ostitis fibrosa).
- Chronische Azidose bewirkt Muskelabbau und senkt die Albuminsynthese, wirkt also katabol. Diätetische Eiweißrestriktion kann diese Katabolie verschlimmern.
- Adaptiver Anstieg der Ammoniumproduktion kann zur Komplementaktivierung führen, was (zumindest experimentell) zu einer Schädigung des Tubulointerstitiums führt.

Bei nur milder Azidose (pH >7,25, Bikarbonat im Plasma >18 mmol/l) sollte ein Ausgleich mit Bikarbonat aufgrund der damit verbundenen Natriumbelastung und der erhöhten Tetaniegefahr nur zurückhaltend eingesetzt werden. Die Tetaniegefahr kann aufgrund des durch die Alkalose verminderten freien Kalziums bei tendenziell hypokalzämischen Patienten auftreten. Kinder werden jedoch bereits bei milder Azidose therapiert, um eine Wachstumsverzögerung zu vermeiden. Das in der Zubereitungsform enthaltene Natrium kann durch Volumenretention zu Ödemen führen. Bei gleicher Natriummenge ruft Natriumbikarbonat weniger Ödeme hervor als Natriumchlorid.

Ein positiver Effekt der Therapie mit alkalisierenden Substanzen (hauptsächlich Bikarbonat) zur Behandlung der renalen, metabolischen Azidose auf die Progression der Niereninsuffizienz ist nicht belegt. Tierexperimentell führt Alkalitherapie bei Zystennieren zu einer verminderten Zystenformation. Der theoretische Kaliumtransfer nach intrazellulär hatte in klinischen Studien nicht den erhofften Erfolg.

Bei präterminaler Niereninsuffizienz und ausgeprägter Azidose (Plasmabikarbonat<18 mmol/l) ist das Anheben der Bikarbonatkonzentration auf >22 mmol/l durch die Gabe von 1–2 g Natriumbikarbonat (Natriumbikarbonat 0,5 g z. B. Nephrotrans bis 4-mal täglich) zu empfehlen. Natriumzitrat hat den Nachteil die Aluminiumresorption zu steigern, so dass es bei Patienten mit aluminiumhaltigen Phosphatbindern kontraindiziert ist. Ein Vorteil von Zitrat ist allerdings die bessere gastrointestinale Verträglichkeit. Bei Dialysepatienten kann die Bikarbonatzufuhr im Dialysat unabhängig von der Natriumkonzentration reguliert werden.

Volumenüberlastung »Überwässerung«

Die Salz- und Volumenregulation ist zwar meist bis kurz vor Beginn der Dialysepflichtigkeit erhalten, die Regulationsmechanismen verlangsamen sich jedoch. Bei chronischer Niereninsuffizienz besteht Ödemneigung sowohl peripher als auch pulmonal. Dabei kann trotz niedrigem Hautturgor eine pulmonale Stauung vorliegen. Dieser Ödemneigung kann durch die Gabe von Diuretika entgegengewirkt werden. Schleifendiuretika wirken bis zur terminalen Niereninsuffizienz, Thiazide sind ab einem Serumkreatinin von 2 mg/dl nur noch in Kombination mit Schleifendiuretika wirksam (»sequentielle Nephronblockade«) (▶ Kap. 7, insbesondere ▶ Abschn. »Therapie von Ödemen«).

Hyperkaliämie

Einer Hyperkaliämie bei Niereninsuffizienz kann verschiedene Ursachen zugrunde liegen:
- Oligurie und damit verminderte Kaliumausscheidung
- Fehlende Aldosteronsekretion/-wirkung beim oligurischen Patienten
- Spironolacton

- Gewebezerfall
- Hohe diätetische Kaliumzufuhr
- Nichtsteroidale Antiphlogistika
- ACE-Hemmer
- Nichtselektive β-Blocker erhöhen den postprandialen Kaliumanstieg

Therapeutisch werden Schleifendiuretika und kaliumbindende Austauscherharze eingesetzt. Diese enthalten als Austauschsalze Kalzium- oder Natriumkationen und werden zu den Mahlzeiten verabreicht (Kalziumhaltig: Anti-Kalium, Calcium Resonium, CPS-Pulver, Sorbisterit; Natriumhaltig: Resonium A). Als Dauermedikation sind die Austauscherharze aufgrund des Nebenwirkungsprofils jedoch ungeeignet.

Hyperphosphatämie

▶ Kap. 12, insbesondere ▶ Abschn. »Renale Osteopathie«

11.7.4 Immunschwäche durch chronische Niereninsuffizienz

Bei fortgeschrittener Niereninsuffizienz und beim Dialysepatienten findet sich eine Abwehrschwäche gegenüber Infektionen. Diese beruht u. a. auf einer vermutlich durch Urämietoxine bedingten Funktionsstörung von Granulozyten und Lymphozyten oder »Verbrauch« von Immunkompetenz an bioinkompatiblen Dialysemembranen. Natürlich spielen auch allgemeine Faktoren wie z. B. der Ernährungszustand eine Rolle. Es kommt häufiger zu schweren Infekten, bei welchen die normalen Warnzeichen des Körpers nur abgeschwächt auftreten. Eine Fieberreaktion z. B. kann völlig fehlen.

Bei Impfungen muss mit einer abgeschwächten Impfantwort gerechnet werden. In den Impfempfehlungen der ständigen Impfkommission am Robert-Koch-Institut wird bei chronischer Niereninsuffizienz die Impfung gegen Hepatitis B, Influenza und Pneumokokken als Impfung der Kategorie I empfohlen. Der Buchstabe »I« bedeutet, dass es sich um eine Indikationsimpfung bei erhöhter Gefährdung für Personen bzw. Angehörige von Risikogruppen handelt (▶ Kap. 12).

11.7.5 Gastrointestinale Störungen

Ursachen für gastrointestinale Probleme bei Patienten mit Niereninsuffizienz:

- Direkte Auswirkung chronischer Urämie, wie z. B. autonome Gastroparese
- Parallel vorhandene gastrointestinale Grunderkrankungen
- Iatrogene Ursachen, wie z. B. antibiotikainduzierte Störungen der Darmflora oder Darmwandnekrosen durch Kaliumbinder

Mund- und Rachenraum, Speiseröhre

Viele Dialysepatienten klagen über einen subjektiv metallischen Geschmack. Objektivierbar sind der typische urämische Fötor, Entzündungen von Zahnfleisch, gelegentlich auch Parotitiden. Bei der Bildung des urämischen Fötor spielt die bakterielle Umsetzung von Harnstoff in Ammoniak eine Rolle. Chronische Immunsuppression durch Urämie oder Medikamente (auch nach Transplantation) erleichtert Infektionen durch opportunistische Keime. Gehäuft werden Aphthen durch Herpesviren, Candidiasis und Moniliasis (Neutropenie, Zytostatika) beobachtet. Eine Candidiasis des Ösophagus ist in der Breischluckuntersuchung leicht zu übersehen. Endoskopisch sieht man mit weißlichen Belägen abgedeckte, leicht blutende Ulzera.

Viele Systemerkrankungen betreffen auch die Schleimhäute und den Gastrointestinaltrakt. Sklerodermiepatienten z. B. haben eine veränderte Magen-Darm-Motilität, was zu Diarrhö oder Obstipation führen kann. Häufig sind auch Dysphagie und Refluxösophagitis, welche durch funktionelle Störungen des ösophagokardialen Sphinkters bedingt werden.

Bei CAPD-Patienten prädisponiert der durch die Peritonealflüssigkeit erhöhte, intraabdominelle Druck zur Bildung von Hiatushernien und Refluxösophagitis. Hiatushernien kommen jedoch auch bei Hämodialysepatienten gehäuft vor.

Magen

Im präterminalen Stadium chronischer Niereninsuffizienz kommen Entzündungen von Magen und Duodenalschleimhaut gehäuft vor. Übelkeit, Erbrechen oder Diarrhö bei präterminal niereninsuffizienten Patienten, die nicht auf andere Ursachen zurückzuführen sind, können durchaus eine Indikation zum Beginn der Dialysebehandlung darstellen. Bei Dialysepatienten mit autonomer Neuropathie, insbesondere bei Diabetikern treten Magenentleerungsstörungen besonders häufig auf. Dies kann jedoch alternativ auch auf zu geringe Dialysedosis (Urämiezeichen) zurückzuführen sein. Unter adäquater Dialysebehandlung ist der häufigste Magenbefund eine Mukosahypertrophie. Oberflächengastritis und atrophische Gastritis sind ebenso wie eine Duodenitis bei Dialysepatienten häufiger als in der Normalbevölkerung, die Inzidenz von Ulzera ist jedoch gleich. Interessanterweise kommt die Helicobacterinfektion bei Dialysepatienten nicht häufiger vor als bei gesunden Kontrollen. Die meisten Dialysepatienten haben hohe Säurespiegel, die vermutlich auf die erhöhten Gastrinspiegel zurückzuführen sind. Obere gastrointestinale Blutungen sind bei Dialysepatienten häufig durch Schleimhautläsionen bedingt und werden durch ulzerogene Medikamente (NSAID, Steroide, ASS, Eisen), selten auch durch Hyperkalzämie begünstigt.

Dünndarm

Im Dünndarm findet man bei chronisch Niereninsuffizienten und Dialysepatienten neben einer Schleimhautentzündung gelegentlich eine ödematöse Mukosaverdickung. Analysen von Dünndarmsaft ergeben Störungen zucker- und eiweißspaltender Enzyme, diese sind jedoch meist von geringer klinischer Relevanz. Ist eine Amyloidose die Ursache der Niereninsuffizienz, so kann sich diese auch im Dünndarm manifestieren und eine Malabsorption und Malassimilation hervorrufen.

Dickdarm

Zystennierenpatienten leiden gehäuft unter Divertikulose und Divertikulitis. Bei den restlichen Dialysepatienten sind diese Leiden genauso häufig wie in der Normalbevölkerung. Angiodysplasien/Teleangiektasien von Magen, Dünn- und Dickdarm sind bei Dialysepatienten gehäuft. Sie können geringe Dauerblutungen bewirken, die unter oder an der

Nachweisschwelle der Stuhltests auf okkultes Blut liegen. Da Dialysepatienten gehäuft an Kolonkarzinomen erkranken, entsteht somit die Frage, wie oft bei positivem Nachweis von Blut im Stuhl (Haemoccult) koloskopiert werden kann bzw. muss. Bei gesicherter Angiodysplasie kann ein Therapieversuch mit niedrig dosierten Östrogenen unternommen werden. An zwei weitere Erkrankungen des Dickdarmes, die bei Dialysepatienten häufiger beobachtet werden, muss bei akuten abdominellen Beschwerden gedacht werden:

- Spontane Kolonperforation (freie infradiaphragmale Luft in der Abdomenleeraufnahme im Stehen)
- Diskrete Kolonulzera (koloskopische Diagnose)

Leber, Galle, Pankreas

Die Gallensäurenverteilung im Darm kann bei chronischer Niereninsuffizienz verändert sein, was möglicherweise zur bei Dialysepatienten gehäuft zu beobachtenden Diarrhö beiträgt. Gallensteine und chronische Cholezystitis sind ebenfalls gehäuft.

Die häufigste Lebererkrankung des Dialysepatienten ist die Hepatitis B. Bei Transplantatversagen und erneuter Dialyse muss auch an eine Leberbeteiligung bei persistierender, aktiver Infektion mit den Herpesviren CMV und EBV gedacht werden.

Dialysepatienten sind auch anfälliger für hepatotoxische Medikamentenwirkungen. Diese bilden sich nach Absetzen meist rasch zurück. Transaminasen im hochnormalen Bereich können bei Dialysepatienten bereits als pathologisch betrachtet werden. Treten diese bei Patienten mit langjähriger Eisentherapie auf, muss auch eine hepatische Siderose in Betracht gezogen werden. Dies gilt insbesondere dann, wenn die Ferritinspiegel längere Zeit 1000 µg/l überschritten haben. Therapeutisch können neben Erythropoietin, welches zum Einbau von Eisen in Hämoglobin beiträgt, auch Chelatbildner wie DFO zur Eisenentfernung eingesetzt werden. Die Eisenmobilisation durch EPO ist jedoch als effektiver und sinnvoller zu betrachten.

Die Serumamylase kann bei chronischer Niereninsuffizienz und Dialysepatienten ohne pathologische Bedeutung auf das 2- bis 3fache erhöht sein. Rezidivierende Pankreatitiden sind als Risikofaktor für Komplikationen nach Nierentransplantation zu betrachten.

Akutes Abdomen beim Dialysepatienten

Bestimmte Ursachen des akuten Abdomens kommen bei Dialysepatienten im Vergleich zur Normalpopulation besonders häufig vor:

- Pankreatitis
- Divertikulitis bei Patienten mit Zystennieren
- Spontane Kolonperforation
- Strangulierte Bauchwandhernie
- Mesenterialinfarkt bei nichtokklusiver Darmischämie (»NOMI«)

Bei schwerkranken Dialysepatienten muss auch ohne direkte, gastrointestinale Symptome ein akutes Abdomen in die Abklärung miteinbezogen werden.

 Cave
Ein akutes Abdomen beim Dialysepatienten kann oligosymptomatisch verlaufen, klinisch wegweisende Symptome wie z. B. peritoneale Abwehrspannung können fehlen!

Trifft dialysebedingte Hypotension auf ein Gefäßsystem, welches durch langjährige Dialyse eine akzelerierte Atherosklerose aufweist, können ischämische Darminfarkte auch ohne Verschluss der Mesenterialgefäße (»nicht-okklusive Darmischämie«, »NOMI«) auftreten. In der Pathogenese wichtig ist neben der Arteriosklerose eine Vasokonstriktion der Splanchnicusgefäße im Sinne einer Perfusionsumverteilung wie im Schock. Die typische 3-Phasigkeit des Mesenterialinfarktes beim Nierengesunden (akuter Schmerz, stilles Intervall, schwere Symptomatik mit Peritonitis) ist beim Dialysepatienten die Ausnahme. Schmerzen oder Blut im Stuhl können fehlen, eine Leukozytose ist jedoch meistens vorhanden. Diabetiker sind besonders gefährdet. Bei Verdacht auf Darmischämie ist eine stationäre Aufnahme erforderlich. Messungen der Laktatkonzentration können die Diagnose erhärten, beweisend ist die Laparaskopie, in der ein nekrotisches Darmsegment gefunden wird. Prädispositionsstellen sind die sog. »Wasserscheiden« der Gefäßversorgung von Dick- und Dünndarm (Milzflexur, rechtes Kolon, rektosigmoidaler Übergang).

11.7.6   Endokrinologische Störungen und Sexualfunktionsstörungen

Endokrinologische Störungen durch Urämie:
- Glukoseintoleranz
- Wachstumsstörungen
- Hyperlipidämie
- Sexualfunktionsstörungen
- Sekundäre Hyperparathyreoidismus

Kohlenhydratstoffwechsel und Insulinmetabolismus

▶ Kap. 9

Pathophysiologie

Die bei chronischer Niereninsuffizienz vor allem bei Diabetikern zu beobachtende Störung der Glukoseverarbeitung hat mehrere Ursachen:
- Anstieg der Insulinresistenz
- Absinken der Insulinsekretion
- Veränderte metabolische Clearance von Insulin

Die erhöhte Insulinresistenz zeigt sich z. B. darin, dass die hepatische Glukoneogenese durch Insulin nur noch schlecht supprimiert werden kann. Ein hohes Parathormon sowie Sauerstoffmangel durch Anämie tragen zur Insulinresistenz bei. Die Glukoseaufnahme in Muskulatur und Skelett ist deutlich verschlechtert. Auch die intrazelluläre Verarbeitung der Glukose (Oxidation zu CO_2, Glykogenaufbau) ist gestört. Andere Insulinwirkungen, wie der Kaliumtransfer nach intrazellulär oder die antiproteolytische Wirkung, sind unverändert.

Etwa ein Viertel (6–8 IE) des täglich vom gesunden Pankreas produzierten Insulins wird in der Niere in den proximalen Tubuluszellen abgebaut oder ausgeschieden. Das kleine Eiweißmolekül Insulin wird normalerweise frei filtriert. Aufgrund zusätzlicher tubulärer Sekretion beträgt seine Clearance 200 ml/min. Aufgrund erschöpfter renaler Kompensationsmechanismen, aber auch durch urämische Blockade der hepatischen Clearance, sinkt die metabolische Clearance von Insulin unterhalb einer Filtrationsrate von 15–20 ml/min.

Die bei Insulinresistenz nötige Sekretionssteigerung der β-Zellen wird durch die metabolische Azidose, durch hohes iPTH und Vitamin-D-Mangel gehemmt.

Klinisch kann eine progrediente Niereninsuffizienz die Glukoseregulation also sowohl verschlechtern als auch verbessern. Verschlechterte Insulinsensitivität würde eine Steigerung der Insulindosis bei Typ 1 bzw. Beginn der Insulintherapie bei Typ 2 erzwingen. Verschlechterte renale Insulinausscheidung führt zu einer längeren Halbwertszeit, was eine Dosisreduktion oder gar ein Absetzen von Insulin erfordern würde. In der Praxis sinkt der Insulinbedarf mit zunehmender Niereninsuffizienz meist ab. Dies ist jedoch individuell unterschiedlich.

Hypoglykämien treten sowohl bei Diabetikern als auch bei Nichtdiabetikern mit Niereninsuffizienz gehäuft auf. Gründe hierfür sind verminderte Kalorienzufuhr, verminderte renale Glukoneogenese, verlangsamter Abbau hypoglykämisierender Medikamente/Substanzen (Alkohol, β-Blocker, Disopyramid), gleichzeitige Lebererkrankung und Mangel an kontrainsulinär wirkenden Hormonen (Adrenalin). Eine Hyperglykämie (außer natürlich bei Diabetikern) findet sich nur bei wenigen Patienten mit Niereninsuffizienz, meist verbirgt sich dahinter eine diabetogene Stoffwechsellage oder eine unerkannte Infektion.

Urämiebedingte Appetitlosigkeit führt außerdem oft zu einer Reduktion der Kalorienzufuhr. Zu Beginn der Dialysetherapie oder bei fortgeschrittener Niereninsuffizienz muss deswegen fast immer eine Änderung der Insulinschemata, meist mit Dosisreduktion vorgenommen werden.

Die Veränderungen im Insulinmetabolismus führen außerdem zur Hypertriglyzeridämie und über Stimulation von PAI 1 (Plasminogen-Aktivator-Inhibitor) zur verminderten systemischen Fibrinolyse.

Therapeutische Konsequenzen

Nicht jede Methode zur Messung von HbA1c ist bei chronischer Niereninsuffizienz geeignet. Säulenchromatographie, Ionenaustauschchromatographie und Gelelektrophorese liefern bei Urämie falsch-hohe Werte. Korrekte Bestimmungen können mit der Boronat-Agarose-Affinitätschromatographie oder der Thiobarbituratmethode erfolgen.

Zielwerte der Diabeteseinstellung beim diabetischen Dialysepatienten:	
Blutglukosespiegel (nüchtern, Vollblut):	140 mg/dl (7,8 mmol/l)
HbA1c bei Typ 1 Diabetes mellitus:	6–7%
HbA1c bei Typ 2 Diabetes mellitus:	7–8%

Sulfonylharnstoffe. Die meisten Sulfonylharnstoffe werden renal eliminiert, haben aktive Metabolite und sind hoch eiweißgebunden. Dies führt bei Niereninsuffizienz und evtl. gleichzeitiger Gabe anderer ebenfalls eiweißgebundener Medikamenten zu schwankenden, unplanbaren Plasmaspiegeln. Schwere Hypoglykämieepisoden, die einen oft mehrtägigen stationären Aufenthalt erzwingen können die Folge sein. Ab einem Serum-Kreatininwert von 1,4 mg/dl bzw. einer Kreatininclearance unter 50 ml/min sind nur die hepatisch eliminierten Sulfonylharnstoffe Glimepirid (Amaryl) und Gliquidon (Glurenorm) einsetzbar. Die Wirkdosis wird empirisch durch langsame Steigerung der Dosis ermittelt.

Metformin. Metformin hat in der oralen Therapie des nierengesunden Typ-2-Diabetes eine Renaissance erfahren. Biguanide sind jedoch bei Patienten mit Niereninsuffizienz aufgrund der Kumulationsgefahr dieser rein renal eliminierten Substanzen kontraindiziert. Das Risiko einer Laktatazidose ist bei der eingeschränkten Säureeliminationsfähigkeit niereninsuffizienter Patienten nicht akzeptabel.

Repaglinid und Nateglinid. Repaglinid und Nateglinid stimulieren die Insulinfreisetzung aus der β-Zelle in Abhängigkeit von der aktuellen Plasmaglukosekonzentration. Sie wirken kurz und werden direkt zur Mahlzeit verabreicht. Sie dürfen bei jedem Grad von Niereninsuffizienz verabreicht werden. Meist wird eine geringere Dosis benötigt.

Thiazolidinedione. Die Thiazolidinedione (z. B. Piaglitazon, Rosiglitazon) verbessern die Antwort der Zielzellen auf Insulin, sind aber nur in dessen Gegenwart aktiv. Aufgrund des hepatischen Metabolismus (99%) muss die Dosis bei Niereninsuffizienz nicht eingeschränkt werden.

Die **Insulindosis** muss unterhalb einer Kreatininclearance von 50 ml/min um 25%, unterhalb von 10 ml/min um die Hälfte reduziert werden. An Schemata haben sich bewährt:
- 2-malige Gabe eines bereits fertigen Insulingemischs von 25–30% eines schnell wirkenden mit 70–75% verzögert wirkenden Insulin (z. B. Insuman 30/70, Actraphane 30/70) im Verhältnis 2/3 morgens, ein Drittel abends;
- 2-malige Gabe eines lang wirkenden Insulins (Insuman basal, Protaphane) plus zu den Mahlzeiten rasch wirkendes Insulin (z. B. Insuman rapid, Actrapid, Lispro);
- 1-malige Gabe eines besonders lang wirkenden Insulins (Lantus, NPH).

Der individuelle Insulinbedarf ist jedoch ebenso wie die Änderung der Insulinresistenz unterschiedlich. Nierengesunde Personen ohne Diabetes produzieren etwa 1 IE Insulin/h, die auch ohne Nahrungsaufnahme von anderen Körperfunktionen verbraucht wird. Pro Broteinheit (BE) muss etwa eine Einheit berechnet werden, wobei der Insulinbedarf pro BE morgens etwas höher liegt als abends (z. B. 1,5 IE/BE morgens vs. 0,5 IE/BE abends). Eine Einheit Insulin kann den Blutzucker zwischen 140 mg/dl und 250 mg/dl um 30–50 mg/dl senken. Je höher der Glukosespiegel, desto geringer die Wirkung von Insulin.

Die intraperitoneale Applikation von Insulin bei CAPD wird eher selten praktiziert. Vorteile sind die natürliche Route (via Portalgefäße), die kontinuierliche Applikation und das Wegfallen der Injektionen. Nachteilig ist die Kontaminationsgefahr des Beutels beim Einspritzen von Insulin, sowie das erhöhte Risiko einer peritonealen Fibroblastenproliferation oder einer subkapsulären hepatischen Steatose. Bei intraperitonealer Insulingabe muss die Dosis die transperitoneal resorbierte Glukose mitberücksichtigen.

Für die Anpassung der Insulindosis bei CAPD-Patienten gibt es verschiedene Protokolle, am bekanntesten ist das **Toronto-Western-Protokoll**. Dieses ist speziell für die CAPD berechnet. Beim Toronto-Protokoll wird am 1. Tag die Gesamtinsulinmenge auf vier CAPD-Beutel verteilt, die Wechsel werden ca. 20 min vor den drei großen Mahlzeiten und einmal um ca. 23 Uhr vorgenommen. Blutzuckermessungen erfolgen nüchtern und jeweils 1 h nach den großen Mahlzeiten. Jeder Beutel erhält je nach Glukosegehalt Altinsulin (1,5%Glukose: Je 2 IE pro 2 l-Beutel; 2,5%: Je 4 IE pro 2 l-Beutel; 4,25%: Je 6 IE pro 2 l-Beutel). Am 2. Tag werden je nach Nüchternwert Änderungen der Insulindosis vorgenommen. So genannte »high transporter« (nächtliche IPD) müssen sich ein anderes Schema erarbeiten.

Probleme

Weiter bestehende Hyperglykämie bei Dialysepatienten oder chronisch Niereninsuffizienten ist häufig auf eine inadäquate Insulindosis oder non-Compliance zurückzuführen. Allerdings kann auch eine Mikroangiopathie zur Verschlechterung der Resorption subkutan applizierten Insulins führen. Nicht ausreichende Dialysedosis und daraus resultierende geringe Kalorienzufuhr, sowie nicht erkannte Infektionen oder Neoplasmen sind häufig Gründe für Blutzuckerentgleisungen. Wechselnde Phasen von Hyper- und Hypoglykämien können auch auf die im Rahmen der autonomen Neuropathie auftretende Gastroparese zurückzuführen sein. Diese erschwert die zeitgerechte Insulinapplikation aufgrund der durch verlängerte Verweilzeit im Magen verzögerten Nahrungsresorption. Metoclopramid kann hier Besserung bringen. Häufig bestehen jedoch auch diätetische Missverständnisse oder andere Verständnisprobleme seitens der Patienten. Eine gründliche Schulung ist daher Grundlage jedes Therapieerfolges.

❯ **Cave**
Auch Sehstörungen oder Depressionen können zu Compliancestörungen führen.

Kortisolmetabolismus bei chronischer Niereninsuffizienz

Die geringe Beeinflussung der Hypothalamus-Hypophysen-Nebennierenrinden-Achse durch chronische Niereninsuffizienz führen in der Regel nicht zu klinischen Symptomen. Der Plasmakortisolspiegel ist aufgrund verminderter renaler Elimination und niedriger Eiweißbindung etwas erhöht, der zirkadiane Rhythmus ist allerdings erhalten. Dexamethason wird schlechter enteral resorbiert, seine

Clearance ist erhöht. Die Pharmakokinetik von Methylprednisolon ist unverändert.

Störungen der Sexualfunktion

Störungen der Sexualfunktion sind bei chronisch niereninsuffizienten Patienten häufig. Die Störungen sind meist organischer Natur (85% versus 15% psychischer Ursachen). Um organische von psychischen Störungen zu unterscheiden, eignet sich beim Mann die Messung der nächtlichen (Penis-)Tumeszenz. Obwohl somatische Ursachen überwiegen, spielen auch die psychischen Faktoren eine wichtige Rolle. Veränderung des Selbstbildes bei chronischer Erkrankung, Erleben starker physischer Einschränkung und das Bewusstsein einer ungewissen Zukunft führen dazu, dass 40% der Dialysepatienten keinerlei Sexualleben mehr haben und insgesamt 65% sexuell unzufrieden sind.

Störungen der Sexualfunktion der Frau

Im normalen Zyklus erfolgt in der follikulären/proliferativen Phase durch langsam steigende FSH-Spiegel zum einen die Ausreifung eines Eis im Ovar, zum anderen wird die Östradiolsekretion angeregt. Überschreitet letztere eine Schwellenkonzentration stimuliert sie über einen Anstieg des luteinisisierenden Hormons den Eisprung. Bei Frauen mit chronischer Niereninsuffizienz fehlt die Ovulation meistens, ein Zyklus mit Schleimhautaufbau und Ausstoßung kann aber erhalten sein. Die Menstruation kann unregelmäßig, abgeschwächt, normal oder verstärkt sein. In der chronischen Niereninsuffizienz sinkt die Konzeptionswahrscheinlichkeit ab einem Serumkreatinin von 1,5 mg/dl deutlich. Unterhalb einer Kreatininclearance von 10-15 ml/min ist die Menstruation meist unregelmäßig, viele Frauen haben ab 4 ml/min eine Amenorrhö. Hormonelle Veränderungen bestehen in einer Erniedrigung von Progesteron und Östradiol einerseits und einer Erhöhung von Prolaktin (stark), FSH (leicht) und LH (stark und fehlender Peak in Zyklusmitte).

Die Anzahl dialysepflichtiger Frauen im gebärfähigen Alter betrug 1998 in Deutschland etwa 3000. Davon waren 2% (2,4% Hämodialyse, 1,1% CAPD) schwanger. Die Konzeptionsrate bei Kinderwunsch beträgt bei Dialysepatientinnen nur

1–7%. Schwangerschaften von Dialysepatientinnen vor 1990 konnten nur in 25–37% erfolgreich ausgetragen werden, seit 1990 immerhin in 40–70% der Fälle.

Im EDTA-Register finden sich von 1965 bis 1991 nur 95 erfolgreiche Schwangerschaften von Dialysepatientinnen. Problematisch bezüglich des Erhalts der Schwangerschaft sind hauptsächlich die ersten 3 Monate. Bei Patientinnen mit chronischer Niereninsuffizienz im Stadium der kompensierten Retention sind bis zu 80% der Schwangerschaften erfolgreich, allerdings sind die Risiken für Mutter und Kind hoch.

Nach Nierentransplantation erlebt jede 30–50. Frau im gebärfähigen Alter eine erfolgreiche Schwangerschaft. Im EDTA-Register findet man zwischen 1965 und 1991 immerhin 938 erfolgreiche Einzel- und sogar 102 Mehrfachschwangerschaften bei 24–32 Jahre alten, nierentransplantierten Müttern (▶ Kap. 16).

Störungen der Sexualfunktion des Mannes
Etwa die Hälfte der männlichen Dialysepatienten leidet an Impotenz, auch bei Nierentransplantierten ist die Impotenzrate 6fach erhöht. Gesicherte Ursachen sind bei Dialysepatienten urämische Nervenschäden mit einer verlängerten Nervenleitgeschwindigkeit und fehlende bulbokavernöse Reflexe. Die Hormonstörungen entsprechen etwa der hormonellen Situation bei primärem Hypogonadismus mit erniedrigtem Testosteron, erhöhter FSH-, LH- und Prolaktinkonzentration. Eine Gynäkomastie findet man bei ca. 30% der männlichen Dialysepatienten. Die Bedeutung psychischer Probleme ist auch hier sicher nicht zu unterschätzen, wobei bei Dialysepatienten Depressionen, bei Transplantierten Ängste überwiegen. In der Urämie ist die Spermatogenese deutlich verschlechtert, die Ejakulatmenge ist gering und zeigt eine Oligo- oder Azoospermie. Im Hodengewebe sind nur wenige reife Spermatozyten, oft fehlen Keimzellen völlig.

Therapeutische Optionen bei Sexualfunktionsstörungen
Die Dauerstimulation des Endometriums mit Estradiol ohne intermittierenden Progesteroneinfluss (wie normalerweise in der 2. Zyklushälfte) führt zu einem erhöhten Risiko für Endometriumkarzinome. Durch die Gabe von Progesteron (z. B. Clinofem = Medroxyprogesteronacetat 5–10 mg/24 h) kann bei anovulatorischen Patientinnen mit ausreichender Östradiolstimulation des Endometriums eine Menstruation induziert werden. Bei Metrorrhagien können Progesteronderivate die Blutungsstärke bis hin zur Amenorrhö vermindern, eine Hysterektomie wegen Metrorrhagie ist nur noch sehr selten nötig.

Erhöhte Prolaktinspiegel können bei Männern und Frauen Milchfluss erzeugen. Diese Laktation kann mit den beiden Mutterkornalkaloidderivaten Cabergolin (Dostinex) oder Bromocriptin (Pravidel) behandelt werden. Beide Substanzen werden hauptsächlich in der Leber metabolisiert, ihre Metabolite haben Halbwertszeiten von über 2 Tagen (Bromocriptin 50 h, Cabergolin 69 h). Pharmakokinetische Untersuchungen bei chronisch Niereninsuffizienten sind nicht verfügbar. Zur Behandlung unerwünschter Laktation sollte aufgrund des schwerwiegenderen Nebenwirkungsprofils von Cabergolin nach adäquater Aufklärung des Patienten Bromocriptin in niedrigst möglicher Dosierung verwendet werden.

Sildenafil (Viagra) ist zur Behandlung von Potenzstörungen bei Männern zugelassen. Die Ergebnisse zweier neuerer Studien belegen die Wirksamkeit auch für Dialysepatienten mit erektiler Dysfunktion. Sildenafil darf nicht mit Nitraten zusammen eingesetzt werden, auch nicht intermittierend (z. B. Nitrolingual Spray).

Bezüglich der Effizienz ist zur Behandlung von Sexualfunktionsstörungen eine Intensivierung der Dialysetherapie sicherlich obenan zu stellen. Die Zunahme der Anzahl von Dialysepatientinnen mit regelmäßiger Menstruation zwischen 1980 und 1997 von 10% auf 40% ist hauptsächlich auf effizientere Dialyse und Erythropoietintherapie zur Korrektur der renalen Anämie zurückzuführen. Bei vielen Frauen normalisierte sich die Menstruation nach Anämiekorrektur. Männer gaben eine Besserung der Potenz an. Von Penisprothesen ist aufgrund der Infektionsgefahr, insbesondere bei durch Urämie oder Medikamente immunsupprimierten Patienten abzuraten. Zinksubstitution war außer bei vorbestehendem deutlichen Zinkmangel insgesamt nicht erfolgreich. Ein wichtiger Punkt in der Behandlung von Sexualfunktionsstörungen ist das Um- bzw. Absetzen von Medikamenten, die Potenz und Libido beeinflussen (z. B. β-Blocker, trizyklische Antidepressiva).

Praxistipp

Dialysepatientinnen mit regelmäßiger Menstruation sollte Antikonzeption empfohlen werden.

Hyperlipidämie

Eine Hyperlipidämie ist besonders beim nephrotischen Patienten mit Niereninsuffizienz häufig. Hyperlipidämie beschleunigt die systemische Arteriosklerose und hat einen progressionsfördernden Einfluss auf die glomeruläre Sklerose. HMG CoA-Reduktasehemmer vermindern die Mesangialzellproliferation, sowie die Sekretion von reaktiven Sauerstoffmolekülen und Fibronektin.

Der häufigste pathologische Lipidbefund beim chronisch Niereninsuffizienten ist eine Hypertriglyzeridämie. Die Neutralfette sind durch diätetische Regulation in der Regel beeinflussbar. Bei Hypercholesterolämie kann niedrig dosiert mit Statinen behandelt werden. Bei Niereninsuffizienz und Dialyse sind Atorvastatin oder Simvastatin günstig, da sie nicht in der Dosis reduziert werden müssen. Persistiert eine Hypertriglyceridämie trotz diätetischer Einschränkung, kann mit Bezafibrat (Cedur, 1 Tabl./Woche) oder Gemfibrozil (Gevilon, keine Dosisreduktion bei Niereninsuffizienz, d. h. 900 mg abends) behandelt werden.

Schilddrüsenfunktion bei chronischer Niereninsuffizienz

Die Niere spielt eine wichtige Rolle beim Abbau von Schilddrüsenhormonen. Man findet bei eingeschränkter Nierenfunktion erniedrigte Werte für freies T_3 und das gesamte T_3, jedoch normale Werte für »reverse« T_3, freies T_4 und TSH. Die Patienten sind klinisch meist euthyreot.

11.7.7   Dermatologie

Die urämisch bedingten Hautveränderungen sind für den Patienten subjektiv sehr störend.

Hautveränderungen bei chronischer Niereninsuffizienz

- Pruritus
- Einblutungen
- Melanose, graubraunes Hautkolorit (Café au lait)
- Pseudoporphyrie: bullöse Hautveränderungen
- Verminderte Schweißsekretion
- Haarausfall
- Kälteempfindlichkeit
- Hauttrockenheit

Juckreiz

Juckreiz tritt bei fast allen Dialysepatienten irgendwann einmal auf. Ein Ursachennachweis ist schwierig. Infrage kommen:

- Urämischer Pruritus durch zu geringe Dialysedosis
- Medikamente
- Entgleiste Phosphatkonzentration im Plasma mit konsekutiven, dermalen Kalzifikationen
- Allergische Reaktion auf z. B. ETO, ein zur Sterilisation von Dialysatoren eingesetztes Gas.

Therapeutisch kommen nach Ausschluss bzw. wenn möglich Korrektur der genannten Ursachen eine topische Therapie z. B. durch harnstoffhaltige Salben (z. B. Ureasalbe), rückfettende Maßnahmen (Ölbäder), durchblutungsfördernde Maßnahmen (Kneipp! Physikalische Therapie) und UV-B-Bestrahlung zur Anwendung. Letztere ist bei Patienten mit systemischem Lupus allerdings kontraindiziert. Lokalanästhetikahaltige Salben können ebenfalls eingesetzt werden. Steroidhaltige Salben und Cremes sollten aufgrund der langfristigen Schädigung der Unterhautgewebestruktur nur zurückhaltend verordnet werden. Systemisch finden Antihistaminika Einsatz. Insgesamt ist die Behandlung des urämischen Pruritus für alle Beteiligten oft unbefriedigend.

Hautblutungen

Treten Einblutungen oder Ekchymosen gehäuft auf, müssen die Gerinnungsparameter überprüft werden, eventuell muss die Heparindosis während der Dialyse reduziert, oder die Dialysedosis an sich erhöht werden. Hautblutungen können jedoch auch Zeichen erhöhter Gefäßfragilität sein.

Veränderungen des Hautkolorits

Die graubräunliche Hautfarbe, die nach langer Dialysebehandlung besonders an sonnenexponierten Stellen auftritt, ist vermutlich auf die Ablagerung von Urochromen und Veränderungen in der Melaninsynthese zurückzuführen. Eine Therapie ist nicht bekannt.

Pseudoporphyrie

Neben verschiedenen Medikamenten kann auch Dialyse per se zur Bildung von Hautblasen oft beachtlicher Größe führen. Ursächlich vermutete Medikamente (z. B. Furosemid) müssen abgesetzt werden. Von einer Eröffnung der Blasen sollte wegen Infektionsgefahr abgesehen werden. Salben haben keinen Effekt.

11.7.8 Neurologie

Chronisch niereninsuffiziente Patienten leiden häufig sowohl an peripheren als auch zentralen neurologischen Problemen.

Morphologisches Korrelat sind Demyelinisierung und Axondegeneration. Die Demyelinisierung kann neben den peripheren Nerven auch den Hinterstrang und andere Regionen des ZNS betreffen.

Zentrale neurologische Probleme

Eine urämische Enzephalopathie sollte unter Nierenersatztherapie nicht auftreten. Wird die Dialysetherapie jedoch verspätet eingeleitet oder aus Gründen z. B. einer inkurablen Tumorerkrankung beendet, kann diese urämische Komaform auftreten. Es müssen folgende andere auch bei ausreichender Dialyse auftretende Formen der Enzephalopathie abgegrenzt werden:

Aluminium. Die prolongierte Gabe aluminiumhaltiger Phosphatbinder oder anderweitige Aluminiumexposition (Geschirr, Wasser) kann zu einer Aluminiumenzephalopathie mit Leistungsschwäche, Gewichtsverlust, Koordinationsstörungen, Artikulationsstörungen, Tremor und Krampfanfällen führen.

Hypertensive Enzephalopathie. Im Rahmen einer hypertensiven Krise mit Kopfschmerzen, Übelkeit, Erbrechen, Krampfanfällen und Benommenheit.

Hirnödem bei Dysequilibrium. Ursache ist eine zu rasche Veränderung der Plasmakonzentrationen osmotisch aktiver Substanzen, wie z. B. bei zu langer Dialysezeit bei Erstdialyse. Dabei führt die rasche Abnahme der Osmolarität zu einer Wasserverschiebung nach intrazellulär mit Zellödem.

Periphere Polyneuropathie und Mononeuropathien

Beschwerden durch periphere Polyneuropathie können den Beginn der Nierenersatztherapie erforderlich machen. Die meisten Dialysepatienten leiden an einer Polyneuropathie, nachweisbar ist jedoch oft nur eine pathologische Nervenleitgeschwindigkeit. Neuauftreten einer Polyneuropathie sollte zur Überprüfung der Dialysedosis und ggf. Korrektur führen. Eine Polyneuropathie kann auch durch die zur Niereninsuffizienz führende Grunderkrankung ausgelöst werden, wie z. B. durch Diabetes mellitus, SLE, Amyloidose oder Plasmozytom.

Unter den Mononeuropathien ist das Karpaltunnelsyndrom am häufigsten. Die Patienten klagen über Schmerzen, Taubheitsgefühl und Dysästhesien entlang des vom N. medianus innervierten Gebietes. In fortgeschrittenen Fällen kommt es zur Atrophie des Thenarmuskels. Bei manchen Patienten aggraviert die Hämodialysebehandlung die Symptome, manchmal durch Veränderungen der peripheren Durchblutung distal des Dialyseshunts. Ausgeprägte β_2-Mikroglobulinablagerungen erschweren das Karpaltunnelsyndrom. Die Therapie ist operativ. Anästhesie: Plexus am Nicht-Shuntarm, lokale Anästhesie am Shuntarm.

Seltenere Mononeuropathien sind Störungen des N. vestibularis, N. cochlearis, N. facialis, N. peronaeus oder N. ulnaris. Optikusneuropathien bei

Dialysepatienten scheinen eher ischämischer als urämisch-toxischer Ursache zu sein.

Neben Thiaminmangel (Vitamin B_1) scheinen auch Hyperparathyreoidismus, Zink- und Biotinmangel (Vitamin H), erhöhte Plasmakonzentrationen von Phenol und Myoinositol, sowie verminderte Transketolaseaktivität zur Entwicklung der Neuropathie beizutragen. Eine viel diskutierte Ursache ist die Clearance der sog. Mittelmoleküle (500–2000 Dalton). Die geringere Prävalenz der Polyneuropathie bei CAPD-Patienten wurde durch die bei CAPD bessere Clearance von Mittelmolekülen erklärt, es ist allerdings zu bedenken, dass viele CAPD-Patienten noch eine renale Restfunktion besitzen, die an der Ausscheidung der Mittelmoleküle entscheidend beteiligt ist.

Klinik

Klinisch am häufigsten ist eine gemischt sensibel-motorische, symmetrische, distale Polyneuropathie. Die Patienten klagen über Parästhesien, Brennen und Schmerzen, später über motorische Symptome. Bei der neurologischen Untersuchung findet man ein herabgesetztes Vibrationsempfinden und einen abgeschwächten Achillessehnenreflex. Motorische Symptome mit Muskelatrophie, Myoklonien und Lähmungen sind Zeichen einer massiv progredienten Polyneuropathie, die auch durch intensivierte Dialyse meist nicht mehr reversibel ist.

»Restless-legs«-Syndrom

Unter »restless-legs«-Syndrom (Syndrom der ruhelosen Beine) versteht man eine motorische Unruhe der unteren Extremität, die im Extremfall als schmerzhaft empfunden wird und die symptomatisch nur durch Bewegung gebessert werden kann. Die Symptome sind oft nachts verstärkt und können zu massiven Schlafstörungen führen.

»Burning-feet«-Syndrom

Das »burning-feet«-Syndrom geht mit starken Schmerzen und Brennen der Füße einher und wird durch einen Thiaminmangel ausgelöst. Aufgrund der heutzutage üblichen Substitution wasserlöslicher Vitamine beim Dialysepatienten ist es wesentlich seltener geworden.

Paradoxe Temperaturempfindung

Manche Dialysepatienten leiden an einer paradoxen Temperaturempfindung. Kälte wird dabei als hohe Temperatur wahrgenommen.

Diagnose

Die Polyneuropathie wird objektiv durch Messung der Nervenleitgeschwindigkeit, sowie subjektiv durch den Stimmgabeltest zur Überprüfung der Tiefensensibilität untersucht. Die Nervenleitgeschwindigkeit in dem motorischen N. peroneus sinkt meist parallel zur Kreatininclearance und ist bei etwa vier Fünftel aller Dialysepatienten erniedrigt. Davon ist jedoch nur die Hälfte symptomatisch. Noch empfindlicher gegenüber urämischer Schädigung ist die selten durchgeführte Messung im sensiblen N. suralis.

Therapie

Die Behandlung der Wahl ist die Verabreichung einer ausreichenden Dosis »Nierenfunktion«, entweder durch Dialyse oder idealerweise durch Nierentransplantation. Bei Dialysepatienten müssen die wasserlöslichen Vitamine ausreichend substituiert sein. Hierfür werden von verschiedenen Herstellern speziell auf Niereninsuffizienz angepasste Vitaminpräparate (z. B. Dreisavit, Vitarenal, Carerenal) angeboten. Pharmakologisch können niedrig dosierte trizyklische Antidepressiva (Amytryptilin = Saroten 10 mg abends, Clomipramin = Anafranil 10 mg), Carbamazepin (Tegretal 200–600 mg/24 h) Haloperidol (Haldol 1–5 mg/24 h) helfen. Die Wirksamkeit von α-Liponsäure und B-Vitaminen ist außer bei massiven Mangelerscheinungen nicht gesichert, ihre Anwendung jedoch weit verbreitet. Beim »restless-legs«-Syndrom kann die Gabe einer niedrigen Dosis Levodopa (meist in schnell resorbierbarer Form besser wirksam als in retardierter Form, z. B. Madopar 62,5 mg abends) Erleichterung bringen.

Nach Transplantation verbessert sich die Polyneuropathie meist zuerst drastisch, dann langsam.

Myopathie

Kraftlosigkeit, Muskelschmerzen und Muskelatrophie sind die Zeichen der für das subjektive und objektive Befinden des Patienten wichtigen urämischen Muskelschädigung. Ihre Ursachen sind vielfältig, neben der Polyneuropathie sind Katabolie, Insulinmangel, Unterdialyse, Elektrolytstörungen, Ischämie, Steroidtherapie und viele andere Faktoren beteiligt. Neben der kausalen Behandlung ist die regelmäßige körperliche Bewegung von immenser Bedeutung.

11.7.9 Diät bei chronischen Nierenerkrankungen

Eiweißrestriktion bei chronischer Niereninsuffizienz

Diätetische Eiweißrestriktion kann die Progression der chronischen Niereninsuffizienz mindern. Im Stadium der kompensierten Retention ist eine Reduktion der täglichen Eiweißzufuhr auf 0,3–0,6 g/kg KG, ggf. mit Substitution spezieller Aminosäuren ohne Malnutrition möglich.

Evidenzbasierte Leitlinien zur Ernährungstherapie bei chronischer Niereninsuffizienz liegen wurden von der amerikanischen »National Kidney Foundation« (NKF) in den K/DOQI-Guidelines (Kidney Disease Outcomes Quality Initiative) veröffentlicht. In der »evidenzbasierten Diabetes Leitlinie-DDG« der Deutschen Diabetes Gesellschaft (DDG) wurden auch Ernährungsrichtlinien für die Therapie der diabetischen Nephropathie publiziert. Ebenso hat die »American Diabetes Association« (ADA) bereits 2002 evidenzbasierte Ernährungsempfehlungen herausgegeben.

Die Empfehlungen der NKF betreffen auch die der Energiezufuhr, während alle andern nur die Höhe der Eiweißzufuhr festlegen. Die NKF empfiehlt für Patienten mit chronischer Niereninsuffizienz bei einer GFR <25 ml/min eine kontrollierte eiweißarme Diät mit 0,60 g Eiweiß/kg KG/24 h. Patienten, die eine solche Diät nicht tolerieren weil keine ausreichende Energiezufuhr sichergestellt werden kann, erhalten 0,8 g Eiweiß/kg KG/24 h.

Mindestens 50% des Nahrungsproteins sollte biologisch hochwertig sein. Gründe für die Empfehlung der Eiweißrestriktion ist die verminderte Akkumulation von Harnstoff und anderen Eiweißabbauprodukten sowie urämischen Toxinen. Zudem beeinflusst eine niedrige Eiweißzufuhr die negativen Effekte einer Hyperphosphatämie, metabolischen Azidose, Hyperkaliämie und anderer Elektrolytstörungen. Drei Metaanalysen belegen, dass eine proteinarme Diät das Fortschreiten einer Niereninsuffizienz verzögert und die Notwendigkeit einer Dialysetherapie aufschieben kann.

Voraussetzung sind eine gleichzeitige Korrektur der metabolischen Azidose, adäquate Kalorienzufuhr und Hochwertigkeit des Nahrungsproteins. Eine Ausnahme bilden Patienten mit nephrotischem Syndrom und Patienten mit weit fortgeschrittener Niereninsuffizienz. Eine Restriktion der Eiweißzufuhr, die sich am Ausmaß der Proteinurie orientiert, führt beim milden, nephrotischen Syndrom zu einer verminderten hepatischen Albuminproduktion und einem Abfall der Proteinurie ohne Zeichen des Katabolismus. Für schwere nephrotische Syndrome gibt es keine vergleichbaren Studiendaten.

Da die Reststickstoffausscheidung bei gleichbleibendem Gewicht und konstanter Ernährung in etwa 30 mg/kg/24 h beträgt und jedes Gramm Stickstoff etwa 6,25 g Eiweiß entstammt, kann man mit folgender Formel die tägliche Eiweißzufuhr abschätzen:

Eiweißzufuhr pro kg KG/24 h=[(Harnstoffausscheidung in 24 h×3)+15]/kg KG

Beim Menschen führt die Zufuhr tierischen Eiweißes zur Hyperfiltration, pflanzliche Eiweiße oder reines Eiweiß (vom Ei) haben dagegen intrarenal nur geringe hämodynamische Effekte. Untersuchungen zeigten, dass niereninsuffiziente Patienten mit einer Clearance von 10–25 ml/min ihre Proteinzufuhr spontan auf bis zu 0,5–0,7 g/kg KG reduzieren. Diese urämiebedingte Appetitlosigkeit lässt Zweifel aufkommen, ob die Verordnung einer zusätzliche Eiweißrestriktion sinnvoll und sicher ist.

Eine Studie mit 90 Patienten ohne diätetische Intervention konnte diese »**urämisch bedingte Anorexie**« und damit die Beziehung zwischen Nierenfunktionsstörung und Eiweißzufuhr dokumentieren. Es konnte eine direkte Korrelation zwischen beiden Faktroren nachgewiesen werden:

- 1,1 g/kg KG Eiweißzufuhr/24 h bei einer GFR> 50 ml/min
- 0,85 g/kg KG Eiweißzufuhr/24 h bei einer GFR zwischen 25 und 50 ml/min

- 0,70 g/kg KG Eiweißzufuhr/24 h bei einer GFR zwischen 10 und 25 ml/min
- 0,54 g/kg KG Eiweißzufuhr/24 h bei einer GFR<10 ml/min

Dennoch kann die Eiweißrestriktion – richtig angewandt – durchaus positive Effekte erzielen. Drei Metaanalysen belegen, dass eine eiweißreduzierte Diät das Fortschreiten einer Niereninsuffizienz verzögern und eine Dialysetherapie aufschieben kann.

Eiweißrestriktion wirkt sich auch auf die Elimination von Medikamenten aus. Allopurinol und sein Metabolit Oxypurinol z. B. werden unter eiweißarmer Diät deutlich schlechter ausgeschieden. In der MDRD-Studie zeigten einige Patienten unter Eiweißrestriktion durchaus Verschlechterungen der Ernährungsindices, andere, insbesondere Diabetiker, profitierten jedoch mittelfristig von einer Eiweißrestriktion.

Eine **Ernährungsschulung** ist für jeden chronisch Nierenkranken zu empfehlen. Schulungsinhalte sollten neben einer eventuellen Eiweißrestriktion und Energiezufuhr auch die Salzzufuhr, sowie die individuell anzupassende Flüssigkeitszufuhr sein. Bei fortgeschrittener Niereninsuffizienz sollten Informationen über eventuell anstehende Einschränkungen der Phosphat- und Kaliumzufuhr frühzeitig vermittelt werden. Diese Beratungen sollten am besten mit dem Ehepartner zusammen durchgeführt werden.

Studien

Zahlreiche Studien haben den Effekt einer eiweißreduzierten Diät auf die Progression der Niereninsuffizienz untersucht. Derzeit liegen etwas mehr als ein Dutzend randomisierte klinische Studien vor, von denen die Mehrzahl zwischen 100 und 200 Patienten untersucht haben. Nur die beiden Teile der amerikanischen **MDRD-Studie** haben größere Kollektive über einen längeren Zeitraum untersucht. Von 14 kleineren Studien finden 11 einen Effekt, 3 keinen Effekt der Eiweißrestriktion, wobei allerdings erhebliche methodologische Probleme bestehen.

In zwei Studien 1989/91 bei diabetischer Nephropathie konnte ein Abfall der Progressionsrate von bis zu 75% gezeigt werden. In einer kleineren Studie schienen sogar Patienten mit einer initialen GFR von 15 ml/min von der Eiweißrestriktion zu profitieren.

Im Gegensatz zu diesen Ergebnissen stand eine größere, kontrollierte italienische Studie, in der Locatelli et al. 456 Patienten mit unterschiedlichen Grunderkrankungen untersuchten. Sie erbrachte das ernüchternde Ergebnis, dass eine Eiweißrestriktion nur eine geringe, statistisch nicht signifikante Progressionsminderung nach 2 Jahren herbeiführen kann. Allerdings hatte die Studie zwei problematische Punkte: die GFR wurde indirekt durch die oft ungenaue endogene Kreatininclearance gemessen und – noch wichtiger – die Noncompliance bzgl. der zugeführten Eiweißmenge verwischte den Unterschied zwischen der behandelten und unbehandelten Gruppe.

In der bisher größten Studie, der **MDRD-Studie** (»Modification of Diet in Renal Disease«, 1994), wurden 585 Patienten mit nichtdiabetischer chronischer Niereninsuffizienz mit einer GFR von 39 ml/min eiweißarm ernährt. Sie wurden bezüglich Eiweißzufuhr und Blutdruck in 2 Gruppen von 1,1 oder 0,7 g/kg/24 Zufuhr mit bzw. ohne aggressive Blutdruckkontrolle eingeteilt. Trotz guter Compliance erschien der Effekt der Eiweißrestriktion gering. Man sah eine biphasische Antwort: Patienten unter Eiweißrestriktion hatten einen größeren GFR-Abfall während der ersten 4 Monate (Reduktion des intraglomerulären Drucks), gefolgt von einer etwas verzögerten Progression über die folgenden 32 Monate (2,8 vs. 3,9 ml/min pro Jahr). Der absolute Gewinn betrug jedoch nur 1,1 ml/min pro Jahr. Ein ähnliches Ergebnis erbrachte der zweite Teil der Studie mit 255 Patienten mit fortgeschrittener Niereninsuffizienz (mittlere GFR 19 ml/min), die wiederum in eine mäßig und eine stark eiweißarm ernährte Gruppe (0,3 g/kg/24 h mit Keto-Aminosäuren-Zusatz) randomisiert wurden. Diese Beobachtungen widerlegen die Ergebnisse, die im Tiermodell beobachtet wurden. Möglicherweise ist aber auch die Tatsache, dass 44% der Patienten in der MDRD-Studie bereits mit einem ACE-Hemmer behandelt waren der Grund für das überaus erfolglose Abschneiden der Eiweißrestriktion. Auch die **renale Grunderkrankung** spielte eine entscheidende Rolle. Die

MDRD-Studie schloss praktisch keine Diabetiker ein und 24% der Patienten waren Patienten mit polyzystischer Nierenerkrankung (ADPKD), die naturgemäß wenig oder überhaupt nicht von einer Eiweißrestriktion profitieren.

Zwei weitere Metaanalysen fanden Hinweise dafür, dass Patienten mit chronischer Niereninsuffizienz von einer Eiweißrestriktion profitieren können – besonders Patienten mit diabetischer Nephropathie.

Doch selbst diese kleinen Effekte einer Eiweißrestriktion können von Nutzen sein. So verzögert sich die Progression der Niereninsuffizienz eines Patienten mit einer GFR von 40 ml/min und einem GFR-Verlust von 4 ml/min/Jahr, der folglich in 8 Jahren eine Nierenersatztherapie benötigt bei einem GFR-Verlust von 3 ml/min/Jahr auf 11 Jahre. Das bedeutet einen Gewinn von 3 Jahren ohne Nierenersatztherapie.

Empfehlung

Eine Ernährung mit hohem Anteil von tierischem Eiweiß oder Substitution von Eiweißkonzentraten fördert höchstwahrscheinlich die Progression einer chronischen Niereninsuffizienz. Eine diätetische Eiweißrestriktion ist für viele Patienten mit großen Entbehrungen und Umstellungen verbunden. Insgesamt ist der Nutzen im Vergleich zum Aufwand und auch zu den negativen Einflüssen anderer Progressionsfaktoren (Hypertonie, Rauchen, nephrotoxische Substanzen, Lipide) oft fraglich. Als sinnvoller Richtwert für die tägliche Eiweißzufuhr unter Eiweißrestriktion dürfen 0,8 g/kg KG/24 h betrachtet werden.

Mit einer ACE-Blockade kann der GFR-Verlust auf bis zu 1,9 ml/min pro Jahr vermindert werden. Unter dieser Therapie ist es fraglich, ob überhaupt noch ein Nutzen aus diätetischer Eiweißrestriktion gezogen werden kann.

❶ Für Patienten mit chronischer Niereninsuffizienz wird bei einer GFR <25 ml/min eine kontrollierte eiweißarme Diät mit 0,60 g Eiweiß/kg KG/24 h empfohlen. Bei Patienten, bei denen unter dieser Diät keine ausreichende Energiezufuhr sichergestellt werden kann, erhalten 0,8 g Eiweiß/kg KG/24 h. Mindestens 50% des Nahrungseiweißes sollte biologisch hochwertig sein.

Malnutrition bei präterminaler Niereninsuffizienz und Dialyse

Vorläufige Daten stützen die Überzeugung, dass eine Eiweißrestriktion bei präterminalen Patienten (GFR <10 ml/min) den Beginn einer Nierenersatztherapie ohne Induktion einer Malnutrition oder einer Mortalitätssteigerung hinauszögern könnte. Diese Daten führten zu der fraglichen Empfehlung, die Eiweißrestriktion im Präterminalstadium aus eben diesem Grunde einzusetzen. Wie aber die Leitlinien der K/DOQI empfehlen, sollte der rechtzeitige Beginn der Nierenersatztherapie nicht hinausgezögert werden.

Die Malnutrition bei terminaler Niereninsuffizienz beruht auf der geringeren Nahrungszufuhr, einer verminderten Resorption im Magen-Darm-Trakt und der metabolischen Azidose. Der beste Marker einer Malnutrition, die Hypalbuminämie korreliert direkt mit der Mortalität von Dialysepatienten. Im Stadium der kompensierten Retention konkurriert die Progressionsminderung durch Eiweißrestriktion mit der adäquaten Zufuhr hochwertiger Nahrungsstoffe zur Vermeidung einer Mangelernährung (❑ Tab. 11.3 und 11.4). Normalerweise kann bis zu einer GFR von 15–20 ml/min ein beiden Zielen dienender Mittelweg gegangen werden. Ab hier sollte – auch unter Inkaufnahme eines rascheren Abfalls der Filtrationsrate – der adäquaten Ernährung der Vorzug gegeben werden, da dies langfristig mit einer besseren Gesamtprognose und einer geringeren Mortalität verbunden ist.

❶ Unter strenger Eiweißdiät können die Retentionsparameter relativ lange auf Kosten der Körpersubstanz in einem »nicht dialysepflichtigen« Bereich gehalten werden. Endresultat dieser Vorgehensweise ist ein **kachektischer Patient**. Die Diät eines Dialysepatienten sollte daher kalorisch (30–35 kcal/kg KG/24 h) sein und 30–40 % Eiweiß enthalten.

Eiweißrestriktion bei ADPKD

Die MDRD-Studie konnte keine Verzögerung der Progression unter Eiweißrestriktion bei Patienten mit familiären Zystennieren (ADPKD) mit einer GFR zwischen 25 und 55 ml/min zeigen. Dies überrascht nicht, da ein sekundärer glomerulärer Schaden in diesem Filtrationsbereich bei ADPKD von untergeordneter Bedeutung ist.

◨ **Tab. 11.3.** Diätempfehlungen bei chronischer Niereninsuffizienz

Nährstoff	Niereninsuffizienz (Kreatininclearance <70 ml/min und Progression)	Terminale Niereninsuffizienz
Protein	0,8–1,0 g/kg KG/24 h biologisch hochwertiges Eiweiß	1,1–1,2 g/kg KG, davon 50% biologisch hochwertiges Eiweiß
Fette (ges. Energiezufuhr) [%]	30–40	30–40
Mehrfach ungesättigte Fettsäuren: gesättigte Fettsäuren	1:1	1:1
Kohlenhydrate	Ausbalancieren der Kalorienzufuhr	
Ballaststoffe [%]	20–25	20–25
Wasser [ml/24 h]	Bis zu 3000, je nach Restausscheidung, wenn möglich (kardial, Ödeme)	750–1000
Energie	30–35 kcal/kg KG/24 h, bei Körpergewicht >120% ggf. Reduktion	

Empfehlungen für die Substitution von Vitaminen und Mineralien bei chronischer Niereninsuffizienz.

◨ **Tab. 11.4.** Empfehlungen für die Substitution von Vitaminen und Mineralien bei chronischer Niereninsuffizienz

Vitamine/Mineralien	Niereninsuffizienz (Kreatininclearance <70 ml/min und Progression)	Terminale Niereninsuffizienz
Natrium (mg/24 h)	1000–3000	750–1000
Kalium (mmol/24 h)	40–70	40–70
Phosphat (mg/kg/24 h)	5–10	8–17
Kalzium (mg/24 h)	1400–1600	1400–1600
Magnesium (mg/24 h)	200–300	200–300
Zink (mg/24 h)	15	15
Eisen (mg/24 h)	Männer, nicht menstruierende Frauen: >10 menstruierende Frauen >18	
Thiamin (mg/24 h)	1,5	1,5
Riboflavin (mg/24 h)	1,8	1,8
Pantothensäure (mg/24 h)	5	5
Niacin (mg/24 h)	20	20
Vitamin B_{12} (µg)[a]	Initial 1- bis 3-mal 100 µg, dann 100 µg pro Woche	
Vitamin C (mg/24 h)	60	60
Folsäure (mg/24 h)	1	1
Vitamin A	Keine Substitution!	
Vitamin D	Substitution nach Kalziumphosphathaushalt!	
Vitamin E (IU/24 h)	15	15
Vitamin K	Keine Substitution!	

[a] Substitution nur bei nachgewiesenem Mangel erforderlich/i.v., wenn i.m. dann am dialysefreien Tag.

> **Cave**
> Bei Patienten mit familiären Zystennieren (ADPKD) sollte keine Eiweißreduktion unter 1–1,1 g/kg/24 h erfolgen!

11.8 Vorbereitung zur Nierenersatztherapie

Die Vorbereitung zur Nierenersatztherapie sollte bereits in frühen Erkrankungsstadien beginnen. Der Zeitpunkt für den Beginn der Nierenersatztherapie kann nicht fest vorhergesagt werden. Der Verlauf der Grunderkrankung, die Einstellungsqualität von Blutdruck und Diabetes sowie die Notwendigkeit nierenschädigender Maßnahmen (Kontrastmittel, Medikamente, Operationen) und Begleiterkrankungen sind nicht langfristig vorhersagbar. In der Patientenführung darf deshalb die Aufklärung über die Unsicherheit bezüglich der genauen Terminplanung und ggf. auftretende Notwendigkeit unerwartet früher Nierenersatztherapie nicht fehlen.

Zu beachten ist ebenso, dass nach den neuesten Qualitätsrichtlinien eine umfangreiche Aufklärung des Patienten im Hinblick auf die zur Verfügung stehenden Nierenersatztherapieformen erfolgen muss. Dies muss dokumentiert und vom Patienten unterschrieben werden. Auch wenn der Patient noch so ungeeignet für eine CAPD-Therapie ist, so muss ihm dieses Verfahren ausführlich (wenn nicht praktisch machbar, dann doch theoretisch) vorgestellt und erläutert werden. Gleiches gilt für den Beginn der Nierenersatztherapie: es ist u. a. zu dokumentieren, aus welcher Indikation der Patient mit der Nierenersatztherapie beginnen muss.

Trotz guter Schulung und Führung sowie intensiver Aufklärungsgespräche leuchtet so manchem Patienten die Notwendigkeit der Nierenersatztherapie nicht ein. Hier muss leider gelegentlich eine »Crash-Landung« in Kauf genommen werden. Das bedeutet oft quälende Wochen oder gar Monate bis zum Vollbild der Urämie, mit Mangelernährung, urämischem Perikarderguss oder gar lebensbedrohlichem **Lungenödem**, das nicht selten zu akutem Handeln einschließlich einer Akutdialyse führt.

Eine frühzeitige Überweisung zum Nephrologen ist nachweislich mit einer besseren Konsti-

tution bei Dialysebeginn (metabolische Azidose, Urämiesymptomatik), geringerer Sterblichkeit beim initialen Krankenhausaufenthalt, weniger Dialysekomplikationen, höherem Serumalbumin, geringerer Anämie und seltenerer Notwendigkeit der Anlage eines temporären Zugangs (z. B. Shaldon-Katheter) verbunden.

Praxistipp
Dokumentieren Sie alle Aufklärungsgespräche mit dem Patienten ausführlich!

Wenn langfristig die Notwendigkeit einer Dialysetherapie abzusehen ist, muss der Patient über alle zur Verfügung stehenden Formen der Nierenersatztherapie aufgeklärt werden. Wichtig ist es, dieses Aufklärungsgespräch auch zu dokumentieren. Obwohl die Nierentransplantation als Methode der Wahl anzusehen ist, gibt es dafür relative und absolute Kontraindikationen (▶ Kap. 13). Ebenso gibt es Kriterien, die mehr für den Einsatz des einen oder anderen Nierenersatzverfahrens sprechen (▶ Kap. 12). Diese Entscheidungen müssen rechtzeitig mit dem Patienten gemeinsam besprochen und festgelegt werden. Vor Implantation eines CAPD-Katheters kann z. B. die operative Sanierung einer Leistenhernie notwendig sein.

Jede Operation in Intubationsnarkose führt z. B. durch Blutdruckschwankungen zu einer akuten Verschlechterung der Nierenfunktion. Dies macht die Bedeutung einer frühzeitigen Planung klar. Die für die Durchführung der Hämodialyse nötige arteriovenöse Fistel benötigt nach operativer Anlage eine gewisse »Ausreifungszeit«. Blutabnahmen an potentiellen **Shuntgefäßen** (also v.a. an Unterarmvenen) sollten ab dem Bekanntwerden der chronischen Nierenerkrankungen vermieden werden. Um Verwirrung zu vermeiden, sollten die Blutabnahmen ausschließlich an der Hand erfolgen.

> **Cave**
> Keine Blutabnahme an potentiellen Shuntgefäßen!

Gelegentlich muss auch erwogen werden, eine Nierenersatztherapie nicht durchzuführen. Maligne oder andere präfinale Erkrankungen sowie der Wunsch des Patienten sind ebenfalls Gründe, von einer Nierenersatztherapie abzusehen. Hier sind ausführliche Aufklärungsgespräche gefordert, die keinen Raum für Missverständnisse lassen und die – nach den neuesten Qualitätsrichtlinien – ausführlich dokumentiert werden müssen.

Die moderne Medizin ist fähig, immer schwerere Krankheiten zumindest symptomatisch zu behandeln. Immer öfter stellt sich deshalb die Frage, ab wann es gerechtfertigt ist, die lebensunterstützende Maßnahmen zu beenden bzw. auch einen Tod in der gewohnten häuslichen Umgebung zuzulassen. Hier führt eine langfristig von Verantwortung und Empathie geprägte Patientenführung dazu, dem Kranken einen würdevollen Tod zu ermöglichen, und den Angehörigen das Gefühl zu geben, das Beste getan und richtig entschieden zu haben.

Internet-Links

- *http://www.kidney.org/professionals/kdoqi/index.cfm*
  National Kidney foundation (NKF), K/DOQI-Guidelines mit GFR-Calculator
- *http://www.bdem.de*
  Bundesverband Deutscher Ernährungsmediziner e.V. (Weiterbildung zum Ernährungsmediziner)
- *http://www.deutsche-diabetes-gesellschaft.de/?inhalt=/redaktion/mitteilungen/leitlinien/leitlinien_ddg.html*
  Evidenzbasierte Leitlinien der Deutschen Diabetes-Gesellschaft (DDG)
- *http://www.leitlinien.net/*
  Leitlinien für Diagnostik und Therapie der AWMF (Arbeitsgemeinschaft der Wissenschaftlichen Medizinischen Fachgesellschaften)
- *http://www.versorgungsleitlinien.de*
  Nationales Programm für Versorgungsleitlinien der Bundesärztekammer
- *http://www.leitlinien.de/*
  ÄZQ, Ärztliches Zentrum für Qualität in der Medizin, (Kompetenzzentrum von BÄK und KBV für Leitlinien und Patienteninformationen), »Forum Patientensicherheit von BÄK, KBV, ÄZQ«
- *http://www.hdcn.com/*
  Hypertension, Dialysis & Clinical Nephrology, kostenpflichtig, z. T. freier Content, Online-Vorträge, Audiofiles, RSS-feed
- *http://www.uptodate.com*
  Die ausführlichste evidenzbasierte klinisch-wissenschaftliche Informationsquelle für Nephrologen weltweit. Kostenpflichtig

Literatur

Alpern RJ, Sakhaee K (1997) The clinical spectrum of chronic metabolic acidosis: homeostatic mechanisms produce significant morbidity. Am J Kidney Dis 29:291–302

American Diabetes Association.Evidence-based nutrition principles and recommendations for the treatment and prevention of diabetes and related complications. Position statement. Diabetes Care 2002; 25(1): 202–212

Antonsen JE, Sherrard DJ, Andress DL (1998) A cacimimetic agent acutely suppresses parathyroid hormone levels in paitens with chronic renal failure. Kidney Int 53: 22–27

Berlinger WG, Park GD, Spector R (1985) The effect of dietary protein on the clearance of allopurinol and oxypurinol. N Engl J Med 313:771–776

Bolton CF, Young GB (1990) Uremic neuropathy. In: Neurologic complications of renal disease. Butterworth, Boston, S. 76–107

Brater CK (1996) Manual of Drug Use in Clinical Medicine, 7th ed, Improved Therapeutics, Indianapolis

Chrysostomou, A, Pedagogos, E, MacGregor, L, Becker (2006) GJ. Double-blind, placebo controlled study on the effect of aldosterone receptor antagonist spironolactone in patients who have persistent proteinuria and are on long-term angiotensin-converting enzyme inhibitor therapy, with or without an angiotensin ii receptor blocker. Clin J Am Soc Nephrol 2006; 1:256

De Jong PE, Anderson S, de Zeeuw D (1993) Glomerular pre-load and afterload reduction as a tool to lower urinary protein leakage: will such treatments also help to improve renal function outcome? [editorial] J Am Soc Nephrol 3:1333–1341

Delmez JA, Slatopolsky E (1992) Hyperphosphatemia: Its consequences and treatment in chronic renal failure. Am J Kidney Dis 19:303–310

Eberst ME, Berkowith LR (1994) Hemostasis in renal disease: Pathophysiologiy and management. Am J Med 96: 168–176

Fletcher S, Kanagasundaram NS, Rayner HC et al. (1998) Assessment of ultrasound guided percutaneous ethanol injection and parathyroidectomy in patients with tertieary hyperparathyroidism. Nephrol Dial Transplant: 13: 3111–3118

Gansevoort RT, Sluiter WJ, Hemmelder MH, de Zeeuw D, de Jong PE (1995) Antiproteinuric effect of blood-pressure-lowering agents: a meta-analysis of comparative trials. Nephrol Dial Transplant 10:1963–1974

Hunsicker LG, Adler S, Caggiula A, England BK, Greene T, Kusek JW, Rogers NL, Teschan PE (1997) Predictors of the progression of renal disease in the Modification of Diet in Renal Disease Study. Kidney Int. Jun;51(6):1908-19.

Hsu CH, Patel SR, Young EW, Vanholder R (1994) The biological action of calcitriol in renal failure. Kidney Int 46: 605–611

Ikizler TA, Greene JH, Wingard RL, Parker RA, Hakim RM (1995) Spontaneous dietary protein intake during progression of chronic renal failure. J Am Soc Nephrol Nov;6(5):1386–1391

Jacobson HR; Striker GE (1995) Report on a workshop to develop management recommendations for the prevention of progression in chronic renal disease. Am J Kidney Dis 25: 103–106

Kasiske BL, Lakatua JD, Ma JZ, Louis TA (1998) A meta-analysis of the effects of dietary protein restriction on the rate of decline in renal function [see comments] Am J Kidney Dis 31: 954–961

Khanna R, Leibel B (1981)The Toronto Western Hospital Protocol. Perit Dial Bull 1: 101–110

Kent RB, Lylerly RT (1994) systemic calciphylaxis. South Med J 87: 278–283

King AJ, Levey AS (1993) Dietary protein and renal function [editorial] J Am Soc Nephrol 3:1723–1737

Klahr S, Levey AS, Beck GJ, Caggiula AW, Hunsicker L, Kusek JW, Striker G (1994) The effects of dietary protein restriction and blood-pressure control on the progression of chronic renal disease. Modification of Diet in Renal Disease Study Group [see comments] N Engl J Med 330: 877–884

Levey AS, Greene T, Beck GJ, Caggiula AW, Kusek JW, Hunsicker LG, Klahr S (1999) Dietary protein restriction and the progression of chronic renal disease: what have all of the results of the MDRD study shown? Modification of Diet in Renal Disease Study group. J Am Soc Nephrol 10: 2426–2439

Levey et al (2003) National kidney foundation practice guidelines for chronic kidney disease: evaluation, classification, and stratification. Ann Int Med 139,137

Levey et al (2005) Definition and classification of chronic kidney disease, a position statement from Kidney Disease, Improving Global Outcomes (KDIGO). Kidney Int 67. 2089

Lewis EJ, Hunsicker LG, Bain RP, Rohde RD (1993) The effect of angiotensin-converting-enzyme inhibition on diabetic nephropathy. The Collaborative Study Group N Engl J Med 329:1456–1462

Mak RH, DeFronzo RA (1992) Glukose and insulin metabolism in uremia. Nephron 61: 377–382

Martin KH, Gonzalez E, Gellens M et al (1998) 19-Nor-1-alpha-25-Dihydroxyvitamin D2 (Paricalcitol) safely and effectively reduces the levels of intact parathyroid hormone in patients on hemodialysis. J Am Soc Nephrol 9: 1427–1432

Meyer TW, Anderson S, Rennke HG, Brenner BM (1987) Reversing glomerular hypertension stabilizes established glomerular injury. Kidney Int 31: 752–759

Mogensen CE, Neldam S, Tikkanen I et al. (2000) Randomised controlled trial of dual blockade of renin-angiotensin system in patients with hypertension, microalbuminuria, and non-insulin dependent diabetes: the candesartan and lisinopril microalbuminuria (CALM) study. BMJ 321: 1440–1444

Movilli E, Zani R, Carli O et al. (1998) Correction of metabolic acidosis increases serum albumin concentrations and decreases kinetically evaluated protein intake in haemodialysis patients: a prospective study.Nephrol Dial Transplant 13(7):1719–1722

Mucsi I, Hercz G (1998) Control of serum phosphate in patients with renal failure – New approaches. Nephrol Dial Transplant 13:2457–2462

Nath KA, Hostetter MK, Hostetter TH (1985) Pathophysiology of chronic tubulo-interstitial disease in rats. Interactions of dietary acid load, ammonia, and complement component C3. J Clin Invest 76(2):667–675

NKF (2002) K/DOQI Clinical Practice Guidelines for Chronic Kidney Disease, Am J Kidney Dis 39: S46–S64

Reese GN, Appel SH (1981) Neurologic comnplications of renal failure. Semin Nephrol 1: 137–150

Reichel H, Szabo A, Uhl J et al. (1993) Intermittent versus contiuous administration of 1,25-dihydroxyvitamin D3 in experimental hyperparathyroidism. Kidney Int 44:1259–1264

Rostand SG, Rutsky EA (1990) Pericarditis in end-stage renal disease. Cardiol Clin 8: 701–706

Ruggenenti P, Perna A, Gherardi G, Gaspari F, Benini R, Remuzzi G (Gruppo Italiano di Studi Epidemiologici in Nefrologia GISEN) (1998) Renal function and requirement for dialysis in chronic nephropathy patients on long-term ramipril: REIN follow-up trial. Ramipril Efficacy in Nephropathy. Lancet 352:1252–1256

Ruggenenti P, Perna A, Mosconi L, Pisoni R, Remuzzi G. (1998) Urinary protein excretion rate is the best independent predictor of ESRF in non-diabetic proteinuric chronic nephropathies. »Gruppo Italiano di Studi Epidemiologici in Nefrologia« (GISEN). Kidney Int. May;53(5):1209-16.

Ruska KA, Teitelbaum SL (1995) Mechanisms of disease: Renal osteodystrophy. N Engl J Med: 333: 166–173

Salem MM (1997) Hyperparathyroidism in the hemodialysis population: A survey of 612 patients. Am J Kidney Dis: 29: 862–866

The GISEN Group (Gruppo Italiano di Studi Epidemiologici in Nefrologia) (1997) Randomised placebo-controlled trial of effect of ramipril on decline in glomerular filtration rate and risk of terminal renal failure in proteinuric, non-diabetic nephropathy. [see comments] Lancet 349:1857–1863

Tzamaloukas AH (1994) Diabetes. In: Daugirdas JT, Ing TS (Eds) Handbook of Dialysis, 2nd ed Little, Brown, Boston, S: 422–432

Walser M, Hill S, Tomalis EA (1996) Treatment of nephrotic adults with a supplemented, very low-protein diet. Am J Kidney Dis 28:354–364

Wright JT, Bakris G, Greene T et al. (2002) Effect of blood pressure lowering and antihypertensive drug class on progression of hypertensive kidney disease. Results from the AASK trial. JAMA; 288: 2421–2431

Zucchelli P, Zuccala A, Borghi M, Fusaroli M, Sasdelli M, Stallone C, Sanna G, Gaggi R (1992) Long-term comparison between captopril and nifedipine in the progression of renal insufficiency. Kidney Int 42:452–458

Zürcher G (2002) Diätetische Prophylaxe und Therapie der chronischen Niereninsuffizienz, 3. Wissenschaftliche Tagung des Bundesverbandes Deutscher Ernährungsmediziner, Abstract, Münster

Nierenersatztherapie

Dialysebehandlung kann den Tod durch Urämie zwar verhindern, die Überlebenszeiten von Dialysepatienten sind jedoch deutlich geringer als die einer gesunden Vergleichspopulation und nur wenig besser als beim Bronchialkarzinom. Risikofaktoren für eine schlechte Langzeitprognose sind Begleit- oder Grunderkrankungen wie Diabetes mellitus oder arterielle Hypertonie. Die besten 5-Jahres-Überlebensraten haben Patienten mit Zystennieren oder chronischer Glomerulonephritis, gefolgt von Patienten mit hypertensiver Nephropathie. Patienten mit diabetischer Nephropathie haben die schlechtesten Überlebensraten, in einer Untersuchung aus den USA lag die 5-Jahres-Überlebensrate dialysepflichtiger Diabetiker bei nur 20%.

Die wichtigsten Indikationen zur Nierenersatztherapie sind akutes Nierenversagen und Verschlechterung einer vorbestehenden Niereninsuffizienz. Von dem Zeitpunkt im renalen Verlauf an, ab dem die konservativ behandelte Niereninsuffizienz zum Katabolismus führt, sinkt die Langzeitprognose des Patienten. Durch vernünftige Wahl des Dialysebeginns können viele Komplikationen vermieden werden (z. B. eine hypertensive Krise mit zerebralem Insult oder koronarer Ischämie aufgrund mangelnder renaler Volumenelimination). Ausreichend lange vor Dialysebeginn ist das für den Patienten geeignete Verfahren zu bestimmen. Hierbei sollten neben medizinischen Kriterien wenn möglich auch der Wunsch des Patienten berücksichtigt werden. In Deutschland ist die ambulante Hämodialyse im Zentrum die häufigste Nierenersatztherapie. Weitere Optionen sind Hämofiltration, Hämodiafiltration, Heimhämodialyse, Peritonealdialyse und die Nierentransplantation.

Physikochemisch findet bei der Dialyse ein Stoffaustausch zwischen zwei durch eine semipermeable Membran getrennten Kompartimente, dem Blut und der Dialysatflüssigkeit statt. Durch osmotische Kräfte gehen Harngifte ins Dialysat über, überschüssiges Plasmavolumen wird durch eine hydrostatische Druckdifferenz abfiltriert.

Ausreichende Dialysedosis bedeutet für die meisten Patienten eine mindestens 3-mal/Woche stattfindende Hämodialyse von mindestens 4 h. Mit Hilfe von Harnstoffkinetiken (Kt/V, Harnstoffreduk-

tionsrate, absolute Harnstoffelimination) kann die verabreichte Dialysedosis sowie der von der Dialysequalität unmittelbar abhängige Ernährungszustand des Patienten (PCR, »protein catabolic rate«) individuell bestimmt werden. Bezüglich der Dialysedosis Kt/V scheint ein Minimum von 1,3–1,4 für eine verbesserte Überlebensrate nötig zu sein. Dies entspricht einer Harnstoffreduktionsrate von 65–70% pro Dialysesitzung.

Auch bei ausreichender Dialysedosis gibt es niereninsuffizienzbedingte Sekundärerkrankungen wie die renale Anämie und den renalen sekundären Hyperparathyreoidismus. Dialysepatienten müssen außerdem eine spezielle Diät einhalten. Bei dieser Diät spielen einerseits die Einschränkung von kumulierenden Nahrungsbestandteilen wie Kalium und Phosphat, andererseits aber auch die ausreichende Versorgung mit wertvollen Nahrungsbestandteilen bei den eher katabolen Patienten eine wichtige Rolle.

12.1   Dialyseindikation

Die Indikation zum Beginn der chronischen Nierenersatztherapie kann absoluter oder relativer Natur sein.

12.1.1   Absolute Indikationen zur Einleitung der Nierenersatztherapie

Absolute Indikationen zur Einleitung einer Nierenersatztherapie
- Urämische Perikarditis
- Therapierefraktäre Hypertonie
- Hypervolämie mit Lungenödem und/oder peripheren Ödemen, die mit Diuretika nicht mehr zu behandeln sind
- Hyperkaliämie
- Metabolische Azidose
- Progrediente, urämische, zentrale (Enzephalopathie) oder periphere Neuropathie mit Verwirrung, Myoklonien, Asterixis (Flattertremor), Krampfanfällen

- Urämisch bedingte, hämorrhagische Diathese
- Urämische bedingte Übelkeit und Erbrechen
- Plasmakreatininkonzentrationen deutlich über 10 mg/dl, Plasmaharnstoffkonzentrationen über 200 mg/dl, endogene Kreatininclearance deutlich unter 10 ml/min/1,73 m^2 KO

Für die relativen Dialyseindikationen ist zu bedenken, dass ein Harnstoffanstieg von 50 mg/dl auf über 200 mg/dl in einer kurzen Zeitspanne (ANV) wesentlich gefährlicher ist, als ein langsamer Anstieg über Wochen, Monate oder gar Jahre. Im angelsächsischen Sprachraum wird statt Harnstoff (»urea«) Harnstoffstickstoff (»bun«) verwendet (Umrechnung: Harnstoff=Harnstoffstickstoff×2,14).

12.1.2 Relative Indikationen zur Einleitung der Nierenersatztherapie

Beim elektiven Dialysebeginn ist die chronische Nierenerkrankung bereits länger bekannt. Es gehört zu einer guten Patientenführung, rechtzeitig über die anstehende Notwendigkeit der Nierenersatztherapie aufzuklären. Der späteste Zeitpunkt für den Beginn der Nierenersatztherapie ist nur selten auch der Beste.

Klinische Parameter

Besonders hilfreich bei der Beurteilung ist der Ernährungszustand des Patienten. Eine Hypalbuminämie als Zeichen des Katabolismus oder auch niedriges Plasmakreatinin als Zeichen abnehmender Muskelmasse bei Dialysebeginn ist mit einer höheren Mortalität assoziiert. Studien haben gezeigt, dass bei Patienten, die vor Beginn der Nierenersatztherapie ein niedriges Serum-Albumin (<2,5 g/dl) hatten, die 5-Jahres-Mortalität ähnlich hoch lag wie bei mancher maligner Erkrankung.

❯ **Cave**
Später Beginn der Nierenersatztherapie bedeutet hohe Mortalität in den Folgejahren!

Erreicht der Stoffwechsel des Niereninsuffizienten ein kataboles Stadium, so steigt das Kreatinin nicht mehr an bzw. geht bei Verlust von Muskelmasse zurück, obwohl sich die Nierenfunktion weiter verschlechtert. Hier besteht die Gefahr, dass der sinkende Kreatininwert fälschlicherweise als Zeichen der Besserung der Nierenfunktion interpretiert wird. Zudem sinken parallel die Harnstoffwerte durch die schlechtere Ernährung, was beim Patienten zusätzliche Verwirrung schafft. Hier wird oft eine »Wertekosmetik« betrieben, die dem Patienten zusätzlich schadet, indem der Beginn der Nierenersatztherapie immer weiter hinausgeschoben wird. Zur Verbesserung der Langzeitprognose sollten Zeichen der gerade noch grenzwertigen Kompensation als Indikation zur Nierenersatztherapie akzeptiert werden. Hierzu zählen neben den geringeren Ausprägungen der absoluten Indikationen auch folgende nicht vital bedrohliche Symptome und Befunde:

- Gewichtsverlust
- Inappetenz vor allem gegenüber Fleisch
- Anhaltende Übelkeit und Erbrechen
- Allgemeine Schwäche und Leistungsmangel
- Schwere EPO-resistente Anämie
- Therapierefraktärer Pruritus
- Zunehmende neurologische Symptome wie z. B. Muskelfibrillationen

Laborchemische Parameter

Eine Kreatininclearance von 15 ml/min entspricht einer Harnstoffclearance von ca. 7–8 ml/min und einer GFR von 10 ml/min Dies wird allgemein als Grenze zum Beginn einer Nierenersatztherapie angesehen. Die Kreatininclearance ist bei fortgeschrittener Niereninsuffizienz durch kompensatorische Erhöhung der tubulären Sekretion von Kreatinin falsch hoch. Unterhalb von 15 ml/min sollte deswegen das arithmetische Mittel von Kreatinin- und Harnstoffclearance zur Beurteilung der Restfunktion verwendet werden.

❯ **Cave**
Kreatininclearance 15 ml/min = Harnstoffclearance 7 ml/min = GFR 10 ml/min = Indikation zur Nierenersatztherapie!

Schließlich können die im Rahmen der angestrebten Definierung von Dialysequalität entwickelten

Parameter zur Quantifizierung der Dialysedosis (Kt/V und PCR, s. unten) auch in der präterminalen Phase über Bestimmung von Nierenrestfunktion und Ernährungsstatus zur Abschätzung des adäquaten Zeitpunktes zum Dialysebeginn herangezogen werden. Ein nach den K/DOQI-Guidelines entwickeltes integriertes Konzept macht die Dialysepflichtigkeit am Ernährungsstatus, den Urämiesymptomen und am renalen Wochen-Kt/V_{HST} fest, der unter 2 mit Dialysepflichtigkeit gleichzusetzen ist. Damit wäre die wöchentliche Harnstoffclearance-Leistung der Niere, die analog für die Dialysebehandlung ebenso gefordert wird, unterschritten.

> **Praxistipp**
>
> Die Abschätzung des Harnstoffverteilungsvolumens ist mit 58% recht ungenau und sollte besser z. B. nach der Watson-Formel berechnet werden. Einschlägige Software-Programme wie z. B. Efficacy benutzen diese Formeln, so dass in der Praxis auf einfache Weise eine genaue Berechnung des Wochen-Kt/V bereits im Präterminalstadium erfolgen kann. Damit ist auch die von den Qualitätsgremien geforderte Dokumentation der Dialyseindikation erfolgt.

Die aus der Stickstoffausscheidung berechnete Eiweißzufuhr (PNA, ▶ Kap. 11) kann auch zur Beurteilung des Ernährungszustandes herangezogen werden.

12.1.3 Kontraindikationen und Behandlungsende

Spezielle Symptom- oder Befundkonstellationen bzw. bei Begleiterkrankungen mit infauster Prognose können eine Kontraindikation zur Nierenersatztherapie darstellen – auch wenn diese absolut indiziert ist. Bei der Entscheidung auf eine Nierenersatztherapie zu verzichten, müssen viele Faktoren berücksichtigt werden.

Falls ein Patiententestament vorliegt und der Betroffene nicht kommunizieren kann, sollte prinzipiell dem Willen des Patienten entsprochen werden. Liegt keine Willensäußerung vor, so sollte nach dem mutmaßlichen Willen entschieden werden. Dabei ist es wichtig, die nahestehenden Angehörigen über die medizinische Lage verständlich zu informieren, damit anstehende Entscheidungen von Ihnen mitgetragen werden können. Es kommt selten auch einmal vor, dass der Patient schriftlich um Maximaltherapie gebeten hat, die Sachlage jedoch aussichtslos ist und die Angehörigen mit einer zurückhaltenden Therapie einverstanden sind.

> **Praxistipp**
>
> Dokumentieren Sie alle Gespräche und Entscheidungen sorgfältig, falls erforderlich unter Zeugen!

Als Kontraindikation für eine Dialysetherapie werden folgende Gründe betrachtet:

Wichtige relative Indikationen zur Einleitung einer Dialysetherapie

- Auftreten von Malnutritionszeichen: Serum-Albuminkonzentration <4 g/dl, spontane Eiweißzufuhr <0,8 g/kg KG/Tag als Zeichen der Inappetenz, Präalbumin <30 mg/dl, Gesamtcholesterol <150 mg/dl, Transferrin <200 mg/dl
- Plasmakreatinin >10 mg/dl, Harnstoff >150–180 mg/dl
- GFR, d. h. arithmetisches Mittel von Kreatinin- und Harnstoffclearance unter 10 ml/min besonders bei älteren Patienten und Diabetikern

---

Kontraindikation für Dialysetherapie

- Irreversible schwere Demenz
- Irreversibles Koma, apallisches Syndrom
- Terminale Lungen-, Herz- oder Leberinsuffizienz bei vollständiger Pflegebedürftigkeit und Bettlägerigkeit
- Schwere geistige Störungen mit deutlicher Beeinträchtigung der Kommunikationsfähigkeit, welche die Durchführung einer Dialyse ohne Sedierung unmöglich machen
- Schwere therapierefraktäre Schmerzen, bei welchen die Dialyse die Lebensspanne nur unwesentlich verlängern würde, ohne die Schmerzen beeinflussen zu können. Der

▼

> Patient sollte wenn möglich in einen
> Zustand versetzt werden, in dem er die
> Entscheidung selbst mittragen kann
> ▬ Schweres Multiorganversagen, bei welchem
> nach mehreren Tagen keinerlei Therapie-
> erfolg abzusehen ist

Die Beendigung der Dialysebehandlung bei einem chronischen Dialysepatienten gehört zu den
häufigsten Todesursachen von Dialysepatienten in
Deutschland, Kanada und den USA. Es folgen kardiovaskuläre Erkrankungen, schwere Infektionen
und maligne Erkrankungen.

Neben dem Patientenwunsch können folgende
Faktoren dazu führen, dass eine chronische Dialysebehandlung beendet werden muss:
- Medizinische Komplikationen wie terminale
  Herzinsuffizienz mit Hypotonie, Infektionen,
  Endstadium von Tumorerkrankungen
- Nicht behandelbare Schmerzen
- Wesentliche Verschlechterung der Lebensqualität durch z. B. diabetische Folgeerkrankungen wie Makroangiopathie (pAVK, Mesenterialischämie), therapierefraktäre schwere autonome Neuropathie des Magen-Darm-Traktes,
  schwere periphere Neuropathie oder rezidivierend nötige Operationen z. B. der Dialysefistel
  bzw. des Katheters
- Fehlen jeglicher Gefäßanschlussmöglichkeit
  (Zugang) bei gleichzeitigen Kontraindikationen zur Peritonealdialyse oder »High-urgency«-Nierentransplantation.

Die Entscheidung für ein Behandlungsende sollte
nach bestmöglicher Einschätzung des Patienten-
wunsches, Ausnutzung sämtlicher zu Verbesserung
der Situation beitragender Optionen und unter
Miteinbeziehung des Behandlungsteams und der
Angehörigen getroffen werden. Wichtig ist auch,
den Patienten und seine Familie nach Abbruch der
Behandlung nicht ohne psychologische Stütze zu-
rückzulassen. Nach Aussetzen der Dialysebehandlungen ist mit 1–2 Wochen Überlebenszeit, z. T.
aber auch erheblich länger, zu rechnen. In dieser
Zeit sollte – mit Ausnahme der Flüssigkeitszufuhr
– eine Wunschkost verabreicht und auf eine aus-

reichende Schmerztherapie geachtet werden. Die
Flüssigkeitsrestriktion ist wichtig, um einen Tod
im Lungenödem, also ein Ersticken, bzw. »inneres
Ertrinken« zu vermeiden.

Der Zeitpunkt des Behandlungsendes sowie
dahin führende Entscheidungen müssen immer
sorgfältig dokumentiert werden!

12.2   Vorbereitung des Patienten

Bei chronischen Nierenerkrankungen ist eine
frühzeitige Einbeziehung eines Nephrologen in die
Betreuung des Patienten sinnvoll. Mehrere große
Studien in den USA zeigten, dass die rechtzeitige
Zuweisung zum Nephrologen mit einer geringeren
Notwendigkeit temporärer Dialysekatheter sowie
einer geringeren Inzidenz schwerer Komplikatio-
nen bei Dialysebeginn verbunden war.

❗ Der Patient sollte dem Nephrologen immer bei
einer persistierenden Kreatininerhöhung oder bei
chronischem Filtratverlust zur Abklärung und Mit-
betreuung zugewiesen werden.

Leider ist es nicht möglich, den genauen Zeitpunkt vorauszusagen, an dem die Nierenersatztherapie begonnen werden muss. Die unterschiedliche Progressionsgeschwindigkeit der einzelnen
Nierenerkrankungen, individuelle Schwankungen
und unabsehbare Komplikationen machen eine exakte Planung unmöglich. Für den Patienten ist der
Beginn der Dialysetherapie meist ein Wendepunkt
in seinem Leben. Manche Patienten stimmen erst
beim Auftreten konservativ nicht mehr zu beherr-
schender Komplikationen bzw. absoluter Indikationen einer Therapie zu. Andere möchten durch
rechtzeitigen Beginn langfristige Probleme wie z. B.
Malnutrition, Blutdruckentgleisung und Leistungs-
minderung minimieren. Werden parallel zur medizinischen Betreuung regelmäßig für den Patienten
verständliche Information über den aktuellen Be-
handlungstand erteilt, erleichtert dies den Beginn
der Nierenersatztherapie für alle Beteiligten.

Der Beginn der Nierenersatztherapie hat meist
weitreichende Auswirkungen auch auf den sozialen Status und die Berufs- und Erwerbsfähigkeit.
Rehabilitation, Umschulungen und ggf. Berentung
müssen rechtzeitig organisiert werden. (▶ Kap. 15).

12.2.1 Wahl des Verfahrens

Allgemeine Aspekte

Sobald die Notwendigkeit der Nierenersatztherapie abzusehen ist, sollte der Patient über die möglichen Formen der Nierenersatztherapie, also Hämodialyse, Peritonealdialyse und Nierentransplantation beraten werden.

Die Nierentransplantation ist bezüglich der Effizienz die Therapie der Wahl. Sie verbessert die Lebensqualität, reduziert die Mortalität und bietet eine maschinell nicht zu erreichende Qualität der Nierenersatzfunktion. Es gibt jedoch auch für die Nierentransplantation absolute und relative Kontraindikationen (▶ Kap. 13). Außerdem entscheiden sich manche Patienten trotz ausführlicher Information aus z. B. ethischen oder religiösen Gründen gegen eine Transplantation.

Die Entscheidung zwischen Hämodialyse und Peritonealdialyse wird neben dem Patientenwunsch von Begleit- und Vorerkrankungen, der häuslichen Situation des Patienten und schließlich auch der lokalen Verfügbarkeit beeinflusst.

Aus einem psychologischen Blickwinkel heraus erfordert die Behandlung durch Hämodialyse von dem Patienten eine eher passive Haltung. Die 3- bis 4-malige, festgelegte Behandlungszeit pro Woche kommt dem Bedürfnis vieler Patienten nach einem strukturierten Zeitplan entgegen. Die Peritonealdialyse hingegen erfordert einen aktiv in die Behandlung involvierten Patienten. Nach der initialen Schulung muss er imstande sein, nicht nur den hygienischen Anforderungen bei der Durchführung eines Beutelwechsels gerecht zu werden, sondern auch Behandlungsprobleme selbstständig und frühzeitig zu erkennen.

Vorbereitung zur Hämodialyse

Bei der Vorbereitung zur Hämodialyse steht die Anlage eines Gefäßzugangs mit ausreichendem Blutfluss im Vordergrund. Dieser sollte vorzugsweise mit Hilfe körpereigenen Gewebes (Vene) an der nichtdominanten oberen Extremität angelegt werden (Rechtshänder links und umgekehrt). Dialysezugänge an der unteren Extremität haben ein höheres Infektionsrisiko und häufiger arterielle Stealsyndrome zur Folge. Man unterscheidet primäre, arteriovenöse Fisteln, synthetische arteriovenöse Gefäßprothesen und Dauerkatheter. Letztere sind in große Venen (V. jugularis interna, V. femoralis) eingelegte, groß- und doppellumige Katheter mit z. T. subkutaner Verlaufsstrecke.

1960 wurde der erste für eine Hämodialyse geeignete Shunt entwickelt, der sog. Quinton-Scribner-Shunt. Dabei handelte es sich um ein extern angelegtes künstliches Gefäß aus Teflon-Silastic-Material. 1966 entwickelten Brescia und Cimino die sog. Ciminofistel. Für solche primäre, arteriovenöse Fisteln sind die Armrückenvenen und die A. radialis die hauptsächlich benutzten Gefäße der oberen Extremität. Die Vene wird mit End-zu-Seit-Anastomose (Venenende auf Arterienseite) angeschlossen. Diese Operation wird heute häufig als **Cimino-Brescia-Shunt** bezeichnet, obwohl die Originalmethode nach Cimino und Brescia in einer Seit-zu-Seit-Anastomose bestand. Nach der operativen Anlage der Fistel folgt der sog. »Reifungsprozess«. Dieser dauert etwa 3–6 Wochen. Nach Abheilen der Hautwunde und Gewähren eines Sicherheitszeitraumes, nach dem auch die innere Gefäßnaht verwachsen ist, kann die Entwicklung einer Unterarmfistel mittels eines speziellen Trainings unterstützt werden.

Ziele des Fisteltrainings sind zum einen die Ausbildung eines ausreichenden Flusses, zum anderen die stabile Einbettung in den Unterarm. Je nach Gefäßsituation sollte mit dem Training schon 6–8 Wochen vor der Operation begonnen und nach der Operation 1–2 Tage ausgesetzt werden.

Mit Hilfe von elastischen Bällen, die in der Hand geknetet und einige Sekunden gehalten werden, wird die Muskulatur des Unterarms gestärkt. Jede Übung sollte 5 min lang durchgeführt und mehrmals am Tag wiederholt werden – je häufiger, desto besser. Eine gute Fistel kann bei entsprechender Pflege bis zu 20 Jahre funktionsfähig bleiben.

Bereits in einem frühen Stadium der Niereninsuffizienz sollten die Unterarmvenen bei Blutabnahmen oder Dauerkanülen ausgespart werden, um unnötige Narbenbildungen in der Gefäßwand zu vermeiden. Da die Blutabnahme an der Hand schwieriger ist und vom Patienten oft abgelehnt wird, ist es besonders wichtig, das Praxispersonal wiederholt auf Aussparung der Unterarme und der Ellenbeuge hinzuweisen und dies ggf. zu kontrollieren.

Blutabnahme sollte bei niereninsuffizienten
Patienten nur an der Hand erfolgen!

Bei schlechten Gefäßverhältnissen kann mit einer
z. B. aus Polytetrafluoroethylen (PTFE) bestehenden Gefäßprothese ein rasch einsetzbarer Gefäßzugang geschaffen werden. Nach der Operation
kommt es zu einem Entzündungsprozess rund um
die Gefäßprothese. Dieser hat nach seinem Abheilen eine stabilisierende Wirkung auf die Prothese.
Die langfristige Komplikationsrate ist bei Prothe-
sen deutlich höher.

Der Einsatz von großlumigen Gefäßkathetern
dient häufig der Überbrückung des Zeitraumes bis
zur Ausreifung des arteriovenösen Dialysezugangs.
Leider ist ein solcher Katheter manchmal auch die
letzte Möglichkeit eines Dialysezugangs, wenn alle
Gefäßoptionen für Fisteln erschöpft sind. Neben
der hohen Infektionsgefahr ist der deutlich geringere Blutfluss ein großer Nachteil. Letzterer ist
beim »Single-Needle«-Verfahren aus dem »Hub«
(effektiver Blutfluss) abzulesen und sollte mindestens 35 ml betragen.

Vorbereitung zur Peritonealdialyse

Vor Implantation eines Katheters müssen Bauch-
wand- und Leistenhernien ausgeschlossen bzw.
operativ saniert werden. Ein derzeit häufig ein-
gesetzter Kathetertyp ist der gerade Tenckhoff-
katheter, der mit seiner Spitze im Douglasraum
liegt. Ein Peritonealkatheter kann theoretisch
unmittelbar nach Implantation benutzt werden.
Um größere Undichtigkeiten rasch zu erkennen,
wird auch bereits intraoperativ eine Probefüllung
durchgeführt. Um das Risiko eine Leckage zu minimieren, ist es besser zwischen Implantation und
Erstbenutzung 1–2 Wochen verstreichen zu lassen
und mit geringen Austauschvolumina (500 ml) zu
beginnen.

Vorbereitungen zur Nierentransplantation

Die Vorbereitungen für eine Transplantation können bereits mit der Vorbereitung zur Dialyse
durchgeführt werden. Bei einer Lebendspende
kann die Transplantation im Unterschied zur Leichennierentransplantation bereits vor Einsetzen
der Dialysepflichtigkeit vorgenommen werden
(▶ Kap. 13).

12.3 Dialysetheorie

12.3.1 Physikochemische Grundlagen

Dialyse beruht im Wesentlichen auf den Stoffaus-
tauschvorgängen zwischen zwei Kompartimenten,
die getrennt durch eine teildurchlässige Membran aneinandergrenzen. Die Dialysemembran hat
Poren von definierter Größe, die für Wasser und
kleine Moleküle kein Passagehindernis darstellen.
Je größer der Molekülradius einer Substanz, desto
geringer ist die Durchlässigkeit (Permeabilität) einer Membran für die Substanz. Treibende Kräfte
für die Teilchenpassage über die Membran sind

- zur Diffusion führende Konzentrationsgradienten und
- zur Ultrafiltration/Konvektion führende hydrostatische Druckgradienten zwischen beiden
  Kompartimenten.

Von Bedeutung für die Membranpassage sind natürlich auch die Dicke der Membran, eventuelle
Verstopfungen der Poren oder Beläge auf der Membran, die den Molekülen den Kontakt erschweren.
Ein hydrostatischer Druckgradient entsteht entweder durch Druckerhöhung in einem oder Erniedrigung im anderen Kompartiment (z. B. Sog auf
Dialysatseite). Die Größe der Membranoberfläche
hat quantitative Bedeutung für den Stoffaustausch.

12.3.2 Physikochemische Vorgänge bei einer Dialysebehandlung

Bei der Dialysebehandlung bilden Patientenblut
und Dialysat die beiden Kompartimente, der Dialysator (auch »Kapillare« oder »künstliche Niere«
genannt) enthält die semipermeable Membran. Je
nach gewünschter Änderung der Plasmakonzentration einer Substanz, ist diese im Dialysat in gleicher, höherer oder niedrigerer Konzentration enthalten. Harnstoff z. B. fehlt im Dialysat verständlicherweise vollständig. Natrium, Kalium, Kalzium,
aber auch Bikarbonat und Glukose sind z. B. in
variabler Konzentration im Dialysat enthalten. Auf
die Dialysierbarkeit einer Substanz wirkt sich neben der oben erwähnten Molekülgröße auch ihre
Eiweißbindung sowie ihre Verteilung in die Kom-

partimente (intrazellulär, interstitiell, vaskulär) des Körpers aus. Frei im Plasma schwimmende Substanzen unterhalb einer bestimmten Größe können vollständig am Stofftransport über die Membran teilnehmen. Eiweißbindung und Verteilung einer Substanz in nicht mit der Dialysemembran in Kontakt kommende Kompartimente (Interstitium, Intrazellulärraum) senkt die Anzahl der unmittelbar an der Membran für Diffusion und Konvektion zu Verfügung stehenden Moleküle, und damit die Dialysierbarkeit einer Substanz. Dies muss bei der Entfernung von Urämiegiften, bei der Gabe von Medikamenten und nicht zuletzt bei dem Dialyseziel »Flüssigkeitsentfernung« bedacht werden. Bei hypalbuminämischen Patienten mit interstitieller Hypervolämie muss nach Abfiltrieren von Plasmawasser erst wieder Flüssigkeit aus dem Interstitium ins Gefäßbett nachströmen. Bei Einstellung hoher Ultrafiltrationsraten kann es bei vorwiegend interstitieller Überwässerung und relativ schlecht gefülltem Gefäßbett zu schweren Blutdruckabfällen kommen.

Die bei chronischer Niereninsuffizienz bestehende, metabolische Azidose wird durch im Dialysat enthaltene Puffer ausgeglichen. Früher wurde üblicherweise Azetat eingesetzt. Dieses muss nach Übertritt ins Blut erst in der Leber in Bikarbonat umgewandelt werden. Heutzutage ist Azetat fast gänzlich durch Bikarbonat ersetzt worden. Bikarbonat hat einen kreislaufstabilisierenden Effekt und wird wesentlich besser vertragen. Es hat allerdings den Nachteil der Anfälligkeit für bakterielle Kontamination und darf erst unmittelbar vor Gebrauch angesetzt werden.

12.3.3 Dialysator (»künstliche Niere«)

Im Inneren eines Dialysators wird durch verschiedene Prinzipien die Oberfläche der Dialysemembran auf bis zu 2 m² vergrößert. Am gebräuchlichsten sind die Hohlfaserdialysatoren. Der Blutstrom wird dabei durch mehrere tausend zu einem Bündel zusammengefassten Kapillaren mit einem Innendurchmesser von 0,1–0,2 mm (also 12–25 Erythrozytendurchmessern) und einer Wanddicke von 0,01 mm geleitet. Die Kapillaren werden außen vom Dialysat im Gegenstrom umflossen.

Als Ultrafiltrationskoeffizient eines Dialysators bezeichnet man das Volumen in ml, welches bei Anlage eines Druckes von 1 mmHg/h abfiltriert wird. Die Begriffe »high flux« und »low flux« beziehen sich auf die Durchlässigkeit einer Membran für Wasser. High-Flux Dialysatoren haben eine Ultrafiltrationsrate von über 10 ml/mmHg/h.

Die gewünschte Ultrafiltratmenge kann durch Regulation der hydrostatischen Druckdifferenz über die Membran erreicht werden. Herrscht z. B. zwischen Ein- und Ausgang der Blutseite eine Druckdifferenz von 50 mmHg und sollen bei 1 h Dialyse mit einem Dialysator, dessen UF-Koeffizient 2 ml/h/mmHg beträgt, 300 ml abfiltriert werden, so muss durch Einstellen des Unterdrucks auf der Dialysatseite ein transmembranöser Druck von 100 mmHg eingestellt werden.

Zur Charakterisierung eines Dialysators können neben dem Ultrafiltrationskoeffizienten auch Clearancewerte für Harnstoff, Kreatinin, Phosphat und Vitamin B_{12} herangezogen werden. Diese sind membranabhängig und werden für eine oder mehrere Blutflussraten angegeben. Der Clearance für Harnstoff und Vitamin B_{12} kommt dabei besondere Bedeutung zu. Die Harnstoffclearance kann gut zum Vergleich verschiedener Dialysatoren herangezogen werden, da sie von vielen Veränderungen relativ unbeeinflusst bleibt. Die Clearance von Vitamin B_{12} gibt Auskunft über die Entfernung großer Moleküle. Die Effizienz eines Dialysators kann durch Erhöhung des Blut- und Dialysatflusses gesteigert werden.

Dialysemembran

Die Dialysemembran besteht entweder aus Zellulose, substituierter Zellulose, einem Zellulose-Synthetic-Gemisch oder rein synthetischen Materialien wie Polysulfon, Polyacrylnitril, Polymethylmethacrylate (PMMA), Polykarbonat oder Polyamid. Unsubstituierte Zellulosemembranen führen zu einer ausgeprägten Komplementaktivierung. Sie wurden weitgehend durch die verträglicheren, substituierten oder künstlichen Membranen ersetzt. Biokompatibilität von Dialysemembranen bedeutet minimale Aktivierung des Komplement-, Bradykinin und Gerinnungssystems, aber auch nur geringe Stimulation von Zytokinen bei Kontakt der

Dialysemembran mit Neutrophilen, Monozyten und Thrombozyten.

Unverträglichkeitsreaktionen

Bei den Unverträglichkeitsreaktionen unterscheidet man klinisch die seltenen Typ-A-Reaktionen von den etwas häufigeren Typ-B-Reaktionen. Die gefährlichen Typ-A-Reaktionen werden vermutlich von Kontaminationen durch bakterielle Peptide oder aus dem Dialysator auswaschbare Substanzen (z. B. ETO) verursacht. Sie treten unmittelbar nach Dialysebeginn auf, und führen zu schweren anaphylaktischen Reaktionen.

Typ-B-Reaktionen kommen in bis zu 5% der Dialysen vor, sind vermutlich komplementvermittelt und treten erst im Verlauf der Dialyse auf. Die Patienten klagen vorübergehend über Brust- oder Rückenschmerzen, Übelkeit und Dyspnoe und sind hypotensiv. Die Komplementaktivierung führt auch zum Austritt unreifer Leukozyten aus dem Knochenmark. Leukozytenbestimmungen müssen deshalb vor dem Beginn der Dialyse erfolgen. Neben der Abnahme der Akutreaktionen hat die Verwendung biokompatibler Membranen auch positive Langzeitaspekte. Sie verbessert die Rekompensation nach akutem, temporär dialysepflichtigen Nierenversagen, vermindert die Progression der renalen Knochenschädigung durch β_2-Amyloidose und verzögert den Verlust der Restnierenfunktion nach Dialysebeginn.

Vermutlich wirkt sich der Einsatz von biokompatiblen Membranen auch positiv auf die Morbidität und Mortalität, auf die Infektneigung und den Ernährungsstatus aus.

Sterilisation

Für die Sterilisation eines Dialysators kann Ethylenoxidgas, Heißdampf, oder γ-Bestrahlung eingesetzt werden. Die Verwendung ETO-sterilisierter Dialysatoren ist rückläufig. Gelegentlich werden allergische Reaktionen auf ETO beobachtet.

Wiederverwendung »Reuse«

Die erneute Verwendung wiederaufbereiteter Dialysatoren dient der Reduktion von allergischen Reaktionen, und ist mit deutlicher Kostensenkung verbunden. »Reuse« (Wiederverwendung) ist in den USA häufig (83% der Patienten), in Europa selten (10% der Patienten) und z. B. in Japan verboten. Ein Wiederaufbereitungsvorgang setzt sich aus Spülung, Reinigung, Funktionstest und Desinfektion/Sterilisation zusammen. Die Dialysatoren sollten selbstverständlich vom gleichen Patienten wiederverwendet werden. Die wesentlichen Kritikpunkte an der mehrmaligen Verwendung aufbereiteter Dialysatoren sind ein erhöhtes Infektionsrisiko durch Keimwachstum, biochemische oder immunologische Effekte und ein Funktionsverlust durch Verstopfung der Membranporen.

12.3.4 Dialysatflüssigkeit

Das Dialysat wird durch Mischung von Dialysatkonzentrat mit gereinigtem Wasser hergestellt. Wie bereits erwähnt, kann durch Variation der Zusammensetzung neben der Entfernung von Harngiften, auch eine Korrektur z. B. von Elektrolyten oder des Säure-Basen-Haushaltes erreicht werden.

Die Reinheit und Keimfreiheit des Dialysatwassers ist von großer Bedeutung, da entlang der Dialysemembran eventuell vorhandene Keime, Schwermetalle, Wasseraufbereitungsmittel der Stadtwerke oder andere Verschmutzungen in das Blut des Patienten übertreten können. Von besonderer Bedeutung sind Verunreinigungen mit Aluminium, Kupfer, Fluoriden (USA), Chloramin, Bakterien und Endotoxinen. Während nach Aluminiumintoxikation Knochenschäden, schwere neurologische Symptome und Anämie beobachtet werden, können Kupfer und Chloramin eine hämolytische Anämie durch Verunreinigung des Dialysewassers auslösen. Die relative Keimfreiheit des Wassers kann durch regelmäßige Anwendung geeigneter Desinfektionsmittel und von Bakterienfiltern in der Wasseranlage gewährleistet werden. Ein Bakterienwachstum von weniger als 2000 Kolonien/ml fertiges Dialysat wird in Deutschland und den USA als akzeptabel betrachtet, in Schweden dürfen es nur 1000 Kolonien/ml sein. Bei Membranen mit hohem Ultrafiltrationskoeffizienten kann es am Ende der Kapillarstrecke durch Druckabfall und folgende Druckumkehr zu einem Einstrom von Dialysat in das Patientenblut kommen. Dieser sog. »Backwash« ist als Risiko für eine Übertragung von u. a. Endotoxinen aus dem Dialysat anzusehen.

Die Reinigung des Wassers geschieht in mehreren Schritten. Durch Umkehrosmose (über eine semipermeable Membran) können fast 90% der Verunreinigungen beseitigt werden. Zusätzlich wird das Wasser durch eine mit einem Kohlefilter kombinierte Ionenaustauscheinheit geleitet. Unreines Wasser als chronischer Entzündungsstimulus führt vermutlich zu einer Verstärkung der dialyseassoziierten Amyloidose.

12.3.5 Dialysemaschine

Eine Dialysemaschine enthält viele verschiedene Komponenten:

Blutseite:
- Zu- und Ableitungsschläuche
- Blutpumpe
- Messvorrichtungen für Drucke in venöser und arterieller Leitung
- Venöse und arterielle Luftfallen

Dialysatseite:
- Leitfähigkeitsmesser, da eine Fehlzusammensetzung der Osmolarität des Dialysats zu Hämolyse, Hirnödem etc. führen kann
- Ggf. Mischvorrichtung für Dialysatkonzentrat und Wasser
- Temperaturregulationseinheit
- Blutleckdetektor

An der modernen Dialysemaschine sind verschiedene Größen regulierbar:
- Bikarbonatkonzentration im Dialysat
- Natriumkonzentration im Dialysat
- Ultrafiltrationsrate pro Zeiteinheit
- Blutfluss über Pumpengeschwindigkeit
- Heparinzufuhr

Antikoagulation bei Hämodialyse

Trotz der urämischen »Autoantikoagulation« verlangt der extrakorporale Blutfluss bei Dialyse oder langsamen kontinuierlichen Verfahren meist eine Antikoagulation, um die Gerinnung des Blutes in Dialysator und Schlauchsystemen zu vermeiden. Am häufigsten wird diese mit intravenös verabreichtem Heparin durchgeführt. Neben der 1- oder 2-maligen Bolusgabe (Anfang und Mitte der Dialyse) kann es auch kontinuierlich verabreicht werden. Bei Heparinantikoagulation erfolgt die Überwachung durch Bestimmung der sog. ACT (»activated clotting time«). Diese kann mit relativ einfachen, kostengünstigen Geräten innerhalb kurzer Zeit vor Ort durchgeführt werden. Bei schlechter Gerinnungssituation und ausreichend hohem Blutfluss kann sehr selten auch ohne Antikoagulation dialysiert werden.

Alternativ kann niedermolekulares Heparin eingesetzt werden. Dieses wird ebenfalls als 1- oder 2-maliger Bolus verabreicht. Geringere Nebenwirkungen bezüglich Thrombopenie, Osteoporose und Blutungskomplikationen sind nicht sicher bewiesen. Als Kontrollparameter dient der Anti-Faktor-Xa-Test. Dieser ist jedoch aufwendig und langsam, so dass die Dosisfindung empirisch erfolgen muss. Sehr selten müssen als Alternative zu Heparin Hirudin oder regionale Antikoagulation des Dialysators (Heparin, Prostazyklin, Citrat) eingesetzt werden. Letztere wird hinter dem Dialysator durch eine Neutralisierung des Antikoagulans wieder aufgehoben.

Die Indikationen zur Marcumarisierung bei Dialysepatienten entsprechen denjenigen Nierengesunder. Aufgrund der erhöhten Blutungsgefahr durch Urämie und intermittierender Heparinapplikation sollte die Indikation zur Markumarisierung vor allem bei älteren Dialysepatienten streng gestellt werden.

12.4   Hämodialyseverfahren

Man unterscheidet verschiedene Formen der Hämodialyse:

12.4.1 Hämodialyse

Das Blut verlässt den Patienten durch die »arterielle« (d. h. shuntanastomosennahe) Nadel. Es gelangt dann über die sog. »arteriellen« Schläuche mit zwischengeschalteter Luftfalle zum Dialysator. In die arteriellen Schläuche mündet auch die Heparinzufuhr. Bei der Hämodialysebehandlung wird der Blutfluss von 250–350 ml/min durch eine Umwälzpumpe reguliert. Im Dialysator verteilt sich das Blut in die einzelnen vom Dialysat im Gegenstrom umflossenen Kapillaren. Über die Dialysemembran findet der osmotische Stoffaustausch statt und mit Hilfe des dialysatseitigen Unterdrucks eine Ultrafiltration. Nach Verlassen des Dialysators passiert das Blut die venöse Luftfalle und erreicht über das venöse Schlauchsystem und die »venöse« (shuntanastomosenferne) Nadel den Patienten.

Diese übliche Form der Hämodialyse kann modifiziert werden durch Veränderungen sowohl auf der Dialysat- als auch der Blutseite.

12.4.2 Hämofiltration

Als Hämofiltration bezeichnet man reine Ultrafiltrationbehandlungen (also ohne Dialysatfluss) mit 25–30 l Gesamtfiltrat/24 h. Dabei wird reines Plasma abfiltriert. Die Differenz zwischen Gesamtfiltrat und gewünschter Gewichtsabnahme wird durch sterile, isotone Flüssigkeit substituiert. Man verwendet für die Hämofiltration Dialysatoren mit hohem Ultrafiltrationskoeffizient. Diese Behandlungsart führt zur besseren Entfernung von großmolekularen Urämiegiften. Sie ist sehr kostenintensiv, da siegroße Mengen steriler Substitutionsflüssigkeit benötigt. Es fehlen qualitativ hochwertige Langzeitstudien, die eine Wertung des Verfahrens im Vergleich zur Hämodialyse erlauben.

12.4.3 Hämodiafiltration (HDF)

Die Hämodiafiltration verknüpft zwei verschiedene Verfahren, Blut von Giftstoffen zu befreien: die auf Diffusion beruhende Hämodialyse und die Hämofiltration, bei der das Blut über die Membran filtriert wird. Das Patientenblut wird mit ca. 25–30 l steriler Elektrolytlösung verdünnt. Die resultierende Ultrafiltrationsmenge setzt sich aus der gewünschten Abnahme plus dem zugesetzten Volumen zusammen. Die Substitutionslösung kann dabei vor (Prädilution) oder nach (Postdilution) dem Dialysator in den Kreislauf eingeschleust werden. Vorteil dieser Behandlungsform ist eine Stabilisierung des Kreislaufs. Insbesondere Diabetiker mit schweren Kreislaufregulationsstörungen profitieren von diesem Behandlungsmodus.

Bei der Online-Hämodiafiltration wird der größte Teil der entzogenen Flüssigkeit automatisch durch eine entsprechende Menge an ultrareiner Elektrolytlösung ausgeglichen, die vom Dialysegerät selbst (»online«) bereit gestellt wird.

Eine neue Studie analysierte die Daten der DOPPS-Studie (»Dialysis Outcomes and Practice Pattern Study«) hinsichtlich der Mortalität von Patienten mit und ohne Hämodiafiltrationsbehandlung. Er fand eine um 35% bessere Überlebensrate der HDF-Patienten gegenüber der mit konventioneller Hämodialyse behandelten Patienten. Die Studie lief 3 Jahre lang in fünf europäischen Ländern mit insgesamt 2165 Patienten, die im Schnitt 3-mal wöchentlich behandelt wurden. Damit konnte erstmals in einer prospektiven Studie nachgewiesen werden, dass eine HDF-Behandlung die Mortalität chronisch Nierenkranker reduzieren kann.

12.4.4 Heimhämodialyse

Hierbei handelt es sich um keine Dialyseform, sondern eine konventionelle Dialysebehandlung in der häuslichen Umgebung des Patienten, die weitgehend selbstständig, z. B. zusammen mit dem Ehepartner, durchführt wird. In regelmäßigen Abständen erfolgt die Vorstellung beim betreuenden Dialysearzt mit den Protokollen der zu Hause durchgeführten Behandlungen. Wichtige Bedeutung hat auch der betreuende Techniker. Leicht einzusehender Vorteil dieser Therapieform ist die zeitliche Flexibilität und die bessere Lebensqualität durch die gewohnte Umgebung. Es besteht dann z. B. auch die Möglichkeit der täglichen oder sogar nächtlichen (Langzeit-) Hämodialyse, die sehr gute Behandlungsergebnisse aufweist. Dies schlägt sich auch in Untersuchungen zur Überlebenszeit nieder, wobei berücksichtigt werden muss, dass für die Behandlung außerhalb des Zentrums nur Patienten in Frage kommen, die in der Zentrumsdialyse wiederholt stabile und komplikationslose Dialysebehandlungen aufwiesen. Dennoch sind die Zahlen der Heimdialysepatienten in den letzten Jahren in den meisten Ländern (außer Australien) beständig gesunken. Die Gründe für diesen Rückgang liegen vermutlich in dem steigenden Altersdurchschnitt der Dialysepatienten, der steigenden

Gesamtmorbidität und fehlenden Trainingsprogrammen. Auch wurde durch die steigende Zahl von Dialysezentren der räumliche Abstand zur nächsten Dialyse immer geringer.

12.4.5   Probleme der Hämodialyse

Sollgewichtbestimmung

Zwischen zwei Dialysesitzungen steigt das Gewicht besonders beim anurischen, aber auch beim oligurischen Patienten durch Zufuhr von Flüssigkeit aus Nahrung und Getränken an. Durch Ultrafiltration sollte während der Dialysebehandlung das sog. »Sollgewicht« wieder erreicht werden. Unter Sollgewicht versteht man das Gewicht, bei welchem weder Zeichen der Dehydration noch der Hyperhydratation (= Überwässerung) nachweisbar sind. Hinweise auf den Volumenstatus sind klinisch, sonographisch, radiologisch und durch Laborwerte zu bekommen.

Auf eine **Hypo**hydratation weisen hin:
- Niedriger Hautturgor, trockene Schleimhäute
- *Kardiozirkulatorisch:* niedriger Blutdruck (Vorsicht: bei langjähriger Dialysebehandlung kann trotz Überwässerung chronische Hypotonie vorliegen; auch bei Hypalbuminämie mit Verschiebung großer Volumina ins Interstitium korreliert der Blutdruck nicht sehr gut mit dem Flüssigkeitshaushalt), hohe Pulsfrequenz
- *Sonographisch:* inspiratorischer Kollaps der insgesamt schmalen V. cava (z. B. 3 mm, intraindividuelle Verlaufskontrollen sinnvoll, schmerzfrei und kostengünstig, eine V.-cava-Sonographie dauert 2–3 min)
- Das nicht kranke Herz misst in der p.a. Thoraxröntgenaufnahme weniger als 50% des Thoraxdurchmessers (sog. TVD)
- Hoher Hämatokrit bereits vor Dialyse
- Hohes Bikarbonat als Zeichen einer Kontraktionsalkalose

12.4.6   Akute Probleme bei Dialysetherapie

In einem Viertel bis etwa der Hälfte der Behandlungen kommen hypotone Phasen vor. Bei bis zu 10% der Behandlungen werden Krämpfe, Übelkeit und Brechreiz, bei etwa 5% Kopfschmerz, Thoraxschmerz, Rückenschmerz und Juckreiz beklagt. Fieber und Schüttelfrost sind eher selten.

Ursachen für die Hypotonie sind zum einen hohe Ultrafiltrationsraten, gelegentlich jedoch auch Fieber oder selten eine beginnende Sepsis. Nach langjähriger Dialysebehandlung erschöpft sich die Kreislaufregulation. Die Folge sind oft sehr niedrige Blutdruckwerte, die jedoch keine akute Gefährdung darstellen. Für einen in der Dialysebehandlung unerfahrenen Arzt sind diese oft therapierefraktären Situationen gewöhnungsbedürftig.

> **Praxistipp**
>
> Zur Prophylaxe der ultrafiltrationsbedingten Hypotonie sollte bei Diabetikern eine stündliche Ultrafiltrationsrate von 600 ml/h, bei anderen Patienten von 800 ml/h nicht überschritten werden.

Kopfschmerzen können z. B. Zeichen von metabolischen Störungen (Hyper- oder Hyponatriämie, Hyperglykämie), Medikamentennebenwirkungen aber auch eines Koffeinentzugs sein. Natürlich können selten auch intrakranielle Blutungen der Auslöser von Kopfschmerzen sein.

Die häufigste Ursache von thorakalen Schmerzen während der Dialyse sind durch eine Kombination von erhöhtem Herzminutenvolumen (Shuntfluss) und Anpassungsproblemen an eine hohe Ultrafiltrationsrate ausgelöste, koronare Schmerzen. Ursächlich ist also eine Kombination von erhöhter Herzarbeit und Volumenmangel ggf. auf dem Boden einer koronaren Herzerkrankung. Seltene Ursachen von Throraxschmerzen während Dialyse sind eine Hämolyse oder eine Luftembolie. Bei Manipulationen an einem durch Koagel verstopften System kann es zu einer pulmonalen Embolisierung kommen.

Arrhythmien sind bei Dialysepatienten häufig, sowohl während der Dialysebehandlung als auch im Intervall. Risikofaktoren sind höheres Alter, Herzinsuffizienz, LVH, Kaliumschwankungen und autonome Polyneuropathie. Überleitungsstörungen werden häufig im Zusammenhang mit Kalzifikationen der Mitralklappe beobachtet. Die antiarrhythmische Behandlung unterscheidet sich bis auf die Dosisanpassung nicht von derjenigen bei Nierengesunden. Hyperhydratation kann durch Dehnung des linken Vorhofes bei prädisponierten Patienten intermittierendes Vorhofflimmern auslösen.

Dysäquilibrium-Syndrom

Unter Dysäquilibrium-Syndrom versteht man zentralneurologische Symptome, die vermutlich auf ein Hirnödem zurückzuführen sind. Risikofaktoren sind Dialysebeginn (Erstdialyse) mit sehr hohem Harnstoff, zu lange Dauer der ersten Dialyse, eine schwere metabolische Azidose und das Vorliegen einer anderen Erkrankung des ZNS. Alte Patienten und Kinder sind besonders gefährdet. Klinische Zeichen sind in leichten Fällen Kopfschmerzen, Übelkeit, Desorientierung, Ruhelosigkeit, Sehstörungen, Flattertremor, Muskelkrämpfe und Schwindel gegen Ende der Dialysebehandlung. Bei schwererer Ausprägung können Verwirrung, epileptische Anfälle, Koma und auch Tod eintreten. Differentialdiagnostisch müssen eine medikamentenassoziierte, zentralnervöse Störung, eine intrazerebrale Blutung (z. B. Subduralhämatom), metabolische Entgleisungen (Hyponatriämie, Hyperglykämie) und auch Urämie selbst abgegrenzt werden. Ursächlich ist wohl eine zu rasche Veränderung der Konzentrationen osmotisch wirksamer Substanzen. Harnstoff z. B. kann zwar die Zellmembran frei überqueren und wird deswegen eigentlich als osmotisch ineffektiv betrachtet, aber auch er benötigt für diesen Konzentrationsausgleich eine definierte Zeit. Die beste Therapie des Dysäquilibriums ist die Prävention. Diese besteht darin, die Dialyse anfänglich so zu dosieren, dass der Harnstoff nur langsam gesenkt wird. Dies kann durch tägliche, kurze Dialysezeiten mit niedrigem Blutfluss und kleiner Dialysatoroberfläche erreicht werden, aber auch durch reine Ultrafiltrationsbehandlung (hauptsächlich konvektiver Transport) oder Peritonealdialyse.

Zerebrale Krampfanfälle

Chronische Urämie senkt die Krampfschwelle. Etwa jeder 15. Dialysepatient erfährt zu irgendeinem Zeitpunkt einen zerebralen Krampfanfall (Im Vergleich: in der Normalbevölkerung etwa jeder 200. Patient). Die Inzidenz hat jedoch abgenommen.

Die häufigsten Ursachen für epileptische Anfälle bei Dialysepatienten sind:

- Urämische Enzephalopathie
- Dysäquilibrium
- Medikamente: Erythropoietin, Penicilline, Cephalosporine, Meperidin, Metoclopramid, Alkohol, Theophyllin, L-Dopa, Lithium, Amantadin, Acyclovir, hohe Dosen Kontrastmittel
- Kreislaufinstabilität (Hypo- oder Hypertonie)
- Zerebrale Erkrankungen (hypertensive Enzephalopathie, Hirninfarkt, Blutung, Subduralhämatom, Durchblutungsstörungen)
- Dialysedemenz z. B. durch Aluminiumintoxikation
- Elektrolytstörungen
- Alkoholentzug oder Konsum von Alkohol
- Luftembolie

Das Vorgehen beim akuten Anfall besteht in sofortigem Stopp der Dialysebehandlung und i.v.-Gabe von Benzodiazepinen (z. B. 5 mg Diazepam langsam i.v., ggf. wiederholt). Ob eine Anfallsprophylaxe gegeben werden muss, richtet sich nach der Reversibilität des mutmaßlichen Auslösers. Die beiden wichtigsten Präparate – Phenytoin und Valproat – können in normaler Dosis gegeben werden. Für Phenytoin ist allerdings ein Gesamtplasmaspiegel von 5–10 mg/l anstelle 10–20 mg/l anzustreben. Die Konzentration freien Phenytoins sollte 1–2,5 mg/l betragen.

Muskelkrämpfe

Muskelkrämpfe sind eine häufige Ursache für den vorzeitigen Abbruch einer Dialysebehandlung. Ursachen bei Dialysepatienten sind Volumenkontraktion durch hohe Ultrafiltrationsrate, Hyponatriämie, Gewebehypoxie, Hypomagnesiämie und Carnitinmangel. Während der Dialyse kann durch Massage des betroffenen Muskels, Anheben des Blutdrucks, Gabe geringer Mengen (10 ml) hypertoner Kochsalzlösung bzw. Glukose (i.v.) oder in Ausnahmefällen geringer Dosen eines Benzodiazepins (z. B. 2 Tropfen Diazepam sublingual = ca. 0,5 mg) geholfen werden. Langfristig kann die Senkung der interdialytischen Gewichtszunahme, die Vermeidung von Hypotonie, hohes Dialysatnatrium, eventuell auch Carnitin- oder Vitamin-E-Gabe helfen, Muskelkrämpfe zu verhindern.

Ein hohes Dialysatnatrium erhöht allerdings das Durstgefühl und führt dadurch zu höherer *interd*ialytischer Gewichtszunahme.

Kreislaufinstabilität

Mit Kreislaufinstabilität während Dialysebehandlung ist im Wesentlichen Hypotonie gemeint. Diese kann episodisch oder kontinuierlich auftreten. Klinische Symptome vagalen Ursprungs wie Übelkeit oder Gähnen, aber auch Muskelkrämpfe können auf eine Kreislaufstörung hindeuten.

Auslöser der Kreislaufinstabilität sind:
- Zu rascher Flüssigkeitsentzug
- Einnahme von Antihypertensiva vor der Dialyse
- Autonome Neuropathie
- Einnahme einer großen Mahlzeit während der Dialyse
- Verminderte kardiale Reserve
- Azetat als Dialysatpuffer
- Reaktion auf die Dialysemembran (Komplementaktivierung)
- Zu niedrige Dialysatnatriumkonzentration, zu hohe Dialysatmagnesiumkonzentration
- Adenosinausschüttung aus einem mangelperfundierten Organ
- Arrhythmien, Perikarderguss

> ❯ **Cave**
> Die Häufigkeit der chronischen Hypotension bei Dialysepatienten darf nicht dazu führen, dass die gefährlichen Ursachen der Kreislaufinstabilität übersehen werden. Hierzu gehören akute Notfälle wie Myokardinfarkt, Perikardtamponade, Arrhythmien, Hämolyse, Blutung, Sepsis oder Luftembolie.

Die Frequenz hypotoner Phasen während der Dialyse kann durch adäquates Sollgewicht, konstante niedrige Ultrafiltration, höhere Natriumkonzentration im Dialysat, Ultrafiltrationsprofile, Bikarbonat als Dialysatpuffer, medikamentöse Verbesserung der Herzleistung (ACE-Hemmer, Digitalis, niedrig dosierte β-Blockade) sowie Nahrungskarenz verringert werden. Die akute Behandlung der Hypotension während einer Dialysebehandlung besteht in Stoppen der Ultrafiltration, Schocklagerung, Erniedrigung der Dialysattemperatur und Volumengabe.

Vorsicht ist beim Erhöhen der Natriumkonzentration im Dialysat geboten. Diese stimuliert Durst, die Trinkmenge steigt und die interdialytische Gewichtszunahme nimmt zu.

Hämolyse

Hämolyse bei Dialysepatienten kann viele Ursachen haben:
- Hypoosmolarität des Dialysates, Überhitzung, mechanische Zerstörung (Blutpumpe, Nadel, Katheter, abgeknickter Schlauch), Kupfer-, Nitrat oder Chloraminkontamination
- Dialysedosis zu niedrig
- Hypersplenismus
- Hypophosphatämie
- Begleiterkrankungen (Sichelzellanämie, Hämoglobinopathie, Kollagenose, Vaskulitis)
- Medikamenteninduziert: Methyldopa, Penicillin, Cephalosporine, Sulfonamide, Chinidin, Vitamin A

Eine akute Hämolyse während der Dialysebehandlung kann einen Notfall darstellen, insbesondere wenn große Kaliummengen freigesetzt werden. Klinisch klagen die Patienten häufig über abdominelle Beschwerden und es finden sich EKG-Veränderungen. Die Diagnose kann meist vor Ort gestellt werden, da die meisten Dialysezentren über Analysegeräte verfügen, mit deren Hilfe eine Kaliumbestimmung durchgeführt werden kann.

> **Praxistipp**
> Um eine Retransfusion kaliumreichen Blutes zu vermeiden, muss die Dialysebehandlung umgehend beendet werden. Mit einem neuen Schlauchsystem, neuem Dialysator und neuem Dialysegerät muss rasch eine 2. Sitzung angeschlossen werden um eine bedrohliche Hyperkaliämie sofort zu behandeln.

Die Bedeutung der interdialytischen Gewichtszunahme bei Dialysepatienten

Um eine kreislaufschonende Dialyse durchführen zu können, sollte die Ultrafiltrationsrate 800 ml/h nicht überschreiten. Bei Diabetikern liegt die tolerierte Rate aufgrund der durch die autonome Neuropathie bedingten, orthostatischen Dysregulation noch niedriger, etwa bei 500–600 ml/h. Hohe Ultrafiltrationsraten sind auch aus einem anderen Grund zu vermeiden: die relative renale Ischämie durch Abnahme der renalen Perfusion verschlechtert konsekutiv die Restausscheidung! Damit reduziert sich die interdialytische mögliche Volumenzufuhr weiter und Patient und Arzt geraten in einen klassischen circulus vitiosus!

Die Einhaltung einer niedrigen Flüssigkeitszufuhr stellt für viele Dialysepatienten eine große Belastung dar, zumal im Präterminalstadium, vor Beginn der Dialysebehandlung, die Diät gerade hohen Trinkmengen erforderte, um die Niere in der Harnkonzentrierung zu entlasten. Unter der chronischen Hämodialysebehandlung schwindet die Ausscheidung oft rasch und die maximal erlaubte tägliche Trinkmenge sinkt auf deutlich weniger als 1 l ab. Als Regel für die tägliche Trinkmenge gilt:

Trinkmenge=Urinvolumen+500 ml

Aus dieser einfachen Formel wird ersichtlich, dass bei erhaltener Restausscheidung die erlaubte Trinkmenge deutlich höher liegt, als bei anurischen Patienten. Bei Fieber, starker körperlicher Anstrengung und im heißen Klima (erhöhte Perspiratio) kann die Trinkmenge vorsichtig gesteigert werden.

Die meisten Nahrungsmittel enthalten zu einem hohen Prozentsatz Wasser, welches ebenfalls auf der Habenseite der Bilanz zu Buche schlägt. Das Grundproblem der eingeschränkten Flüssigkeitszufuhr kann nicht verändert werden, aber es gibt einige Tipps, die den Patienten Erleichterung bringen können:

- Salzarme Ernährung reduziert das Durstgefühl
- Während den Mahlzeiten keine Getränke einnehmen
- Flüssigkeit in kleinen Mengen zuführen
- Zitronenbonbons fördern der Speichelfluss
- Ausspülen und Gurgeln mit kalten Flüssigkeiten kann helfen, das Durstgefühl zu beseitigen

Komplikationen der Hämodialyse bei älteren Patienten

Fast alle Mortalitätsstudien bei älteren Dialysepatienten berichten über 5-Jahres-Überlebensraten zwischen 20 und 40%. Die wichtigsten Probleme bei dieser Patientengruppe sind:

- Intradialytische Hypotonie durch autonome Dysregulation und verminderte kardiale Reserve
- Hohe Malnutritionsrate (Depression, Obstipation, Zahnprobleme, Malabsorption, Einkommen, soziale Isolation etc)
- Hohe Komorbiditätsrate (Diabetes mellitus, Herzinsuffizienz, degenerative Erkrankungen des Bewegungsapparates etc.)
- Häufigere Infektionen (Dialyseshunt, Gastrointestinaltrakt, ableitende Harnwege)
- Gastrointestinale Probleme hauptsächlich durch autonome Neuropathie mit Motilitätsstörungen (Obstipation, Diarrhö, Völlegefühl), Divertikulose/Divertikulitis oder Blutungen

Shuntprobleme

Shuntprobleme sind ein häufiger Grund für einen stationären Aufenthalt von Dialysepatienten. 1 Jahr nach Anlage sind noch 60–70% der Shunts offen, nach 2 Jahren nur noch 50–60%. Der Hauptgrund für den Verlust der Shuntfunktion ist die meist auf venösen Stenosen beruhende Thrombosierung, gefolgt von Infektionen, Herzinsuffizienz, distalen Ischämien, Aneurysmabildung und Läsion des Nervus medianus. Eine regelmäßige Überprüfung des Shunts mit Flussmessungen, Überprüfen der Drucke im blutrückführenden Schenkel (»Venendruck«) und Rezirkulationsmessungen (vgl. »Rezirkulationstest«) helfen, Probleme frühzeitig zu erkennen.

Periphere, fortgeschrittene Stenosierungen des Dialyseshunts (Lumeneinengung >80%) sind durch Angioplastie nicht so gut korrigierbar wie Stenosen geringeren Grades. Therapeutisch besteht außer der alleinigen Angioplastie auch die Möglichkeit einen Stent zu implantieren. Besonders bei zentralen Abflussstörungen ist die Duplexsonographie diagnostisch oft nicht ausreichend. Dann muss eine angiographische Fisteldarstellung veranlasst werden. Die raschen Entwicklungen auf dem Gebiet der MR-Angiographie peripherer Gefäße werden hoffentlich auch zu neuen diagnostischen Möglichkeiten bei Shuntproblemen führen.

Da der Dialyseshunt das Herzminutenvolumen erhöht, kann bei kritisch eingeschränkter

Pumpfunktion und hohem Shuntfluss (>500 ml/min) eine Reduktionsplastik nötig werden. Selten ist auch die Umstellung auf Peritonealdialyse sinnvoll.

Unter Rezirkulation versteht man den direkten Wiedereintritt von Blut aus der venösen Nadel in die »arterielle« Nadel. Unter einem Rezirkulationstest versteht man die Bestimmung des Blutanteils, der unmittelbar, nachdem er durch die »venöse« Nadel reinfundiert wurde, wieder von der anastomosennahen »arteriellen« Nadel angesaugt wird, ohne den gesamten Körperkreislauf durchflossen zu haben. Ein hoher Rezirkulationsanteil (>5%) verschlechtert die Dialyseeffizienz.

Rezirkulationstest

Bisher wurde die »Drei-Nadel«-Methode praktiziert, bei welcher die periphere Probe traditionell am kontralateralen Arm des Patienten aus einem Eigengefäß abgenommen wurde. Nach den neuesten Empfehlungen der K/DOQI überschätzt diese Methode die Rezirkulation und sollte nicht mehr durchgeführt werden. Zu bevorzugende Alternativen sind die »stop-flow-pump« oder die »low blood flow«-Technik, welche beide die Konzentration direkt im arteriellen Schenkel messen. Bei der letzteren wird der Harnstoff aus dem arteriellen Schenkel unmittelbar gemessen, nachdem der Blutfluss auf 50 ml/min verringert wurde. Beide Methoden sind genauer als die alte »Drei-Nadel«-Methode. Wegen der einfacheren Handhabung wird die »low-blood-flow«-Technik jedoch häufig bevorzugt.

»Low blood flow«-Technikprotokoll

- Ultatfiltration 30 min nach Behandlungsbeginn abschalten
- Blutfluss auf 50 ml/min reduzieren
- Spätestens 30 s nach Reduktion Proben aus arteriellem und venösem Schenkel entnehmen

Die Rezirkulation wird anschließend für jeden Wert folgendermaßen berechnet:

(Peripher-arteriell/peripher-venös) * 100 = Rezirkulation in %

Liegen 2 Proben über 20% liegt mit hoher Wahrscheinlichkeit eine Rezirkulation vor.

Shuntthrombose. Thrombosen können, außer durch Thrombektomie, auch durch eine Kombination von Lyse und mechanischer Massage beseitigt werden. Seltsamerweise ist die Rate pulmonaler Embolien dabei gering. Dies ist sogar durch Studien mit vor und nach der mechanischen Eröffnung durchgeführten Ventilations-Perfusionsszintigraphien belegt worden. Dennoch würden sich die Autoren von dieser Praxis eher distanzieren. Bei zentralen Thrombosen wird nur lysiert, der Katheter kann dabei in die Thrombose vorgeschoben werden. Bei unklarer Thromboseursache muss nach einer Gerinnungsstörung wie z. B. dem Antiphospholipidsyndrom gefahndet werden. Die Rolle von Thrombozytenaggregationshemmern zur Vermeidung von Fistelthrombosen ist unklar. Viele Dialysezentren geben während der warmen Sommermonate niedrig dosierte Thrombozytenaggregationshemmer als Prophylaxe (z. B. Acetylsalicylsäure 50–100 mg/24 h p.o.). Vermutlich vermindern ACE-Hemmer die thrombosefördernde Endothelproliferation nach einer Gefäßverletzung. Bei rezidivierenden Thrombosen sollte eine Gerinnungsabklärung erfolgen. Je nach Gerinnungsdefekt kann eine Marcumarisierung, bei Nachweis einer heparininduzierten Thrombopenie bzw. einer mit Heparin nicht zu therapierenden Gerinnungsstörung eine Umstellung der Dialyseantikoagulation auf z. B. Hirudin (Refludan) nötig sein.

Shuntinfektion. Etwa ein Fünftel aller Shuntverluste ist auf eine meist durch Staphylokokken hervorgerufene Shuntinfektion zurückzuführen. Eine Bakteriämie findet vermutlich häufig bei der Punktion statt, ohne zu einer Infektion zu führen. Risikofaktoren einer Shuntinfektion sind Pseudoaneurysmen, neben der Fistel gelegene infizierte Hämatome, starker Juckreiz (und Exkoriationen) an den Punktionsstellen und Benutzung der Fistel für intravenöse Applikation von Drogen. Vor Thrombektomie und chirurgischer Revision sollte eine Antibiotikaprophylaxe verabreicht werden. Während die Infektion von Shuntvenen (also Eigengefäßen) meist mittels Antibiose therapiert werden können, müssen infizierte PTFE-Shunts häufig entfernt werden. Bleibt die Entzündungskonstellation nach Entfernung jedoch bestehen, muss nach einem verbliebenen Herd in den angrenzenden Weichteilen oder Knochen oder auch nach Streuherden (Herzklappen, Gelenke, Haut) gefahndet werden. Bevor dieser Herd nicht saniert ist, sollte über einen temporären Katheter dialysiert werden. Ein neuer Dialyseshunt sollte erst nach Abklingen der Entzündungskonstellation in die Wege geleitet werden, um eine Infektion des neuen Shunts zu verhindern.

Dialyse über Katheter. Zentrale Katheter können als »2. Wahl« ebenfalls als Dialysezugang eingesetzt werden. Doppellumige Katheter aus Silastik mit subkutaner Verlaufstrecke (auch getunnelte Katheter genannt) werden bei Patienten eingesetzt, bei denen weder eine AV-Fistel noch ein PTFE-Shunt angelegt werden können (Mangel an Anschlussmöglichkeiten, Verweigerung der Shuntanlage). Für den kurzfristigen Einsatz im Notfall werden oft Katheter ohne subkutane Verlaufstrecke verwendet. Diese können nach Lokalanästhesie der Punktionsstelle (meist V. jugularis interna) in Überwachungsräumen mit Monitorausstattung gelegt werden. Ist der längerfristige Einsatz nötig, so sollten Katheter mit subkutaner Verlaufstrecke Einsatz finden.

Eine große Studie fand bei direkten Kathetern (also ohne subkutane Verlaufstrecke) eine Bakteriämierate von 1,6–7,7 pro 1000 Kathetertagen, bei subkutan verlaufenden Kathetern sinkt diese auf 0,2–0,5 Bakteriämien pro 1000 Kathetertagen. Die Katheterinfektion ist häufig auf durch falsche Behandlung erfolgte Kontamination zurückzuführen. Weitere Risikofaktoren der Katheterinfektion sind Liegedauer, operative Eingriffe, Diabetes mellitus und Eisenüberladung. Bleibt die Entzündungskonstellation trotz Katheterentfernung bestehen, muss ähnlich wie bei der Shuntinfektion an einen lokalen Herd oder eine septische Embolie in Knochen, Gelenke oder Herzklappen gedacht werden.

Der relativ großzügige Einsatz von Vancomycin bei Katheterinfektionen, Shuntinfektionen und auch Peritonitiden (Peritonealdialyse) war sicherlich an der Entstehung der Vancomycinresistenz bei Enterokokken beteiligt. Träger Vancomycin-resistenter Enterokokken müssen getrennt dialysiert und auch stationär von anderen Patienten isoliert werden. Der Transfer der Vancomycinresistenz auf aggressivere Keime wie Staphylokokken muss verhindert werden. Vor Beginn der Antibiose bei Shuntinfektion sollte ein Keimnachweis angestrebt werden. Hierfür sollten Blutkulturen sowohl durch den Katheter als auch peripher gewonnen werden. Nach Initialtherapie mit z. B. Vancomycin/Gentamycin oder Vancomycin/Cefotaxim wird die Antibiose dann resistenzgerecht und ausreichend lange (ca. 3 Wochen) fortgeführt. Das Füllen von Kathetern mit antibiotikahaltigen Lösungen scheint der systemischen Gabe nicht überlegen zu sein. Bei infizierten Kathetern ohne Zeichen der Tunnelinfektion kann bei sonst stabilen Patienten, oder bei Mangel an anderen Zugangsmöglichkeiten vor der Entfernung des Katheters ein Therapieversuch mit Antibiotika gemacht werden. Ist dieser nicht erfolgreich, muss der Katheter entfernt werden. Ausgehend von der Idee, dass die Keime unter einem »Biofilm« direkt auf dem Katheter sitzen und die Haut und Tunnelinfektion nur »reaktiv« ist, wird von manchen Zentren der Katheter über einen Draht gewechselt. Prophylaktisch werden die Elimination von nasalem Staph. aureus mit Mupirocinsalbe (Turixin), strenge Hygiene bei der Katheterpflege und eventuell auch das Blocken der Katheter mit Antibiotika eingesetzt.

12.5 Peritonealdialyse

Bei der Peritonealdialyse werden über einen in die Bauchwand implantierten Katheter 1–3 l Dialysatflüssigkeit in die Peritonealhöhle eingebracht und mehrmals täglich ausgetauscht. Über die körpereigene »Membran« Peritoneum findet der Entzug von Flüssigkeit und Harngiften statt. Auch größere Moleküle und Proteine, z. B. proteingebundene Urämiegifte (mit Hämodialyse nicht möglich) gehen ins Dialysat über. Der Proteinverlust ist natürlich nicht erstrebenswert und muss durch vermehrte Eiweißzufuhr mit der Ernährung ausgeglichen werden.

Das Peritoneum als Dialysemembran unterscheidet sich durch mehrere Eigenschaften von den Dialysatormembranen bei Hämodialyse. Die Stoffaustauschstrecke besteht aus der Wand der

Darmkapillaren, dem Interstitium mit lymphatischen Abflusswegen und dem viszeralen Blatt
des Peritoneums. Ein durch Glukose im Dialysat
bewirkter, osmotischer Gradient zwischen Blut
und Dialysat führt zur Ultrafiltration in die Peritonealhöhle. Dabei wird die osmotische Sogkraft
des Dialysates durch Änderung der Glukosekon-
zentration je nach gewünschtem Flüssigkeitsentzug variiert. Die Lymphdrainage des Peritoneums
führt dagegen zu einer Flüssigkeitsresorption von
1–1,5 ml/min aus der Peritonealhöhle über die
Lymphwege zurück in den Körperkreislauf. Dies
bedeutet, dass bei 4 h Verweilzeit des Dialysates
in der Peritonealhöhle zwischen 240 und 360 ml
Flüssigkeit aus der Peritonealhöhle in den Kreislauf resorbiert werden. Die Lymphdrainage arbei-
tet damit der osmotisch bewirkten Ultrafiltration
entgegen.

Diabetiker vertragen die Peritonealdialyse
aufgrund des schonenden Flüssigkeitsentzuges
meist besonders gut. Die Blutzuckereinstellung
wird jedoch durch resorbierte Glukose oft erschwert. Bereits längere Zeit werden alternative
Substanzen getestet, die anstelle der Glukose den
osmotischen Gradienten im Peritonealdialysat
aufbauen können. Diese sind jedoch sehr teuer.
Wie bei der Hämodialyse sind die Elektrolytkon-
zentrationen der Dialysatlösungen variabel, als
Puffer dient Laktat.

12.5.1 Formen der Peritonealdialyse

**CAPD = kontinuierliche, ambulante Peritone-
aldialyse.** Bei diesem Verfahren werden täglich
4–5 »Beutelwechsel« durchgeführt, über Nacht
verbleibt ein Austauschvolumen in der Peritonealhöhle.

**CCPD = kontinuierliche, cyclerunterstützte
Peritonealdialyse.** Hierzu wird eine Apparatur
(Cycler) benötigt, die nachts automatisch Wechsel
durchführt, die letzte Füllung verbleibt den Tag
über in der Peritonealhöhle.

**NIPD = nächtliche intermittierende Peritoneal-
dialyse.** Das Vorgehen entspricht weitgehend der
CCPD. Tagsüber bleibt die Peritonealhöhle leer.

IPD = intermittierende Peritonealdialyse. Der
Patient erhält mehrmals die Woche einige Wechsel
in einem Zentrum. Mit dieser Behandlungsform
sind oft keine ausreichenden Dialysedosen erreichbar, so dass sie meist nur temporär eingesetzt
wird.

Verschreibung der adäquaten Peritoneal-
dialyseform anhand des PET-Tests

Der peritoneale Equilibrationstest (PET) dient der
Einschätzung der individuellen Transportleistung
des Peritoneums. In einem standardisierten Test-
verfahren werden die Konzentrationen von Kreatinin, Harnstoff und Glukose in Blut und Dialysat
bestimmt. Die Geschwindigkeit der Equilibrie-
rung von Kreatinin und Harnstoff gibt Auskunft
über die peritonealen Transporteigenschaften für
harnpflichtige Substanzen. Die Geschwindigkeit
des Glukosetransports gibt Auskunft darüber, wie
lange ein für die Ultrafiltration ausreichender Glu-
kosegradient vorliegt. Die Kreatininclearance als
ein Maß der verabreichten Peritonealdialysedosis
kann ebenfalls berechnet werden.

Anhand des PET unterscheidet man sog.
»high«, »low« und »average« Transporter. Die
als »low transporter« einzustufenden Patienten
benötigen relativ lange für die ausreichende Diffusion von Urämiegiften ins Dialysat, haben dafür
aber meist kein Problem beim Flüssigkeitsentzug, denn auch Glukose wird langsam resorbiert
und kann lange ihre osmotische Wirkung in der
Peritonealhöhle aufrechterhalten. »Low transporter« sollten eine relativ lange Verweildauer des
Dialysats in der Peritonealhöhle anstreben. Für
sie ist z. B. die CAPD mit Dialysatverweildauern
von 4 h gut geeignet. »High« Transporter können
mit kürzeren Dialysatverweildauern die gleiche
Clearance erreichen. Dafür sinkt ihr Ultrafiltra-
tions-»sog« in Richtung Peritonealhöhle relativ
schnell ab, da die Glukose schnell resorbiert wird.
Als Behandlungsformen eignen sich NIPD oder
CCPD. Die »average«-Transporter können mit
allen Verfahren behandelt werden. Kann mittels
Peritonealdialyseverfahren keine ausreichende
Dialysedosis verabreicht werden, so können intermittierende Hämodialysesitzungen unterstützend
eingesetzt werden.

Probleme der Peritonealdialyse
Infektion der Katheteraustrittstelle, Tunnelinfekt und Peritonitis

Etwa die Hälfte der Infektionen der Katheteraustrittstelle (sog. »exit site infection«) wird durch Staphylokokken, also Standortkeime der Haut verursacht. Zur Prophylaxe sollte eine tägliche Reinigung erfolgen, Krusten serösen Ursprungs sollten belassen werden. Je nach Beschaffenheit des angrenzenden Epithels und des sich entleerenden Sekrets werden die Katheteraustrittstellen klassifiziert. Dabei unterscheidet man 4 nichtentzündliche (perfekter, guter, akzeptabler oder traumatisierter Zustand) und 3 entzündliche Formen (akut entzündet, chronisch entzündet, Entzündung des äußeren Cuffs ohne Entzündung der Katheteraustrittstelle). Ist zu vermuten, dass es sich um eine alleinige Infektion der Austrittstelle handelt, kann erst einmal lokal desinfizierend behandelt werden. Bei Verdacht auf gramnegative Keime können z. B. Gentamycin-Augentropfen eingesetzt werden. Eine sonographische Darstellung des Katheterverlaufs (»Tunnelsonogram«) zum Ausschluss einer Flüssigkeitsansammlung, die als entzündliches Ödem zu interpretieren wäre, ist jedoch ratsam. Bei schwerer Infektion der Katheteraustrittstelle sollte umgehend auf intraperitoneale plus systemische Antibiose, idealerweise nach Antibiogramm, umgesetzt werden.

Der häufigste Grund für einen Wechsel zur Hämodialyse ist eine meist durch Hautkeime (Staphylokokken), selten durch Pilze (meist Candida) verursachte Peritonitis. Infektionsbegünstigend wirkt die Störung der Abwehr im Peritoneum: Makrophagen und Zytokine werden durch das Dialysat ausgewaschen. Das Mesothel ist irritiert und die eigentlich sterile Peritonealhöhle ist mit der »Außenwelt« durch einen für die Bildung von Biofilmen anfälligen Katheter verbunden.

Die Klinik der Peritonitis besteht aus abdominellen Symptomen wie Schmerzen, Diarrhö, Abwehrspannung bzw. Loslasssschmerz, trübem Effluat und in 50% Fieber. Ein Anstieg der Leukozytenzahlen im Dialysat auf über 100/mm^3 ist zwar beweisend (normal <8/mm^3), es gibt aber auch Peritonitiden, die ohne Leukozytose im Dialysat verlaufen. In etwas mehr als 10% der Fälle liegt gleichzeitig eine Infektion der Katheteraustrittstelle vor.

Diagnostisch sollte sofort eine Gramfärbung, Kultivierung und Leukozytenzählung im Dialysat erfolgen. Bei systemischen Inflammationszeichen müssen Blutkulturen gewonnen werden. Schließlich müssen andere Ursachen eines akuten Abdomens differentialdiagnostisch bedacht werden.

Zur Prävention von Peritonitiden trägt neben der strengen Schulung des Patienten und infektionsvermeidenden Techniken des Beutelwechsels auch die Eradikation von nasalen Staphylokokken durch Mupirocin-Salbe bei. Diese kann auch bei der Behandlung und Prophylaxe von »exit site«-Infekten eingesetzt werden und ist dort intermittierender Rifampicinbehandlung gleichwertig.

Eine persistierende Peritonitis kann zum Austausch des Katheters zwingen, gelegentlich sogar zu einer intermittierenden oder dauerhaften Hämodialysetherapie.

Hernienbildung bei Peritonealdialyse

Unter Peritonealdialyse kann es zur Ausbildung von Hernien an Prädispositionsstellen kommen. Risikofaktoren sind weibliches Geschlecht, höheres Alter, lange Peritonealdialysedauer, Laparatomien, Zystennierenerkrankung und Schwangerschaften. Eine operative Revision, ggf. mit Netzeinlage, ist meist von Erfolg. Durch Leckage kann es auch zu diffusen Bauchwandödemen oder Genitalödemen kommen (cave: offener Processus vaginalis). Falls es nach 1 Woche Bettruhe nicht zu einer Spontanheilung kommt, kann die Leckage szintigraphisch lokalisiert werden. Die Sanierung muss meist chirurgisch erfolgen.

Katheterinduzierte Probleme

Neben den Infektionen können folgende katheterassoziierte Probleme auftreten:

- Auslaufverminderung durch Katheterdislokation, intraluminaler (thrombotische) oder extraluminaler (Adhäsionen, Omentum) Verschluss, Kinking (Abknicken), Obstipation
- Leckage unmittelbar neben der Katheteraustrittstelle
- Dislokation des Haltecuffs
- Darmperforation
- Intraperitoneale Blutung
- Pleuraerguss durch pleuroperitoneale Fistel

Katheterunabhängige Probleme der Peritonealdialyse

Aber auch katheterunabhängige Probleme werden beobachtet:

- Gastroösophagealer Reflux
- Rücken- und Bauchschmerzen (z. B. beim Einlauf)
- Hämoperitoneum
- Hypokaliämie
- Hypermagnesiämie

Schließlich können auch noch Funktionsprobleme des Peritoneums auftreten. Bei steigenden Retentionswerten müssen Complianceprobleme, Hyperkatabolie, Verlust der Restnierenfunktion sowie verminderte Permeabilität des Peritoneums ausgeschlossen werden. Eine Verschlechterung der Ultrafiltrationsleistung kann bei Peritonitis, aber auch generell beim »high transporter« auftreten. Hier kann eine Verkürzung des Wechselintervalls, Anheben der Dialysatosmolarität, oder ggf. Verwendung von nichtresorbierbaren osmotisch wirksamen Substanzen (Icodextrin) anstelle von Glukose Abhilfe schaffen. Diese sind jedoch sehr teuer und können deswegen nicht generell eingesetzt werden. Treten ein Anstieg der Retentionswerte und Absinken der Ultrafiltrationsrate gleichzeitig auf, und ist eine Katheterfehlfunktion ausgeschlossen, so muss an einer Erhöhung der lymphatischen Drainage des Peritoneums oder an ein Absinken des Ultrafiltrationskoeffizienten gedacht werden. Letzteres wird auch bei der sklerosierenden Peritonitis beobachtet.

Sklerosierende Peritonitis

Bei langer Therapiedauer kann sich die Transportfähigkeit des Peritoneums erschöpfen. Außerdem kann eine Sklerosierung des Peritoneums auftreten, die in ihrem initialen Verlauf zwar reversibel ist, aber auch in ein irreversibles Stadium mit Gewichtsverlust, abdominellen Schmerzen, Aszites und Peristaltikstörungen übergehen kann. Diese sklerosierende Peritonitis tritt gehäuft nach rezidivierenden Peritonitiden auf. Die ausgeprägten Peristaltikstörungen können jedoch auch bei chronischer Hypervolämie beobachtet werden. In diesem Fall sind sie durch Reduktion des Sollgewichtes reversibel. Gelegentlich muss zusätzlich die Hämodialyse eingesetzt werden, um eine Hypervolämie zu beseitigen.

12.6 Einsatz von Dialyseverfahren bei der Behandlung des akuten Nierenversagens (ANV)

12.6.1 Generelle Überlegungen zum Einsatz der Dialyse beim akuten Nierenversagen

Die hohe Mortalität kritisch kranker Patienten mit akutem Nierenversagen führt oft zu der Frage, ob eine Dialyse begonnen werden soll, bevor urämische Komplikationen auftreten. Für den frühzeitigen Einsatz von Nierenersatzverfahren spricht die Vermeidung urämischer Komplikationen. Gegner der frühzeitigen Nierenersatztherapie argumentieren, dass die Dialyse die Rekompensation der Nierenfunktion verzögere. Als belegende Fakten werden ein gelegentlich zu beobachtender Rückgang der Ausscheidung nach Dialysebeginn, die im Anschluss an die Dialyse oft auftretenden hypotensiven Phasen sowie Komplementaktivierung durch Dialysemembranen angeführt. Die Frage des Nutzens prophylaktischer Dialyse konnte bisher nicht eindeutig beantwortet werden. Die Indikation zur Dialyse bei Patienten mit akutem Nierenversagen soll deswegen erst gestellt werden, wenn urämische Komplikationen auftreten oder schwere Entgleisungen des Volumen-, Elektrolyt- oder Säure-Basen-Haushaltes behandelt werden müssen.

Bei hämodynamisch stabilen Patienten mit akutem Nierenversagen ist die Hämodialyse das Verfahren der Wahl. Es gibt jedoch Indikationsstellungen, die den Einsatz eines langsamen kontinuierlichen Verfahrens oder einer Peritonealdialyse fordern. Anwendung kontinuierlicher Verfahren führt zu ähnlicher Clearance für Harnstoff und vergleichbarem Volumenentzug wie die intermittierende Hämodialyse, ist aber aufgrund der langsameren Geschwindigkeit des Volumenentzugs kreislaufschonend. Die größeren Poren der Hämofiltermembranen entfernen Moleküle mittleren bis höheren Molekulargewichtes besser als die Hämodialysemembranen. Unter den besser entfernten Substanzen sind auch kardiodepressive, vasodilatorische und immunmodulatorische Substanzen wie Endotoxine, Interleukin 1, Komplement-Anaphylatoxine, plättchenaktivierender Faktor und

TNF. Dies betont die Eignung für den Einsatz bei kritisch Kranken auf Intensivstation.

An langsamen kontinuierlichen Verfahren stehen zur Verfügung:

- **SCUF** = »slow continous ultrafiltration« = langsame kontinuierliche Ultrafiltration
  Dieses Verfahren kann täglich 6–7 l Flüssigkeit entfernen, die Clearance von Harnstoff liegt bei 4–5 ml/min.
- **CAVH** = »continous arteriovenous hemofiltration« = kontinuierliche arteriovenöse Hämofiltration.
- **CVVH** = »continous venovenous hemofiltration« = kontinuierliche venovenöse Hämofiltration. In diesem Verfahren wird eine Blutpumpe benötigt. Dafür entfällt die Anlage eines arteriellen Gefäßzugangs. Derzeit häufigste Form der langsamen kontinuierlichen Therapieverfahren.
- **CAVHD** = »continous arteriovenous hemodialysis« = kontinuierliche arteriovenöse Hämodialyse. Im Unterschied zur CAVH wird der Dialysator von Dialysat umspült, die Entfernung der Harngifte durch Konvektion wird durch Diffusion ergänzt.
- **CVVHD** = »continous venovenous hemodialysis« = kontinuierliche venovenöse Hämodialyse. Entspricht der CAVHD bis auf die Verwendung venöser Zugänge.
- **CVVHDF** = »continous venovenous hemodiafiltration« = kontinuierliche venovenöse Hämodiafiltration. Die Hämodiafiltration ist ein Kombinationsverfahren von Hämofiltration und Hämodialyse (Diffusion). Dadurch kann die Clearance im Kleinmolekularbereich unabhängig von der Filtrationsrate verbessert werden. Die Effektivität der Stoffelimination wird durch die Verbindung beider Verfahren ebenfalls gesteigert.
- **SLED/SLEDD** = »sustained low efficiency (daily) dialysis« = kontinuierliche Hämodialyse. Dieses Verfahren entspricht einer langsamen Dialyse mit einem Dialysatfluss von 100 ml/h. Täglich über 6–8 h eingesetzt handelt es sich um ein sowohl bezüglich Volumenentzug als auch Entfernung von Retentionswerten effizientes und trotzdem schonendes Verfahren, welches in Zukunft sicher an Bedeutung gewinnen wird.

Auch die Peritonealdialyse kann als Nierenersatztherapie beim akuten Nierenversagen bzw. beim intensivpflichtigen, multimorbiden Patienten eingesetzt werden. Sie ist kreislaufschonend, effizient, benötigt keine Antikoagulation, keinen Gefäßzugang, entfernt auch relativ große Moleküle und ist einfach dosierbar. Bioinkompatibilitätsprobleme und die Gefahr des Dysequilibriums entfallen. Ihr bevorzugtes Einsatzgebiet ist der hämodynamisch instabile Patient, das Vorliegen einer hämorrhagischen Diathese, Gefäßzugangsprobleme oder Hypothermie. Beim nicht transportablen (z. B. beatmungspflichtigen) Patienten kann der Peritonealdialysekatheter nötigenfalls von einem chirurgischen Konsiliararzt auf der Intensivstation gelegt werden. Kontraindiziert ist die Peritonealdialyse als Akutverfahren bei kurz zurückliegenden, abdominellen oder thorakalen Eingriffen, peritoneo-pleuralen Verbindungen, schwerer respiratorischer Insuffizienz, Reflux, Schwangerschaft, der Notwendigkeit raschen Elektrolytausgleichs oder bei fäkaler bzw. fungaler Peritonitis. Wenn keine Beatmungsmöglichkeit besteht, sollten auch hypervolämische Patienten sicherheitshalber einem anderen Verfahren zugeführt werden.

12.7 Dialysequalität

In den Anfängen der Dialyse und vor der Verfügbarkeit von Erythropoietin wurde die Dialysequalität hauptsächlich anhand klinischer Parameter wie dem Allgemein- und Ernährungszustand beurteilt. Heutzutage werden diese weiterhin essentiellen klinischen Parameter ergänzt durch Messungen der Harnstoffelimination (Kt/V = Harnstoffclearance des Dialysators × Dialysezeit pro Verteilungsvolumen) und der Eiweißbilanz (PCR = »protein catatbolic rate« oder PNA = »protein equivalent of total nitrogen appearance«).

Als qualitätssichernde Maßnahme hat die amerikanische National Kidney Foundation (NKF) Richtlinien zur Durchführung von Dialysebehandlungen erstellt (K/DOQI-Guidelines: **K**idney **D**isease **O**utcomes **Q**uality **I**nitiative). In diesen Richtlinien sind u. a. alle zur Verfügung stehenden Parameter zur Berechnung der Dialysedosis beschrieben.

❗ Die Verlängerung der Behandlungszeit pro Woche ist der sicherste Faktor zu Erhöhung der Dialysedosis.

Bester Beweis sind die herausragend guten Morbiditäts- und Mortalitätsstatistiken eines wohl weltweit bekannten Dialysezentrums in Tassin, Frankreich. Zwischen 1970 und 1990 lag die dortige 15-Jahres-Überlebensrate bei 65% (445 Dialysepatienten). Diese Überlebensraten, ebenso wie die sehr niedrigen Komplikationsraten, wurden trotz Benutzung relativ bio*in*kompatibler Dialysatoren (Cuprophan-Membranen) durch lange wöchentliche Dialysezeiten erreicht.

12.7.1 Parameter der Dialysedosis

Dialysezeit

Die Dialysezeit unterscheidet sich von den anderen die Dialysedosis beeinflussenden Variablen durch ihre Unverfälschbarkeit. Alle anderen Parameter (Blut- und Dialysatfluss, Dialysatoroberfläche, Bestimmungen von Harnstoff in Blut- und Dialysat) sind im Einzelnen nicht abschätzbaren, sich addierenden Fehlern unterworfen. Für die Berechnung der Dialyseeffizienz gibt es inzwischen Software, die auf jedem PC einfach installiert werden kann (z. B. Efficacy).

Harnstoffreduktionsrate (»urea reduction rate«, URR)

Die Harnstoffreduktionsrate ist ein zwar einfaches, aber dafür leider recht ungenaues Instrument zur Bestimmung der Dialyseeffizienz. Sein anzustrebender Wert sollte bei 65% liegen.

$$\text{Harnstoffreduktionsrate} = 1 - \frac{\text{Harnstoffkonzentration nach Dialyse}}{\text{Harnstoff vor Dialyse}}$$

Die Hauptfehlerquelle der Harnstoffreduktionsrate ist der Flüssigkeitsentzug während Dialyse. Werden z. B. im Rahmen einer 5-stündigen Dialyse 3,5 l Flüssigkeit entfernt, so ist die Harnstoffkonzentration vor Dialyse falsch niedrig (verdünnt), nach Dialyse dagegen falsch hoch (ankonzentriert). Da diese Verfälschungen der prä- und post-dialytischen Harnstoffwerte zu einem schlechteren Messergebnis führen als der Realität entspricht, ist die Harnstoffreduktionsrate zur Abschätzung der Dialyseeffizienz akzeptabel.

Durchschnittliche Harnstoffkonzentration (»time averaged urea concentration«, TAC)

Vorteil dieser Methode ist die Miteinbeziehung des intradialytischen Harnstoffanstiegs. Betrachtet man diesen Parameter ohne die Eiweißbilanz, so können falsch positive Ergebnisse durch mangelernährungsbedingt niedrige Harnstoffwerte erzeugt werden.

$$\text{TAC} = \frac{[T_{Dial} \times (K1 + K2)] + [T_{Int} \times (K2 + K3)]}{2 \times (T_{Dial} + T_{Int})}$$

T_{Dial} = Dialysedauer in h
T_{Int} = Dauer zwischen zwei Dialyse 1 und 2 in h
K1 = Harnstoff vor Dialyse 1
K2 = Harnstoff vor Dialyse 1
K3 = Harnstoff vor Dialyse 2

Absolute Harnstoffelimination

Die absolute Harnstoffelimination berechnet man mit der einfachen Formel

Eliminierter Harnstoff = Harnstoffkonzentration im Dialysat × Dialysatvolumen
mit
Dialysatvolumen = Dialysatfluss × Dialysezeit

Auch wenn mehrere Harnstoffkonzentrationsmessungen vorgenommen werden, ist jedoch nicht sicher, ob die Harnstoffkonzentration im Dialysat zu jeder Zeit gleich ist.

Kt/V

Zur Berechnung der Dialyseadäquanz wurde 1985 von Gotch und Sargent in den USA als Parameter das Kt/V eingeführt. Mit diesem Parameter wird die Harnstoffelimination unter Berücksichtigung des Verteilungsvolumens bestimmt.

Dialysedosis bei Hämodialyse

Kt/V ist definiert als **Harnstoffclearance des Dialysators K** (Herstellerangabe) multipliziert mit der effektiven **Dialysebehandlungsdauer t** und dividiert durch das **Harnstoff-Verteilungsvolumen V** (entspricht aufgrund des frei diffundierenden Harnstoffs in etwa dem Körperwasser, also ca. 60% des Körpergewichtes in l) des Patienten. Das Produkt aus K und t entspricht dem von Harnstoff befreiten Blutvolumen.

> ❗ Der Index Kt/V bedeutet die in vivo Harnstoff-clearance des Dialysators (K) über eine bestimmte Dialysebehandlungsdauer (t) dividiert durch das Harnstoffverteilungsvolumen (V) des Patienten, das dem Körperwasser entspricht. Das Produkt aus K und t entspricht dem von Harnstoff befreiten Blutvolumen.

Der durch Division mit dem Harnstoffverteilungsraum (Körperwasser) ermittelte Behandlungsindex Kt/V ist dimensionslos (K*t= ml/min*min=ml;K*t/V= ml/ml). Durch die Beziehung des gereinigten Blutvolumens zum individuellen Harnstoffverteilungsvolumen ist es möglich, die Dialyseeffizienz bei Patienten mit unterschiedlicher Körpermasse zu vergleichen, ähnlich der an ein bestimmtes Körpergewicht angepassten *Dosis* eines Medikaments.

Berechnung des Kt/V

Eine vereinfachte Abschätzung des Kt/V aus der Harnstoffreduktionsrate kann über die folgenden beiden Formeln berechnet werden:

Kt/V = (0,026 * Harnstoffreduktionsrate in %) − 0,460
Kt/V = (0,024 * Harnstoffreduktionsrate in %) − 0,276

Genauer ist die Miteinbeziehung der Ultrafiltrationsrate (Abnahme des Verteilungsvolumens während der Dialyse) und des Körpergewichtes (Harnstofferzeugung während Dialyse).

R = Harnstoff nach HD/Harnstoff vor HD
Kt/V = -ln (R − 0,03) + [(4 − 3,5R) * (Ultrafiltrationsvolumen/Gewicht)

Diese einfache Formel berücksichtigt jedoch weder die zusätzliche Entfernung von Harnstoff mit der Ultrafiltration (Konvektion) noch die Harnstoffgeneration während der Dialyse.

Auch geht diese Berechnung davon aus, dass die Harnstoffkonzentration im Blut direkt nach Beendigung der Dialyse stabil bleibt. Dies wäre dann der Fall, wenn die Harnstoffkonzentration in

verschiedenen Blutkompartimenten und im Gewebe auch während der Dialyse stets identisch wäre. Man spricht dann von einem Ein-Kompartment- oder **Single-Pool- Modell**.

In vivo stimmt diese Annahme jedoch nicht. Postdialytisch kommt es über einen Zeitraum von 30 bis maximal 60 min zu einem **Harnstoffrebound** (❑ Abb. 12.1).

Dieser ist bedingt durch:
— Frühe Dialyseshuntrezirkulation (nach ca. 20 s)
— Innere kardiopulmonale Rezirkulation (Shunt, rechtes Herz, Lunge, linkes Herz, Shunt; 20 s– 3 min.) durch
  – ein spätes Flussvolumendisäquilibrium (Harnstoffrückverteilung aus minderperfundierten Körperkompartimenten wie Haut oder periphere Muskulatur) und
  – durch eine verzögerte transzelluläre Harnstoffdiffusion (3 bis max. 60 min)

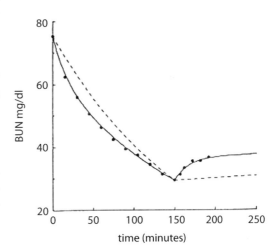

❑ **Abb. 12.1.** Exponentieller Abfall der Harnstoff-N-Konzentration während der Hämodialyse. Unter Zuhilfenahme eines Zweikompartmentmodells (Double-Pool-Kt/V – *durchgezogene Linie*) können die während und nach der Hämodialyse gemessenen Harnstoff-N-Werte (*Punkte*) sehr genau berechnet werden. Ein Einkompartmentmodell (Single-Pool-Kt/V) überschätzt die gemessenen Harnstoff-N-Werte während der Hämodialyse und kann den Harnstoffrebound nach Dialyseende nicht vorhersagen (*gestrichelte Linie*). (Aus: Felten H, Kuhlmann MK, Kühn K [1999] Adäquate Dialysebehandlung bei Hämodialyse und Peritonealdialyse-Patienten. Internist 40:22–36)

Besonders bei schweren Herzerkrankungen, kurzen Dialysezeiten, sehr hohen Blutflüssen oder geringem Körpergewicht (Kinder) kann es zu einem erheblichen Harnstoffrebound im Blut nach Dialyseende (bis 45%) kommen. Da ein Abwarten bis zum vollständigen Abklingen des Harnstoffrebound (30–60 min) zu aufwendig ist, wird die Harnstoffrückdiffusion nach Dialyseende in mathematischen Modellen (Zweikompartment- oder »Double-Pool«-Modelle) berücksichtigt.

Kt/V kann zwar aus den Kenndaten des Dialysators (Herstellerangaben), der Dialysezeit und dem Harnstoffverteilungsvolumen des Patienten (ablesbar aus Nomogrammen oder errechnet nach der Formel von Watson) ermittelt werden. Da diese Methode viele Fehlermöglichkeiten enthält, hat sich die Berechnung des Kt/V aus der Verwendung der prä- und postdialytischen Harnstoffkonzentration (bzw. Harnstoff-N-Konzentration) als besser geeignet erwiesen. Aus dem Abfall der Harnstoffkonzentration während der Hämodialysebehandlung wird somit auf die Effektivität der Dialyse rückgeschlossen.

Double Pool Kt/V = equilibrierte Kt/V (eKt/V)

In allen heute benutzten Formeln wird sowohl die Harnstoffgeneration während der Dialyse als auch die konvektive Harnstoffentfernung durch Ultrafiltration berücksichtigt. Die Dialyseeffizienz kann somit gut abgeschätzt werden.

Die Single-Pool-Kt/V überschätzt die tatsächliche Kt/V, da bei der Berechnung, wie vorher schon erwähnt, davon ausgegangen wird, dass kein Harnstoffrebound nach Dialyseende auftritt. Genauere Ergebnisse erhält man durch die Berechnung der **Double-Pool-Kt/V**, die auch **equilibrierte Kt/V (eKt/V)** genannt wird. Die Double-Pool-Kt/V-Formel korrigiert die Single-Pool-Kt/V durch Einbringen eines **Dialysezeitfaktors**, da der Reboundeffekt nach Dialyseende bei einer kurzen, intensiven Dialyse größer ist als bei einer langen Dialyse, bei der genug Zeit für die Äquilibrierung der Harnstoffkonzentrationen zwischen Blut und Gewebe bleibt (Prinzip: Längere Dialysezeit bedeutet geringere Korrektur). Die Double-Pool-Kt/V liegt um 0,1–0,4 Einheiten niedriger als die Single-Pool-Kt/V.

Wieviel Kt/V ist wirklich adäquat?

Aus den NCDS-Daten (»National Cooperative Dialysis Study«, 1980, erste prospektive randomisierte Studie) wurde abgeleitet, dass ein Kt/V von 1,0 gleichbedeutend mit einer ausreichenden Dialysequalität sei. Jede geringere Dosis erhöhe die Morbidität. Inzwischen wurde aber belegt, dass höhere Dosen die Mortalitätsrate senken, so dass die aktuellen Empfehlungen der K/DOQI-Guidelines ein minimales Kt/V von 1,2 für jede der 3 Dialysebehandlungen pro Woche fordern – eine Steigerung von über 20%!

❗ Dieser in den K/DOQI-Guidelines empfohlene Kt/V von 1,2 kennzeichnet nicht die optimale Dosis, sondern nur einen Kompromiss zwischen praktischer Machbarkeit und noch als akzeptabel empfundener Mortalitätsrate.

In mehreren Veröffentlichungen wurde mitgeteilt, dass eine Steigerung des Kt/V um einen Wert von 0,1 bei den betroffenen Patienten auf Dauer das relative Mortalitätsrisiko um 6–7% senkt. Ob das Mortalitätsrisiko auch dann gesenkt werden kann, wenn die Kt/V-Werte über 1,2 hinaus steigen, ist bisher nicht ausreichend untersucht. Allerdings wird in einer retrospektiven Untersuchung von Charra (Tassin) darauf hingewiesen, dass es bis zu einem Anstieg des Single-Pool-Kt/V auf 1,7 zu einem weiteren Absinken der Mortalität und zu einer zusätzlichen Verbesserung der Morbidität kommt. Für Double-Pool-Analysen wurde eine lineare Reduktion der Mortalität bis zu einem Kt/V_{dp} von 1,05 angegeben.

Nachdem zahlreiche retrospektive Untersuchungen eine Assoziation zwischen der Dialysedosis und der Mortalität der Patienten gezeigt hatten, sollte dieser Effekt auch unter prospektiv kontrollierten Bedingungen überprüft werden. In zwei großen randomisierten kontrollierten Studien an Hämodialysepatienten und Peritonealdialysepatienten (HEMO- und ADEMEX-Studie) ließ sich jedoch trotz deutlich höherer Dialysedosen, als sie in der NCDS-Studie erreicht wurden, kein eindeutiger Effekt der Steigerung der Dialysedosis auf die Mortalität nachweisen – möglicherweise auch deshalb, weil sich in den Nachfolgestudien die untersuchte Dialysepopulation im Vergleich zur NCDS-Studie drastisch verändert hat, hin zu älteren Patienten und mehr Diabetikern.

Wochen-Kt/V

Ein einfacher Vergleich des Kt/V-Wertes einer Hämodialyse- mit dem einer Peritonealdialysebehandlung ist schwer möglich. Daher bietet es sich in der Praxis an, eine Wochen-Kt/V zu berechnen, wie dies bei der Peritonealdialyse üblich ist. Um die gleiche Menge gelöster Substanzen (z. B. Harnstoff) pro Woche zu eliminieren und einen vergleichbar guten Ernährungszustand des Patienten zu erzielen, benötigen intermittierende Dialyseverfahren eine höhere Dialysedosis (Kt/V) als kontinuierliche Dialyseverfahren.

Unter der Annahme einer fehlenden residualen Nierenfunktion an der Hämodialyse sollten die Kt/V-Werte pro Woche für die Single-Pool-Messmethode etwa *doppelt so hoch* sein wie für die CAPD (Kt/V pro Woche ca. 4,0 im Vergleich zu 2,0 pro Woche für CAPD). Für die Double-Pool-Messmethode sollten dann die Kt/V-Werte pro Woche für die Hämodialyse um etwa den Faktor 1,7 höher liegen als bei der CAPD (ca. 3,3 im Vergleich zu 2,0).

Dialysedosis bei Peritonealdialyse

Für die Dialysedosis bei Peritonealdialyse werden folgende Richtwerte angegeben:
Kontinuierliche Verfahren:
- Kt/V/ Woche >2,0, idealerweise >2,1
- Kreatininclearance/ Woche >60 l/1,73m², idealerweise 70 l/1,73m²

Intermittierende Verfahren:
- Kt/V/ Woche >2,2
- Kreatininclearance/ Woche >66 l/1,73m²

Die beiden Parameter (Kt/V und Kreatininclearance) bewegen sich nicht immer in die gleiche Richtung. Dies ist einfach erklärbar. Die Kreatininclearance überschätzt bei weit fortgeschrittener Niereninsuffizienz die wahre Filterleistung, während die Harnstoffclearance sie eher unterschätzt. Das Peritoneum hat überwiegend diffusionsgesteuerte Clearances. Da Harnstoff kleiner ist als Kreatinin, diffundiert er besser ins Peritonealdialysat als Kreatinin.

Aus den angeführten Gründen ist der Quotient von Kreatininclearance zu Kt/V bei entsprechender Restnierenfunktion höher als bei anurischen Pati-

enten. Auch das Verteilungsvolumen bzw. das Gewicht können die beiden Parameter unterschiedlich stark beeinflussen. Sinkt das Körpergewicht eines Patienten durch niereninsuffizienzbedingte Malnutrition, so verändert dies die Berechnung der Kreatininclearance weniger als die des Kt/V. Es besteht die Empfehlung zur Berechnung der Dialysedosis für Peritonealdialyse mit dem Idealgewicht (sowohl bei Adipositas als auch bei Malnutrition) zu rechnen.

Fehlinterpretation des Kt/V-Konzeptes

- Hohe Kt/V-Werte dürfen kein Grund sein, die Dialysedosis zu reduzieren!
- Untergewicht führt wegen des reduzierten Volumens rechnerisch zu einem normalen Kt/V – auch bei unzureichender Dialyse (Normalgewicht einsetzen, statt tatsächliches Gewicht!)
- Dialysezeit und Clearance sind nicht gegeneinander austauschbar!
  a) Mit kurzer Behandlungszeit sinkt die entfernte Menge Toxine bei gleicher Clearance
  b) Verschlechtert sich die Blutdruckeinstellung durch schwierigere Wasserelimination

Internationale Richtlinien für die Dialysedosis

Nach Publikation der amerikanischen Richtlinien (DOQI, 1997; K/DOQI, 2001) folgten die daran angelehnten »European Best Practice Guidelines« (2002). Die K/DOQI-Guidelines empfehlen einen minimalen Single-pool Kt/V$_{HST}$ von 1, 2; dies entspricht etwa einer URR von 65% für eine 3-mal wöchentlich durchgeführte Hämodialysebehandlung.

PCR (»protein catabolic rate«) = PNA (»protein equivalent of total nitrogen appearance«)

Die »protein catabolic rate« ist ein wichtiger Parameter zur Bestimmung des Ernährungszustandes eines Patienten. Mit ihrer Hilfe kann auch unterschieden werden, ob ein niedriger prädialytischer Harnstoffwert malnutritionsbedingt ist, oder Zeichen einer adäquaten Dialysedosis. Bezieht man die PCR auf das Körpergewicht, so spricht man von der normalisierten PCR. Empfehlenswert ist eine PCR von 1,0–1,2 g/kg KG/Tag, 0,8 g/kg KG/Tag sollten nicht unterschritten werden.

PCR bei Hämodialyse

$PCR_{Hämo}$ g/kg/Tag = 0,22 + (0,036 × interdialytischer Harnstoffanstieg × 24)/Intervall zwischen Dialyse 1 und 2 (h)

Hat der Patient noch Eigennierenfunktion, so muss das Ergebnis der folgenden Gleichung addiert werden, um den renal eliminierten Harnstoffstickstoff zu berücksichtigen. Der Harnstoffstickstoff muss aus der Sammlung des gesamten Urins zwischen den Dialysen stammen.

Harnstoffstickstoff in g × 150/Intervall zwischen Dialyse 1 und 2 (h) × Gewicht

Weitere Hinweise auf eine Malnutrition bei Dialysepatienten wie niedriges Serumalbumin, Serumcholesterol, Transferrin und Kreatinin sollten die Einschätzung des Ernährungszustandes ergänzen.

PCR bei Peritonealdialyse

Zur Berechnung der PCR bei Peritonealdialysepatienten wird die in Dialysat und Restausscheidung vorhandene Harnstoffmenge herangezogen.

$PCR_{Peritoneal}$ = 6,25 × [Harnstoffausscheidung + 1,81 + (0,031 × Trockengewicht)]
mit
Harnstoffausscheidung g/Tag = $(U_{Volumen} × U_{Harnstoffkonz.})$
$+ (D_{Volumen} × D_{Harnstoffkonz.})$

Patientenüberleben

Eine wichtige statistische Größe zur Beurteilung adäquater Dialyse ist das Patientenüberleben. Positive Auswirkung auf das Patientenüberleben hat der Einsatz biokompatibler Dialysatormembranen. Dies gilt sowohl für »high flux« als auch für »low flux« Dialysatoren.

Gelegentlich reichen kürzere Dialysezeiten zwar aus, um die angestrebte Dialysedosis anzubieten, aufgrund der Notwendigkeit hohen Volumenentzugs errechnet sich dann jedoch oft eine nicht akzeptable Ultrafiltrationsrate. Die chronische Hypervolämie führt genauso wie der zu rasche Volumenentzug zur kardialen Belastung und einer Verschlechterung des Patientenüberlebens. Antihypertensive Medikation kann bei einem ho-

hen Prozentsatz der Dialysepatienten vollständig durch adäquate Dialyse und korrektes Sollgewicht ersetzt werden.

❗ Mangelernährung, angezeigt durch niedriges Serumalbumin, Cholesterol, Kreatinin und niedrige PCR sowie ein chronischer Entzündungsstatus, ist ebenfalls mit einer schlechten Langzeitprognose verbunden.

Für jüngere Diabetiker scheint die Peritonealdialyse einigen Studien zufolge mit einer besseren Prognose verbunden zu sein. Dies gilt jedoch nicht für ältere Diabetiker. Auswirkung auf die Langzeitprognose von Peritonealdialysepatienten haben auch die Membrantransporteigenschaften. So genannte »high transporter« hatten in einer großen kanadischen Studie schlechtere Überlebensraten als »low transporter«.

Heimhämodialyse ist mit einem deutlich besseren Patientenüberleben verbunden. Diese Feststellung konnte auch nach Korrektur der Daten für Alter, Komorbidität und Geschlecht aufrecht erhalten werden.

12.8   Andere Blutreinigungsverfahren

12.8.1   Hämoperfusion

Bei der Hämoperfusion wird antikoaguliertes Blut über eine Säule geleitet, die eine absorbierende Substanz (Kohle oder Harz) enthält. Hämoperfusion kann mit Hämodialyse kombiniert werden. Diese um 1940 entwickelte Methode wird hauptsächlich zur Entgiftung bei Intoxikationen, gelegentlich auch bei Leberversagen eingesetzt. Kohlefilter absorbieren vor allem hydrophile Substanzen, der Vorgang ist irreversibel. Lipidlösliche Moleküle werden besser an Harze gebunden. Am besten werden kleine Moleküle mit MG (100–40000) absorbiert. Die Indikation stellt sich bei Vergiftungen, bei denen übliche Entgiftungsmethoden inklusive Hämodialyse keine ausreichende Wirkung zeigten. Das Nebenwirkungsprofil ist mit den modernen Kartuschen gering. Häufig treten eine milde Thrombozytopenie, gelegentlich Hypoglykämie, Hypokalzämie oder Leukopenie auf. Nephrologisch ist die der Hämodialyse quantitativ deutlich überlegene Entfernung von DFO-Aluminium-Komplexen von Bedeutung.

Leitet man nur das Plasma nach Trennung vom Vollblut über Kohle, Kunstharze oder speziell beschichtete Säulen, so können die Nachteile der Hämoperfusion bezüglich der mechanischen Zerstörung zellulärer Blutbestandteile vermindert werden. Zur Entfernung unerwünschter Immunglobuline, z. B. bei Lupus erythematodes, rheumatoider Arthritis oder vor Transplantation ist antikörperbeschichtete Kohle erhältlich (Immunadsorption). Es gibt jedoch auch speziell vorbehandelte Kunststoffe, die eine besondere Affinität zu Immunkomplexen, Rheumafaktoren und ANA aufweisen, während die restlichen Plasmaeiweiße nur wenig gebunden werden.

12.8.2 Plasmapherese

»Pherese« ist ein griechischer Wortstamm und bedeutet »Hinwegnehmen eines Teils vom Ganzen«. Die Plasmapherese (therapeutischer Plasmaaustausch) wird zur Entfernung unerwünschter Immunglobuline (Kryoglobuline, endotheliale Antikörper, Myelinantikörper), aber auch als Dauerbehandlung bei massiven Fettstoffwechselstörungen (Lipidapherese) eingesetzt. Dabei wird das Plasma durch Zentrifugation von den festen Blutbestandteilen getrennt (Plasmaseparation) und verworfen. Normalerweise wird das mit 40 ml/kg KG abgeschätzte Plasmavolumen 1- bis max. 2-mal gegen 3,5–5% Albuminlösung ausgetauscht. Bei Gerinnungsstörungen oder bestimmten Grunderkrankungen kann der Austausch gegen FFP (»fresh frozen plasma«) nötig sein. Ist das Behandlungsziel die Entfernung von Autoantikörpern, so wird die Plasmapherese häufig mit einer immunsuppressiven Therapie kombiniert. Notfallindikationen für eine Plasmapherese sind das hämolytisch-urämische Syndrom, das Hyperviskositätssyndrom, die akute demyelinisierende Polyneuropathie vom Typ Guillain-Barré und die akute Glomerulonephritis mit Antikörpern gegen glomeruläre Basalmembran.

Ein eindeutiger Nachteil der Plasmapherese liegt in der Tatsache, dass aufgrund eines pathologischen Bestandteils das gesamte Plasma verworfen wird. Es wurden deswegen Verfahren entwickelt, die nach Separation des Plasmas nur das pathologische Substrat aus dem Plasma entfernten, so dass das restliche Plasma dem Patienten reinfundiert werden kann. Diese Entfernung kann mit Methoden erreicht werden, die sich die Größe der zu entfernenden Substanz (Kaskadenfiltration), Kältelabilität (Kryofiltration) oder andere chemische Eigenschaften zu nutze machen (Ausfällung von LDL durch Heparin in Kombination mit einer Absenkung des pH-Werts auf 5,1; HELP = »**h**eparin **e**xtracorporeal **L**DL **p**recipitation«).

12.9 Generelle Probleme der chronischen Nierenersatztherapie

12.9.1 KHK und Herzinsuffizienz bei Dialysepatienten

Etwa 50% der Dialysepatienten versterben an kardiovaskulären Ursachen. Häufige Manifestationen sind die koronare Herzkrankheit, Herzstillstand, Arrhythmien und der Myokardinfarkt. 5 Jahre nach einem Myokardinfarkt leben nur noch 10% der Dialysepatienten. Volumenschwankungen und hypotensive Phasen während der Dialysebehandlung, abnormaler Lipidstatus (TGL $\uparrow\uparrow\uparrow$, Cholesterol $\uparrow$), erhöhte Homocysteinspiegel sowie erhöhter »oxidativer Stress« durch die chronische Urämie aber auch Kontakt mit bioinkompatiblen Membranen potenzieren das koronare Risiko von Dialysepatienten. Diese Tatsachen fordern eine frühzeitige Abklärung kardialer Begleiterkrankungen und vor allem des Koronarstatus bei Dialysepatienten. Für eine Transplantation ist bei vielen Patienten, insbesondere bei Diabetikern, eine Koronarangiographie indiziert. Neben der Koronarangiographie als »Goldstandard« der Koronardiagnostik können mit Thalliumszintigraphie oder Stressechokardiographie (unter Belastung, körperlich oder mit Dipyridamol), adäquate Aussagen über die Ischämiegefährdung des Myokards gewonnen werden. Die rel. neue Methode der Kardio-Magnetresonanztomographie (Kardio-MRT) bietet gegenüber den klassischen Verfahren einige Vorteile:

Vorteile des Kardio-MRT
- Nicht invasiv
- Keine Strahlenbelastung
- Beurteilung des untersuchten anatomischen Gesamtzusammenhangs
- Möglichkeit der 3-D-Nachbearbeitung

Die Kardio-MRT erlaubt eine sehr genaue Darstellung der Wandabschnitte des Ventrikels. Die Bestimmung der Myokardperfusion kann unter Adenosinbelastung erfolgen um minderperfundierte Myokardareale zu erkennen. Die Infarktanalyse mittels Kardio-MRT ermöglicht eine genauere Beurteilung von Lokalisation und Ausdehnung von Myokardinfarkten. Die »Late Enhancement«-Technik (verspätete Anreicherung von Kontrastmittel) erlaubt die genaue Abgrenzung des Infarktareals – auch in der Tiefenausdehnung innerhalb des Myokards.

Von den Laborwerten sind CK-MB und Troponin I aussagekräftig, obwohl Troponin T und die Gesamt-CK häufig falsch-positiv ausfallen. Ist eine koronare Herzerkrankung bekannt, muss auf die korrekte Therapie der Anämie mit einem Zielhämatokrit zwischen 30 und 36% sowie auf eine strenge Blutdruckeinstellung geachtet werden. Die Indikationsstellung zur PTCA bzw. zur Bypassoperation unterscheidet sich nicht von derjenigen bei nierengesunden Personen. Allerdings liegt für Dialysepatienten die Restenoserate bei PTCA ohne Stenting in manchen Untersuchungen bei bis zu 80%. Langzeiterfahrungen mit Stents liegen noch nicht in ausreichendem Maße vor, aber die Kurzzeitergebnisse sind vielversprechend. Derzeit wird der Bypassoperation von vielen Zentren der Vorzug gegeben.

Fast 75% der Patienten haben zu Dialysebeginn ein pathologisches Echokardiogramm mit Zeichen der systolischen oder diastolischen Dysfunktion. Besonders ältere Dialysepatienten mit Hypertonie, Anämie und systolischer Kontraktionsstörung neigen zur Entwicklung einer Herzinsuffizienz. Als Hauptursachen der Herzinsuffizienz bei Dialysepatienten werden koronare Herzerkrankung und Hypertonie betrachtet. Wahrscheinlich spielt die Urämie per se ebenfalls eine Rolle. Die Urämie induziert vermittelt durch den sekundären Hyperparathyreoidismus eine progrediente, diffuse, myo-

kardiale Fibrose und eine Reduktion myokardialen Phosphokreatins.

Die linksventrikuläre Hypertrophie (LVH) ist ein häufiger Befund bei Dialysepatienten. Definiert ist die LVH als ein linksventrikulärer Massenindex $\geq$ 134 g/m² bei Männern bzw. $\geq$110 g/m² bei Frauen. Ein einfacheres (dafür aber auch ungenaueres Maß) ist die Dicke des Septums (LVH: Septum >11 mm). Risikofaktoren der LVH sind Alter, chronische Volumenüberlastung, Anämie und evtl. auch der durch den Dialyseshunt erhöhte Herzminutenindex. Zwei Drittel der Dialysepatienten mit LVH versterben aus kardialer Ursache. Man nimmt an, dass man durch therapeutische Reduktion der LVH das kardiale Risiko senken kann.

Dialysepatienten mit systolischer Kontraktilitätsstörung profitieren von einer Therapie mit ACE-Hemmern oder AT_1-Rezeptorblockern (ARB). Um Kumulation zu vermeiden, sollte ein Präparat mit niedriger Halbwertszeit Einsatz finden. Ebenso wichtig ist die ausreichende Sauerstoffversorgung des Myokards durch Therapie der renalen Anämie mit Erythropoietin und Eisen. Schließlich kann die Beseitigung einer Hypokalzämie über eine Verbesserung der zellulären Kalziumversorgung zu einer Verbesserung der Kontraktilität führen. Eine Senkung der Dialysattemperatur kann durch Erhöhung des systemischen Gefäßwiderstandes und der Kontraktilität der Herzmuskulatur helfen, Hypotensionen zu vermeiden.

Bei mehreren großen Studien fand sich eine hohe Prävalenz sowohl atrialer als auch ventrikulärer Rhythmusstörungen. Viele waren klinisch inapparent, aber die Häufigkeit des plötzlichen Herztodes und des Herzstillstandes bei Dialysepatienten sprechen für ihre prognostische Bedeutung.

12.9.2 Renale Anämie und Therapie mit Erythropoietin

Anämie

Nahezu alle Patienten mit einer chronischen Niereninsuffizienz entwickeln ab einer GFR von 30–40 ml/min eine normochrome, normozytäre Anämie. Ausnahmen sind hier Patienten mit familiären Zystennieren, die erst spät und manchmal Jahre nach Beginn der Nierenersatztherapie eine Anämie entwickeln. Entsteht die Anämie langsam, dann sind die Patienten oft lange beschwerdefrei, da sich die O_2-Dissoziationskurve nach rechts verschiebt und die Sauerstoffabgabe ins Gewebe dadurch erleichtert wird.

Definition der renalen Anämie
- Hb<11,5 g/dl Frauen
- Hb<13,5 g/dl Männer
- Hb<12,0 g/dl Männer >70 Jahre

Ursachen

Der wichtigste Grund für Anämie bei chronischer Niereninsuffizienz oder während der Dialysetherapie ist Erythropoietinmangel. Die Produktion von Erythropoietin findet in den Zellen des proximalen Tubulus und interstitiellen Fibroblasten statt. Ab einer Kreatininclearance von etwa 30–40 ml/min fällt die Erythropoietinsynthese ab. Dialysepatienten können nur in seltenen Fällen ohne Substitution einen Hämoglobinwert über 10 mg/dl aufrechterhalten. Auch – oder gerade – bei Patienten mit präterminaler Niereninsuffizienz kann die rechtzeitige Gabe von Erythropoietin über die Korrektur der Anämie zu einer deutlichen Verbesserung des Allgemeinzustandes und der Lebensqualität führen.

Zweithäufigster Grund der Anämie bei Dialysepatienten ist der Eisenmangel, der mit einer mikrozytären Anämie einhergeht. Differentialdiagnosen der mikrozytären Anämie beim Dialysepatienten sind Aluminiumintoxikation und Thalassämie. Ursachen für erhöhten Eisenverlust sind Hämodialysebehandlung (bis zu 2 g Eisen/Jahr), verkürzte Erythrozytenüberlebensdauer, chronische Entzündungen, gastrointestinale Blutungen sowie Folsäuremangel und sekundärer Hyperparathyroidismus. ACE-Hemmer verstärken die Anämie über einen unklaren Mechanismus (◘ Tab. 12.1).

Diagnostik

Die Diagnostik dient der Überprüfung der Anämieursache, und des Eisenhaushaltes sowie dem Festlegen des therapeutischen Procedere. Sie umfasst neben dem großen Blutbild die Bestimmung von Ferritin, Transferrinsättigung sowie ggf. Vitamin B_{12} und Folsäure. Sinkt der Hämoglobinwert trotz Korrektur dieser Parameter weiter, muss

◘ **Tab. 12.1.** Abklärung der renalen Anämie

Parameter	Aussagekraft
Hb oder Hkt	Grad der Anämie
MCV und MCH	Anämie-Typ
Retikulozyten	Erythropoese
HRC (»hypochromic red blood cells« = hypochrome Erythrozyten) oder Transferrinsättigung	Verfügbares Eisen
Ferritin	Gespeichertes Eisen
CRP	Entzündungsaktivität

nach einer Blutungsquelle gefahndet werden. Die Interpretation der Parameter des Eisenhaushaltes muss bei fortgeschrittener Niereninsuffizienz modifiziert werden. Bei Dialysepatienten deutet ein Ferritinspiegel von 400–1000 µg/l auf ein normales Gesamtkörpereisen hin – Werte unter 100 µg/l auf einen Eisenmangel. Bei anämischen Dialysepatienten mit einem Ferritinspiegel unter 100 µg/l muss *vor* Beginn der Erythropoietingabe Eisen substituiert werden. Bei einer Transferrinsättigung zwischen 20% und 50% ist ausreichend Eisen zur Erythrozytenproduktion verfügbar.

Therapie mit Eisen und rekombinantem Erythropoietin (rHu-EPO)

Humanes Erythropoietin (EPO) wurde erstmals 1977 von Miyake, Kung und Goldwasser aus dem Urin von Patienten mit aplastischer Anämie isoliert. 1989 wurde gentechnologisch reproduzierbares rekombinantes Erythropoietin (rHu-EPO) durch die FDA in den USA zugelassen, kurze Zeit später auch in Europa.

Vor dem Einsatz von Erythropoietin muss der Eisenhaushalt korrigiert werden. Eine parenterale Eisengabe ist für den Patienten aufgrund der gastrointestinalen Unverträglichkeit von oralem Eisen günstiger, insbesondere bei der Hämodialyse (keine zusätzliche »Nadel«). Bei intravenöser Eisengabe können Hypotonie sowie eine anaphylaktische Reaktion unterschiedlicher Ausprägung auftreten. Die Anaphylaxie erfordert eine sofortige Therapie (Notfallmedikation mit Kortison, Antihistaminikum,

Magenschutz, evtl. Adrenalin) und auch verzögerte Reaktionen mit Arthralgien, Myalgien, Fieber und Kopfschmerzen sollten nicht übersehen werden. Bei zu hoch dosierter Eisengabe kann es, wie bei zu häufigen Transfusionen, zu einer Eisenüberladung mit Ablagerung in Leber, Herz und anderen Organen kommen (Hämosiderose). Die oben genannten Grenzen des Plasmaferritinspiegels sollten deswegen nicht längerfristig überschritten werden. Vor der Verfügbarkeit von Erythropoetin war dies aufgrund der oft erforderlichen multiplen Bluttransfusionen ein allgemeines Problem. Eine Blutkonserve à 500 ml enthält etwa 250 mg Eisen.

> **Cave**
> Bei zu hoch dosierter Eisengabe kann es zu einer Eisenüberladung mit Ablagerung in Leber, Herz und anderen Organen kommen (Hämosiderose). Ein Plasmaferritinspiegel von 400–1000 µg/l sollte deswegen nicht längerfristig überschritten werden.

Optimale Erythropoietindosis und Zielhämoglobin

Erythropoietin (rHu-EPO) wird in einer Startdosis von ca. 30–60 IU/kg KG 3-mal/Woche verabreicht und gesteigert bis ein Hämoglobinspiegel von etwa 11–12 g/l bei einem Hämatokrit von etwa 33–36% erreicht ist (K/DOQI-Richlinien). Dies ist die ökonomischere Methode, während bei ansonsten transfusionsbedürftigen Patienten auch eine höhere Initialdosis von 100 IU/kg KG verabreicht werden kann. Obwohl noch Unklarheit über das optimale Dosisintervall besteht, verabreichen die meisten Zentren das Medikament 1-mal/Woche bis 3-mal/Woche. Darbepoetin-alpha (Aranesp), ein modifiziertes Erythropoietinanalogon, welches eine wesentlich längere Halbwertszeit als Epoetin alfa (Erypo) oder Epoetin Beta (Neo-Recormon) hat (25,3 vs. 8,5 h), kann in größeren Intervallen (1-mal/Woche bzw. 1-mal/2 Wochen) gegeben werden.

Ein höherer Hämatokrit als in den der K/DOQI-Richlinien vorgegeben, ist mit schlechteren Überlebensraten verbunden. Bei Erreichen nahezu normaler Werte (ca. 42%) v. a. bei Dialysepatienten mit KHK führt eher zu einer Verschlechterung der Prognose. Die subkutane Gabe am dialysefreien Tag mit speziellem Pen führt zu einer deutlich längeren Halbwertszeit und besseren Wirkung, so dass die Dosis um 30–50% reduziert werden kann. Dies ist bei den hohen Therapiekosten ein wichtiges Argument – andererseits kann man nur von einer wirklich zuverlässigen Verabreichung ausgehen, wenn das Medikament durch die Dialyseschwester am Ende der jeweiligen Dialysebehandlung kontrolliert gespritzt wird.

Bei Peritonealdialyse kann Erythropoietin auch intraperitoneal angewendet werden. Die beste Wirksamkeit erreicht man bei Gabe ins »trockene« Peritoneum. Prinzipiell sollten jedoch alle unnötigen Öffnungen des sterilen Peritoneums vermieden werden.

Erythropoietinresistenz

Gelegentlich findet sich trotz hoher Dosen von Erythropoietin kein adäquater Anstieg des Hämoglobins.

Eine solche »Erythropoietinresistenz« kann viele Ursachen haben:

- Unterdosierung
- Inadäquat niedrige Dialysedosis
- Eisenmangel, Folsäuremangel, B_{12}-Mangel
- Malnutrition
- Aluminiumintoxikation z. B. durch langjährige Einnahme aluminiumhaltiger Phosphatbinder
- Blutverlust
- Hämoglobinopathien
- Gabe von ACE-Hemmern oder AT_1-Rezeptorblockern (ARB)
- Chronische Entzündungen, Tumoren
- Sekundärer Hyperparathyreoidismus (Markfibrose)
- Resistenz auf Knochenmarkebene: Bei Markfibrose oder maligner Markinfiltration
- PRCA (»pure red cell aplasia«): seltene schwere Anämieform durch Antikörper gegen Erythropoietin (rekombinantes)

Die wichtigsten Nebenwirkungen von Erythropoietin sind Blutdruckanstieg, eine erniedrigte Krampfschwelle vor allem in den ersten 3 Therapiemonaten sowie eine vermutlich über Hämatokritanstieg und Verbesserung der Plättchenaggregation vermittelte Thromboseneigung. Der Blutdruckanstieg betrifft bei intravenöser Gabe 20–50% der Patienten und liegt bei 10 mmHg diastolisch oder mehr. Selten kann auch eine grippeähnliche Symptomatik mit Myalgien und Arthralgien beobachtet werden. Dies tritt allerdings fast nur unter intravenöser Gabe auf. Unter Erythropoietintherapie nimmt die Harnstoff-, Kreatinin- und Phosphatclearance ab, die Proteinzufuhr bei gesteigertem Appetit und gutem Allgemeinbefinden meistens zu. Eine Erhöhung der Dialysedosis kann nötig werden.

Neben der Korrektur der Anämie hat Erythropoietin noch weitere positive Effekte. Neben der Verbesserung vieler Urämiesymptome (Pruritus, Erektionsstörungen, Schlafstörungen, kognitive Störungen) kommt es zu einer Rückbildung der linksventrikulären Hypertrophie (LVH) und damit zu einer Verbesserung der kardialen Prognose, einem leichten Absinken von Triglyzeriden und Gesamtcholesterol sowie Abnahme von Makulaödemen bei Diabetikern.

Neben Erythropoietin-produzierenden Myoblasten und »Erythropoietin-Mimetika« ist auch eine Substanz zur Aktivierung des Erythropietinrezeptors in Entwicklung und Gegenstand aktueller Forschung auf diesem hochinteressanten und klinisch relevanten Gebiet.

12.9.3 Renale Osteopathie

Die renale Osteopathie kann bei chronischer Niereninsuffizienz, insbesondere bei chronischer Dialyse auftreten und zu unterschiedlichen morphologischen Veränderungen am Knochen führen. Sie umfasst die Osteitis fibrosa, Osteomalazie (»Low-turnover«-Osteopathie), gemischte Störungen und die aplastische Knochenerkrankung (»dead-bone disease«).

Knochenstoffwechsel bei chronischer Niereninsuffizienz

Pathophysiologisch führt die bei Abfall der glomerulären Filtrationsrate eintretende Phosphatretention zusammen mit dem Mangel an Vitamin $1,25(OH)_2D_3$ (Calcitriol) und daraus resultierendem Abfall der Kalziumkonzentration im Plasma zu einem Anstieg von intaktem Parathormon (iPTH) im Plasma. Bei normaler Nierenfunktion ist dieser Regelkreis sinnvoll, weil iPTH die Phosphatresorption im proximalen Tubulus von 85% auf 15% reduzieren kann,

dadurch zu einer erhöhten Phosphatausscheidung führt und die Hyperphosphatämie beseitigt. Bei Niereninsuffizienz dagegen kann Phosphat nicht ausreichend renal eliminiert werden. Die resultierende Hyperphosphatämie bremst über die Hemmung der tubulären 1α-Hydroxylase die Synthese von $1,25(OH)_2D_3$ (Calcitriol), welches normalerweise die iPTH-Sekretion vermindern würde.

Dieser Anstieg des iPTH führt zu einer erhöhten Kalziumkonzentration im Plasma. Dieses Kalzium wird aber zusammen mit Phosphat aus dem Knochen rekrutiert, was zu einer fortschreitenden Demineralisation des Knochens führen kann. Bei fortgeschrittener Niereninsuffizienz fördert Phosphat die Sekretion von intaktem Parathormon nicht nur indirekt (über Unterdrückung der Calcitriolsynthese), sondern auch direkt. Ist das Löslichkeitsprodukt von Kalziumphosphat (Kalziumkonzentration multipliziert mit Phosphatkonzentration) im Plasma überschritten, d. h. >72–80$(mg/dl)^2$ bzw. >5$(mmol/l)^2$ kommt es zum Ausfallen von Kalziumphosphat in Weichteilen, Gefäßen, Gelenken etc. Man nennt dies »metastatische Kalzifizierung«. Ihre schwerste Form ist die »Kalziphylaxie«.

Bei manchen Patienten mit chronischer Niereninsuffizienz ist die iPTH-Sekretion von der Plasmakalziumkonzentration entkoppelt und bewirkt eine Hyperkalzämie, die durch die Gabe von Vitamin D sowie kalziumhaltiger Phosphatbinder nicht erklärbar ist. Bei dieser meist mit Hyperplasie der Epithelkörperchen einhergehenden Situation spricht man von einem tertiären Hyperparathyreoidismus. Eine neoplastische Transformation in eine Nebenschilddrüsenkarzinom ist sehr selten.

Die chronische metabolische Azidose fördert ebenfalls die Freisetzung von Kalzium aus dem Knochen.

Die pathophysiologischen Veränderungen bei chronischer Niereninsuffizienz können verschiedene Knochenerkrankungen zur Folge haben (◗ Tab. 12.2).

Einteilung der renalen Osteopathie

Zur eigentlichen renalen Osteopathie zählen:

- **Osteitis fibrosa:** sekundärer renaler Hyperparathyroidismus mit erhöhtem Knochenabbau und Knochenanbau, Fibrose

◻ Tab. 12.2. Morphologische Klassifikation der renalen Osteopathie nach Delling

Typus	Histologische Kennzeichen	Ursache
I	Fibroosteoklasie	Sekundärer Hyperparathyreoidismus
II	Osteoidose	Mineralisationsstörung
III	Fibroosteoklasie plus Osteoidose	Mischbild von sekundärem Hyperparathyreoidismus und Mineralisationsstörung

A = endostaler Umbau der Spongiosa ist reduziert
B = endostaler Umbau der Spongiosa ist normal oder gering erhöht
C = endostaler Umbau der Spongiosa ist stark erhöht
+ = Knochenmasse nimmt ab im Sinne einer Osteopenie
- = Knochenmasse nimmt zu im Sinne einer Osteosklerose.

- **Osteomalazie (»Low-turnover«-Osteopathie):** Mineralisationsstörung mit hypaktiven Osteoblasten und -klasten
- **Gemischte renale Osteopathie:** Hyperparathyroidismus mit Mineralisationsstörung
- **Adynamische oder aplastische Knochenerkrankung (»dead-bone disease«):** Verminderter Knochenumsatz (Anbau und Resorption)

Außerdem müssen bedacht werden:
- Knochenbefall bei β_2-Mikroglobulin-assoziierter Amyloidose
- Mineralisationsstörung und Verminderung des endostalen Knochenumbaus durch Aluminiumablagerungen

Am häufigsten ist die gemischte renale Osteopathie mit normalem oder gering erhöhtem Umbau der Spongiosa, also Typ IIIb nach Delling (◻ Tab. 12.2).

Osteitis fibrosa

Unter Osteitis fibrosa versteht man die unter der Einwirkung von hohen Parathormonspiegeln stattfindenden Veränderungen der Knochenhistologie die auch als Fibroosteoklasie bezeichnet werden. Dabei ist eine Zunahme der Osteoklasten und der Endostfibrose zu beobachten. Unter den radiologischen Kennzeichen der Osteitis fibrosa sind die oft zitierten »braunen Tumoren«, große osteoklastische Zysten v. a. im Beckenbereich eher selten. Häufig sind subperiostale Resorptionszonen der

Mittelphalangen, die bereits in frühen Stadien der Niereninsuffizienz auftreten sowie Akroosteolysen. Letztere bezeichnet die Demineralisation der Endphalangen. Häufig sind auch Veränderung der lateralen Schlüsselbeinenden und eine unregelmäßige Struktur des Schädelknochens (»Salz und Pfeffer«).

Osteomalazie (»Low-turnover«-Osteopathie)

Auslöser dieser Form der renalen Osteopathie sind Vitamin-D-Mangel und/oder Aluminiumtoxizität. Der Knochenumbau ist vermindert, die Anzahl der Osteoblasten und Osteoklasten reduziert. Der Anteil unmineralisierter Knochenmasse ist erhöht. Röntgenologisch fällt eine generelle Demineralisation des Knochens auf, Spontanfrakturen kommen gehäuft vor. Die Häufigkeit der reinen Osteomalazie ist seit der Reduktion aluminiumhaltiger Phosphatbinder deutlich gesunken.

Gemischte renale Osteopathie

Kommt die Osteomalazie gleichzeitig mit der Osteitis fibrosa vor spricht man von gemischter renaler Osteopathie. Vor Parathyreoidektomie sollte bei Patienten mit gemischter renaler Osteopathie die Aluminiumbelastung überprüft und ggf. therapiert werden. Der postoperative Abfall des iPTH führt nämlich zu einem vermehrten Einbau von Aluminium in den Knochen. Zur Entfernung von Aluminium werden Chelatbildner (z. B. Deferoxamin, Desferal) eingesetzt, die Aluminium aus dem Knochen mobilisieren und binden.

Adynamische Knochenerkrankung (»dead-bone-disease«)

Die erstmals etwa 1980 beschriebene dritte Form der renalen Osteopathie hat eine steigende Inzidenz und Prävalenz. Sie ist Ursache von etwa der Hälfte der Fälle renaler Osteopathie bei CAPD-Patienten. Bei Hämodialysepatienten ist sie genauso häufig wie die Osteitis fibrosa, bei Diabetikern sogar häufiger. Bei Typ-1-Diabetikern liegt ein verminderter Knochenumbau oft bereits vor dem Auftreten einer diabetischen Nephropathie vor.

Wie bei der Osteomalazie ist auch bei der adynamischen Knochenerkrankung der Knochenumsatz reduziert, eine vermehrte Bildung unmineralisierten Osteoids fehlt jedoch. Als ursächlich betrachtet man zum einen Aluminiumtoxizität, zum anderen die »artifizielle« Unterdrückung der iPTH-Sekretion durch die Therapie mit Kalziumkarbonat und Calcitriol. Calcitriol kann direkt die Osteoblastenaktivität unterdrücken. Bei CAPD werden die generell höheren Plasmakalziumspiegel als ursächlich für die hohe Prävalenz der adynamischen Knochenerkrankung betrachtet.

Die Behandlungsmöglichkeiten sind relativ begrenzt. Eine Aluminiumbelastung muss mit Deferoxamin (Desferal) behandelt werden. Die Senkung des Kalziumspiegels zur Ankurbelung des Knochenumsatzes über die Förderung der iPTH-Sekretion hat vermutlich keine oder nur geringe Bedeutung. Indikation zur Behandlung einer Hyperkalzämie besteht selbstverständlich trotzdem zur Vermeidung anderer Komplikationen (gastrointestinales Ulkus, Nephrolithiasis).

Vitamin-K-Mangel

Vitamin K ist für die Karboxilierung von Matrixproteinen des Knochens wichtig. Mangel an Vitamin K führt vermutlich über Mineralisationsstörungen zu Knochenfragilität und erhöhtem Frakturrisiko. Die Auswirkung der Substitution von Vitamin K auf die renale Osteopathie ist noch unerforscht.

Knochenbefall bei β_2-mikroglobulin-assoziierter Amyloidose

Siehe weiter unten »Dialyseassoziierte β_2–Amyloidose«

Vitamin D

Vitamin D ist ein Steroidhormon. Die Vorläufermoleküle der aktiven Wirkform von Vitamin D werden unter Einwirkung von UV-Strahlung in der Haut gebildet (90%) oder als fettlösliches Vitamine enteral resorbiert (10%). Bereits kurze Sonnenlichtexposition der Unterarme führt zu einer Synthese des Vorläufermoleküls, die einer enteralen Zufuhr von 200 IU entspricht (Vergleich: Vigantoletten 1000 IU pro Tablette). Die enterale Resorption kann bei Mangel an UV-Strahlung in den Vordergrund treten. Enteral resorbiertes Vitamin D wird an Vitamin-D-Bindungsprotein und in Assoziation mit Chylomikronen in die Leber transportiert. Dort findet dann der erste Hydroxilierungsschritt in Position 25 zu Calcidiol (Synonyme: 25-(OH)-Cholecalciferol oder 25-Hydroxycholecalciferol) statt. Unter Einfluss von Alkohol, Barbituraten oder Phenytoin kann in der Leber auch eine Inaktivierung von Cholecalciferol erfolgen. Die Bestimmung der Plasmakonzentration von Calcidiol gibt Aufschluss über die Vitamin-D-Reserven. Seine Aktivität beträgt etwa 1% derjenigen der aktiven Endstufe Calcitriol. Diese wird nach dem Transport in die Niere (Vitamin-D-Bindungsprotein) durch eine weitere Hydroxilierung in Position 1 gebildet (Synonyme: 1,25-(OH)$_2$-Cholecalciferol oder 1,25–Dihydroxycholecalciferol) statt. Bei Calcitriolüberschuss oder niedrigem intaktem Parathormon kann durch eine Hydroxilierung in Position 24 das weitgehend inaktive 24,25–(OH)2–Vitamin-D entstehen. Vermutlich finden diese Hydroxilierungen beim Menschen in den distalen Tubuluszellen statt. Das verantwortliche Enzym 1α-Hydroxylase wird stimuliert bei:

- Anstieg der Parathormonsekretion im Plasma
- Abfall der Phosphatkonzentration im Plasma

Der Anstieg von Calcitriol im Plasma führt zu einer »Downregulation« der Vitamin-D-Rezeptoren auf Zelloberflächen und fördert die Aktivität der 24-Hydroxylase, die aus Calcidiol und Calcitriol unwirksame Metaboliten erzeugt.

Die Vitamin-D-Wirkungen werden über intrazelluläre Rezeptoren durch Regulation von Gentranskription in den Zielzellen gesteuert:

Vitamin-D-Wirkungen

- Stimulation der Resorption von Kalzium und in geringerem Ausmaß von Phosphat im Dünndarm
- Unterdrückung der Parathormonsekretion
- Regulation der Osteoblastenfunktion
- Förderung von Parathormonwirkungen (Osteoklastenaktivierung und Knochenresorption), sog. »permissive Wirkung«
- Regulation von hämatopoetischen Zellen und vermutlich auch Muskelzellfunktionen
- Immunmodulatorische Funktionen

Alle diese Effekte von Vitamin D dienen letztendlich der Aufrechterhaltung normaler Kalzium- und Phosphatkonzentrationen im Plasma, einer Vorbedingung für normale Mineralisation neugebildeten Knochens. Bei Vitamin-D-Intoxikation kommt es zu Hyperkalzämie, bei Vitamin-D-Mangel zu Hypokalzämie, Hypophosphatämie, Rachitis oder Osteomalazie.

Parathormon

Parathormon ist ein kleines Polypeptid, welches aus der Nebenschilddrüse bei Abfall der Kalziumkonzentration im Plasma ausgeschüttet wird. Der Sensor hierfür befindet sich in hoher Dichte auf der Zellmembran der Parathyroideazellen. Fehlfunktionen des Rezeptors führen z. B. zur hypokalziurischen Hyperkalzämie oder der autosomal dominanten Hypokalzämie.

Parathormon reguliert die Kalziumkonzentration im Plasma wie folgt:

- Abhängig von der Anwesenheit ausreichender Mengen von aktivem Vitamin D stimuliert es die Knochenresorption, wobei Kalzium und Phosphat freigesetzt werden
- Förderung der renalen Kalziumrückresorption
- Indirekte Förderung der enteralen Aufnahme von Kalzium und Phosphat über die Stimulation der Bildung von aktivem Vitamin D in der Niere
- Stimulation der renalen Phosphatsekretion, die beim Nierengesunden die enterale Resorption überwiegt

Kalziphylaxie

Unter Kalziphylaxie versteht man eine sehr selten auftretende massive Kalzifikation der Lamina media der Gefäßwand mit konsekutiver Gewebeischämie. Am häufigsten betroffen sind Dialysepatienten und frisch transplantierte Patienten. Kalziphylaxie kann auftreten bei:

- Terminaler Niereninsuffizienz
- In den ersten Monaten nach Nierentransplantation
- Primärem Hyperparathyreoidismus
- Vitamin-D-Intoxikation
- Milch-Alkali-Syndrom
- Hämatologischer, maligner Erkrankungen (z. B. Plasmozytom)

Warum manche Patienten diese Extremform der Kalzifikation entwickeln, ist letztlich unklar. Bei Betroffenen wird gehäuft eine Intimafibrose sowie Thromben in Venolen beobachtet. Patienten mit Kalziphylaxie weisen häufig Hyperparathyreoidismus, Hyperphosphatämie und normales bis erhöhtes Serumkalzium auf und werden mit Vitamin D therapiert. Auch kann man bei Tieren durch Gabe von Vitamin D experimentell Hautnekrosen erzeugen.

Risikofaktoren für eine Kalziphylaxie sind:

- Weiße Hautfarbe
- Weibliches Geschlecht
- Diabetes mellitus
- Schwere Adipositas
- Gewichtsverlust
- Orale Antikoagulation
- Hypalbuminämie
- Therapie mit Kalziumkarbonat
- Verminderte Protein-C-Aktivität
- Therapie mit Kortison

Klinisch beobachtet man Haut, Fett und Muskelnekrosen, die sich oft nach einem Bagatelltrauma entwickeln und mit einer Livedo reticularis, oder bläulichen, z. T. subkutanen, stammnahen Knoten einhergehen. Die Knoten entsprechen Fettnekrosen. Die Hautnekrosen können lederartige Konstitution und schwarze Farbe annehmen und sich infizieren.

> **Cave**
> Die Kalziphylaxie ist eine ernste Komplikation einer u. a. mit Hyperkalzämie einhergehenden Grunderkrankung.

Besonders bei den Fingern und Zehen besteht Verwechslungsgefahr mit einer peripheren Verschlusserkrankung, Cholesterinembolien bzw. einer Vaskulitis. Die Stellung der exakten Diagnose ist nur histologisch möglich, und wird durch die entsprechenden Laborwerte unterstützt (erhöhte Werte für iPTH, Kalzium, Phosphat). Radiologisch erkennt man bei Aufnahmen von der betroffenen Extremität die Mediaverkalkungen der Gefäße, die Pulse sind meist gut tastbar.

Die therapeutischen Optionen sind symptomatischer Natur:

- Adäquate Wundversorgung
- Vermeidung neuer Traumata inkl. subkutaner Injektionen und Bluttransfusionen
- Korrektur von Kalzium- und Phosphatwerten mittels Pausierung von Vitamin D und nötigenfalls Einsatz aluminiumhaltiger Phosphatbinder
- Ggf. Parathyreoidektomie

Diagnostik der renalen Osteopathie

Labor. Neben Bestimmungen von Kalzium und Phosphat (▶ Kap. 2) sind eine Reihe weiterer Laborwerte zur Interpretation der Art und des Verlaufs der renalen Osteopathie nützlich:

Intaktes Parathormon (iPTH). Die Bestimmung des intakten Parathormons erfolgt aus EDTA-Plasma, welches unmittelbar nach Abnahme zentrifugiert, separiert und eingefroren werden muss (◻ Tab. 12.3).

Knochenspezifische, alkalische Phosphatase (bAP). Marker der Osteoblastenaktivität. Niedrige bAP in Kombination mit niedrigem iPTH spricht für einen niedrigen Knochenumsatz. Erhöhte Werte unabhängig vom iPTH für hohen Knochenumbau.

1,25–(OH)2–Vitamin D_3 und 25–OH-Vitamin D_3.

Die Höhe des einfach hydroxilierten Vitamin D (25–(OH)-Cholecalciferol oder Calcidiol) spiegelt die Vitamin-D-Reserven wider. Verminderte Werte für 1,25–Vitamin D_3 sind typisch für die chronische Niereninsuffizienz, wenn der renale Hydroxilierungsschritt nicht mehr möglich ist.

Bildgebung. Die Differenzierung der einzelnen Formen der renalen Osteopathie ist durch radiologische Untersuchungen allein nicht möglich. Der Knochenstatus (Röntgenaufnahmen von Schädel, Becken, Akromioklavikulargelenk und bei Beschwerden HWS, BWS und LWS und Röhrenknochen) untermauert die bereits laborchemisch getroffene Verdachtsdiagnose. Standardaufnahme zum Nachweis von subperiostalen Resorptionszonen ist die Aufnahme der Hände in Weichteiltechnik. Bei Verdacht auf Osteitis fibrosa cystica (braune Knochentumoren) werden konventionelle Röntgenaufnahmen der jeweiligen Skelettanteile angefertigt.

Histologie. Goldstandard der Diagnose der renalen Osteopathie ist die histologische Auswertung einer Beckenknochenstanze. Da die Gewinnung von Knochenmaterial eine invasive Maßnahme darstellt, wird die Indikation zur Beckenstanze in der Regel auf folgende Situationen begrenzt:

- V.a. symptomatische, aplastische Knochenerkrankung
- Bestimmung des Ausmaßes der Aluminiumintoxikation vor DFO-Therapie bzw. vor Parathyreoidektomie

Um eine Mineralisationsstörung beurteilen zu können, darf das Biopsat nicht entkalkt werden. Nach Formalinfixierung erfolgt die Einbettung in Methylmetacrylat, dessen Polymerisation bis zu 12 Tagen dauern kann. Die Anfärbung findet in der Regel mit der Goldner-Färbung statt.

◻ **Tab. 12.3.** Knochenstatus und Parathormonspiegel

Parathormon-spiegel (iPTH)	Knochenstatus
<10 pmol/l	Osteitis fibrosa unwahrscheinlich, aplastische Knochenerkrankung möglich
10–45 pmol/l	Normaler, verminderter oder erhöhter Knochenumbau möglich
>45pmol/l	Osteitis fibrosa oder gemischte renale Knochenerkrankung

Tetrazyklinmarkierung. Zur Tetracyclinmarkierung wird 2-mal über 3 Tage ein Tetracyclin verabreicht und dies nach 21 Tagen mit einem anderen Tetracyclin wiederholt. Etwa 2 Tage nach der zweiten Markierungsperiode kann die Beckenstanze gewonnen werden. Aus dem Abstand und dem Verlauf der beiden Markierungen kann dann indirekt auf das Wachstumsverhalten des Knochens geschlossen werden. Bei der schweren Osteitis fibrosa findet sich eine Markfibrose, vermehrte und hyperaktive Osteoblasten sowie viele verschiedene Tetrazyklinmarkierungen. Letztere kennzeichnen die Mineralisationsfront des Knochenumbaus, ihre Vielzahl deutet auf eine erhöhte Bildung und adäquate Mineralisation hin. Bei der gemischten renalen Osteopathie finden sich zusätzlich zu den oben genannten Befunden der Osteitis fibrosa größere nichtmineralisierte Osteoidbereiche. Bei der aplastischen Knochenerkrankung findet man nur wenig Tetracyclinmarkierungen, aber große Osteoidareale. Osteoblasten sind nur spärlich vorhanden. Bei Aluminiumosteopathie im Rahmen einer Osteomalazie oder aplastischen Knochenerkrankung kann Aluminium durch Färbung mit Goldtrikarboxylsäurefärbung in Villanueva-vorgefärbten Schnitten als rote Bande entlang der Mineralisationslinie entdeckt werden.

Prophylaxe und Therapie der renalen Osteopathie

Prophylaktische Maßnahmen:

- Kontrolle des Serumphosphat- und Kalziumspiegels
- Calcitriolgabe bei fortgeschrittener Niereninsuffizienz
- Vermeidung einer Kalziumüberladung (v. a. bei CAPD) durch Anpassung des Dialysatkalziums
- Meidung aluminiumhaltiger Phosphatbinder

Die Behandlung des sekundären Hyperparathyreoidismus beinhaltet die Substitution von Vitamin D sowie die Senkung der Hyperphosphatämie durch diätetische Phosphatrestriktion sowie die adäquate Dosierung von Phosphatbindern.

Die Behandlung der Osteomalazie kann nicht getrennt von der Osteitis fibrosa gesehen werden, da beide meist gemeinsam auftreten.

Die aplastische/adyname Knochenerkrankung bietet nur wenige Therapieansätze. Wichtig ist die Vermeidung oder Reduktion knochenschädigender Medikamente (Heparin, Steroide) sowie physikalische Therapie zur Bekämpfung der Immobilisation.

Therapie der Hyperphosphatämie

Die Veröffentlichung der K/DOQI-Leitlinien durch die amerikanische NKF im Jahre 2003 definierte neben der Zielwerte für das Parathormon auch die Zielwerte für Phosphat, Calcium und das Kalziumphosphatprodukt. Einige Studien konnten zeigen, dass die Hyperphosphatämie einen zentralen und unabhängigen Risikofaktor für die Mortalität von Dialysepatienten darstellt.

Die Therapie der Hyperphosphatämie erfolgt durch:

- Diätetische Phosphatrestriktion (800–1000 mg/24 h)
- Medikamentöse Phosphatbindung
- Bei terminal niereninsuffizienten Patienten: z. T. durch Dialyse (ca. 250 mg/Tag) oder CAPD (ca. 325 mg/24 h)

Phosphatrestriktion

Bei Patienten mit Niereninsuffizienz im Stadium der kompensierten Retention lässt sich eine Phosphatreduktion (Ziel etwa 800 mg Zufuhr/24 h) nur durch eine Eiweißrestriktion erreichen. Letztere ist als progressionsmindernde, diätetische Maßnahme

☐ **Tab. 12.4.** Zielwerte nach K/DOQI für den Knochenstoffwechsel bei chronischer Niereninsuffizienz im Stadium V (GFR <15 ml/min/1,73 m² oder Dialyse)

IPTH	Phosphat	Kalzium	Kalziumphosphatprodukt
150–300 mg/ml	3,5–5,5 mg/dl	8,4–9,5 mg/dl	<55 mg/dl
16,5–33 mmol/l	1,1–1,8 mmol/l	2,1–2,4 mmol/l	<4,5 mmol/l

Nach: K/DOQI Clinical Practice Guidelines for Bone Metabolism and Disease in Chronic Kidney Disease.

oft bereits im Therapieplan enthalten. Dialysepatienten sind auf die Zufuhr von Protein angewiesen, ihnen droht bei zu starker Einschränkung der Eiweißzufuhr Malnutrition und Katabolismus. Die Diät von Dialysepatienten sollte ausreichend hochwertige Eiweiße aus Fleisch und Eiern enthalten. Unter chronischer Hämodialyse ist eine alleinige Phosphatrestriktion meist nicht ausreichend. Es muss zusätzlich eine medikamentöse Phosphatsenkung eingesetzt werden. Die Kinetik des hauptsächlich intrazellulären gespeicherten Phosphats setzt der Dialysierbarkeit enge Grenzen. Kurzzeitdialyse (<3 h) und Erythropoietinbehandlung verschlechtern die Effizienz der Phosphatentfernung bei der Dialysebehandlung.

Therapie mit Phosphatbindern

Erste wichtige Substanz zur Bindung von Phosphat im Darm war Aluminiumhydroxid. Dieses bildet nichtresorbierbare Präzipitate mit Phosphat im Darm. Nicht zu vermeiden ist eine geringe Aluminiumresorption, die langfristig zur Aluminiumkumulation im Gewebe führt. Aluminiumintoxikation führt zu Vitamin-D-resistenter Osteomalazie, zur mikrozytären Anämie, zu Knochen- und Muskelschmerzen und zur Demenz.

Kalziumhaltige Phosphatbinder

Den nächsten Schritt in der Entwicklung von Phosphatbindern bildeten Kalziumsalze. Diese ermöglichten bei einem Großteil der Patienten adäquate Phosphatbindung ohne Hyperkalzämie hervorzurufen. Kalziumazetat ist ein besserer Phosphatbinder als Kalziumkarbonat und hat eine niedrigere Hyperkalzämieinzidenz. Außerdem wirkt letzterer nur im sauren Milieu und viele Dialysepatienten leiden an Achlorhydrie oder nehmen Protonenpumpenblocker oder H_2-Antagonisten ein. Die Senkung der Kalziumkonzentration im Dialysat ermöglicht die Steigerung der Dosis kalziumhaltiger Phosphatbinder. Dieses Therapieprinzip ist jedoch nur erfolgreich, wenn ausreichend Phosphatbinder eingenommen werden. Sinkt das Kalzium aufgrund mangelnder Phosphatbindereinnahme ab und wird auch an Dialyse nicht ausgeglichen, kreiert man einen starken Stimulus für die Sekretion von intaktem Parathormon (iPTH). Grundsätzlich sollte die Kalziumkonzentration im Dialysat bei

Hämodialyse 1,25 mmol/l bei CAPD 1,75 mmol/l nicht unterschreiten.

 Cave

Sinkt das Kalzium aufgrund mangelnder Phosphatbindereinnahme ab und wird auch an Dialyse nicht ausgeglichen, kreiert man einen starken Stimulus für die Sekretion von intaktem Parathormon (iPTH).

Die Dosis von Kalziumkarbonat und Kalziumazetat wird langsam gesteigert, bis die Phosphatkonzentration im Plasma 1,5–1,8 mmol/l (4,5–5,5 mg/dl) beträgt. Dabei werden 5–40 Tabletten à 500 mg/24 h (ca. 40% davon ist Kalzium) benötigt (z. B. Calcium-Azetat Nefro, Calciumcarbonat Fresenius). Kalziumkarbonattabletten müssen zerkaut werden, Kalzium-Azetat muss vollständig geschluckt werden. Die mit Geschmacksstoffen (Kalziumkarbonat) angereicherten Karbonattabletten sind leider derzeit (Stand Febr. 2007) nicht auf Kassenrezept verordnungsfähig.

Sevelamer

Um die Problematik der Hyperkalzämie zu umgehen, ist in manchen Phosphatbindern ein Teil des Kalziums durch Magnesium ersetzt worden (Phosphosorb, Phosplan). Da dies gelegentlich nicht ausreicht, um eine Hyperkalzämie zu vermeiden, wurde eine neue phosphatbindende Substanz entwickelt, die weder Kalzium noch Aluminium enthält. Es handelt sich um ein kationisches Polymer, welches Phosphat über einen Ionenaustausch bindet. Sevelamer (Renagel), hat neben der phosphatbindenden auch einen LDL-Cholesterol-senkenden Effekt. Häufigste Nebenwirkung ist gastrointestinale Unverträglichkeit mit Diarrhö und Erbrechen.

Gelegentlich muss eine Hyperkalzämie z. B. bei Rhythmusstörungen, Ulcera ventriculi sive duodeni oder Nephrolithiasis akut behandelt werden. Die Biphosphonate sind zwar für die Therapie bei Niereninsuffizienz nur als »off label use« einsetzbar, können jedoch bei schwerer symptomatischer Hyperkalzämie (nach Aufklärung des Patienten unter Zeugen!) in reduzierter Dosis verabreicht werden (Clodronsäure = Ostac Tabletten à 400 oder 520 mg oder Ampullen à 300 mg; Bonefos Tabletten à 400 oder 800 mg oder Ampullen à 300 mg, Dosierung Clodronsäure: 2-mal 2–4 Tbl./24 h p.o. für 6 Monate oder 1-mal 300 mg/24 h als Infusion über 10 Tage; Pamidronsäure = Aredia Injektionslösung à 15, 30, 60, 90 mg i.v. alle 4 Wochen).

Die Gabe von Kalziumzitrat sollte vermieden werden, da es die Aluminiumresorption fördert. Aluminium ist in Spuren in vielen Nahrungsmitteln, Medikamenten, Kochgeschirr und manchmal im Wasser enthalten.

Eine weitere sehr effiziente Möglichkeit der Phosphatsenkung ist die Verlängerung der Dialysezeit auf 8–10 h in 3 Nächten/Woche in einem Zentrum mit Nachtdialyse.

Lanthanumcarbonat

Lanthanum wurde in den USA und in Österreich zugelassen. Für Deutschland erfolgte die Zulassung kürzlich. Es hat eine hohe phosphatbindende Wirksamkeit und ein gutes Sicherheitsprofil. Wegen der Ähnlichkeit zu Aluminiumsalzen wurden knochenhistologische Studien durchgeführt, die jedoch bisher keine Akkumulation von Lanthanum und keinen verminderten Knochenumbau dokumentieren konnten.

Vitamin-D-Substitution

Im Verlauf der chronischen Niereninsuffizienz kommt es unterhalb einer Kreatininclearance von etwa 30–40 ml/min zu einem Mangel an Vitamin $1,25(OH)_2D_3$ (Calcitriol). Neben der verminderten Produktion (letzter Hydroxilierungsschritt in der Niere!) ist auch die zunehmende Hyperphosphatämie (Phosphat unterdrückt die Vitamin-D-Synthese) ursächlich beteiligt.

Wichtige Mechanismen über welche ein Calcitriolmangel zur Entwicklung des sekundären Hyperparathyreoidismus führt sind:
- Hypokalzämie, die durch verminderte Vitamin-D-gesteuerte Kalziumresorption im Darm und aus dem Knochen entsteht fördert Sekretion von Parathormon
- Fehlen der Suppression der iPTH-Sekretion durch Calcitriolmangel
- Diffuse und/oder noduläre Hyperplasie der Epithelkörperchen durch Wegfall des hemmenden Einflusses von Calcitriol
- Veränderung des Kalziumspiegels, ab welchem die Serumkalziumkonzentration normalerweise zu einer Suppression der iPTH-Sekretion führt (Veränderung des sog. »set point«)

Behandlungsindikation

Eine Vitamin-D-Substitution sollte bei fortgeschrittener chronischer Niereninsuffizienz und einem intakten Parathormon (iPTH) von über 20 pmol/l erfolgen, wenn keine Hyperkalzämie oder Hyperphosphatämie vorliegt. Zum einen ist die Prävention des sekundären Hyperparathyreoidismus einfacher als dessen Behandlung, zum anderen ist Vitamin D für die Absenkung von iPTH effektiver als eine Kalziumsubstitution.

Die orale Vitamin-D-Therapie ist der intravenösen etwa gleichwertig. Ziel der individuell vorzunehmenden Dosierung ist es, den Calcitriolspiegel zu normalisieren. Die orale Dosis liegt bei 0,25–0,75 µg/24 h (die normale Vitamin-D-Produktion liegt bei etwa 1 µg/24 h). Die Senkung des iPTH durch Vitamin D kann in aller Regel ohne Hyperkalzämie erreicht werden. Viele Dialysezentren verabreichen zwischen 0,5 und 4 µg Calcitriol i.v. am Ende der Dialyse. Bei Peritonealdialysepatienten ist die intraperitoneale Gabe ausreichend zur Suppression des iPTH. Meist kann nach einigen Wochen i.v.-Therapie die Vitamin-D-Dosis reduziert werden.

Therapie mit Calcitriol

Die Therapie mit Calcitriol sollte erst dann begonnen werden, wenn die Serumphosphatspiegel normnah sind. Damit sollen ein Anstieg des Kalziumphosphatproduktes und metastatische Kalzifikationen vermieden werden. Eine weitere relative Kontraindikation für Vitamin D sind iPTH Werte unter 12 pmol/l. Bei diesen Werten liegt ein supprimierter Knochenumbau vor, der durch eine Vitamin-D-Gabe noch weiter unterdrückt würde, bis zur Entwicklung einer aplastischen Knochenerkrankung. Bei intravenöser Gabe von Calcitriol sollten Plasmakalziumspiegel von 10–15 mg/dl (2,5–2,6 mmol/l) erreicht werden. Das ionisierte Kalzium sollte idealerweise bei 5,5–5,8 mg/dl (1,4–1,5 mmol/l) liegen. Kalzium, Phosphat, alkalische Phosphatase und iPTH müssen regelmäßig überprüft werden. Häufiger Nebeneffekt ist eine milde Hyperkalzämie (2,6–2,9 mmol/l). Mit Halbierung der Vitamin-D-Dosis ist diese meist reversibel. Höhere Kalziumwerte sollten zu einer temporären Vitamin-D-Pause führen. Die spätabendliche Gabe (kein enterales Kalzium vorhanden) kann ebenfalls zur Senkung überhöhter Kalziumwerte beitragen. Ziel der Cacitrioltherapie ist eine iPTH Konzentration von 12–20 pmol/l (120–200 pg/ml), also der ca. 3fache bei normaler Nierenfunktion gemessene Normwert.

> **Cave**
>
> **iPTH Werte unter 12 pmol/l sind eine relative Kontraindikation für eine Vitamin-D-Therapie! Bei diesen Werten liegt ein supprimierter Knochenumbau vor, der durch eine Vitamin-D-Gabe bis zur Entwicklung einer aplastischen Knochenerkrankung noch weiter unterdrückt würde.**

Neben Calcitriol (z. B. Rocaltrol, Bocatriol u. a.) sind noch weitere Vitamin-D-Derivate auf dem Markt erhältlich. Für 1α-Calcidiol (z. B. Einsalpha), dessen 25-Hydroxylierung in der Leber erfolgt, konnte ebenfalls gezeigt werden, dass es iPTH senkt und zur Rückbildung der Osteitis fibrosa beiträgt. Es gelten natürlich die gleichen Einschränkungen wie für Calcitriol: zunächst muss die Hyperphosphatämie korrigiert werden. Keine Gabe von Vitamin D bei normalen iPTH Spiegeln. Auch scheint Hyperkalzämie unter der Gabe von 1α-Calcidiol gleich häufig aufzutreten wie unter Therapie mit Calcitriol.

Die Gabe von 25-(OH)-Cholecalciferol ist verständlicherweise relativ sinnlos, denn die Hydroxylierung in Position 1 zur aktiven Wirkform findet fast ausschließlich in der Niere statt. Auch aufgrund der langen Halbwertszeit von 25-(OH)-Cholecalciferol bei präterminaler Niereninsuffizienz (12–22 Tagen, im Vergleich dazu 51 h für Calcitriol) und der damit entstehenden Kumulationsgefahr ist die Gabe eher als Soforttherapeutikum ungünstig.

Neuere Vitamin-D-Analoga

Sie unterdrücken selektiv die Sekretion von Parathormon ohne die enterale Kalzium und Phosphatresorption zu erhöhen. Paricalcitol (Zemplar) (19-nor-1α,25-Dihydroxyvitamin-D$_2$) senkt wie Vitamin D den Parathormonspiegel ohne die Kalzium- und Phosphatspiegel wesentlich zu beeinflussen. Das Vitamin-D-Analogon wird als intravenöse Bolusinjektion gegeben. Die Substanz wird vor allem hepatobiliär eliminiert. In einer doppelblinden randomisierten Studie mit 263 Dialysepatienten senkte Paricalcitol im Vergleich zu Calcitriol den Parathormonspiegel signifikant schneller (87 vs. 104 Tage). Nach 18 Wochen erreichten alle mit Paricalcitol-behandelten Probanden den therapeutischen Zielbereich (100–300 pg/ml), dagegen keiner der Calcitriol-Gruppe. Als häufigste Nebenwirkungen traten Hyperkalzämie (4,7%), Hypophosphatämie (1,7%), Funktionsstörungen der Nebenschilddrüse (1,7%), Juckreiz und Geschmacksveränderungen (1,1%) auf.

Erste Studien weisen darauf hin, dass die Art des zugeführten Vitamin D das Überleben der Patienten beeinflusst. Beobachtet wurden knapp 68.000 Dialysepatienten über einen Zeitraum von 3 Jahren. Patienten, die Paricalcitol erhielten, hatten gegenüber Calcitriol-Behandelten eine um 16% verbesserte Mortalität. Weitere randomisierte Studien sind hier jedoch noch nötig, um diese vielversprechenden Ergebnisse zu bestätigen.

Calcimimetika

Calcimimetika agieren als allosterische Aktivatoren des Calcium-Sensing-Rezeptors und führen zu einer Senkung von Serumkalzium- und Parathormonwerten bei Patienten mit primärem und sekundärem Hyperparathyreoidismus. Persistierender Hyperparathyreoidismus und Hyperkalziämie ist die Indikation für das das Calcimimetikum Cinacalcet (Mimpara). In Studien konnte gezeigt werden, dass durch die Therapie mit Calcimimetika eine schnell einsetzende deutliche Senkung der Parathormonkonzentration im Serum erzielt werden kann. Gleichzeitig wird auch das Phosphat im Serum gesenkt. Die Plasmaspiegel von Parathormon können bis zu 50%, das Kalziumphosphatprodukt bis zu 17% gesenkt werden, so dass ggf. eine Parathyreoidektomie hinausgezögert bzw. sogar entfallen kann. Um eine Hypokalzämie abzuschwächen, sollte das Medikament anfangs in niedriger Dosis (30 mg/24 h) verabreicht und bei Bedarf langsam gesteigert werden. Kalzium sowie aktive Vitamin-D3–Metaboliten sollten, falls erforderlich, zusätzlich verabreicht werden.

Bis dato war keine Kontrolle *aller* Variablen des sekundären Hyperparathyreoidismus möglich, ohne den Patienten einem erhöhten Risiko durch Zunahme von Kalzium, Phosphat und des Kalziumphosphatprodukts auszusetzen. Cinacalcet erlaubt jedoch eine Korrektur des sekundären Hyperparathyreoidismus innerhalb des K/DOQI-Zielwertbereichs bei gleichzeitiger Kontrolle der Kalzium-, Phosphat und Kalzium-Phosphat-Produkt-Werte. Unerwünschte Wirkungen, die häufiger als unter Plazebo auftraten, waren Übelkeit und Erbrechen.

Indikationen zur Parathyreoidektomie

Die in den letzten Jahren sinkende Anzahl von Parathyreoidektomien muss sicherlich im Zusammenhang mit dem bessere Verständnis der Pathophysiologie der renalen Osteopathie und den sich daraus ergebenden therapeutischen Konsequenzen gesehen werden.

Von einem tertiären Hyperparathyreoidismus spricht man, wenn die Produktion und Sekretion von Parathormon nicht mehr auf die Phosphatsenkung bzw. Calcitrioltherapie reagiert. Bei dieser Autonomie oder auch Entkopplung der Parathormonproduktion mit Wachstum der Nebenschilddrüse liegen die Werte für iPTH über 100 pmol/l (bzw. 1000 pg/ml) und reagieren auch nicht mehr auf hochdosierte, intravenöse Gabe von Vitamin D. Hier ist die operative Entfernung der Nebenschilddrüse immer noch Therapie der Wahl. Es ist üblich, einen kleinen Gewebeanteil in Bauchdecke, Unterarm oder Unterschenkel zu implantieren um den komplexen Regulationsmechanismus aufrechterhalten zu können. Risikofaktoren für die Entwicklung eines tertiären Hyperparathyreoidismus sind:

- Ein verspäteter Beginn der Therapie des sekundären Hyperparathyreoidismus
- Therapeutisch unbefriedigend hohe Phosphatspiegel
- Erworbene Hyperplasien der Nebenschilddrüsen

Die Hyperplasien der Epithelkörperchen können polyklonaler Natur sein und zu diffuser Hyperplasie führen. Handelt es sich um monoklonale Proliferation, führt dies zu nodulärer Hyperplasie.

Indikationen zur Parathyreoidektomie

Hyperparathyreoidismus mit:
- Schwerer Hyperkalzämie
- Radiologisch oder histologisch gesicherter progredienter Knochenerkrankung
- Therapieresistenter Juckreiz
- Progrediente Weichteilverkalkungen oder Kalziphylaxie
- Myopathie (nach Ausschluss anderer Ursachen)
- Nierentransplantierte mit Hyperkalzämie und progredienter, nicht anders erklärbarer Funktionsabnahme des Transplantates

Vor der Entscheidung zur Parathyreoidektomie muss eine Aluminiumintoxikation und eine adynamische Knochenerkrankung ausgeschlossen werden. Falls eine Aluminiumbelastung anamnestisch nicht sicher auszuschließen ist, muss mittels DFO-Test die Aluminiumbelastung präoperativ abgeklärt und ggf. therapiert werden. Nach der Parathyreoidektomie wird vorhandenes Aluminium konkurrierend mit Kalzium vermehrt in den Knochen eingebaut.

Lage der Epithelkörperchen

Die Lokalisation und vollständige Entfernung der normal ca. 30–40 mg, bei Hyperplasie bis zu 2 g wiegenden 4 Epithelkörperchen ist diagnostisch und chirurgisch anspruchsvoll. Die Anzahl der Epithelkörperchen kann variieren, außerdem ist eine ektope Lage möglich. Eine unvollständige Entfernung prädisponiert verständlicherweise zum Rezidiv.

Zur Lokalisation werden neben der Sonographie szintigraphische Verfahren eingesetzt. Letztere sind insbesondere bei vermuteter intrathorakaler Ektopie sinnvoll.

Chirurgisches Prozedere

Eine chirurgische Parathyreoidektomie kann subtotal, total oder total mit Reimplantation eines Drüsenanteils in den Musculus brachioradialis des Unterarmes oder Muskelgewebe des Abdomens durchgeführt werden. Abdominelle Implantation wird von vielen Zentren favorisiert:

- Die Rezidivrate ist gering.
- Das Gewebe ist leichter erreichbar.
- Potentielle Shuntgebiete werden geschont.

Für die Reimplantation ist diffus hyperplastisches Gewebe aufgrund der höheren Anzahl von Calcitriolrezeptoren nodulär-hyperplastischem Gewebe vorzuziehen. Seit kurzem gibt es die Möglichkeit durch intraoperative Bestimmung des iPTH den Operationserfolg unmittelbar zu überprüfen.

Wichtigste Komplikation der Parathyreoidektomie ist wie bei einer Schilddrüsenoperation die Schädigung des N. laryngeus recurrens mit Stimmbandlähmung.

Neben der chirurgischen Therapie gibt es die Möglichkeit einzelne, hypertrophierte Epithelkörperchen mittels Ethanolinjektion zu zerstören. Die Erfahrungen mit dieser Therapie sind noch gering, der Ansatz jedoch vielversprechend.

Management nach Parathyreoidektomie

Die postoperative Betreuung des Parathyreoidektomierten erfordert engmaschige Kontrollen des Kalziumspiegels. Der rasche postoperative Abfall des Parathormons führt zu einem Umschwenken des Knochenstoffwechsel von einer knochenkatabolen zu einer anabolen Situation mit Mineralisation durch Einbau großer Mengen von Kalzium und Phosphat. Wird Kalzium nicht adäquat substituiert, kann eine akute Hypokalzämie und Hypophosphatämie auftreten. Die Hypokalzämie kann sich klinisch als Tetanie – im Extremfall als epileptischer Anfall manifestieren. Die enterale Kalziumresorption erschöpft sich auch unter Vitamin-D-Substitution bei 2–3 g. Höhere orale Dosen führen zu gastrointestinalen Nebenwirkungen mit Diarrhö und abdominellen Schmerzen. Um den »kalziumhungrigen« Knochen ausreichend zu versorgen, kann eine intravenöse Kalziumgabe nötig sein. Hierzu werden über einen peripheren venösen Gefäßzugang über 24 h bis zu 22,5 mmol Kalzium verabreicht (Perfusorspritze à 50 ml mit 5 Ampullen 20% Kalziumglukonat oder Kalziumsaccharat füllen, über 24 h infundieren, d. h. 2,1 ml/h). Die Gabe hoher Dosen von Calcitriol (bis zu 4 μ/24 h) fördert die Resorption und den Einbau von Kalzium und Phosphat in den Knochen und die rasche Normalisierung des Knochenstoffwechsels. Eine regelmäßige Kontrolle

der Plasmakonzentrationen von Phosphat und Magnesium und ggf. Magnesiumsubstitution bzw. Reduktion von Phosphatbindern ist ebenfalls sinnvoll. Aluminiumhaltige Phosphatbinder dürfen nach Parathyreoidektomie nicht verabreicht werden, da bei niedrigem Parathormonspiegel und Knochenaufbau das zweiwertige Aluminium vermehrt in den Knochen eingebaut würde.

12.9.4 Hypertonie bei Dialysepatienten

Ursachen

Hypertonie bei Dialysepatienten hat mehrere Ursachen. Die häufigste ist Natrium- und Volumenüberlastung. Dabei können klinisch diagnostizierbare Ödeme fehlen. Weitere Ursachen:
- Vorbestehende essentielle Hypertonie
- Aktiviertes Renin-Angiotensin-System (renovaskulär, renoparenchymatös, durch regionale Ischämie bedingt)
- Erhöhte Sympatikusaktivität
- Anstieg der endogenen Vasokonstriktoren und Abfall der endogenen Vasodilatatoren
- Erythropoietintherapie
- Parathormonvermittelter Anstieg intrazellulären Kalziums
- Kalzifikation des Gefäßbaumes

Blutdruckzielwerte

Generell sollte zur Einschätzung der Schwere der Hypertonie gerade bei Dialysepatienten eine regelmäßige Überprüfung hypertonieinduzierter Endorganschäden erfolgen. Hierzu gehört die Fundusuntersuchung beim Augenarzt zum Ausschluss einer hypertensiven Retinopathie sowie die Echokardiographie zur Überprüfung von Hypertrophiezeichen. Wenn möglich sollte der Blutdruck normnah nach den Kriterien des JNC eingestellt werden, d. h. der Tagesmitteldruck sollte 135/85 mmHg, der nächtliche Mitteldruck 120/80 mmHg nicht überschreiten. Ausnahmen bilden ältere Dialysepatienten, bei denen zur Aufrechterhaltung der zerebralen Perfusion ein systolischer Druck von etwa 150 mmHg toleriert werden kann. Auch bei Fistelproblemen und nach Fistelanlage können etwas erhöhte Werte toleriert werden, um einen

Fistelverschluss zu vermeiden. Bei anurischen Dialysepatienten steigt der Blutdruck im Dialyseintervall mit zunehmendem Volumen an.

Therapie

Mindestens 50% der hypertensiven Dialysepatienten sind überwässert. Zur Einstellung des Blutdrucks mittels Sollgewicht sollten zeitgleich (!) die Antihypertensiva ein Präparat nach dem anderen sehr langsam ausgeschlichen und das Sollgewicht nur in kleinen Schritten gesenkt werden: max. 0,5 kg Differenz und mind. 2–3 Behandlungen warten bis zur nächsten Reduktion, manchmal auch deutlich länger. Dies ist in etwa der Hälfte der hypertensiven Patienten bis zum Absetzen aller Antihypertensiva möglich. Beim älteren Patienten sollte man sich dafür 10–12 Wochen Zeit lassen, bei jüngeren ist oft ein Monat ausreichend. Ist das Trockengewicht erreicht und es besteht weiter Indikation zur medikamentösen antihypertensiven Therapie, so sollte man wenn möglich ein einmal abends zu verabreichendes Präparat wählen, z. B. Retardformen eines zentralen α_2-Agonisten (Clonidin, Moxonidin). Bei Herzinsuffizienz oder linksventrikulärer Hypertrophie kann der Einsatz eines ACE-Hemmers sinnvoll sein. Es ist jedoch zu bedenken, dass ACE-Hemmer die Erythropoietinwirkung hemmen und bei Behandlung mit einer AN69-Membran anaphylaktische Reaktionen auslösen können. Für AT_1-Rezeptorblocker (ARB) liegen noch keine Untersuchungen mit großen Fallzahlen vor. Der Einsatz von β-Adrenozeptorantagonisten ist besonders nach Myokardinfarkt sinnvoll. Es gelten die üblichen Nebenwirkungen von β-Blockern. Bei Dialysepatienten, insbesondere bei Diabetikern erschweren ß-Blocker die für die Ultrafiltration wichtige, autonome Kreislaufregulation und sind auch bei der häufig vorhandenen peripheren Durchblutungsstörung ungünstig. Kalziumantagonisten sind bei LVH und diastolischer Dysfunktion sinnvoll.

> ❯ **Cave**
> **ACE-Hemmer verursachen bei Behandlung mit einer AN69-Membran anaphylaktische Reaktionen!**

Die Reduktion der Natriumkonzentration im Dialysat kann zur Blutdruckregulation besonders bei postdialytischer Hypertonie beitragen. Entweder wird das Dialysatnatrium auf einen niedrigen Wert eingestellt, z. B. 135 mmol/l, oder es wird im Verlauf der Dialyse (z. B. mittels Natriumprofil am Dialysegerät) kontinuierlich reduziert. Eine Erhöhung der Dialysedosis kann die Blutdruckeinstellung ebenfalls verbessern.

> ┌ **Praxistipp** ────────────
> Zur Vermeidung einer Hypertonie durch Erythropoietin sollte initial niedrig dosiert und nur langsam gesteigert werden (»start low, go slow«).

Bei einer Dialysebehandlung kann manchmal trotz Volumenreduktion ein paradoxer Blutdruckanstieg beobachtet werden. Dieser beruht vermutlich u. a. auf einer reflektorischen Sympathikusstimulation, die durch den raschen Volumenentzug ausgelöst wird. Zwar kann man symptomatisch durch Volumengabe gegensteuern, sinnvoller wäre aber die Reduktion der interdialytischen Gewichtszunahmen.

Bei therapierefraktärer Hypertonie muss an die Einnahme blutdrucksteigernder Substanzen (nichtsteroidale Antiphlogistika, Lakritze) oder auch an ein Phäochromozytom gedacht werden.

Als Ultima ratio kann Minoxidil eingesetzt werden. Dieser direkte Vasodilatator führt zu einer starken Reflextachykardie und muss daher mit einem frequenzsenkenden Medikament (β-Blocker oder Clonidin) kombiniert werden.

Die bilaterale Nephrektomie wurde vor der Verfügbarkeit potenter Antihypertensiva gelegentlich, heute nur noch sehr selten eingesetzt.

12.9.5 Der diabetische Dialysepatient

Die diabetische Nephropathie ist der häufigste Grund für Dialysepflichtigkeit in Europa und den USA. Diabetiker leiden häufig zusätzlich an ischämischer Nephropathie. Wichtige Gründe für die Zunahme dialysepflichtiger Diabetiker ist neben der stetigen Zunahme des Typ-2-Diabetes seit dem 2. Weltkrieg, die Überalterung der Bevölkerung und die besseren kardiologischen Versorgungsmöglichkeiten (Vermehrung kardialer Tode durch z. B. Bypassoperation). Trotzdem sterben die Hälfte der diabetischen Dialysepatienten wegen kardialer Komplikationen. Die Prognose dialysepflichtiger Diabetiker ist insgesamt schlecht. Nach 1 Jahr leben noch drei Viertel, nach 5 Jahren nur noch ein Fünftel der diabetischen Dialysepatienten.

Bei insgesamt niedrigeren Knochenformationsraten sind Diabetiker besonders anfällig für eine aluminiuminduzierte Knochenschädigung.

Eine nicht ausreichende Dialysedosis fällt bei Diabetikern besonders schwer ins Gewicht. Eine Untersuchung berechnete eine um 7% erhöhte Sterblichkeit pro 0,1 Einheiten unter dem idealen Kt/V Wert. Die Mortalität des diabetischen Dialysepatienten ist eng mit der Schwere der Malnutrition assoziiert. Die Plasmaspiegel der AGE-Produkte (▶ Kap. 9) sind 3,5fach erhöht.

Bei der Auswahl des Dialyseverfahrens für Diabetiker sind einige Besonderheiten zu beachten:

- Autonome Neuropathie führt zu Kreislaufinstabilität bei raschem hohem Volumenentzug, günstig ist daher die Peritonealdialyse mit langen Dialysezeiten.
- Schlechte Gefäße → erschwerte Bedingungen bei Shuntanlage, günstig ist daher entweder die Peritonealdialyse oder die Shuntanlage kurz vor der Dialysepflichtigkeit mit einem rasch punktierbaren PTFE-Graft.

Die Mortalitätsraten von Diabetikern unter Hämodialyse vs. CAPD werden von den meisten Untersuchungen etwas niedriger für die CAPD angegeben. Diabetiker werden seltener transplantiert. Hier spielt sicher die höhere Morbidität der dialysierenden Diabetiker eine wichtige Rolle. Trotzdem ist die Langzeitprognose des transplantierten Diabetikers besser als unter Dialysebehandlung. Auch hier besteht jedoch ein Auswahlbias, denn zur Transplantation werden eher Diabetiker mit relativ wenig Begleiterkrankungen gemeldet.

12.9.6 Allgemeine Probleme

Häufig bestehen bei Dialysepatienten Verunsicherungen bezüglich der Grundversorgungsmaßnahmen wie z. B. Impfungen oder Operationsvorbereitung.

Operationsvorbereitung beim Dialysepatienten

Das operative Risiko setzt sich auch beim Dialysepatienten aus dem Risiko des jeweiligen Eingriffs und dem allgemeinen Operationsrisiko zusammen. Gründe für das in der Regel erhöhte Operationsrisiko gegenüber nicht niereninsuffizienten Patienten sind neben der hohen Prävalenz der koronaren Herzerkrankung und Herzinsuffizienz, eine erhöhte Blutungsneigung, Volumen und Elektrolytprobleme sowie veränderte Eliminationszeiten und Wirkprofile für Anästhetika, Analgetika sowie viele andere Medikamentengruppen.

Für die Heilungsphase ist eine adäquate Ernährung beim Dialysepatienten besonders wichtig. Dazu sollten alle Hilfsmittel eingesetzt werden: Absetzen von appetitzügelnden Medikamenten, Behandlung der Gastroparese (s. unten), Gabe von hochkalorischen Nahrungsmittelergänzungen. Diese sind leicht resorbierbar und verträglich (z. B. Renapro, Suplena etc.). Eine Erhöhung der Dialysedosis vor einem Eingriff sowie die parallele Dialyse bei kardiochirurgischen Operationen wird empfohlen. Die bei Operationen häufig eingesetzte Ringerlaktatlösung zur Hydrierung ist aufgrund ihres hohen Kaliumgehaltes für Dialysepatienten ungeeignet und sollte durch physiologische Kochsalzlösung ersetzt werden. Perioperativ besteht eine hohe Gefahr der Shuntthrombose, da narkosebedingt häufig hypotensive Phasen auftreten. Postoperativ kann bei ausreichender präoperativer Dialyse eine 1- bis 2-tägige Dialysepause helfen, Einblutungen zu vermeiden. Eine erhöhte Blutungsneigung kann durch Gabe von Erythrozytenkonzentraten, Anhebung der Dialysedosis, nötigenfalls durch dDAVP, Kryopräzipitate oder Östrogene verbessert werden.

Bei Notfalleingriffen oder Shuntoperationen ist die häufigste präoperative Elektrolytentgleisung eine Hyperkaliämie. Anurische Dialysepatienten haben ein relativ hohes intrazelluläres Kalium und tolerieren pathologische Kaliumwerte von 6–6,5 mmol/l in der Regel symptomlos. Eine Hyperkaliämie kann mit Hilfe von Glukose/Insulin oder kaliumbindenden Kationenaustauschern effektiv behandelt werden. β-Blocker sollten wegen der Blutdrucksenkung und Rhythmusbeeinflussung gemieden werden. Natriumbikarbonat ist von geringer Effizienz und bringt außerdem eine Natrium- und Volumenbelastung mit sich. Bei der Gabe von Kationenaustauschern muss insbesondere bei der gleichzeitigen Gabe von Sorbitol auf eine ausreichende Darmmotilität geachtet werden (vorher!). Bei zu langer Kontaktzeit von Sorbitol und Darmwand sind Wandnekrosen beschrieben. Eine präoperative Dialyse von 2 h kann 25–50 mmol Kalium entfernen und ist somit die Therapie der Wahl bei präoperativer Hyperkaliämie.

Die Gabe von Vancomycin (1 g i.v. perioperativ) als Prophylaxe vor Shuntoperationen hat das postoperative Infektionsrisiko drastisch senken können.

Viele für die Anästhesie wichtige Medikamente müssen bei Dialysepatienten modifiziert verabreicht werden. Propofol wird hauptsächlich hepatisch eliminiert und ist deswegen bei Niereninsuffizienz günstig. Thiopental z. B. muss reduziert werden, da bei Niereninsuffizienz die freie Fraktion im Plasma erhöht ist. Bei Ketamin muss die bei Dialysepatienten noch verstärkte blutdrucksteigernde Wirkung bedacht werden. Succinylcholin führt zu einer Hyperkaliämie, die auch durch einen seiner Metaboliten noch lange aufrecht erhalten werden kann. Pancuronium und Gallamin sollten bei Dialysepatienten aufgrund ihrer stark verlängerten Halbwertszeit durch Atracurium ersetzt werden. Auch die Halbwertszeit vieler zur Prämedikation eingesetzten Benzodiazepine ist deutlich verlängert, so dass es zu einem Überhang kommen kann. Zur Schmerzmedikation ist Fentanyl bei Niereninsuffizienz hervorragend geeignet. Pethidin (Dolantin) ist zu meiden, bei Morphin ist aufgrund wirksamer Metabolite und HWZ-Verlängerung Vorsicht geboten. Paracetamol ist ohne Dosisreduktion einsetzbar.

Das Ausmaß der kardiovaskulären Risikoabklärung richtet sich nach Risikokategorien. Bei folgenden Patienten kann auf eine invasive, kardiale präoperative Diagnostik zum Ausschluss einer KHK oder Pumpschwäche verzichtet werden:
- Niedriges Alter
- Nichtraucher
- Gute körperliche Belastbarkeit
- Kurze Dialysedauer
- Kein Diabetes mellitus
- Keine kardiale Vorgeschichte
- Keine Hypertonie

Hochrisikopatienten sollten auf jeden Fall vor einem Elektiveingriff koronarographiert und ggf. therapiert werden. Bei Patienten mit mittlerem Risiko ist eine nichtinvasive Evaluation bez. KHK und evtl. vorliegender Herzinsuffizienz z. B. mittels Dipyridamol-Thalliumszintigraphie oder Dobutamin-Stressechokardiographie meist ausreichend. Alle körperlichen Belastungen (Radfahren, Laufband) sind wesentlich fehleranfälliger und beim alten multimorbiden Dialysepatienten oft nicht einsetzbar.

Ist bei Patienten mit höhergradiger Niereninsuffizienz und Proteinurie eine Koronarographie indiziert, so sollte in unmittelbarem Anschluss eine ausreichend lange Dialysebehandlung durchgeführt werden. Im Klinikalltag bedeutet dies, dass gleich nach Beendigung der Koronardarstellung ein temporärer Dialysekatheter (z. B. Shaldonkatheter) in die V. femoralis eingelegt wird. Bei der unmittelbar danach erfolgenden Dialyse muss besonders auf eine zurückhaltende Heparinisierung geachtet werden.

Impfungen

Niereninsuffiziente Patienten und auch Transplantierte zeigen eine verminderte Immunantwort bei Impfungen. Dies äußert sich u. a. in niedrigeren Antikörpertitern. Im Unterschied zu Nierentransplantierten können Dialysepatienten prinzipiell auch Lebendimpfungen erhalten. Geimpft werden sollte am dialysefreien Tag, um das Risiko einer intramuskulären Einblutung gering zu halten. Besser noch ist es, die Impfungen bereits in der Phase der präterminalen Niereninsuffizienz durchzuführen, da die Immunantwort dann noch deutlich besser ist. Es empfiehlt sich generell, den Patienten vor der Impfung schriftlich über mögliche Folgeerkrankungen und Impfreaktionen aufzuklären. Im Folgenden werden die wichtigsten Impfungen für Dialysepatienten besprochen. Die Impfdosen gleichen außer bei Hepatitis B für Dialysepatienten denen Nierengesunder.

❶ Es empfiehlt sich, den Patienten vor der Impfung schriftlich über mögliche Folgeerkrankungen und Impfreaktionen aufzuklären.

Hepatitis B

Die Hepatitis-B-Impfung gehört zu den drei für Dialysepatienten empfohlenen Impfungen. Sie ist trotzdem nicht unumstritten. Aufgrund einer verminderten Ansprechrate (60% vs. 90% bei Gesunden), müssen höhere Impfdosen verabreicht werden, was mit hohen Kosten verbunden ist. Die Hepatitis-B-Impfung wird trotzdem von den meisten Zentren durchgeführt. Als Argument gegen eine Impfung wird auch der Rückgang der Infektionsrate von Hepatitis B bei Dialysepatienten angeführt. Die deutschen (STIKO) und US-amerikanischen Behörden (CDC: »Center for Disease Control«) empfehlen die Impfung. In Amerika sind jedoch nur ein Drittel der Dialysepatienten geimpft. Aus gentechnologisch hergestelltem Oberflächenantigen bestehende Impfstoffe:

- Gen Hb Vax (10 µg) Gen Hb Vax D(ialyse) (40 µg), Gen Hb Vax Kinder (5 µg)
- Engerix B (10 µg), Engerix B Kinder (10 µg)

Zur verbesserten Wirkung wurde die Impfdosis in einigen Präparaten erhöht (Gen Hb Vax »D« enthält 40 µg statt 10 µg, ist allerdings erst ab dem 20. Lebensjahr zugelassen). Die Grundimpfung besteht in 3-maliger Gabe zum Zeitpunkt von 0, 1 und 6 Monaten. Eine Titerkontrolle sollte frühestens 6 Wochen nach der letzten Impfung erfolgen. Bei Titern unter 100 IE/l muss nachgeimpft werden, liegen die Titer über 100 IE/l muss nach 10 Jahren aufgefrischt werden. Die beste Impfreaktion erreicht man bei i.m.-Applikation in den M. deltoideus (nicht am Shuntarm).

Pneumokokken und Influenza

Für Dialysepatienten empfohlen werden neben Hepatitis B die Impfung gegen Pneumokokken und Influenza.

Gegen Pneumokokken zu impfen, empfiehlt sich besonders bei Patienten nach Splenektomie. Der Pneumokokkenimpfstoff ist ein polyvalenter, azellulärer Totimpfstoff aus 23 der häufigsten Kapselantigene (Pneumovax 23, Pneumopur). Die Impfung erfolgt einmalig tief s.c. und hält 3–5 Jahre, dann muss eine Auffrischung erfolgen. Erfolgt die Auffrischung früh, so ist eine relativ heftige Lokalreaktion häufig.

Höhepunkte der jährlichen Grippewellen, die durch Influenzaviren der Gruppe A, B oder C ausgelöst werden liegen in den Monaten Dezember bis Februar. Alle 10–15 Jahre treten weltumspannende Infektionswellen (Pandemien) mit hoher Sterblichkeit auf. Bei Immunsupprimierten ist die Gefahr einer Komplikation (Myokarditis, Enzephalitis, Pleuritis, bakterielle Superinfektion, virale Pneumonie) erhöht. Die Mortalität der schweren Influenzainfektion bei chronisch Kranken liegt bei 20%. Die erhältlichen Vakzinen richten sich gegen Influenzaviren der Gruppen A und B, gegen Viren der Gruppe C sind keine Vakzinen erhältlich. Die Influenzaimpfung wird bei Erwachsenen 1-mal jährlich *vor* Beginn der Grippeperiode verabreicht. Sie kann tief subkutan gegeben werden. Zur Verfügung stehen u. a. Begrivac, Inflexal, Influsplit, Influvac und Mutagrip. Kinder im Alter von 6 Monaten bis 3 Jahren werden 2-mal im Abstand von mindestens 4 Wochen geimpft, die Dosis ist je nach Präparat verschieden. Bei Infektzeichen muss die Impfung verschoben werden. Nach der Impfung sind leichte Grippesymptome häufig, die von den Patienten ohne adäquate Aufklärung als Impfversagen empfunden werden. Stimmen infizierender Virustyp und geimpfter nicht überein, besteht natürlich kein Impfschutz.

Polio, Diphtherie und Tetanus

Sicherlich sinnvoll ist die Aufrechterhaltung des Impfschutzes gegen Polio, Tetanus und Diphtherie. Die meisten Patienten haben in der Kindheit eine Grundimmunisierung erhalten. Als Auffrischimpfung ist z. B. eine Kombinationsimpfung geeignet, die entweder alle drei Impfungen enthält (z. B. Revaxis) oder eine Kombination von Tetanus/Diphtherie-Impfstoff (z. B. Td-Impfstoff Merieux, Td-pur) plus einzelne Impfung gegen Polio (z. B. IPV Merieux, oder IPV Virelon).

Gastrointestinale Probleme beim Dialysepatienten

Über 80% der Dialysepatienten klagen über gastrointestinale Beschwerden. Die meisten Krankheitsbilder werden auf die gleiche Weise behandelt wie bei Nierengesunden. Im Folgenden sollen hauptsächlich die Unterschiede zur normalen Diagnostik und Behandlung besprochen werden.

Eine Besonderheit der Labordiagnostik bei Dialysepatienten sind die vermutlich durch Pyridoxalmangel an die Untergrenze des üblichen Normbereiches erniedrigten Transaminasen. Auch bei geringem Transaminasenanstieg muss deswegen nach einer Lebererkrankung gefahndet werden. In amerikanischen Empfehlungen werden als Obergrenze für AST (GOT) 24 IU/l, für ALT (GPT) 17 IU/l vorgeschlagen.

Ulkus

Die Prävalenz von Magen und Duodenalulzera bei Dialysepatienten entspricht derjenigen Nierengesunder. Helicobacterinfektion und Einnahme nichtsteroidaler Antiphlogistika stellen auch bei chronisch Niereninsuffizienten und Dialysepatienten zwei der wichtigsten Risikofaktoren für obere gastrointestinale Blutungen dar. Oberflächliche Schleimhautentzündungen werden bei Dialysepatienten häufiger beobachtet, nehmen aber mit zunehmender Dialysedauer wieder ab.

Obere gastrointestinale Blutung

Urämieinduzierte Thrombozytenaggregationsstörung und intermittierende Heparingabe sind die wichtigsten Faktoren der hämorrhagischen Diathese von Dialysepatienten. Die häufigsten Auslöser einer oberen GI-Blutung beim Nierengesunden (Reihenfolge nach Häufigkeit) sind:

- Ulzera und Ösophagusvarizen
- Seltener AV-Malformationen
- Mallory-Weiss-Blutungen
- Erosionen
- Tumoren Ulcus Dieulafoy (selten)

Bei Dialysepatienten ist die Ulkusblutung ebenfalls häufigste Ursache einer oberen gastrointestinalen Blutung, Angiodysplasie und erosive Ösophagitis treten jedoch deutlich häufiger auf als in der Normalbevölkerung. Die Behandlung entspricht derjenigen Nierengesunder. Bei Angiodysplasie kann die Gabe eines konjugierten Östrogens versucht werden (z. B. Presomen oder Oestrofeminal mit 0,3 mg, 0,6 mg oder 1,25 mg konjugierten Östrogenen; beginnend mit niedrigster Dosis).

Gastroparese

Ein häufiger Grund für Übelkeit, Erbrechen und Anorexie bei Dialysepatienten sind die urämischen Motilitätsstörungen, die sich z. B. als Magenentleerungsstörung manifestieren. Gelegentlich bilden diese Beschwerden die Behandlungsindikation zur Dialyse und bessern sich dann bald. Dies gilt natürlich nicht für Motilitätsstörungen, die durch eine diabetische Neuropathie verursacht sind. Hier können sog. prokinetische Medikamente wie Metoclopramid und auch Erythromycin helfen.

Cholezystolithiasis

Die Prävalenz der Cholezystolithiasis bei Dialysepatienten ist nicht erhöht, die Behandlungsrichtlinien entsprechen denjenigen Nierengesunder. Eine primär nicht pathologische Erweiterung des Duktus choledochus ist bei Patienten mit polyzystischer Nierenerkrankung gehäuft.

Pankreatitis

Die exakte Häufigkeit der Pankreatitis bei Niereninsuffizienz ist nicht bekannt, Peritonealdialysepatienten, Patienten mit ADPKD, Vaskulitis oder Hyperparathyreoidismus sind häufiger betroffen.

Diagnostische Besonderheiten sind die bei Niereninsuffizienz bis 3fach erhöhten Amylase- und Lipasewerte, die noch keine krankhafte Bedeutung haben. Die Differentialdiagnose zwischen Pankreatitis und Peritonitis beim Peritonealdialysepatienten ist durch die ähnliche klinische Symptomatik erschwert. Für eine Pankreatitis sprechen eine hohe Amylase im Beutel, fehlendes Keimwachstum bei Dialysatkultur und fehlendes Ansprechen auf die Antibiose. Bei Peritonitis ist die Amylase im Dialysatauslauf niedrig. Die Behandlung von Hämodialysepatienten mit Pankreatitis entspricht derjenigen Nierengesunder, bei CAPD kann gelegentlich ein temporärer Wechsel zur Hämodialyse nötig sein.

Urämische Kolitis

Dieses Krankheitsbild hat eigentlich historischen Charakter. Es beschreibt Ulzerationen und Pseudomembranen im Kolon von urämischen Patienten vor der Verfügbarkeit von Nierenersatztherapie.

Ischämische Darmerkrankung

Die Risikofaktoren für eine ischämische Darmerkrankung sind bei Dialysepatienten gehäuft: höheres Alter, Vaskulitis oder Atherosklerose sowie länger dauernde hypotensive Phasen. Klinische Zeichen sind Bauchschmerzen (eher bei Dünndarmischämie), Leukozytose und häufig ein positiver Hämoccult-Test. Bei Peritonealdialysepatienten muss differentialdiagnostisch eine Peritonitis abgegrenzt werden. Laktat, LDH, Amylase, Kreatinkinase und AP sind zusätzlich richtungsweisende Laborparameter. Eine Abwehrspannung als Kennzeichen der diffusen Peritonitis kann beim Dialysepatienten völlig fehlen. Eine Besonderheit stellt die nichtokklusive Darmischämie (NOMI = »non occlusive mesenterial ischemia«) dar. Ursächlich ist eine Hypoperfusion der Splanchnikusgefäße aufgrund von Vasokonstriktion und hypotoner Kreislaufsituation bei Patienten mit arteriosklerotisch verändertem, nicht elastischen Gefäßbett. Im Unterschied zur embolischen Mesenterialischämie können die Schmerzen bei der nichtokklusiven Darmischämie auch langsam zunehmen. Bei der nichtokklusiven Darmischämie zeigt die Mesenterialangiographie Unregelmäßigkeiten der Hauptäste sowie fehlenden Fluss in den kleineren Gefäßen. Der sog. »Blush« der Submukosadurchblutung fehlt. Häufig zeigt sich in der venösen Phase auch eine parallele Mesenterialvenenthrombose, die im Extremfall zu einem Rückstau des Kontrastmittels bis in die Aorta führen kann. Einblutungen ins Darmlumen wurde ebenfalls beobachtet. In der Abdomenleeraufnahme können geblähte Darmschlingen, Ileuszeichen und eine Pneumatosis intestinalis auf eine Mesenterialischämie hinweisen. Bariumgabe zur intraluminalen Darstellung sollte aufgrund der Gefahr einer bariuminduzierten Peritonitis vermieden werden. Der Nachweis einer Stenose der Mesenterialgefäße durch Doppler/Duplexsonographie ist aufgrund der Luftansammlung im Darm oft nicht möglich.

 Cave
  Die Sterblichkeit der nicht therapierten nichtokklusiven Darmischämie liegt bei 70%.

Spontane Kolonperforation

Bei Nierengesunden sind Divertikel oder Ileus der häufigste Grund für Kolonperforationen. Bei Dialysepatienten können aluminiumhaltige Antazida, Bariumkontrastuntersuchungen, Verstopfung oder Dehydratation eine Kolonperforation begünstigen.

Darmwandnekrosen durch Kaliumbinder

Manche Kationenaustauscher (Kaliumbinder) können zusammen mit hyperosmolarem Sorbitol insbesondere beim postoperativ trägen Darm eine Nekrose induzieren. Die postoperative Gabe von Kationenaustauschern soll nur im Notfall und dann zusammen mit Laktulose erfolgen.

Obstipation

Anurische Dialysepatienten, die aufgrund z. B. kardialer Leistungsschwäche keine großen interdialytischen Gewichtsschwankungen vertragen, sind anfällig für Obstipation, die zu Stuhlverhalt und Kotsteinen führen kann. Begünstigt wird die Verstopfung durch die Einnahme von Phosphatbindern, Analgetika vom Opiattyp, Bewegungsarmut und Motilitätsstörungen. Als Laxantien werden eingesetzt:

- Osmotische Laxantien wie Laktulose (15–30 ml/24 h)
- Lubrikantien wie Rhizinusöl oder Paraffinöl (nicht dauerhaft geben, da sie die Fettabsorption inkl. fettlöslicher Vitamine behindern)
- Einläufe (als mechanische Starthilfe)

Bisacodyl und Natriumpicosulfat sollten wegen Gewöhnungsgefahr nicht oder nur vorübergehend eingesetzt werden. Prophylaktisch helfen körperliche Bewegung, Vermeidung von aluminiumhaltigen Phosphatbindern und Analgetika vom Morphintyp sowie ballaststoffreiche Diät. Bei Versagen konservativer Therapie muss gelegentlich die Indikation zur operativen Entfernung von Kotsteinen gestellt werden.

Angiodysplasie

Etwa ein Drittel der Blutungen des unteren Gastrointestinaltraktes älterer Dialysepatienten beruhen auf Angiodysplasien. Bei der Koloskopie zeigen sich Teleangiektasien. Zur Lokalisation von Angiodysplasien, die mit einem relevanten Hämoglobinabfall einhergehen, sollte eine Angiographie eingesetzt werden.

Divertikulose

Außer bei Patienten mit Zystennieren ist die Prävalenz von Divertikeln bei Dialysepatienten nicht erhöht. Das durchschnittliche Erkrankungsalter liegt jedoch niedriger. Diagnose und Behandlung unterscheiden sich nicht von dem Vorgehen bei Nierengesunden. Bei Peritonealdialysepatienten kann es aufgrund von perforierenden Divertikulitiden zu einer fäkalen Peritonitis kommen. Deshalb stellt eine Divertikulose eine relative Kontraindikation für die Peritonealdialyse dar. Die Diagnosestellung einer Divertitkulose/Divertikulitis vor Transplantation ist besonders wichtig, da unter der Immunsuppression (Steroide) die klinischen Symptome einer Kolonperforation verschleiert sein können.

Dialyseaszites

Hämodialysepatienten können einen ursächlich unklaren Aszites entwickeln. Risikofaktoren sind Überwässerung, Kachexie, Hypalbuminämie und Malnutrition, Permeabilitätsstörungen des Peritoneums bei ehemaligen Peritonealdialysepatienten sowie urämisch bedingte Störungen der peritonealen, lymphatischen Drainage. Dieser Aszites ist normalerweise strohgelb, hat einen hohen Eiweißgehalt (etwa 5 g/dl) und zwischen 25 und 1600 Leukozyten/mm³. Eine laparoskopische Evaluation sollte bei Fehlen der Risikofaktoren erfolgen.

Die Behandlung umschließt neben Salz- und Flüssigkeitsrestriktion, eine ausreichende Ultrafiltration, ggf. Parazentesen und Bekämpfung der Malnutrition. Gelegentlich hilft ein Wechsel zur Peritonealdialyse. Peritoneovenöse Shunts sind infektionsgefährdet und häufig verlegt, sie werden eigentlich nicht mehr eingesetzt. Mit erfolgreicher Nierentransplantation verschwindet der nephrogene Aszites. Therapieresistenter Dialyseaszites ist mit einer schlechten Prognose verbunden, die Hälfte der betroffenen Patienten verstirbt innerhalb von 15 Monaten.

Dialyse-assoziierte β_2-Amyloidose

Jeder Mensch produziert täglich etwa 3 mg/kg KG β_2-Mikroglobulin. Die Elimination erfolgt renal und ist bis zu einer geringen Nierenrestfunktion noch ausreichend um eine Kumulation zu vermeiden. Bei Anurie werden kumulierenden β_2-Mikroglobulinmoleküle in bradytrophen und kollagenhaltigen Geweben abgelagert. Dies führt u. a. zum Karpaltunnelsyndrom, Knochenzysten, pathologischen Frakturen und geschwollenen schmerzhaften Gelenken. Das Auftreten der β_2-Amyloidose korreliert mit der Dialysedauer, wobei die Ablagerungen lange vor den klinischen Symptomen auftreten. Nach weniger als 2 Jahren findet man β_2-Mikroglobulinablagerungen bei 21%, nach 4–7 Jahren bei 50%, nach 7–13 Jahren bei 90% und danach bei allen Dialysepatienten. Klinische Symptome sind bis 5 Jahre nach Dialysebeginn sehr selten, nach 12 Jahren Dialysebehandlung bei der Hälfte und nach 20 Jahren bei allen Dialysepatienten vorhanden. Dabei scheint die Entwicklung bei Peritonealdialyse ähnlich zu verlaufen.

Die wichtigsten klinischen Manifestationen der β_2-Amyloidose sind:

- Karpaltunnelsyndrom
- Knochenzysten
- Spondylarthropathie
- Pathologische Frakturen
- Geschwollene, schmerzhafte Gelenke, hauptsächlich Scapulohumeralgelenk
- Subkutane Ablagerungen
- Ablagerungen in der rektalen Schleimhaut, Leber, Milz, Blutgefäßen

Wichtig für die Diagnose sind vor allem die klinischen Beschwerden. Erhöhte β_2-Mikroglobulinspiegel im Blut sowie die Echokardiographie (enddiastolische Relaxation vermindert, erhöhte Steifigkeit des Herzmuskels) geben einen weiteren Hinweis. Die Diagnose wird erhärtet durch histologische Analyse von Synovialzellen oder Gelenkflüssigkeitsaspirat, durch Nachweis von β_2-Ablagerungen im Bauchfett (weniger invasiv) oder Submukosa des Rektums sowie durch die radiologische Darstellung von Knochenzysten. In Zukunft stehen möglicherweise auch direkte Nachweise von Ablagerungen nach Gabe radioaktiv markierten β_2-Mikroglobulins zur Verfügung.

Die Dialysebehandlung kann nur einen Teil der täglich anfallenden Menge von β_2-Mikroglobulin entsorgen. Dabei kommt die Hämodialyse je nach Dialysedauer und Membran der Dialysekapillare auf 400–600 mg/Woche, die CAPD auf 300 mg/Woche. Selbst eine minimale Restausscheidung trägt entscheidend zur Verlangsamung des Prozesses bei. Hochpermeable, biokompatible Membranen im Dialysator helfen, durch vermehrte Filtration, aber auch Adsorption an die Membran die bereits vorhandenen β_2-Ablagerungen zu vermindern. Biokompatible Membranen führen durch geringere Stimulation von Entzündungsprozessen zu einer verminderten Produktion von β_2-Mikroglobulin. Kürzlich wurde entdeckt, dass auch β_2-MG der nichtenzymatischen Glykosilierung unterworfen ist und dann vermehrt entzündungsstimulierend wirkt. Dies konnte zumindest experimentell mit Aminoguanidin vermieden werden.

Therapie

Die Therapie der β_2-Amyloidose ist weitgehend symptomatisch: Von besonderer Bedeutung ist die prophylaktische Mobilisation und Krankengymnastik, außer natürlich bei akuten Entzündungszeichen. Schmerztherapie und antiphlogistische Therapie im akuten Entzündungsstadium und als Ultima ratio Synovektomie können die Beschwerden lindern. Große Zysten insbesondere im Femurhals sollten kürettiert und mit Spongiosa gefüllt werden. Selten ist auch ein Gelenkersatz nicht zu umgehen. Mit der erfolgreichen Nierentransplantation werden die Schmerzen gelindert oder gar beseitigt, die Knochenzysten sind allerdings noch jahrelang nachweisbar.

Aluminiumtoxizität

Ursachen für Aluminiumintoxikationen bei Dialysepatienten sind neben der Gabe aluminiumhaltiger Phosphatbinder auch aluminiumhaltiges Dialysatwasser oder Antazida. Auf jeden Fall sollte den kalziumhaltigen bzw. kalzium-/magnesiumhaltigen Phosphatbindern oder bei Hyperkalzämie kalziumfreien Substanzen (Sevelamer, Lanthankarbonat) der Vorzug gegeben werden. Eine Aluminiumintoxikation kann sich mit Osteomalazie, eisenresistenter mikrozytärer Anämie und neurologischen Symptomen manifestieren.

Diagnostik

Die Aussagekraft der Aluminiumplasmakonzentration ist gering. Die Diagnose einer Aluminiumintoxikation kann oft erst nach Mobilisation durch i.v.-Infusion von Deferoxamin (40 mg/kg KG; DFO = Desferal) gestellt werden. Als positiv gilt ein unstimulierter Plasmaspiegel von über 200 ng/ml (hohe Spezifität) oder ein Anstieg nach Stimulation auf über 200 ng/ml (hohe Sensitivität) plus niedriges PTH. Da hohe PTH-Werte gegen den Einbau von Aluminium in den Knochen schützen, muss vor Parathyreoidektomie eine Aluminiumintoxikation ausgeschlossen oder behandelt werden.

Therapie

Bei positivem Test muss sich eine Langzeitbehandlung mit DFO-Infusionen anschließen, welches idealerweise etwa 5 h vor Dialyse verabreicht werden sollte. Damit hält man die Kontaktphase der anderen Organe mit dem Aluminium-DFO-Komplex kurz. Dies ist in der Realität jedoch oft schwierig umzusetzen. Deswegen wird eine niedrigere Dosis DFO am Ende einer Dialyse gegeben und die Elimination findet dann während der nächsten Dialyse statt. Während des Behandlungszeitraumes sollte ein Dialysator mit einer Polysulfon High-Flux-Membran eingesetzt werden, der die Aluminium-Chelatbildner-Komplexe doppelt so gut entfernt wie z. B. eine Cuprophanmembran. Mittels Kohlefilter (Hämoperfusion) oder Hämofiltration ist eine noch bessere Entfernung möglich, diese Verfahren werden hauptsächlich bei akuten Intoxikationen eingesetzt. Wenn der Anstieg des Aluminiumspiegels nach DFO weniger als 50 ng/ml beträgt, kann von einer ausreichenden Reduktion der Gesamtaluminiumbelastung ausgegangen werden. Da DFO auch Eisen bindet und dieser Komplex besser eliminiert wird als der Aluminium-DFO-Komplex, muss der Eisenhaushalt regelmäßig kontrolliert werden und ggf. die Substitution erhöht. Eine zwar sehr seltene, aber vital gefährdende Nebenwirkung von DFO ist das Risiko einer opportunistischen Pilzinfektion, speziell der Mukormykose. Weitere seltene Nebenwirkungen sind Hypotension, neurotoxische Schäden des Seh- oder Hörnerven und Verschlechterung bereits vorhandener neurologischer Symptome. Vor Therapiebeginn und unter Therapie sollten regelmäßige Kontrollen beim Augenarzt und HNO-Arzt erfolgen.

 Cave

Bei der Erstgabe von DFO muss man auf eine anaphylaktische Reaktion vorbereitet sein!

Carnitin

Carnitin wird benötigt, um langkettige Fettsäuren vom Zytoplasma ins Mitochondrium zu transferieren. Außerdem vermittelt es die renale Ausscheidung für toxische Acylgruppen. Carnitin ist in rotem Fleisch und Getreideprodukten enthalten, die endogene Synthese findet in Leber, Niere und Gehirn statt. Bei Niereninsuffizienz kommt es zu einer Anhäufung von Acylcarnitin, es besteht ein Mangel an freiem Carnitin. Dieser Mangel geht klinisch mit Muskelschwäche, akuter Enzephalopathie, Leberfunktionsstörungen, Kardiomyopathie, Hypoglykämie und Infektneigung einher. Viele Studien haben den Effekt einer Carnitingabe bei Dialysepatienten untersucht. Dabei wurden positive Effekte auf Lipidhaushalt, körperliche Belastbarkeit, Eiweiß- und Muskelstoffwechsel, renale Anämie sowie auf verschiedene kardiale Störungen bei Dialysepatienten gefunden. Die Studienqualität ist jedoch insgesamt nicht ausreichend, um eine generelle Carnitinsubstitution empfehlen zu können. Nebenwirkungen sind vornehmlich gastrointestinaler Art (Übelkeit, Diarrhöe).

Dosierung: oral oder i.v. je 1 g am Ende der Dialyse, Tageshöchstdosis 5 g Carnitin. Carnitinpräparate: oral Biocarn Sirup 3,3 ml = 1 g, L-Carn Trinklösung Fl à 10 ml = 1 g, Nefrocarnit Sirup 3,3 ml = 1 g. i.v.: L-Carn 1 g Inj.Lsg. Amp à 5 ml = 1 g, Nefrocarnit Inj.Lsg 1 Amp = 1 g.

12.10   Infektionen beim Dialysepatienten

> Bei Dialysepatienten führt die urämiebedingte Immunsuppression zu einer Anfälligkeit für Infektionen aller Art, insbesondere bei gleichzeitigem Diabetes mellitus. Die Diagnostik wird erschwert durch die Tatsache, dass die typische Entzündungssymptomatik oft fehlt. Viele Dialysepatienten entwickeln z. B. kein Fieber. Bei einer intraabdominellen Infektion kann trotz massiver Eiteransammlung die peritoneale Abwehrspannung völlig fehlen. Diese Ausgangslage sollte beim betreuenden Arzt zu einer erhöhten Bereitschaft führen, eine Fokussuche zu starten, und zu aggressiveren diagnostischen Maßnahmen zu greifen. Bei der Behandlung von

Infektionen muss eine Dosisreduktion bei renal eliminierten Antibiotika vorgenommen werden. Ist noch Restausscheidung vorhanden, sollte eine nicht nephrotoxische Substanz Einsatz finden. Infektionen sind die dritthäufigste Todesursache bei Dialysepatienten, wobei ältere Dialysepatienten doppelt so häufig an Infektionen versterben wie Jüngere. Shuntinfekte stellen aufgrund ihrer Neigung, in eine Sepsis überzugehen, eine potentiell lebensbedrohliche Infektion dar.

12.10.1   Allgemeines

Einfache Infekte der oberen Atemwege sind bei Dialysepatienten weder gehäuft noch vom Verlauf her anders als beim Nierengesunden. Bronchitis und Pneumonien treten dagegen häufiger auf.

Bei den das Nervensystem betreffenden Infektionen muss das gehäufte Auftreten von rhinozerebralen und disseminierten Mukormykosen bei Patienten mit Deferoxaminbehandlung erwähnt werden (▶ Abschn. »Aluminiumintoxikation«, weiter oben).

Hautinfektionen und Infekte der Subkutis (Zellulitis) können sich auf den Knochen ausweiten und müssen rigoros antibiotisch behandelt werden.

Eine Pyurie findet man bei vielen oligurischen bis anurischen Patienten ständig. Harnwegsinfekte sind bei oligurischen oder anurischen Patienten nur bei positivem Urikult-Test anzunehmen. Pyurie allein ist kein Zeichen der Harnwegsinfektion. Gelegentlich ist die Blase von oligo- bis anurischen Patienten mit Eiter gefüllt. Meist sind dann mehrere Keime zu kultivieren. Die Behandlung mit resistenzgerechter systemischer Antibiose muss gelegentlich durch Blasenspülungen (mit Natriumhypochlorit oder anderen Antiseptika) ergänzt werden. Eine Pyelonephritis muss resistenzgerecht (Urin oder Blutkulturen) und ausreichend lange antibiotisch behandelt werden.

Da Dialysepatienten häufig Antibiotika brauchen, ist die Inzidenz der pseudomembranösen, antibiotikainduzierten Kolitis höher als bei Nierengesunden. Die Behandlung unterscheidet sich nicht (orale Gabe von Metronidazol, z. B. Clont 2- bis 3-mal 250–400 mg, oder Vancomycin z. B. Vancomycin Lederle 4-mal 250 mg p.o.).

12.10.2 HIV-Infektion

Das Überleben dialysepflichtiger Patienten mit HIV-Infektion hat sich in den letzten Jahren deutlich verbessert. Wichtige Institutionen wie das CDC schreiben keine Routine-Isolation oder separate Maschinen vor. Sogar die Wiederaufbereitung von Dialysatoren wird als unbedenklich angesehen. Trotzdem werden in Deutschland alle drei Maßnahmen zur Isolation von HIV-positiven Patienten durchgeführt. Meist wird die Dialysebehandlung im Krankenhaus durchgeführt. Die Dosis von Ritonavir, Saquinavir und Indinavir muss bei terminaler Niereninsuffizienz nicht reduziert werden. Die Tagesdosis von Zidovudin liegt bei 3-mal 100 mg/Tag. Die Tagesdosis von Didanosin liegt bei Patienten über 60 kg KG bei 50 mg, bei Patienten unter 60 kg KG bei 30 mg. (▶ Kap. 9, ▶ Abschn. »Renale Komplikationen bei Aids«)

12.10.3 Infektiöse Hepatitiden

Die infektiöse Hepatitis ist eine wichtige Morbiditäts- und auch Mortalitätsursache von Dialysepatienten.

Hepatitis A

Hepatitis A bei Dialysepatienten hat die gleiche Inzidenz, den gleichen Übertragungsweg (fäkal-oral) sowie den gleichen Verlauf wie in der übrigen Bevölkerung.

Hepatitis B

Die Inzidenz der Hepatitis B bei Dialysepatienten hat aufgrund rigoroser Hygienevorschriften, Impfungen, räumlicher Trennung und getrennter Maschinen sowie »Reuse«-Verbot bei HB_SAg-positiven Patienten (USA) erfreulicherweise deutlich abgenommen. Sicherlich positive Auswirkung hat auch das verbesserte Screening von Blutkonserven, die seit Einführung von Erythropoietin auch wesentlich seltener verabreicht werden müssen. Peritonealdialysepatienten hatten insgesamt ein niedrigeres Risiko, können aber HB_SAg über das Effluat übertragen. Die Klinik der Hepatitis B

beim Dialysepatienten ist oligosymptomatisch mit Übelkeit, Schwäche und nur geringer Transaminasenerhöhung. Zur Chronifizierung kommt es in bis zu 50%. Ein halbjährliches Screening sowie eine Impfung ist sinnvoll. Vor Transplantation ist die Impfung auf jeden Fall durchzuführen. Eine Transplantation ist mit einem Anstieg der Replikationsmarker assoziiert. Die Überlebensrate HB_SAg positiver Patienten nach Nierentransplantation ist im Vergleich zu HB_SAg-negativen Patienten etwa ab dem 8. Jahr deutlich reduziert.

Hepatitis C

Nach Zahlen der EDTA fiel die Prävalenz der anti-HCV positiven Patienten von 21% 1992 auf 17,7% 1993. In den USA fiel die Inzidenz der Patienten mit non-A-non-B-Hepatitis, die sich ja hauptsächlich aus Patienten mit Hepatitis C zusammensetzt von 1,7% 1982 auf 0,3% 1995. In Spanien und Italien liegt die jährliche Serokonversionsrate für anti-HCV bei 2–9%, in Taiwan dagegen bei 15%. Die Gründe für den Rückgang von HCV sind wohl in einem Rückgang der Transfusionen und verbesserten Hygienemaßnahmen zu sehen. Als Risikofaktoren für eine Hepatitis C gelten eine hohe Anzahl von Transfusionen, die Dialysedauer und die Hämodialyse (im Vergleich zur Peritonealdialyse). Ob Patienten mit HCV-Virämie ebenso getrennt behandelt werden sollten, wie Patienten mit HB_SAg wird kontrovers diskutiert. Eine Behandlung mit Interferon α ist indiziert bei Patienten mit bioptisch nachgewiesener chronisch aktiver Hepatitis sowie vor geplanter Nierentransplantation. Große Therapiestudien gibt es für Dialysepatienten nicht. Momentan wird eine Behandlung mit 3 Mio. Einheiten Interferon α für 6–12 Monate eventuell in Kombination mit Ribavirin im Rahmen großer Studien durchgeführt. Sowohl für Dialysepatienten als auch für Transplantierte ist der Nachweis von HCV-RNA mit einer Verschlechterung des relativen Mortalitätsrisikos verbunden.

Hepatitis G

Etwa 20–40% der Dialysepatienten hat Antikörper gegen Hepatitis G bzw. virale DNA. Die überwiegende Mehrheit klinischer Studien findet keine Assoziation mit einer klinischen Hepatitis und auch keine Aggravation der häufig vorkommenden Koinfektion mit Hepatitis C.

Internet-Links

- *http://www.kidney.org/professionals/kdoqi/index.cfm*
  National Kidney foundation (NKF), K/DOQI-Guidelines, GFR-Calculator
- *http://www.nephrologie.de/Dialysestandard.html*
  Dialysestandard 2006 der Deutschen Arbeitsgemeinschaft für Klinische Nephrologie e.V. (DAGKN) als PDF
- *http://www.nierengesellschaft.de/*
  Nierenportal der Gesellschaft für Nephrologie
- *http://www.dialyse-online.de*
  Portal mit Informationen zu Dialyse, Nierentransplantation, Pflege von Dialysepatienten und Niereninsuffizienz.
- *http://cms.bundesverband-niere.de*
  Bundesverband Niere e.V., Selbsthilfe
- *http://www.kidney.org*
  National Kidney Foundation
- *http://www.nephron.com*
  Nephron Information Center
- *http://www.proniere.de*
  Internet-Seite der Firma Ortho-Biotech
- *http://www.meineniere.de*
  Die nephrologische Internetpräsenz der Firma Roche
- *http://www.niere.org*
  Die nephrologische Internetpräsenz der Firma Amgen, auch in türkischer Sprache
- *http://www.hochdruckliga.info*
  Deutsche Hochdruckliga e.V. DHL
  Deutsche Hypertonie Gesellschaft
  Deutsches Kompetenzzentrum Bluthochdruck

Literatur

Ahmed S, Addicott C, Qureshi M, Pendleton N, Clague JE, Horan MA (1999) Opinions of elderly people on treatment for end-stage renal disease. Gerontology 45(3):156–159

Appendix D: Methodology of the revised European Best Practice Guidelines for the Management of Anaemia in Patients with Chronic Renal Failure (2004), Nephrol. Dial. Transplant. 19: ii44–ii47

Block GA, Klassen P, Lazarus J et al. (2004) Mineral metabolism, mortality and morbidity in maintenance hemodialysis. J Am Soc Nephrol.; 15:2208–2218

Brulez HF, Verbrugh HA (1995) First–line defense mechanisms in the peritoneal cavity during peritoneal dialysis. Perit Dial Int 15(7 Suppl):S24–33, discussion S33–34

Canaud B, Bragg-Gresham JL, Marshall MR, Desmeules S, Gillespie BW, Depner T, Klassen P, Port FK (2006) Mortality risk for patients receiving hemodiafiltration versus hemodialysis: European results from the DOPPS. Kidney Int 69(11):2087–2093

Churchill DN, Thorpe KE, Nolph KD, Keshaviah PR, Oreopoulos DG, Page D (1998) Increased peritoneal membrane transport is associated with decreased patient and technique survival for continuous peritoneal dialysis patients. The Canada–USA (CANUSA) Peritoneal Dialysis Study Group. J Am Soc Nephrol 9(7):1285–1292

Conger JD (1995) Interventions in clinical acute renal failure: what are the data? Am J Kidney Dis 26(4):565–576

Eknoyan G, Levin A, Levin NW (National Kidney Foundation) (2003) K/DOQI clinical practice guidelines for bone metabolism and disease in chronic kidney disease. Am J Kidney Dis; 42(4 Suppl 3):S1–201

Fan PY, Schwab SJ Vascular access: concepts for the 1990s. J Am Soc Nephrol 3(1):1–11

Felten H, Kuhlmann MK, Kühn K (1999) Adäquate Dialysebehandlung bei Hämodialyse und Peritonealdialyse-Patienten. Internist 40:22–36

Foley RN, Parfrey PS, Kent GM, Harnett JD, Murray DC, Barre PE (1998) Long-term evolution of cardiomyopathy in dialysis patients. Kidney Int 54(5):1720–1725

Friedman EA (1994) The best and worst times for dialytic therapy are now [editorial]ASAIO J 40(2):107–108

Gillum DM, Dixon BS, Yanover MJ, Kelleher SP, Shapiro MD, Benedetti RG, Dillingham MA, Paller MS, Goldberg JP, Tomford RC, et al (1986) The role of intensive dialysis in acute renal failure. Clin Nephrol 25(5):249–255

Golper TA (1992) Indications, technical considerations, and strategies for renal replacement therapy in the intensive care unit. J Intensive Care Med 7(6):310–317

Hakim RM, Lazarus JM (1995) Initiation of dialysis [editorial] J Am Soc Nephrol 6(5):1319–1328

Held PJ, Port FK, Wolfe RA, Stannard DC, Carroll CE, Daugirdas JT, Bloembergen WE, Greer JW, Hakim RM (1996) The dose of hemodialysis and patient mortality. Kidney Int 50:550–556

Held PJ, Levin NW, Bovbjerg RR, Pauly MV, Diamond LH (1991) Mortality and duration of hemodialysis treatment. JAMA 265(7):871–875

Held PJ, Port FK, Wolfe RA, Stannard DC, Carroll CE, Daugirdas JT, Bloembergen WE, Greer JW, Hakim RM (1996) The dose of hemodialysis and patient mortality. Kidney Int 50(2):550–556

Huang CC (1997) Hepatitis in patients with end-stage renal disease. J Gastroenterol Hepatol 12: S236–241

Hung KY, Lee KC, Yen CJ, Wu KD, Tsai TJ, Chen WY (1997) Revised cutoff values of serum aminotransferase in detecting viral Hepatitis among CAPD patients: experience from Taiwan, an endemic area for Hepatitis B. Nephrol Dial Transplant 12(1):180–183

Huzly D, Neifer S, Reinke P, Schroder K, Schonfeld C, Hofmann T, Bienzle U (1997) Routine immunizations in adult renal transplant recipients. Transplantation 63(6):839–845

Jutabha R, Jensen DM (1996) Management of upper gastrointestinal bleeding in the patient with chronic liver disease. Med Clin North Am 80(5):1035–1068

Kausz AT, Antonsen JE, Hercz G, Pei Y, Weiss NS, Emerson S, Sherrard DJ (1999) Screening plasma aluminum levels in relation to aluminum bone disease among asymptomatic dialysis patients. Am J Kidney Dis 34(4):688–693

Keane WF, Alexander SR, Bailie GR et al. (1996) Peritoneal dialysis–related peritonitis treatment recommendations: 1996 update Perit Dial Int 16(6):557–573

Kellerman PS (1994) Perioperative care of the renal patient. Arch Intern Med 154(15):1674–1688

Locatelli F (2003) Dose of dialysis, convection and haemodialysis patients outcome – what the HEMO study doesn't tell us: the European viewpoint, Nephrol. Dial. Transplant. 18: 1061–1065

Lohr JW, Schwab SJ (1991) Minimizing hemorrhagic complications in dialysis patients. J Am Soc Nephrol 2(5):961–975

Mailloux LU, Bellucci AG, Napolitano B, Mossey T, Wilkes BM, Bluestone PA (1994) Survival estimates for 683 patients starting dialysis from 1970 through 1989: identification of risk factors for survival. Clin Nephrol 42:127–135

Mailloux LU, Haley WE (1998) Hypertension in the ESRD patient: pathophysiology, therapy, outcomes, and future directions. Am J Kidney Dis 32(5):705–719

Miyata T, Jadoul M, Kurokawa K, Van Ypersele de Strihou C (1998) β-2 microglobulin in renal disease. J Am Soc Nephrol 9(9):1723–1735

Mupirocin Study Group (1996) Nasal mupirocin prevents Staphylococcus aureus exit–site infection during peritoneal dialysis. J Am Soc Nephrol 7(11):2403–2408

Owen WF Jr, Lew NL, Liu Y, Lowrie EG, Lazarus JM (1993) The urea reduction ratio and serum albumin concentration as predictors of mortality in patients undergoing hemodialysis. N Engl J Med 329:1001–1006

Parfrey PS, Foley RN (1999) The clinical epidemiology of cardiac disease in chronic renal failure. J Am Soc Nephrol 10(7):1606–1615

Pierratos A (1999) Nocturnal home haemodialysis: an update on a 5–year experience Nephrol Dial Transplant 14:2835–2840

Ratcliffe PJ, Phillips RE, Oliver DO (1984) Late referral for maintenance dialysis.Br Med J 288:441–443

Reis G, Marcovitz PA, Leichtman AB, Merion RM, Fay WP, Werns SW, Armstrong WF (1995) Usefulness of dobutamine stress echocardiography in detecting coronary artery disease in end-stage renal disease. Am J Cardiol 75(10):707–710

Rockel A, Klinke B, Hertel J, Baur X, Thiel C, Abdelhamid S, Fiegel P, Walb D (1989) Allergy to dialysis materials. Nephrol Dial Transplant 4:646–652

Rohrich B, Asmus G, von Herrath D, Schaefer K (1996) Is it worth performing kidney replacement therapy on patients Over 80? Nephrol Dial Transplant 11(12):2412–2413

Samtleben W, Gurlan HJ, Lysaght MJ, Wichester JF (1996) Plasma Exchange and Hemoperfusion. In: Jacobs C, Kjellstrand CM, Koch KM, Winchester JF (Eds) Replacement of renal function by dialysis. Kluwer Academic Publishers, Dordrecht, Boston S: 472–491

Scanlon PJ, Faxon DP, Audet AM et al. (1999) ACC/AHA guidelines for coronary angiography: executive summary and recommendations. A report of the American College of Cardiology/American Heart Association Task Force on Practice Guidelines (Committee on Coronary Angiography) developed in collaboration with the Society for Cardiac Angiography and Interventions. Circulation 99(17):2345–2357

Schrader J, Stibbe W, Armstrong VW, Kandt M, Muche R, Kostering H, Seidel D, Scheler F (1988) Comparison of low molecular weight heparin to standard heparin in hemodialysis/hemofiltration. Kidney Int 33(4):890–896

SECTION I. Anaemia Evaluation (2004), Nephrol. Dial. Transplant. 19: ii2–ii5

SECTION II. Targets for anaemia treatment (2004), Nephrol. Dial. Transplant. 19: ii6–ii15

SECTION III. Treatment of renal anaemia (2004), Nephrol. Dial. Transplant. 19: ii16–ii31

Sloan RS, Kastan B, Rice SI, Sallee CW, Yuenger NJ, S mith B, Ward RA, Brier ME, Golper TA (1998) Quality of life during and between hemodialysis treatments: role of L-carnitine supplementation. Am J Kidney Dis 322:265–372

Tan SY, Pepys MB, Hawkins PN(1995) Treatment of amyloidosis. Am J Kidney Dis 26(2):267–285

Task Force on Reuse of Dialyzers, Council on Dialysis, National Kidney Foundation (1997) National Kidney Foundation report on dialyzer reuse. Am J Kidney Dis 30:859–871

Tokumoto T, Tanabe K, Ishikawa N et al. (1999) Effect of interferon-alpha treatment in hemodialysis patients and renal transplant recipients with chronic Hepatitis C. Transplant Proc 31(7):2887–2889

Trivedi H, Khanna R, Lo WK, Prowant BF, Nolph KD (1994) Reproducibility of the peritoneal equilibration test in CAPD patients. ASAIO J 40:M 892–895

Twardowski ZJ, Prowant BF (1997) Current approach to exit-site infections in patients on peritoneal dialysis. Nephrol Dial Transplant 12(6):1284–1295

United States Renal Data System (1992) Comorbid conditions and correlations with mortality risk among 3,399 incident hemodialysis patients. Am J Kidney Dis 20:32–38

United States Renal Data System USRDS (1999) Annual Data Reprot of the United States Department of Health and Human Services. The National Institute of Health, the National Institute of Diabetes and Digestive and Kidney Disorders, Bethesda, MD. Am J Kid Dis 34: S47

Woods JD, Port FK, Stannard D, Blagg CR, Held PJ (1996) Comparison of mortality with home hemodialysis and center hemodialysis: a national study. Kidney Int 49:1464–1470

Nierentransplantation

Die Nierentransplantation ist die effektivste Behandlungsmethode der chronischen terminalen Niereninsuffizienz. Seit den 1960er Jahren entwickelte sie sich zu einer Standardtherapie. Wichtige Voraussetzungen waren die Entdeckung des HLA-Systems, die Entwicklung der Immunsuppressiva sowie die technische Perfektionierung des Organerhaltes außerhalb eines lebenden Körpers. Die 5-Jahres-Überlebensrate für Allotransplantate beträgt etwa 65%, diejenige von Lebendspenden 79%.

Die Einrichtung von zentralen Erfassungsstellen, wie z. B. Eurotransplant (Deutschland, Benelux-Staaten, Österreich, Slowenien), ist für die Organisation des zeitgebundenen Ablaufes von großer Bedeutung. Bei diesen Institutionen sind alle potentiellen Nierenempfänger registriert. Dort werden auch alle potentiellen Spenderorgane gemeldet und dem passenden Empfänger zugeordnet.

13.1 Transplantationsimmunologie

Die prinzipielle Aufgabe des Immunsystems besteht darin, zwischen »selbst« und »nicht selbst« zu unterscheiden, und als »fremd« erkannte Strukturen zu zerstören. Auf molekularer Ebene repräsentieren auf der Zelloberfläche vorhandene Peptidmoleküle die dafür benötigten Erkennungsmerkmale. Auf genetischer Ebene werden diese beim Menschen vom HLA-System (»human leukocyte antigenes«) kodiert. Der HLA-Komplex besteht aus eng gekoppelten, kodominant vererbten Genen auf dem kurzen Arm von Chromosom 6. Nach Organtransplantation bilden die durch den HLA-Komplex kodierten Zelloberflächenproteine des Spenderorgans das Hauptziel der körpereigenen Abwehr. Ein kurzer Überblick über die Geschichte der Nierentransplantation findet sich in ◘ Tab. 13.1.

13.1.1 Nomenklatur der HLA-Region

Die HLA-Genregion wird in 3 Klassen unterteilt:
- Klasse I: HLA-A, HLA-B, HLA-C
- Klasse II: HLA-DQ, HLA-DR, HLA-DP
- Klasse III: Code für Moleküle, deren Aufgaben eng mit denen der Klassen I und II zusammenhängen (Komplementfaktoren C_4, C_2 und B, TNF-α und -β, »Heat-shock«-Protein)

Für jedes Gen existieren multiple Allele, die nummeriert werden, also z. B. HLA-A1, HLA-A2 etc. Wenn durch eines dieser Gene ein Protein kodiert wird, kann dieses mehrere Epitope, also mehrere unterschiedliche Antigene enthalten. Die Nomenklatur der HLA-Typisierung hat sich mit der Ent-

◘ **Tab. 13.1.** Historische Daten zur Nierentransplantation

1902	Experimentelle Nierentransplantation beim Hund
1906	Xenotransplantation von Schweine- bzw. Ziegenniere auf urämische Patienten
1936	Erste Leichennierentransplantation
1942–1944	Entdeckung von Immunbarrieren als Ursachen der Misserfolge bei Xeno- und Allotransplantation
1952	Erste Lebendnierentransplantation (Verwandter; Paris)
1954	Entdeckung der Beteiligung von T-Zellen bei der Abstoßung
1958	Einführung von Azathioprin als Immunsuppressivum
1965	1-Jahres-Transplantüberleben bei Leichennierentransplantation 40%
1977	Typisierung zellgebundener Antigene des HLA-Systems zur Auswahl von Allotransplantaten
1980	1-Jahres-Transplantüberleben 80%
1981	Einführung von Ciclosporin A als Immunsuppressivum
1985-1998	CTS: 1-Jahres-Transplantüberleben bei Leichennieren etwa 85%, bei Lebendspende etwa 94%

wicklung immer differenzierter Testsysteme sehr komplex entwickelt. Ursprünglich wurde eine serologische Klassifizierung vorgenommen, bei der die Nomenklatur durch die spezifische Reaktivität von Zelloberflächenantigene mit Antiseren bestimmt wurde. Die Polymerasekettenreaktion (»polymerase chain reaction«, PCR, ein molekularbiologischer Test) ermöglichte schließlich die präzise Analyse der vorhandenen Genorte. Während z. B. die Assoziation der rheumatoiden Arthritis mit den serologisch definierten Antigenen relativ schwach ist, fällt die Assoziation mit den molekularbiologisch definierten Einzelallelen dagegen deutlich stärker aus. Die serologische Terminologie ist jedoch weiterhin gebräuchlich.

13.1.2 Struktur der HLA-Region

Von Klasse-1-HLA-Genen kodierte Antigene sind auf allen kernhaltigen Zellen vorhanden, von Klasse-2-HLA-Genen kodierte Antigene hauptsächlich auf B-Lymphozyten und Monozyten, also Zellen des Abwehrsystems. Klasse-I- und Klasse-II-Antigene bestehen aus zwei Ketten, die als α und β-Kette bezeichnet werden und ihre letztliche Konfiguration durch Dimerisierung bilden.

Die Klasse-I-Antigene enthalten eine polymorphe antigenspezifische Kette (»heavy chain«) und kommen auf der Zelloberfläche immer mit einem $\beta2$-Mikroglobulinmolekül (»light chain«) assoziiert vor. Durch Kristallisation konnte die Struktur der Klasse-I-Moleküle des HLA-Komplexes sichtbar gemacht werden. Auf der Moleküloberfläche findet sich eine $2\times1\times1$ nm große Grube, in welcher Fremdantigene von 8–9 Aminosäuren Größe gebunden werden können. Bei den Klasse-II-Antigenen bilden immer eine α- (»heavy chain«) und β-Kette (»light chain«) zusammen eine antigenbindende Tasche.

Wie funktioniert nun die Erkennung fremder Antigene?

Antigenpräsentierende Zellen (z. B. Makrophagen) spalten größere Fremdeiweiße, z. B. fremde HLA-Komplexe in kleinere, sozusagen mundgerechte Stücke und präsentieren diese den eigentlichen Abwehrzellen, den T-Zellen.

Zur T-Zellstimulation sind zwei Signale erforderlich:

- Das erste Signal besteht im Kontakt des T-Zellrezeptores mit dem antigenbeladenen HLA-Komplex.
- Das zweite Signal wird durch Interaktionen zwischen weiteren T-Zellrezeptoren und Liganden der antigenpräsentierenden Zellen ausgelöst, das sog. kostimulatorische Signal.

Dieses ist von besonderer Bedeutung. Durch Blockade des zweiten Signals bei einem experimentellen Herztransplantationsmodell konnten akute Abstoßungen verhindert und das Transplantatüberleben verlängert werden. Dabei scheint sich die Blockade mehrerer Rezeptoren günstig auszuwirken.

13.1.3 HLA-Matching und Transplantatüberleben

Mit serologischen Testsystemen ist es oft problematisch, Assoziationen zwischen HLA-Typisierung und Transplantatprognose zu finden. Die Anwendung molekularbiologischer Tests liefert bessere Resultate:

Es gibt mehrere Regeln für die Bestimmung des günstigsten Empfängers, von denen die wichtigsten im Folgenden kurz beschrieben werden:

> **Regeln für die Bestimmung des günstigsten Empfängers**
>
> - Die HLA-Mismatches, d. h. die zwischen Empfänger und Spender nicht übereinstimmenden Genorte scheinen von unterschiedlicher Wichtigkeit zu sein. Prognostisch ungünstig für das Transplantatüberleben sind HLA-DR-Mismatches, gefolgt von HLA-B-Mismatches. HLA-A-Mismatches sind wohl von untergeordneter Bedeutung. Weiterhin gibt es anscheinend sehr ungünstige Konstellationen der Empfänger-Spender-HLA-Imkompatibilität, die sinnigerweise »Tabu-Mismatches« genannt werden. Bei der Suche nach einem geeigneten Empfän-

ger, wird der Vermeidung von Mismatches Vorrang vor der Suche nach gleichen HLA-Antigenen (»matches«) gegeben.

- Das Langzeitüberleben eines Transplantates hängt u. a. vom Ausmaß der HLA-Übereinstimmung ab. Die Auslösung einer frühen Abstoßung hängt mehr von patientenspezifischen Faktoren und der Immunsuppression ab. Eine Analyse aus den USA von 1994 fand eine Halbwertszeit von 24 Jahren für das Transplantatüberleben bei HLA-identischer Lebendspende (Zwillinge), bei Leichennierentransplantation von 20 Jahren bei 6facher HLA-Übereinstimmung, von 9 Jahren bei Zufallsmatching. Primär glomeruläre Erkrankungen schwächen die prognostische Aussagekraft des HLA-Matches aufgrund der möglichen Rezidive im Transplantat.
- Bei Leichennieren ohne Mismatches in der HLA-A-, HLA-B- und HLA-DR-Region findet man eine Transplantathalbwertszeit von 20 Jahren und ein 10-Jahres-Transplantatüberleben von 65–70%. Sechs identische HLA-Antigene führen zu dem besten 1-Jahres- (88%) und auch Langzeittransplantatüberleben. Ein Mismatch in der HLA-A-, HLA-B- oder HLA-DR-Region ist mit einer Transplantathalbwertszeit von 10 Jahren und einem 10-Jahres-Transplantatüberleben von 40–50% verbunden. Stimmen mehrere HLA-Antigene nicht überein, liegt die Transplantathalbwertszeit bei 7–9 Jahren und das 10-Jahres-Überleben bei 30–35%.

Diese Erkenntnisse sind der Verdienst großer Datenbanken, die überregional, z. T. sogar weltweit Daten gesammelt und ausgewertet haben. Problematisch bei der Datenauswertung ist die Weiterentwicklung sowohl der Testsysteme als auch die Einführung neuer Immunsuppressiva.

Wichtige Transplantationsorganisationen:
- CTS – Collaborative Transplant Study, Prof. Opelz, Heidelberg
- Eurotransplant, Leiden
- United Kingdom Transplant Service
- UNOS – United Network for Organ Sharing, Nordamerika
- SEOPF – American Southeast Organ Procurement Foundation

13.1.4 Sensibilisierung

Toleranz gegenüber nichteigenen HLA-Antigenen erwirbt man vermutlich pränatal und in der Stillzeit. Untersuchungen an Transplantatempfängern, die vor der Transplantation z. B. über Bluttransfusionen mit Spenderantigenen konfrontiert wurden, deuten auf die Möglichkeit einer Induktion von Immuntoleranz hin.

Die Bildung von HLA-Antikörpern wird durch Schwangerschaft, Geburt und vorherige Transplantationen stark, durch Bluttransfusionen in geringerem Ausmaß induziert.

Eine erfolgreiche Transplantation ist nahezu ausgeschlossen, wenn beim Empfänger zytotoxische Antikörper gegen folgende Antigene vorhanden sind:
- Blutgruppenantigene (AB0-Unverträglichkeit) des Spenders
- Klasse-I- oder –II-HLA-Antigene des Spenders
- Endotheliale oder monozytäre Antigene des Spenders

Ein positiver **T-Zell-Crossmatch** (s. unten) z. B. führt zu einer hyperakuten Abstoßung. Komplementsystem und Gerinnungskaskade werden aktiviert, eine anaphylaktische Reaktion tritt ein und polymorphkernige Leukozyten und mononukleäre Zellen wandern in das Transplantat ein. Dies führt innerhalb von Minuten bis Stunden zu einer fibrinoiden Nekrose der Blutgefäße des Transplantates und ischämischer Nekrose des Nierenparenchyms.

In Japan wurde aufgrund extremen Organmangels blutgruppeninkompatibel transplantiert. Durch Immunadsorption in Kombination mit B-Zell-Antikörpern konnte im Vergleich mit gematchten Patienten ein gleiches Langzeitüberleben des Transplantates erreicht werden. Ähnliche Ergebnisse wurden bei der Transplantation von Organen mit der gering immunogenen Blutgruppe A_2 in Empfänger der Blutgruppen 0 und B erreicht.

13.1.5 Serologische Testsysteme

T- und B-Zell-Crossmatch. Beim T-Zell-Crossmatch und B-Zell-Crossmatch wird die Stimulation der B-oder T- Lymphozyten durch Empfängerserum getestet. Bei der gemischten Lymphozytenkultur (»mixed lymphocyte culture«, MLC) wird die Stimulation von Empfänger und Spenderlymphozyten getestet, die miteinander inkubiert werden. Stimulation kann anhand der Anzahl von Blasten oder des Einbaus radioaktiver Nukleinsäuren getestet werden.

»Panel reactive antibodies«, PRA. Bei diesem Test wird das Serum des Empfängers auf das Vorhandensein zytotoxischer Antikörper gegen eine große Zahl von häufigen (»populären«) Antigenen getestet. Hohe Sensibilisierung zeigt sich in Reaktivität gegen einen hohen Prozentsatz der angebotenen Antigene und wird als Prozent-Panel-Reaktivität ausgedrückt.

Patienten mit hoher Panel-Reaktivität haben eine geringere Transplantationschance, da sie häufig im Crossmatch positiv sind. In einem amerikanischen Zentrum z. B. war die Wartezeit bis zur Transplantation für Patienten mit einer Panel-Reaktivität über 50% 5-mal so lange als bei einer Reaktivität unter 10%. Die 1- und 2-Jahres-Überlebensraten des Transplantates waren ebenfalls geringer. Auch »alte« Tests mit hoher Reaktivität (>6 Monate vor Transplantation) verschlechtern das Transplantatüberleben, auch wenn das Ergebnis unmittelbar vor Transplantation besser war.

Ein großes Problem besteht in der Interpretation von positiven Antikörpertests, denn nicht alle zytotoxischen Antikörper des Empfängers gegen Spenderantigene sind für den Transplantationserfolg von Bedeutung. Die bei der Grunderkrankung Lupus erythematodes vorhandenen multiplen Autoantikörper können die Testergebnisse verfälschen.

Positiver B-Zell-Crossmatch bei negativem T-Zell-Crossmatch führt in der Regel nur bei Antikörpern gegen Klasse-I-HLA-Antigene zu einer Häufung frühen Transplantatversagens.

Positiver B-Zell-Crossmatch führt zu einer 5% geringeren 2-Jahres-Überlebensrate bei Ersttransplantation und 10% geringeren bei Retransplantation.

Flow-Cytometry-Test. Ein positiver Flow-Cytometry-Test ist sowohl bei Erst- als auch bei Retransplantation ein negativer prognostischer Faktor. Dieser sehr empfindliche Test wird auch bei Vorhandensein, niedrig titriger, nicht komplementaktivierender, inkompatibler HLA-Antikörper positiv.

13.1.6 Immunologische Aspekte

Viele Zentren führen unmittelbar vor der Transplantation einen Crossmatch-Test zwischen Spender und Empfänger durch, um eine hyperakute Abstoßung auszuschließen. Dieser dauert aber ca. 4 h und verlängert damit die kalte Ischämiezeit. Bei Patienten mit 0% Panel-Reaktivität kann dieser letzte Test vermutlich unterlassen werden.

Der wachsende Anteil von Zweit- und Drittnierentransplantierten und die damit höhere Zahl von hochimmunisierten Patienten gewinnt zunehmend an Bedeutung. Eurotransplant hat den hochimmunisierten Transplantatempfänger folgendermaßen definiert: »Panel reactive antibodies« (PRA) >85%; d. h., dass HLA-Antikörper im Patientenserum mit >85% unselektierter Patienten im Crossmatch reagieren. Das Vorhandensein Donor-spezifischer HLA-Antikörper (DSA) resultiert aus einer früheren Exposition gegenüber fremden HLA-Antigenen durch Bluttransfusionen, vorausgegangenen Transplantationen oder Schwangerschaften (ca. 20% aller Frauen entwickeln HLA-spezifische Antikörper nach einer Schwangerschaft). Immunisierte Patienten haben eine deutlich geringere Chance, ein Crossmatch-negatives Organ zu erhalten, v. a. wenn ein seltener HLA-Phänotyp vorliegt. Eine hyperakute Rejektion ist mit dem Vorhandensein von DSA assoziiert. Heute wird vor jeder Transplantation routinemäßig ein Crossmatch durchgeführt. Der Ausschluss von Patienten mit positivem Crossmatch hat zu einer deutlichen Senkung der Inzidenz der hyperakuten Rejektion geführt. Trotz negativem Crossmatch haben immunisierte und hochimmunisierte Patienten ein schlechteres Transplantatüberleben gegenüber nicht-immunisierten Patienten. Üblicherweise wird die Bestimmung der PRA mit einem komplementabhängigen Zytotoxizitäts-Assay durchgeführt. Die Einführung der Flow-Zytometrie und ELISA hat die Sensitivität der Antikörperdetektion deutlich verbessert.

Daten aus der CTS-Studie belegen klar, dass eine Vorimmunisierung zu einem schlechteren Transplantatüberleben führt. Daher ist ein 3-monatliches HLA-Antikörperscreening für Patienten auf der Transplantationsliste erforderlich. Das Ziel derzeitiger Allokationsverfahren, wie dem »Acceptable Mismatch«-Programm im Eurotransplant-Raum, ist die Vergabe Crossmatch-negativer Organe an hochimmunisierte Patienten. In diesem Programm werden jene HLA-Antigene definiert, gegen die der jeweilige Patient zu keiner Zeit Antikörper gebildet hat. Diese HLA-Antigene werden bei Organvergaben als akzeptables Mismatch zwischen dem jeweiligen Patienten und einem potentiellen Spender betrachtet. Es wird ferner gefordert, dass eine Übereinstimmung auf dem HLA-B- und HLA-DR-Locus oder eine komplette Übereinstimmung auf dem HLA-DR-Locus vorliegt. Ca. 60% aller Patienten im »Acceptable-Mismatch«-Programm erhalten auf diesem Weg ein Organ, oft bereits in den ersten 6 Monaten nach Listung zur Transplantation. Die Chance, ein Organ innerhalb von 12 Monaten zu erhalten, liegt bei 43%, 58% aller Patienten erhalten ein Organ innerhalb von 21 Monaten. Das Transplantatüberleben nach 2 Jahren liegt bei 87% und ist damit fast dem Transplantatüberleben bei nicht-immunisierten Patienten vergleichbar. Für die verbleibenden hochimmunisierten Patienten ist es oft schwierig, einen passenden Spender zu finden.

Sollte es im Falle eines Nierenangebotes zu einem positiven Crossmatch kommen, ist eine immunologische Konditionierung mit verschiedenen Maßnahmen möglich. Im Wesentlichen werden derzeit zwei verschiedene Strategien verwendet, um HLA-Antikörper zu reduzieren (und damit ein negatives Crossmatch zu erhalten) oder

um die Chance eines hochimmunisierten Patienten zu verbessern, ein Crossmatch-negatives Organ angeboten zu bekommen: die i.v.-Gabe von hochdosierten Immunglobulinen (IVIgs) oder die Kombination von Plasmapherese und niedrigdosierten IVIgs. IVIgs werden heute erfolgreich zur Behandlung der antikörpervermittelten Rejektion und bei immunisierten Patienten vor Transplantation eingesetzt. IVIgs werden aus einem Pool gesunder Spender gewonnen und bestehen zum größten Teil aus polyklonalem IgG. Die Wirkungen von IVIgs sind vielfältig, u. a. Verhinderung der Komplementbindung, der B- und T-Zell-Aktivierung und der Proliferation sowie die Neutralisierung zirkulierender Antikörper durch anti-idiotypische Antikörper. Hochdosierte IVIgs wurden zur Vorbehandlung immunisierter Patienten vor Verstorbenen- oder Lebendspende verwendet. Das Protokoll von Jordan et al. beinhaltet die Gabe von monatlich 2 mg/kg KG IVIgs für insgesamt 4 Monate. Hierdurch konnten 16 von 17 Patienten mit hohen PRA erfolgreich transplantiert werden. In der gleichen Arbeit konnte gezeigt werden, dass ein positives Crossmatch mit einem Lebendspender bei 24 von 26 Patienten durch die 1-malige Gabe von 2 mg/kg KG IVIgs negativ wurde. Die Rate der Abstoßungsreaktionen lag bei 31% mit einem 2-Jahres-Transplantatüberleben von 89%. Ähnliche Ergebnisse wurden kürzlich in einer NIH-Studie und einer französischen Arbeitsgruppe gezeigt. Die Kombination von niedrig dosierten IVIgs (zumeist CMV-Hyperglobulin 100 mg/kg KG) und Plasmapherese (PP/IVIg) hat ebenfalls gute Ergebnisse hervorgebracht, insbesondere bei immunisierten Patienten mit Lebendspender. Montgomery et al. haben 49 Patienten mit DSA jeden 2. Tag mit PP/IVIg und Quadrupel-Immunsuppression (Tacrolimus, Mycophenolatmofetil, Steroide und Daclizumab) behandelt und konnten damit bei 63% der Patienten die DSA eliminieren. Dieser Effekt war von langer Dauer (im Mittel 13 Monate) und konnte inzwischen durch andere Arbeitsgruppen bestätigt werden. Zu beachten ist, dass sich je nach Studie bei bis zu 50% der transplantierten Patienten im Verlauf eine humorale Abstoßung entwickelte, die allerdings meist durch PP/IVIg erfolgreich behandelt werden konnte. In einer kürzlich aus der Mayo-Clinic publizierten Arbeit wurden Patienten mit hochtitrigen DAS entweder mit 1) hoch dosiert IVIg 2) niedrig dosiert IVIg, Plasmapherese und Rituximab und 3) niedrig dosiert IVIg, Plasmapherese, Rituximab Thymoglobulin und postoperativem Monitoring der DAS behandelt. In Gruppe 1 wurde ein negatives Crossmatch lediglich in 33% der Patienten erreicht, gegenüber 84% und 88% in den Gruppen 2 und 3. Dennoch waren Abstoßungen in 80%, 37% und 29% beobachtet worden (Gruppe 1, 2 und 3). Neuere Daten zeigen, dass durch perioperative Immunadsorption und die Gabe eines monoklonalen anti-CD-20-Antikörpers Rituximab die Chancen, einen hochimmunisierten Patienten erfolgreich zu transplantieren, weiter steigen.

Bluttransfusionen

Bluttransfusionen werden vor einer Transplantation verabreicht, um das Immunsystem vom Transplantat »abzulenken«. Der Körper soll seine Abwehrkräfte auf die in Transfusionen vorhandenen Antigene konzentrieren und erschöpfen und ggf. auch Toleranz gegen Antigene entwickeln.

Vor der Einführung von Ciclosporin A ergaben groß angelegte Untersuchungen von Opelz u. Terasaki, dass die fehlende Verabreichung von Blutkonserven der wichtigste Prädiktor für ein Transplantatversagen war. Dies führte zur Verabreichung von Transfusionen an Patienten auf der Transplantationswarteliste. Seit Ciclosporin eingeführt wurde, haben sich die Transplantationsergebnisse insgesamt verbessert und der Effekt der Transfusionen wurde weniger klar abgrenzbar, so dass von der Transfusionspraxis Abstand genommen wurde.

Eine neuere Untersuchung bei Nierentransplantierten mit Ciclosporin A in der Therapie zeigte wiederum ein verbessertes Langzeitüberleben durch Transfusionen vor Transplantation. Für die spenderspezifische Transfusion (natürlich nur bei Lebendspenden möglich) wird ebenfalls ein toleranzfördernder Effekt beschrieben, allerdings kommt es auch in einem nicht zu vernachlässigenden Prozentsatz zu Sensibilisierung gegen den Spender (Crossmatch-Test wird positiv). Nicht vergessen werden darf jedoch die Gefahr der Infektionsübertragung durch Transfusionen.

Es gibt derzeit keine bindenden Empfehlungen bezüglich der Verabreichung von Transfusionen vor Transplantation.

13.2 Kriterien für die Zuteilung (= Allokation) von Nierenspenden

Es bestehen gesetzlich festgelegte Kriterien, nach denen gespendete Organe zugeteilt werden. Im Deutschen Ärzteblatt vom 28.02.2003 hat die Bundesärztekammer Richtlinienänderungen zur Organtransplantation gemäß § 16 TPG veröffentlicht (zuletzt geändert durch Beschluss des Vorstands der Bundesärztekammer vom 28.04.2006). Der Gesamttext der neugefassten Richtlinien gemäß § 16 TPG kann bei der Bundesärztekammer im Internet abgerufen werden. Mit dem Veröffentlichungsdatum ist auch die bisherige Fassung der Richtlinien aufgehoben.

Gemäß § 16 TPG stellt die Bundesärztekammer den Stand der Erkenntnisse der medizinischen Wissenschaft in Richtlinien fest u. a. für

- die Regeln zur Aufnahme in die Warteliste und
- Allokationsregeln insbesondere nach den Kriterien Erfolgsaussicht und Dringlichkeit.

13.2.1 Gesetzliche Allokationskriterien

Blutgruppenkompatibilität

Die Blutgruppe von Spender und Empfänger muss übereinstimmen. Ausnahme sind Empfänger der Blutgruppe AB, die sowohl Organe von Spendern der Blutgruppe A, B, als auch AB erhalten können. Dieses Kriterium ist Grundvoraussetzung.

Grad der Übereinstimmung der HLA-Merkmale

Berücksichtigt wird die Summe der Mismatches bzw. der übereinstimmenden HLA-Antigene. Dies wird in einer Punktzahl ausgedrückt und hat eine Gewichtung von 40%.

Mismatch-Wahrscheinlichkeit

Sie bezeichnet die Wahrscheinlichkeit, ein in den HLA-Merkmalen weitgehend übereinstimmendes

Transplantat zu bekommen. Berechnungsgrundlage ist die Verteilung der HLA-Merkmale in der Bevölkerung.

Wartezeit

Die seit Anfang 2000 in Kraft getretene Regelung besagt, dass die Wartezeit mit dem ersten Tag der Nierenersatztherapie beginnt. In der alten Regelung zählte der Tag der Aufnahme auf die Warteliste. Die Wartezeit ist ein Dringlichkeitsfaktor.

Konservierungszeit

Eine möglichst kurze Konservierungszeit (Distanz zwischen Spender- und Empfängerzentrum) hat entscheidenden Einfluss auf den Transplantationserfolg.

Besondere Regelungen

In Deutschland erfolgt die Organvergabe ausschließlich durch Eurotransplant nach einem Punktescore, in welchen die oben genannten Faktoren eingehen. Von diesem Punktesystem ausgenommen und bevorzugt transplantiert werden Patienten, bei denen keine Möglichkeit des Gefäßzuganges mehr besteht, Patienten mit vollständiger HLA-Übereinstimmung und Patienten, die auf eine Doppeltransplantation warten. Hochimmunisierte Patienten haben eine schlechtere Chance, ein passendes Transplantat zu erhalten. Sie werden deswegen im Rahmen spezieller Sonderregelungen (HIT-Programm, AM-Programm) bevorzugt berücksichtigt. Eine absehbare oder bereits bestehende lebensbedrohliche Situation rechtfertigt eine Einstufung als »high-urgency«-Fall.

Bei der ständigen Kommission Organtransplantation der Bundesärztekammer existiert hierfür eine Vermittlungsstelle. Ziel ist die Transplantation innerhalb von 6 Wochen. Kinder sind ebenfalls bevorzugt zu transplantieren, da bei ihnen körperliche und seelische Störungen durch Langzeitdialyse besonders häufig auftreten. Schließlich wurden aufgrund der unterschiedlichen Anzahl in den Pool abgegebener Organe sog. Länderkorrekturfaktoren eingerichtet.

Der vollständige Gesetzauszug über die Spende, Entnahme und Übertragung von Organen kann zum einen bei der Zentrale der Deutschen Stiftung Organtransplantation telefonisch angefordert werden, oder von der Internetseite (http://www.Bmgesundheit.de) ausgedruckt werden.

13.3 Vorbereitung der Transplantation

13.3.1 Auswahl von Empfänger und Spender

Eignung von Empfängern

Die im Vergleich zur Zahl der Wartenden geringe Anzahl zur Verfügung stehender Organe und der Respekt vor dem Organspender gebietet eine sorgfältige Abklärung des Empfängers.

Neben Anamnese und körperlicher Untersuchung sind bei den vorbereitenden Untersuchungen von besonderer Wichtigkeit:

- Ausschluss von Entzündungsherden und Neoplasmen auf folgenden Gebieten: Zähne, Augen, Haut, HNO, Gynäkologe (Frauen: Brustuntersuchung, ab 50 Jahren Mammographie, bei prämenopausalem Mamma Ca eines Verwandten 1. Grades schon ab 35 Jahren), Urologe (Männer: Hodenuntersuchung, ab 50 Jahren PSA-Spiegel)
- Überprüfung von Blasenkapazität, Reflux und Obstruktionen entlang der ableitenden Harnwege (Miktionszysturethrogram)
- Blutbild, Kreatinin, Harnstoff, Elektrolyte, Kalzium, Phosphat, Albumin, Quick und PTT
- Infektionsparameter: HIV, CMV, HSV, EBV, Hepatitis A,B,C
- EKG, Thoraxröntgen, Echokardiographie, bei Diabetikern oder bei KHK-Anamnese/Vorgeschichte Koronarographie oder Thalliumszintigraphie/Stressecho mit Dipyridamol (Entscheidung des betreuenden Kardiologen!)
- HLA-Typisierung und Bestimmung der vorbestehenden Sensibilisierung
- Vor allem bei Vorliegen kardiovaskulärer Risikofaktoren Überprüfung der als Anschlussgefäße dienenden Arterien und Venen, nötigenfalls angiographisch, sowie Doppler/Duplex der Karotiden (ggf. periphere Doppleruntersuchung)

Je nach vorbestehenden Erkrankungen können weitere Untersuchungen und Behandlungen nötig sein.

Absolute Kontraindikationen auf Empfängerseite

- HIV-Infektion
- Aktive maligne Erkrankung mit kurzer Lebenserwartung
- Schwere, chronische Erkrankung mit Lebenserwartung von weniger als 1 Jahr
- Schwer kontrollierbare Psychose
- Drogenabusus

Relative Kontraindikationen:

- Aktive Infektion
- Koronare Herzerkrankung
- Aktive Hepatitis
- Aktive Ulkuserkrankung
- Klinisch manifeste Zerebralsklerose oder zerebrale Ischämie
- Nicht korrigierbare Incompliance

In den Richtlinien des Transplantationsgesetzes ist eine Abwägung der relativen Kontraindikationen durch das jeweilig zuständige Ärzteteam vorgesehen. Ein fortgeschrittenes Alter, vorherige Transplantationen und Grunderkrankungen mit hoher Rezidivwahrscheinlichkeit im Transplantat sind keine absoluten Kontraindikationen.

Die Entwicklung einer Arteriosklerose ist nach Transplantation beschleunigt. Die Abklärung des Koronarstatus ist von besonderer Wichtigkeit, da die koronare Herzerkrankung die häufigste Todesursache nach Nierentransplantation ist. Dabei haben Diabetiker ein besonders hohes Risiko, aber auch adipöse Patienten. Eine indizierte Karotisoperation ist auf jeden Fall vor der Transplantation durchzuführen.

Bei Diabetikern oder durchgemachter Cholezystitis ist eine Cholezystektomie zu erwägen. Eine aktive Ulkuserkrankung muss behandelt und abgeheilt sein.

Impfungen gegen Hepatitis B, Pneumokokken und ggf. Influenza sind möglichst vor der Transplantation durchzuführen.

Immunsuppression fördert das Wachstum maligner Zellen. Deshalb sollten vor allem ältere Transplantationskandidaten auf das Vorliegen okkulter Tumoren untersucht werden. Dazu kann z. B. auch ein CT der Nieren bei sekundären, erworbenen Zysten gehören, denn darin können Karzinome wachsen (▶ Kap. 6). Bei manchen »erfolgreich« behandelten Karzinomen ist eine Transplantation später prinzipiell möglich. Es sind jedoch Wartezeiten einzuhalten. Nach Mammakarzinom mit regionaler Lymphknotenbeteiligung, bilateralem Befall oder entzündlicher Histologie sind dies z. B. 5 Jahre. Dies gilt auch für das maligne Melanom und das kolorektale Karzinom (außer Stadium Duke A, »in situ«). Beim Basaliom, in situ Blasenkarzinom und allen nichtinvasiven papillären Blasentumoren muss keine Wartezeit eingehalten werden.

Die psychische Situation ist im Allgemeinen schwer abzuschätzen. In Zweifelsfällen ist eine psychiatrische Untersuchung nötig. Drogenkonsumenten oder Alkoholiker müssen vor Transplantation vollständig rehabilitiert sein. Viele Zentren fordern ein 1-jähriges, vorfallfreies (»trockenes«) Intervall vor Aufnahme in die Warteliste.

Eine Transplantation sollte erst dann durchgeführt werden, wenn das Terminalstadium der Niereninsuffizienz bzw. bei Lebendspenden ein irreversibles, progredientes Präterminalstadium erreicht ist.

Nierentransplantation bei älteren Patienten

Beim jüngeren Dialysepatienten ist eine Nierentransplantation recht sicher mit verbesserter Lebensqualität und verlängerter Lebensdauer verbunden. Dies ist beim älteren Patienten schwieriger zu beurteilen, da seine Lebenserwartung geringer ist. Der Vergleich von älteren Transplantierten mit gleichaltrigen Patienten auf der Warteliste zeigt jedoch, dass auch bei älteren Menschen die Lebenserwartung nach Nierentransplantation ansteigt. Bei der Abklärung vor Transplantation von älteren Patienten gibt es ein paar Besonderheiten, die sich aus der Häufung bestimmter Krankheitsbilder im Alter ergeben. Dazu gehören neben Divertikulose/Divertikulitis (Koloskopie) auch die Cholezystolithiasis (Sono, ggf. CT, ERCP oder Cholecystektomie), beim Mann die Raumforderungen in der Prostata (transrektaler Ultraschall und Prostatabiopsie) und bei der Frau das Mammakarzinom (Mammographie).

Bei der Immunsuppression ist zu beachten, dass der ältere Mensch eine veränderte Pharmakokinetik hat. Die häufigste Todesursache bei Transplantierten höheren Alters sind die Infektion (noch vor kardiovaskulären Ursachen!).

Die Patientenüberlebensraten bei älteren Transplantierten nach 1, 5 und 10 Jahren liegen bei ca. 80–90%, 70% und 50%. Das Transplantatüberleben liegt nach 1 Jahr bei 80%, nach 5 Jahren bei 55–60%.

Die Problematik der Lebendspende bei älteren Patienten ist, einen passenden Lebendspender zu finden. Auch Spender über 65 Jahre können bei entsprechender Gesundheit eine Nephrektomie ohne erhöhte Mortalität tolerieren. Nieren älterer Organspender haben jedoch eine schlechtere Funktionsprognose und höhere Rate verspäteter Funktionsaufnahme.

Die Altersgrenzen der einzelnen Zentren sind unterschiedlich. Insgesamt sollte man Patienten zwischen 65 und 70 Jahren, die sich in einem guten Allgemeinzustand befinden, eine Transplantation nicht generell vorenthalten.

Eurotransplant Senior Programm (ESP)

1999 wurde von Eurotransplant das »Eurotransplant Senior Programm« (ESP, alte Bezeichnung »old-for-old«-Programm) ins Leben gerufen. Dieses Programm soll dafür sorgen, dass Spendernieren älterer Verstorbener für ältere Empfänger zur Verfügung gestellt werden und die Wartezeit für ältere Patienten auf der Warteliste verkürzt wird. Gleichzeitig soll das Programm den Besonderheiten alter Spendernieren und der Transplantation alter Empfänger Rechnung tragen.

Im Rahmen des Eurotransplant Senior Programms (ESP) werden Nieren von Spendern, die 65 Jahre und älter sind, an Empfänger vergeben, die den gleichen Alterskriterien entsprechen. Die Organzuteilung erfolgt nach der lokalen Wartezeit, um die Transportzeit kurz zu halten. Auf eine Optimierung des HLA-Matching wird verzichtet.

Grund hierfür sind Hinweise darauf, dass das Immunsystem mit zunehmendem Empfängeralter schwächer auf fremde Antigene reagiert. Lediglich eine Kompatibilität der Blutgruppen von Empfänger und Spender muss im ESP vorliegen. Für das ESP werden nur Patienten akzeptiert, die zuvor nicht transplantiert wurden und die weniger als 5% Panel-reaktive Antikörper (PRA) aufweisen.

Nierentransplantation beim Diabetiker

Daten des UCLA-Registers (»UCLA Tissue Typing Laboratories«) zeigen eine deutlich schlechtere Langzeitprognose für Nierentransplantationen bei Diabetikern. Nach 5 Jahren werden Patientenüberlebensraten von 45–75% beschrieben! Diese liegen jedoch deutlich über der 5-Jahres-Überlebensrate von diabetischen Dialysepatienten von 0–35%. Im USRDS (»United States Renal Data System«) wurden 7200 transplantierte Diabetiker mit 15000 diabetischen Dialysepatienten auf der Warteliste verglichen: Das Mortalitätsrisiko nach 18 Monaten war bei den Dialysepatienten signifikant höher. Diese sehr hohe Mortalität wird zu einem großen Teil durch extrarenale Gefäßerkrankungen verursacht. Vermutlich ist die Elimination von AGE-Proteinen (**A**dvanced **g**lycation **e**ndproducts, ► Kap. 9) durch das Transplantat mit ausschlaggebend für die bessere Gefäßsituation der transplantierten Diabetiker.

In der Vorbereitungsphase der Nierentransplantation ist eine invasive Abklärung der Koronarien mittels Koronarangiographie unumgänglich. Wenn dabei die Notwendigkeit einer ACVB-Operation zu Tage tritt, aber nicht zugemutet werden kann, ist eine Transplantation vermutlich ebenfalls ein nicht zumutbarer Eingriff. Die u. a. aus neurologischen Gründen gehäuften Harnwegsinfekte der Diabetiker zwingen zu einer gründlichen urologischen Abklärung, oft sind Langzeitprophylaxen mit Antibiose indiziert.

Proteinurie und langsamer Funktionsverlust können die Entwicklung einer diabetischen Nephropathie im Transplantat anzeigen. Auslöser der diabetischen Nephropathie im Transplantat ist ebenfalls die Blutzuckerentgleisung. Beim jüngeren Patienten ohne Ausschlusskriterien sollte eine kombinierte Pankreas-Nieren-Transplantation angestrebt werden (▶ Kap. 9).

Eignung zur Lebendspende

Blutgruppenunverträglichkeit im AB0-System oder ein positiver Crossmatch schließen eine Lebendspende aus. Das Rhesussystem spielt keine Rolle, denn die Rhesusantigene werden auf dem Nierengewebe nicht exprimiert. Liegen keine dieser prinzipiellen Ausschlusskriterien vor, erfolgt eine gründliche Abklärung des potentiellen Spenders bezüglich seiner Nierenfunktion, weiterer relevanter Erkrankungen und eventuell übertragbarer Infektionen. Auch die psychologische Beurteilung von Spender, Empfänger und deren Beziehung zueinander spielt eine sehr wichtige Rolle. Psychologische Gründe die Lebendspende abzulehnen, könnten wie folgt aussehen:

- Der Spender steht unter offenem oder subtilem Druck der Familie oder des Empfängers, die Organentnahme durchführen zu lassen.
- Organhandel im weiteren Sinne ist nicht auszuschließen.
- Der Spender will mit seinem Verhalten den Empfänger verpflichten.

Untersuchungen zur Beurteilung der Eignung zur Lebendspende

- Blutbild, Kreatinin, Harnstoff, Elektrolyte, Kalzium, Phosphat, Albumin, PTT, Quick
- Urinsediment, Urinkultur, Isotopen-Clearance (geringere Fehleranfälligkeit als Kreatinin-Clearance) und Proteinurie
- HLA-Typisierung
- Virologie: HIV, CMV, HSV, EBV, Hepatitis B und C
- Tuberkulin-Test
- Thoraxröntgen
- EKG
- I.v.-Pyelographie
- Nierenangiographie, alternativ MR-Angiographie oder Spiral-CT der Aorta (beide Alternativen nicht völlig gleichwertig, aber insgesamt gute Aussagekraft)

Absolute Kontraindikationen zur Lebendspende beim Spender

- Proteinurie und/oder Hämaturie
- Niereninsuffizienz
- HIV-Infektion
- Aktives Neoplasma
- Chronische Erkrankung, v. a. COPD oder schwere Herzinsuffizienz
- Schwer kontrollierbare Psychose
- Drogenabusus
- Schwangerschaft
- Schwer einstellbare Hypertonie, renale Hypertonie

Relative Kontraindikationen zur Lebendspende beim Spender

- Aktive Ulkuserkrankung
- Nierensteine, auch in der Vorgeschichte
- Anatomische Varianten (z. B. arterielle Mehrfachversorgung, Ureter fissus)
- Über 30% Übergewicht
- Alter über 65 Jahren (zentrumsabhängig) oder unter 18 Jahren
- Familiäre Vorbelastung mit Hochdruck oder Diabetes mellitus
- Grenzwerthypertonie

Das Risiko der Spender besteht zum einen aus den eventuellen Folgen der Operation (Wundkomplikationen, postoperative tiefe Beinvenenthrombose, Pneumothorax, Pneumonie, Atelektasen, Harnwegsinfektion etc.), zum anderen aus Problemen, die sich im weiteren Leben beim Auftreten neuer Erkrankungen ergeben. Höheres Alter, Adipositas und männliches Geschlecht erhöhen das Gesamtrisiko des Spenders, welches sonst bei 0–0,23% liegt.

Häufig wird die Frage nach der Langzeitprognose der verbleibenden Einzelniere gestellt. Der Verlust von Nierengewebe führt bei Ratten zu Proteinurie, Hypertonie und Niereninsuffizienz (Hyperfiltrationstheorie). Das Langzeitrisiko beim Menschen scheint jedoch relativ gering zu sein. Dafür sprechen Langzeitbeobachtungen an Personen, die z. B. während des Krieges eine Niere verloren haben. Nach 45 Jahren fand sich lediglich ein geringer systolischer Blutdruckanstieg und eine milde Proteinurie. In Biopsien fand sich die gleiche Häufung von Glomerulosklerose wie bei einer gleichaltrigen Kontrollgruppe mit zwei Nieren. Andererseits konnte eine neuere Untersuchung bei Nierenspendern >55 Jahre eine erhöhte Hypertonieinzidenz nachweisen. Es gibt – wenn auch sehr selten – Spender, die eine terminale Niereninsuffizienz entwickeln. Auf die Psyche des Spenders scheint die Organspende eine deutlich positive Auswirkung mit besserem Lebens- und Selbstwertgefühl zu haben.

Nicht-verwandte Lebendspender

Die Transplantation von Organen nicht verwandter Lebendspender sowie die Akzeptanz alter Spender sind Versuche, die bestehende Lücke zwischen Organangebot und Nachfrage zu füllen. Gründe für das schlechte Ansehen der nicht-verwandten Lebendspende sind ungelöste ethische Probleme:
- Wo liegt die wahre Motivation der Spende? (psychologische Evaluierung und Betreuung sicher sinnvoll)
- Wenig akzeptable Morbidität und Mortalität von Spender und Empfänger
- Schlechtes Transplantatüberleben

Während die Anzahl der amerikanischen Transplantationszentren, die nicht-verwandte Lebendspenden akzeptieren ständig zunimmt, ist die nicht-verwandte Lebendspende in den europäischen Ländern unüblich.

Auch bei nicht verwandten Lebendspendern ist die AB0-Kompatibilität Ausgangstest für alle weiteren Abklärungsuntersuchungen, die denen der Lebendspende durch Verwandte entsprechen.

Das 1-Jahres-Überleben in einigen Studien lag bei 92–95%, nach 2 Jahren funktionierten in einer Studie noch 83% der Transplantate. Somit liegt die Rate funktionierender Transplantate nach 1 Jahr näher bei derjenigen verwandter Lebendspender, als bei derjenigen von Leichennierentransplantationen. Dies ist leicht mit den kürzeren Ischämiezeiten und planbaren Operationsumständen zu begründen. Nieren von Ehepartnern hatten in einer Studie eine Halbwertsüberlebenszeit von 12 Jahren.

Patientenauswahl für die Pankreas-Nieren-Transplantation

Im Jahr 2005 wurden in Deutschland 165 Pankreastransplantationen an 23 Kliniken durchgeführt, davon 144 in Kombination mit einer Niere (»simultanous pancreas-kidney transplantation«, SPK). Die Zahl der kombinierten Pankreas-(Nieren)-Transplantationen und auch die Zahl der Neuanmeldungen zur Transplantation nahm leicht ab. Die Patientenüberlebensrate und das Überleben der Niere entsprechen denjenigen der alleinigen Nierentransplantation.

Patienten über 45 Jahre haben ein doppelt so hohes Risiko des Transplantatverlustes und ein 3faches Mortalitätsrisiko. Ihnen ist eine alleinige Nierentransplantation anzuraten.

Besteht das Angebot einer HLA-identischen oder zumindest sehr gut passenden Niere, so sollte die Einzeltransplantation der Organe (»**p**ancreas **a**fter **k**idney«, PAK) in Erwägung gezogen werden.

Viele Zentren fordern eine Koronarographie vor Aufnahme auf die Warteliste, da koronare Komplikationen die Mortalität der potentiellen Transplantatempfänger vervierfacht. Blindheit, Hochdruck, periphere Bypässe, Amputationen sowie zerebrovaskuläre Komplikationen haben keinen Einfluss auf das Transplantatüberleben.

13.4 Immunsuppression

13.4.1 Induktionsimmunsuppression

Unter einer **Induktionstherapie** versteht man die einleitende, meist bereits präoperativ beginnende Immunsuppression. Prinzipiell unterscheidet man Protokolle mit Antikörpern gegen T-Zellen in Kombination mit niedrig dosierten konventionellen Immunsuppressiva von Protokollen mit hochdosierten konventionellen Immunsuppressiva (ohne Antikörper).

Als Antikörper finden Einsatz:
- Antilymphozytenserum (ATG = Antithymozytenglobulin = Anti-T-Lymphozytenglobulin)
- Basiliximab, Daclizumab: Ursprünglich in der Maus gezüchtete, humanisierte IL-2-Rezeptorantikörper

▬ OKT 3 wird heute v. a. wegen der Nebenwirkungen seltener verwendet

Es wurden mehrere Studien durchgeführt, welche die Überlegenheit einer der Protokollformen beweisen sollten. Leider wurden verschiedene Endpunkte gewählt, so dass die Frage derzeit unbeantwortet bleiben muss. Von Interesse für die Beurteilung eines immunsuppressiven Protokolls sind:

▬ Häufigkeit und Schwere verspäteter Transplantatfunktionsaufnahme
▬ Inzidenz von akuten Abstoßungen
▬ Inzidenz, Schwere und Typ von Infektionen
▬ Langzeitüberleben des Transplantates
▬ Mortalität und Morbidität (inkl. Länge des stationären Aufenthaltes)
▬ Kosten
▬ Inzidenz und Art von Malignomen im weiteren Verlauf

In vielen Zentren wird präoperativ in Abhängigkeit vom serologischen Status eine CMV-Prophylaxe mit Gancyclovir sowie eine Pneumocystis-jiroveci-Prophylaxe mit Trimethoprim-Sulfamethoxazol durchgeführt (früher wurde Pneumocystis jiroveci als Pneumocystis *jiroveci* bezeichnet. Diese Bezeichnung ist zwar noch weit verbreitet, aber formal nicht mehr zulässig, da gezeigt wurde, dass der im Mensch vorkommende Erreger sich von dem in der Ratte entdeckten Pneumocystis jiroveci unterscheidet).

Hochrisikopatienten wie Kinder, Afro-Amerikaner, Empfänger von Transplantaten mit langer kalter Ischämiezeit sowie sensibilisierte Patienten profitieren von einer sequentiellen Induktionstherapie. Der Terminus »sequentiell« bedeutet, dass nacheinander Antikörper und dann Calcineurin-Inhibitoren (Ciclosporin A, Tacrolimus) eingesetzt werden.

Eine akute Abstoßung ist oft schwer abgrenzbar von einer verzögerten Funktionsaufnahme. Manche Zentren befürworten dann die Gabe von ATG, um eine okkulte Abstoßung nicht untherapiert zu lassen. Die Transplantatbiopsie ist zur Diagnosesicherung erforderlich.

Es gibt derzeit keine Konsensusempfehlungen für die Induktionstherapie.

13.4.2 Erhaltungsimmunsuppression

Die derzeit wichtigsten Medikamente zur Erhaltungsimmunsuppression nach Nierentransplantation sind Steroide, Azathioprin, Mycophenolat, Ciclosporin und Tacrolimus sowie Sirolimus. In den ersten 3 Monaten ist das Risiko einer akuten Abstoßung am höchsten. Man setzt deswegen in dieser Zeitspanne höhere Dosen der Immunsuppressiva ein. Langfristig werden jedoch möglichst niedrige Dosierungen angestrebt, da Malignom- und Infektionsrisiko mit der Gesamtdosis der Immunsuppression korrelieren.

Die Dosis der Immunsuppression wird außerdem höher angesetzt bei:
▬ Vorhandener Sensibilisierung
▬ Retransplantation (höhere Dosen als bei Ersttransplantation)
▬ Hoher Anzahl von Abstoßungen bei der Ersttransplantation
▬ Geringer HLA-Übereinstimmung

Auch bei völliger HLA-Übereinstimmung wird mit Steroiden und Azathioprin oder Ciclosporin weiterbehandelt. Ein komplettes Absetzen kann nicht empfohlen werden, da es auch spät noch zu akuten Abstoßungen oder beschleunigter chronischer Abstoßung kommen kann. Ganz selten kann die Entwicklung einer spenderspezifischen Toleranz beobachtet werden.

13.4.3 Basismedikamente der Immunsuppression

Glukokortikoide

Glukokortikoide hemmen die Aktivierung von T-Lymphozyten. Sie beeinflussen die zellulären Immunreaktionen über eine Synthesehemmung von Zytokinen (Interleukin 1, Interleukin 2). Die Antikörperbildung wird nur bei der Gabe hoher Dosen beeinflusst. Außerdem lagern sich hochdosierte Steroide in die Zellmembran ein und verändern die Struktur und damit Funktion der Oberflächenproteine durch Störung der Membranintegrität.

Die hohe Steroiddosis der Induktionstherapie wird in Abhängigkeit vom Verlauf langsam reduziert. Ab etwa 0,5 g/kg KG Prednisolonäquivalente können Transplantierte aus der stationären Behandlung entlassen werden. Die Dosis sollte wenn möglich auf unter 10 mg/24 h bzw. 0,1 mg/kg KG reduziert werden, um Langzeitnebenwirkungen der Steroide wie Cushing-Syndrom, Osteoporose, aseptische Knochennekrosen, Muskelatrophie und Steroiddiabetes zu vermeiden. Erfreuliche Nebenresultate der Steroidreduktion sind Blutdruckabfall, Absinken des Gesamtcholesterols, Erleichterung der Diabeteseinstellung und Stabilisierung der Knochensituation.

Ein frühes völliges Absetzen der Steroide ist mit einer deutlichen Zunahme akuter Abstoßungen, spätes Absetzen mit einer Reduktion der Nierenfunktion und Zunahme der Proteinurie verbunden. Gibt man die Steroiddosis jeden 2. Tag (sog. »alternate day regimen«), wird die Störung der hormonellen Feedbackmechanismen der Nebenniere bzw. der Hypothalamus-Hypophysen-Nebennierenachse reduziert und die Gefahr eines Cushing-Syndroms sinkt. Fieber, Schwäche, Myalgien, Arthralgien und Gewichtsverlust können Zeichen einer subtilen Nebenniereninsuffizienz sein, die mit einem falschnormalen ACTH-Test einhergeht.

Antimetaboliten
Azathioprin

Azathioprin (Imurek) führt als Antimetabolit der Purinbiosynthese zur Suppression zellulärer Immunreaktionen hauptsächlich der T-Lymphozyten. Die Erhaltungsdosis liegt bei 1,5–2,5 g/kg KG. Hohe Initialdosen können die Inzidenz akuter Abstoßungen reduzieren. Schwerste Nebenwirkung ist die Leukopenie. Bei Leukozytenzahlen unter 3000/mm^3 muss eine Behandlungspause unter fortlaufender Blutbildkontrolle erfolgen. Sinken die Leukozytenzahlen unter 1000/mm^3, muss eine stationäre Aufnahme, unter 700/mm^3 eine Isolation erfolgen. Bei weiter sinkenden Leukozytenzahlen sollte granulozytenstimulierender Wachstumsfaktor (G-CSF=Neupogen) verabreicht werden. Beim Wiedereinsetzen wählt man eine niedrigere Dosis.

Eine häufige Nebenwirkung ist die Hepatotoxizität, die sich klinisch in Oberbauchbeschwerden äußert, welche von einer enzymatischen Cholestase und Transaminasenanstieg begleitet sein können.

Allopurinol erhöht den Plasmaspiegel von Azathioprin über eine Hemmung der Xanthinoxidase und darf deswegen nicht gleichzeitig verabreicht werden. Bei schwerer Gicht kann durch Umsetzen auf Mycophenolat die Gabe von Allopurinol ermöglicht werden. Neoplasmen der Haut sind bei Nierentransplantierten unter Azathioprin vermutlich ebenfalls gehäuft. Direkte Sonneneinstrahlung muss gemieden bzw. Sonnencreme mit hohem Lichtschutzfaktor verwendet werden.

Azathioprin ist heute wegen der besseren Wirksamkeit und geringeren Myelosuppression weitgehend durch MMF ersetzt worden.

Mycophenolat-Mofetil (MMF)

Mycophenolat-Mofetil (MMF, CellCept) blockiert die Purinbiosynthese über eine Inhibition der Inosinmonophosphat-Dehydrogenase. Es wird als Ersatz von Azathioprin und zur »rescue«-Therapie bei OKT 3 resistenten Abstoßungskrisen eingesetzt. Es ist nicht nephrotoxisch und weniger knochenmarksupprimierend als Azathioprin. Häufig sind gastrointestinale Nebenwirkungen mit Diarrhö und Gastritis.

Unter Tripletherapie mit Steroiden und Ciclosporin A (oder Tacrolimus) treten akute Abstoßungen wesentlich seltener auf als unter Zweifachtherapie mit Steroiden und Ciclosporin A (oder Tacrolimus) alleine. Bei dem Vergleich von 2 und 3 g Mycophenolat/Tag vs. Azathioprin (beide Gruppen mit Steroiden und Ciclosporin A) waren nach 6 Monaten Transplantatverluste und Abstoßungen unter Mycophenolat seltener, Antilymphozytenglobulin (ALG) musste seltener eingesetzt werden und die 1-Jahres-Transplantatüberlebensrate war tendenziell höher.

Diese Ergebnisse bestätigten sich nach 3 Jahren. Trotz der höheren Therapiekosten war Mycophenolat durch die selteneren Abstoßungsbehandlungen kostengünstiger als Azathioprin. Der im Tierexperiment gefundene günstige Effekt auf chronische Abstoßung konnte beim Menschen noch nicht nachvollzogen werden. Unter Azathioprin stabile Patienten werden im Allgemeinen nicht auf Mycophenolat umgesetzt. Es ist bisher unklar, ob das Absetzen von Steroiden unter Ciclosporin und Mycophenolat möglich ist.

Calcineurininhibitoren (CNI)
Ciclosporin A

Ciclosporin ist ein lipophiles Peptidantibiotikum, welches von dem Pilz *Tolypodadium inflatum* gebildet wird. Es hemmt die zelluläre Immunantwort über eine Bindung an intrazelluläre Cyclophylline. Dies führt zu einer Synthesestörung von Interleukin-2 und anderen Zytokinen.

Seit den frühen 1980er Jahren hat Ciclosporin seinen festen Platz in der Erhaltungsimmunsuppression. Die Kombination von Ciclosporin A mit Steroiden und Azathioprin bezeichnet man als »Tripletherapie«. Die meisten nierentransplantierten Patienten erhalten derzeit diese Tripletherapie oder Ciclosporin A mit entweder Steroiden oder Azathioprin/Mycophenolat. Gelegentlich wird Ciclosporin auch als einziges Immunsuppressivum eingesetzt. Auch spätes Absetzen von Ciclosporin führt gehäuft zu akuten Abstoßungen und dadurch schlechterem Transplantatüberleben. Die Inzidenz chronischer Abstoßung wird allerdings von Ciclosporin nicht vermindert.

Viele Medikamente beeinflussen den Abbau von Ciclosporin A und können so den Plasmaspiegel verändern. Der Talspiegel sollte in der Erhaltungsphase zwischen 50 und 150 ng/ml liegen, der Vollblutspiegel zwischen 150 und 300 ng/ml. Niedrigere Dosen werden bei stabiler Transplantatfunktion toleriert. Manche Patienten sind sehr ciclosporinempfindlich und kommen mit Spiegeln um 35 ng/ml gut zurecht.

C2-Monitoring

Bei manchen Patienten treten erhebliche Schwankungen in der Aufnahmephase von Ciclosporin in den ersten Stunden nach Einnahme des Medikaments auf, die durch die Messung des Talspiegels nicht erkannt werden. Die Messung des Talspiegels kann durch eine 2-h-Wert-Messung (C2-Spiegel) ergänzt werden. In einigen Studien konnte gezeigt werden, dass dieses C2-Monitoring die individuelle Wirkstoffaufnahme genauer repräsentiert.

Medikamente, welche den Ciclosporinabbau hemmen und zur Erhöhung der Plasmaspiegel führen:
- Kalziumantagonisten: Verapamil, Diltiazem, Nicardipin, Amlodipin
- Antimykotika: Ketoconazol, Fluconazol
- Antibiotika: Erythromycin, Clarithromycin
- Amiodaron
- H_2-Blocker, Metoclopramid
- Grapefruitesaft

Medikamente, welche den Ciclosporinabbau fördern und zur Erniedrigung der Plasmaspiegel führen:
- Antikonvulsiva: Barbiturate, Phenytoin, Carbamazepin
- Antituberkulostatika: Isoniazid, Rifampicin

Ist die Verabreichung dieser Medikamente zwingend nötig, sollte eine Dosisänderung (Ciclosporin) vorgenommen werden, die sich am Plasmaspiegel orientiert.

Manche Veränderungen des Ciclosporinmetabolismus kann man sich jedoch auch zunutze machen. Bei gleichzeitiger Gabe von 200 mg Ketokonazol kann die Ciclosporindosis ohne Auswirkung auf die Transplantatfunktion um 80% (!) reduziert werden, was sich auch auf die Therapiekosten auswirkt. Bei Herztransplantierten konnte bei gleichzeitiger Gabe von Ketoconazol sowohl die Abstoßungs- als auch die Infektionsrate gesenkt werden, allerdings kann die unregelmäßige enterale Resorption zu Schwankungen im Ciclosporinspiegel führen. Die Entwicklung einer wasserlöslichen Mikroemulsion von Ciclosporin A (Sandimmun Neoral, Sandimmun Optoral) hat zu einer deutlichen Verbesserung der unregelmäßigen Resorption von Ciclosporin A geführt. Durch die bessere Bioverfügbarkeit kann mit 10–20% geringerer Dosis der gleiche Plasmaspiegel erreicht werden. Sang-CyA (oder Sang-35) ist eine flüssige Ciclosporinzubereitung mit ähnlichen pharmakokinetischen Eigenschaften wie die Mikroemulsion. Sie erlaubt eine weitere Dosisreduktion.

Wichtigste Nebenwirkung ist die dosisabhängige Nephrotoxizität. Diese ist manchmal nur bioptisch von einer Abstoßung zu unterscheiden, da beide einen Kreatininanstieg verursachen. In Zweifelsfällen sollte eine Transplantatbiopsie erfolgen, da die Therapie der Abstoßung mit Erhöhung der Immunsuppression gegensätzlich zur Therapie der Ciclosporinnephrotoxizität (Senkung der Ciclosporindosis) ist. Die Nephrotoxizität von Ciclosporin A hat verschiedene Manifestationen.

Nephrotoxizität von Ciclosporin A

- Akute durch Vasokonstriktion verursachte Azotämie, reversibel nach Dosisreduktion, von einer Abstoßung nur durch Transplantatbiopsie sicher unterscheidbar
- Chronisch progressive Niereninsuffizienz, meist irreversibel; histologisch obliterative Arteriolopathie, Glomerulosklerose, Tubuluszellvakuolisation, interstitielle »gestreifte« Fibrose; bei niedriger und hoher Dosis möglich, bei letzterer häufiger; ursächlich spielen u. a. Endothelschäden und hochregulierte Apoptose eine Rolle
- Tubuläre Funktionsstörungen
- Hämolytisch-urämisches Syndrom

Die Nephrotoxizität wird durch gleichzeitige Gabe von nichtsteroidalen Antiphlogistika, Aminoglykosiden oder Amphotericin B erhöht. Es gibt erste Studien, die eine Reversibilität der Ciclosporinnephrotoxizität nach Umsetzen auf eine Kombination von Mycophenolat und Steroide zeigen. Die Dauer der Schädigung scheint eine Rolle zu spielen. Insbesondere die Patienten, deren Nierenfunktion nur kurzfristig unter dem Einfluss von Ciclosporin oder Tacrolimus eingeschränkt wurde, profitieren besonders von der Umstellung ihres Therapieregimes auf eine Medikation mit MMF und gleichzeitiger Reduktion der Basisimmunsuppressiva.

Weitere unerwünschte Wirkungen sind Leberfunktionsstörungen, Tremor, Hypertrichose, Gingivahypertrophie und selten Hochdruck und Ödeme. Bei gleichzeitiger Gabe älterer Statine (Lovastatin) kann es zu Rhabdomyolyse und akutem Nierenversagen kommen. Niedrige Dosen von Statinen scheinen toleriert zu werden. Bei den neueren Statinen (Atorvastatin, Simvastatin, Pravastatin) ist diese gravierende Nebenwirkung wesentlich seltener.

Weitere unerwünschte Wirkungen sind Neurotoxizität mit u. a. Kopfschmerzen, Sehstörungen, Tremor und epileptischen Anfällen. An Stoffwechselproblemen steht die Störung des Glukosestoffwechsels im Vordergrund, diese ist bei Tacrolimus noch stärker ausgeprägt. Ciclosporin kann den Knochenstoffwechsel beeinflussen und zu Osteopenie führen. Weitere Nebenwirkungen sind

Hyperkaliämie, Hyperurikämie, Hypophosphatämie und Hypomagnesiämie als Zeichen tubulärer Schädigung.

Tacrolimus

Tacrolimus (FK 506, Prograf) ist ein Makrolid mit ähnlichem Wirkmechanismus, jedoch etwas stärkeren immunsuppressiven Eigenschaften als Ciclosporin A. Es wurde anfänglich hauptsächlich in der Lebertransplantation eingesetzt. Es bindet mit hoher Affinität an intrazelluläre FK-506-Bindungseiweiße. Tacrolimus wirkt über eine Blockade der durch Calcineurin vermittelten T-Zell-Rezeptortransduktion und IL-2-Inhibition. Durch die Hemmung der Transkription von Genen, die für Cytokine kodieren, unterdrückt Tacrolimus sowohl die T-Zell-Aktivierung als auch die T-zellabhängige B-Zell-Aktivierung. Außerdem hemmt es wie auch Ciclosporin das Prolactingen. Prolactin hat immunsystemaktivierende Wirkung. Eine weitere wichtige Eigenschaft von Tacrolimus (und auch Ciclosporin) ist die fehlende Knochenmarksuppression. Tacrolimus stimuliert sogar hämatopoetische Stammzellen. Es ist besser wasserlöslich als Ciclosporin und in seiner Resorption deswegen weniger abhängig von Gallensäuren.

Da Tacrolimus wie Ciclosporin A über das Cytochrom P 450 metabolisiert wird, gelten vermutlich ähnliche Wechselwirkungen mit anderen Medikamenten. Dies ist jedoch außer für Fluconazol und Ketokonazol weniger untersucht. Viele Untersuchungen zeigen für Tacrolimus ähnliche Transplantatüberlebensraten wie für Ciclosporin A. Tendenziell sind akute Abstoßungskrisen bzw. die Notwendigkeit des Einsatzes von ALG unter Tacrolimus seltener.

Tacrolimus hat ein ähnliches Nebenwirkungsspektrum wie Ciclosporin A. Es ist mindestens genauso nephrotoxisch und kann ebenso zu Hyperkaliämie, Hyperurikämie und selten zu einem hämolytisch-urämischen Syndrom führen. Ein insulinabhängiger Diabetes mellitus tritt häufiger auf als unter Ciclosporin A. Neurologische und metabolische Nebenwirkungen scheinen ausgeprägter, Haarausfall häufiger, dagegen Hirsutismus, Zahnfleischhyperplasie und Hochdruck seltener als unter Ciclosporin vorzukommen. Die Empfänglichkeit einer Polyoma-Virusinfektion gegenüber ist erhöht. Die meisten Zentren verwenden derzeit Ciclosporin in der Immunsuppression.

»Rescue-Therapie« mit Tacrolimus

Bei rezidivierenden, steroidresistenten und ATG-resistenten Abstoßungen ist die Umstellung auf Tacrolimus in der Basisimmunsuppression nützlich.

Sirolimus

Sirolimus (Rapamycin) ist ein Makrolidantibiotikum, welches von dem Pilz Streptomyces hygroscopicus produziert wird. Es hemmt die Wirkung von Zytokinen und Wachstumsfaktoren auf B-Zellen, T-Zellen und anderen Zellen, die nicht dem Immunsystem angehören. Der Wirkmechanismus unterscheidet sich von Ciclosporin und Tacrolimus. Rapamycin blockiert die Phosphorylierung der p70-Kinase und PHAS-1 (»eukariotic initiation factor-4E-binding protein«). Die wichtigsten Nebenwirkungen sind Dyslipidämie und Thrombopenie. Die Nephrotoxizität ist gering, potenziert jedoch diejenige von Ciclosporin A. Es wird in Deutschland derzeit als Kombinationstherapie mit Ciclosporin getestet und hat in Phase-I- und Phase-II-Studien die Inzidenz akuter Abstoßungen reduziert. Steroide konnten bei den meisten Patienten vollständig abgesetzt werden. In Tierexperimenten trat unter Rapamycin-enthaltenden Protokollen seltener eine chronische Abstoßung auf. Gibt man Rapamycin anstelle von Ciclosporin A (zusammen mit Azathioprin und Steroiden), so ist das 1-Jahres-Transplantat- und Patientenüberleben sowie die Rate akuter Abstoßungen gleich, Hypertriglyzeridämie, Hypercholesterinämie, Thrombo- und Leukopenie sind jedoch signifikant häufiger.

Everolimus

Als Strukturanalogon zu Sirolimus wurde Everolimus (Certican) bereits 2004 zugelassen. Die Kombination von Everolimus mit Ciclosporin ist wirksamer als einer der beiden Wirkstoffe allein. Die Wirkung von Everolimus ist nicht auf die T-Zellen beschränkt. Es hemmt vielmehr generell eine durch Wachstumsfaktoren stimulierte Proliferation von hämatopoetischen als auch nicht-hämatopoetischen Zellen, wie z. B. jene der vaskulären glatten Muskelzellen.

Es senkt die Rate von Zytomegalievirus-Infektionen und ermöglicht über eine Reduktion der Ciclosporin-Dosis auch die Minimierung der nephrotoxischen Effekte von Ciclosporin. Als Teil einer Tripeltherapie, zusammen mit Ciclosporin-Mikroemulsion (Sandimmun Optoral) und Steroiden, hat es sich als ähnlich effektiv erwiesen wie Mycophenolatmofetil, das in den letzten Jahren am häufigsten in einer Ciclosporin-basierten Tripeltherapie eingesetzt wurde.

Antikörper

Die Therapie mit in der Maus gezüchteten Antikörpern führt beim Menschen zu durch Zytokinausschüttung von T-Zellen bedingten Nebenwirkungen (Fieber, Schüttelfrost, Übelkeit, Erbrechen, Diarrhö, Hypotonie, Thoraxschmerzen, Dyspnoe). Die gentechnische Herstellung von Hybridantikörpern aus der antigenbindenden Region des murinen Antikörpers und dem Grundgerüst menschlichen IgGs konnte sowohl die Immunogenität der Antikörper vermindern als auch die Halbwertszeit der Antikörper verlängern.

Ployklonale Antikörper, ATG

Sie werden zur Induktionstherapie und bei der akuten Abstoßung eingesetzt. Die Nebenwirkungen sind geringer als bei OKT 3.

Monoklonale Antikörper OKT 3

Der erste zugelassene monoklonale Antikörper war Muromonab-CD3 (OKT 3). OKT 3 ist ein sehr potentes Immunsuppressivum, wird heute aber selten verwendet, da die moderneren Antikörper und neuere Immunsuppresiva OKT 3 mit seinen z. T. heftigen Nebenwirkungen weitgehend verdrängt haben.

Monoklonale Antikörper gegen den IL-2-Rezeptor

Die monoklonalen rekombinanten Antikörper, die bisher in der Transplantationsmedizin eingesetzt werden, binden an die α-Kette des IL-2-Rezeptors und verhindern die Bindung von IL-2 an die aktivierte T-Zelle. Derzeit sind Basiliximab (Simulect) und Daclizumab (Zenapax) erhältlich. Die prophylaktische Gabe als Induktionstherapie reduziert die Rate akuter Abstoßungen, die 1-Jahres-Funktionsrate unterscheidet sich jedoch nicht zur Induktionstherapie ohne Antikörper. Vorwiegender Einsatz bei immunologischen Risikopatienten.

Zusammenfassung

Tagesdosen von 8–10 mg/kg KG Ciclosporin-Mikroemulsion zusammen mit 2-maliger Gabe von 1 g Mycophenolat und niedrig dosierten Steroiden ist die derzeit am häufigsten eingesetzte Induktionstherapie.

Als Erhaltungstherapie bieten sich 3–5 mg/kg KG Ciclosporin-Mikroemulsion, Mycophenolat 2-mal 1 g/24 h und Steroide (z. B. Prednison 5–15 mg/24 h oder 0,1 mg/kg KG) an. Patienten mit stabiler Transplantatfunktion, die seit längerem mit einem Azathioprin enthaltenden Protokoll behandelt werden, müssen nicht auf Mycophenolat umgesetzt werden.

Treten rezidivierende Abstoßungen auf, sollte von Azathioprin auf Mycophenolat oder von Ciclosporin auf Tacrolimus umgesetzt werden. Die Kombination von Tacrolimus und Mycophenolat geht mit gehäuften gastrointestinalen Nebenwirkungen einher. Das völlige Absetzen von Steroiden sollte nur bei nicht korrigierbaren Nebenwirkungen (Entgleisungen des Blutdrucks oder Glukosestoffwechsels, Hypercholesterolämie), sowie nach 6–12 stabilen und abstoßungsfreien Monaten erwogen werden. Bei Therapie mit Azathioprin muss nach dem Absetzen der leukozytenerhöhenden Steroide vermehrt auf die myelosuppressive Wirkung von Azathioprin (Leukopenie) geachtet werden.

> ❯ **Cave**
>
> Vorsicht bei gleichzeitiger Einnahme von Azathioprin mit Allopurinol! Wenn irgendmöglich sollte die gleichzeitige Gabe aufgrund der sich potenzierenden Knochenmarkssuppression vermieden werden. Es besteht die vitale Gefahr einer Agranulozytose. Läßt sich die gleichzeitige Gabe nicht vermeiden, muß die Dosis von Azathioprin bzw. Allopurinol auf ein Viertel reduziert werden und eine engmaschige Verlaufskontrolle der Leukozytenzahl erfolgen.

Ciclosporin hat seit seiner Einführung Anfang der 1980er Jahre die 1-Jahres-Transplantatüberlebensrate um 15% verbessert. Die chronische Abstoßung konnte jedoch nicht beeinflusst werden, so dass die Langzeitprognose keine Verbesserung durch Ciclosporin A erfuhr. Außerdem sind sowohl Ciclosporin A als auch Tacrolimus nephrotoxisch. Es besteht also weiterhin Bedarf, neue Wirkmechanismen zu erforschen.

Photopherese

Unter Photopherese versteht man die extrakorporale Photochemotherapie von Lymphozyten mit UV-Bestrahlung nach Vorbehandlung mit 8-Methoxypsoralen. Hierdurch wird die Anzahl aktivierter T-Zellklone reduziert wird. Die Datenlage ist spärlich.

13.4.4 Immunsuppression und Verlauf nach Nieren-Pankreas-Transplantation

Die meisten Zentren führen nach Nieren-Pankreas-Transplantation eine sequentielle Vierfach-Immunsuppression durch, welche der Dreifachtherapie überlegen zu sein scheint. Sie besteht aus einer Induktionstherapie mit monoklonalen anti-T-Zell-Antikörpern. Die Erhaltungstherapie enthält weiterhin Ciclosporin A, Mycophenolat oder Azathioprin und Steroide. In der Dauertherapie wird versucht, die Steroidtherapie auf bis zu 0,2 mg/kg KG innerhalb des 1. Jahres zu reduzieren. Mycophenolat scheint zwar Azathioprin in der Dauertherapie bezüglich der Pankreasfunktionsrate überlegen zu sein, geht aber recht häufig mit gastrointestinalen Nebenwirkungen einher, die zum Umsetzen auf Azathioprin führen. Tacrolimus wird in manchen Zentren erfolgreich als Induktionstherapie sowie mit Steroiden und Mycophenolat (oder Azathioprin) als Dauertherapie eingesetzt. Bei simultaner Pankreas-Nieren-Transplantation sind Abstoßungen insgesamt doppelt so häufig und öfter steroidresistent als bei alleiniger Nierentransplantation. Die Pankreasabstoßung tritt so gut wie immer gleichzeitig mit einer Abstoßung der Niere auf, weswegen als Verlaufs- und Erkennungsparameter das Kreatinin gewählt wird. Schwieriger ist die Situation bei der zweizeitigen »Pankreas nach Niere«-Transplantation (PAK), da hier unabhängige Abstoßungen vorkommen können.

Die Erkennung der Abstoßung ist bei enterischer Pankreasdrainage (Ableitung der exokrinen

Sekretion in den Darm) erschwert, da hier der Parameter Urinamylase wegfällt. Die Urinamylase ist bei Blasendrainage zwar ein guter Verlaufsparameter, muss jedoch pro Zeiteinheit und zur jeweils gleichen Tageszeit bestimmt werden. Ein 2-maliger, im Abstand von 12 h gemessener Abfall von 25% oder 1-maliger Abfall von mehr als 50% unter den Ausgangsspiegel hat eine Sensitivität von 100%, aber leider nur eine Spezifität von 30% für eine Abstoßung. Eine stabile Urinamylase kann eine Abstoßung ausschließen. Ein Abfall der Urinamylase kann differentialdiagnostisch neben einer Abstoßung noch auf folgendende Gründe zurückzuführen sein:

- Volumendepletion
- Leckage der Pankreatikoduodenostomie oder des Transplantates
- Ciclosporintoxizität
- Obstruktion
- Transplantatpankreatitis

Die geringe Spezifität der Urinamylase als Abstoßungsmarker macht relativ häufig ultraschallgesteuerte, perkutane oder transduodenale Pankreasbiopsien nötig. Diese haben die laparaskopische Biopsie weitgehend ersetzt, sind jedoch häufig unergiebig (kein Pankreasgewebe). Aufgrund der häufigen Steroidresistenz der Abstoßungen wird oft ein anti-T-Zellantikörper als initiale Abstoßungstherapie eingesetzt. Die Abstoßungsrate des Pankreas im 1. Jahr beträgt bei simultaner Pankreas-Nieren-Transplantation (SPK) im Mittel 7%, bei Pankreas-nach-Nieren-Transplantation (PAK) 17% und bei alleiniger Pankreastransplantation (PTA) 42%. Die Abstoßungsrate im 1. Jahr für die Niere beträgt bei SPK 11%. Geht die Glukosekontrolle verloren (Anstieg von mehr als 25% des Ausgangsglukose) ist die Abstoßung oft irreversibel.

13.4.5 Immunsuppression bei Schwangeren

Die Anwendung von Immunsuppressiva während der Schwangerschaft ist nötig bei
- einigen rheumatische Erkrankungen, die häufig bei Frauen im gebärfähigen Alter vorkommen,
- bei nierentransplantierten Frauen mit Kinderwunsch.

Die Überwachung einer schwangeren Patientin unter Immunsuppression sollte an einem erfahrenen Zentrum erfolgen, in dem eine enge Zusammenarbeit von Nephrologen bzw. Rheumatologen, Gynäkologen und Neonatologen möglich ist.

Glukokortikoide

Die langwirkenden Substanzen Dexamethason und Betamethason werden aufgrund ihrer hohen Konzentration in der Nabelschnur gerne zur Lungenreifung eingesetzt. Als Immunsuppressiva werden dagegen eher kurz wirkende Steroide wie Prednison, Prednisolon und Methylprednisolon verwendet. In den ersten 3 Monaten besteht unter Steroidtherapie der Mutter die Gefahr einer Kieferspaltenbildung. Während der gesamten Schwangerschaft bestehende Risiken sind mentale Retardierung und Nebennierenhypoplasie. Für die steroidbehandelte Schwangere besteht ein erhöhtes Risiko für Gestationsdiabetes, Osteoporose sowie schwangerschaftsinduzierte Hypertonie. Die Steroiddosis muss möglichst niedrig gehalten werden, im 1. Trimenon sollte die Gabe von Steroiden völlig vermieden werden. Zur Entbindung ist meist eine Dosiserhöhung zur Anpassung an den Geburtsstress nötig.

Azathioprin

Azathioprin kann bei nierentransplantierten Schwangeren zur Immunsuppression eingesetzt werden. Als Komplikationen werden niedriges Geburtsgewicht, Kernikterus, ARDS und Aspiration beschrieben.

Ciclosporin A

Die Gabe von Ciclosporin A während der Gravidität kann zu intrauteriner Wachstumsverzögerung führen. Die Teratogenität ist gering. Die Entwicklung der Nierenfunktion bei 12 Kindern (1–5 Jahre) transplantierter Mütter mit Ciclosporintherapie während der Schwangerschaft war in einer im Oktober 2000 veröffentlichten Untersuchung normal. Mütterlicherseits kommen Diabetes, Hypertonie und Transplantatabstoßung gehäuft vor. Ciclosporin A ist ein adäquater Ersatz für in der Gravidität kontraindizierte Immunsuppressiva (s. unten).

Immunglobuline

Nach der 32. SSW passieren Immunglobuline die Plazenta. Das Risiko einer Therapie mit Immunglobulinen liegt in der Übertragung von Infektionen (z. B. Hepatitis C) und dem Auftreten von Hämolyse bei dem Neugeborenen. Es finden sich keine Berichte über Teratogenität in der Literatur, so dass die Gabe von Immunglobulinen prinzipiell vertretbar ist.

Cyclophosphamid, Mercaptopurin, Methotrexat

Cyclophosphamid und Mercaptopurin sind im Tierexperiment teratogen und sollten beim Menschen vermieden werden. Methotrexat ist sicher embryotoxisch, führt zum Abort und wird als Substanz zur Beendigung ektoper Schwangerschaften getestet.

Sonstige

Für Mycophenolat gibt es keine Anwendungsuntersuchungen in der Schwangerschaft. Gleiches gilt für den Antikörper OKT 3. Die Federal Drug Administration (FDA) stuft beide Substanzen bezüglich ihrer Teratogenität als sogenannte C-Klasse ein (◻ Tab. 13.2). Dies bedeutet, dass adäquate Studien fehlen und Risiken nicht ausgeschlossen werden können, eine vitale Indikation die Gabe aber rechtfertigen kann.

◻ **Tab. 13.2.** FDA-Teratogenitätsrisiko von Medikamenten während der Schwangerschaft

Kategorie	Interpretation
A	Kontrollierte Studien zeigen kein Risiko
B	Kein Hinweis auf Risiko bei der Anwendung am Menschen
C	Risiko kann nicht ausgeschlossen werden
D	Hinweis für Risiken bei der Anwendung am Menschen
X	Kontraindikation in der Schwangerschaft

13.5 Differentialdiagnose des funktionsgestörten Transplantats

Der Zeitpunkt des Auftretens einer Transplantatfunktionsstörung ist oft charakteristisch für die auslösende Ursache.

13.5.1 Funktionsstörung des Transplantates unmittelbar nach Transplantation

Von verzögerter Funktionsaufnahme spricht man, wenn nach Transplantation die Dialysepflicht vorübergehend bestehen bleibt. Sie ist ein prognostisch ungünstiger Faktor für das Transplantatüberleben. Bleibt die Funktion endgültig aus, spricht man von primärem Transplantatversagen. Auslöser sind:

Auslöser für ein primäres Transplantatversagen
- Postischämische akute Tubulusnekrose: Risikofaktoren: lange kalte Ischämiezeit plus Ciclosporin in der Induktionstherapie, Sensibilisierung, Gebrauch bioinkompatibler Dialysatoren unmittelbar vor TPL, hohes Spenderalter, Eurocollins-Lösung als Konservierungsflüssigkeit, Vorbehandlung durch Hämodialyse, schwere vaskuläre Erkrankung von Spender oder Empfänger, laparoskopische Entnahme des Transplantates.
- Hyperakute Abstoßung: Sollte eigentlich nicht mehr vorkommen, da die häufigsten Ursachen (AB0-Inkompatibilität oder positiver T-Zell-Crossmatch) vor Transplantation untersucht werden.
- Akzelerierte Abstoßung nach ischämischer Tubulusnekrose 2–5 Tage nach TPL durch Sensibilisierung, pos. B-Zell-Crossmatch, pos. Flow-Zytometrie-Crossmatch bei Retransplantierten; Diagnose erfolgt bioptisch.
- Harnwegsobstruktion durch Ureternekrose, Urinleckage oder Hämatom.
- Atheroembolischer oder thrombotischer Verschluss der Nierenarterie oder -vene. Verschlechtert die Prognose für akzeptable Funktionsaufnahme.

Die Diagnose einer Abstoßung bei weiterbestehender Dialysepflicht wird bei Vorliegen von Risikofaktoren bioptisch nach sonographischem Ausschluss einer Obstruktion gestellt.

13.5.2 Frühe Transplantatfehlfunktion (bis 1–2 Wochen nach TPL)

Hiermit ist eine Verschlechterung nach ursprünglich guter Funktionsaufnahme gemeint. Hauptgründe:

- Akute Abstoßung
- Ciclosporin- oder Tacrolimustoxizität
- Obstruktion der ableitenden Harnwege
- Infektion
- Rezidiv der Grunderkrankung oder neue (»de novo«) Glomerulonephritis (Proteinurie, nephritisches Sediment)
- Medikamenteninduzierte interstitielle Nephritis
- Durch Calcineurininhibitoren-induziertes HUS

Die Diagnose wird bei Anstieg oder bleibend erhöhten Kreatinin-Plasmaspiegeln gestellt.

Bei Ciclosporintoxizität sollte das Kreatinin nach Reduktion des Medikamentes spätestens 2 Tage nach Abfall des Ciclosporinspiegels sinken. Bei persistierend hohem Kreatinin sollte eine Biopsie erfolgen. Manche Zentren führen die Biopsie auch erst nach einer (diagnostischen) Steroidpulstherapie von 3 Tagen durch. Ein Aufstau der ableitenden Harnwege sollte immer vorher ausgeschlossen werden. Die Unterscheidung zwischen Abstoßung und Ciclosporintoxizität durch Duplexsonographie ist nicht möglich.

13.5.3 Späte akute Transplantatfehlfunktion

Die häufigsten Ursachen einer mehr als 3 Monate nach TPL auftretenden Verschlechterung der Transplantatfunktion sind:

- Volumenmangel mit konsekutiver, prärenaler Azotämie
- Ciclosporintoxizität
- Akute Abstoßung z. B. nach Reduktion der Immunsuppression

- Rezidiv der Grunderkrankung
- Neue Nierenerkrankung: ATN, Gabe nephrotoxischer Substanzen, medikamenten- oder infektionsinduzierte interstitielle Nephritis (z. B. auch Polyomavirus, s. unten)
- Nierenarterienstenose mit Hypertonie

Natürlich kann auch eine Abstoßung verspätet auftreten, ist aber seltener der Fall. Diagnostisch sollte die Kreatininbestimmung nach Rehydrierung bzw. nach (erforderlicher) Reduktion der Ciclosporindosis wiederholt werden. Bleibt der Kreatininwert erhöht, sollte eine diagnostische Biopsie erfolgen.

Polyomavirus

Polyomaviren sind eine Klasse von DNS-Viren aus der Familie der Papovaviridae, die zu opportunistischen Infektionen führen können. Die Durchseuchung ist hoch, es kommt jedoch nur selten zum Krankheitsausbruch. Das zu den Polyomaviren zählende Jakob-Creutzfeld-Virus z. B. ist wahrscheinlich die Ursache der progressiven multifokalen Leukenzephalopathie. Bei Knochenmarktransplantierten wurde eine Assoziation mit dem Auftreten einer hämorrhagischen Zystitis, bei Nierentransplantierten mit dem Auftreten einer Ureterstenose beobachtet. Mittels Zytologie, Urinkulturen und Elektronenmikroskopie konnten Polyomaviren im Urin von 10–45% der Patienten nach Nierentransplantation nachgewiesen werden. Es kann vermutlich sowohl im Rahmen der Immunsuppression reaktiviert als auch mit dem Transplantat übertragen werden. Tritt etwa 11 Monate nach Transplantation eine akute Verschlechterung der Transplantatfunktion mit den Zeichen einer interstitiellen Nephritis auf, so bildet die Polyomavirusinfektion eine wichtige Differentialdiagnose. In der bisher größten Untersuchung an 22 Patienten konnte das Transplantat bei den 8 Patienten, deren Immunsuppression reduziert wurde, erhalten werden, während 8 von 12 Patienten, die unter der Annahme einer Abstoßung verstärkt immunsuppressiv therapiert wurden, ihr Transplantat verloren. Mit steigender Viruslast ist das Virus zuerst im Urin, dann im Plasma und schließlich in der Niere nachweisbar.

13.5.4 Späte chronische Transplantatfehlfunktion

Die häufigsten Ursachen einer langsam progredienten Verschlechterung der Transplantatfunktion sind:

- Chronische Abstoßung
- Ciclosporintoxizität
- Hypertensive Nephrosklerose als Folge mangelhafter Blutdruckkontrolle
- Obstruktion der ableitenden Harnwege
- Rezidiv der Grunderkrankung oder neue Nierenerkrankung

13.5.5 Risikofaktoren des Transplantatversagens

Nach Daten der UNOS (»United Network for Organ Sharing«) lag die 1-Jahres-Überlebensrate von Leichennierentransplantationen 1994 bei 86%, die der Lebendspenden bei 92%. Daten der CTS für 1998 zeigten 1-Jahres-Transplantatüberlebensraten von 83% für Leichennieren, 93% für Lebendspenden. Risikofaktoren für ein kürzeres Transplantatüberleben sind:

- Dritte Transplantation
- »Panel reactivity« (PRA) über 50%, d. h. vorbestehenden Sensibilisierung
- Verzögerte Funktionsaufnahme
- Anzahl der Abstoßungskrisen
- Spenderalter unter 5 und über 60 Jahren
- Höhergradiges Mismatching
- Kreatinin >2,0 mg/dl bei Entlassung aus der stationären Behandlung

Die Halbwertszeit des Transplantatüberlebens liegt für Leichennierentransplantate etwa bei 8,6, für Lebendspenden bei 12,1 und für HLA-identische Geschwister bei 23,6 Jahren. Diese Daten zeigen die Bedeutung eines guten Matchs für das Transplantatüberleben. Die relativ guten Resultate für nicht-verwandte Lebendspenden unterstreichen die Wichtigkeit kurzer Ischämiezeiten und guter Organisation.

Früher unterteilte man die zeitlichen Perioden unterschiedlicher Gefährdung in eine frühe Hochrisikophase und eine spätere Niedrigrisikophase. Die

Verbesserungen der letzten Jahre haben sich hauptsächlich auf die frühe Hochrisikophase ausgewirkt.

Für das Kurzzeitüberleben kristallisierten sich folgende Risikofaktoren heraus:

- Art des Transplantats (Leichenniere oder Lebendspende) und damit unmittelbar verknüpft: organisatorischer Ablauf einer Transplantation
- Immunologische Faktoren wie Panel Reaktivität und HLA-Matching
- Zentrumseffekt
- Erkrankung des Spenders

Für das Langzeitüberleben des Transplantates sind folgende Faktoren von Bedeutung:

- Akute Abstoßungen
- Chronische Abstoßung
- Infektionen
- Ciclosporin-A-Erhaltungsdosis
- HLA-Mismatch in Kombination mit langer kalter Ischämiezeit
- Gewebeschäden des Organs durch Infektionen, Ischämie, Hirntod (Spender)
- Inadäquate Nierengröße, inadäquate Anzahl von Nephronen
- Hypertonie
- Hyperlipidämie
- Rezidiv der Grunderkrankung
- »De-novo«-Nierenerkrankung

13.6   Transplantatabstoßung

Unter Transplantatabstoßung versteht man die immunologischen Abwehrreaktionen des Empfängers gegen das Transplantat.

13.6.1 Hyperakute Transplantatabstoßung

Diese wird durch vorgebildete, zytotoxische Antikörper gegen Klasse-I-Antigene oder durch Blutgruppeninkompatibilität hervorgerufen. Diese Form der Abstoßung ist durch den Ausschluss einer vorbestehenden Sensibilisierung des Empfängers gegen Spenderantigene selten geworden. Die Aktivierung von Komplement- und die Gerinnungskaskade führt innerhalb von Minuten nach Öffnung der Gefäßklemmen zur Mikroembolisa-

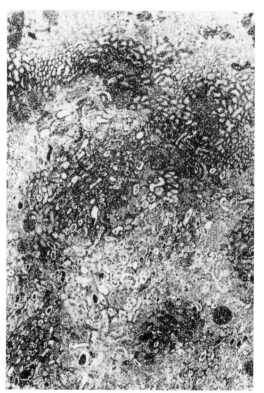

◘ Abb. 13.1. Perakut abgestoßenes Transplantat mit ausgedehnten Tubulusnekrosen und interstitiellen Blutungen [Aus: Bohle A (1990) Niere und harnableitende Organe. In: Eder M, Gedigk P (Hrsg) Lehrbuch der allgemeinen Pathologie und der pathologischen Anatomie. Springer, Heidelberg]

tion hauptsächlich mittlerer und kleiner Gefäße und Nekrose des Transplantats (◘ Abb. 13.1). Eine Therapie ist nicht möglich.

13.6.2 Akute Transplantatabstoßung

Unter einer akuten Abstoßung versteht man eine akute Funktionsverschlechterung des Transplantates, die mit charakteristischen, histologischen Veränderungen einhergeht. Sie tritt bei 30% der Leichennieren-Ersttransplantationen, 27% der Lebendspenden und 37% der Zweittransplantationen auf. Mehr als die Hälfte der Transplantierten erleidet mindestens eine akute Abstoßung. Tritt diese in den ersten beiden Monaten nach TPL auf, so besteht ein höheres Risiko für eine chronische Abstoßung.

Diagnose

Rückgang der Urinausscheidung, steigendes Serumkreatinin und Blutdruckanstieg deuten auf eine Abstoßung hin. Die klassischen Abstoßungszeichen wie Fieber, Druckschmerz oder Anschwellen des Transplantates sind seit der Einführung von Ciclosporin A selten geworden. Bei 8% der Patienten tritt die erste Abstoßung nach dem 1. Jahr auf und ist dann oft durch mangelnde Medikamentencompliance bedingt. Die Differenzierung zwischen akuter Abstoßung und Ciclosporintoxizität ist wichtig, da die Behandlung entgegengesetzt ist (Erhöhung der Immunsuppression bei Abstoßung, Senkung bei Ciclosporin-Toxizität).

Pathologie

Histologisch unterscheidet man zwischen zellulärer und vaskulärer Abstoßung. Zeichen zellulärer Abstoßung sind interstitielle Infiltration mit mononukleären, Zellen, sowie Ruptur der tubulären Basalmembran. Neutrophile im Interstitium deuten dagegen eher auf eine Infektion hin.

Zeichen der antikörpervermittelten, humoralen Abstoßung (früher als »vaskulär« bezeichnet) sind Endothelschwellung, fibrinoide Nekrosen der Arteriolen, Fibrinthromben in den glomerulären Kapillarschlingen und in schweren Fällen eine Nierenrindennekrose. Glomeruläre Beteiligung ist ein schlechtes prognostisches Zeichen. Sind gleichzeitig interstitielle, mononukleäre Infiltrate vorhanden, so spricht man von einer gemischten Abstoßung. Mit Hilfe der »BANFF-97-Klassifizierung« können akute Abstoßungen standardisiert eingestuft werden. Dies ist wichtig, um Therapieschemata vergleichen zu können (◘ Tab. 13.3). Die Erfüllung der »Borderline«-Kriterien wird nicht als Abstoßung gewertet.

Beweisend für eine Abstoßung ist bisher allein die histologische Analyse. Ein idealer Abstoßungsmarker in Form eines spezifisch und sensitiv auf Abstoßung reagierenden Messwerts im Blut oder noch besser im Urin steht derzeit nicht zur Verfügung. Geforscht wird nach molekularbiologischen Nachweismethoden einer erhöhten Expression abstoßungsspezifischer Zytokine (z. B. IL-7, IL-10, IL-15, Fas ligand, Perforin und Granzym B).

Therapie

Eine akute Abstoßung tritt bei 10–35% der Nierentransplantierten auf. Zur Behandlung stehen die Steroidstoßtherapie, ATG (s. unten) und deren Kombination zur Verfügung. Bei hochgradigem klinischen Verdacht sollte bereits vor Erhalt des Biopsieergebnisses zumindest mit der Steroidtherapie begonnen werden.

Steroidstoßtherapie = Steroidpulstherapie

Die Steroidstoßtherapie besteht aus der i.v.-Verabreichung von 3–5 mg/kg KG Methylprednisolon über 3–5 Tage mit konsekutivem raschem Ausschleichen bis zur ursprünglichen Erhaltungsdosis. Bei bisher eher niedrigem Spiegel kann auch die Ciclosporindosis angehoben werden. Nebenwirkungen der Steroide sind erhöhte Infektanfälligkeit, Blutzuckerentgleisungen, Hypertonie, Ulkuserkrankung und Steroidpsychosen. Eine prophylaktische, antimykotische Therapie für den Gastrointestinaltrakt in Form von dünndarmlöslichen Amphotericin-B-Dragees und -Emulsion (Ampho-Moronal für Mund und Speiseröhre), sowie eine Ulkusprophylaxe mit einem H_2-Blocker wird empfohlen. Wenn nach 5–7 Tagen kein Abfall des Serumkreatinins sowie Steigerung der Urinausscheidung eingetreten ist, spricht man von steroidresistenter Abstoßung.

Antithymozytenglobulin (ATG)

Antilymphozytenserum wird durch die Immunisierung von Kaninchen oder Pferden mit menschlichen Lymphozyten aus dem Thymus (deswegen ATG = **A**nti**t**hymozyten**g**lobulin) oder aus B-Zellkulturen gewonnen. Eine typische Dosierung wäre 10–15 mg/kg KG/24 h. Nach einigen Tagen bis einer Woche kommt es in 75–100% zu einer Rückkehr des Kreatinins zum Ausgangswert. Nachteilig ist die serienabhängig unterschiedliche Wirkstärke, die aufwendige Produktion, die fehlende Spezifität sowie die Notwendigkeit eines zentralen Zuganges zur Applikation. Um die Infektionsgefahr nicht zu groß werden zu lassen, wird die Dosis von Ciclosporin, Tacrolimus, Azathioprin und Mycophenolat während ATG-Therapie reduziert. Gleichzeitig werden prophylaktisch Antibiotika, Virostatika und Antimykotika gegeben. Bei der Infusion von ATG treten als Zeichen der Reaktion auf Fremdeiweiß Fieber und Schüttelfrost auf, selten kommt es auch zu anaphylaktischen Reaktionen. Viele Zentren versuchen diesen Begleitreaktionen durch Gabe eines »Cocktails« von Steroiden, Antihistaminika und Antipyretika vorzubeugen.

OKT 3 wird wegen der starken Nebenwirkungen kaum noch oder nur noch als Reservemedikament eingesetzt.

◻ Tab. 13.3. BANFF-97-Klassifizierung von Abstoßungskrisen

Bezeichnung	Kriterien
Normal	Keine Veränderungen
Borderline	Milde Tubulitis, 10–25% interstitielle Beteiligung, keine Arteriitis, (1–4 mononukleäre Zellen pro Tubulusquerschnitt)
Typ IA	>25% interstitielle Entzündung, mäßige Tubulitis (>4 mononukleäre Zellen pro Tubulusquerschnitt)
Typ IB	>25% interstitielle Entzündung und schwere Tubulitis (>10 mononukleäre Zellen pro Tubulusquerschnitt)
Typ IIA	Milde bis mäßige Arteriitis in mindestens einem Arterienanschnitt
Typ IIB	Schwere Arteriitis mit Verlust von mehr als 25% der Lumina
Typ III	Transmurale Arteriitis und/oder arterielle fibrinoide Veränderungen und Nekrose der Muskelzellen der Media. Zusätzlich lymphozytäre Entzündung des Gefäßes
Antikörpervermittelte Abstoßung	Unmittelbare (hyperakute) oder verzögerte (akzeleriert akute) Abstoßung aufgrund von Antikörpern gegen Spenderantigene (früher als »vaskulär« bezeichnet)

Zusammenfassung

Bei erster akuter Abstoßung vom hauptsächlich zellulären Typ ist eine ggf. zu wiederholende Steroidpulstherapie indiziert. Diese wird gelegentlich auch vor Erhalt des Biopsieergebnisses begonnen, wenn mit ausreichender Sicherheit eine andere Ursache der Transplantatfunktionsverschlechterung ausgeschlossen werden kann. Allerdings können auch Infektionen (Polyomavirus, CMV) klinisch wie eine Abstoßung imponieren, die Therapiekonsequenz wäre der reinen Abstoßung konträr! Bei Infektionen wird die Immunsuppression reduziert, bei Abstoßungen erhöht. Das Verhalten richtet sich natürlich auch nach der Wahrscheinlichkeit, mit der die beiden Ursachen vorliegen. In manchen Zentren sind Abstoßungen nur 2% häufiger als Polyomainfektionen. Man beginnt mit einer i.v.-Pulstherapie mit Methylprednisolon in einer Dosierung von 3–5 mg/kg KG/24 h, welches je nach Biopsieergebnis kombiniert wird:

Bei Banff I wird häufig nur 3 Tage mit Steroiden behandelt und die Basisimmunsuppression entweder auf Tacrolimus/Mykophenolat umgestellt oder erhöht. Stellt sich keine Besserung ein oder ist die histologische Einstufung bei Banff II, wird ATG addiert. In beiden Fällen wird ein rasches Reduzieren der Steroide angestrebt. Kommt es immer noch zu keiner Besserung, wird das Bemühen intensiviert, eine antikörpervermittelte Abstoßung nicht zu übersehen (C4d-Nachweis, ggf. in Rebiopsie). In den seltenen Fällen ohne Reaktion finden schließlich OKT-3- oder i.v.-Immunglobuline Einsatz. Vor Einsatz der ATG-Therapie muss das Biopsieergebnis bekannt sein, denn gelegentlich ist die Abstoßung histologisch »geheilt« und die Kreatininerhöhung ist lediglich Zeichen einer noch bestehenden akuten Tubulusnekrose oder der Ciclosporintoxizität. Eine Rezidivabstoßung nach ATG oder OKT 3 wird mit Steroidpulstherapie behandelt, eine Wiederholung von OKT 3 ist nur bei niedrigem Antikörpertiter gegen Maus-IgG möglich. Bei humoraler Abstoßung wird neben OKT 3 auch die Plasmapherese oder Immunadsorption eingesetzt. ATG und Steroidstoßtherapie sind hier meist nutzlos. Bei Rezidiv wird ein Steroidpuls verabreicht. Mehrere Untersuchungen weisen darauf hin, dass das Umsetzen auf Tacrolimus als »rescue«-Therapie bei steroid- und ATG-resistenter Abstoßung aber auch bei direktem Umsetzen von Ciclosporin wirksam ist. Dies gilt wohl nicht nur für den kurzfristigen Therapieerfolg, sondern auch noch für die Transplantatfunktion nach 2 Jahren.

In aussichtslosen Fällen wird gelegentlich eine Methode aus den Kinderschuhen der Transplantation wieder aufgegriffen. Über 4 Tage wird das Transplantat mit 600 rad bestrahlt. Es gibt keine Empfehlungen bezüglich Effizienz und Sicherheit dieses Vorgehens.

Ein Beenden der Abstoßungstherapie und Aufgabe des Transplantates ist indiziert bei:

> **Indikationen für Abbruch der Abstoßungstherapie**
> - Schwere Infektionen
> - Nach 2- bis 3-maligner, erfolgloser Gabe von OKT 3 bzw. ATG und sicherem Ausschluss einer antikörpervermittelten Abstoßung
> - Bei hohen Anti-Maus-Antikörpertitern
> - Bei Abstoßung nach mehr als 90 Tagen bei bereits durchgeführten Steroidpulsen und ATG-Gabe
> - Bei nicht mehr durchbluteter Niere (»non viable kidney«), bei der Entscheidung, ob dies vorliegt, hilft der histologische Nachweis des Ausmaßes der interstitiellen Fibrose

13.6.3 Chronische Transplantatabstoßung

Später als 1 Jahr nach Transplantation ist die chronische Abstoßung der häufigste Grund des Transplantatverlustes. Die genaue Inzidenz ist aufgrund fehlender, universell akzeptierter Kriterien nicht festlegbar. Klinisch stellt sich der Verdacht bei langsamer Funktionsverschlechterung, steigender Proteinurie und Verschlechterung der Hypertonie.

Die histologischen Veränderungen betreffen Glomeruli, Tubuli, Interstitium und die Blutgefäße. Die Veränderungen der verdickten Gefäßwände ähneln denjenigen bei thrombotischen Mikroangiopathien. An eine MPGN erinnernde, gedoppelte glomeruläre Gefäßwände sind ebenso typisch wie große Glomeruli mit variabel ausgeprägter Sklerose (auch Transplantatglomerulopathie genannt). Interstitiell sieht man eine diffuse Fibrose, gelegentlich Zellinfiltrate und die peritubuläre BM ist gesplittet (❏ Abb. 13.2). Differentialdiagnostisch müssen rekurrente oder neue Glomerulopathien sowie interstitielle Veränderungen z. B. durch Ciclosporin oder Tacrolimus abgegrenzt werden. Das Muster der im Interstitium abgelagerten extrazellulären Matrixproteine kann bei der Differentialdiagnose hilfreich sein. Während Ciclosporin-induzierte Schäden mit einer Akkumulation von Kollagen I und III einhergehen, findet man bei der chronischen Abstoßung eher Kollagen IVa3 und Laminin-β_2.

Bei den Risikofaktoren der chronischen Abstoßung unterscheidet man immunologische und nichtimmunologische Faktoren. Zu den immunologischen Faktoren zählt die Häufigkeit vorausgegangener akuter Abstoßungen, Infektionen, geringe Erhaltungsdosen von Ciclosporin nach dem ersten Jahr sowie ein schlechtes Match. Zu den nichtimmunologischen Faktoren zählen Hypertonie, Hyperfiltration, verzögerte Funktionsauf-

nahme, Hyperlipidämie und neu aufgetretene oder rekurrente Nierenerkrankungen.

Für die Therapie der chronischen Abstoßung stehen leider keine spezifischen Medikamente zur Verfügung. Die Behandlung erschöpft sich in einer adäquaten Immunsuppression und strenger Einstellung von Blutdruck und Hyperlipidämie. Ob ACE-Hemmer auf die chronische Transplantatabstoßung einen protektiven Effekt haben (entsprechend dem Funktionserhalt bei chronischer Niereninsuffizienz), ist derzeit Forschungsinhalt.

Absetzen der Immunsuppression bei terminalem Transplantatversagen

Bei irreversiblem Funktionsverlust des Transplantates muss die Immunsuppression abgesetzt werden. Die Infektionsgefahr aufgrund von Medikamenten und zunehmender Urämie potenziert sich. Mit zunehmender Niereninsuffizienz addiert sich auch die Neurotoxizität von Urämie und Ciclosporin. Beim Absetzen der Immunsuppression kann trotz terminalen Transplantatversagens eine Abstoßung auftreten, die zu einer Nephrektomie zwingen kann. Dies ist besonders, wenn ein Transplantatversagen innerhalb des 1. Jahres eintritt, der Fall. Ein häufig gewähltes Vorgehen ist das sofortige Absetzen von Ciclosporin, Tacrolimus, Azathioprin und Mycophenolat gefolgt von einem Ausschleichen der Steroiddosis. Kommt es wiederholt zu Abstoßungskrisen und nimmt das Transplantat an Größe zu, besteht die Gefahr der Transplantatruptur. Nach vorübergehender Restitution einer höheren Steroiddosis muss das Transplantat dann entfernt werden.

13.7 Infektionen bei Nierentransplantierten

13.7.1 Differentialdiagnose von Infektionen bei transplantierten Patienten

Vier Fünftel aller Nierentransplantierten erleiden mindestens eine Infektion im 1. Jahr nach Transplantation. Das Spektrum der Auslöser von Infektionen ist bei immunsupprimierten Patienten um die opportunistischen Keime erweitert. Je stärker die Immunsuppression, umso geringer die Absto-

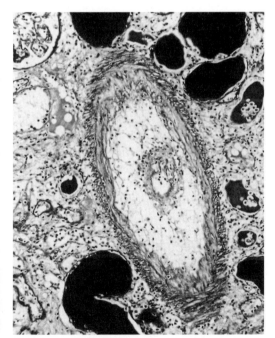

❏ **Abb. 13.2.** Ausschnitt aus einer transplantierten Niere mit Vakuolisierung von Hauptstückepithelien nach Ciclosporingabe. [Aus: Bohle A (1990) Niere und harnableitende Organe. In: Eder M, Gedigk P (Hrsg) Lehrbuch der allgemeinen Pathologie und der pathologischen Anatomie. Springer, Heidelberg]

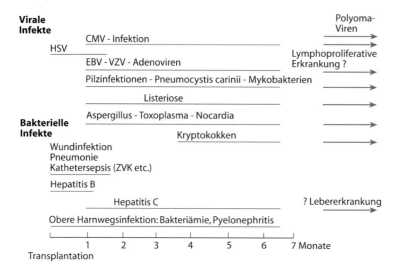

Abb. 13.3. Zeitplan für das Auftreten von Infektionen nach Nierentransplantation. *CMV* Zytomegalievirus, *HSV* Herpes-simplex-Virus, *EBV* Ebstein-Barr-Virus, *VZV* Varizella-Zoster-Virus; evtl. Zusammenhang zwischen der EBV-Infektion und der lymphoproliferativen Erkrankung, *Pfeile* deuten Erkrankungen zwischen 6 Monaten und 2 Jahren nach TPL an, »?« Infektionen mehr als 2 Jahre nach TPL. [Mod. Nach Rubin RH (1994) Infection in the organ transplant patient. In: Rubin RH, Younh LS (eds) Clinical approach to infection in the compromised host. Plenum Press New York]

ßungsgefahr, aber umso höher die Infektanfälligkeit. Je schwächer die Immunsuppression, desto höher die Gefahr einer Abstoßung und umso besser die Infektabwehr. Dabei spielt der Wirkmechanismus einzelner Medikamente eine geringere Rolle als das generelle Ausmaß der Immunsuppression. Infektionen können auch eine Abstoßung triggern, insbesondere bei immunmodulierenden Keimen wie den Herpesviren CMV und EBV, den Hepatitisviren HBV und HCV und natürlich auch HIV. Ehemalige Peritonealdialysepatienten sind nach Transplantation infektanfälliger als Hämodialysepatienten.

Für Infektionen durch spezielle Erreger ist das Auftreten in einem bestimmten Zeitraum nach der Transplantation charakteristisch (◘ Abb. 13.3).

Im 1. Monat nach Transplantation kommen die typischen, auch bei nicht Transplantierten auftretenden, postoperativen Infektionen gehäuft vor. Dazu gehören Wundinfektionen durch Bakterien oder Pilze, Pneumonien, Katheterinfektionen etc. Erstaunlicherweise sind trotz der in dieser Zeit maximalen Immunsuppression die opportunistischen Infektionen (Pneumocystis jiroveci, Nocardiose, Listeriose) selten. Zwischen 4 Wochen und 6 Monaten nach Transplantation kommen Infektionen mit immunmodulierenden Viren – insbesondere CMV – besonders häufig vor. Diese können den Boden für eine weitere Infektion bereiten. In dieses Intervall fallen auch Infektionen durch HSV, HZV, Hepatitisviren, Mykobakterium tuberculosis und EBV. EBV kann die Entwicklung lymphoproliferativer Erkrankungen induzieren. Infektionserkrankungen, die später als 6 Monate nach Transplantation auftreten, entsprechen bezüglich der Erreger weitgehend den die allgemeine Bevölkerung betreffenden Infektionen. Es gibt jedoch auch chronische Virusinfekte, die dann erst klinisch manifest werden (Aids, chronische Hepatitis, lymphoproliferative Erkrankungen nach EBV, Chorioretinitis durch CMV).

Die meisten Zentren verabreichen bereits bei der Transplantation eine perioperative Antibiotikaprophylaxe mit breitem Wirkspektrum sowie eine CMV-Prophylaxe mit Gancyclovir. Trimethoprim-Sulfamethoxazol wird zur Prophylaxe von Harnwegsinfekten und speziell zu Pneumocystisprophylaxe eingesetzt. Bei rezidivierenden Harnwegsinfekten, Anomalien der ableitenden Harnwege oder neurogener Blasenentleerungsstörung wird es als Dauerantibiose verabreicht. Alternativ können Gyrasehemmer (z. B. Ciprofloxazin, Ofloxazin) eingesetzt werden.

13.7.2 Zytomegalie (CMV)

Das Zytomegalievirus ist eines der vier Herpesviren. Die Infektionsrate der Bevölkerung mit CMV steigt mit dem Alter. Die Transfusion von Blut ist eine potentielle Infektquelle, der Gebrauch von Leukozytenfiltern kann die Virustransmission deutlich verringern. Mehr als zwei Drittel aller Spender und Empfänger von Organtransplantaten haben Antikörper gegen CMV als Zeichen einer durchgemachten, wenn auch klinisch vielleicht nicht manifesten Infektion. Man unterscheidet eine **CMV-Infektion** von einer **CMV-Erkrankung.**

Von Infektion spricht man bei:
- Serokonversion von IgG zu IgM
- Bei einem 4fachen Anstieg des IgG Titers
- Beim Nachweis von CMV-Antigen in infizierten Zellen
- Bei Isolation des Virus aus Kulturen

Klinik

CMV-Erkrankung bedeutet das Auftreten von klinischen Symptomen wie Fieber, Leukopenie und Organmanifestationen (z. B. Pneumonitis, Hepatitis, Pankreatitis, Kolitis, Meningoenzephalitis). Eine symptomatische CMV-Infektion tritt meist zwischen 1 und 4 Monaten nach Transplantation auf, die CMV-Chorioretinitis gelegentlich auch später. Kardinalsymptom ist eine Leukopenie, die bei Protokollen mit Azathioprin zu einer Dosisreduktion oder Umsetzen auf Mycophenolat zwingt. Die häufigste klinische Manifestation ist ein der Mononukleose ähnliches Bild mit Fieber, Myalgien, Arthralgien, Schwäche, Leukopenie, milder Lymphozytose und gelegentlich leichtem Transaminasenanstieg.

Unter CMV-induzierter Transplantatglomerulopathie versteht man ein klinisches Bild mit verschlechterter Transplantatperfusion und akuter Tubulusnekrose. Dieses Syndrom ist weder in seiner klinischen Signifikanz, noch in seiner Abgrenzung von einer durch eine CMV-Infektion getriggerten Abstoßung, noch in seiner Häufigkeit gesichert.

Therapie

Die Behandlung richtet sich insgesamt nach der Schwere der Erkrankung. OKT 3 muss abgesetzt, Azathioprin reduziert und ggf. durch Mycophenolat ersetzt werden. Die i.v.-Gabe von Gancyclovir wird an die Nierenfunktion angepasst. Man behandelt normalerweise über 3 Wochen und verabreicht ggf ergänzend Hyperimmunglobulin (s. unten). Eine gleichzeitige Infektion mit opportunistischen Keimen (Pneumocystis jiroveci, Nocardiose, Listeriose) muss ausgeschlossen werden.

Prophylaxe

Eine CMV-Prophylaxe ist insbesondere in folgenden Situationen wichtig:
- Bei der Transplantation von Organen CMV-positiver Spender auf CMV-negative Empfänger zur Vermeidung einer Neuinfektion
- Bei CMV-positiven Empfängern zur Vermeidung einer Reaktivierung
- Bei CMV-positiven Empfängern und CMV-positiven Spendern zur Vermeidung einer Infektion mit einem anderen Virussubtyp

Die meisten Zentren geben derzeit Gancyclovir als Prophylaxe. Da die Bioverfügbarkeit oralen Gancyclovirs nicht besonders gut ist, wird primär die i.v.-Applikation gewählt, eventuell gefolgt von einer oralen Therapie. Acyclovir vermindert zwar auch die Erkrankungsrate, aber im Unterschied zu Gancyclovir ist die Infektionsrate unverändert. Valacyclovir, eine Weiterentwicklung von Acyclovir, hat interessanterweise im Unterschied zu letzterem gute prophylaktische Wirkung gegen CMV und eine bessere Bioverfügbarkeit als Gancyclovir.

Eine CMV-Prophylxe mit CMV Hyperimmunglobulin (Cytoglobin, Cytotect Biotest) existiert bereits seit den 1980er Jahren. Eine Infektion wird zwar nicht verhindert, aber die Rate an CMV-Erkrankungen, an parasitären oder pilzinduzierten Superinfektionen sowie an Leukopenie wird signifikant reduziert.

13.7.3 Hepatitis C

Veränderungen der Leberwerte findet man bei 7–24% von Organempfängern. Leberversagen ist die Todesursache bei 8–28% nierentransplantierter Patienten. Etwa die Hälfte der Lebererkrankungen bei Nierentransplantierten wird durch HCV verursacht, der Rest durch HBV, CMV, EBV, Medikamentennebenwirkung (Azathioprin, Ciclosporin A), Alkohol oder Hämosiderose.

Empfänger HCV-positiver Organe entwickeln 4-mal so häufig eine Hepatitis. Die Auswirkung auf die Überlebensrate sowie die Transplantatüberlebensrate ist jedoch umstritten. Britische und amerikanische Untersuchungen zeigten, dass die Nierentransplantation auch beim anti-HCV-positiven Patienten der Dialysebehandlung überlegen ist. Bei der Transplantation zwischen HCV-positivem Spender und Empfänger können gleiche oder unterschiedliche Genotypen des HCV-Virus vorliegen. Nach aktueller Datenlage hat dies keine Auswirkung auf die Schwere einer Hepatitis. HCV-positive Empfänger entwickeln signifikant häufiger eine Hepatitis, meist eine chronisch aktive Hepatitis. Selten kommt es auch zu einer rasch progredienten, mit Cholestase und schwerer Fibrose einhergehenden sog. »fibrosierenden cholestatischen Hepatitis«.

Diagnostik

Endgültige Sicherheit über den HCV-Status des Spenders gibt nur der RNA-Test, auch die ELISA-Systeme der 2. Generation haben noch eine geringe Rate falsch-positiver Ergebnisse. Eine Leberbiopsie zur Bestimmung des Ausmaßes der Hepatitis ist sehr gut geeignet, die Qualität der prognostischen Aussage bezüglich des Verlaufes nach Transplantation bei anti-HCV-positiven Patienten zu verbessern. Für die Prognose bei normaler Leberhistologie fehlen Studien. Bei ausgeprägten Leberparenchymschäden, die bei Dialysepatienten auch bei fast normalen Transaminasen vorkommen können, sollte die Entscheidung zur Transplantation mit Vorsicht gewählt werden.

Therapie

Nierengesunde Patienten mit Hepatitis C können mit Interferon-α und bei einer Kreatininclearance über 50 ml/min zusätzlich mit Ribavirin behandelt werden. Da die Gabe von Zytokinen Abstoßungen triggert, ist eine Nierentransplantation eine Kontraindikation für Interferon-α. Derzeit wird die Auswirkung einer Interferon-α-Therapie bei Dialysepatienten mit Hepatitis C vor Nierentransplan-

tation auf das Auftreten eines Rezidiv der Erkrankung nach Transplantation untersucht. Ribavirin kann bei ausreichender Transplantatnierenfunktion die Viruslast mindern.

13.7.4   Hepatitis-C-induzierte Nierenerkrankungen bei Nierentransplantierten

Proteinurie beim Nierentransplantierten mit HCV-Infektion kann auf eine HCV-assoziierte Erkrankung des Transplantates hinweisen. Beschrieben sind:
- Membranoproliferative Glomerulonephritis
- Membranöse Glomerulonephritis
- Thrombotische Mikroangiopathie/HUS
- FSGS
- Akute Transplantatglomerulopathie
- Chronische Transplantatglomerulopathie
- Abstoßung (umstritten)

Die Diagnose einer HCV-assoziierten Transplantaterkrankung wird histologisch gestellt. Therapeutische Erfahrungen mit Interferon-α sind auch für die HCV-assoziierte Transplantaterkrankung aufgrund der Triggerung von Abstoßungen ungünstig. Erfahrungen mit Ribavirin sind für HCV-assoziierte Glomerulopathien nur bei Lebertransplantierten mit rekurrenter Hepatitis C beschrieben, nicht für Nierentransplantierte. Unter Ribavirin sank zwar die Proteinurie, die Virämie nahm jedoch nicht ab. Dies spricht für einen von der Viruslast unabhängigen glomerulären Pathomechanismus.

13.7.5   Harnwegsinfektionen nach Nierentransplantation

Harnwegsinfektionen sind mit 30–40% die häufigsten Infektionen nach Nierentransplantation. Sie werden meist durch gramnegative Enterokokken ausgelöst, gelegentlich auch durch Corynebacterium urealyticum. Letzteres ist schwer zu isolieren und resistent gegenüber den üblicherweise zur Behandlung von Harnwegsinfekten eingesetzten Antibiotika. Die Behandlung muss mit Vancomycin erfolgen.

Neben den üblichen Risikofaktoren für eine Harnwegsinfektion kommen nach Nierentransplantation noch weitere prädisponierende Faktoren wie Dauerkatheter, Ureterläsionen und Immunsuppression hinzu. Auch an Infektionen der verbliebenen Eigennieren z. B. durch vesikoureteralen Reflux oder Steine muss gedacht werden.

Noch während des stationären Aufenthaltes auftretende Harnwegsinfekte weisen meist einen schweren Verlauf auf. In 90% ist das Transplantat infiziert, in 10% findet sich eine Bakteriämie. Es muss auf jeden Fall initial parenteral behandelt werden.

Bis 3 Monate nach Transplantation ambulant auftretende Harnwegsinfekte können zwar oral behandelt werden, die Therapie sollte jedoch für 6 Wochen durchgeführt werden. Später gleicht sich der Verlauf von Harnwegsinfekten immer mehr denen der Normalbevölkerung an. Gehäufte Harnwegsinfekte sind mit einem erhöhten Risiko chronischer Abstoßung assoziiert, so dass aggressive Diagnostik und Therapie indiziert sind (▶ Kap. 4).

13.8   Rezidiv der Grunderkrankung

13.8.1   Primäre Nierenerkrankungen

IgA-Glomerulonephritis

Die Rezidivrate der IgA-Glomerulonephritis liegt bei etwa 50%, wobei Lebendspenden häufiger Rezidive erfahren (bis zu 83%). Nicht jede histologische Läsion führt zu klinischen Symptomen. Der Verlauf ist ähnlich den IgA-Glomerulonephritiden in nativen Nieren langsam, die Transplantatverlustrate durch das Rezidiv ist gering (etwa 75% 5-Jahres-Transplantatüberleben). Lebendspenden werden daher als ethisch akzeptabel erachtet. Ciclosporin A hat keinen Einfluss auf Häufigkeit, Schwere und Verlauf der Rezidive. Insgesamt ist das Transplantatüberleben (Leichenniere) von Patienten mit IgA-Glomerulonephritis vermutlich besser als bei anderen Grunderkrankungen.

Fokal segementale Glomerulosklerose

Hier liegt die Rezidivrate bei etwa 20%. Es existieren jedoch Abgrenzungsprobleme zu den sekundären Glomerulosklerosen. Patienten unter 20 Jahren mit rasch progredienter Niereninsuffizienz durch FSGS, haben im Transplantat eine Rezidivrate von fast 50%

und sind oft nach etwa 3 Jahren erneut dialysepflichtig. Das Rezidiv präsentiert sich oft mit nephrotischer Proteinurie. Die Patienten erleiden häufig akute Abstoßungen und ein ANV in der ersten Woche nach Transplantation. Ein Rezidiv im Ersttransplantat erhöht das Risiko eines Rezidivs in Folgetransplantaten. Geschwindigkeit und Kontinuität der Rezidive lässt einen im Serum zirkulierenden pathogenen Faktor vermuten. Temporäre Verbesserungen der Proteinurie nach Behandlung mit Proteinadsorptionssäulen (Plasmaseparation) unterstützen diese These. Aufgrund der hohen Wahrscheinlichkeit eines Rezidivs sollte bei der aggressiven Form der FSGS und bei Patienten mit FSGS-Rezidiv im Ersttransplantat keine Lebendspende durchgeführt werden.

Membranoproliferative Glomerulonephritis (MPGN)

Eine membranoproliferative Glomerulonephritis rezidiviert häufig im Transplantat. Bei Typ I in 20–30%, bei Typ II in 50–100%. Für den seltenen Typ III liegen nur Einzelfallstudien mit Rezidiven vor. Klinisch zeigt sich eine Proteinurie und bei Typ I auch häufig Hämaturie. Rezidive bei Typ I führen in 30–40%, bei Typ II in 10–20% (mindestens) zum Transplantatverlust. Eine effektive Therapie ist nicht bekannt. Eine Hepatitis-C-assoziierte MPGN kann ebenfalls im Transplantat auftreten.

Membranöse Glomerulonephritis

Die membranöse Glomerulonephritis rezidiviert eher selten (3–5%). Betroffen sind hauptsächlich Patienten mit rasch progredientem Verlauf der primären Erkrankung. Die Rezidive treten nach etwa 10 Monaten auf und führen bei 30–50% zum Transplantatverlust. Häufiger als das Rezidiv ist eine mit chronischer Abstoßung assoziierte »De-novo«-membranöse Glomerulonephritis, die 18–21 Monate nach TPL auftritt und klinisch als Proteinurie auffällt.

Anti-GBM-Glomerulonephritis/ Goodpasture-Syndrom

Die Antikörperproduktion bei diesem Krankheitsbild ist normalerweise selbstlimitierend. Nach dem

Verschwinden der Antikörpertiter (meist 1 Jahr) ist die Rezidivrate verschwindend gering. Allerdings findet man in bis zu 50% der transplantierten Organe lineare IgG-Ablagerungen an der glomerulären Basalmembran. Bei nach dem Verschwinden der antikörpertransplantierten Patienten mit Rezidiv findet man Hämaturie und Proteinurie, der Transplantatverlust ist jedoch gering.

Alport-Syndrom

Patienten mit Alport-Syndrom können nach Nierentransplantation eine De-novo-anti-GBM-Glomerulonephritis entwickeln. In ihren Eigennieren ist nämlich das Goodpasture-Antigen nicht nachweisbar, so dass eine »gesunde« Spenderniere sozusagen ein Goodpasture-Mismatch mit sich bringt, gegen welches dann vom Empfänger Antikörper produziert werden.

13.8.2   Systemerkrankungen

Hämolytisch-urämisches Syndrom (HUS) und thrombotisch-thrombozytopenische Purpura (TTP)

HUS-Rezidive im Transplantat sind für 20–50% der Patienten beschrieben. Unklar ist jedoch, wie hoch der Anteil sekundärer hämolytisch-urämischer Syndrome durch vaskuläre Abstoßung oder Ciclosporintherapie ist. Risikofaktoren für ein Rezidiv sind infektiöse Diarrhö, primäres HUS vom autosomal-rezessiven Typ, höheres Alter, Lebendspende, Gabe von Ciclosporin oder Tacrolimus und kurzes Intervall zwischen primärem HUS und Transplantation. Therapeutisch kann sowohl ATG als auch Ciclosporin (mit Vorsicht) eingesetzt werden. Plasmapherese wurden ebenfalls erfolgreich eingesetzt. Beim Auftreten eines HUS unter Ciclosporin sollte dieses reduziert werden. Vermutlich gilt gleiches für die extrem selten vorkommende TTP. Ein hämolytisch-urämisches Syndrom im Transplantat bei anderer Grunderkrankung ist meist mit Ciclosporintoxizität, akuter vaskulärer Abstoßung oder HIV assoziiert. Prophylaktisch kann niedrig dosierte Acetylsalicylsäure oder Dipyridamol verabreicht werden.

Sklerodermie

Bisher sind nur etwa 80 Fälle von Nierentransplantation bei Sklerodermieerkrankung beschrieben. Die Transplantatüberlebenszeit ist kürzer als bei anderen Grunderkrankungen, nach 5 Jahren beträgt sie z. B. nur 47%. Die Rezidivrate ist aufgrund der Ähnlichkeit der renalen Sklerodermieläsionen mit den Veränderungen bei vaskulärer Abstoßung schwer einzuschätzen. Sie wird in der Literatur mit 20% angegeben und hat meist einen aggressiven Verlauf.

Lupus erythematodes

Eine Nierentransplantation führt nur selten zu einer Reaktivierung der Erkrankung. Zeichen der Lupusnephritis nur in 2–9%.

Wegener-Granulomatose und mikroskopische Polyarteriitis

Diese rekurrieren in bis zu 20%. ANCA-Titer sagen das Risiko der Rekurrenz nicht voraus.

Diabetische Nephropathie

Typische histologische Veränderungen der diabetischen Nephropathie im Transplantat sind die Verdickung der Basalmembran und eine Verbreiterung des Mesangiums, die klassischen nodulären Läsionen der Glomeruli fehlen meist. Nur knapp 2% der Transplantatverluste sind auf die diabetische Nephropathie zurückzuführen, da sie sich sehr langsam entwickelt. Ihr Wiederauftreten wird durch die kombinierte Pankreas-Nieren-Transplantation verhindert.

13.9   Chirurgische und urologische Probleme nach Nierentransplantation

Die meisten chirurgischen und auch urologischen Probleme treten relativ früh nach Transplantation, oft noch während der stationären Nachbehandlung auf. Revisionen sollten vorzugsweise im Transplantationszentrum vorgenommen werden. Die wichtigsten Komplikationen sind:

- Lymphozele
- Transplantatarterienstenose

- Nahtinsuffizienz
- Thrombose der Transplantatarterie oder -vene
- Obstruktive Uropathie durch Ureterstenosen (z. B. an der Insertionsstelle ins Blasendach, durch Ischämie des Ureters oder durch Blutkoagel)
- Refluxnephropathie bei kurzer Verlaufsstrecke des Ureters im Blasendach
- Urinfistel mit oder ohne Urinom

Lymphozelen sind Lymphansammlungen in unmittelbarer Umgebung des Transplantates. Sie kommen durch die Eröffnung von Lymphgefäßen sowohl des Transplantates als auch der iliakalen Lymphstränge des Empfängers zustande. Sie können Lymphabflussstörungen der unteren Extremität verursachen, Druck auf Ureter, Transplantatarterie und/oder Transplantatvene ausüben und sich infizieren. Diagnostisch stehen neben der Sonographie die Lymphographie der unteren Extremitäten und bei Infektion das Leukozytenszintigramm zur Verfügung. Die Therapie besteht z. B. in einer Marsupialisation ins Peritoneum.

13.10 Internistische Komplikationen nach Nierentransplantation

13.10.1 Hypertonie

Etwa 60–80% der Nierentransplantierten entwickeln eine Hypertonie. Die häufigsten Ursachen sind:

Ursachen für eine Hypertonie

- Verzögerte Funktionsaufnahme
- Leichenniere von hypertensivem Spender (oder Spender mit pos. Familienanamnese)
- Hyperreninismus der verbliebenen Eigennieren
- Ciclosporin und Steroidtherapie
- Transplantatarterienstenose
- Salz- und Wasserretention
- Grunderkrankungsrezidiv oder De-novo-Glomerulonephritis im Transplantat

---

Hochdruck unmittelbar nach Transplantation kann auch für Transplantatfehlfunktion, Ischämie oder

Ciclosporintoxizität sprechen. Seit der Einführung von Ciclosporin ist auch die Inzidenz von Hypertonie nach Herz- oder Knochenmarktransplantation gestiegen.

Transplantatarterienstenose

Die Inzidenz der Transplantatarterienstenose ist aufgrund veränderter chirurgischer Techniken rückläufig. Typisch für eine renovaskuläre Hypertonie durch Transplantatarterienstenose sind ein schwer einstellbarer Blutdruck, plötzliche Blutdruckentgleisungen evtl. mit Kreatininanstieg, in schweren Fällen Lungenödem oder akutes Nierenversagen. Auslöser oder erschwerend kann die Gabe von ACE-Hemmern sein. Diagnostisch gewinnt die Kernspinangiographie mit Flußmessung in der Arterie und im Parenchym zunehmende Bedeutung neben der konventionellen Angiographie. (▶ Kap. 17 und 2). Die MR-Angiographie mit Flussmessung ist mit fast 100% Sensitivität und Spezifität als Screeningmethode der stark untersucherabhängigen Duplexsonographie überlegen. Die Captopril-Szintigraphie hat eine deutlich geringere Sensitivität.

Therapie der Transplantatarterienstenose

Therapeutisch kann eine Angioplastie mit oder ohne Stent oder eine offene chirurgische Korrektur erfolgen. Die PTA hat eine Erfolgsquote von etwa 80% bei 20% Rezidivrate. Ist eine Abknickung (Kinking) ursächlich für die Engstelle, ist die PTA ohne Stent nutzlos. Stents waren ebenfalls erfolgreich bei Rezidivstenosen. Die offene, chirurgische Korrektur ist aufgrund des narbigen Umfeldes schwierig (60–90% Erfolg), und sollte nur bei persistierender Hypertonie und anastomosennaher Stenose eingesetzt werden.

Antihypertensive Therapie bei Nierentransplantation

Die Zielsetzung antihypertensiver Therapie nach Transplantation ist neben der Vermeidung von Endorganschäden natürlich der Erhalt der Transplantatfunktion. Wenn ein Blutdruckanstieg nicht durch eine Abstoßung ausgelöst wurde, kann vorsichtige Reduktion von Ciclosporin den Blutdruck verbessern.

Kalziumantagonisten werden besonders gerne eingesetzt, da sie die ciclosporininduzierte Vasokonstriktion aufheben können. Hinzu kommt die unter Therapie mit Diltiazem mögliche Dosisreduktion von Ciclosporin A. Eine Verbesserung des Langzeitüberlebens des Transplantates durch Gabe von Kalziumantagonisten ist allerdings nicht bekannt.

Die Gabe von ACE-Hemmern nach Transplantation hat verschiedene Aspekte. Bei hypertensiven, proteinurischen Transplantierten reduzieren sie die Proteinurie. Die Senkung des Hämatokrits ist oft erwünscht, da viele Nierentransplantierte unter einer Erythrozytose leiden. In Synergie mit Ciclosporin können ACE-Hemmer jedoch gefährliche Hyperkaliämien erzeugen.

Selten ist eine Nephrektomie der Eigennieren zur Blutdruckkontrolle indiziert.

13.10.2 Stoffwechselstörungen

Lipide

Trotz normalisierter Nierenfunktion weisen viele Nierentransplantierte eine Lipidstoffwechselstörung, meist in Form einer Hypertriglyzeridämie auf. Diese wird hauptsächlich durch Steroide verursacht. Mechanismen sind eine periphere Insulinresistenz, Hyperinsulinämie, erhöhte hepatische Synthese von VLDL, aber auch die Verminderung der ACTH-Freisetzung. Auch Ciclosporin und in geringerem Ausmaß Tacrolimus führen dosisabhängig zu einer Dyslipidämie.

Therapeutisch stehen Diät, Gewichtsabnahme und Versuch der Steroidreduktion im Vordergrund. Bei LDL-Spiegeln über 160 mg/dl bzw. hohem kardiovaskulären Risiko bereits bei 130–160 mg/dl ist eine niedrige dosierte Therapie mit Pravastatin auch bei gleichzeitiger Ciclosporingabe vermutlich vertretbar. Eine solche Therapie sollte auf jeden Fall erst nach Rücksprache mit der zuständigen Transplantationsambulanz begonnen werden.

Knochenstoffwechsel, Osteoporose

Eine erfolgreiche Transplantation kann viele der durch die terminale Niereninsuffizienz hervorgerufenen Knochenstoffwechselstörungen beheben. Die Plasmaspiegel von Phosphat, AP, β_2-Mikroglobulin und Parathormon fallen, die Kalzifikationen nehmen ab. Aluminiumosteopathie, Hyperparathyreoidismus, β_2-Ablagerungen und diabetische Knochenstörungen können jedoch persistieren.

Die Persistenz eines Hyperparathyreoidismus ist häufig. Sie beruht meist auf einer Hyperplasie der Nebenschilddrüsen, die Jahre bis zur Rückbildung benötigen kann. Nur selten ist sie Zeichen eines Adenoms. Die meist etwa 10 Tage nach TPL auftretende Hyperkalzämie beruht auf der Resorption von Gewebekalzifikationen und der normalisierten Vitamin-D-Produktion (und gelegentlich auch auf dem Albuminanstieg). In Extremfällen kann eine Kalziphylaxie auftreten. Falls die korrigierte Kalziumkonzentration nach einem längeren Zeitraum (max. 1 Jahr) noch über 3,1 mmol/l liegt und die iPTH-Werte nicht adäquat absinken, muss eine Parathyreoidektomie erwogen werden.

Die Rückbildung der Aluminiumosteopathie nach Transplantation ist auch durch Dauertherapie mit Desferal nicht zu erreichen.

Hypophosphatämie nach Transplantation wird durch Hyperparathyreoidismus oder durch tubulären renalen Phosphatverlust verursacht. Folgen sind Muskelschwäche und Osteomalazie.

Die Progression der β_2-Amyloidose wird durch erfolgreiche Transplantation unterbrochen, da jetzt wieder ausreichend β_2-Mikroglobulin renal eliminiert wird. Alte Knochenzysten bleiben jedoch bestehen.

Osteopenie und **Osteonekrosen** sind die beiden wichtigsten Knochenkomplikationen nach Transplantation. Ursächlich sind fortbestehende Störungen des Kalziumstoffwechsels und die Auswirkungen der Immunsuppressiva – insbesondere der Steroide – auf den Mineralstoffwechsel. Zwar konnte durch Ciclosporin die Steroiddosis gesenkt werden, die längere Lebensdauer führt jedoch zu einer höheren Gesamtdosis an Steroiden. Die Inzidenz osteopenisch bedingter Frakturen bei Nierentransplantierten beträgt bis zu 22%. Der Verlust der Knochenmasse ist kurz nach Transplantation am höchsten. Nach etwa 1,5 Jahren liegt die Knochendichte von 60% der Patienten unterhalb der Frakturschwelle. Mit Hilfe der DEXA (Dual Energy X-ray Absorptionsosteometrie) können Verlaufskontrollen der Knochendichte durchgeführt werden.

Therapieindikation besteht bei rascher, initialer Abnahme der Knochendichte. Diese führt klinisch zu Knochenschmerzen und Frakturen. Die Bedeutung von Immobilisation auf die Verschlechterung der Knochensituation ist immens. Therapieoptionen sind neben Minimierung der Steroiddosis die Gabe von Calcium, Vitamin D, Kalzitonin oder Biphosphonaten (▶ Kap. 12).

Osteonekrosen treffen meist die gewichttragenden Knochen. Häufig treten mehrere Nekrosen gleichzeitig auf. Die Inzidenz beträgt mehr als 15% in den ersten 3 Jahren. Auch hier sind Steroide ursächlich beteiligt. Die sensitivste Methode zur Belegung des klinischen Verdachtes (Schmerzen) ist die Magnetresonanztomographie im T1 gewichteten Bild. Die Sensitivität des Knochenszintigramms ist deutlich geringer, jedoch dem einfachen Röntgenbild noch überlegen. Die Therapie ist chirurgisch (Gelenkersatz, Stabilisierung). Osteonekrosen sind irreversibel.

Ciclosporin kann zu Knochenschmerzen führen, die auf Kalziumantagonisten sehr gut ansprechen.

Harnsäurestoffwechsel

Nach Nierentransplantation ist hauptsächlich bei ciclosporinbehandelten Patienten die renale Harnsäureausscheidung vermindert, was zu Hyperurikämie und gelegentlich zu Gichtarthropathien führt. Dies steht im Gegensatz zur Hämodialysebehandlung, dort sind Gichtanfälle trotz Hyperurikämie sehr selten. Auch Patienten mit Gichtanamnese berichten, dass sie seit der Dialysepflichtigkeit seltener Gichtanfälle erleiden.

Die Behandlung von Hyperurikämie und Gicht unterliegt beim Nierentransplantierten einigen Besonderheiten. Zur Behandlung des Gichtanfalls ist Colchicin in einer Dosierung von 0,15–0,6 mg 1-mal/24 h das Mittel der Wahl, vorausgesetzt die Nierenfunktion ist normal oder nur gering eingeschränkt. Die hepatische Clearance von Colchicin ist durch die Calcineurininhibitoren Ciclosporin und Tacrolimus vermindert, höhere Dosen führen zu einer meist schleichend beginnenden Myoneuropathie. Die gut antiphlogistisch wirksamen, nichtsteroidalen Antiphlogistika können unter strenger Kontrolle des Serumkreatinins und aus-

reichender Hydrierung für wenige Tage eingesetzt werden. Ein Anheben der Steroiddosis für einige Tage (z. B. auf 20–30 mg Prednison/24 h) ist ebenfalls wirksam.

Wird der Abbau des aktiven Azathioprinmetaboliten 6-Mercaptopurin durch Allopurinol gehemmt, kumuliert die Substanz und das Risiko einer Knochenmarksuppression steigt. Wird bei schweren Gichtfällen Allopurinol eingesetzt, so muss die Azathioprindosis um mindestens die Hälfte reduziert werden und engmaschige Leukozytenkontrollen erfolgen. Besser ist es jedoch, von Azathioprin auf Mycophenolat umzusetzen. Bei normaler Transplantatfunktion und fehlender Steinanamnese können auch Urikosurika eingesetzt werden, bei manchen muss allerdings die Ciclosporindosis angepasst werden. Interessanterweise hat Losartan ebenfalls urikosurische Eigenschaften.

13.10.3 Erythrozytose

Etwa 10–15% der Nierentransplantierten haben eine Erythrozytose mit Hämatokritwerten über 50%. Risikofaktoren sind Rauchen, Diabetes mellitus und ein Verlauf ohne Abstoßung. Erythropoietinspiegel können dabei niedrig, normal oder hoch sein. Ursache sind verschiedene Wachstumsfaktoren und Bindungsproteine, welche die Sensitivität gegenüber Erythropoietin verändern. Die Erythrozytose kann mit ACE-Hemmern, AT_1-Rezeptorblocker (ARB) oder Theophyllin effektiv behandelt werden, wobei letzteres aufgrund seiner geringen therapeutischen Breite fast nie eingesetzt wird.

13.10.4 Entwicklung von Neoplasmen nach Nierentransplantation

Die Erhaltungsimmunsuppression nach Organtransplantation verhundertfacht das Risiko, an einem Neoplasma zu erkranken. Besonders häufig treten Hauttumoren (meist Spinaliome, selten Melanome), Non-Hodgkin-Lymphome, in-situ-Zervixkarzinome, Vulva- und Perinealkarzinome, Nierenzellkarzinome (sowohl der Eigennieren als auch der Transplantatniere), hepatobiliäre Karzinome und verschiedene Sarkome (Kaposi-Sarkome) auf. Die Inzidenz vieler in der Normalbevölkerung häufig vorkommender Tumoren ist nicht verändert (Lunge, Prostata, Kolon, invasive Uteruskarzinome). Das Risiko eines Mammakarzinoms ist sogar 25–30% niedriger. Karzinome treten gehäuft bei etwa 40 Jahre alten Patienten ca. 5 Jahre nach Transplantation auf. Vulva- und Perinealkarzinome treten bevorzugt nach etwa 10 Jahren, andere Karzinome nach etwa 5 Jahren, Lymphome nach etwa 2,5 Jahren und das Kaposi-Sarkom nach etwas weniger als 2 Jahren auf.

Hauttumoren treten bevorzugt an sonnenlichtexponierten Hautarealen auf und sind mit der Häufigkeit der Sonnenexposition korreliert. Es gibt einige Besonderheiten bezüglich Hauttumoren bei Transplantierten:

- Das Spinaliom ist häufiger als das Basaliom.
- Das Merkel-Zellkarzinom ist häufiger.
- Die Tumoren treten in jüngerem Alter auf, wachsen aggressiver und rezidivieren oft nach Resektion.

Bei Nierentransplantierten ist die Inzidenz eines Karzinoms in den Eigennieren 100fach erhöht. Bis auf die spezifische Erhöhung des Risikos einer lymphoproliferativen Erkrankung durch EBV und des Kaposi-Sarkoms durch HSV-8, ist die Entwicklung der anderen Tumoren wohl am ehesten von der Gesamtimmunsuppression abhängig.

Therapeutisch kann beim Lymphom die Beendigung der Immunsuppression und beim Kaposi-Sarkom die Reduktion von Ciclosporin zu einem Verschwinden des Tumors führen. Solide Tumoren werden nach den sonst üblichen Standards und Schemata behandelt. Bei der Durchführung von Chemotherapien muss Azathioprin aufgrund der Knochenmarksuppression meist abgesetzt werden.

Stellt man bei dem Spender später eine Tumorerkrankung fest, so entwickelten in einer Studie die Hälfte der Empfänger ein Malignom. Ciclosporin scheint die Tumorprogression und Invasion über die reine Immunsuppression hinaus zu stimulieren.

Bestand beim Empfänger ein Karzinom, so ist nach TPL in 22–27% mit Rezidiven zu rechnen. Bei Tumoren mit niedrigem Risiko (akzidentiell entdecktes Nierenzellkarzinom, in-situ-Karzinome, Basaliom und niedriggradiger Blasentumor) braucht keine Wartezeit bis zu einer Transplantation eingelegt zu werden. Bei Tumoren mit hohem Rezidivrisiko sollte mehr als 2 Jahre gewartet werden (malignes Melanom, Mammakarzinom, kolorektales Karzinom).

Lymphoproliferative Erkrankungen

Lymphoproliferative Erkrankungen treten nach Organtransplantation 30- bis 50-mal häufiger auf, ihre Inzidenz beträgt 1%. Ihre Verläufe und Verteilung unterscheiden sich von denen der Normalbevölkerung. Zum Beispiel sind normalerweise ca. zwei Drittel der Lymphome Non-Hodgkin-Lymphome, bei Transplantierten dagegen sind es 93%. Extranodales Auftreten, Beteiligung des zentralen Nervensystems und Infiltration des Transplantats sind häufig. EBV-induzierte B-Zellproliferation spielt eine wichtige ursächliche Rolle.

Insgesamt kommen drei Formen der EBV-assoziierten lymphoproliferativen Erkrankungen bei Transplantierten vor:

- In 55% eine gutartige polyklonale B-Zell-Lymphoproliferation mit mononukleoseartigem Krankheitsbild und normalen zytogenetischen Parametern ohne Hinweis auf maligne Transformation.
- In etwa 30% liegt das gleiche mononukleoseartige Bild auch mit polyklonalen B-Zellproliferationen, allerdings mit Zeichen früher maligner Zellentartung vor.
- Am seltensten ist ein ausschließlich extranodales Wachstum solider Tumoren von monoklonaler B-Zellherkunft mit malignen Charakteristika in der Zytogenese.

Es gibt jedoch auch Lymphome ohne EBV-Assoziation, d. h. eine negative EBV-Serologie gibt keine Sicherheit. Eine nach Transplantation erworbene EBV-Infektion stellt aufgrund der fehlenden Immunität ein größeres Risiko dar als eine vorbestehende Infektion. Weitere Risiken für eine lymphoproliferative Erkrankung sind Therapiezyklen mit OKT 3 oder ein sog. CMV-Mismatch (Spender positiv, Empfänger negativ). Alle drei Risikofaktoren zusammen – fehlende EBV-Immunität, CMV-Mismatch, OKT 3-Gabe – erhöhen das Risiko einer lymphoproliferativen Erkrankung um den Faktor 654.

13

Das Ausmaß der Immunsuppression spielt ebenfalls eine Rolle. Die Entwicklung der lymphoproliferativen Erkrankung findet hauptsächlich im ersten Jahr statt, denn zu diesem Zeitpunkt ist die totale Immunsuppression am höchsten.

Die Diagnose einer EBV-assoziierten lymphoproliferativen Erkrankungen setzt höchste Aufmerksamkeit und Misstrauen allen Auffälligkeiten gegenüber voraus. Sie wird gestellt, wenn aus dem Tumor entnommenes Gewebe lymphoid ist und folgende Bedingungen erfüllt, die in einer Konsensuskonferenz (Paya et al. 1999) festgelegt wurden:
- EBV-Infektion in vielen Zellen
- Mono- oder oligoklonale Zellpopulationen
- Zerstörung der normalen Gewebestruktur durch den lymphoproliferativen Prozess

Durch eine perioperative Gabe von **Gancyclovir** sowie Reduktion der Tacrolimusdosis konnte bei Hochrisikopatienten mit EBV-Mismatch die Inzidenz der EBV-assoziierten lymphoproliferativen Erkrankungen signifikant gesenkt werden. Angeregt durch retrospektive Analysen wird derzeit die prophylaktische Gabe von Gancyclovir parallel zu OKT 3 getestet.

Neue Entwicklungen umfassen die Gabe von **B-Zell-Antikörpern**, ein in Pilotstudien bereits erfolgreich eingesetztes Therapieprinzip. Die Immuntherapie mit lymphokinaktivierten, **autologen Killerzellen** ist noch umstritten. Die **Infusion von Spenderleukozyten** unter der Rationale des Vorhandenseins von gegen EBV sensibilisierten zytotoxischen T-Zellen in den Leukozytenseparationen hatte dagegen bei 3 von 5 Knochenmarktransplantierten einen 10- bis 16-monatigen Teilremissionserfolg.

Bezüglich der **Photochemotherapie** gibt es noch keine Empfehlungen, lediglich positive Erfahrungen bei Lungentransplantationen. Es werden photosensibilisierende Substanzen verabreicht, die sich bevorzugt in malignen stoffwechselaktiven Lymphozyten anreichern. Die Leukozyten werden dann nach Leukapherese extrakorporal bestrahlt, maligne Lymphozyten sterben bevorzugt ab.

Bei lymphoproliferativen Erkrankungen nach Transplantation kann von einer 25–35% Überlebensrate ausgegangen werden. T-Zell-Lymphome haben eine sehr schlechte Prognose.

13.10.5 Kardiovaskuläre Risikofaktoren bei nierentransplantierten Patienten

Infektionen als früher häufigste Todesursache Nierentransplantierter sind von kardiovaskulären Erkrankungen (ca. 50%) abgelöst worden. Wichtiger Risikofaktor ist die Urämiedauer vor Transplantation, die zu einer Beschleunigung der Arteriosklerose beiträgt Es gelten ansonsten die gleichen kardiovaskulären Risikofaktoren wie für die restliche Bevölkerung:
- Höheres Lebensalter
- Diabetes mellitus, verschlechterte Glukosetoleranz durch Steroide, Ciclosporin oder Tacrolimus; 3 Jahres-Patientenüberlebensrate 15% niedriger als bei Nichtdiabetikern
- Männliches Geschlecht
- Rauchen
- Hypertonie
- Hypercholesterolämie, Dyslipidämie, Hypertriglyzeridämie durch Steroide
- Hyperhomocysteinämie (Effekt der Therapie mit Folsäure, Vitamin B_6 und Vitamin B_{12} ist weder für Nierentransplantierte noch für andere Gruppen gesichert)
- Hohes Lipoprotein (a)

13.10.6 Psychiatrische Komplikationen

Häufige psychische Probleme nach Nierentransplantation sind Depression, Ängstlichkeit, Non-Compliance und psychische Folgen von Sexualfunktionsstörungen. Immunsuppressiva, besonders Steroide können zu psychiatrischen Störungen wie Euphorie, Delir, Halluzinationen oder Psychosen führen. Bei der Behandlung mit Psychopharmaka ist die Wechselwirkung mit den auch Ciclosporin verarbeitenden Enzymsystemen zu beachten. Für Fluoxetin wurde ein nur geringer Einfluss auf die Ciclosporinspiegel gefunden (s. oben). Medikamenten-Non-Compliance ist häufig bei hoher Anzahl von Medikamenten, Depression, schwarzer Hautfarbe, männlichem Geschlecht, zunehmendem zeitlichem Abstand zur Transplantation, Arbeitslosigkeit und sog. »white-collar«-Berufen (Weißkragen = Büroberufe).

13.11   Ergebnisse der Nierentransplantation

13.11.1   Transplantatüberleben

Kurzzeitergebnisse

Unter Kurzeitüberleben wird üblicherweise die 1-Jahres-Transplantatüberlebensrate verstanden. Diese ist seit Einführung von Ciclosporin A, also in etwa den letzten 25 Jahren deutlich gestiegen. Dies gilt allerdings hauptsächlich für die nicht vorsensibilisierten Patienten. Die Ergebnisse für stark HLA-vorsensibilisierte Patienten haben sich leider nicht wesentlich verbessert. Im Schnitt lag die 1-Jahres-Transplantatüberlebensrate Ende der 1970er Jahre bei etwa 55%, in der ersten Hälfte der 1980er Jahre bei etwa 75% und in der zweiten Hälfte bei fast 90%. Dabei hatten 16- bis 35-jährige Transplantationskandidaten besonders gute Resultate. Das gleiche gilt für eine kurze kalte Ischämiezeit und gute initiale Transplantatfunktion. Die 1- bis 5-Jahres-Transplantatüberlebensraten für Lebendspenden und postmortale Organspenden sind in ◻ Abb. 13.4 dargestellt. Die aktuellen Transplantationsstatistiken werden im jeweiligen Jahresbericht der DSO (Deutsche Stiftung Organtransplantation) veröffentlicht.

Langzeitergebnissse

Die Transplantationshalbwertszeit ist die Zeit, innerhalb derer die Hälfte der zu einem bestimmten Zeitpunkt verpflanzter Organe nicht mehr funktioniert. Sie wird erst ab dem 1. Jahr nach Transplantation berechnet. Dass sie in den letzten beiden Jahrzehnten nicht wesentlich gestiegen ist, bedeutet, dass der Effekt von Ciclosporin auf das Kurzzeitüberleben von Nierentransplantaten nicht auf das Langzeitergebnis übertragbar ist. Letzteres wird negativ beeinflusst durch:

- Hypertensive Nierenschädigung
- Chronische Ciclosporintoxizität
- Rezidiv der Grunderkrankung
- Hyperfiltration

Eventuell positiv wirken dagegen vermutlich ACE-Hemmer.

13.11.2   Patientenüberleben

Eine Nierentransplantation vermindert das Mortalitätsrisiko der meisten Patienten. Unter den Todesursachen Nierentransplantierter sind die Infektionen rückläufig, die kardiovaskulären Ursachen

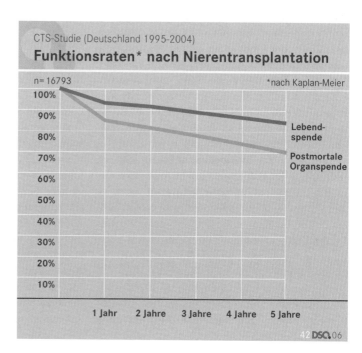

◻ **Abb. 13.4.** Die Ergebnisse der Lebendspende sind signifikant besser als die Übertragung von postmortal gespendeten Nieren. (Mit frdl. Genehmigung der Deutschen Stiftung Organtransplantation (DSO), Organspende und Transplantation in Deutschland, Jahresbericht 2005)

nehmen zu. Kardiovaskuläre Erkrankungen vor Transplantation sind der wichtigste Risikofaktor vorzeitigen Versterbens.

Als generelle Risikofaktoren für das Patientenüberleben werden betrachtet:

- **Organherkunft:** Die Patientenüberlebensrate sinkt in folgender Reihenfolge sowohl bei Betrachtung der 1-Jahres- als auch der 2- und 5-Jahres-Überlebensraten: Verwandtenlebendspende, Lebendspende von Nichtverwandten, Leichenniere.
- **Alter:** Sehr junge und sehr alte Menschen haben eine höhere Mortalität.
- **Begleiterkrankungen:** Systemische, vor allem vaskuläre Begleiterkrankungen wie z. B. Hypertonie oder Diabetes erhöhen das Mortalitätsrisiko.
- **Immunsuppression:** Gesamtausmaß der Immunsuppression als Wegbereiter potentiell tödlicher Infektionen.
- **Transplantatfunktion:** Verzögerte Funktionsaufnahme geht mit höherer Mortalität einher.

Eine europäische Studie fand bei 1104 Nierentransplantierten nach 5 Jahren ein erhöhtes Mortalitätsrisiko bei Vorliegen folgender Ausgangssituationen: männliches Geschlecht, Alter über 40 Jahren, Leichenniere (vs. Lebendspende), Diabetes mellitus, Hypertonie und Rauchen. Beim Vergleich von 23000 Dialysepatienten auf der Transplantationswarteliste mit 2300 Transplantierten schnitten letztere bezüglich der Mortalität deutlich besser ab: Die jährliche Todesrate betrug 3,8 pro 100 Patientenjahre bei Nierentransplantierten vs. 6,3 pro 100 Patientenjahre bei Dialysepatienten. Dies gilt ab der 2. Woche nach Transplantation. Auch für Diabetiker, Zweittransplantierte und die Altersgruppe der 60- bis 74-Jährigen wird verbessertes Patientenüberleben nach Transplantation beschrieben.

13.11.3 Patientenüberleben nach Verlust der Transplantatfunktion

Der langfristige Verlauf von Patienten nach Verlust der Transplantatfunktion ist bisher nur unzureichend dokumentiert. Nach Verlust der Transplantatfunktion stellt sich die Frage, ob das Transplantat belassen werden kann. Gründe für eine Transplantatnephrektomie wären eine Infektion oder Verdacht auf Neoplasien im Transplantat, selten auch Hypertonie. Die Immunsuppression kann bei völlig funktionslosem Transplantat (Urämie und Anurie) unter sonographischer Kontrolle der TPL-Größe reduziert werden. Bei guter Restdiurese sollte ein Kompromiss zwischen Nebenwirkungen der Immunsuppressiva und Erhalt der Restfunktion des Transplantates gesucht werden.

Vor- und Nachteile der kombinierten Pankreas-Nieren-Transplantation

Im Vordergrund steht für den Patienten die Freiheit von der chronischen Dialyse und der s.c.-Insulinapplikation. Die Verbesserung von Glukose, Insulin und Lipidmetabolismus kann inzwischen für mehr als 5 Jahre aufrechterhalten werden. Die diabetischen Folgeerkrankungen kommen im Wesentlichen zum Stillstand oder zeigen Verbesserungen, irreversible Schäden z. B. der Netzhaut oder sklerotische Glomeruli bleiben natürlich bestehen. Studien bezüglich der Makroangiopathie fehlen, mikroangiopathische Läsionen (Mal perforans) heilen besser und entstehen seltener. Bis 1996 waren bei der Überprüfung von 190 Krankenhäusern weltweit 19 erfolgreiche Schwangerschaften bei 17 kombiniert transplantierten Patientinnen gemeldet. Dabei verlor eine Bauchspeicheldrüse und eine Niere ihre Funktion, eine akzelerierte Retinopathie trat auf.

Gegenüber alleinigen Nierentransplantationen bei Diabetikern hatten die kombiniert Transplantierten eine höheres Risiko früher Mortalität, chirurgischer Komplikationen und Sepsis. Die Morbidität (ausgedrückt durch Dauer des Primäraufenthaltes, Frequenz der stationären Aufenthalte, Inzidenz von Thromboembolie und Lungenembolie, sowie Schwere der zur Aufnahme zwingenden Erkrankungen) war deutlich höher bei kombinierter Nieren-Pankreas-Transplantation. Durch die stärkere Immunsuppression steigt das Risiko für Malignome und Infektionen, insbesondere Pilzinfektionen. Die bei Blasendrainage häufig auftretende Dehydratation und metabolische Azidose sind bei enteraler Drainage wesentlich seltener.

Eine erneut auftretende Hyperglykämie kann nicht nur Zeichen einer Pankreasabstoßung, sondern auch eines neu aufgetreten, durch Steroide Ciclosporin oder Tacrolimus begünstigten sekundären Diabetes sein. Selten ist ein neuer Autoimmunprozess mit Diabetesentwicklung unter Immunsuppression beschrieben worden.

13.12 Transplantationsgesetz und Organisation der Nieren- bzw. Organtransplantation in Europa

Die Eurotransplant Foundation organisiert die Transplantation von Organen in Deutschland, Österreich, Belgien, Luxemburg, Niederlande und Slowenien. Diese Länder haben zusammen etwa 118 Mio. Einwohner. Die Organisation der Organverteilung wurde 1996 verbessert. Dadurch erreichte man mehr Transplantationen
- ohne Mismatch (+23%),
- von »Langwarten« (21% vs. 10%),
- hoch präsensibilisierter Patienten,
- von Kindern
- sowie weniger Transplantationen mit 5–6 Mismatches (<3%).

Die Diskrepanzen der beteiligten Länder bezüglich der Entnahme aus und Gabe von Organen in den Pool konnten deutlich reduziert werden. Eine Statistik der 1999 und in den ersten Monaten von 2000 in den Eurotransplantländern durchgeführten Transplantationen ist in ❏ Tab. 13.4 aufgelistet.

13.12.1 Einwilligungserklärung

Die Organentnahme ist in den einzelnen Ländern unterschiedliche geregelt:

»Presumed consent«. Unter »presumed consent« wird die Spendewilligkeit prinzipiell vorausgesetzt. Organe können bei Hirntod entnommen werden, es sei denn, es besteht ein schriftlich hinterlegter Widerspruch. In manchen Ländern werden die Anverwandten trotzdem noch um ihr Einverständnis gefragt. Diese Regelung gilt in Österreich, Belgien, Finnland, Frankreich, Griechenland, Ungarn, Luxemburg, Norwegen, Portugal, Schweden und manchen Kantonen der Schweiz.

»Informed consent«. Unter »informed consent« versteht man ein freiwilliges Organspendesystem.

❏ Tab. 13.4. Transplantationen in Eurotransplant-Ländern Januar bis Dezember 1999 und Januar bis April 2000

	Niere		Leber		Split-Leber		Pankreas + Niere		Herz		Herz + Lunge	
	2000	1999	2000	1999	2000	1999	2000	1999	2000	1999	2000	1999
Österreich	116	110	40	39	2	2	8	5[a]	22	24	0	0
Belgien/ Luxemburg	143	120	57	52	2	4	7	8	28	35	2	1
Deutschland	637	577	197	169	37	31	78[b]	63[b]	133	127	2	9
Niederlande	104	99	36	29	6	1	10[c]	5	18	13	0	0
Slowenien	20	(15)	4	(2)	0	(0)	0	(0)	1	(4)	(0)	(0)
Andere	0	8	1	2	0	0	0	0	1	1	0	0
Insgesamt	1020	914	335	291	47	38	103[d]	81[c]	203	200	4	10

[a] 1-mal nur Pankreas
[b] 2-mal nur Pankreas
[c] 3-mal nur Pankreas
[d] 5-mal nur Pankreas.

Verwandte geben die Erlaubnis zum Todeszeitpunkt nach ihrer Kenntnis des Wunsches des Verstorbenen. Diese Regelung gilt in Dänemark, Deutschland, Italien, Japan, den Niederlanden, Spanien, Großbritannien und einigen Kantonen der Schweiz.

»Required request«. Unter »required request« versteht man die amerikanische Regelung, bei der ein Arzt mit den Angehörigen die Organentnahme besprochen hat. In Italien musste sich im Frühjahr 1999 jeder Erwachsene innerhalb von 3 Monaten schriftlich entscheiden, ob er als Organspender zur Verfügung steht.

Spendebereitschaft

Die Kluft zwischen Angebot und Nachfrage hat sich bei Eurotransplant und UKTS (**U**nited **K**ingdom **T**ransplant **S**ervice) im letzten Jahrzehnt verdreifacht, dort warten zusammen etwa 15000 Patienten. Mehr als 80000 Patienten befinden sich in Europa und den USA auf der Warteliste zur Nierentransplantation.

Trotz vieler Bemühungen der Transplantationsorganisationen, die Spendebereitschaft der Bevölkerung zu verbessern, musste die Deutsche Stiftung für Organtransplantation für 1999 einen Rückgang der Spendebereitschaft berichten. Ebenso wurde eine höhere Ablehnungsquote verzeichnet. Um diese senken zu können, ist es wichtig, die Ursachen und Umstände der Ablehnung von Organspenden zu erforschen. Eine Umfrage von 1999 deutet auf einen generellen Mangel an Auseinandersetzung mit dem Thema Organspende hin. Mehr als drei Viertel der Personen (78%), die sich über Organspende bereits Gedanken gemacht haben, befürworten Organspenden. Im Unterschied dazu ist das bei weniger als der Hälfte (44%) der Befragten der Fall, die sich noch nicht damit auseinandergesetzt haben. Von den Befragten hatten sich 68% noch nicht mit dem Thema befasst. Erschreckend wirken auch Nachrichten, wie z. B. im JAMA 283, dass manche amerikanische Versicherer beabsichtigen (z. B. Medicare), nach 36 Monaten keine Immunsuppression mehr zu zahlen.

Internet-Links

- *http://www.aerztestellen.de/v4/archiv/artikel.asp?src=heft&id=48463*
  Richtlinien zur Organtransplantation gemäß § 16 TPG vom 23.09.2005
- *http:www.bzga.de*
  http://www.bmgesundheit.de
  Informationen über Organspende (Adressen, Literatur, Rechtslage)
- *http://www.medizin.fu-berlin.de/transplantation/txhome.htm*
  Freeware Downloads, z. B. LDR, ein Datenbanksystem zur Erfassung und Nachbeobachtung von Lebendspendern
- *http://www.dso.de*
  Die DSO – Deutsche Stiftung Organtransplantation – ist Koordinierungsstelle nach § 11 des Transplantationsgesetzes und damit für die Organisation der Organspende in Deutschland verantwortlich
- *http://web.mannheim.de/nierenstiftung/*
  Deutsche Nierenstiftung

Literatur

Beimler J, Zeier M (2006) Management von Patienten auf der Transplantationsliste unter besonderer Beachtung immunologischer Aspekte, Mitteilungen der deutschen Arbeitsgemeinschaft für Klinische Nephrologie,XXXV; 83–90

Bloom RD, Olivares M, Rehman L, Raja RM, Yang S, Badosa F (1997) Long-term pancreas allograft outcome in simultaneous pancreas-kidney transplantation: a comparison of enteric and bladder drainage. Transplantation 64:1689–1695

Broeders N, Wissing KM, Crusiaux A, Kinnaert P, Vereerstraeten P, Abramowicz D (1998) Mycophenolate mofetil, together with Ciclosporin A, prevents anti–OKT 3 antibody response in kidney transplant recipients. J Am Soc Nephrol 9:1521–1525

Carpenter CB (1990) Immunosuppression in organ transplantation. N Engl J Med 322:1224–1226

Colvin RB, Cohen AH, Saiontz C, Bonsib S, Buick M, Burke B, Carter S, Cavallo T, Haas M, Lindblad A, Manivel JC, Nast CC, Salomon D, Weaver C, Weiss M (1997) Evaluation of pathologic criteria for acute renal allograft rejection: reproducibility, sensitivity, and clinical correlation. J Am Soc Nephrol 8:1930–1941

Feucht HE, Opelz G (1996) The humoral immune response towards HLA class II determinants in renal transplantation. Kidney Int 50:1464–1475

First MR, Alloway R, Schroeder TJ (1998) Development of Sang–35: a Ciclosporine formulation bioequivalent to Neoral. Clin Transplant 12:518–524

Fishman JA, Rubin RH (1998) Infection in organ–transplant recipients. N Engl J Med 338:1741–1751

Frei U, Schindler R (2000) Nierentransplantation. In: Koch KM(ED) Klinische Nephrologie. Urban & Fischer, München Jena, S:779–814

Hammoud J, Haem J, Laurent B et al (1996) Glomerular diseaseduring HCV infection in renal transplantation. Nephrol Dial Transplant 11:54–58

Jassal SV, Roscoe JM, Zaltzman JS, Mazzulli T, Krajden M, Gadawski M, Cattran DC, Cardella CJ, Albert SE, Cole EH (1998) Clinical practice guidelines: prevention of cytomegalovirus disease after renal transplantation. J Am Soc Nephrol 9:1697–1708

Kahan BD, Podbielski J, Napoli KL, Katz SM, Meier-Kriesche HU, Van Buren CT (1998) Immunosuppressive effects and safety of a sirolimus/Ciclosporine combination regimen for renal transplantation. Transplantation 66:1040–1046

Matas AJ, Gillingham KJ, Payne WD, Najarian JS (1994) The impact of an acute rejection episode on long–term renal allograft survival (t1/2). Transplantation 57:857–859

Opelz G, Mytilineos J, Scherer S, Dunckley H, Trejaut J, Chapman J, Fischer G, Fae I, Middleton D, Savage D et al. (1993) Analysis of HLA–DR matching in DNA–typed cadaver kidney transplants. Transplantation 55:782–785

Opelz G, Vanrenterghem Y, Kirste G et al. (1997) Prospective evaluation of pretransplant blood transfusions in cadaver kidney recipients. Transplantation 63:964–967

Pascual M, Saidman S, Tolkoff–Rubin N, Williams WW, Mauiyyedi S, Duan JM, Farrell ML, Colvin RB, Cosimi AB, Delmonico FL (1998) Plasma exchange and tacrolimus–mycophenolate rescue for acute humoral rejection in kidney transplantation. Transplantation 66:1460–1464

Patton PR, Brunson ME, Pfaff WW, Howard RJ, Peterson JC, Ramos EL, Karlix JL (1994) A preliminary report of diltiazem and ketoconazole. Their Ciclosporine–sparing effect and impact on transplant outcome. Transplantation 57:889–892

Paya CV, Fung JJ, Nalesnik MA et al. (1999) Epstein-Barr virus-induced posttransplant lymphoproliferative disorders. ASTS/ASTP EBV-PTLD Task Force and The Mayo Clinic Organized International Consensus Development Meeting. Transplantation Nov 27;68(10):1517–1525

Sanfilippo F (1998) Transplantation tolerance – the search continues. N Engl J Med 339:1700–1702

Smit H, Molzahn M, Kirste G, Grupp R, Köhler A für die Deutsche Stiftung Organtransplantation (2000) Organspende und Transplantation in Deutschland 1999. 5ter Bericht. Visuelle Kommunikation, Obertiefenbach

Solez K, Axelsen RA, Benediktsson H, Burdick JF, Cohen AH, Colvin RB, Croker BP, Droz D, Dunnill MS, Halloran PF et al. (1993) International standardization of criteria for the histologic diagnosis of renal allograft rejection: the Banff working classification of kidney transplant pathology. Kidney Int 44:411–422

Thibaudin D, Alamartine E, de Filippis JP, Diab N, Laurent B, Berthoux F (1998) Advantage of antithymocyte globulin induction in sensitized kidney recipients: a randomized prospective study comparing induction with and without antithymocyte globulin. Nephrol Dial Transplant 13:711–715

Vella JP, Sayegh MH (1997) Maintenance pharmacological immunosuppressive strategies in renal transplantation. Postgrad Med J 73:386–390

Wuthrich RP, Weinreich T, Ambuhl PM, Schwarzkopf AK, Candinas D, Binswanger U (1999) Reduced kidney transplant rejection rate and pharmacoeconomic advantage of mycophenolate mofetil. Nephrol Dial Transplant 14:394–399

Pharmakotherapie bei Niereninsuffizienz

Die pharmakokinetischen Eigenschaften von Medikamenten können bei eingeschränkter Nierenfunktion verändert sein. Bei Nieren- oder Leberfunktionsstörung, aber auch bei älteren Menschen, liegt häufig ein veränderter Arzneimittelmetabolismus vor.

Die Ausscheidung von Medikamenten kann renal oder extrarenal erfolgen. Ist der Anteil der extrarenalen Ausscheidung an der Gesamtausscheidung groß, muss die Nierenfunktion bei der Dosierung nicht berücksichtigt werden. Standardbeispiel ist hier das Chloramphenicol. Ein Medikament mit fast ausschließlicher renaler Ausscheidung dagegen ist z. B. Penicillin. Unter »vikariierender Ausscheidung« versteht man eine Steigerung des gesunden zur Kompensation des gestörten Ausscheidungsweges.

14.1 Pharmakokinetische Parameter und ihre Veränderung durch Niereninsuffizienz

Bioverfügbarkeit beschreibt die enterale Resorptionsquote. Diese kann sich bei Niereninsuffizienz ändern. Ursachen sind z. B. gestörte Motilität im Rahmen einer autonomen Polyneuropathie oder ein durch die metabolische Azidose der chronischen Urämie erniedrigter Gewebe-pH-Wert.

Das **Verteilungsvolumen** errechnet sich durch Division der verabreichten Menge durch deren gemessene Plasmakonzentration. Ist das Verteilungsvolumen klein, liegt die Substanz fast nur im Gefäßsystem vor. Dies ist z. B. der Fall für stark eiweißgebundene Substanzen. Urämietoxine können Eiweißbindungsstellen besetzen und so das Verteilungsvolumen beeinflussen. Die Eiweißbindung wird auch durch Änderungen des pH-Werts beeinflusst.

Nach der **Halbwertszeit** liegt nur noch die Hälfte der Ausgangskonzentration eines Medikamentes im Plasma vor. Wird ein Medikament hauptsächlich renal eliminiert, verlängert sich die Halbwertszeit bei Niereninsuffizienz.

Unter **Biotransformation** versteht man den Umbau von Medikamenten in der Leber. Dabei werden die Medikamente von **lipidlöslichen, unpolaren** in **polare** umgewandelt. Polare und damit besser wasserlösliche Substanzen können eher renal eliminiert werden. Die Beeinflussung der Biotransformation durch Urämietoxine ist noch nicht ausreichend erforscht. Vermutlich werden vereinzelte hepatische Enzymsysteme aktiviert bzw. induziert, andere eher gehemmt.

14.1.1 Medikamentendosierung bei eingeschränkter Nierenfunktion

In den meisten Dosierungsanleitungen bzw. »Waschzetteln« finden sich Hinweise, ob bei Niereninsuffizienz eine Dosisreduktion vorgenommen werden muss. Generell empfiehlt sich zur Dosisfindung ein schrittweises Vorgehen:

Bestimmung der Nierenfunktion

Fehlen anamnestische Hinweise auf Nierenerkrankungen, reicht die Bestimmung der Serumkreatininkonzentration aus. Ist die Dauermedikation mit bei Niereninsuffizienz kumulierenden Medikamenten geplant, sollte bei bekannter Niereninsuffizienz eine Messung der glomerulären Filtrationsrate vor Therapiebeginn erfolgen.

Überprüfen der Eliminationswege des Medikamentes

Die Dosis von renal eliminierten Medikamenten muss bei Niereninsuffizienz mit Hilfe von Berechnungen und/oder Tabellen angepasst werden (◘ Tabelle Anhang A).

Berechnung der Initialdosis und Erhaltungsdosis

Durch Gabe einer Initial- oder Aufsättigungsdosis kann der erwünschte therapeutische Spiegel rasch erreicht werden. Die Erhaltungsdosis ist geringer und sorgt für eine gleichbleibende Plasmakonzentration. Gibt man von Anfang an die Erhaltungsdosis, so wird nach längerer Zeit ebenfalls die therapeutische Konzentration erreicht.

14

> **Praxistipp**
>
> Die Aufsättigungsdosis errechnet sich durch
> Multiplikation von Verteilungsvolumen und ge-
> wünschtem Plasmaspiegel.

Bei Verlängerung der Halbwertszeit eines Medikamentes aufgrund eingeschränkter Nierenfunktion kann die Dosis auf zweierlei Weise angepasst werden: Entweder kann die **Einzeldosis** bei
gleichbleibendem Dosierungsintervall **reduziert**
(D) werden, oder man **verlängert** das **Intervall** (I)
zwischen den Einzeldosen. Letzteres ist besonders
bei langen Halbwertszeiten günstig. Die Reduktion der Einzeldosis erfolgt durch Multiplikation
mit dem sog. Q_0-Wert. Dieser berechnet sich aus
der Halbwertszeit eines Medikaments bei normaler
Nierenfunktion dividiert durch die Halbwertszeit
bei Anurie. Mit Hilfe eines Nomogramms kann

dann der in Abhängigkeit von der Kreatininclearance individuelle Q_0-Wert errechnet werden
(◘ Abb. 14.1).

Überprüfung der Plasmaspiegel und ggf. Dosiskorrektur

Die Beurteilung der Dosis kann anhand des Plasmaspiegels erfolgen. Bei manchen intrazellulär ak-
kumulierenden Medikamenten müssen allerdings
Spiegel im Vollblut bestimmt werden, um zumindest auch den intraerythrozytären Anteil zu erfassen. 1–2 h nach oraler Gabe bzw. 30–60 min nach
i.v.-Verabreichung sind **Spitzenspiegel** erreicht.
Als **Talspiegel** bezeichnet man den Messwert unmittelbar vor Verabreichung der nächsten Dosis.
Zur Dosiskorrektur kann man vom gewünschten,
therapeutischen Wert den Talspiegel subtrahieren,
diese Differenz mit dem Verteilungsvolumen mul-

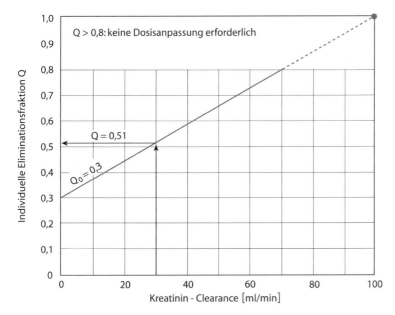

◘ **Abb. 14.1.** Nomogramm zur Dosierungsanpassung bei
Niereninsuffizienz. *Ordinate:* Q_0-Werte der einzelnen Substanzen. *Abszisse:* Werte der individuellen Kreatininclearance.
Beispiel: Eine Dosierungsanpassung für Digoxin bei einer
eingeschränkten Kreatininclearance (30 ml/min) kann durch
a) Dosisreduktion (D=D_N×Q), b) Verlängerung des Dosie-
rungsintervalls (T=T_N/Q) erfolgen. Für die Ermittlung von Q
wird eine Gerade vom Q_0-Wert auf der Ordinate (für Digoxin
0,3) zur rechten oberen Ecke des Nomogramms gezogen.

Der Schnittpunkt dieser Geraden mit der Senkrechten vom
Clearancewert 30 ml/min (*Abszisse*) ergibt auf der *Ordinaten*
den individuellen Q-Wert (0,5). Für eine Normaldosierung
von 0,375 mg Digoxin/24 h errechnet sich demnach eine der
Clearance angepasste Dosis (0,375×0,5) von 0,18 mg/24 h. Alternativ ergibt sich bei Beibehaltung der gleichen Dosierung
(0,375 mg) ein verlängertes Dosierungsintervall (24 h/0,5) von
48 h. (Aus: Frölich JC, Kirch W [Hrsg] [2000] Praktische Arznei-
therapie, 2. Aufl. Springer, Heidelberg)

tiplizieren und erhält dann die für den Zielplasmaspiegel notwendige zusätzliche bzw. abzuziehende Dosis.

14.1.2 Pharmakotherapie bei Dialysepatienten

Eine gut dialysierbare Substanz zeichnet sich durch hohe Wasserlöslichkeit, geringe Größe, geringes Verteilungsvolumen und geringe Eiweißbindung aus. Wenn die Gesamtclearance einer Substanz durch die Dialyse um ca. 30% erhöht wird, kann man von einer klinisch relevanten »Auswaschung« des Medikamentes ausgehen. Oberhalb von 500 Dalton Molekülgröße sind die Porengröße der Dialysatoren begrenzender Faktor für die Dialysierbarkeit einer Substanz. Unterhalb dieser Größe sind die Membranoberfläche und die Flussraten von Blut und Dialysat für die während Dialyse entfernte Menge des Medikamentes wichtig. Bei der Hämofiltration werden die harnpflichtigen Substanzen konvektiv entfernt, d. h. alle nicht eiweißgebundenen Medikamente sind im Ultrafiltrat in gleicher Konzentration vorhanden wie im Plasma. Bei weniger als 60% Eiweißbindung und effizienter Hämofiltration kann von der Notwendigkeit einer postdialytischen zusätzlichen Dosis ausgegangen werden.

Spezielle Probleme der Pharmakotherapie beim Dialysepatienten

Phosphatbinder

Phosphatbinder wirken am besten, wenn sie während der Mahlzeit eingenommen werden. Es ist sinnvoll, andere Medikamente mit ausreichendem Abstand von den Mahlzeiten, die mit Phosphatbindern ergänzt werden, einzunehmen. Besonders bei autonomer Neuropathie durch z. B. Diabetes oder Urämie kann die Magenentleerungszeit deutlich verlängert sein. Um ein Zusammentreffen von Phosphatbindern (und Nahrung) und z. B. Blutdruckmedikamenten zu vermeiden, ist es sicherer, die Medikamente ca.1 h vor der Mahlzeit einzunehmen. Die Wahrscheinlichkeit, dass sie den Magen bereits passiert haben, wenn Nahrung und Phosphatbinder folgen, ist dann ausreichend hoch.

Harnwegsinfektionen

Der Harnwegsinfekt beim anurischen Dialysepatienten kann therapeutische Probleme bereiten. Für die Sanierung von Harnwegsinfekten wird normalerweise ein hoher Flüssigkeitsdurchsatz gefordert. Dies ist bei Dialysepatienten nicht möglich. Die Anreicherung im Nierengewebe von anurischen Patienten ist besonders für üblicherweise glomerulär filtrierte Substanzen (z. B. Aminoglykoside) gering. Etwas besser schneiden primär tubulär sezernierte Substanzen wie z. B. Penicilline, Sulfonamide, Trimethoprim und Cephalosporine ab. Unter strenger Überwachung eventueller Nebenwirkungen kann es nötig sein, höhere Plasmaspiegel in Kauf zu nehmen, um adäquate Spiegel im Zielgewebe zu erreichen. Spülungen mit Natriumhypochloritlösungen über einen temporären Blasenkatheter sind für den Patienten belastend und bergen die Gefahr, dass Keime eingeschleppt werden. Bei therapierefraktären Zystitiden können sie temporär indiziert sein.

Zufuhr /Induktion entsorgungspflichtiger Substanzen via Medikamente

Viele Medikamente liegen als Salz oder in Bindung vor. Dies führt dazu, dass gleichzeitig mit dem Wirkstoff z. B. Elektrolyte, Säure- oder Basenäquivalente in durchaus relevanter Menge verabreicht werden. So liegen z. B. viele Antibiotika als Natrium- oder Kaliumsalze vor. Andere Medikamente – wie z. B. Steroide – wirken katabol und erhöhen damit z. B. die Harnstoffproduktion (■ Tab. 14.1).

Psychopharmaka, Opiate und andere Schmerzmittel

Die Wirkung von Opiaten und Psychopharmaka ist bei Dialysepatienten häufig verstärkt. Letztere interferieren häufig mit der antihypertensiven Medikation oder führen zu Hypotonie. Beispiele: Diazepam, Metamizol, Tramadol, Tilidin.

Antiarrhythmika

Die Gabe von Antiarrhythmika muss generell engmaschig überwacht werden. Extrarenal werden eliminiert: Amiodaron, Propafenon, Mexiletin, Lorcainid, Lidocain und Kalziumantagonisten. Sie sind auch kaum dialysabel. Die Dosis von Ajmalin muss bei Anurie halbiert werden. Atropin

▣ Tab. 14.1. Medikamente und Begleitsubstanz, Salz oder pH-relevanter Zusatzstoff

Verabreichte Medikamente, Nahrungsmittel	Gleichzeitig verabreichte oder induzierte Substanz
Azetazolamid, Ammoniumchlorid, Aspirin, Methenaminmandelat, Ethanol, Paraldehyd	Säure
Antazida, Carbenicillin, Plasmaeiweißkonzentrate, Lakritz, orale Hyperalimentation, Tabak	Base
Anabolika, androgene Steroide	Kreatinin
Laxantien, Antazida	Magnesium
K⁺-Penicillin, Ersatzsalze, kaliumsparende Diuretika, neuromuskuläre Blocker, Bluttransfusionen, orale Hyperalimentation (v. a. flüssige, hochkalorische wie z. B. Sondenkost)	Kalium
Ampicillin, Azlocillin, Carbenicillin, Cephalotin, Kayexalat, Mezloczillin, Piperacillin,Ticarcillin, Antazida, orale Hyperalimentation	Natrium
Glukokortikosteroide, Tetracycline, Eiweiß, Hyperalimentation	Harnstoff
Nichtsteroidale Antiphlogistika,orale Antidiabetika, Clofibrat, Cyclophosphamid, Carbamazepin, Vincristin, Narkotika	Wasser

und Ipratropiumbromid können 1-malig normal dosiert, bei längerfristiger Anwendung sollte die Dosis halbiert werden. Chinidin ist aufgrund von kaliumabhängigen Nebenwirkungen (»Torsade des pointes«) problematisch. Sotalol muss ebenfalls deutlich reduziert werden, bei kompensierter Retention auf die Hälfte bis ein Drittel der Dosis, bei Anurie auf max. 2-mal 40 mg.

Antidiabetika

▶ Kap. 9, ▶ Abschn. »Diabetestherapie bei Niereninsuffizienz«

Bei fortgeschrittener Niereninsuffizienz ist die Halbwertszeit von Insulin verlängert, da es normalerweise in der Niere abgebaut wird. Außerdem liegt im urämischen Serum eine den Insulinabbau hemmende Substanz vor. Da terminal niereninsuffiziente Patienten geringere hepatische Glykogenreserven aufweisen, sind ihre Hypoglykämien besonders gefährlich. Glibenclamid kumuliert und sollte bei Niereninsuffizienz nicht gegeben werden. Da der Kreatininwert des Diabetikers aufgrund der geringen Muskelmasse oft falsch niedrig ist, sollte man sich für längerfristige Therapieentscheidungen nicht allein an Plasmakreatininbestimmungen orientieren (Kreatininclearance bereits deutlich eingeschränkt).

Antihypertensiva

Eine erfolgreiche Blutdruckeinstellung beim Niereninsuffizienten kann aufgrund des abfallenden Filtrationsdruckes zu einem Anstieg der Retentionswerte führen. Nur geringe Kumulation ist von folgenden Substanzen zu erwarten:

- Kalziumantagonisten: Amlodipin, Felodipin, Isradipin, Nitrendipin
- α-Blocker: Doxazosin, Terazosin
- α_2-Rezeptoragonisten: Moxonidin, Guanfacin
- ACE-Hemmer werden zu einem erheblichen Teil renal eliminiert und müssen dosisreduziert eingesetzt werden.
- AT_1-Rezeptorblocker (ARB): bei leichter bis moderater Niereninsuffizienz (Kreatininclearance <30 ml/min) ist aufgrund der kinetischen Daten keine Dosisanpassung erforderlich. Die meisten AT_1-Rezeptorblocker werden sowohl renal wie biliär eliminiert. Ausnahme: Telmisartan-Ausscheidung zu >99% biliär.

Die *alleinige* Gabe eines Thiaziddiuretikums ist ab einem Kreatininwert von 2 mg/dl wirkungslos. Die Wirkung der Schleifendiuretika kann jedoch auch bei kompensierter Retention noch durch Thiazide ergänzt werden, die dann die bei Blockade des Na-K-Cl-Cotransporters in der Henle-Schleife kompensatorisch erhöhte distale Natriumrückresorption verhindern (▶ Kap. 17 und 7, insbesondere ▶ 7.1.2).

Unter den β-Blockern werden Atenolol, Pindolol und Sotalol hauptsächlich renal eliminiert und müssen in der Dosierung reduziert werden. Bisoprolol, Celiprolol und Metoprolol nehmen eine Mittelstellung ein. Hauptsächlich extrarenal eliminiert werden Acebutolol, Betaxolol, Bupranolol, Oxprenolol, Penbutolol und Propranolol.

Antibiotika

Bei den Antibiotika/Chemotherapeutika kann man drei Gruppen unterscheiden:

Hauptsächlich biliär/extrarenal eliminierte Substanzen. Sie werden bei allen Graden der Nierenfunktionseinschränkung normal dosiert: z. B. Azithromycin, Chloramphenicol, Clarithromycin, Clindamycin, Doxycyclin, Minocyclin, Peflocycin, Roxithromycin und Sulfamethoxazol etc. Da Abbauprodukte evtl. kumulieren, sollte eine Therapiedauer von 14 Tagen nicht überschritten werden.

Mischeliminierte Substanzen. Außer bei präterminaler Niereninsuffizienz und Dialysepatienten (dort 50%) werden sie normaldosiert gegeben: z. B. Cefoperazon, Ceftriaxon, Cefotaxim, Ciprofloxacin, Erythromycin, Metronidazol.

Renal eliminierte Substanzen. Sie müssen in ihrer Dosierung angepasst werden: z. B. Aminoglykoside, Cephalosporine, Penicilline, Vancomycin, Teicoplanin, Trimethoprim, Ofloxacin, Fleroxacin, Enoxacin, Lomefloxacin.

Internet-Links

━ *http://www.akdae.de*
  Arzneimittelkommission der deutschen Ärzteschaft Berlin
━ *http://www.nierengesellschaft.de*
  Nierenportal der GfN (Gesellschaft für Nephrologie) mit Patienteninformationen
━ *http://www.leitlinien.net/*
  AWMF-Online (Arbeitsgemeinschaft der Wissenschaftlichen Medizinischen Fachgesellschaften) mit aktuellen Leitlinien

━ *http://www.med.uni-heidelberg.de/med/klinpharm/klinpharm_d/Niere/nierelst.htm*
  Arzneimittelliste, Dosisanpassung bei Niereninsuffizienz der Universität Heidelberg, Abt. Innere Medizin VI, Klinische Pharmakologie & Pharmakoepidemiologie

Literatur

Aronoff GR (2000) Chapter 12: Practical guidelines for Drug Dosing in Patients with Renal Impairment. In Schrier R (Hrsg) Manual of Nephrology. Lippincott Williams & Wilkins, Philadelphia, S182–202

Arzneimittelkommission der deutschen Ärzteschaft (1997) Arzneiverordnungen. 18. Auflage, Deutscher Ärzteverlag, Köln

Carmichael DJS (1992) Handling of drugs in kidney disease. In: Cameron S, Davison AM, Grünfeld JP, Kerr D, Ritz E: Oxford Textbook of Clinical Nephrology. Oxford University Press, Oxford, New York, Tokyo, S.175–197

Forth W, Henschler D, Rummel W (1987) Allgemeine und spezielle Pharmakologie und Toxikologie. Wissenschaftsverlag, Mannheim Wien Zürich

Hardman JG et al. (1996) The pharmacolgical Basis of Therapeutics. Goodman & Gilman's

Praktische Kardiologie Journal by Fax (2004) Abbauwege verschiedener Antihypertensiva – Teil II, 5. Jahrgang 2002; Nr. 24

Schrier RW, Gambertoglio JG (1991) Handbook of Drug Therapy in Liver and Kidney Disease. Little Brown and Company, Boston, Toronto, London

14

Nephrologische Begutachtung und arbeitsmedizinische Aspekte bei chronischer Niereninsuffizienz

15.1   Gutachten in der Nephrologie

Die Erstellung von Gutachten gehört zu den sozial-öffentlichen Aufgaben des Arztes. Speziell chronische Erkrankungen verlangen eine besondere Beachtung der Beeinträchtigung der Lebensqualität in der gutachterlichen Stellungnahme.

> »Man kann grundsätzlich darüber streiten, inwieweit es die überwiegend naturwissenschaftlich fundierte Medizin unserer Zeit überhaupt ermöglicht, physikalische oder chemische Untersuchungsergebnisse, medizinische Tatbestände und Erfahrungen als anerkannte Wahrheit zu erklären.« (H. Lange).

Sowohl dem hausärztlich als auch dem nicht-nephrologisch, fachärztlich betreuenden Arzt kann die Erstellung eines Gutachtens angetragen werden (haus- bzw. fachärztliches Attest, eine Arbeitsunfähigkeitsbescheinigung oder ein Aktengutachten). Freie Gutachten kommen in der Nephrologie z. B. mit der Frage vor, ob eine Glomerulonephritis durch Lösungsmittelexposition (z. B. halogenierte Kohlenwasserstoffe, am Arbeitsplatz) verursacht wurde.

Beim Neuauftreten von Nierenerkrankungen ist es wichtig, frühzeitig auch an versorgungspflichtige Ursachen zu denken. Wenn bereits ein chronisches Stadium eingetreten ist, kann meistens keine histologische Zuordnung zur auslösenden Ursache mehr erfolgen (► Kap. 7).

Für viele Nierenerkrankungen sind prädisponierende oder direkte Ursachen bekannt (◘ Tab. 15.1).

15.2   Erwerbsunfähigkeit

Die Feststellung des Grades der Schwerbehinderung dient dem Erhalt des Arbeitsplatzes durch Hilfen bei der Arbeits- und Berufsausübung, Leistungen an den Arbeitgeber und Kündigungsschutz. Außerdem werden dem Behinderten Vergünstigungen steuerlicher Art und im öffentlichen Personenverkehr zugestanden. Die Einstufung richtet sich nicht nach der zugrunde liegenden Nierenerkrankung, sondern wie üblich nach dem Ausmaß der Funktionseinschränkung.

Die Beurteilung der individuellen Leistungsfähigkeit ist häufig durch eine Diskrepanz zwischen Beschwerden und objektivierbaren Befunden er-

◘ **Tab. 15.1.** Nephrologische Erkrankungen beeinflussende/auslösende Faktoren

Nierenerkrankung	Bemerkungen
Akute und chronische Glomerulonephritis	Infektionen, schlechte Hygienebedingungen, Kälte- und Nässeexposition, Mangelernährung *Nephrotoxische Substanzen:* Exposition gegenüber Lösungsmitteln, Schwermetallen (Blei, Cadmium); Biozide, Pentachlorphenol
Nephrotisches Syndrom	Amyloidose z. B. sekundär im Rahmen eines nicht therapierten Infektes *Nephrotoxische Substanzen:* Exposition gegenüber Lösungsmitteln, Schwermetallen (Blei, Cadmium) Pflanzengifte (Pilzgifte in Tees für Gewichtsreduktion)
Akute und chronische Pyelonephritis	Resistenzminderung Schlechte Hygienebedingungen; Kälte- und Nässeexposition; Mangelernährung Harnabflussstörung Querschnittslähmung mit Blasenentleerungsstörung
Analgetikanephropathie	Analgetika-Abusus/bzw. Einnahme z. B. bei chronischen Kopfschmerzen nach Schädel-Hirn-Traumen, Schleudertrauma
Akutes Nierenversagen	Crush-Niere nach Unfällen, größeren chirurgischen Eingriffen, Sepsis mit Myolyse, Fehltransfusion, Verbrennungen Nephrotoxine Tetrachlorkohlenstoff, Paraquat, Äthylenglykol, Knollenblätterpilz

schwert. Das Vorhandensein von ausgeprägten Sekundärleiden (renale Anämie, sekundärer Hyperparathyreoidismus, urämiebedingte Polyneuropathie) deutet auf eine schwere Funktionseinsschränkung hin. Neben den tabellarischen Hilfen (◘ Tab. 15.2 und 15.3) gibt es jedoch einige Anhaltspunkte.

Prinzipiell sind für Nierenkranke feucht-kalte Witterung und schwere körperliche Tätigkeit un-

◘ **Tab. 15.2.** Minderung der Erwerbsfähigkeit durch renale Erkrankungen mit normaler Nierenfunktion. (Nach Höffken und Huber 1988)

Erkrankung	Minderung der Erwerbsfähigkeit [%]
Nierenschäden ohne Funktionseinschränkung mit krankhaftem Harnbefund	
Geringen Grades	0–10
Sonstige	20
Verlust oder Ausfall einer Niere bei Gesundheit der anderen	25
Verlust oder Ausfall einer Niere bei Schaden der anderen Niere ohne Funktionseinschränkung mit krankhaftem Harnbefund geringen Grades (milde Proteinurie, geringe Hämaturie)	30
Nierenfehlbildung (z. B. Hydronephrose, Zystenniere, Beckenniere, Nephroptose ohne wesentliche Beschwerden und ohne wesentliche Funktionseinschränkung)	0–10
Nierensteinleiden ohne Funktionseinschränkung mit Koliken in Abständen von mehreren Monaten, je nach Schwere	0–10
Mit häufigeren Koliken und Intervallbeschwerden	20–30

◘ **Tab. 15.3.** Minderung der Erwerbsfähigkeit durch renale Erkrankungen mit Niereninsuffizienz (Schwerbehindertengesetz)

Grad der Niereninsuffizienz	Minderung der Erwerbsfähigkeit [%]
Leichte Funktionseinschränkung	
Serumkreatinin <2 mg/dl, normale Leistungsfähigkeit, normales Befinden	20–30
Serumkreatinin 2–4 mg/dl, Leistungsfähigkeit leicht eingeschränkt, Allgemeinbefinden gering eingeschränkt	40
Mittelgradige Funktionseinschränkung	
Serumkreatinin 4–8 mg/dl, Leistungsfähigkeit mäßig eingeschränkt, Allgemeinbefinden mäßig eingeschränkt	50–70
Schwere Funktionseinschränkung	
Serumkreatinin >8 mg/dl, Leistungsfähigkeit stark eingeschränkt, Allgemeinbefinden stark gestört, keine normale Schulleistung bei Kindern mehr möglich Sekundärleiden: renale Anämie, renale Osteopathie, Hypertonie im Rahmen der Niereninsuffizienz, Polyneuropathie	80–100
Verlust oder Ausfall einer Niere mit Funktionseinschränkung der anderen	
Leichten Grades	40–50
Mittleren Grades	60–80
Schweren Grades	90–100
Notwendigkeit der Dauerbehandlung mit künstlicher Niere (Dialyse)	100

günstig. Eine leichte bis mäßige Arbeit – im Sinne des Erhalts eines anabolen Metabolismus – ist jedoch als sinnvoll zu erachten. Ist die messbare Nierenfunktion um weniger als 50% eingeschränkt, ist eine ganztägige mittelschwere Arbeit zumutbar, die MdE liegt bei etwa 30%. Schichtdienst ist aufgrund des für die Blutdruckeinstellung wichtigen Tag-Nacht-Rhythmus ungünstig. Bei einer Kreatininclearance zwischen 30 und 50 ml/min und beginnender renaler Anämie, ist leichte bis mittelschwere Arbeit von 6 h jeden Tag zumutbar. Die MdE beträgt ca. 50%. Nässe, Kälte und Umgang mit infektiösem Material sollte vermieden werden.

Auf jeder Stufe spielt die Blutdruckeinstellung und deren Beeinflussung durch die Erwerbstätigkeit eine wichtige Rolle, ebenso die Möglichkeit der notwendigen Flüssigkeitszufuhr. In diesem Stadium kann die Leistungsfähigkeit starke interindividuelle Schwankungen aufweisen. Bei latenten Nierenerkrankungen (normales Serumkreatinin, Kreatininclearance erniedrigt) ist die körperliche und geistige Leistungsfähigkeit nicht eingeschränkt.

Im präterminalen Stadium wird die Vorbereitung zur Dialysebehandlung getroffen (Fistelanlage, Diätschulung). Auch während dieser Zeit ist die Erwerbsfähigkeit nur eingeschränkt, aber nicht völlig aufgehoben. Wenn der Patient gerne weiter arbeiten möchte, sollte spätestens jetzt eine Umschulung in die Wege geleitet werden.

15.3   Führen von Kraftfahrzeugen

Patienten mit schwerer Beeinträchtigung der Leistungsfähigkeit und des Allgemeinbefindens sind prinzipiell nicht fahrtüchtig, unabhängig von der Höhe des Serumkreatinins oder eines anderen einzelnen Messparameters. Gleiches gilt für die ersten 3–6 Monate nach Beginn der chronischen Nierenersatztherapie mit Hämodialyse oder Peritonealdialyse. Nach Stabilisierung der Situation und ohne wesentliche Zusatzerkrankungen können Fahrzeuge der Klassen 1, 3, 4 geführt werden. Auf Personen- oder Gütertransport sollte verzichtet werden. Nach erfolgreich durchgeführter Nierentransplantation mit stabiler Funktion können prinzipiell alle Klassen von Kraftfahrzeugen geführt werden.

15.4   Chronische Nierenersatztherapie

Die Möglichkeit der Behandlung der renalen Anämie durch das rekombinante Hormon Erythropoietin ist von großer Bedeutung für Leistungsfähigkeit und Befindlichkeit von Dialysepatienten. Die durch eine Dialysebehandlung von 15 h/Woche erreichbare Nierenersatzleistung beträgt jedoch für eine Durchschnittsperson vermutlich nur 10–15% der normalen Nierenfunktion (entsprechend einer Kreatininclearance von etwa 8–10–15 ml/min). Somit befinden sich Dialysepatienten chronisch in der Urämie. Der intermittierende Charakter der Hämodialyse führt v. a. bei Langzeitdialyse zu einer nicht zu unterschätzenden Kreislaufbelastung, deren Folge meist eine therapierefraktäre chronische Hypotonie ist. Vor allem ältere, dialysepflichtige Patienten sind oft arbeitsunfähig. Konzentrationsschwäche und geringere körperliche Belastbarkeit verbieten Arbeiten an offenen Maschinen oder an Arbeitsplätzen mit Absturzgefahr. Die Aufrechterhaltung einer wenn auch eingeschränkten Erwerbstätigkeit hat auf die psychosoziale Situation eines chronisch Kranken positive Auswirkung.

15.4.1   Nierentransplantation

In den ersten 2 Jahren nach Transplantation besteht 100% Erwerbsunfähigkeit, man spricht von einer Frist der »Heilungsbewährung«. Die weitere Einstufung richtet sich nach den Begleiterkrankungen und dem Ausmaß der Einschränkungen im jeweiligen Beruf durch die kontinuierliche Immunsuppression. Sie ist nach dem Schwerbehindertengesetz dauerhaft jedoch nicht niedriger als 50% zu bewerten.

Internet-Links

- *http://www.bda-online.de*
  Bundesvereinigung der Deutschen Arbeitgeberverbände e.V.
- *http://www.bar-frankfurt.de*
  Bundesarbeitsgemeinschaft für Rehabilitation

Literatur

Bahlke S (2001) Severely disabled employees and their experiences with corporate policies concerning job retention. Selected results of an empirical study, Rehabilitation (Stuttg.); 40(4):226–234

Beckers H (1996) Arbeitsmedizinische Einschränkungen bei bestimmten Erkrankungen. Arzt und Information, Köln

Bundesminister für Arbeit und Sozialordnung: Anhaltspunkte für die ärztliche Gutachtertätigkeit im sozialen Entschädigungsrecht und nach dem Schwerbehindertengesetz. Köln, Bonn, S.232ff, S.81ff

Fritschka E, Samtleben W (1998) Rehabilitation bei nephrologischen Erkrankungen. In: Delbrück H, Haupt E (Hrsg) Rehabilitationsmedizin. Ambulant Teilstationär Stationär, Urban & Schwarzenberg, München Wien Baltimore, S.535–561

Höffken B, Huber W (1988) Begutachtung von Nierenkrankheiten. In: Sarre H, Gessler D, Seybold D (Hrsg) Nierenkrankheiten. 5. Auflage, Georg Thieme, Stuttgart New York, S.864–886

Lange H (1992) Erkrankungen der Niere. In: Marx HH (Hrsg) Medizinische Begutachtung. Grundlagen und Praxis. Georg Thieme, Stuttgart New York, S.412–425

Nierenerkrankungen und Hypertonie in der Schwangerschaft

Eine Nierenerkrankung oder Bluthochdruck in der Schwangerschaft stellen an die medizinische Betreuung hohe Anforderungen. Die mütterliche und kindliche Prognose für Schwangere mit Nierenerkrankung sind aufgrund der spärlichen Datenlage auch für den Nephrologen schwierig einzuschätzen. Eine leichte Einschränkung der Nierenfunktion mit Normotonie und geringer Proteinurie (<1 g) bilden im Allgemeinen gute Voraussetzungen für einen erfolgreichen Schwangerschaftsverlauf. Das Ausmaß von Hypertonie, Niereninsuffizienz, aber auch der Proteinurie korreliert zur Gefährdung von Mutter und Kind. Bei Sklerodermie und Periarteriitis nodosa muss von einer Schwangerschaft dringlich abgeraten werden. Mit einer Verschlechterung der Nierenerkrankung durch eine Gravidität muss bei SLE oder membranoproliferativer Glomerulonephritis, evtl auch bei IgA-Glomerulonephritis, Refluxnephropathie und fokalsegmentaler Glomerulosklerose gerechnet werden. Aufgrund der schlechten Prognosen für Mutter und Kind wird Dialysepatientinnen von einer Schwangerschaft im Allgemeinen abgeraten. Die Patientinnen sollten jedoch auf die positiven Schwangerschaftsverläufe nach Transplantation hingewiesen werden.

16.1 Normale Veränderungen der Nierenfunktion in der Schwangerschaft

16.1.1 Anatomische Veränderungen

Während einer Schwangerschaft kommt es zu mehreren physiologischen Veränderungen der Nierenmorphologie, die sich bis ca. 6 Monate nach Entbindung zurückbilden. Die Nierengröße nimmt um ungefähr 1 cm zu. Der Ureter ist bis zum Übergang ins kleine Becken dilatiert. Die Kelche und das Nierenbecken sind erweitert.

16.1.2 Funktionelle Veränderungen

Renale Hämodynamik

Die glomeruläre Filtrationsrate steigt bis zum Ende des 1. Trimenon um max. 50%, bleibt auf dieser Höhe bis zur 36. SSW konstant, um dann langsam wieder abzufallen. Der renale Plasmafluss steigt anfänglich um 70–80%, und fällt im 3. Trimenon deutlich ab. Hieraus resultiert ein Abfall der Filtrationsfraktion (FF=GFR/RPF) in der Mitte und Normalisierung gegen Ende der Schwangerschaft. Die hämodynamischen Veränderungen gehen jedoch nicht mit einem erhöhten intraglomerulären Druck einher. Die beobachtete renale Vasodilatation hat langfristig keinen schädlichen Einfluss im Sinne des Hyperfiltrationsmodells (▶ Kap. 11).

 Die während einer Schwangerschaft auftretenden morphologischen und funktionellen Veränderungen der Niere sind vollständig reversibel.

Säure-Basen-Haushalt, Elektrolyte und Wasserhaushalt

Während der Schwangerschaft wird häufig eine durch Hyperventilation bedingte chronische respiratorische Alkalose beobachtet, die vermutlich durch eine direkte Stimulation des Atemzentrums durch Progesteron ausgelöst wird. Dieses ist wahrscheinlich auch die Ursache für die leichte Kaliumretention trotz alkalischem Urin und hohen Aldosteron- und Mineralokortikoidhormonspiegeln. Liegt eine zu Hypokaliämie führende Grunderkrankung vor (primärer Hyperaldosteronismus, Bartter-Syndrom), kommt es zu einer Normalisierung des Kaliumspiegels. Im Falle einer kaliumretinierenden Grunderkrankung (z. B. Sichelzellanämie) können Hyperkaliämien auftreten.

Im Verlauf einer Schwangerschaft kommt es zu ca. 12 kg Gewichtszunahme, das Gesamtkörperwasser steigt um 6–8 l, das Plasmavolumen verdoppelt sich. In der Spätschwangerschaft dominiert bei Mutter und Kind die interstitielle Flüssigkeitszunahme. Das Gesamtkörpernatrium steigt insgesamt um ca. 900 mmol.

Der Anstieg von 1,25-(OH)2-Vitamin D_3 führt zu einer erhöhten Kalziumresorption und Exkretion. Eine Schwangerschaft ist allerdings trotzdem kein »lithogener Status«. Dies hat sie der erhöhten Ausscheidung von Magnesium, Zitrat und Tamm-Horsfall-Protein zu verdanken.

Die Plasmaosmolarität sinkt in der Frühschwangerschaft um ca. 10 mmol/l unter die Norm. Der zu erwartende Stopp der ADH-Sekretion bleibt aufgrund eines Absinkens der osmotischen Schwelle jedoch aus. Da auch die Durstschwelle sinkt, kommt es vorübergehend zu einer milden Polyurie. Häufiger Harndrang kann bei fortgeschrittener Schwangerschaft auch durch mechanischen Druck des wachsenden Uterus auf die Harnblase erzeugt werden.

Blutdruckverhalten

Bis zur Schwangerschaftsmitte kommt es trotz Anstieg des Herzminutenvolumens aufgrund des sinkenden peripheren Widerstandes zu einem deutlichen Blutdruckabfall. Dabei kann der systemische Blutdruck durchaus an die Untergrenze des Autoregulationsbereiches angelangen.

16.1.3 Klinische Relevanz beobachteter Veränderungen

Obstruktion

Führt eine Obstruktion der erweiterten Harnwege zu einer massiven und schmerzhaften Stauung proximal des kleinen Beckens, so muss sofort eine urologische Untersuchung zum Ausschluss einer Rupturgefahr der ableitenden Harnwege erfolgen. Die Notwendigkeit einer Schienung oder einer operativen Revision muss umgehend überprüft werden. Schmerzen und eine Hämaturie können jedoch auch durch eine milde Stauung hervorgerufen werden.

Veränderung klinischer Laborparameter

Die Konzentration vieler Plasmakomponenten ist verändert: bei Schwangeren sinkt der Kreatininspiegel im Plasma vom 1.–3. Trimenon auf ca. 65%, die Harnstoffwerte auf 75% des Ausgangswertes. »Normale« Retentionswerte können also bereits Zeichen einer eingeschränkten Nierenfunktion sein. Ein Plasmakreatininwert, der sich dauerhaft im oberen Normbereich (laborabhängige Normbereiche!) bewegt, sollte zwingend nephrologisch abgeklärt werden!

> **Cave**
> **Retentionswerte im oberen Normbereich sind während einer Schwangerschaft als pathologisch anzusehen und sollten nephrologisch abgeklärt werden!**

Harnsäure z. B. wird in den ersten beiden Trimena nicht nur vermehrt filtriert, sondern auch weniger rückresorbiert. Ihre Plasmaspiegel sind daher stark erniedrigt. Eine Hyperurikämie ist bei Schwangeren ein möglicher Hinweis auf eine beginnende Gestose oder intrauterine Wachstumsstörungen.

Die Ausscheidung von Glukose ist unabhängig vom Plasmaspiegel bis 10fach erhöht. Glukosurie allein darf nicht als Zeichen einer diabetischen Stoffwechsellage interpretiert werden. Bereits leichte Harnwegsinfekte können die Glukosurie weiter erhöhen. Die Abschätzung des Blutzuckers über die Uringlukosekonzentration kann dem hohen Anspruch an die Qualität der Stoffwechseleinstellung einer schwangeren Diabetikerin nicht gerecht werden.

Tritt während der Schwangerschaft erstmalig eine Proteinurie oberhalb 250 mg/24 h auf, muss eine nephrologische Abklärung durchgeführt werden. Liegt die Eiweißausscheidung über 500 mg/die, so ist die Abklärung als dringlich zu betrachten.

16.2 Renale Komplikationen in der Schwangerschaft

16.2.1 Harnwegsinfektionen

Die Analyse von Urinproben der Schwangeren ist aufgrund der anatomischen Verhältnisse prinzipiell und in der Schwangerschaft besonders durch Kontamination gefährdet. Proben sollten daher nach gründlicher Reinigung des Intimbereiches in Mittelstrahltechnik gewonnen werden.

> **Cave**
> **Katheterisierungen bergen die Gefahr, Keime einzubringen, und sind invasiv.**

Man unterscheidet eine asymptomatische Bakteriurie von der symptomatischen Infektion des oberen und/oder unteren Harntraktes. In ca. 80% ist der Erreger E. coli. Man findet jedoch auch Klebsiellen, Proteus, koagulase-negative Staphylokokken oder Pseudomonas species.

Asymptomatische Bakteriurie
Epidemiologie und Verlauf

Etwa jede 20. Frau mittleren Alters (Schwangere mit eingeschlossen) hatte seit der Kindheit eine asymptomatische Bakteriurie, aber nur jede 100. Frau entwickelt jemals einen Harnwegsinfekt. Bei Risikogruppen (Diabetes, Sichelzellanämie) liegt der Prozentsatz verständlicherweise höher. Während der Schwangerschaft entwickeln allerdings ca. 40% der asymptomatisch bakteriurischen Schwangeren eine symptomatische Infektion, die in 50% der Fälle febril – also als Pyelonephritis – verläuft. Eine Pyelonephritis in der Schwangerschaft birgt ein erhöhtes Risiko, in ein akutes Nierenversagen überzugehen. Eine asymptomatische Bakteriurie disponiert allerdings nicht – wie früher angenommen – zu Komplikationen wie niedrigem Geburtsgewicht, Präeklampsie, mütterlicher Anämie oder chronischer Niereninsuffizienz der Mutter. Die für den unteren Harnwegsinfekt typischen Beschwerden wie Dysurie, Polyurie und Nykturie können in der Schwangerschaft auch ohne Infekt vorliegen.

Therapie

❗ Aufgrund des hohen Risikos für eine Pyelonephritis wird empfohlen, in der Schwangerschaft auch eine asymptomatische Bakteriurie zu therapieren.

Die IDSA (»Infectious Disease Society of America«)-Guidelines stufen die Behandlung der asymptomatischen, signifikanten Bakteriurie als Empfehlung auf höchstem Evidenzlevel ein. Eine signifikante Bakteriurie bestünde bei >10^5 CFU/ml (CFU = »colony forming units«) in 2 aufeinander folgenden Mittelstrahlurinen mit dem gleichen einzelnen Keim.

Für die Wahl der Substanz ist die Empfindlichkeit des Erregers, aber natürlich auch die Sicherheit der jeweiligen Substanz ausschlaggebend. Nach den Empfehlungen der deutschen Arzneimittelkommission zur Anwendung von Arzneimitteln während Schwangerschaft und Stillperiode sind mehrere Substanzen mit Einschränkungen anwendbar (◘ Tab. 16.1). Bei asymptomatischer Bakteriurie ist

eine »single-shot«-Therapie (z. B. mit Amoxicillin 3-mal 500 mg/24 h) zu rechtfertigen.

 Cave
Chloramphenicol und Tetracycline sind prinzipiell kontraindiziert. Bei Aminoglykosiden besteht ab dem 1. Trimenon bis Ende der Stillzeit eine erhöhte Gefahr der Oto- und Nephrotoxizität.

Die antibiotische Therapie bei symptomatischer Infektion sollte 2 Wochen durchgeführt werden, Kurztherapieschemata sind bei symptomatischen Infektionen aufgrund des hohen Risikos einer Pyelonephritis nicht zu empfehlen. Eine Woche nach Absetzen der Antibiose kontrolliert man den Therapieerfolg mit einer Urinkultur- und Mikroskopie. Tritt innerhalb 6 Wochen eine erneute Infektion auf, liegt meist ein Rezidiv (gleicher Keim), nach mehr als 6 Wochen häufiger eine Reinfektion vor. Manchmal sind Fehlbildungen der ableitenden Harnwege der Schwangeren die Ursache für rezidivierende Bakteriurie oder schwierig zu behandelnde Harnwegsinfekte. Eine urologische Diagnostik ist aber erst ca. 4 Monate nach Entbindung sinnvoll.

Infekte der unteren Harnwege

Bei ca. 1% aller Schwangeren treten eine Urethritis bzw. Zystitis auf. Sie gehen mit Dysurie, suprapubischen Schmerzen, einem positiven Urikult und gelegentlich auch mit Hämaturie einher. Eine antibiotische Therapie sollte für 3–5 Tage verabreicht werden (z. B. Amoxicillin 3-mal 500 mg/24 h). Sowohl Keimspektrum als auch Therapiekontrollen entsprechen denjenigen bei asymptomatischer Bakteriurie.

Akute Pyelonephritis

Die Entwicklung einer Pyelonephritis aus einer Urethritis bzw. Zystitis ist in der Schwangerschaft deutlich häufiger und auch mit einer höheren Komplikationsrate verbunden. Die Pyelonephritis unterscheidet sich vom unteren Harnwegsinfekt durch Fieber, Flankenschmerzen oder stärkere abdominelle Schmerzen sowie deutlich ausgeprägteres Krankheitsgefühl. In der Schwangerschaft liegt einer fieberhaften Infektion zwar häufig ein Infekt der Harnwege zugrunde, differentialdiagnostisch

◘ Tab. 16.1. Antibiotische Therapie bei Harnwegsinfektionen in der Schwangerschaft

Substanz	Besonderheiten	Kontraindikation (KI:), Risiken
Cotrimoxazol	Berichte von mehreren hundert Schwangerschaften ohne Probleme	Frühgeburtlichkeit KI: Stillzeit: Neugeborene mit Hyperbilirubinämie oder Glukose-6-Phosphat-Dehydrogenasemangel
Gyrasehemmer	Vermeiden	KI: ab 1. Trimenon inkl. Laktation
Nitrofurantoin	Strenge Indikation im 1. Trimenon; im 2. und ersten Hälfte des 3. Trimenon einsetzbar	In den letzten Schwangerschaftswochen Risiko der hämolytischen Anämie erhöht KI: Stillzeit: Neugeborene mit Hyperbilirubinämie oder Glukose-6-Phosphat-Dehydrogenasemangel
Penicilline	Antibiotika der Wahl, strenge Indikation in Laktation (Säugling: Pilzbesiedlung der Schleimhäute, Diarrhö, Sensibilisierung)	KI: Allergie der Mutter
Cephalosporine	Keine Hinweise auf embryotoxische Effekte, bewährte Substanzen einsetzen, strenge Indikation in Laktationsphase (s. Penicilline)	KI: Allergie der Mutter
Sulfonamide	2. und 3. Trimenon sowie peripartal nur unter strenger Indikation	KI: 1. Trimenon

muss jedoch auch ein respiratorischer Infekt bis hin zur Pneumonie, eine Virämie oder gelegentlich auch eine Toxoplasmose ausgeschlossen werden. Bei den abdominellen Beschwerden sind neben der schwer zu diagnostizierenden Appendizitis, auch eine Cholezystitis, Gastroenteritis, septischer Abort oder Abruptio placentae auszuschließen.

❯ **Cave**
Ein akutes Nierenversagen als Komplikation einer Pyelonephritis ist in der Schwangerschaft wesentlich häufiger als bei nicht schwangeren Patientinnen.

Nach Kulturgewinnung muss bereits vor Eintreffen der Resistenzaustestung eine antibiotische Therapie unter stationären Bedingungen erfolgen. Diese muss durch engmaschige Überprüfung der Retentionswerte und Bilanzierung ergänzt werden. Unterstützend muss der Flüssigkeitsdurchsatz hoch gehalten werden. Bis zur Entfieberung sollte die Antibiose intravenös verabreicht werden. Die Behandlung muss mind. 3 Wochen erfolgen. Bei klinischer Verschlechterung ist eine erneute Kultur, ggf. Wechsel des Antibiotikums zu überdenken. Die häufig ursächlichen E. coli sind normalerweise Ampicillin und Cephalosporinen gegenüber empfindlich. Diese Substanzen erzielen hohe Gewebekonzentrationen. Nach Remission sollten bis zum

Ende der Schwangerschaft regelmäßig Urinkulturen untersucht werden. Bei schweren Komplikationen müssen eventuell auch Antibiotika eingesetzt werden, die ein ungünstiges Nebenwirkungsprofil besitzen. Gefürchtet ist die gramnegative Sepsis, die aus vitaler Indikation am besten mit Breitspektrumantibiose zu behandeln ist, die auch Aminoglykoside beinhalten kann. Dies muss jedoch unter stationärer, wenn nicht intensivmedizinischer Betreuung erfolgen. Ampicillin erfasst auch die selten vorkommenden Enterokokken mit.

16.2.2 Akutes Nierenversagen in der Schwangerschaft

Das akute Nierenversagen in der Schwangerschaft ist selten geworden. Verantwortlich für diese erfreuliche Entwicklung sind vor allem der Rückgang der septischen Aborte und die verbesserte peripartale Versorgung. Erkrankungen, die mit Dehydratation, Hypotension oder Sepsis einhergehen, prädisponieren zum akuten Nierenversagen:
- Abruptio placentae
- Akute Pyelonephritis
- Präeklampsie
- Postpartale Blutungen
- Septischer Abort

Morphologisch findet man eine Tubulusnekrose oder eine Kolliquationsnekrose der Nierenrinde unterschiedlichen Ausmaßes.

Zu den seltenen, schwangerschaftsspezifischen Formen zählt man das akute postpartale Nierenversagen sowie das akute Nierenversagen bei akuter Schwangerschaftsfettleber. Natürlich muss immer eine obstruktive Ursache ausgeschlossen werden.

Akute Tubulusnekrose und akute Nierenrindennekrose

Dehydratation z. B. bei Hyperemesis gravidarum aber auch eine akute Pyelonephritis können zu einer Tubulusnekrose führen. Die Nierenrindennekrose kann sich aus einer schweren Tubulusnekrose entwickeln. Die Inzidenz der akuten Nierenrindennekrose ist bei Schwangeren deutlich erhöht. Sie kann nach einer Abruptio placentae (meist 26–30. SSW), aber auch bei intrauterinen Kindstod oder bei Präeklampsie auftreten. Häufig betrifft sie nur einen Teil Nierenrinde und lässt Anteile gesunden Gewebes zurück. In der Pathogenese spielt ein plötzlicher Abfall der Sauerstoffversorgung im Rahmen einer akuten Blutung, wie z. B. bei starken postpartalen Blutverlusten, eine wichtige Rolle. Eine zusätzliche Vasokonstriktion wie bei Präeklampsie, insbesondere in Kombination mit Gerinnungsstörungen, führt dann häufig zum akuten Nierenversagen. Nach zum Teil langer Oligurie- oder Anuriephase kann oft noch eine ausreichende Restfunktion wiedererlangt werden.

Der septische Abort

Er tritt gehäuft bei nicht fachgerecht durchgeführten Schwangerschaftsabbrüchen auf. Kurz nach dem Abort tritt plötzlich hohes Fieber, blutige Diarrhö, Muskelschmerzen und Erbrechen auf. Die Kombination von Ikterus, Zyanose und kutaner Vasodilatation bewirken eine eigentümliche, bräunliche Verfärbung der Haut. Wegweisende Laborwerte sind eine hämolytische Hyperbilirubinämie, Hypokalzämie, Leukozytose und Zeichen der disseminierten, intravasalen Gerinnung. Besonders Clostridien induzieren einen foudroyanten Verlauf. Die Abdomenübersichtsaufnahme kann Gasbildung im Uterus und Abdomen zeigen.

 Cave
Ein septischer Abort ist ein lebensbedrohlicher Notfall. Bei Verdacht auf septischen Abort ist die sofortige stationäre Aufnahme indiziert.

Das akute Nierenversagen entsteht auf dem Boden der Sepsis. Morphologisches Korrelat ist eine – theoretisch reversible – Tubulusnekrose, manchmal tritt jedoch auch die gefürchtete Nierenrindennekrose auf. Die Therapie des septischen Aborts besteht aus Antibiose, Volumenersatztherapie und ggf. symptomatischer Behandlung des akuten Nierenversagens unter intensivmedizinischer Überwachung. Hyperbare Sauerstofftherapie, Antitoxine und Austauschtransfusionen sind umstritten.

Schwangerschaftsspezifische Formen des akuten Nierenversagens

Beim **hämolytisch-urämischen Syndrom** (HUS; idiopathisches, postpartales Nierenversagen; postpartale, maligne Sklerose) kommt es einen Tag bis mehrere Wochen nach Entbindung zu einem **akuten Nierenversagen**. Die Pathogenese des HUS ähnelt derjenigen der thrombotisch-thrombozytopenischen Purpura (TTP).

Kurz vor Entbindung steigen die Retentionswerte an. Es treten neurologische Symptome sowie mikroangiopathische Veränderungen des Blutausstrichs mit Thrombopenie auf. Ursächlich wird eine Schwankung im Hormonstatus diskutiert, die auch z. B. durch orale Kontrazeptiva ausgelöst werden kann. Residualzustand ist meist eine deutliche Niereninsuffizienz, die Restitutio ad integrum bildet leider die Ausnahme. Oft resultiert auch eine schwer einstellbare, manchmal maligne Hypertonie. Die beidseitige Nephrektomie kann heutzutage aufgrund vorhandener potenter Antihypertensiva meist umgangen werden. Die Prognose ist ernst, bis Ende der 1970er Jahre verstarben über 60% der Patientinnen, meist an zerebralen Blutungen. Therapeutisch wird in Anlehnung an bei TTP gesehene Erfolge eine **frühe Plasmapherese** empfohlen.

Wirksamkeit: der Plasmapherese bei TTP-HUS.
Zwei Studien mit insgesamt 210 Patienten ergaben, dass die Plasmapherese und die Gabe von FFPs

(»fresh frozen plasma«) effektiver ist als die als Plasma-Infusion alleine. Nach 6 Monaten lagen die Remissionsraten 78 vs. 31% und das Überleben bei 78 vs. 50%. Unkontrollierte Beobachtungen zeigen, dass die Plasmapherese bei Erwachsenen mit TTP-HUS durch Diarrhö nach E. coli 0157 oder Ticlopidin wirksam ist.

Bei der **akuten Schwangerschaftsfettleber** handelt es sich um ein akutes Leberversagen, welches sehr selten im 3. Trimenon auftritt. Im Verlauf kann es zu einem akuten Nierenversagen kommen. Die Prodromi wie Übelkeit, Erbrechen und Oberbauchbeschwerden sind unspezifisch. Es folgt eine meist nur leichte Erhöhung der Transaminasen, eine Hyperbilirubinämie, sowie ein durch die hepatische Synthesestörung bedingter Mangel an Gerinnungsfaktoren, Albumin und Cholinesterase. Die Prognose des akuten Nierenversagens im Rahmen einer akuten Schwangerschaftsfettleber ist besser als die des hepatorenalen Syndroms, obwohl sich die pathophysiologischen Mechanismen vermutlich ähneln. Die immer stationär durchzuführende Therapie ist symptomatisch.

16.3 Schwangerschaftsassoziierte Hypertonie

16.3.1 Normale Veränderungen des Blutdrucks in der Schwangerschaft

Aus den Veränderungen des Schlagvolumens und des peripheren Widerstandes im Verlauf einer Schwangerschaft resultiert ein Abfall des Blutdrucks. Die Blutdruckwerte erreichen ein Minimum im 2. Trimenon. Der Wiederanstieg am Ende der Schwangerschaft resultiert aus einer Zunahme der Vasokonstriktion.

Messung und Bewertung des Blutdrucks in der Schwangerschaft

(Nach den aktuellen Empfehlungen der Deutschen Hochdruckliga, 4. Auflage)
1. Der Blutdruck sollte im Sitzen gemessen werden (im Liegen kann der Blutdruck niedriger sein). Der diastolische Wert wird beim Aufhören der Korotkoff-Geräusche (Phase V) be-

stimmt. Von der bisherigen Empfehlung, auf Grund der hämodynamischen Besonderheiten in der Schwangerschaft die Korotkoff-Phase IV für die Bestimmung des diastolischer Wertes zu verwenden, wurde Abstand genommen. Grund dafür ist die schwierigere Erfassung und größere Messschwankungsbreite der Phase IV, d. h. eine größere Inter- und Intra-Observer-Variabilität.
2. Bei der Entwicklung einer Präeklampsie kommt es zur Abschwächung oder Umkehr des zirkadianen Blutdruckrhythmus mit abendlichen und nächtlichen Drucksteigerungen. Morgens gemessene Werte sind häufig niedriger und nicht repräsentativ für die vorliegende Risikokonstellation. Für eine frühzeitige Erkennung ist die Blutdruckselbstmessung hilfreich. In manchen Fällen kann eine ambulante 24-Stunden-Blutdruckmessung zweckmäßig sein.
3. In der ersten Schwangerschaftshälfte kommt es allgemein sowohl bei gesunden als auch bei hochdruckkranken Frauen zu einem Abfall des diastolischen Wertes um 7–10 mmHg, während der systolische Blutdruck gleich bleibt bzw. nur gering abfällt.

Eine krankhafte Blutdrucksteigerung in der Schwangerschaft liegt vor, wenn mehrfach:
   a) ein systolischer Druck von 140 mmHg erreicht oder überschritten wird,
   b) ein diastolischer Druck von 90 mmHg erreicht oder überschritten wird,
   c) unabhängig von der Blutdruckhöhe ein Anstieg des systolischen Drucks um 30 mmHg oder mehr oder des diastolischen Drucks um 15 mmHg oder mehr im Vergleich zu den Werten in der ersten Schwangerschaftshälfte gemessen wird.
   d) Eine Blutdrucksteigerung in der Schwangerschaft ist prognostisch dann besonders ernst, wenn eine Niereninsuffizienz mit einem Serumkreatinin über 1,5 mg/dl, eine Proteinurie über 3 g/24 h oder weitere schwere Symptome einer Präeklampsie vorliegen.

16.3.2 Definition und Einteilung

Etwa 10% der Schwangerschaften werden durch Bluthochdruck kompliziert. Für die Definition der

Hypertonie in der Schwangerschaft werden verschiedene Kriterien eingesetzt:

Kriterien für eine Hypertonie

- Diastolischer Wert von 90 mmHg in der 20 SSW
- Anstieg der Diastole um 15 mmHg und/oder der Systole um 30 mmHg, bezogen auf Blutdruckwerte vor der Schwangerschaft
- Diastolische Werte von >90 mmHg oder diastolischer Anstieg um 25 mmHg
- In der 24-h-Blutdruckmessung aufgehobener zirkadianer Rhythmus, d. h. Abfall des nächtlichen Blutdruckes um weniger als 15% (»non-dipping«)

Der Begriff der schwangerschaftsassoziierten Hypertonie umfasst mehrere Erkrankungen. Es besteht bis heute keine international gültige Einigung bezüglich einer Definition der einzelnen Entitäten. Oft kann erst nach Ende der Schwangerschaft eine endgültige Diagnose gestellt werden. Dies liegt darin begründet, dass die beteiligten Faktoren (Hypertonie, Proteinurie, Ödeme, pathologische Nieren- aber auch Leberfunktion) in verschiedenen Kombinationen und zu unterschiedlichen Zeitpunkten (Früh-, Spätschwangerschaft, postpartal) auftreten können. Im Klinik- und Praxisalltag muss daher eine vorläufige Arbeitsdiagnose erfolgen, die eine angemessene Versorgung der Patientin ermöglicht. Hierfür erscheint folgende Einteilung sinnvoll:

- Vorübergehende Hypertonie
- Chronische Hypertonie
- Gestosekomplex: Präeklampsie, Eklampsie, HELLP-Syndrom (»**h**emolysis **e**levated **l**iver enzymes **l**ow **p**latelets«)
- Gestosekomplex bei vorbestehender chronischer Hypertonie

16.3.3 Vorübergehende Hypertonie

Hierunter versteht man eine während der Schwangerschaft bzw. bis 24 h nach Entbindung auftretende, bis höchstens 10 Tage postpartal andauernde Hypertonie. Es dürfen keine weiteren Symptome

des Gestosekomplexes vorliegen. Bei diesen Frauen entwickelt sich im weiteren Leben häufig eine essentielle Hypertonie. Die Diagnose kann erst im Nachhinein gesichert werden. Eine Ausweitung zur Gestose sollte durch entsprechende Untersuchungen sicher ausgeschlossen werden (◘ Tab. 16.2).

16.3.4 Chronische Hypertonie

Hierunter versteht man eine isolierte Hypertonie, die entweder bereits vor der Schwangerschaft besteht, in den ersten 6 Monaten auftritt oder über 6 Wochen postpartal anhält. Wie bei Nichtschwangeren können alle Formen der Hypertonie vorliegen. Am häufigsten wird es sich also um eine essentielle Hypertonie handeln.

16.3.5 Der Gestosekomplex: Präeklampsie, Eklampsie und HELLP-Syndrom

Definitionen

Präeklampsie (EPH-Gestose, Schwangerschaftstoxikose) nennt man das Auftreten von Proteinurie, Hypertonie und Ödemen ab der 20 SSW. Bei vorbestehender Hypertonie oder renaler Grunderkrankung kommt es gehäuft zum Auftreten einer Gestose. Aus dieser heraus können sich zwei lebensbedrohliche Krankheitsbilder entwickeln:

❗ Als Eklampsie bezeichnet man die Exazerbation einer Präeklampsie mit Grand-mal-Anfällen. Unter HELLP-Syndrom versteht man eine schwere Präeklampsie oder Eklampsie mit mikroangiopathischer Hämolyse, erhöhten Leberwerten und Thrombopenie (»low platelets«).

Pathogenese

Pathogenetisch liegt eine Entwicklungsstörung des plazentaren Gefäßbettes zugrunde. Sie wird auch als »akute Atherose« bezeichnet. Im Labor zeigen sich erhöhte Spiegel von Fibronectin und von-Willebrand-Faktor als Marker der Endothelfunktionsstörung, sowie Zeichen der Thrombozytenaktivierung und der Hyperkoagulabilität. Letztere ist mit den relativ unempfindlichen Routinetests

⬛ Tab. 16.2. Wichtige Verlaufsparameter bei Verdacht auf Präeklampsie

Test	Rationale
Hämoglobin und Hämatokrit	Hämokonzentration ist ein Präeklampsiezeichen, Vorsicht bei gleichzeitiger Hämolyse
Erythrocyten-Mikroskopie	Schistozyten als Zeichen einer Mikroangiopathie bei bis dahin nur minimal erhöhtem Blutdruck
Thrombozytenzahl	Erniedrigte Werte bei schwerer Präeklampsie
Urinanalyse	24-h-Proteinurie, wenn Urinstix einfach positiv, d. h. >30 mg/dl
Plasmakreatininkonzentration	Erhöht oder steigend bei schwerer Präeklampsie
Harnsäure	Im Unterschied zu isolierter chronischer Hypertonie bei Gestose erhöht
GOT	Hinweis auf beginnende hepatische Beteiligung, HELLP
LDH	Hinweis auf Hämolyse und/oder hepatische Beteiligung, HELLP
Plasmaalbuminkonzentration	Erniedrigt bei Leberbeteiligung oder Kapillarleakage

der Gerinnungskaskade (Quick, PTT) meist nicht nachweisbar. Bei Nierenbeteiligung findet man histologisch eine – vermutlich reversible – Schwellung des glomerulären Endothels, sowie eine oft bereits vorbestehende Nephrosklerose.

Klinik

Die Prodromi Übelkeit, Kopfschmerzen, Flimmerskotome, Emesis, epigastrische oder rechtsseitige Oberbauchbeschwerden können eine fulminante Entwicklung andeuten. Es sind jedoch auch Fälle beschrieben, in denen eine Eklampsie oder ein HELLP-Syndrom ohne klinische »Vorwarnung« auftraten.

Diagnostik

Tägliche Gewichtskontrolle und mehrmalige Blutdruck(selbst-)messungen sind für die Beurteilung des Verlaufs absolut erforderlich. Bei diesbezüglich stabiler Situation sind in etwa 2-wöchigen Intervallen die in ⬛ Tab. 16.2 aufgeführten Laborwerte zu kontrollieren.

Das Vorliegen einer renalen oder systemischen Grunderkrankung muss ausgeschlossen werden. Eine Proteinurie oberhalb von 0,3 g/24 h ist bereits ein Zeichen der fortgeschrittenen Erkrankung. Diese Grenze entspricht oft dem Urinstixwert von 30 mg/dl, kann aber bei großer Trinkmenge aufgrund der Verdünnung übersehen werden. Die Schwere der auszuschließenden Erkrankungen erfordert eine Verifizierung der Proteinurie mittels 24-h-Sammelurin.

 Cave

Steigt die Proteinurie rasch an, insbesondere auf Werte über 5 g/die, ist eine schwere Verlaufsform der Gestose anzunehmen. Es besteht die dringliche Indikation zur sofortigen stationären Aufnahme.

Eine ambulante (engmaschige!) Betreuung ist unter folgenden Bedingungen evtl. akzeptabel:
- Normotonie, ggf. mit Antihypertensiva
- Stabile Proteinurie im nicht-nephrotischen Bereich (<3,5 g)
- Subjektive Beschwerdefreiheit (keine Oberbauchbeschwerden, keine Flimmerskotome)
- Stabile Laborwerte: nur mäßig pathologische Werte für Harnsäure, Thrombozyten, AT-III, LDH

Die Entscheidung hierüber sollte in Zusammenarbeit mit bezüglich dieser Krankheitsbilder erfahrenen gynäkologischen und nephrologischen Kollegen erfolgen. Da die Gefahr einer Frühgeburt besteht, sollten die entsprechenden Versorgungsmöglichkeiten für Mutter und Kind gewährleistet sein.

Renaler Verlauf und Prognose

Eine Präeklampsie kann mit einem akuten Nierenversagen unklarer Prognose einhergehen. Der renale Residualzustand hängt hauptsächlich davon ab, ob eine reversible (Tubulusnekrose) oder irreversible (Nierenrindennekrose) Gewebeschädigung stattgefunden hat. Eine erniedrigte Harnsäureclearance, und damit erhöhte Harnsäureplasmaspiegel können der Präeklampsie um Wochen vorausgehen. Sie korrelieren in ihrem Ausmaß mit dem Schweregrad der Gestose und der fetalen Prognose. Der Harnsäure kommt somit eine wichtige Bedeutung als Verlaufsparameter zu.

Therapierichtlinien

Bei Verdacht auf progrediente Präeklampsie besteht die absolute Indikation zur stationären Überwachung.

Die engmaschige Zusammenarbeit von Gynäkologen und Nephrologen, idealerweise auch Neonatologen, muss gewährleistet sein. Bettruhe ist dringend indiziert. Bei ausreichender Reife des Kindes sollte die Geburt eingeleitet werden. Treten klinische Zeichen und Befunde auf, die in der folgenden Übersicht aufgelistet sind, steht eine Eklampsie unmittelbar bevor. Es besteht die Indikation zum sofortigen Schwangerschaftsabbruch. Klinische Eklampsiezeichen mit Indikation zum sofortigen Schwangerschaftsabbruch:

Klinische Eklampsiezeichen

- Kopfschmerzen mit Hyperreflexie und Flimmerskotomen
- Nicht kontrollierbarer Blutdruck
- Rapider Anstieg von Retentionswerten, Proteinurie oder Harnsäure
- Pathologische Leberwerte mit Zeichen der disseminierten intravasalen Gerinnung

---

Blutdruck

Die für nichtschwangere Patienten angegebenen Richtlinien für die Behandlung von Bluthochdruck können nicht übertragen werden. Von körperlicher Ertüchtigung im Sinne von Ausdauersport ist während der Schwangerschaft v. a. vorher untrainierten

Frauen eher abzuraten. Präparate zur Behandlung der chronischen Hypertonie bei Schwangeren sind in ◘ Tab. 16.3 aufgelistet.

❗ Zur Behandlung von Hypertonie in der Schwangerschaft ist α-Methyldopa Mittel der 1. Wahl. Die Blutdrucksenkung muss langsam erfolgen. Eine zu rasche Senkung kann eine Minderdurchblutung der uteroplazentaren Einheit hervorrufen und eine Präeklampsie verschlimmern.

Bei Präeklampsie ist eine antihypertensive Behandlung ab persistierenden diastolischen Werten von 105 mmHg indiziert. Aufgrund der guten Steuerbarkeit wird häufig i.v.-verabreichtes Hydralazin eingesetzt. Werden Dosen über 20 mg benötigt, sollte ein zweites Medikament hinzugenommen werden. Langjährige Erfahrungen existieren für α-Methyldopa, Hydralazin und β-Blocker. Bei gleichzeitigem Einsatz von Magnesiumsulfat zur Anfallsprophylaxe dürfen Kalziumantagonisten nur mit höchster Vorsicht eingesetzt werden, da sich die hypotensiven Wirkungen beider Präparate potenzieren.

❯ Cave
In der Schwangerschaft sind sowohl ACE-Hemmer als auch Natriumnitroprussid absolut kontraindiziert.

AT_1-Rezeptorblocker (ARB) werden von der FDA in die Risikostufe C/D (Tab. 13.2), in den Ausführungen des deutschen Arzneimittelverzeichnisses über Arzneimittel in Schwangerschaft und Stillzeit unter Gruppe 6 (= »Ausreichende Erfahrungen über die Anwendung beim Menschen liegen nicht vor. Der Tierversuch erbrachte Hinweise auf embryotoxische/teratogene Wirkungen«) eingestuft und sollten in der Schwangerschaft nicht eingesetzt werden. Neuere Berichte über die Anwendung von Urapidil sind vielversprechend. Diuretika werden kontrovers beurteilt. Unserer Meinung nach sind sie ungeeignet, da sie einen uteroplazentaren Volumenmangel verstärken.
Prinzipiell gilt:

❗ Bei Schwangeren sollten nur Medikamente Einsatz finden, mit denen langjährige Erfahrung bezüglich der Sicherheit für Mutter und Kind vorliegen.

◻ **Tab. 16.3.** Medikamentöse Therapie der chronischen Hypertonie in der Schwangerschaft

Präparate	Wirkmechanismus	Besonderheiten, Nebenwirkungen
Methyldopa	Zentrale α_2-Agonisten	Am besten erforschtes Präparat, neben randomisierten multizentrischen Studien liegt auch eine Verlaufsbeobachtung der Kinder von behandelten Müttern über 7,5 Jahre vor
Metoprolol, Atenolol	β-Adrenozeptor-Antagonisten	Effizient und sicher in der Spätschwangerschaft, bei früher Anwendung Wachstumsverzögerung möglich; kindliche Bradykardie, evtl. verminderte Anpassungsfähigkeit an Hypoxiestress
Labetalol Carvedilol	Kombination peripherer α- mit β-Adrenozeptor-Antagonismus	Effizienz wie Methyldopa; bisher keine Langzeitbeobachtungen, evtl. Gefahr der Hepatotoxizität für die Mutter keine Erfahrungen vorhanden
Hydralazin	Arterielle Vasodilatatoren	mit Methyldopa und β-Blockern das bewährteste Präparat; Kopfschmerzen und Reflextachykardie
Nifedipin	Kalzium-Antagonisten	Evidence level C nach den »FDA pregnancy ratings«, Berichte über intrauterine Wachstumsretardierung, kann tokolytisch wirken
Hydrochlorothiazid (HCT)	Thiaziddiuretika	Werden gelegentlich bei chronischer Hypertonie und Anwendung vor der Schwangerschaft weitergegeben, umstritten, pathophysiologisch nicht sinnvoll

16.4 Gravidität bei vorbestehender Nierenerkrankung

Das Wissen um den Schwangerschaftsverlauf bei Vorliegen einer renalen Grunderkrankung basiert nur auf Studien mit relativ kleinen Fallzahlen. Es ist deswegen schwierig, Fragen betroffener Patientinnen über Komplikationsraten oder mütterliche und kindliche Prognose zu beantworten.

16.4.1 Einteilung nach dem Grad der Niereninsuffizienz

Man kann nach dem Serumkreatinin vor Konzeption drei Risikokategorien bilden:

> **Risikokategorien**
> ▬ **Niedriges Risiko:**
>   Normale bis leicht eingeschränkte Nierenfunktion: Serumkreatinin ≤1,4 mg/dl
> ▬ **Mittleres Risiko:**
>   Mäßige Niereninsuffizienz: Serumkreatinin 1,4–2,8 mg/dl
> ▬ **Hohes Risiko:**
>   Schwere Niereninsuffizienz: Serumkreatinin >2,8 mg/dl

Auch bei leichter Niereninsuffizienz kommt es zum Anstieg der GFR zu Beginn der Schwangerschaft. Eine bereits zuvor bestehende Proteinurie verschlechtert sich in etwa der Hälfte der Fälle.

Bei mäßig eingeschränkter Nierenfunktion bildet eine deutliche Verschlechterung der Niereninsuffizienz, ein problematischer Blutdruck sowie eine deutlich geringere Schwangerschaftserfolgsrate die traurige Bilanz der vorhandenen Berichte.

Frauen mit schwerer Niereninsuffizienz oder chronischer Dialysebehandlung haben keine regelrechten Zyklen und sind oft anovulatorisch. Bereits die Konzeption stellt ein oft nicht passierbares Hindernis dar. Ist eine Schwangerschaft eingetreten, so ist das Risiko, dass die Mutter eine schwere Komplikation erleidet, wesentlich höher, als die Chance einer erfolgreichen Beendigung mit Geburt eines lebensfähigen Kindes. Es besteht Einigkeit unter den meisten Nephrologen, dass solche Patientinnen ermutigt werden sollten, eine Schwangerschaft nach Transplantation anzustreben.

16.4.2 Proteinurie

Eine stabile, nicht nephrotische Proteinurie bei normaler Nierenfunktion und normalen Blutdruckwerten sollte nur wenig Auswirkung auf den Verlauf und den Erfolg der Schwangerschaft haben. Allerdings kann bei nephrotischem Ausmaß die physiologische Schwangerschaftshypalbuminämie verstärkt werden, was zu niedrigem Geburtsgewicht und plazentaren Durchblutungsstörungen führen kann.

16.4.3 Diagnostik

Folgende nephrologische Parameter sollten bei nierenkranken Schwangeren erhoben werden:

Laborparameter
Regelmäßig (etwa 14-tägig):
- Blutbild mit Thrombozyten, Retentionswerte, Harnsäure, LDH, Urinsediment
- Kreatininclearance
- Proteinurie: 24-h-Sammelurin, bei stabiler Situation ggf. Selbstmessung (Stix)
- Urinkulturen
- Gewicht
- Blutdruck: täglich dokumentierte Selbstmessung und ambulantes 24-h-Blutdruckmonitoring

Wenn negativ, nur einmalig, sonst in obigem Intervall:
- Lupus-Antikoagulans, Anti-Cardiolipinantikörper, C_3, C_4, ANF (evtl. dsDNA)

In den folgenden Situationen ist eine Nierenbiopsie während der Schwangerschaft zu diskutieren:

Indikationen für eine Nierenbiopsie
- Unklare akute Verschlechterung der Nierenfunktion, z. B. mit V.a. rapid progressive Glomerulonephritis
- Bei symptomatischer, nephrotischer Proteinurie zur Beantwortung der Frage, ob eine hochdosierte Steroidtherapie gerechtfertigt ist
- Neu aufgetretenes nephritisches Sediment mit Proteinurie und beginnender Verschlechterung der Nierenfunktion bei nephrologisch nicht voruntersuchten Patientinnen
- Verschlechterung der Nierenfunktion bei nierentransplantierten Schwangeren (Transplantatbiopsie)

16.4.4 Spezielle Nierenerkrankungen

Die oben geschilderte Risikoeinteilung (Höhe des Kreatinins, Blutdruck, Proteinurie) gilt nicht für Patientinnen mit Panarteriitis nodosa oder Sklerodermie. Diese Erkrankungen gehen mit einer sehr schlechten Prognose für Mutter und Kind einher, ein Schwangerschaftsabbruch ist dringlich anzuraten. Ein schwieriger Verlauf ist vermutlich auch bei membranoproliferativer Glomerulonephritis, fokal segmentaler Glomerulosklerose, IgA-Glomerulonephritis und Refluxnephropathie zu erwarten (Tab. 16.4).

Systemischer Lupus erythematodes und Schwangerschaft

Der SLE ist eine relativ häufige Erkrankung besonders von Frauen im gebärfähigen Alter. Die Aussichten für eine erfolgreiche Schwangerschaft sind nach 6 Monaten ohne Krankheitsaktivität am besten. Trotzdem handelt es sich immer um Risikoschwangerschaften. Zu jedem Zeitpunkt – insbesondere im Puerperium – ist die Rate an Rezidiven (»flare ups«) erhöht. Die ernstere Situation einer beginnenden Präeklampsie von der Aktivierung der renalen Lupuskomponente zu unterscheiden ist schwierig. Entscheidend ist hier das Urinsediment, aber auch extrarenale Lupusmanifestationen.

> **Cave**
> **Ein neu aufgetretener Lupus gehört zu den wichtigen Differentialdiagnosen einer während der Schwangerschaft erstmals aufgetretenen Niereninsuffizienz.**

Bei renaler Lupusmanifestation verschlechtert sich die Prognose, wenn zusätzlich zur bisher solitären Proteinurie eine Hypertonie oder Niereninsuffizienz auftreten.

Tab. 16.4. Spezielle renale Grunderkrankungen bei Schwangeren

Nierengrunderkrankung	Verlauf bei schwangeren Patientinnen
Chronische Glomerulonephritis	Bei normotensiven Patientinnen ohne Proteinurie und mit normalen Retentionswerten oft problemlose Schwangerschaft; schwierige Verläufe bei diffuser Glomerulonephritis (häufig Hypertonie)
Pyelonephritis bzw. interstitielle Nephritis	Erhöhte Gefahr eines Rezidivs bei Bakteriurie; akute Pyelonephritis geht mit einem erhöhten Risiko für Frühgeburt, intrauterine Wachstumsstörung und Fruchttod einher
Refluxnephropathie	Erhöhtes Risiko für ein akutes Nierenversagen, plötzliche Blutdruckentgleisung und intrauterine Wachstumsstörung
Steinleiden	Evtl. häufigere Harnwegsinfektionen, evtl. Notwendigkeit, die Harnwege zu schienen (Prävalenz immerhin 0,03–0,35%)
Polyzystische Nierenerkrankung	Obwohl Schwangerschaften früher im Leben stattfinden als die Manifestation der Zystennieren, kommt es häufig zu Hypertonie im letzten Trimenon und die perinatale Sterblichkeit ist erhöht
Diabetische Nephropathie	Keine schwangerschaftsbedingte Progression, aber erhöhtes Vorkommen von asymptomatischer Bakteriurie, Harnwegsinfekten, Ödemen und Präeklampsie. Sämtliche oralen Antidiabetika sind kontraindiziert: Umstellung auf Insulin obligat!
Sklerodermie	Häufigkeitsgipfel der Erkrankung erst in der 4. und 5. Dekade; häufig Unfruchtbarkeit; Rezidiv einer ruhenden Erkrankung postpartal häufig, Beginn während der Schwangerschaft meist foudroyant, Nierenerstmanifestation während Gravidität gehäuft
Polyarteritis nodosa	Schlechte Prognose für das Kind, vitale Gefährdung der Mutter
Mikroskopische Polyangiitis	Bisher nur wenige Einzelfallbeschreibungen, keine Aussagen möglich

Neonatales Lupus-Syndrom

Über die Nabelschnur zum Feten transferierte anti-DNA-Antikörper können zu einem reversiblen, ca. 2 Wochen anhaltenden neonatalen Lupussyndrom führen. Es tritt hauptsächlich mit diskoiden Hautläsionen und Blutbildveränderungen, aber auch kardialen Problemen in Erscheinung.

Autoantikörper

Besondere Bedeutung kommt einigen Autoantikörpern zu. Die Antiphospholipidantikörper (Lupusantikoagulans, Cardiolipin Antikörper) sind mit einer erhöhten Thromboembolierate der Mutter assoziiert und für eine falsch-positive Wassermann-Reaktion (serologischer Lues-Test) verantwortlich. Der Nachweis dieser Antikörper geht mit einer erhöhten fetalen Sterblichkeit einher (in manchen Studien bis zu 40%!). Frauen mit unklaren rezidivierenden Aborten weisen eine erhöhte Inzidenz dieser Antikörper auf. Die plazentagängigen Anti-Ro-(SS-A)-Antikörper schädigen durch eine autoimmun-inflammatorische Reaktion das Reizleitungssystem des Feten. Dies kann zu einem angeborenen AV-Block, aber auch zur endokardialen Fibroelastose, Kardiomyopathie oder kombinierten Fehlbildungen führen.

Therapie

Therapeutisch werden Acetylsalicylsäure, Paracetamol und bei schwierigem Schwangerschaftsverlauf auch Steroide eingesetzt. Mit Azathioprin und der Plasmapherese existieren weniger Erfahrungen. Bei thromboembolischen Komplikationen in der Vorgeschichte sollte durchgehend subkutan Heparin verabreicht werden. Cyclophosphamid wird von der FDA in die Risikostufe D eingestuft. Für die Schwangerschaft gibt es mehrere Berichte von Einzelfällen, in denen trotz Cyclophosphamidtherapie ein gesundes Kind geboren wurde. Es gibt jedoch auch einen Bericht, in denen die Autoren anhand eines Falles ein in ihren Augen für Cyclophospha-mid typisches Missbildungssyndrom beschreiben. Während der Laktation ist Cyclophosphamid kon-traindiziert.

16.4.5 Schwangerschaft unter Nieren-ersatztherapie: Hämodialyse, CAPD und Nierentransplantation

Eine Schwangerschaft während Hämodialysebe-handlung ist mit einem insgesamt hohen Risiko für die Mutter und sehr geringen Erfolgsraten im Sinne der Geburt eines gesunden Kindes ver-bunden.

Wenn überhaupt, tritt die Schwangerschaft meist unerwartet ein. Da β-HCG im Urin bei anurischen Patienten als Verlaufsparameter der Schwangerschaft ausfällt, müssen engmaschige so-nographische Kontrollen erfolgen. Bereits bei rela-tiv niedrigen Retentionswerten (Harnstoff 70 mg/dl) muss eine Nierenersatztherapie durchgeführt werden. Sowohl Harnstoff als auch viele andere ur-ämische Metabolite können nämlich die Plazenta frei passieren. Eine chronische Dialysetherapie muss intensiviert werden. Dabei muss sehr vorsich-tig bilanziert werden, um uteroplazentare Minder-durchblutung zu vermeiden. Anämie ist häufig und muss ggf. mittels Transfusionen korrigiert werden. Die Risiken der Transfusion müssen gegen die Risi-ken der Gabe von Erythropoietin (Gruppe C nach FDA in ◻ Tab. 13.2; Ausführungen des deutschen Arzneimittelverzeichnisses über Arzneimittel in Schwangerschaft und Stillzeit: Gruppe 5: Ausrei-chende Erfahrungen über die Anwendung beim Menschen liegen nicht vor) abgewogen werden.

Unter Peritonealdialyse sind einige Fälle erfolg-reicher Schwangerschaften beschrieben. Die Ge-fährdung von Mutter und Kind darf jedoch nicht unterschätzt werden. Nicht nur Hochdruck und Peritonitis, also mögliche Komplikationen dieser Form der Nierenersatztherapie, sondern auch eine erhöhte Rate von ektopen Schwangerschaften, Ab-ruptio placentae, Frühgeburtlichkeit und intraute-rinem Kindstod gefährden den Verlauf.

Bei nierentransplantierten Patientinnen mit ca. 2 Jahre stabilem Verlauf sind 60% der Schwanger-schaften über das 1. Trimenon hinaus zu erhalten.

Hiervon verlaufen fast 90% erfolgreich. Stabiler Verlauf bedeutet:

- Normnahe Retentionswerte
- Normotension
- Keine oder nur geringe Proteinurie
- Keine Abstoßungsperiode
- Keine Zeichen eines Transplantatrefluxes
- Niedrig dosierbare Immunsuppression

Internet-Links

- *http://www.paritaet.org/rr-liga/schwang.htm*
  Hochdruck in der Schwangerschaft und während der Stillperiode, 4. Auflage – Oktober 1999, Deutsche Liga zur Bekämpfung des hohen Blutdruckes e.V. Deutsche Hypertonie Gesellschaft
- *http://www.paritaet.org/rr-liga/niere.htm*
  Niere und Hochdruck, Deutsche Liga zur Bekämpfung des hohen Blutdruckes e.V. Deutsche Hypertonie Gesellschaft
- *http://www.uni-duesseldorf.de/AWMF/ll/015-018.htm*
  Leitlinien für Diagnostik und Therapie der Deutschen Ge-sellschaft für Gynäkologie und Geburtshilfe (DGGG), Blut-hochdruck in der Schwangerschaft, Klassifizierung der hypertensiven Erkrankungen in der Schwangerschaft
- *http://www.akdae.de/*

Literatur

Arzneimittelkommission der deutschen Ärzteschaft (2006) Arzneiverordnungen 21. Auflage, Deutscher Ärzteverlag, Köln

August P, Katz AI, Lindheimer M (1995) The patient with kidney disease and hypertension in pregnancy. In: Schrier R (Ed) Manual of Nephrology. Little, Brown and Company, Bos-ton New York Toronto London

Baylis C, Davison JM (1992) The normal renal physiological changes which occur during pregnancy In : Cameron S, Davison AM, Grünfeld JP, Kerr D and Ritz E (Eds) Oxford Textbook of Nephrology. Chapter 15: The pregnant pati-ent. Oxford University Press, Oxford New York Tokyo

Consensus Report (1990) National high blood pressure edu-cation program working group report on high blood pressure in pregnancy. American Journal of Obstetrics and Gynecology 163:1689–1712

Davison JM, Baylis C (1992) Pregnancy in patients with under-lying renal disease. In: Cameron S, Davison ALTHIN Medi-cal GmbH, Grünfeld JP, Kerr D, Ritz E (Eds) Oxford Textbook of Nephrology. Chapter 15: The pregnant patient. Oxford University Press, Oxford New York Tokyo

Davison JM (1992) Renal complications which can occur in pregnancy. In: Cameron S, Davison ALTHIN Medical

GmbH, Grünfeld JP, Kerr D, Ritz E (Eds) Oxford Textbook of Nephrology. Chapter 15: The pregnant patient. Oxford University Press, Oxford New York Tokyo

Deutsche Hochdruckliga (1999), Hochdruck in der Schwangerschaft und während der Stillperiode, 4. Auflage. Oktober 1999

Enns GM, Roeder E, Chan RT, Ali Khan Catts Z, Cox VA, Golabi M (1999) Apparent cyclophosphamide (cytoxan) embryopathy: a distinct phenotype? Am J Med Genet 86: 237–241

Greer IA (1992) Pregnancy-induced hypertension. In: Cameron S, Davison J, Grünfeld JP, Kerr D, Ritz E (Eds) Oxford Textbook of Nephrology. Chapter 15: The pregnant patient. Oxford University Press, Oxford New York Tokyo

Hou S (1991) Pregnancy in women with renal disease. AKF Nephrology Letter Vol 8:1–12

Podymow T, August P, Umans JG (2004) Antihypertensive therapy in pregnancy. Semin Nephrol 24:616

Ramsey Goldman R, Schilling E (1997) Immunosuppressive drug use during pregnancy. Rheum Dis Clin North Am 23: 149–167

von Baeyer H (2002) Plasmapheresis in thrombotic microangiopathy-associated syndromes: review of outcome data derived from clinical trials and open studies. Ther Apher.;6(4):320–328

Arterielle Hypertonie

Die arterielle Hypertonie erhöht als kardiovaskulärer Risikofaktor 1. Ordnung die Mortalität und Morbidität. Die effiziente Senkung des Blutdrucks führt insbesondere bei Patienten mit hohem kardiovaskulären Gesamtrisiko zu einer Abnahme von Herzinfarkt, Schlaganfall, hypertensiver Nierenschädigung und Herzinsuffizienz. Zur Diagnostik bei Verdacht auf arterielle Hypertonie gehört neben der Blutdruckmessung in Ruhe und unter Belastung die Erfassung potentiell vorhandener Endorganschäden. Hierzu zählen neben der hypertensiven Herzerkrankung (linksventrikuläre Hypertrophie) die hypertensive Retinopathie und die hypertensive Nephrosklerose. Die 24-h-Blutdruckmessung hat sich als sensitiveres Messinstrument bezüglich der Prädiktion kardiovaskulärer Risiken erwiesen als die Gelegenheitsblutdruckmessung. Die Einteilung der arteriellen Hypertonie kann entweder nach dem Vorhandensein von Endorganschäden oder nach der Blutdruckhöhe vorgenommen werden. Die aktuell gültigen Grenzen werden von WHO und JNC nach Analyse der neuesten Studien im Abstand von einigen Jahren jeweils neu festgelegt. Der Deutschen Liga zur Bekämpfung des hohen Blutdrucks (Heidelberg) kommt eine wichtige Position bezüglich der Information von Ärzten und Patienten über aktuelle Behandlungsempfehlungen zu. Man unterscheidet die primäre oder essenzielle Hypertonie von der sekundären Form. Letztere wird am häufigsten durch chronische Niereninsuffizienz und/oder Einnahme blutdrucksteigernder Substanzen ausgelöst. Seltener sind renovaskuläre oder endokrine Ursachen oder z. B. die Hypertonie im Rahmen des Schlafapnoesyndroms. Die Behandlungsindikation richtet sich nach der Blutdruckhöhe, den vorhandenen Risikofaktoren und den Endorganschäden. Antihypertensive Therapie wird als Stufentherapie durchgeführt, wobei ein zweites Präparat bereits ab dem mittleren Dosisbereich des ersten Präparates ergänzt wird, um die Nebenwirkungsrate gering zu halten. Die Wahl des Antihypertensivums richtet sich nach den Begleiterkrankungen und dem Alter. Eine hypertensive Krise (Ausschlussdiagnose) unterscheidet sich von einem hypertensiven Notfall durch das Fehlen von vital bedrohlichen Organstörungen (myokardiale Ischämie, hypertensive Retinopathie Stadium III oder IV, akute Niereninsuffizienz, hypertensive Enzephalopathie). Beim hypertensiven Notfall muss der Blutdruck rasch gesenkt werden, bei der hypertensiven Krise sollte selbst bei sehr hohen Werten eine langsame Blutdrucksenkung erfolgen.

17.1 Kardiovaskuläre Risikofaktoren

Man unterscheidet beeinflussbare von nicht beeinflussbaren kardiovaskulären Risikofaktoren:

Nicht beeinflussbare kardiovaskuläre Risikofaktoren:
- Familiäre Prädisposition
- Männliches Geschlecht
- Lebensalter

Beeinflussbare kardiovaskuläre Risikofaktoren:
1. Ordnung:
- Arterielle Hypertonie
- Zigarettenrauchen
- Fettstoffwechselstörungen (Erhöhung von Gesamtcholesterin, LDL-Cholesterin, Triglyzeriden, Erniedrigung von HDL-Cholesterin)
- Diabetes mellitus
- Metabolisches Syndrom (Stammfettsucht, Insulinresistenz, Hypertonie, Bluthochdruck)

2. Ordnung:
- Hyperfibrinogenämie
- Hyperhomozysteinämie
- Bewegungsmangel
- Lipoprotein (a)-Erhöhung
- Genetisch bedingte t-PA-Defekte
- Negativer Stress: Typ D (»**d**isstressed personality«) oder Typ A (mit **A**ggressivität, Hektik, Ehrgeiz)

17.1.1 Risikofaktor Bluthochdruck

Schlaganfall, koronare Herzerkrankung und andere kardiovaskuläre Erkrankungen (Herzinsuffizienz) treten bei Patienten mit kardiovaskulären Risikofaktoren gehäuft auf. Das Risiko
- einen ischämischen oder hämorrhagischen Schlaganfall zu erleiden,

- eine koronare Herzerkrankung,
- eine Herzinsuffizienz oder
- eine Niereninsuffizienz zu entwickeln,

steigt dabei kontinuierlich mit der Blutdruckhöhe. Das kardiovaskuläre Gesamtrisiko ergibt sich aus der Summe der einzelnen Risikofaktoren.

Zum Beispiel führt ein Anstieg des diastolischen Blutdrucks von 30 mmHg zu einer Verfünffachung des koronaren Risikos. Bei Personen >45 Jahre hat die isolierte systolische Hypertonie den stärksten Voraussagewert für kardiovaskuläre und zerebrale Folgeerkrankungen.

Eine effektive Behandlung des Blutdrucks führt zu einer enormen Risikoreduktion:

- Mit jeder längerfristigen Senkung des diastolischen Blutdrucks um 5 mmHg sinkt das Schlaganfallrisiko um 35–40% und die Wahrscheinlichkeit einer hypertensiv bedingten terminalen Niereninsuffizienz um 25%.
- Bei einer Reduktion des systolischen Blutdrucks um 10–14 mmHg sowie des diastolischen um 5–6 mmHg sinkt die Schlaganfallrate um 2/5, das Koronarrisiko um 1/6 und die kardiovaskuläre Komplikationsrate insgesamt um 1/3.

17.2   Epidemiologie

Die arterielle Hypertonie ist weltweit einer der wichtigsten Risikofaktoren für kardiovaskuläre Erkrankungen. Alleine in Deutschland haben etwa 30 Mio. Menschen erhöhte Blutdruckwerte. Kardiovaskuläre Erkrankungen wiederum sind die häufigste Ursache für Tod und Behinderung auch durch zerebrovaskuläre Zwischenfälle weltweit. Dennoch sind viele Betroffene nicht oder falsch informiert über die enormen Risiken einer arteriellen Hypertonie. Die »Regel der Hälften« trifft leider immer noch zu. Sie besagt, dass die Hälfte der Hypertoniker nicht erfasst ist und die Hälfte der bekannten Hochdruckkranken unbehandelt bleibt. Selbst die behandelten Hypertoniker sind unterversorgt oder ungenügend kontrolliert. Laut WHO steht die arterielle Hypertonie weltweit mit fast 6% nach Mangelernährung und Rauchen an dritter Stelle der Ursachen für die Gesamtmortalität.

17.2.1   Prävalenz

Trotz der sehr günstigen Voraussetzungen im Hinblick auf Diagnose und Therapie bleibt die Versorgung der Hypertoniker bisher weit hinter den Möglichkeiten zurück. Die zwischen 1984/85 und 1994/95 durchgeführten Untersuchungen des MONICA-Augsburg-Projektes zeigen dies sehr deutlich. Im Rahmen dieses WHO-Projektes wurde die altersabhängige Hypertonieprävalenz in der Region Augsburg in einer Zufallsstichprobe von über 4000 Testpersonen erfasst. Hierbei wurde die Blutdruckgrenze relativ hoch angesetzt (>160/95 mmHg oder bestehende Einnahme von blutdrucksenkenden Medikamenten). Die Prävalenz der so definierten Hypertonie lag bei:

- Über 40% für die 65- bis 74-Jährigen
- 30–35% für die 55- bis 64-Jährigen
- 20–25% für die 45- bis 55-Jährigen
- 8–18% für die 35- bis 45-Jährigen
- 1–5% für die 25- bis 35-Jährigen

75% der Männer und 80% der Frauen war ihre Bluthochdruckerkrankung bekannt. Trotzdem nahmen nur 38% der Männer und 58% der Frauen Medikamente ein. Nur bei 24% der Männer (40% der Frauen) war der Blutdruck ausreichend gesenkt worden.

Ländervergleiche sind schwierig, da sich die Blutdruckmessmethoden z. T. unterschieden. Neuere US-amerikanische Zahlen schätzen die Hypertonieprävalenz in Deutschland gar auf über 50%, was hieße, dass Deutschland weltweit mit an der Spitze der Länder mit der höchsten Hypertonieprävalenz liegen würde. Der Anteil der effektiv kontrollierten Hypertoniker liegt in den USA um ca. 4% niedriger als in Deutschland.

17.3   Definitionen

Die folgende Definition von Hypertonie wird als Leitlinie von der Deutschen Liga zur Bekämpfung des hohen Blutdrucks in Anlehnung an die WHO-Richtlinien vorgeschlagen.

❗ Eine arterielle Hypertonie liegt vor, wenn Gelegenheitsblutdruckmessungen an mindestens 3 verschiedenen Tagen systolische Blutdruckwerte >140 mmHg und/oder diastolische Werten >90 mmHg nachweisen.

Als isolierte systolische Hypertonie sind systolische Werte >140 mmHg bei normalen diastolischen Werten anzusehen (s. unten).

Bei Kindern gelten ab einem Alter von 14 Jahren die gleichen Grenzwerte wie für Erwachsene.

Unter 14 Jahren korreliert der Blutdruck zur Körpergröße (s. Merkblatt der Deutschen Liga zur Bekämpfung des hohen Blutdrucks).

17.3.1 Schweregrad der Hypertonie

Der Schweregrad der Hypertonie kann entweder nach dem Fehlen oder Vorhandensein von hochdruckbedingten Endorganschäden oder nach der Höhe des Blutdrucks vorgenommen werden (◘ Tab. 17.1).

Die Einteilung der WHO/ISH-Leitlinie von 1999 ist heute allgemein anerkannt. Diese Einteilung der Blutdruckwerte orientiert sich an den Ergebnissen epidemiologischer und klinischer Studien (◘ Tab. 17.2).

Das US-amerikanische JNC (Joint National Committee on prevention, detection, evaluation, and treatment of high blood pressure) hat in 2003 den 7. Report (JNC-7) herausgegeben und definiert die Hypertoniegrade wie folgt (◘ Tab. 17.3).

◘ **Tab. 17.1.** Hypertonieeinteilung nach vorliegenden Endorganschäden

Stadium	Bezeichnung
I	Arterielle Hypertonie ohne Endorganschäden
II	Arterielle Hypertonie mit Endorganschäden in Form von linksventrikulärer Hypertrophie, Fundus hypertonicus Stadium I und II, Mikroalbuminurie, arteriellen Plaques
III	Arterielle Hypertonie mit Endorganschäden in Form von Angina pectoris, Myokardinfarkt, zerebralem Insult, Fundus hypertonicus Stadium III oder IV, Niereninsuffizienz mit Serumkreatinin >2 mg/dl, Aortenaneurysma

◘ **Tab. 17.2.** Definition und Klassifikation von Blutdruckbereichen in mm Hg nach WHO/ISH 1999, DHL 2001 und ESH 2003

Klassifikation	Systolisch	Diastolisch
Optimal	<120	<80
Normal	<130	<85
»Noch«-normal	130–139	85–89
Leichte Hypertonie (Schweregrad 1)	140–159	90–99
Mittelschwere Hypertonie (Schweregrad 2)	160–179	100–109
Schwere Hypertonie (Schweregrad 3)	>180	>110
Isolierte systolische Hypertonie	>140	<90

WHO=Weltgesundheitsorganisation, ISH=international Society of Hypertension, DHL=Deutsche Hochdruckliga, ESH=European Society of Hypertension.

◘ **Tab. 17.3.** US-amerikanische Einteilung der arteriellen Hypertonie nach JNC-7[a] (2003)

Klassifikation	Systolisch	Diastolisch
Normal	<120 oder	<80
Prähypertonie	120–139 oder	80–89
Hypertonie (Schweregrad 1)	140–159 oder	90–99
Hypertonie (Schweregrad 2)	>160 oder	>100
Schwere Hypertonie (Schweregrad 3)	>180	>110

[a] JNC = Joint National Committee on prevention, detection, evaluation, and treatment of high blood pressure.

17.4   Ursachen

In über 90% der Fälle liegt eine primäre Hypertonie vor, deren wichtigste verursachende Faktoren heute aufgeklärt sind. Die Genese ist multifaktoriell und komplex. Verschiedene blutdrucksteigernde Faktoren, wie negativer Stress, Bewegungsmangel, Ernährungsfehler, häufen sich in den mittleren Lebensdekaden, die letztendlich zur Manifestation einer arteriellen Hypertonie führen. Die Hälfte aller Hypertoniker ist übergewichtig.

17.4.1   Primäre/sekundäre Hypertonie

Man unterscheidet die primäre (früher essentielle) Hypertonie von der sekundären Hypertonie. Die primäre Hypertonie hat eine multifaktorielle Genese und ist familiär gehäuft (phylogenetische Disposition). Bei primär hypertensiven Erwachsenen ist etwa 50–60% der Blutdruckvariabilität genetisch bedingt. Zur Manifestation tragen dann viele weitere Faktoren, wie ungesunde Ernährung, Übergewicht, Stress, Alkohol- und Salzkonsum, bei. Heute sind viele dieser Faktoren bekannt, so dass man bei der primären Hypertonie nicht mehr von einer Ausschlussdiagnose sprechen sollte.

Sekundären Hypertonieformen liegt dagegen ein struktureller Organschaden zugrunde. Eine Auflistung der sekundären Hypertonieformen findet sich in ◘ Tab. 17.1. Zu den häufigsten sekundären Formen zählen die renale Hypertonie und die durch die Einnahme von Medikamenten und Drogen hervorgerufene Hypertonie. Endokrine Hypertonieformen sind seltener. Von den Sonderformen ist aufgrund ihrer Häufigkeit die Hypertonie bei Schlafapnoe erwähnenswert. Bei folgenden Hinweisen muss an das Vorliegen einer sekundären Hypertonie (◘ Tab. 17.4) gedacht werden:

- Junger, nicht rauchender, schlanker Patient ohne Diabetes mellitus oder Schilddrüsenfunktionsstörung
- Schwere Einstellbarkeit trotz (vermutlich) guter Compliance
- Leere Familienanamnese bezüglich Bluthochdruck, Diabetes, kardiovaskulären Erkrankungen, Nierenerkrankungen
- »Non-dipping« in der 24-h-Blutdruckmessung

17.4.2   Isolierte systolische Hypertonie (ISH)

Die isoliert systolische Hypertonie findet man vor allem bei älteren Menschen. Sie zeichnet sich durch einen erhöhten systolischen Blutdruck und einen normotonen diastolischen Blutdruck aus. Mit dem zunehmenden Alterungsprozess der Bevölkerung hat diese Hypertonieform mehr und mehr Bedeutung gewonnen. Als isolierte systolische Hypertonie (ISH) wird ein Blutdruck von systolisch über 140 mmHg und diastolisch unter 90 mmHg definiert.

Die isolierte systolische Hypertonie nimmt mit steigendem Alter zu und erreicht bei über 65-Jährigen bis zu 60%. Außerdem findet man sie gehäuft bei Typ-2-Diabetikern.

❗ Die Regel »Systolischer Blutdruck + Lebensalter« ist längst veraltet als Definition eines altersabhängigen Normalwerts. Ebenso obsolet ist der Begriff des »Erfordernishochdrucks«.

Wichtige Studien zeigen die Bedeutung des systolischen Blutdrucks als Prädiktor für kardiovaskuläre Ereignisse. In der größten Metaanalyse mit über 1 Mio. Patienten konnte ein unabhängiger Einfluss von systolischem wie diastolischem Blutdruck auf das Auftreten von Schlaganfällen und kardialer Mortalität gezeigt werden. Bei 6500 Patienten aus der Framingham-Studie war der systolische Wert der stärkste prognostische Faktor für koronare Herzerkrankung bei über 60-jährigen Patienten.

Hypertonie durch orale Antikonzeptiva

Orale Östrogen (>50 µg) und Progesteron enthaltende Antikonzeptiva führen bei fast allen Frauen zu einem unterschiedlich starken, ätiologisch unklaren, systolisch betonten Blutdruckanstieg. Für Präparate mit niedrigeren Östrogendosen existieren keine Untersuchungen. Die beim Absetzen des Präparats fast immer eintretende Normalisierung des Blutdrucks kann mehrere Monate in Anspruch nehmen.

Der Einsatz von östrogenhaltigen Präparaten senkt bei Frauen in der Postmenopause nachweis-

Tab. 17.4. Formen sekundärer Hypertonie

Hypertonieform	Beschreibung
Renale Ursachen	Renoparenchymatöse Hypertonie bei akuter oder chronischer Glomerulonephritis, chronischer Pyelonephritis, obstruktiver Nephropathie, Refluxnephropathie, Zysten-nierenerkrankung, Vaskulitiden und Kollagenosen mit Nierenbeteiligung, diabetischer Nephropathie, Hydronephrose, angeboren hypoplastischen Nieren, Strahlenschaden der Nieren Renovaskuläre Hypertonie: Nierenarterienstenose Reninproduzierende Tumoren Primäre Natriumretention (Morbus Liddle, Gordon-Syndrom)
Endokrine Ursachen	Nebennierenrinde: Morbus Cushing, primärer Hyperaldosteronismus (Conn-Syndrom), als klassisch *hypo*kaliämische und normokaliämische Variante, angeborene Nebennie-renhyperplasie Nebennierenmark: Phäochromocytom AGS, Akromegalie, Hypothyreose, Hyperthyreose, Hyperkalzämie Extraadrenale chromaffine Tumoren Karzinoid
Aortenisthmusstenose	Coarctatio vor der linken A. subclavia oder anomaler Ursprung der rechten A. subclavia (Pulsdefizit bzw. Blutdruckdifferenz zwischen oberen und unteren Extremitäten)

Tab. 17.5. Ursachen temporärer Blutdrucksteigerungen

Kategorie	Ursache
Hypertonie induzierende Substanzen und Medi-kamente	Hormonelle Antikonzeptiva, Steroide, Lakritze oder Carbenoxolon, Sympathomimetika, Kokain, tyraminreiche Nahrungsmittel, MAO-Hemmer, nichtsteroidale Antiphlogistika, Ciclosporin A, Erythropoietin
Chirurgisch	Perioperative Hypertonie
Neurologisch	Erhöhter intrakranieller Druck: Hirntumor, Enzephalitis, respiratorische Azidose Tetraplegie Akute Porphyrie Familiäre Dysautonomie Bleivergiftung Guillain-Barré-Syndrom
HNO	Obstruktives Schlafapnoesyndrom (OSAS), Verlegung der oberen Luftwege meist mit Schnarchen führt zu vom Patienten unbemerkten Aufwachphasen, Ausbleiben der wichtigen REM- Phasen und in Folge dessen Blutdruckanstieg.
Gynäkologisch	Schwangerschaftsinduzierte Hypertonie (SIH), Erkrankung des Gestosekomplexes.

lich das koronare Risiko. Östrogen- und proges-teronhaltige Präparate senken das Risiko, an Ge-bärmutterkrebs zu erkranken. Hormonersatzthe-rapie (z. B. bei Osteoporose) ist bei hypertensiven Frauen nicht als generell ungünstig zu betrachten, eine regelmäßige Kontrolle des Blutdrucks ist je-doch angebracht.

Hypertonie durch MDMA (3,4-Methylen-dioxymethamphetamin, »Ecstasy«)

Das Spektrum kardialer Komplikationen bei Kon-sum der »Designerdroge« MDMA (Ecstasy) reicht von der Entwicklung einer arteriellen Hypertonie über pulmonale Hypertonien bis zu tödlichen Herzrhythmusstörungen. Die arterielle Hypertonie ist der am häufigsten zu beobachtende, akute Kreislaufeffekt. Störungen der renalen Mikrozirkulation, Rhabdomyolyse und Hyperthermiefolgen können eine Niereninsuffizienz und in deren Folge eine renoparenchymatöse Hypertonie auslösen.

17.5   Diagnostik

Die Untersuchung des hypertensiven Patienten hat folgende Ziele:
- Bestätigung oder Ausschluss einer chronischen Blutdruckerhöhung und Bestimmung des Ausmaßes der Hypertonie
- Ausschluss oder Identifizierung sekundärer Hypertonieursachen
- Vorhandensein und Ausmaß von Endorganschäden
- Ausschluss oder Identifizierung weiterer kardiovaskulärer Risikofaktoren

Das moderne Konzept der Hypertoniediagnostik ist zweistufig. Die Basisdiagnostik bildet die obligatorische erste Stufe und umfasst folgende Punkte:

Basisdiagnostik der Hypertonie
- Anamnese
- Körperliche Untersuchung
- Laboruntersuchungen:
  Serum-Kreatinin, Serum-Kalium, Serum-Cholesterin sowie Nüchtern-Glukose
- Urinstatus
- EKG
- Oberbauchsonographie

Nach den neuesten Leitlinien wurde gegenüber früher die Abdomensonographie in die Basisdiagnostik aufgenommen, weil sie fast überall verfügbar ist und wichtige Hinweise auf eine renale Genese einer Hypertonie oder Endorganschäden (Aortenaneurysma) geben kann (◘ Abb. 17.1).

Für die weiterführende Diagnostik gelten folgende Indikationen:

Indikationen für die weiterführende Diagnostik
- Schwere (maligne) oder plötzlich auftretende Hypertonie
- Pathologische Ergebnisse der Basisdiagnostik
- Erstmanifestationsalter unter 30 oder über 60 Jahre
- Therapieresistenz
- Anhaltender Anstieg des Blutdrucks nach längerer guter Einstellung

17.5.1   Anamnese

In der Anamnese des hypertensiven Patienten sind folgende Punkte von besonderem Interesse:
- Dauer der Hypertonie, bisherige Maximal- und Durchschnittswerte, bisher eingenommene Antihypertensiva, beobachtete Medikamentennebenwirkungen.
- Vorgeschichte, bisherige Diagnostik und aktuelle Symptome einer koronaren Herzerkrankung, Herzinsuffizienz, zerebralen oder peripheren Durchblutungsstörung, Diabetes mellitus, Gicht, Hyperlipidämie, Asthma (Kontraindikation für nicht β_1-selektive β-Blocker), Nierenerkrankung.
- Sekundäre Hypertonie suggerierende Symptome: anfallsweiser Blutdruckanstieg mit Flush (Phäochromozytom), Blutdruckkrisen mit Lungenödem durch Linksherzversagen (Nierenarterienstenose).
- Ernährungs- und Lebensgewohnheiten: Zufuhr von Salz, Alkohol und Fett, Nikotinkonsum, körperliche Bewegung, Gewichtsänderungen.
- Potentiell den Blutdruck erhöhende Substanzen: orale Kontrazeptiva, nichtsteroidale Antiphlogistika, Lakritze, Kokain, Amphetamine, Erythropoietin, Ciclosporin A.
- Familiensituation (Doppelbelastung, außergewöhnliche Lebensumstände).
- Arbeitsanamnese (Schichtarbeit).
- Positive Familienanamnese für Hypertonie, Diabetes mellitus, Hyperlipidämie, koronare Herzerkrankung, zerebralen Insult, Nierenerkrankung, Herzinsuffizienz.
- Allergien.

17.5.2 Körperliche Untersuchung

Bei der körperlichen Untersuchung im Rahmen der Hypertonieabklärung kommt der Untersuchung von Herz, Lunge und Gefäßen besondere Bedeutung zu. Neben der Auskultation von Herz und Lunge muss ein kompletter Pulsstatus sowie die Auskultation der großen Gefäße erfolgen.

Die Blutdruckmessung muss an beiden Oberarmen vorgenommen werden. Eine Seitendifferenz von 20 mmHg systolisch bzw. 15 mmHg diastolisch sollte zuerst durch simultane Messung an beiden Armen verifiziert werden. Bleibt die Differenz bestehen, so kann eine Sonderform der Aortenisthmusstenose (Coarctatio vor der linken A. subclavia oder anomaler Ursprung der rechten A. subclavia) vorliegen. Ist dies nicht der Fall und eine höhergradige Stenose im Verlauf der A. subclavia, axillaris oder brachialis der Körperseite mit niedrigerem Druck kann ausgeschlossen werden (duplexsonographisch), so besteht bei klinischer Beschwerdefreiheit kein weiterer Handlungsbedarf. Zur Blutdruckeinstellung muss der Druck der höher gemessenen Seite verwendet werden.

Der Körpermassenindex (»Body Mass Index«, BMI) und der Hüft-Taille-Quotient (»Waist-to-Hip Ratio«) sind 2 anthropometrische Maße, welche in die Beurteilung des kardiovaskulären Risikos und der Mortalität eingehen.

Körpermassenindex, BMI

Die Bevölkerung der westlichen Industrienationen hat derzeit einen durchschnittlichen BMI (◨ Tab. 17.6) von 24–27 kg/m², wünschenswert wären 20–22 kg/m².

> **Cave**
> Die Sterblichkeit von Personen mit einem BMI >37 m² ist gegenüber normalgewichtigen Personen verdoppelt.

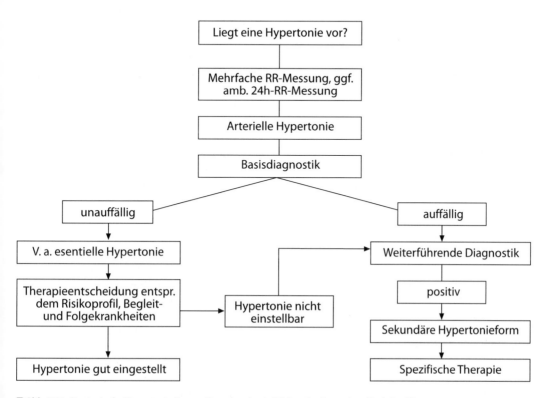

◨ **Abb. 17.1.** Strategie der Hypertoniediagnostik analog den Leitlinien der Deutschen Hochdruckliga

❏ **Tab. 17.6.** Einteilung des Gewichtes anhand des BMI [Gewicht (kg)]/[Größe (m)]²

BMI	Einteilung
<18,5 kg/m²	Mangelernährung
18,5–24,9 kg/m²	Normalbereich
25,0–29,9 kg/m²	Übergewicht
30,0–34,9 kg/m²	Adipositas Grad I
35–39,9 kg/m²	Adipositas Grad II
>40 kg/m²	Adipositas Grad III

Hüft-Taille-Quotient (»Waist-to-Hip Ratio«)

Das Verhältnis des Körperumfangs in Nabelhöhe zu demjenigen in Hüfthöhe wird als Hüft-Taille-Quotient bezeichnet. Er gibt Auskunft über den vorliegenden Fettverteilungstyp. Dabei bedeutet ein Quotient (Taille/Hüfte) >0,85 bei Frauen bzw. >1,0 bei Männern einen androiden (abdominalen, proximalen, apfelförmigen) Fettverteilungstyp. Werte darunter werden als gynoider (gluteal-femoraler, distaler, birnenförmiger) Fettverteilungstyp bezeichnet. Eine androide Fettverteilung geht mit einem deutlich höheren kardiovaskulären Risiko einher.

17.5.3 Blutdruckmessung

Da der Blutdruck von vielen Größen beeinflusst wird, kann von chronisch erhöhtem Blutdruck erst nach einer ausreichend hohen Anzahl von Messungen unter repräsentativen Umgebungsbedingungen ausgegangen werden. In der Praxis stehen die Gelegenheitsblutdruckmessung und oft auch die 24-h-Blutdruckmessung zur Verfügung.

Messtechniken
Intraarterielle Messung

Die intraarterielle Messung ist die einzige direkte Blutdruckmessung. Dabei wird der Druck über ein Katheterspitzenmanometer am Ende eines flüssigkeitsgefüllten Katheters erfasst.

Sie findet z. B. bei Koronarangiographien oder während Bypassoperationen Einsatz. Mit zunehmendem Abstand vom Herzen sinkt der diastolische Druck und der Mitteldruck, während der systolische Druck aufgrund der Wellenreflexion in der Gefäßwand ansteigt.

Palpatorische Messung

Die palpatorische Messung des Radialispulses findet häufig in der Notfallmedizin bei der Erstversorgung Einsatz und dient der groben Orientierung über die Höhe des systolischen Blutdrucks.

Gelegenheitsblutdruckmessung

Hierunter versteht man mehrere mit einem Quecksilbermanometer am (seit einigen Minuten) sitzenden Patienten durchgeführte Messungen an beiden Oberarmen und in Herzhöhe. Anstelle eines Quecksilbermanometers (Fehlergrenze + 2 mmHg) können auch ein Elektromanometer (Fehlergrenze + 3 mmHg) oder ein Anaeroidmanometer (Fehlergrenze + 3 mmHg) verwendet werden.

Manschetten

Die verwendete Manschettenbreite richtet sich nach dem Oberarmumfang. Kleinkindermanschetten sind 5 cm breit, für größere Kinder verwendet man 8 cm breite Manschetten. Stark übergewichtigen Kindern mit einem dementsprechenden Oberarmumfang werden Manschetten für Erwachsene angepasst.

Eine zu große Manschette beeinflusst das Messergebnis nur wenig, während zu kleine Manschetten zu falsch-hohen Messergebnissen führen.

Bei Erwachsenen richtet sich die Manschettenbreite nach dem Oberarmumfang:
- Bis 33 cm Oberarmumfang: 12–13 cm breite Manschette
- 33–41 cm Oberarmumfang: 15 cm breite Manschette
- Ab 41 cm Oberarmumfang: 18 cm breite Manschette

Messvorgang

Die Manschette sollte auf einen Wert aufgepumpt werden, der mindestens 30 mmHg über dem zu erwartenden systolischen Wert liegt.

Ein sehr starkes Aufpumpen (z. B. auf über 200 mmHg) ist indiziert, wenn

— bei hohem Wert noch Pulsschläge auskultierbar sind,

— das 1. auskultierbare Geräusch bereits wenige mmHg tiefer zu hören ist,

— bei möglicher Mediasklerose (Diabetes mellitus, hohes Alter), denn dann kann zwischen 1. und 2. auskultierbaren Geräusch eine relativ große Lücke liegen (z. B. 30 mmHg).

Bei Patienten mit Prädisposition zu orthostatischer Hypotonie (ältere Patientin, Diabetes mellitus) muss auch im Stehen gemessen werden.

Bei der am häufigsten eingesetzten **auskultatorischen Erfassung** gilt das 1. hörbare Pulsgeräusch nach Ablassen des Manschettendrucks als systolischer Blutdruckmesswert. Die Mehrzahl der nationalen und internationalen Richtlinien empfiehlt, den diastolischen Wert beim Verschwinden der Geräusche (Korotkoff-Phase V) abzulesen und nicht beim deutlichen Leiserwerden, dem sog. »muffling« (Korotkoff-Phase IV).

Alternativ zur Auskultation kann der Blutdruck bei der **oszillometrischen Methode** auch direkt in der Manschette erfasst werden. Zugrunde liegen die bei abnehmendem Manschettendruck durch den Pulsdruck erzeugten Druckschwankungen. Deren zuerst zu-, dann wieder abnehmende Amplitude erreicht beim arteriellen Mitteldruck ein Maximum. Bestimmte Prozentsätze der Amplitude entsprechen dem systolischen bzw. dem diastolischen Blutdruck. Das bedeutet, der Blutdruck wird aus elektronischer Verarbeitung der gemessenen Amplituden errechnet. Deswegen ist es von besonderer Wichtigkeit, den Messsensor der Manschette direkt über der Arteria brachialis anzubringen. Diese Methode findet besonders in 24-Blutdruckgeräten und Selbstmessgeräten Einsatz.

Die Erfassung des systolischen Blutdruckwertes mittels eines Dopplergerätes findet hauptsächlich bei angiologischen Untersuchungen der peripheren Gefäße Einsatz.

Die sogenannte »**Beat-to-beat«-Blutdruckmessung** (nach Penaz) verwendet eine Fingermanschette, die fortlaufend den durch die Fingervolumenschwankung ausgelösten Druck misst. Dieser spiegelt den intraarteriellen Blutdruck wider. Diese Methode ist besonders bei raschen Blutdruckänderungen hilfreich.

❗ Bei Rhythmusstörungen (z. B. Vorhofflimmern) variiert der Blutdruck (und das Schlagvolumen) von Schlag zu Schlag, als Blutdruck sollte der Mittelwert mehrerer Messungen angesehen werden.

Blutdruckmessgeräte für das Handgelenk

Auf dem Markt ist eine starke Präsenz der Blutdruckmessgeräte für die Messung am Handgelenk zu verzeichnen. Obwohl die Messgenauigkeit der Handgelenkgeräte vermutlich denjenigen mit Oberarmmanschetten unterlegen ist, spricht vieles für ihren Einsatz. Die hohe Akzeptanz in der Bevölkerung beruht wohl darauf, dass den Geräten eher Charakter eines »Sportmonitors« als eines Krankheitskontrollsystems anhaftet. Außerdem ist die Handhabung einfacher als die Befestigung einer Manschette am Oberarm.

Abulante 24-h-Langzeitblutdruckmessung (ABDM)

Die ambulante 24-h-Langzeitblutdruckmessung (ABDM) hat die Hypertoniediagnostik um viele Parameter ergänzt. Die formulierten Richtwerte der neuen Parameter dürfen bislang jedoch nicht auf die gleiche Evidenzstufe gestellt werden, wie die seit vielen Jahren mit multiplen Studien belegten Ergebnisse der Einzelblutdruckmessungen. Die Wertigkeit der 24-h-Blutdruckmessung unter dem Gesichtspunkt der »evidence based medicine« (EBM) wird sich in Zukunft aufgrund der Zunahme des Datenmaterials jedoch verbessern (zur Durchführung der 24-h-Blutdruckmessung ▶ Kap. 2). Die Reproduzierbarkeit der ABDM ist hoch. Wie die HARVEST-Studie (Hypertension and Ambulatory Recording Venetia Study) bereits 1994 zeigte, betrug die Abweichung nach einer Kontrolluntersuchung nach 3 Monaten bei 508 unbehandelten Hypertonikern nur -0,4/-0,7 mmHg.

Eine ambulante 24-h-Langzeitblutdruckmessung ist bei fast jeder Erstdiagnostik sinnvoll. Sie ist jedoch von besonderer Wichtigkeit in folgenden Situationen:

— Verdacht auf sekundäre Hypertonie

— Missverhältnis zwischen den in der Praxis gemessenen Blutdruckwerten und dem Ausmaß der vorhandenen Endorganschäden

- Missverhältnis zwischen Gelegenheitsblutdruckmessungen in der Praxis und Eigenmessungen des Patienten
- Verdacht auf Weißkittelhypertonie
- Ausmaß der Hypertonie bei Schlafapnoesyndrom
- Schwangerschaftsinduzierte Hypertonie
- Verdacht auf Hochdruckkrisen
- Nach Organtransplantation
- Diabetes mellitus
- Zur Bestätigung ausreichender nächtlicher Blutdrucksenkung

Die beim Praxisbesuch gemessenen Werte entsprechen in etwa 20% der Fälle nicht dem Blutdruck unter Alltagsbedingungen, sondern sind deutlich höher. Patienten mit dieser sog. »**Weißkittelhypertonie**« entwickeln zwar später häufiger eine arterielle Hypertonie, haben aber in der Praxis nicht repräsentativ hohe Blutdruckwerte. Dies ist jedoch auch in der Form der »**Praxisnormotonie (PN)**« bekannt. Hier weisen manche Patienten bei Praxismessungen niedrigere Werte auf als in der ambulanten 24-h-Langzeitblutdruckmessung oder im Alltag.

Für die 24-h-Blutdruckmessung wurden folgende Grenzwerte aufgestellt:
- 24-h-Mittelwert: <130/80 mmHg
- Tagesmittelwert (meist 7–22 Uhr): <135/85 mmHg
- Nachtmittelwert (meist 22–7 Uhr): <120/70 mmHg
- Prozentualer Anteil überhöhter systolischer Werte <25%
- Prozentualer Anteil überhöhter diastolischer Werte <25%

Hypertonieschweregrade (24-h-Blutdruckmessung)

- Leichte Hypertonie: 135–146/85–89 mmHg
- Mitelschwere Hypertonie: 147–156/90–95 mmHg
- Schwere Hypertonie: 157/>96 mmHg

Tag-Nacht-Rhythmus des Blutdrucks

Als wichtiges Zusatzkriterium zur Abgrenzung von Normotension/Hypertension wurde der nächtliche Blutdruckabfall (»Dipping«) definiert. Dieser sollte systolisch 15–20%, diastolisch 10–15% betragen. Man spricht dann von einem erhaltenen zirkadianen Rhythmus.

Definitionen

- *Normal Dipper:* nächtliche Blutdrucksenkung >10% und <20% des Tagesmittelwertes der 24-h-ABDM-Messung
- *Non Dipper:* nächtliche Blutdrucksenkung >0% und <10% des Tagesmittelwertes der 24-h-ABDM-Messung
- *Inverted Dipper:* nächtliche Blutdrucksenkung <0% bzw. nächtlicher Blutdruckanstieg, Umkehrung des zirkardianen Rhythmus.
- *Extreme Dipper:* nächtliche Blutdrucksenkung >20% des Tagesmittelwertes der 24-h-ABDM-Messung

---

Ein aufgehobener zirkadianer Rhythmus, also ein Fehlen der Tag-Nacht-Senke, findet sich bei:
- Sekundärer Hypertonie
- Frühstadium einer Niereninsuffizienz
- Zerebrovaskulären oder kardialen Durchblutungsstörungen
- Autonomen Regulationsstörungen
- Asthma bronchiale
- Schlafapnoe
- Schwangerschaftshypertonie
- Nach Nieren- oder Herztransplantation

❗ Auch eine zu starke Absenkung des nächtlichen Blutdrucks (»extreme dipper«) führt zu Myokard und Zerebralischämien!

Ein Aufwachen des Patienten während der Nachtmessperiode zeigt sich meist an einem gleichzeitigen Pulsanstieg und ist auch erfragbar. Die dann gemessenen Werte sind nicht repräsentativ. In der Regel verfügen 24-h-Blutdruckmesswerte über die Möglichkeit, Einzelwerte zu löschen oder auch die Tag-Nacht-Grenzen zu verschieben.

❗ Die ABDM ist der Gelegenheitsmessung in Klinik und Praxis oder der Selbstmessung durch den Patienten deutlich überlegen!

Blutdruckmessung unter Belastung

Die Blutdruckmessung unter ergometrischer Belastung ist ein nützliches Instrument, die Einstellungsgüte unter Stressbedingungen zu testen. Parallel lässt ein gleichzeitig abgeleitetes EKG Rückschlüsse auf Veränderungen der koronaren Durchblutung zu.

❗ Eine Belastungshypertonie korreliert sehr gut mit der linksventrikulären Hypertrophie. Männer mit Ruhe- und Belastungshypertonie wiesen in einer Langzeitstudie über 16 Jahre eine 2- bis 3fach erhöhte Mortalität gegenüber Männern mit Ruhehypertonie und normalem Belastungsblutdruck auf.

Im Alter zwischen 25 und 50 Jahren (Männer und Frauen) sollte bei einer Belastung von 100 W ein Blutdruck von 200/100 mmHg nicht überschritten werden. Nach 5-minütiger Erholung sollte der diastolische Wert 89 mmHg erreicht oder unterschritten haben. Bei jüngeren Personen liegen die Grenzwerte deutlich niedriger, bei Älteren steigt mit jedem Dezennium der systolisch maximal erlaubte Wert um 10 mmHg, der diastolische um 5 mmHg.

Liegt eine koronare Herzerkrankung vor, so ist bei etwa 2 von 10^5 der belasteten Patienten mit einer Komplikation, bei 4 von 10^5 mit einem Todesfall zu rechnen. Diese Risiken sind zwar relativ gering, trotzdem muss die Untersuchung selbstverständlich in Gegenwart des für Notfälle ausgerüsteten Arztes vorgenommen werden.

17.5.4 Weitere Diagnostik

Im Rahmen der Primärdiagnostik der arteriellen Hypertonie sollte bei jedem Patienten ein kleines Laborprogramm, ein EKG sowie eine Nierensonographie durchgeführt werden. Zum Labor gehören die Serumparameter Natrium, Kalium, Glukose, Cholesterin (ggf. Differenzierung), Triglyzeride sowie eine Urinuntersuchung und ein Test auf Albuminurie (▶ Kap. 2).

Finden sich im EKG Hypertoniezeichen (pos. Sokolow-Lyon-Index, Linkstyp, Endstreckenveränderung), so sollte eine fachkardiologische Untersuchung durchgeführt werden. Zur Bestimmung von LVH (linksventrikulärer Hypertrophie) und Pumpfunktion ist in jedem Fall eine Echokardiographie durchzuführen.

Eine ophthalmologische Untersuchung zum Ausschluss eines Fundus hypertonicus bzw. dessen Stadium gehört ebenso zur Primärdiagnostik.

Finden sich in der Nierensonographie pathologische Befunde (z.B. erhöhte Echodichte, kleine Nieren, seitendifferente Größe, Hydronephrose), sollte die Abklärung einer renalen Hypertonieform veranlasst werden.

Bei Verdacht auf Begleiterkrankungen kann die Labordiagnostik dementsprechend erweitert werden: Blutbild (Polyglobulie, renale Anämie), Kalzium (Hyperparathyreoidismus), Schilddrüsenwerte (Hyperthyreose), Kortisoltagesprofil, kardiovaskuläres Risikoprofil [Fibrinogen, Homocystein, Lp(a)], Harnsäure, Urindiagnostik (Katecholamine, Albumin, Protein, Natrium, Kalium, cAMP im 24-h-Urin).

Sinnvolle Erweiterungen der Hypertonieabklärung sind z. B. die Doppler- und Duplexsonographie der peripheren Gefäße oder Karotiden zum Ausschluss von Stenosen oder Verschlüssen. Für die Durchführung solcher Untersuchungen spricht die häufige Koinzidenz der arteriosklerotischen Gefäßschäden in mehr als einem Stromgebiet. Zum Beispiel haben Patienten mit koronarer Herzerkrankung sehr häufig auch eine periphere arterielle Verschlusserkrankung.

17.5.5 Endorganschäden

Um das Auftreten bzw. den Verlauf von Endorganschäden feststellen zu können, sind folgende Untersuchungen indiziert:

- Augenhintergrunduntersuchung/Fundus hypertonicus
- Echokardiographie/LV-Hypertrophie
- Serumkreatinin (ggf. Kreatininclearance)
- Urinstatus
- Mikroalbuminurie

Die Intervalle sind je nach Schwere der Hypertonie und Einstellungsqualität (Messwerte) zu wählen. Bei problemloser Therapie genügt eine jährliche Kontrolle.

17.6 Therapieziel

Behandlungsziel ist die Verbesserung der Prognose. Dies ist über eine Verminderung von Endorganschäden und die damit verbundene Abnahme der Mortalität zu erreichen.

17.7 Therapieindikation

Die nichtmedikamentöse Therapie ist nicht nur bei jedem Schweregrad von Hypertonie indiziert, im Sinne einer gesunden Lebensweise ist sie auch prophylaktisch – insbesondere natürlich für zur Hypertonie prädisponierten Personen – empfehlenswert. Generell sollte die Indikation zur pharmakologischen Behandlung einer Hypertonie bei Patienten mit vielen kardiovaskulären Risikofaktoren großzügig gestellt werden.

Bei der Entscheidung zur Behandlung kann eine Risikostratifizierung helfen, in welche das Vorhandensein von Endorganschäden sowie das Vorhandensein weiterer kardiovaskulärer Risikofaktoren einfließt.

Endorganschäden
- Kardial: koronare Herzerkrankung inklusive Myokardinfarkt, linksventrikuläre Hypertrophie, Herzinsuffizienz
- Ophthalmologisch: Fundus hypertonicus
- Zerebral: zerebrale Insulte inkl. ihrer Vorstufen (TIA, PRIND)
- Renal: Niereninsuffizienz (meist mit Proteinurie)
- Periphere arterielle Verschlusserkrankung

Kardiovaskuläre Risikofaktoren
- Alter über 60 Jahre
- Männliches Geschlecht
- Diabetes mellitus
- Dyslipidämie
- Rauchen
- Familienanamnese: Auftreten von kardiovaskulären Erkrankungen bei Verwandten vor dem 55. Lebensjahr (Männer) bzw. 65. Lebensjahr (Frauen)

Zur Einteilung des kardiovaskulären Gesamtrisikos und damit Entscheidung zur Therapieform sollte nach ◘ Tab. 17.7 vorgegangen werden. Die dort beschriebenen Risikostufen gehen mit folgenden 10-Jahres-Risiken für Myokardinfarkt, kardiovaskulären Tod oder nichttödlichen Schlaganfall einher:
- Niedriges Risiko: <15%
- Mittleres Risiko: ca. 15–20%
- Hohes Risiko: ca. 20–30%
- Sehr hohes Risiko: >30%

◘ Tab. 17.7. Risikostratifizierung bezüglich kardiovaskulärer Folgeerkrankungen anhand Blutdruckhöhe, vorhandener Endorganschäden und kardiovaskulären Risikofaktoren

Risikofaktoren	Milde Hypertonie	Mäßige Hypertonie	Schwere Hypertonie
Endorganschäden, Begleiterkrankungen	Systolisch 140–159 mmHg Diastolisch 90–99 mmHg	Systolisch 160–179 mmHg Diastolisch 100–109 mmHg	Systolisch >180 mmHg Diastolisch >110 mmHg
Keine weiteren Risikofaktoren	Niedriges Risiko	Mittleres Risiko	Hohes Risiko
1 bis 2 Risikofaktoren	Mittleres Risiko	Mittleres Risiko	Sehr hohes Risiko
3 oder mehr Risikofaktoren oder Endorganschäden oder Diabetes mellitus	Hohes Risiko	Hohes Risiko	Sehr hohes Risiko
Bereits vorhandene kardiovaskuläre Folgeerkrankungen [a]	Sehr hohes Risiko	Sehr hohes Risiko	Sehr hohes Risiko

[a] = Zerebral: TIA, PRIND, ischämischer Insult, zerebrale Blutung
Kardial: Myokardinfarkt, Angina pectoris, Z.n. Revaskularisation, Herzinsuffizienz
Renal: diabetische Nephropathie, Niereninsuffizienz
Vaskulär: Aortendissektion, symptomatische Gefäßerkrankung (Karotis, periphere Gefäße)
Ophthalmologisch: Fundus hypertonicus.

Liegen Stenosen der Karotiden, zerebralsklerotische Veränderungen bzw. periphere Durchblutungsstörungen vor, muss bis zur Sanierung, aber auch bei nicht möglicher Sanierung ein Kompromiss zwischen Blutdrucksenkung und Verschlechterung der Perfusion im poststenotischen Gebiet gefunden werden.

❗ Nach Beginn einer antihypertensiven Therapie klagen manche Patienten über eine Verschlechterung des Allgemeinbefindens mit Müdigkeit und Verstimmung, die nicht selten als Nebenwirkung fehlinterpretiert wird. Diese Symptome sind jedoch nach individuell unterschiedlich langem Intervall rückläufig. Oft denken Patienten, die Blutdruckmedikamente könnten nach erfolgter Blutdruckeinstellung wieder abgesetzt werden, weshalb rechtzeitig auf eine meist dauerhafte, u. U. lebenslange Einnahme hingewiesen werden sollte.

17.7.1 Antihypertensive Therapie bei systolisch 140–180 mmHg, diastolisch 90–110 mmHg

Bei systolischen Werten zwischen 140 und 180 mmHg oder diastolischen Werten zwischen 90 und 110 mmHg ist bei hohem oder sehr hohem Gesamtrisiko auf jeden Fall eine pharmakologische Therapie indiziert, nachdem alle nicht-pharmakologischen Möglichkeiten ausgeschöpft wurden (◘ Abb. 17.2).

Bei mittlerem Risiko kann über 3–6 Monate versucht werden, unter Durchführung sämtlicher nichtmedikamentöser Maßnahmen und Kontrolle von Blutdruck und Risikofaktoren, Werte <140 mmHg systolisch bzw. <90 mmHg diastolisch erreichen. Eigenmessungen sind jedoch auf jeden Fall erforderlich.

Bei niedriger Risikoeinstufung kann über 6–12 Monate versucht werden, unter Durchführung sämtlicher nichtmedikamentöser Maßnahmen und

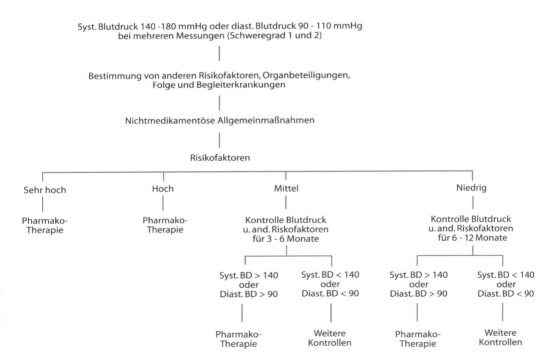

◘ Abb. 17.2. Indikationsstellung zur Therapie in Abhängigkeit von Blutdruck und Risikokonstellation. (Aus: Merkblätter der Deutschen Liga zur Bekämpfung des hohen Blutdrucks: Empfehlungen zur Hochdruckbehandlung, Nov. 1999, S. 5 des Internetausdrucks. Mit frdl. Genehmigung der Deutschen Hochdruckliga)

Kontrolle von Blutdruck und Risikofaktoren, Werte <140 mmHg systolisch bzw. 90 mmHg diastolisch zu erreichen. Regelmäßigen Blutdruckmessungen, z. B. mit Eigenmessungen, und Kontrollen in der Praxis sind jedoch auf jeden Fall erforderlich.

Ausgangswerte über 160/95 mmHg

Bei diesen Patienten ist in jedem Fall eine medikamentöse Therapie gerechtfertigt. Kommt es unter Therapie zu langfristig (>6 Monate) guten Blutdruckwerten (<120/80 mmHg), so kann eine Dosisreduktion, ggf. auch ein Auslassversuch erfolgen. Meist kommt es jedoch nach 1–6 Monaten zu einem erneuten Blutdruckanstieg. Regelmäßige Messungen sind daher Voraussetzung. Das Absetzen sollte jedoch nur nach reiflicher Überlegung erfolgen, da es die weitere Führung des Patienten erschweren kann.

17.8   Nichtmedikamentöse Therapie

Die nichtmedikamentöse Therapie der arteriellen Hypertonie umfasst diätetische Ratschläge und Empfehlungen für Beruf, Freizeit und körperliche Belastung. Diese Allgemeinmaßnahmen gehören zur Basistherapie jeder Hypertonie!

17.8.1   Gewicht

Eine oft nicht zu realisierende Empfehlung betrifft die Normalisierung des Körpergewichtes. 75% aller Adipösen haben eine arterielle Hypertonie. Sinkt das Körpergewicht um 5 kg, kann ein Blutdruckabfall von etwa 10 mmHg erwartet werden.

17.8.2   Ernährung

Kochsalz

Der tägliche Bedarf an Kochsalz liegt bei 2–3 g. Nur starkes Schwitzen oder mehrtägige Diarrhö führen zu einem höheren Bedarf. In Deutschland liegt die tägliche Kochsalzzufuhr im Schnitt bei 10–12 g. Für die Diät des Hochdruckkranken empfiehlt sich eine Reduktion der Salzzufuhr auf weniger als 6 g Kochsalz/24 h. Eine kochsalzarme

Diät ist definiert als eine tägliche Aufnahme von weniger als 3 g, eine streng kochsalzarme als eine Aufnahme von weniger als 1 g. Kochsalzarme oder gar streng kochsalzarme Ernährung ist sinnvoll bei schweren Ödemen, für die unterstützende Therapie der Hypertonie jedoch nicht angezeigt.

Als »natriumarm« deklarierte Nahrungsmittel dürfen maximal 40–120 mg Natrium pro 100 g enthalten (also 0,1–0,3 g Kochsalz/100 g), »streng natriumarme« müssen unter 40 mg/100 g (also unter 0,1 g/100 g) liegen. Die frühere Annahme, dass die blutdrucksteigernde Wirkung allein vom Natriumanteil (im Natriumchlorid) abhängig sei, konnte nicht aufrechterhalten werden. In 1 g Kochsalz sind etwa 400 mg Natrium enthalten.

In Nahrungsmitteln, in denen Natrium hauptsächlich als Natriumchloridsalz vorliegt, kann man den Kochsalzgehalt aus dem Natriumgehalt berechnen, indem man letzteren mit 2,5 multipliziert. Dies gilt nicht für Mineralwässer, denn dort liegt ein größerer Anteil als Natriumhydrogenkarbonat vor. Dieses spielt für den Blutdruck eine geringere Rolle.

> **Praxistipp**
>
> Zur Berechnung des Kochsalzgehalts (mg/kg) von Mineralwässern multipliziert man den Chloridgehalt in mg/kg mit 1,6. Bei leichter Hypertonie kann durch eine Reduktion der Kochsalzzufuhr auf etwa 3 g eine Senkung des systolischen Wertes um etwa 5 mmHg, bei höheren Ausgangswerten evtl. mehr erreicht werden.

Dieser Effekt tritt jedoch erst nach einigen Wochen ein. Der Effekt ist bei etwa 50% der Hypertoniker stärker ausgeprägt, man bezeichnet sie daher als **»salzsensitiv«**. Im Alter nimmt die Salzsensitivität zu.

❗ Salzrestriktion verstärkt die Wirkung vieler Blutdruckmedikamente, insbesondere von ACE-Hemmern. Aufgrund ihrer verminderten Fähigkeit, Kochsalz auszuscheiden, profitieren Diabetiker besonders von einer diätetischen Salzrestriktion.

Eine Kochsalzrestriktion kann durch folgende Maßnahmen erreicht werden:
- Kein Zusalzen
- Frisches Obst und Gemüse verwenden, nicht schälen

— Käse und Wurst reduzieren
— Salz durch Gewürze und Kräuter ersetzen
— Tiefgekühltes Gemüse statt Dosengemüse
— Gerichte im Restaurant und in Kantinen sowie Fertigmenüs enthalten meist viel Salz.
— *Vermeiden:* Pökelwaren, Wurst, Schinken, Speck, Kasseler, Fleisch und Wurstsalate, Bratheringe, geräucherter Seelachs, Schillerlocken, Sardellen, Ölsardinen, geräucherter Aal, Mayonnaise, Hartkäse (Edamer, Gouda), Schmelzkäse, Weichkäse (Tilsiter, Romadour, Limburger, Camembert, Brie), Schnittkäse, Fischmarinade, Bismarckhering, Matjeshering, Fertiggerichte, Lachsersatz, Salzgebäck, gesalzene Nüsse, Flüssigwürze, Tomatenmark, Ketchup. Brötchen, Pumpernickel, Cornflakes, Kartoffelchips, Salzgebäck, Essiggemüse, Oliven, Kapern, Pilzkonserven, Salzgurken, Sauerkraut, Salatsaucen, Fertigsuppen, Kartoffelfertigerzeugnisse, Brühwürfel, Marinaden, Senf, Ketchup, Fertigsaucen.
— *Günstig:* Frischfleisch, Hackfleisch, Tatar, Geflügel, Wild, Frischfisch, Buttermilch, Joghurt, Quark, Hühnereier, Getreideflocken, Gries, Nudeln, Spaghetti, Reis, Apfelkuchen, Biskuitboden, Hefezopf, Mürbeteig, alle frischen oder tiefgefrorenen Gemüse, Salate, Pilze, alle Obstsorten, Obstsäfte, alle frischen, tiefgefrorenen oder getrockneten Küchenkräuter, alle reinen Gewürze, salzfreies Curry.
— *Akzeptabel* (in geringen Mengen): Frischkäse, Schweizer Käse, Kräuterbutter, Bücklinge, Makrelen, Krabben in Dosen, Thunfisch in Öl, Roast Beef, Butterkekse, Graubrot, Leinsamenbrot, Weißbrot, Mischbrot, Zwieback, Gemüse in Dosen, Gemüsesäfte ohne Kochsalzzusatz, Kartoffelknödel, Rote Bete.

In zivilisierten Ländern ist die Natriumzufuhr durch Zusalzen und aus Gründen der Konservierung im Vergleich zu Naturvölkern, aber auch im Vergleich zu früher gestiegen. Die Kaliumzufuhr hat eine gegenläufige Entwicklung genommen. Momentan beträgt die Kaliumzufuhr im Schnitt 2 g.

❶ Kalium wirkt blutdrucksenkend und ist in ballaststoffreichen Nahrungsmitteln wie Obst und Gemüse enthalten. Die tägliche Zufuhr sollte etwa 3 g betragen.

Fett

Ebenfalls reduziert werden sollten insbesondere tierische und/oder gehärtete Fette zugunsten pflanzlicher Fette mit mehrfach ungesättigten Fettsäuren.

Alkohol

Alkoholkonsum kann viele Organe schädigen. Mehr als 60 g Alkoholzufuhr bei Männern bzw. 30 g bei Frauen führt zu einer signifikant erhöhten Sterblichkeit. Außerdem fördert Alkohol aufgrund des hohen Brennwerts die Gewichtszunahme. In Deutschland lag der »pro-Kopf-Verbrauch« von Alkohol 1989 bei 11,5 l reinen Alkohols. Die gesundheitlichen Schäden führten zu Kosten, die denen des Nikotinabusus vergleichbar sind (ca. 20 Mrd. DM/Jahr).

Alkohol führt insbesondere bei Hypertonikern zu einem dosisabhängigen Blutdruckanstieg. Zum Beispiel können 50 g Alkohol (=2 l Leichtbier, 1 l Starkbier, 2,5 l Apfelwein, 0,6 l Sekt, Weiß- oder Rotwein) einen akuten Anstieg von 10 mmHg systolisch oder 5 mmHg diastolisch hervorrufen. Vermutlich steigt ab einem regelmäßigen Konsum von 30 g/24 h der Blutdruck in etwa linear mit der zugeführten Alkoholmenge an. Bei Alkoholentzug sinkt der Blutdruck innerhalb einiger Tage oder Wochen ab. Auch dieses Absinken ist bei Hypertonikern stärker ausgeprägt als bei normotensiven Personen. Bei Rauchern scheint der blutdrucksteigernde Effekt verstärkt zu sein. Auch das Risiko eine Hypertonie zu entwickeln, ist bei einem regelmäßigen Alkoholkonsum von 30 g/24 h deutlich erhöht. Alkohol nimmt nach dem Übergewicht den 2. Platz in der Reihe der nichtgenetischen Ursachen der Hypertonie ein.

Hypertensive Patienten sollten ihre Alkoholzufuhr deutlich reduzieren, Männer<30 g/24 h, Frauen <20 g/24 h. Die antihypertensive und sedierende Wirkung der zentralen Antihypertensiva kann bei gleichzeitigem Alkoholkonsum verstärkt sein (Kraftfahrzeugführung!).

 Cave
Alkohol führt insbesondere bei Hypertonikern zu einem dosisabhängigen Blutdruckanstieg.

17.8.3 Weitere Verhaltensempfehlungen für Hypertoniker

- Lakritze kann über eine aldosteronähnliche Wirkung (Natrium und Wasserretention) einen konsekutiven Blutdruckanstieg hervorrufen.
- Schichtarbeit stört den Schlaf-Wach-Rhythmus und ist deswegen als ungünstig anzusehen.
- Nikotinkarenz wirkt sich hauptsächlich indirekt positiv aus, indem es das kardiovaskuläre Gesamtrisiko senkt.
- Regelmäßiges Ausdauertraining kann zu einer dauerhaften Senkung des peripheren Widerstands führen. Dies wird vermutlich durch ein Absinken des Sympathikotonus ausgelöst. Der Ruheblutdruck sinkt dabei weniger als der Blutdruck unter Belastung. Besonders geeignet sind Ausdauersportarten wie Radfahren, Joggen, Wandern, Schwimmen, Tanzen etc.

Meist führt regelmäßige Bewegung auch zu einer Gewichtsabnahme, die ihrerseits den Blutdruck senkt. Vor Beginn eines Trainingsprogramms muss eine allgemeinärztliche Untersuchung mit Belastungs-EKG und Überprüfung des Bewegungsapparates erfolgen. Eventuell muss bis zum Erreichen einer Konditionsverbesserung vorübergehend die antihypertensive Medikation erhöht werden, da es beim untrainierten Hypertoniker auch bei leichter Belastung zu einem überproportionalen Blutdruckanstieg kommt.

Eine häufige Frage von Patienten betrifft Sauna-Anwendungen. Extreme Hitze und Luftfeuchtigkeit sind eher ungünstig, aber auch trainierbar. Blutdruckmessungen sollten die individuelle Reagibilität überprüfen. Sicher ungünstig aufgrund der damit verbundenen, sympathikusbedingten starken Blutdruckanstiege sind zu rasche Abkühlungen (kaltes Abduschen, Tauchbecken).

❗ Sportliche Betätigung ist bei Hypertonikern in folgenden Fällen kontraindiziert:
- Hypertonie bei bekanntem Aortenaneurysma
- Hypertonie mit hämodynamisch relevanter Rhythmusstörung
- Links- oder rechtsventrikuläre Belastungsinsuffizienz
- Unkontrollierte Hypertonie mit Ruhewerten >200 mmHg
- Hypertonie mit Störung der Myokarddurchblutung

17.9 Medikamentöse Therapie

Formen der medikamentösen Therapie
- Stufentherapie (»stepped care«): initial Monotherapie mit Hinzunahme eines weiteren Antihypertensivums bei Ineffektivität
- Primäre niedrig dosierte Kombinationstherapie: bei anfangs hohen Blutdruckwerten und Begleiterkrankungen wie KHK oder Herzinsuffizienz
- Sequenzielle Monotherapie: ein Antihypertensivum wird in Monotherapie so lange ausgetauscht, bis der Blutdruck effektiv gesenkt werden kann.

Für die Wahl der richtigen Strategie spielen Blutdruckhöhe, Begleiterkrankungen sowie med. Nebenwirkungen und die Compliance des Patienten eine wichtige Rolle. Heute wird die Kombinationstherapie auch initial empfohlen, da sie oft eine verbesserte Blutdruckeinstellung und eine höhere Responderrate durch additive Wirkung der Präparate oder Neutralisierung gegenregulatorischer Wirkungen erzielt. Auch die Compliance wird deutlich verbessert und die Kosten werden reduziert.

17.9.1 Behandlungsprinzipien

Stufenschema
Die Behandlung der arteriellen Hypertonie erfolgt nach einem Stufenschema. Bei ungenügender Wirksamkeit eines einzelnen Medikaments wird bereits ab einem mittleren Dosisbereich ein zweites Medikament einer anderen Wirkstoffgruppe hinzugenommen. Nach Beginn der medikamentösen Therapie sollte jedoch bis zum Entscheid der Therapieintensivierung 2–4 Wochen abgewartet werden, um eine volle Wirksamkeit zu ermöglichen. Grund hierfür sind die im höheren Dosisbereich

inadäquat steigenden Nebenwirkungen. Gelegentlich ist es sinnvoll, vor der Addition eines zweiten Präparates ein alternatives Primärpräparat einzusetzen (»sequenzielle Monotherapie«).

Als **Monotherapie** eignen sich β-Blocker, Diuretika, Kalziumantagonisten, ACE-Hemmer und AT_1-Rezeptorblocker (ARB). Letztere werden zwar noch in die Reihe der Reservepräparate eingeordnet, in der Praxis aufgrund der günstigen Pharmakokinetik (Einmaldosis) und geringen Nebenwirkungen jedoch häufig als Primärpräparat verordnet. Der Einsatz von $α_1$-Rezeptorantagonisten als Einstufenpräparat kann derzeit nicht empfohlen werden.

Die Empfehlungen der Deutschen Hochdruckliga und der WHO bezüglich der Wahl des 1. Präparats unterscheiden sich von denen des JNC: während das JNC zur Ersteinstellung bei essenzieller Hypertonie Diuretika oder β-Blocker empfiehlt, schlägt die Deutsche Hochdruckliga in Konsens mit der WHO vor, sich bei der Primärtherapie nach Zusatzkriterien, Begleiterkrankungen (■ Tab. 17.4), der hämodynamischen Ausgangssituation und auch den Langzeitkosten zu richten.

Als **Zweifachkombinationen** eignen sich laut Hochdruckliga und WHO die Kombination von Diuretikum und entweder β-Blocker, Kalziumantagonist, ACE-Hemmer oder AT_1-Rezeptorblocker (ARB). Alternativ kann die Kombination eines Kalziumantagonisten mit einem β-Blocker oder ACE-Hemmer oder AT_1-Rezeptorblocker (ARB) eingesetzt werden. β-Blocker dürfen nicht mit Diltiazem oder Verapamil kombiniert werden, da sonst ein AV-Block auftreten kann.

Die zentral wirkenden Präparate sollten erst bei der Notwendigkeit einer Dreifachtherapie addiert werden.

Mögliche **Dreifachkombinationen** sind:
- Diuretikum+β-Blocker+[Kalziumantagonist oder ACE-Hemmer oder AT_1-Rezeptorblocker (ARB) oder Dihydralazin]
- Diuretikum+Antisympathotonikum+[Kalziumantagonist oder ACE-Hemmer oder AT_1-Rezeptorblocker (ARB) oder Dihydralazin]
- Diuretikum + ACE-Hemmer + Kalziumantagonist

Bei Patienten mit Hypertonie der WHO-Stufe 1 wird eine Monotherapie mit den meisten Antihypertensiva eine Reduktion des Blutdrucks um 10/5 mmHg erreichbar, bei schwererer Hypertonie ist mit einem Stufenschema eine Reduktion von 20/10 mmHg realistisch erreichbar. Die durch eine solche Blutdrucksenkung hervorgerufene Risikoreduktion für Herzinfarkt oder Schlaganfall (tödlich oder nicht tödlich) kann anhand von über 5 Jahre laufenden Studien abgeschätzt werden (■ Tab. 17.5). Sie liegt zwischen weniger als 5 verhinderten Komplikationen pro 1000 Patienten bei Personen mit niedrigem kardiovaskulären Risiko und mehr als 17 verhinderten Komplikationen pro 1000 Patientenjahren bei Personen mit sehr hohem kardiovaskulärem Risiko. Der größte Nutzen einer antihypertensiven Therapie ist bei Patienten mit hohem kardiovaskulärem Risiko erreichbar (■ Tab. 17.8 und 17.9).

17.9.2 Antihypertensivaklassen

Im Folgenden werden die Antihypertensivaklassen bezüglich ihrer Besonderheiten beschrieben (■ Tab. 17.10). Beispiele für häufig eingesetzte Antihypertensiva finden sich in ■ Tab. 17.3. Kein Beipackzettel und keine Theorie kann die praktische Erfahrung ersetzen. Es empfiehlt sich daher, nur wenige Präparate einzusetzen. Die pharmakokinetischen Daten der Monosubstanzen finden sich in ► Kap. 14.

Diuretika

Diuretika bilden eine wichtige und vielseitige Substanzklasse. Bereits in niedriger Dosis sind sie effektiv antihypertensiv und werden meist gut vertragen. Sie sind außerdem kostengünstig und haben sich als Bestandteil von Behandlungsstrategien zur Vermeidung kardiovaskulärer Folgeerkrankungen bewährt. Viele der Nebenwirkungen treten erst im höheren Dosisbereich auf. Das erhöhte Risiko eines plötzlichen Herztodes unter Schleifen- und Thiaziddiuretika (Kaliumverarmung) soll bei gleichzeitiger Therapie mit einem kaliumsparenden Diuretikum reduziert sein. Diuretika werden speziell für ältere Patienten mit isolierter systolischer Hypertonie, für Schwarze und als Kombination mit z. B. ACE-Hemmern empfohlen.

◻ **Tab. 17.8.** Differentialtherapie der arteriellen Hypertonie

Begleiterkrankung oder sonstigeKonditionen	Geeignete Wirkstoffgruppen	Ungünstige Wirkstoffgruppen bzw. Kontraindikationen
Koronare Herz-erkrankung	β-Blocker, Kalziumantagonisten	KI: Bei instabiler AP keine Kalzium-antagonisten von Dihydropyridin-Typ
Nach Myokardinfarkt	ACE-Hemmer, β-Blocker (evtl. Verapamil bei KI für β-Blocker)	KI: Bis 4 Wochen nach Infarkt keine Kalzi-umantagonisten von Dihydropyridin-Typ
LV-Hypertrophie	ACE-Hemmer, Kalziumantagonisten, β-Blocker, AT_1-Rezeptorblocker (ARB) und Diuretika führen zu einer Regression der LVH	
Obstruktive Lungen-erkrankung	ACE-Hemmer, Kalziumantagonisten, $α_1$-Blocker	KI: β-Blocker
Diabetes mellitus	Junge Patienten: ACE-Hemmer, niedrig dosiert β-Blocker, Kalziumantagonisten	Zurückhaltung mit nichtselektiven β-Blockern
Diabetische Nephropa-thie/Mikroalbuminurie	Ältere Typ-II-Diabetiker: Orientierend an Begleiterkrankungen ACE-Hemmer; AT_1-Rezeptorblocker (ARB); RR unter 130/80 mmHg senken	
Herzinsuffizienz	ACE-Hemmer und Diuretika, nach neueren Studien niedrigdosierte β-Blocker (Carvedilol, Metoprolol oder Bisoprolol) additiv zu ACE-Hemmer, Diuretikum und Digitalis	
Niereninsuffizienz Dosisanpassung!	ACE-Hemmer und Diuretika, ab Kreatinin 2 mg/dl sind Thiazide nur noch in Kombinati-on mit Schleifendiuretika wirksam	
Lipidstoffwechsel-störungen	ACE-Hemmer und Kalziumantagonisten neu-tral, $α_1$-Blocker günstig.Keine Langzeitstudien!	β-Blocker und Diuretikum ungünstig
PAVK	ACE-Hemmer vermutlich günstig wegen Endothelschutz	β-Blocker ungünstig, wegen Stealeffekt
Obstipation		Kalziumantagonisten
BPH = benigne Prostatahyperplasie	$α_1$-Blocker	
Hypertonie bei Schwangeren	α-Methyldopa oder $β_1$-selektive β-Blocker; bei Tachykardie ist Verapamil einsetzbar; Dihydralazin	KI: ACE-Hemmer, Diuretika

◻ **Tab. 17.9.** Effekte der antihypertensiven Behandlung auf das kardiovaskuläre Risiko

Patientengruppe mit Risikostratifizierung laut ◻ Tab. 17.2	Absolutes Risiko eines tödlichen oder nichttödlichen Schlaganfalls oder Herz-infarktes (Ereignisse pro 10 Jahre) [%]	Absolute Behandlungseffekte (Verhinderung von tödlichem oder nichttödlichem Schlag-anfall oder Herzinfarkt pro 1000 Patientenjahre)	
		10/5 mmHg	20/10 mmHg
Niedriges Risiko	<15	<5	<9
Mittleres Risiko	15–20	5–7	8–11
Hohes Risiko	>30	7–10	11–17
Sehr hohes Risiko	>30	>10	>17

◼ **Tab. 17.10.** Antihypertensiva nach Wirkstoffklassen und Halbwertszeit geordnet (Dosis für antihypertensive Wirkung)

Name	Handelsname	Tagesdosis
Thiaziddiuretika		
Butizid	Saltucin (5)	2,5–5 mg
Chlortalidon	Hygroton 25/50	12,5–25 mg
Clopamid	Brinaldix (20)	10–20 mg
Hydrochlorothiazid	Esidrix (25) Disalunil (25)	12,5–50 mg
Indapamid	Natrilix SR 1,5 mg Natrilix (2,5) Sicco (2,5)	1,5 mg 2,5 mg 2,5 mg
Mefrusid	Baycaron (25)	12,5–50 mg
Metolazon	Zaroxylon mite (2,5) Zaroxylon (5)	2,5–5 mg
Xipamid	Aquaphor 10/20/40	5–40 mg
Schleifendiuretika		
Furosemid	Lasix; Furorese (40)	1- bis 2-mal 10–80 mg
Piretanid	Arelix mite 3 Arelix 6 Arelix RR 6–retard	1- bis 2-mal 3–6 mg 1- bis 2-mal 6 mg 1- bis 2-mal 6 mg
Torasemid	Unat RR (2,5)	1- bis 2-mal 2,5 mg
Acebutolol	Prent 200/400	2-mal 200–400 mg
Atenolol	Atendol 50/100 Tenormin 25/50/100	1-mal 50–100 mg
Betaxolol	Kerlone mite (10)/20	10–20 mg
Bisoprolol	Concor 5/10 Fondril 5/10	2,5–10 mg
Celoprolol	Selectol 200	200–400 mg
Metoprolol	Beloc Zok Herz (23,75) Beloc Zok mite (47,5) Beloc Zok (95) Beloc Zok forte (190) Lopresor mite Lopresor Prelis 50/100 Prelis 200	1-mal 23,75 mg 1-mal 47,5 mg 1-mal 95 mg 1-mal 190 mg 2-mal 50 – 2-mal 100 mg 2-mal 50 – 2-mal 100 mg 1-mal 200 mg
Nicht-β_1-selektive β-Blocker		
Alprenolol	Aptin – Duriles (200)	200–400 mg
Carteolol	Endak 5/10	5–20 mg
Mepindolol	Corindolan mite (2,5) Corindolan (5)	2-mal 2,5–5 mg
Pindolol	Visken (5), mite (2,5) Visken 15 Visken retard (20)	2- bis 3-mal 5 mg 1-mal 15 mg 1-mal 20 mg
Propranolol	Dociton 40/80 Dociton 80 retard Dociton 160 retard Obsidan 25/40/80/100 Obsidan retard (160)	2-mal 40 – 2-mal 80 mg

◼ Tab. 17.10. *Fortsetzung*

Name	Handelsname	Tagesdosis
α- und β-Blocker		
Carvedilol	Dilatrend (25) Querto (25)	12,5–25 mg
Kalziumantagonisten vom Dihydropyridintyp		
Amlodipin	Norvasc 5/10	1-mal 5–10 mg
Felodipin	Modip 2,5/5/10 Munobal 2,5/5/10	1- bis 2-mal 2,5 mg
Isradipin	Lomir (2,5) Lomir SRO (5) Lomir SRO mite (2,5) Vascal (2,5) Vascal UNO (5) Vascal UNO mite (2,5)	1- bis 2-mal 1,25–5 mg 1-mal 5–10 mg 1-mal 2,5–5 mg 2-mal 1,25–5 mg 1-mal 5–10 mg 1-mal 2,5–5 mg
Nicardipin	Antagonil 20/30	3-mal 20–30 mg
Nifedipin	Adalat Eins 30 Adalat Eins 60 Adalat retard (29) Corinfar (19) Corinfar UNO (50) Nifehexal 30 UNO Nifehexal 60 UNO	1-mal 30–60 1-mal 60 mg 2- bis 3-mal 20 mg 2- bis 3-mal 10 mg 1-mal 50 mg 1-mal 30 mg 1-mal 60 mg
Nilvadipin	Escor (8) Escrol forte (16) Nivadil (8) Nivadil forte (16)	1-mal 8–16 mg
Nisoldipin	Baymycard (5)/10 Baymycard RR10 Baymycard RR20 Baymycard RR30	2-mal 5–10 mg 1-mal 10 mg 1-mal 20 mg 1-mal 30 mg
Nitrendipin	Bayotensin mite (10) Bayotensin (20)	1- bis 2-mal 10 mg 1- bis 2-mal 20 mg
Kalziumantagonisten vom Benzothiazepin-Typ		
Diltiazem	Dilzem retard (90) Dilzem 120 retard Dilzem 180 retard Dilzem 240 UNO Diltiazem AWD 90/120/180	2-mal 90–180 mg 2-mal 120 mg 2-mal 90–180 mg 1-mal 240 mg 2-mal 90–180 mg
Phenylalkylamin-Typ		
Gallopamil	Procorum senior (25) Procorum (50) Procorum retard (100)	1- bis 2-mal 25 mg 2-mal 50 mg 1- bis 2-mal 100 mg
Verapamil	Isoptin mite (40) Isoptin 80/120 Veramex 40/80/120 Veranorm 40/80/120	Nicht retardiert: 3-mal 40–120 mg
	Isoptin KHK retard (120) Isoptin RR (240) Veramex retard 240 Veranorm retard 120/240	Retardiert: 1- bis 2-mal 120–240 mg

17

Tab. 17.10. *Fortsetzung*

Name	Handelsname	Tagesdosis
ACE-Hemmer		
Benazepril	Cibacen 5/10/20	1-mal 2,5–20 mg
Captopril	Captopril AWD 12,5/25/50 Lopirin Cor (12,5) Lopirin 25/50/75 Cor-Tensobon (12,5) Tensobon 25/50	2- bis 3-mal 12,5–50 mg
Cilazapril	Dynorm 0,5/1,0/2,5/5,0	1-mal 0,5–5 mg
Enalapril	Benalapril 5 mg Pres 2,5/5/10/20 Xanef Cor (2,5) Xanef 5/10/20	1- bis 2-mal 2,5–20 mg
Fosinopril	Fosinorm 10/20 Dynacil 10/20	1-mal 10–40 mg
Lisinopril	Acerbon Cor (2,5) Acerbon 2,5/5/10/20 Coric card (2,5) Coric mite (5) Coric (10) Coric forte (20)	1-mal 2,5–40 mg
Moexipril	Fempress 7,5/15	1-mal 7,5–15 mg
Perindopril	Coversum Cor 2 Coversum 4	1-mal 2–8 mg
Quinapril	Accupro 5/10/20	1- bis 2-mal 2,5–20 mg
Ramipril	Delix 1,25/2,5/5 Vesdil 1,25/2,5/5	1-mal 1,25–10 mg
Spirapril	Quadropril (6)	1-mal 6 mg
Trandolapril	Gopten 0,5/2,0 Udrik 0,5/1,0/2,0	1-mal 0,5–4 mg
AT$_1$-Rezeptorblocker (ARB)		
Candesartan	Atacand 4/8/16 Blopress 4/8/16	1-mal 4–16 mg
Eprosartan	Teveten 300/400/600	1-mal 600–800 mg
Irbesartan	Aprovel 75/150/300 Karvea 75/150/300	1-mal 150–300 mg
Losartan	Lorzaar 50	1-mal 50–100 mg
Telmisartan	Micardis 40/80	1-mal 40–80 mg
Valsartan	Diovan 80/160 Provas 80/160	1-mal 80–160 mg
α$_1$-Blocker mit peripherer Wirkung		
Doxazosin	Cardular PP (4) Diblocin PP (4)	1–16 mg
Prazosin	Adversuten 1/5 Minipress 1/2/5 Minipress retard 1/2/4/6	2-mal 0,5 – 3-mal 5 mg 1- bis 2-mal 6 mg
Terazosin	Heitrin 1/2/5/10	1–20 mg

◘ **Tab. 17.10.** *Fortsetzung*

Name	Handelsname	Tagesdosis
α₁-Blocker mit peripherer und zentraler Wirkung		
Urapidil	Ebrantil 30/60/90	2- bis 3-mal 30–60 mg
Indoramin	Wydora (25) Wydora 50	2-mal 25 – 3-mal 50 mg
Antisympathotonika		
Clonidin	Catapresan 75/150/300 Catapresan depot Perlongetten (250) Haemiton 75/300	2-mal 75–300 µg 1- bis 2-mal 250 µg
Guanabenz	Wytensin mite (4) Wytensin (8)	2-mal 75–300 µg
	Wytensin forte (16)	2-mal 4–16 mg
Guanfacin	Estulic ½	1- bis 2-mal 1–2 mg
α-Methyldopa	Presonol mite (125) Presinol (250)/500 Sembirna (250)/500	3-mal 125–750 mg
Moxonidin	Cynt 0,2/0,3/0,4 Physiotens 0,2/0,3/0,4	0,2–0,6 mg
Vasodilatatoren		
Dihydralazin	Depressan (25) Nepresol (25) Nepresol forte (50)	3-mal 12,5–50 mg
Minoxidil	Lonolox 2,5/10	2-mal 5 – 3-mal 10 mg
Kombination Diuretikum + Kaliumsparendes Diuretikum		
Diucomb/mild	25/10 mg Bemetizid + 50/20 mg Triamteren	
Dityde H	25 mg Hydrochlorothiazid + 50 mg Triamteren	
Moduretik/mite	50/25 mg Hydrochlororthiazid + 5/2,5 mg Amilorid	
Neotri/mite	10/5 mg Xipamid + 30/15 mg Triamteren	
Triampur compo-situm/forte	12,5/25 mg Hydrochlorothiazid + 25/50 mg Triamteren	
β₁-selekt. β-Blocker + Diuretikum		
Beloc Zok comp	12,5 mg Hydrochlorothiazid + 95 mg Metoprolol	
Concor 5/10 plus Fondril 5/10 CHT	12,5/25 mg Hydrochlorothiazid + 5/10 mg Bisoprolol	
Prelis comp	25 mg Chlortalidon + 200 mg Metoprolol	
Sali Prent	20 mg Mefrusid + 400 mg Acebutolol	
Teneretic/mite	25/12,5 mg Chlortalidon + 100/50 mg Atenolol	
Nicht β₁-selekt. β-Blocker + Diuretikum		
Betarelix/mite	6/3 mg Piretanid + 40/20 mg Penbutolol	
Betasemid/mild	20/10 mg Furosemid + 40/20 mg Penbutolol	
Betathiazid A	25 mg Hydrochlorothiazid + 80 mg Propranolol	

17

◘ **Tab. 17.10.** *Fortsetzung*

Name	Handelsname	Tagesdosis
Torrat	2,5 mg Butrizid + 20 mg Metoprolol	
Bethathiazid Dociteren	12,5 mg Hydrochlorothiazid + 25 mg Triamteren + 80 mg Propranolol	
Cardiotensin	10 mg Bemetizid + 20 mg Triamteren + 100 mg Bupranolol	
Moducrin	25 mg Hydrochlorothiazid + 2,5 mg Amilodir + 10 mg Timolol	
ACE-Hemmer + Diuretikum		
Accuzide/20	12,5/12,5 mg Hydrochlorothiazid + 10/20 mg Quinapril	
Acercomp/mite Coric plus/mite	12,5/12,5 Hydrochlorothiazid + 20/10 mg Lisinopril	
Capozide mite	12,5 mg Hydrochlorothiazid + 25 mg Captopril	
Capozide 25/50	25/25 mg Hydrochlorothiazid + 25/50 mg Captopril	
Cibadrex 20/25	12,5/25 mg Hydrochlorothiazid + 10/20 mg Benazepril	
Delix 2,5/5 plus Vesdil 2,5/5 plus	12,5/25 mg Hydrochlorothiazid + 2,5/5 mg Ramipril	
Dynacil comp Fosinorm 20 mg Comp	12,5 mg Hydrochlorothiazid + 20 mg Fosinopril	
Dynorm plus	12,5 mg Hydrochlorothiazid + 5 mg Cilazapril	
Pres Plus Renacor	25 mg Hydrochlorothiazid + 10 mg Enalapril	
Tensobon comp/mite	25/25 mg Hydrochlorothiazid + 50/25 mg Captopril	
Tensobon mini comp	12,5 mg Hydrochlorothiazid + 25 mg Captopril	
ACE-Hemmer + Schleifendiuretikum		
Arelix ACE	6,0 mg Piretanid + 5,0 mg Ramipril	
AT_1-Rezeptorblocker (ARB) + Thiaziddiuretikum		
CoApprovel 150/300 Karvezide 150/300	12,5 mg Hydrochlorothiazid + 150/300 mg Irbesartan	
CoDiovan	12,5 mg Hydrochlorothiazid + 80 mg Valsartan	
Provas comp Lorzaar plus	12,5 mg Hydrochlorothiazid + 50 mg Losartan	
Thiaziddiuretikum + Reserpin		
Briserin N/mite	5,0/2,5 mg Clopamid + 0,1/0,05 mg Reserpin	
Durotan	4,0 mg Xipamid + 0,1 mg Reserpin	
β-Blocker + Kalziumantagonist		
Belnif	50 mg Metoprolol + 15 mg Nifedipin	
Mobloc	47,5 mg Metoprolol + 5 mg Felodipin	
Nif-Ten 25/50 Bresben/mite	25/50 mg Atenolol + 20/10 mg Nifedipin retard	
Tredalat	100 mg Acebutolol + 10 mg Nifedipin	

▼

◘ **Tab. 17.10.** *Fortsetzung*

Name	Handelsname	Tagesdosis
ACE-Hemmer + Kalziumanatagonist		
Delmuno 2,5/2,5 mg 5/5 mg	2,5/5 mg Ramipril + 2,5/5 mg Felodipin	
Tarka Udramil	2,0 mg Trandolapril + 180 mg Verapamil	
β-Blocker + Diuretikum + Hydralazin		
Treloc/mite	100/50 mg Metoprolol + 12,5/12,5 mg Hydrochlorothiazid + 25/25 mg Hydra-lazin	
Tri-Normin 25/50	25/50 mg Atenolol + 12,5/25 mg Chlortalidon + 25/50 mg Hydralazin	
Antisympathotonikum + Diuretikum		
Combipresan 75/150 Perlongetten	75/150 µg Clonidin + 15 mg Chlortalidon	
Haemiton comp	150 µg Clonidin + 5 mg Hydrochlorothiazid + 10 mg Triamteren	
Sali-Presinol	250 mg α-Methyldopa + 10 mg Mefrusid	
Kalziumantagonist + Diuretikum		
Isoptin RR plus	240 mg Verapamil + 12,5 mg Mefrusid	
Sali-Adalat	20 mg Nifedipin + 12,5 mg Mefrusid	
Veratide	160 mg Verapamil + 25 mg Hydrochlorothiazid + 50 mg Triamteren	
Notfall-Antihypertensiva		
Clonidin	Catapresan Haemiton	Amp. à 150 µg Amp. à 100 µg
Diazoxid	Hypertonalum	Amp. à 300 mg
Dihydralazin	Nepresol Inject	Amp. à 25 mg
Furosemid	Lasix	Amp.à 20, 40, 250 mg
Glyceroltrinitrat	Nitrangin Nitrolingual Nitro Pohl infus. Trinitrosan	Kapseln à 0,8 mg Spray: 0,4 mg pro Hub Amp. à 5, 25, 50 mg Amp. à 5, 50 mg
Isosorbiddinitrat	Isoket	Amp.à 10, 25, 50 mg
Metoprolol	Lopresor	Amp. à 5 mg
Nifedipin	Adalat Adalat Aprical-Lösung Corinfar Tropfflasche Corinfar rapid	Kapseln à 5, 10 mg Infusionsflasche 5 mg/50 ml 10 mg in 0,5 ml Kapseln à 5 mg
Nitrendipin	Bayotensin Akut	Phiolen à 5 mg
Nitroprussid-Natrium	Nipruss	Amp. à 60 mg
Piretanid	Arelix	Amp. à 6, 12 mg
Urapidil	Ebrantil	Amp. à 25/50 mg

17

Der blutdrucksenkende Effekt von Diuretika lässt sich mit weit geringeren Dosierungen erreichen, als zur Ödemausschwemmung benötigt werden. Wirkmechanismus für beide Dosierungsstufen/Indikationsgebiete ist die Salurese, wobei die Natriumbilanz nur initial negativ ist.

Schleifendiuretika (»High-ceiling«-Diuretika)

Beispiele: Furosemid, Piretanid, Torasemid.

Schleifendiuretika hemmen die Rückresorption von Chlorid, Natrium, Ammonium, Kalium, Wasserstoff und Kalzium im proximalen Tubulus. Ihre diuretische Wirkung ist deutlich stärker als die der Thiazide. Im Unterschied zu letzteren sind sie auch bei fortgeschrittener Niereninsuffizienz (Serumkreatinin >2 mg/dl) noch wirksam. Prinzipiell sollte die Dosis der Schleifendiuretika bis zum gewünschten Effekt langsam gesteigert werden, da bezüglich der Wirkung eine hohe interindividuelle Varianz besteht. Bei normaler Nierenfunktion muss Furosemid 2-mal/24 h verabreicht werden. Bei nur 1-maliger Gabe tritt nach Abklingen der Wirkung ein »Reboundeffekt« auf, der zu einer verstärkten Natrium- und damit Wasserrückresorption führt.

Nebenwirkungen und Kontraindikationen von nichtkaliumsparenden Diuretika

Nebenwirkungen

- Hypokaliämie besonders bei Kombination von Schleifendiuretikum und Thiazid
- Hyponatriämie besonders bei Kombination von Schleifendiuretikum und Thiazid
- Hyperglykämie hauptsächlich bei Thiaziden
- Verkleinerung des Extrazellulärraumes mit Hypovolämie, Hämokonzentration, Anstieg der Retentionswerte, Kontraktionsalkalose
- Hyperurikämie (bei Gicht meiden!)
- Hypercholesterinämie, Hypertriglyzeridämie
- Hautveränderungen (makulopapulöse Läsionen)
- Selten: Thrombozytopenie, Granulozytopenie (Thiazide>Schleifendiuretika)
- Potenzstörungen
- Nephro- und Ototoxizität von Schleifendiuretika

Kontraindikationen für Thiazide und Schleifendiuretika

- Leberkoma
- Ausgeprägte Exsikkose
- Hyponatriämie
- Thromboseneigung
- Alkalose
- Höhergradige Aortenklappenstenose

Thiaziddiuretika (»Low-ceiling«-Diuretika, Benzothiadiazinderivate)

Beispiele: Hydrochlorothiazid, Chlortalidon, Xipamid, Indapamid, Metolazon.

Thiaziddiuretika sind die in der antihypertensiven Therapie am häufigsten eingesetzten Diuretika. Sie sollten möglichst niedrig dosiert werden, um die metabolischen Nebenwirkungen (Anstieg der Harnsäure, Störung des Glukosestoffwechsels, Hyperkalzämie) gering zu halten.

Wirkmechanismus ist die Hemmung der Natriumrückresorption im distalen Tubulus. Bei Absinken des Kaliumspiegels empfiehlt sich die Kombination mit einem kaliumsparenden Diuretikum. Bei Niereninsuffizienz (Serumkreatinin >2 mg/dl) sind sie wirkungslos. Sie können dann allerdings in Kombination mit einem Schleifendiuretikum eingesetzt werden. Solche Kombinationen blockieren im Sinne einer »sequenziellen Nephronblockade« nicht nur die Natriumrückresorption im proximalen Tubulus, sondern auch die unter Einwirkung von Schleifendiuretika meist reaktiv erhöhte Natriumrückresorption im distalen Tubulus.

Kaliumsparende Diuretika

Beispiele: Triamteren, Amilorid.

Diese Präparate haben einen nur sehr geringen diuretischen Effekt. Ihre Indikation besteht im Ausgleich der durch Thiazide hervorgerufenen Hypokaliämie. Vorsicht ist geboten beim Einsatz kaliumsparender Diuretika bei Patienten mit Niereninsuffizienz, die zur Kaliumretention neigen. Besonders gilt dies für ältere Diabetiker, die aufgrund des hyporeninämischen Hypoaldosteronismus besonders hyperkaliämiegefährdet sind.

Aldosteronrezeptorantagonisten

Spironolacton und sein i.v.-anwendbares Derivat Kaliumcanrenoat verdrängen Aldosteron von seinem Rezeptor und blockieren damit die Natriumrückresorption und Kaliumsekretion im distalen Tubulus. Hauptindikation sind mit Hyperaldosteronismus einhergehende Hypertonie (Morbus Conn), Leberzirrhose, Herzinsuffizienz und Kaliummangelzustände. Bei Niereninsuffizienz besteht Kontraindikation aufgrund der Hyperkaliämiegefahr. Nicht seltene Nebenwirkungen sind makulopapulöse Exantheme, Schläfrigkeit und bei Frauen eine reversible Spontanlaktation (Prolaktinanstieg).

> **Nebenwirkungen und Kontraindikationen von kaliumsparenden Diuretika und Aldosteronantagonisten**
>
> **Nebenwirkungen**
> - Hyperkaliämie
> - Hyponatriämie
>
> **Kontraindikationen**
> - Hyperkaliämie
> - Leberkoma
> - Niereninsuffizienz
> - Gravidität

ACE-Hemmer

ACE-Hemmer sind kompetitive Antagonisten des Angiotensin-Konvertierungsenzyms und führen zu einem Absinken der Plasmaspiegel von Angiotensin 2 und Aldosteron (▶ Kap. 1, ◘ Abb. 1.9). Die antihypertensive Wirkung ist vermutlich am stärksten auf die Senkung von Angiotensin 2 zurückzuführen. Gleichzeitig wird über die Hemmung der Kininase II der Abbau des vasodilatierend wirkenden Bradykinins und auch indirekt NO gehemmt. Der periphere Widerstand sinkt, das Herzminutenvolumen bleibt gleich oder steigt.

> ❯ **Cave**
> Bei dehydrierten Patienten oder unter gleichzeitiger Diuretikatherapie können ACE-Hemmer sehr starke Blutdruckabfälle induzieren.

Der Hauptvorteil der ACE-Hemmer ist die Reduktion von Morbidität und Mortalität bei Herzinsuffizienz, sowie die progressionsmindernde Wirkung bei insbesondere diabetischer Niereninsuffizienz mit Proteinurie. Ihre häufigste Nebenwirkung ist ein trockener Reizhusten, die bedrohlichste, aber zum Glück sehr seltene, das Angioödem.

> **Nebenwirkungen und Kontraindikationen von ACE-Hemmern**
>
> **Nebenwirkungen:**
> - Chronischer Reizhusten
> - Exantheme
> - Angioneurotische Ödeme
> - Hyperkaliämie
> - Fieber
> - Agranulozytose
> - Ageusie
>
> **Kontraindikationen:**
> - Beidseitige Nierenarterienstenose
> - Einseitige Nierenarterienstenose bei Einzelniere
> - Hämodynamisch relevante Aorten- bzw. Mitralstenose (Nachlastsenkung ungünstig)
> - Hypertrophe Kardiomyopathie
> - Schwangerschaft
> - Hyperkaliämie

AT₁-Rezeptorblocker (ARB)

Die AT$_1$-Rezeptorblocker (ARB) (Angiotensin-2-Rezeptorsubtyp-1-Blocker), einfacher Sartane, haben viele gemeinsame Wirkungen mit den ACE-Hemmern, insbesondere bei Herzinsuffizienz. Von Vorteil ist ihr besseres Nebenwirkungsprofil, v. a. das Fehlen des Reizhustens. (Wirkmechanismus ▶ Kap. 1).

> **Nebenwirkungen und Kontraindikationen von AT$_1$-Rezeptorblockern (ARB)**
>
> **Nebenwirkungen:**
> - Hyperkaliämie
> - Schwindel
> ▼

- Hautausschläge
- Orthostasereaktionen, besonders bei Volumenmangel
- Angioödem

Kontraindikationen:

- Beidseitige Nierenarterienstenose
- Einseitige Nierenarterienstenose bei Einzelniere
- Hämodynamisch relevante Aorten- bzw. Mitralstenose
- Hypertrophe Kardiomyopathie
- Schwangerschaft
- Hyperkaliämie

β-Blocker (= β-Adrenozeptorantagonisten)

Man unterscheidet β_1-selektive von nichtselektiven β-Blockern. Die β_1-Rezeptoren sind vorwiegend, aber nicht ausschließlich kardial lokalisiert, während die β_2-Rezeptoren hauptsächlich in der glatten Bronchialmuskulatur und in den Gefäßen vertreten sind. Unter intrinsischer Wirkung versteht man eine zusätzliche sympathomimetische Wirkung, die z. B. einen höheren Ruhepuls erlaubt. Der genaue antihypertensive Wirkmechanismus ist bisher nicht sicher geklärt.

β-Blocker können als Monotherapie oder in Kombination mit Diuretika, peripher wirkenden (Dihydropyridin-) Kalziumantagonisten oder α-Blockern eingesetzt werden. β-Blocker sind ungünstig bei Patienten mit obstruktiven Atemwegserkrankungen, peripherer arterieller Verschlusserkrankung und gestörter autonomer Blutdruckregulation. Berichten zufolge lösten β-Blocker bei japanischen Patienten eine spastische Angina pectoris aus. Außerdem können sie das Auftreten von Spontanhypoglykämien bei Diabetikern fördern, sowie deren Wahrnehmung durch den Patienten verschlechtern. Bei Schwarzen sind sie oft weniger effektiv.

β-Blocker haben ihren besonderen Platz in der antihypertensiven Therapie von Patienten mit koronarer Herzerkrankung. Ein signifikanter Effekt in der Sekundärprävention von Re-Infarkten ist nachgewiesen. Sie sind außerdem Mittel der Wahl bei hyperthyreoseassoziierter Hypertonie und Thyreotoxikose.

Beim Absetzen insbesondere hoher Dosen von β-Blockern kann es durch ein Reboundphänomen zu ausgeprägten Blutdruckanstiegen kommen. β-Blocker müssen daher ausgeschlichen werden.

Nebenwirkungen und Kontraindikationen von β-Blockern

Nebenwirkungen:

- Müdigkeit
- Schlafstörungen
- Potenzstörungen
- Halluzinationen
- Depression
- Kältegefühl in den Extremitäten
- Raynaud-Syndrom
- Verschlimmerung oder Präzipitation einer Claudicatio intermittens bei Patienten mit pAVK
- Verstärkung der Neigung zu Spontanhypoglykämien mit gleichzeitiger Verschleierung der autonomen Warnsymptome (Tachykardie) bei Diabetikern
- Anstieg von VLDL-Cholesterol und Triglyzeriden, Abfall von HDL-Cholesterol

Kontraindikationen:

- Asthma bronchiale
- AV-Blockaden, Sick-Sinus-Syndrom, Bradykardie und andere Überleitungsstörungen

Kalziumantagonisten

Kalziumantagonisten hemmen den Kalziumeinstrom über spannungsabhängige Kalziumkanäle vom sog. L-Typ in das Zytosol. Es kommt zur Vasodilatation mit Absinken des peripheren Widerstands. Bei langfristiger Gabe bleibt das Herzminutenvolumen unverändert.

Für Kalziumantagonisten ist ein präventiver Effekt in der Verhütung von Schlaganfällen bei älteren Patienten mit systolischer Hypertonie bewiesen. Sie werden bevorzugt bei älteren Patienten mit systolischer Hypertonie und auch bei Schwarzen eingesetzt. Langwirkende Kalziumantagonisten sind den kurzwirkenden vorzuziehen.

Diltiazem wird in der Therapie der pulmonalen Hypertonie eingesetzt.

Inhalt des Bulletin Nr. 1/1997 der International Society of Hypertension:

»Die aufgestellte Behauptung, es käme unter Dauertherapie mit Kalziumantagonisten bei hypertensiven Patienten oder Patienten mit koronarer Herzerkrankung zu einem gehäuften Auftreten von Herzinfarkten oder Tod, ist unter der derzeitigen Datenlage nicht haltbar. Dies gilt wohl auch für das angeblich gesteigerte Krebsrisiko unter Therapie mit Kalziumantagonisten. Bei instabiler Angina pectoris, Myokardinfarkt und bis 4 Wochen danach sollte allerdings die Gabe kurz wirksamer Kalziumantagonisten vom Dihydropyridin-Typ vermieden werden.«

Nebenwirkungen und Kontraindikationen von Kalziumantagonisten

Nebenwirkungen:
- Tachykardie (hauptsächlich kurzwirksame vom Dihydropyridintyp)
- Flush
- Periphere Ödeme
- Obstipation (hauptsächlich Verapamil)

Kontraindikationen von zentral wirkenden Kalziumantagonisten (Diltiazem und Verapamil):
- Reizleitungsstörungen, insbesondere beim AV-Block
- Sick-Sinus-Syndrom
- In Kombination mit anderen überleitungshemmenden Medikamenten (speziell β-Blocker, Vorsicht bei Clonidin und Digitalis)

α-Blocker (= α-Adrenozeptorantagonisten)

Diese Präparate blockieren kompetitiv die postsynaptischen α_1-Rezeptoren. Dabei nimmt der periphere Gesamtwiderstand ab, Herzfrequenz und Herzzeitvolumen bleiben weitgehend unbeeinflusst. Es kommt ebenfalls zu einer leichten Venendilatation. α-Blocker führen zu einer leichten Senkung des LDL- und Erhöhung des HDL-Cholesterols. α-Blocker wirken sich günstig auf

die obstruktive Problematik bei Prostatahypertrophie aus.

Der Einsatz von α -Blockern als Monotherapie oder als erstes Ergänzungspräparat wird derzeit von der »Deutschen Liga zur Bekämpfung des hohen Blutdrucks« nicht empfohlen. Grund dafür ist die erhöhte Inzidenz von Schlaganfall und kombinierten kardiovaskulären Erkrankungen bei den Patienten der ALLHAT-Studie (»antihypertensive and lipid-lowering treatment to prevent heart attack trial«), die mit Doxazosin behandelt wurden. Die ALLHAT-Studie untersuchte über 6 Jahre, ob Antihypertensiva verschiedener Wirkklassen (Diuretikum, Kalziumantagonist, ACE-Hemmer, α-Blocker) die Häufigkeit des Auftretens von Folgeerkrankungen der Hypertonie bei Hypertonikern >55 Jahren unterschiedlich stark beeinflussen. Im Februar 2000 wurde der Doxazosin-Arm der Studie vorzeitig beendet.

Nebenwirkungen und Kontraindikationen von α-Blockern

Nebenwirkungen:
- Orthostatische Hypotonie (Häufigste Nebenwirkung hauptsächlich bei älteren Präparaten (Prazosin, Terazosin), es besteht akute Sturzgefährdung des Patienten)
- Kopfschmerzen
- Übelkeit
- Mundtrockenheit
- Herzklopfen
- Benommenheit

Kontraindikation:
- Leberzirrhose (relative Kontraindikation für Doxazosin)

Weitere Vasodilatatoren: Dihydralazin und Hydralazin

Beide Substanzen wirken relaxierend auf die glatte Muskulatur von Gefäßen, hauptsächlich Arteriolen. Der periphere Gefäßwiderstand nimmt ab, Schlagvolumen und Herzfrequenz nehmen zu. Dihydralazin findet nach wie vor Einsatz in der Behandlung hypertensiver Krisen bei Schwangeren.

Nebenwirkungen und Kontraindikationen der Vasodilatatoren

Nebenwirkungen:

- Tachykardie
- Palpitationen bis zu EKG-positiven pektanginösen Beschwerden
- Kopfschmerzen
- Appetitmangel
- Übelkeit
- Diarrhö
- Parästhesien
- Nasale Kongestion
- Psychotische Reaktionen
- Fieber
- Urtikaria
- Anämie
- Panzytopenie
- LE-Zell-Phänomen wird positiv (hohe Dosen können klinisches Bild eines Lupus erythematodes oder einer rheumatoiden Arthritis vortäuschen)

Kontraindikation:

- Koronare Herzerkrankung

Zentrale α₂-Rezeptoragonisten (Antisympathotonika): Clonidin, Moxonidin, Guanabenz, Guanfacin

Diese Substanzen senken den Blutdruck vorwiegend über die Stimulation von Imidazolinrezeptoren in der Medulla oblongata. Hieraus resultiert eine Abnahme des Sympatikotonus, Schlagvolumen und Herzfrequenz fallen ab. Es kommt außerdem zu einer Dilatation der venösen Kapazitätsgefäße. Längerfristig nimmt der periphere Widerstand ab. Die unerwünschten Wirkungen werden dagegen vermutlich über zentrale α₂-Rezeptoren vermittelt.

> **Praxistipp**
>
> Beim Absetzen besonders hoher Dosen Clonidin kann es durch ein Reboundphänomen zu ausgeprägten Blutdruckanstiegen kommen. Die Substanz muss daher ausgeschlichen werden.

Nebenwirkungen und Kontraindikationen von zentralen α-Agonisten

Nebenwirkungen:

- Sedierung
- Mundtrockenheit, durch verminderte Speichelsekretion bis hin zu Parotisschmerzen
- Gesichtsblässe
- Frösteln
- Potenzstörungen

Kontraindikationen:

- Sick-sinus-Syndrom
- Sinuatrialer oder AV-Block
- Schwere Herzinsuffizienz

Urapidil

Diese Substanz ist ein peripherer α-Blocker mit zusätzlicher zentraler α₂-Agonistenwirkung. Sein Haupteinsatzgebiet ist die Behandlung von hypertensiven Krisen oder Notfällen. Es bestehen keine Kontraindikationen, gelegentlich kann es zu leichten Bradykardien kommen.

Methyldopa

α-Methyldopa wird in sympathischen Nervenfasern zu α-Methylnoradrenalin umgesetzt. Die Blutdrucksenkung erfolgt durch Stimulation zentraler α₂-Rezeptoren, wodurch der periphere Sympathikotonus sinkt. Der blutdrucksenkende Effekt ist im Stehen stärker ausgeprägt als im Liegen. Bei längerer Therapie mit Methyldopa kommt es zu einer Wasserretention, die durch Kombination mit Diuretika (außer bei Schwangerschaftshypertonie im Rahmen einer Gestosesymptomatik) behandelt wird.

Nebenwirkungen von Methyldopa

- Sedation (Verkehrstüchtigkeit beeinträchtigt!)
- Libido- und Potenzstörungen
- Fieber
- Obstipation oder Diarrhö
- Entwicklung eines positiven Coombs-Tests in 20%

- Auftreten eines positiven LE-Zell-Phäno-
  mens
- Auftreten eines positiven Rheumafaktors
- Selten: hämolytische Anämie, Granulozytopenie, Thrombozytopenie

Minoxidil

Der Vasodilatator Minoxidil gehört zu den Reser-
vepräparaten. Sein Einsatz sollte therapierefraktären Fällen vorbehalten sein. Durch die starke
gefäßdilatierende Wirkung kommt es zu einer
Reflextachykardie, Anstieg des Schlagvolumens
und Natriumretention. Minoxidil darf daher nur
gleichzeitig mit einem Diuretikum und einem β-
Blocker verabreicht werden.

Nebenwirkungen von Minoxidil

- Hypertrichose
- Abflachung und Inversion von T-Wellen be-
  sonders in I, aVL, V3–V6 (meist nach einigen
  Monaten rückläufig)
- Selten: seröse Perikarditis

Rauwolfiapräparate

Die Behandlung mit Rauwolfiapräparaten ist aufgrund der hohen Nebenwirkungsrate im Grunde
obsolet. Patienten, welche seit langem mit einem
solchen Präparat problemlos eingestellt sind, müssen aber nicht umgestellt werden.

Reserpin entleert zentrale Neurotransmitter-
speicher von Dopamin, Noradrenalin und Seroto-
nin. Der periphere Widerstand und die Herzfrequenz sinken, das Herzzeitvolumen bleibt konstant.
Die Verabreichung erfolgt in Kombination mit einem Diuretikum, um die Dosis niedrig zu halten.

Nebenwirkungen von Reserpin

- Häufig starke Sedation, Verkehrstüchtigkeit
  ist beeinträchtigt
- Depression
- Parkinsonismus

- Alpträume
- Nasale Kongestion, konjunktivale Injektion
- Steigerung der Magensäureproduktion
- Appetitsteigerung
- Wasserretention
- Übelkeit
- Speichelfluss
- Diarrhö

Phenoxybenzamin

Dieser α-Blocker findet zusammen mit β-Blockern
Einsatz in der antihypertensiven Therapie des Phäo-
chromozytoms. Das Phäochromozytom ist ein
Tumor der chromaffinen Zellen des Nebennie-
renmarks. Die Therapie der Wahl ist die operative Entfernung. Die medikamentöse Therapie
wird eingesetzt zur Operationsvorbereitung. Falls
eine Operation nicht möglich ist (Patient ist nicht
operationsfähig, Tumoren sind zu klein und/oder
disseminiert), wird eine medikamentöse Dauertherapie durchgeführt.

Nebenwirkungen und Kontraindikationen von Phenoxybenzamin

Nebenwirkungen:

- Erstdosisphänomen mit starker
  Orthostasereaktion
- Müdigkeit
- Schwindel
- Tachykardie
- Verlust der Ejakulationsfähigkeit bei
  erhaltener Potentia coeundi

Kontraindikationen:

- Koronare Herzerkrankung
- Myokardinfarkt
- Herzinsuffizienz (NYHA III–IV)
- Zerebrovaskuläre Insuffizienz

Nitroprussidnatrium

Nitroprussidnatrium ist die derzeit stärkste blutdrucksenkende Substanz. Aufgrund der kurzen
Wirkdauer muss sie als Infusion über einen zentra-

len Katheter verabreicht werden. Dies beschränkt den Einsatz auf die Klinik. An Hauptnebenwirkungen sind Tachykardie, Tachypnoe und gelegentliches Erbrechen zu nennen. Der Serumspiegel von Thiozyanat muss kontrolliert werden, um eine Zyanidvergiftung zu vermeiden.

17.9.3 Hypertensiver Notfall oder hypertensive Krise?

Hypertensiver Notfall

Unter einem hypertensiven Notfall versteht man eine Blutdruckentgleisung ohne Endorganschaden, die zu einer akut lebensbedrohlichen Situation führt. Dabei ist weniger die absolute Blutdruckhöhe als die Geschwindigkeit des Anstiegs von Bedeutung. Besonders gefährdet sind Patienten mit bereits vorher bestehenden Gefäßerkrankungen, wie z. B. Aortenaneurysmen, Karotisstenosen, koronarer Herzerkrankung etc.

Beim Auftreten folgender klinischer Symptome liegt ein hypertensiver Notfall vor:
- **Herz**: Angina pectoris, Dyspnoe, thorakale Schmerzen als Hinweise auf Myokardinfarkt, Herzinsuffizienz, Rhythmusstörungen
- **Gehirn**: Kopfschmerzen, Sehstörungen, Schwindel, Übelkeit, Erbrechen, Benommenheit bis Koma, Krämpfe, Parästhesien, Paresen als Hinweise auf Enzephalopathie oder zerebralen Insult (ischämisch oder hämorrhagisch = hypertensive Massenblutung)
- **Gefäße**: Nur schwer stillbares Nasenbluten, schwere thorakale oder abdominelle Schmerzen als Hinweis auf ein symptomatisches Aortenaneurysma, schwere akute Durchblutungsstörungen des Magen-Darm-Trakts, der Niere, der Extremitäten, des Gehirns
- **Niere**: Akute Niereninsuffizienz
- **Auge**: Sehstörungen, Papillenödem, retinale Blutungen

Ein hypertensiver Notfall in der Schwangerschaft tritt meist im Rahmen einer **Eklampsie** auf. Dann bestehen gleichzeitig Ödeme und Proteinurie.

❗ Während die antihypertensive Therapie bei einer Blutdruckeinstellung normalerweise langsam

intensiviert werden soll, muss bei Vorliegen eines hypertensiven Notfalls eine rasche Blutdrucksenkung erfolgen. Auch beim hypertensiven Notfall außerhalb des Krankenhauses muss eine sofortige antihypertensive Therapie begonnen werden.

Hierfür eignen sich:
- Nitroglyzerin (1,2 mg) in Form von Sublingualspray oder Kapseln. Die Wirkung tritt innerhalb weniger Minuten ein. Mittel der Wahl bei Myokardinfarkt, Lungenödem und instabiler Angina pectoris.
- Nifedipin (Kapseln à 5 mg oder 10 mg) oder Nitrendipin (Phiolen) sind zwar bei instabiler Angina pectoris oder (Verdacht auf) Myokardinfarkt kontraindiziert, werden jedoch in den übrigen Fällen wegen des raschen und sicheren Wirkungseintritts weiter gerne verabreicht.
- Clonidin 75 mg langsam i.v., wirkt nach etwa 10 min (gleiche Dosierung s.c wirkt nach etwa 20 min), leicht sedierende Wirkung, wiederholbar.
- Urapidil 25 mg i.v. wirkt nach etwa 10 min, als Nebenwirkungen treten gelegentlich Kopfschmerzen und Palpitationen auf, wiederholbar.

Tritt der hypertensive Notfall in der Klinik auf oder wird dort weiterbehandelt, so können die genannten Präparate auch als Infusion verabreicht werden. Dies gilt auch für Dihydralazin.

Besteht der Verdacht auf eine Linksherzdekompensation, ist die i.v.-Gabe von 10–20–40 mg Furosemid hilfreich.

Tritt der hypertensive Notfall im Rahmen einer Hyperthyreose auf, besteht die Therapie der Wahl in der Gabe eines β-Blockers.

Phenoxybenzamin ist bei bekanntem Phäochromozytom das Mittel der Wahl zur Behandlung von Blutdruckentgleisungen.

Hypertensive Krise

Unter einer hypertensiven Krise versteht man eine Blutdruckentgleisung, bei welcher im Unterschied zum hypertensiven Notfall keine vital bedrohlichen Symptome vorliegen (s. oben). Es handelt sich somit um eine Ausschlussdiagnose, welche die Ursache der aktuellen Blutdruckentgleisung offen lässt.

Therapie

Im Unterschied zum hypertensiven Notfall darf die Akuttherapie nicht zu einem schnellen Blutdruckabfall führen. Durch langsame und damit schonende Blutdrucksenkung über einen längeren Zeitraum soll die Mangeldurchblutung wichtiger Organe vermieden werden. Die orale Gabe eines langsam wirkenden Antihypertensivums, körperliche Schonung und tägliche 3- bis 4-malige Kontrollen sind selbst bei sehr hohen Blutdruckwerten ausreichend. Die Auswahl des Präparates richtet sich nach den Begleiterkrankungen (◘ Tab. 17.1). Das Auftreten von Endorganschäden sollte zumindest klinisch mehrmals kontrolliert werden.

Hypertensive Entgleisung bei Dialysepatienten

Tritt ein hypertensiver Notfall (oder auch eine hypertensive Krise) bei einem Dialysepatienten auf, so liegt dieser Entgleisung relativ oft eine Hyperhydratation zugrunde. Die Behandlung der Wahl ist die Hämofiltration mit relativ hoher Ultrafiltrationsleistung (▶ Kap. 12). Bei Dialysepatienten sollte die medikamentöse Blutdrucksenkung bei hypertensiven Krisen auf dem Boden einer Überwässerung vermieden werden. Grund dafür ist die Verschlechterung der Kreislauftoleranz gegenüber Flüssigkeitsentzug bei der anstehenden Dialysebehandlung. Beim hypertensiven Notfall muss quoad vitam eine unmittelbare Blutdrucksenkung erfolgen.

Therapieresistenz und Incompliance

Die häufigste Ursache der Therapieresistenz ist die Incompliance. Diese wird häufig z. B. dadurch verursacht, dass der Patient nicht weiß oder verstanden hat, dass die mit der Blutdrucksenkung anfänglich einhergehende Schwäche und Müdigkeit nur vorübergehender Natur ist. Viele Patienten denken irrtümlicherweise, dass nach Einstellung des Blutdrucks die Therapie beendet ist und die Medikamente wieder abgesetzt werden können. Ein weiterer Grund für Incompliance bei Männern ist die Tatsache, dass sowohl viele Antihypertensiva (insbesondere β-Blocker, Diuretika) als auch die Blutdrucksenkung an sich Potenzstörungen hervorrufen kann.

Ist die Blutdruckeinstellung mit einer 3fachen Kombination immer noch unbefriedigend, müssen folgende Ursachen abgeklärt werden:
- Sekundäre Hypertonie
- Incompliance

17.9.4 Wechselwirkung mit anderen Medikamenten

Sonderform maligne Hypertonie

Von einer malignen Hypertonie spricht man, wenn stark erhöhte Blutdruckwerte (diastolisch >120–130 mmHg) mit einer Verschlechterung der Nierenfunktion und/oder Zeichen einer höhergradigen, hypertensiven Retinopathie (Stadium III oder IV) mit Papillenödem und/oder hypertensiver Enzephalopathie einhergehen. Häufig kommt es auch zu einer linkskardialen Dekompensation. Der Tag-Nacht-Rhythmus ist aufgehoben. Die Niereninsuffizienz wie auch die häufig vorhandene LDH-Erhöhung dürfen als Zeichen einer mikroangiopathischen, hämolytischen Anämie interpretiert werden. Histologisch typisch sind fibrinoide Nekrosen der Wand kleiner Arteriolen.

Eine maligne Hypertonie kann sich aus jeder Hypertonieform entwickeln und kommt bei etwa 1% der Hypertoniker, v. a. aber bei Unbehandelten vor. Das mittlere Alter bei Diagnose beträgt 40 Jahre und Männer sind etwas öfter betroffen als Frauen. Unbehandelt beträgt die Lebenserwartung 2 Jahre, mit antihypertensiver Behandlung überleben mehr als die Hälfte der Betroffenen 5 Jahre. Behandlungsziel bei maligner Hypertonie ist die Reduktion des diastolischen Blutdruckes um etwa ein Drittel, jedoch nicht <95 mmHg.

17.10 Formen renaler Hypertonie: Renoparenchymatöse Hypertonie

Die renoparenchymatöse Hypertonie kann bei jeder Form der Glomerulonephritis oder interstitiellem Nierenparenchymschaden vorkommen. Während nur bei jedem 20. Hochdruckkranken die Niere Ursache der Hypertonie ist, leiden fast alle Patienten mit einer primären Nierenerkrankung an Bluthochdruck. Für Patienten mit einem chronischen Nierenparenchymschaden sind die Erkennung und Behandlung der Hypertonie von großer Bedeutung. Die Hypertonie ist ein entscheidender Progressionsfaktor der Niereninsuffizienz, insbesondere beim proteinurischen Patienten. Außerdem fördert hoher Blutdruck die Proteinurie, einen weiteren Progressionsfaktor.

Nierenkranke haben oft ein ungünstiges kardiovaskuläres Risikoprofil mit Hypertonie und gleichzeitiger Hyperlipidämie, was zu einer akzelerierten Arteriosklerose führt. Schließlich ist das Risiko des Auftretens oder des Übergangs in eine maligne Hypertonie bei renaler Hypertonie höher als bei essenzieller Hypertonie. Die Unterscheidung zwischen einer renoparenchymatösen Hypertonie bei Nierenerkrankung und einer benignen Nephrosklerose erfolgt hauptsächlich anamnestisch (▶ Kap. 9).

Die renoparenchymatöse Hypertonie beruht auf einer relativen Volumenexpansion (mit abnormer Drucknatriurese), aktiviertem Renin-Angiotensin-System, Sympathikusaktivierung sowie Störungen der Vasodilatationsmechanismen (NO-Mangel, erhöhte Spiegel von Parathormon und Endothelin). Einseitige Nierenerkrankungen, die eine renoparenchymatöse Hypertonie verursachen können:

▬ Chronische Hydronephrose
▬ Strahlennephritis
▬ Einseitiges Nierentrauma
▬ Angeborene asymmetrische Hypoplasien

17.10.1 Behandlung

Bei der nichtmedikamentösen Behandlung der renoparenchymatösen Hypertonie spielt die Einschränkung der Kochsalzzufuhr eine wichtige Rolle, da der Salzretention eine pathogenetische Schlüsselrolle zukommt. Bei niereninsuffizienten Patienten kommt es auch unter intensiver Diuretikatherapie nur selten zur Hyponatriämie.

ACE-Hemmern kommt bei renoparenchymatöser Hypertonie ebenso eine besondere Rolle zu, denn das Renin-Angiotensin-System ist kausal am Entstehen dieser Hochdruckform beteiligt. Außerdem haben ACE-Hemmer einen blutdruck-

unabhängig, proteinuriesenkenden Effekt, sind also nephroprotektiv. Die gleichzeitige Gabe von Diuretika wie auch diätetische Salzrestriktion kann die Wirkung des ACE-Hemmers außerordentlich verstärken. Ab einem Serumkreatinin von 2 mg/dl sind Thiazide als diuretische Monotherapie wirkungslos und müssen durch Schleifendiuretika ersetzt oder mit letzteren kombiniert werden.

Kaliumsparende Diuretika sind bei Niereninsuffizienz kontraindiziert. Viele Antihypertensiva müssen bei Niereninsuffizienz in ihrer Dosis reduziert werden (▶ Kap. 14). Unter den β-Blockern können Alprenolol, Bisoprolol, Carvedilol, Mepindolol, Metoprolol, Oxprenolol, Pindolol, Propranolol und Talinolol ohne Dosisreduktion eingesetzt werden. Eine Dosisreduktion muss vorgenommen werden für Acebutolol, Atenolol, Carteolol, Celiprolol und Nadolol. Manche Kalziumantagonisten haben ebenfalls nephroprotektives Potenzial im Sinne einer Reduktion der Proteinurie, dem aber häufig eine initiale Zunahme der Proteinurie vorangeht (besonders bei schnell wirkenden Kalziumantagonisten vom Dihydropyridintyp). Eine Dosisreduktion bei Niereninsuffizienz ist nicht nötig.

17.11 Formen renaler Hypertonie: Renovaskuläre Hypertonie

Eine renovaskuläre Hypertonie entsteht, wenn durch Verengung von Nierengefäßen eine renale Minderperfusion das Renin-Angiotensin-System aktiviert. Betroffen sind meist die Aa. renales, gelegentlich aber auch Segmentarterien. 20% der Fälle sind beidseitige Nierenarterienstenosen. In der überwiegenden Anzahl der Fälle (4/5) liegt eine Arteriosklerose zugrunde, selten (1/5) eine fibromuskuläre Dysplasie.

Gelegentlich kann eine renovaskuläre Hypertonie auch durch ein Aneurysma, eine Thrombose oder Embolie der Nierenarterien, eine AV-Fistel, oder eine Vaskulitis der mittelgroßen oder großen Gefäße bedingt sein (Periarteritis nodosa, Morbus Takayashu). Eine renovaskuläre Hypertonie kann auch bei Nierentransplantierten auftreten. Sie kann auf einer Arteriosklerose der Transplantatarterie beruhen, häufiger sind jedoch anatomisch bedingtes Abknicken (»kinking«) oder eine chirurgische Komplikation an der Transplantatarterie.

Eine Nierenarterienstenose kann sich auf eine vorbestehende Hypertonie (z. B. essenzielle Hypertonie) aufpropfen und die Blutdruckeinstellung verschlechtern. Vermutlich liegt jeder 100. milden und jeder 20. schweren Hypertonie eine Nierenarterienstenose zugrunde. Fibromuskuläre Dysplasien kommen hauptsächlich bei jüngeren Frauen vor und betreffen oft die distale A. renalis oder intrarenale Arterien (◘ Abb. 17.3 und 17.4). Die arteriosklerotischen Formen (75% der Fälle) kommen eher bei älteren Männern (>45 Jahren) vor.

Sie betrifft meist den Abgang der A. renalis und tritt häufiger bei Patienten mit einer generalisierten Arteriosklerose auf.

Patienten mit arteriosklerotischen Stenosen anderer Gefäßgebiete haben ein erhöhtes Risiko, eine Nierenarterienstenose zu entwickeln. In einer Untersuchung an 100 Patienten mit peripherer arterieller Verschlusserkrankung hatten 25% beidseitige Nierenarterienstenosen, 7 Patienten sogar einen einseitigen Verschluss. Eine weitere Untersuchung fand eine 50%-Inzidenz von über 50% betragenden Nierenarterienstenosen bei Patienten mit pAVK.

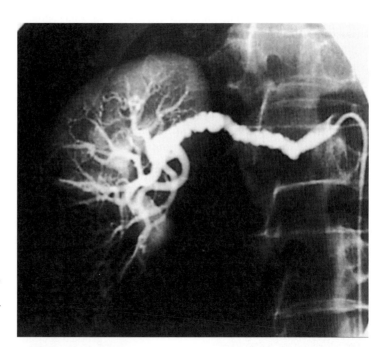

◘ **Abb. 17.3.** Typische fibromuskuläre Dysplasie mit perlschnurartiger Verformung des Nierenarterienhauptstammes und peripheren sacciformen Aneurysmen. (Mit frdl. Genehmigung von J. Allenberg, Sektion Gefäßchirurgie, Chirurgische Universitätsklinik Heidelberg. (Aus: Diehm, Allenberg, Eckert, Vath: Color atlas of vascular disease. Springer, Heidelberg, 2000)

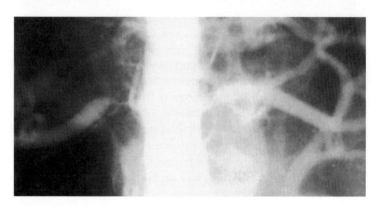

◘ **Abb. 17.4.** Rechtsseitige Nierenarterienstenose. Es ist angiographisch schwer zu entscheiden, ob das Ostium involviert ist. (Mit frdl. Genehmigung von J. Allenberg, Sektion Gefäßchirurgie, Chirurgische Universitätsklinik Heidelberg. (Aus: Diehm, Allenberg, Eckert, Vath: Color atlas of vascular disease. Springer, Heidelberg, 2000)

17.11.1 Diagnostik

Eine weitergehende Abklärung bezüglich einer renovaskulären Hypertonie ist sinnvoll bei:

- Schwerer Hypertonie, v. a. bei jungen Patienten
- Kreatininanstieg unter ACE-Hemmern oder AT$_1$-Rezeptorblocker (ARB)
- Unklarer Verschlechterung der Nierenfunktion
- Deutliche Verschlechterung der Blutdruckeinstellung unklarer Ursache innerhalb kurzer Zeit
- Krisenhafte Blutdruckanstiege mit Lungenödem

Von geringem bis fehlendem diagnostischem Nutzen sind das Frühurogramm, die seitengetrennte Nierenszintigraphie ohne ACE-Hemmer, die intravenöse, digitale Subtraktionsangiographie sowie die Bestimmung von Renin im periphervenösen Blut.

Der sonographische Nachweis unterschiedlicher Nierengrößen kann erster Hinweis für eine Nierenarterienstenose sein. Die Niere der stenosierten Seite ist dann deutlich kleiner als das Organ der Gegenseite. Die Farbdopplersonographie ist eine wichtige Screeningmethode, bedarf allerdings eines hohen Zeitaufwands und eines sehr erfahrenen Untersuchers. Sind diese Voraussetzungen erfüllt, kann eine Sensitivität von 84%, eine Spezifität von über 95% erreicht werden.

Die sequentielle Nierenszintigraphie (zuerst ohne und dann mit ACE-Hemmer) kann eine Sensitivität von 85–90% für den Nachweis einer einseitigen, hämodynamisch relevanten Nierenarterienstenose erreichen. Der signifikant verspätete, beidseitige »peak-uptake« gilt als Zeichen einer beidseitigen Nierenarterienstenose. Das Spiral-CT (◘ Abb. 17.5 und 17.6) mit intravenöser Kontrastmittelapplikation hat in neueren Untersuchungen eine Sensitivität von 98% und eine Spezifität von 94% erreichen können. Allerdings sinken diese Zahlen ab einem Serumkreatinin von 1,7 mg/dl aufgrund der Abnahme des renalen Plasmaflusses (und damit Kontrastmittelflusses).

Bisheriger »golden standard« ist die Nierenangiographie. Vorteilhaft ist die Möglichkeit, bei entsprechendem Befund im gleichen Eingriff eine

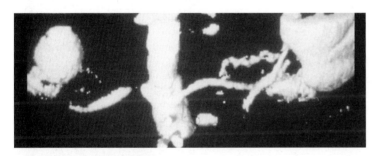

◘ **Abb. 17.5.** Das Spiral-CT zeigt die eindeutig postostiale Lokalisation der rechtsseitigen Stenose. (Mit frdl. Genehmigung von J. Allenberg, Sektion Gefäßchirurgie, Chirurgische Universitätsklinik Heidelberg. (Aus: Diehm, Allenberg, Eckert, Vath: Color atlas of vascular disease. Springer, Heidelberg, 2000)

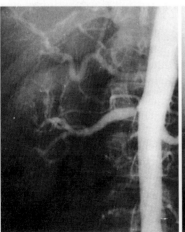
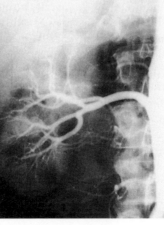

◘ **Abb. 17.6.** Typische ostiumnahe Stenose vor und nach Exzision und Reimplantation der Nierenarterie. (Mit frdl. Genehmigung von J. Allenberg, Sektion Gefäßchirurgie, Chirurgische Universitätsklinik Heidelberg. (Aus: Diehm, Allenberg, Eckert, Vath: Color atlas of vascular disease. Springer, Heidelberg, 2000)

perkutane transluminale Angioplastie durchführen zu können. Die rein diagnostische intraarterielle digitale Subtraktionsangiographie hat den Vorteil des kleineren Katheters sowie der geringeren Kontrastmittelmenge. Nachteile der Angiographie ist ihr hohes Maß an Invasivität sowie die Applikation von Kontrastmittel.

Die Kernspinangiographie der Nierenarterien mit Flussmessung hat die Diagnostik der Nierenarterienstenose wesentlich bereichert. Die Methode ist nicht invasiv und das verwendete Kontrastmittel **Gadolinium** ist weniger nephrotoxisch, als jodhaltiges Kontrastmittel. Allerdings kann es durch Gadolinium zu septischen Krankheitsbildern kommen. In mehreren Studien konnte die Kernspinangiographie bei Vorliegen einer mindestens 50% Nierenarterienstenose eine Sensitivität von 100% bei einer Spezifität von 96% erreichen. Akzessorische Nierenarterien können allerdings leicht übersehen werden. Neuere MR-Methoden arbeiten an der Differenzierung zwischen einer renovaskulär bedingten flachen Perfusionskurve und einer durch chronischen Parenchymschaden bedingten geringeren Perfusion.

Klinische Signifikanz von Stenosen

Stenosen unter 60% sind mit hoher Wahrscheinlichkeit nicht von hämodynamischer Relevanz. Aber auch höhergradige Stenosen können lediglich zur Annahme der renovaskulären Genese einer Hypertonie führen, sie sind kein Beweis. Die Entscheidung, eine Stenose zu korrigieren, wird durch klinische Hinweise (s. obige Verdachtskriterien) erleichtert. Das Ausmaß der Blutdrucksenkung durch ACE-Hemmer kann einen Hinweis auf die zu erwartende Blutdrucksenkung bei erfolgreicher Korrektur der Stenose geben.

Die seitengetrennte Bestimmung von Renin im Nierenvenenblut (über einen Katheter in der V. cava inferior) kann ebenfalls Hinweise auf die hämodynamische Relevanz geben. Ein Quotient von über 1,5 (betroffene Niere produziert mehr als die 1,5fache Reninmenge der nicht betroffenen Niere) spricht stark für eine hämodynamisch relevante Nierenarterienstenose. Diese Seitendifferenz kann durch die Gabe eines ACE-Hemmers noch verstärkt werden. Auch beim Vorliegen beidseitiger Nierenarterienstenosen erhält man so einen Hinweis auf die für den Blutdruck relevantere Stenose.

Empfohlenes Vorgehen bei Verdacht auf Nierenarterienstenose

Da derzeit keine ausreichend genaue, nichtinvasive Screeningmethode ubiquitär zur Verfügung steht, empfiehlt es sich, die Aggressivität der weiteren Abklärung nach klinischer Risikoeinschätzung (s. obige Verdachtskriterien) vorzunehmen:

- Bei Patienten mit hohem Risiko einer Nierenarterienstenose sollte eine digitale Subtraktionsangiographie durchgeführt werden. Ein Spiral-CT oder die Kernspinangiographie mit Flussmessung sind zwar für die proximalen, abgangsnahen Stenosen adäquat, die Frage der intrarenalen Stenose bleibt jedoch offen.
- Bei Patienten mit mittelgradig hohem Verdacht auf Nierenarterienstenose sind aufgrund der geringeren Invasivität CT oder Kernspinangiographie, evtl. in Kombination mit der Duplexsonographie, die Primärdiagnostik der Wahl. Sowohl bei hoch- als auch mittelgradigem Verdacht auf Nierenarterienstenose sollte die Seitenverteilung durch eine Nierenszintigraphie ermittelt werden.

Bei Patienten mit niedrigem Risiko sind weder Spiral-CT, noch Duplexsonographie, noch Kernspinangiographie sinnvoll, wie anhand des folgenden Rechenbeispiels klar wird: Bei einer Prävalenz von 1% kann ein Test mit einer Sensitivität und Spezifität von 95% nur einen positiven Vorhersagewert von 10% erreichen. Die mit einer Angiographie verbundenen Komplikationsrisiken sind bei nur geringem Verdacht auf Nierenarterienstenose – also sozusagen als Screening hypertensiver Patienten – nicht akzeptabel.

17.11.2 Therapie

Behandlung der einseitigen Nierenarterienstenose

Wenn die Diagnose einer signifikanten, d. h. hämodynamisch relevanten Nierenarterienstenose gestellt wird, stehen 3 Therapieoptionen zur Verfügung:

- Medikamentöse Therapie = antihypertensive Therapie (+Thrombozytenaggregationshemmer)
- Interventionelle Therapie mittels **p**erkutaner **t**ransluminaler **A**ngioplastie mit oder ohne Stenting
- Operation
- Medikamentöse Therapie

ACE-Hemmer haben die Effizienz der Therapie bei renal bedingter Hypertonie deutlich verbessert. Die Kombination eines ACE-Hemmers mit einem Diuretikum kann auch renovaskulären Hochdruck oft effizient behandeln.

Die Gesamtfiltrationsrate bleibt bei einseitiger Nierenarterienstenose und dortigem GFR-Abfall meist durch eine Kompensation der Gegenseite gleich. Die gesteigerte Angiotensin-2-Synthese hat pathophysiologisch den Zweck, den intraglomerulären Perfusionsdruck auf der stenosierten Seite zu erhöhen. Therapie mit einem ACE-Hemmer führt deshalb im Unterschied zu anderen Antihypertensiva zu einem Abfall des intraglomerulären Drucks und Anstieg der Retentionswerte.

Eine schwere Stenose kann langfristig aber auch zu einem Parenchymverlust führen. Tierexperimentell führt die chronische Hypofiltration zu Tubulusatrophie, interstitieller Fibrose und Glomerulosklerose. Dieser Mechanismus scheint auf der stenotischen Seite durch ACE-Hemmer verstärkt zu werden, während die Gegenseite eine Nephroprotektion erfährt. Es ist inzwischen belegt, dass dies auch auf den Menschen zutrifft.

Es stellt sich die Frage, wann eine Nierenarterienstenose, bei der keine interventionelle oder operative Sanierung möglich ist, überhaupt mit ACE-Hemmern behandelt werden darf. Dies muss individuell entschieden werden. Liegen folgende Kriterien vor, ist es aufgrund der vielen therapeutischen Vorteile sicherlich gerechtfertigt, einen ACE-Hemmer zumindest versuchsweise in die antihypertensive Therapie miteinzubeziehen:

- Normale oder nur gering eingeschränkte Nierenfunktion
- Mäßige Seitendifferenz in der Szintigraphie (z. B. 35% vs. 65%)

- Nur geringe Zunahme der Seitendifferenz nach probeweiser Gabe von ACE-Hemmern

Nachteil einer rein antihypertensiv-medikamentösen Therapie ist die unklare Progredienz der Stenose. Eine Progredienz tritt bei arteriosklerotischen Stenosen innerhalb von 4–7 Jahren in 45–60% auf. Ein Verschluss tritt im gleichen Zeitraum bei 10–15% aller beobachteten Gefäße und immerhin 40% der über 75% stenosierten Nierenarterien auf. Bei fibromuskulärer Dysplasie dagegen wird nur bei ein Drittel eine Progredienz gefunden, Verschlüsse sind Raritäten.

AT_1-Rezeptorblocker (ARB) haben in diesen Zusammenhängen die gleichen Effekte wie ACE-Hemmer.

Perkutane transluminale Angioplastie (PTA)

Die Effizienz der perkutanen transluminalen Angioplastie postostialer Nierenarterienstenosen gegenüber der rein medikamentösen Therapie ist in vielen Studien belegt. Medikamentös therapierte Patienten benötigen in bis zu 50% letztendlich doch eine Intervention, da der Blutdruck nicht mehr beherrschbar ist. Durch eine PTA können häufig Blutdruckmedikamente eingespart werden. Bei einem Vergleich von PTA mit chirurgischer Behandlung zeigten die operierten Patienten nach 2 Jahren eine bessere Erfolgsrate (97% vs. 83%) und niedrigere Restenoserate (4% vs. 25%). Allerdings war das Endergebnis nicht mehr unterschiedlich, denn fast alle Patienten mit Restenose konnten erfolgreich erneut dilatiert werden. Der Erfolg einer Angioplastie ist auch von der Lokalisation der Stenose abhängig. Gute interventionelle Therapieerfolge werden v. a. bei höhergradigen Stenosen des Hauptstammes der A. renalis erreicht, während ostiale Stenosen oder totale Verschlüsse durch die bei Intervention erzeugten Intima- und Mediaeinrisse eine hohe Rezidivrate mit sich bringen und auch das Dissektionsrisiko erhöht ist.

Generell sind die Erfolgsraten interventioneller Therapie bei fibromuskulärer Stenose besser. In 50–85% (atherosklerotische Läsion 8–20%) der Fälle ist eine Heilung zu erzielen, 30–35% (atherosklerotische Läsion 50–60%) zeigen eine

Verbesserung (weniger Antihypertensiva, bessere Blutdruckwerte) und weniger als 15% (atherosklerotische Läsion 20–30%) sind primär erfolglos. Die Restenoserate nach 2 Jahren beträgt <10% bei fibromuskulärer Dysplasie vs. 8–30% bei atherosklerotischen Läsionen. Innerhalb von 48 h nach der Dilatation ist die maximale Wirkung auf den Blutdruck erreicht, ab dann kann man von Therapieerfolg oder Versagen sprechen.

Die wichtigsten Komplikationen (Inzidenz 10–15%) des interventionellen Vorgehens sind (geordnet nach Häufigkeit):

- Punktionshämatom
- Dissektion
- Nierenarterienthrombose (Notfalloperation!)
- Nierenarterienperforation (Notfalloperation!)
- Akutes Nierenversagen durch Embolie
- Kontrastmittelallergie

Mit Hilfe von Stents konnte die Effizienz der Angioplastie ostialer Stenosen gesteigert und die Häufigkeit von Restenosen gesenkt werden. Die Effizienz bezüglich des langfristigen Erhalts der Nierenfunktion ist nicht gesichert.

Nicht alle Restenosen gehen mit einer Verschlechterung der Blutdruckeinstellbarkeit einher und nicht alle Blutdruckverschlechterungen sind auf eine Restenose zurückzuführen. Es ist deswegen sinnvoll, die Durchgängigkeit (»patency«, Offenheit) der dilatierten und evtl. mit einem Stent versorgten Nierenarterie mittels Farbdopplersonographie regelmäßig zu kontrollieren. Duplexsonographisch konnte auch gezeigt werden, dass die Restenoserate bei nicht vollständig dilatierten Stenosen von 60% (Reststenosen) deutlich erhöht ist.

Chirurgische Therapie

Die chirurgische Therapie von Nierenarterienstenosen besteht in einer Bypass-Operation, welche das stenotische Segment umgeht, oder einer Exzision der Stenose und Reimplantation der A. renalis in die Aorta (◘ Abb. 17.5). Bei maligner Hypertonie und ischämischer Nierenatrophie durch fast komplettem Verschluss der A. renalis kann selten eine Nephrektomie indiziert sein. Bei arteriosklerotischen Stenosen führt die Operation in 80–95% zu Heilung oder deutlicher Blutdruckverbesserung.

Besteht die Hypertonie jedoch seit mehr als 5 Jahren, sinken die Heilungsaussichten. Eine fehlende Verbesserung der Hypertonie beruht oft auf einer parallel bestehenden essenziellen Hypertonie oder auf einer »Fixation« der Hypertonie in der kontralateralen Niere. Bei bilateraler atherosklerotischer Nierenarterienstenose kann auch die Erhaltung der Organfunktion eine Indikation zum chirurgischen Eingriff sein. Die chirurgische Versorgung kann auch indiziert sein bei Nierenarterienaneurysmen (präventiv) oder Abgang der Nierenarterien aus einem operationsbedürftigen Aneurysma.

Behandlung der beidseitigen Nierenarterienstenose

Das größte Risiko eines bilateralen Verschlusses mit konsekutiver Niereninsuffizienz aber auch schwerer hypertensiver Entgleisung haben Patienten mit einseitigem Verschluss und arteriosklerotischer Stenose der Gegenseite. Mehr als die Hälfte dieser Patienten werden innerhalb von 2 Jahren terminal niereninsuffizient. Bei Patienten mit bilateralen Stenosen ohne Verschluss ist dies nur bei 18% der Fall. Bei arteriosklerotischer Grunderkrankung ist zu bedenken, dass die Restenoserate nach Angioplastie mit Stenting bei 18% pro Jahr liegt, also eine höhere Rate als bei natürlichem Verlauf. Ähnlich wie bei Koronarien ist die Restenose vermutlich auf eine Intimaverletzung und dadurch erhöhte Thromboserate zurückzuführen. Aufgrund des hohen Anteils von ostialen Stenosen oder von Verschlüssen ist die PTA bei bilateralen Nierenarterienstenosen weniger erfolgreich. Komplikationen wie z. B. atheroembolische Ereignisse sind häufiger. Eine PTA ist jedoch trotzdem in Erwägung zu ziehen bei Patienten mit hohem Operationsrisiko und insuffizienter medikamentöser Blutdruckeinstellung, sowie bei für die PTA günstigen Stenosen (postostial). Sollten sich die positiven Ergebnisse der PTA mit Stent bei ostialen Stenosen bestätigen, wird die PTA auch dort an Bedeutung gewinnen.

Bei medikamentöser Therapie ist ein ACE-Hemmer (evtl. in Kombination mit einem Diuretikum) anderen Antihypertensiva meist überlegen. Bei bilateralen Stenosen entfällt allerdings der Ausgleich der GFR durch die kontralaterale

Niere, sodass die Nierenfunktion bereits bei mäßiger, beidseitiger Stenose abfällt. Da nur in 5–10% ein schwerer GFR-Abfall auftritt, muss der Einsatz eines antihypertensiv sicher erfolgreichen Regimes mit ACE-Hemmer mit Diuretikum nicht gleich verworfen werden. Außerdem kann nach Verlust der Autoregulation durch lang bestehende, schwere Hypertonie jede Blutdrucksenkung, also auch durch andere Medikamente, zu einer Nierenfunktionsverschlechterung führen.

Speziell bei letzteren Patienten sollte die Indikation zur Intervention großzügiger gestellt werden. Durch den von der verlorenen Autoregulation der Arteriolen nicht mehr gebremsten, in die Niere »durchschlagenden« Bluthochdruck kann eine raschere Abnahme der GFR erwartet werden, der die rechtzeitige Intervention/Operation zuvorkommen sollte.

Chirurgische Revaskularisierung führt bei beidseitigen, atherosklerotischen Stenosen in 70–90% zu einer Verbesserung der Hypertonie, aber nur selten zur Normotension. Die Blutdrucksenkung bei nur einseitiger Operation hängt vom Ausmaß der Stenose der Gegenseite ab.

Zusammenfassung

Die Therapie der Wahl bei fibromuskulärer Hyperplasie ist die PTA. Bei Therapieversagen oder Ablehnung der Methode durch den Patienten sollte eine Operation erfolgen. Ansonsten muss lebenslang sicher mehrstufig antihypertensiv behandelt werden. Therapieziel ist bei fibromuskulärer Nierenarterienstenose die Blutdrucksenkung. Eine Niereninsuffizienz ist bei Patienten mit fibromuskulärer Hypertonie aufgrund der Seltenheit von Verschlüssen oder bilateralen Stenosen sehr selten.

Ältere Patienten mit hohem Operationsrisiko oder Patienten, die einen Eingriff ablehnen sollten mit einem ACE-Hemmer (ggf. plus Diuretikum) behandelt werden. Zeigt das Szintigramm eine deutliche Hypoperfusion der betroffenen Niere, sollte auf einen Kalziumantagonisten umgesetzt werden. Manche Nephrologen beginnen mit einem Kalziumantagonisten und ergänzen den ACE-Hemmer nur bei nicht ausreichendem Therapieerfolg. Dieses Vorgehen ist allerdings auch anfechtbar. Die kontralaterale Niere wird vermehrt

geschädigt, wenn das V. afferens durch den Kalziumantagonisten bei insuffizient eingestelltem Systemdruck geöffnet wird.

Patienten unter ca. 50 Jahren (biologisches Alter beachten) mit hochgradigen, arteriosklerotischen Stenosen empfiehlt man bei postostialen Stenosen eine PTA, bei ostialen Stenosen evtl. eine PTA plus Stent oder Operation. Eine Operationsindikation besteht auch bei Versagen von medikamentöser Therapie oder PTA. Falls sich die derzeitigen Erfolgsraten der PTA mit Stent bei ostialen Stenosen bestätigen, könnte sich die PTA zur primären Behandlungsform entwickeln. Vergleiche von chirurgischer Sanierung vs. einer PTA plus Stentimplantation stehen aus.

Operativ können aortorenale, ileorenale, splenorenale, hepatorenale oder Bypässe angelegt oder eine Endarteriektomie durchgeführt werden. Selten muss aufgrund einer Therapieresistenz und vital bedrohlicher Blutdruckkrisen (maligne Hypertonie) eine Nephrektomie durchgeführt werden.

Die Mortalität der chirurgischen Therapien schwankt zwischen 3 und 6%, und ist bei Patienten mit arteriosklerotischen Stenosen durch die häufig vorhandene Komorbidität (pAVK, KHK, Diabetes) am schlechtesten. Bei bilateraler Nierenarterienstenose ist das Therapieziel, die Nierenfunktion zu erhalten, bedeutsamer als bei einseitiger Stenose. Unter den über 50-jährigen Patienten mit fortgeschrittener Niereninsuffizienz weisen 10–15% eine bilaterale Nierenarterienstenose auf.

17.12 Wichtige Studien

17.12.1 Antihypertensive and Lipid-Lowering Treatment to Prevent Heart Attack Trial, ALLHAT

Neuere Antihypertonika seien nicht notwendigerweise besser als ältere, ergab diese Studie. Die 2002 veröffentlichten Ergebnisse der Antihypertensive and Lipid-Lowering Treatment to Prevent Heart Attack Trial (ALLHAT), zeigen, dass Diuretika eine gleich gute Wirkung haben wie Kalziumantagonisten und ACE-Hemmer. In einigen Endpunkten war das »Billigmedikament« (Diuretikum) den teueren sogar überlegen.

17.12.2 Second Australian National Blood Pressure Study, ANBP2

Nicht nur die Autoren von ALLHAT, sondern auch die neue Hypertonie-Leitlinie der amerikanischen Hochdruckliga (JNC), die Diuretika eindeutig als erste Wahl definiert, gehen von einer Gleichwertigkeit von ACE-Hemmern und Thiaziden als first-line-drugs aus. Ebenso wie in ALLHAT hat sich eine Überlegenheit von ACE-Hemmern gegenüber Diuretika bei der Initialbehandlung auch in der ANBP2-Studie nicht finden lassen (kein signifikanter Unterschied bei den primären Endpunkten).

17.12.3 Heart Outcomes Prevention Evaluation, HOPE

Randomisierte, plazebokontrollierte Doppelblindstudie. 9.297 Patienten an 269 Zentren in 19 Ländern. Alter: 55 Jahre und älter. 3.577 Patienten mit Diabetes mellitus, Typ-1 oder 2. Ca. 33% keine manifeste kardiovaskuläre Erkrankung. Zieldosis bis 10 mg Ramipril/24 h oder Plazebo zur sonstigen kardiovaskulären Therapie. Primäre Studienendpunkte waren Myokardinfarkt, Schlaganfall oder Tod aufgrund eines kardiovaskulären Ereignisses. Im Subkollektiv der Diabetiker wurde die Häufigkeit kardiovaskulärer Ereignisse von 18,7% unter Plazebo auf 10,2% unter dem ACE-Hemmer gesenkt. Die Studie wurde aufgrund der deutlichen Überlegenheit von Ramipril nach 4,5 Jahren vorzeitig abgebrochen.

17.12.4 Acute Candesartan Cilexetil Evaluation in Stroke Survivors, ACCESS

In diese Studie sollte geklärt werden, ob eine moderate Blutdrucksenkung mit Candesartan in der Akutphase einer zerebralen Ischämie von Vorteil im Vergleich zur Nicht-Behandlung ist. 342 Patienten mit ischämischem Schlaganfall, motorischem Defizit und deutlich erhöhten Blutdruckwerten wurden 7 Tage doppelblind mit Candesartan oder Placebo behandelt. Danach wurden alle Patienten 1 Jahr lang mit Candesartan weiterbehandelt. Nach 9,2 Monaten vorzeitiger Abbruch. Die Gesamtmortalität, sowie das Auftreten zerebro- und kardiovaskulärer Ereignisse lag bei 18,7% in der Placebo-Gruppe, aber nur bei 9,8% in der Candesartan-Gruppe. Dies entspricht einer signifikanten Risikoreduktion um 47,5%.

17.12.5 Valsartan Anti-hypertensive Long-Term Use Evaluation, VALUE

Über 15000 meist (92%) antihypertensiv behandelten Patienten bekamen randomisiert Valsartan oder Amlodipin als Primärtherapie. Bei Bedarf wurden beide Medikamente in ihrer Dosis gesteigert, mit einem Diuretikum und ggf. auch weiteren Antihypertensiva zum Erreichen des Zielblutdrucks von unter 140/90 mmHg kombiniert. Dabei senkte Amlodipin zwar den Blutdruck stärker, bezüglich kardialer Komplikationen, Auftretens von Schlaganfällen und genereller kardiovaskulärer Prognose fand sich jedoch kein Unterschied. Valsartan war nebenwirkungsärmer und führte seltener zur stationären Aufnahmenotwendigkeit wegen Herzinsuffizienz. Die Inzidenz bei neu aufgetretenem Typ-2-Diabetes war ebenfalls in der Valsartangruppe signifikant geringer.

17.12.6 Intervention as a Goal in Hypertension Treatment, INSIGHT

Bei 6321 Patienten zwischen 55 und 80 Jahren wurde retardiertes Nifedipin mit einer Diuretikakombination (HCT plus Amilorid) verglichen. Bei Bedarf wurde die Dosis verdoppelt und ggf. mit Atenolol kombiniert. Als Behandlungszeitraum werden für Nifedipin 10976 (3,4) bzw. für die Kombination HCT/Amilorid 11015 (3,48) Patientenjahre angegeben. Primäre Endpunkte (Herzinsuffizienz, Myokardinfarkt, kardiovaskulärer Tod, Schlaganfall) wurden bei 5,8% in der Nifedipingruppe, bei 6,3% in der Diuretikagruppe beobachtet. Nebenwirkungen waren zwar generell in der Diuretikagruppe häufiger, trotzdem verließen mehr Patienten den Nifedipinbehandlungs-Arm wegen peripherer Ödeme.

17.12.7 Perindopril PROtection aGainst REcurrent Stroke Study, PROGRESS

Effizienz der Blutdruckssenkung mit Perindopril bei hyper- und normotensiven Patienten mit vorbestehendem Schlaganfall oder TIAs. Die Inzidenz eines Schlaganfallrezidivs wurde bei den zur Blutdrucksenkung mit Perindopril und Indapamide randomisierten Patienten gesenkt. In Zahlen ausgedrückt: Durch die Behandlung von 22 normotensiven Patienten mit Perindopril und Indapamid über 5 Jahre konnte ein schwerwiegender Schlaganfall verhindert werden. Dies entspricht in etwa der Größenordnung der verhinderten Schlaganfälle durch Thrombozytenaggregationshemmer bei Patienten mit zerebralen Durchblutungsstörungen. Bei peripheren Durchblutungsstörungen oder Orthostaseprobleme muss die Therapieindikation abgewogen werden.

17.12.8 A Coronary Disease Trial Investigating Outcome with Nifedipine GITS, ACTION

Kalziumantagonisten vom Dipyridinolintyp können die Anginasymptomatik zwar mindern, es besteht jedoch Zweifel an der Langzeittherapiesicherheit. Diese Studie untersuchte den Effekt retardiert freigesetzten Nifedipins bei Patienten mit stabiler Angina pectoris. Primäre Endpunkte waren Tod, akuter Herzinfarkt und fataler Schlaganfall. Als sekundäre Endpunkte wurden kardiovaskuläre Komplikationen, Tod und Gefäßkomplikationen oder Notwendigkeit vaskulärer Intervention untersucht. Nach 5 Jahren hatten die 3825 Nifedipin GITS einnehmenden Patienten seltener an Herzinsuffizienz erkrankt und hatten weniger Koronarangiographien, die Mortalität war jedoch genauso hoch wie in der Plazebogruppe.

17.12.9 Captopril Primary Prevention Project, CAPPP

Große Studie (n=10985), welche die Effekte der ACE-Hemmertherapie auf die kardiovaskuläre Morbidität und Mortalität (Gesamtmortalität, Ent-

wicklung oder Verschlechterung einer KHK, eines Linksherzversagens, eines Diabetes mellitus, Vorhofflimmerns) bei Patienten mit milder, unkomplizierter Hypertonie mit anderen, Diuretika oder β-Blocker enthaltenden Therapieschemata vergleicht.

Die in die ACE-Hemmergruppe aufgenommenen Patienten hatten (unbeabsichtigt) einen 2 mmHg höheren diastolischen Blutdruck, was per se mit einem 20% höheren Schlaganfall- und einem 10% höheren Koronarrisiko einhergeht. Das größere Schlaganfallrisiko der Patienten mit ACE-Hemmer der Untersuchung ist vermutlich auf den Randomisierungsfehler zurückzuführen. Patienten mit ACE-Hemmertherapie entwickelten seltener einen Diabetes mellitus.

17.12.10 Hypertension Optimal Treatment, HOT

Vergleich des Effekts verschieden starker Blutdrucksenkung auf das Auftreten kardiovaskulärer Ereignisse. Behandelt wurde mit einem Kalziumantagonisten und zusätzlich ACE-Hemmer oder β-Blocker oder Diuretikum. Zielblutdrucke waren <80 mmHg, <85 mmHg, <90 mmHg. Der erreichte Blutdruck in den 3 Gruppen unterschied sich letztlich allerdings nur um 2 mmHg (nicht um 5 mmHg), was sicher dazu beitrug, dass die koronaren Risiken der 3 Gruppen sich nicht signifikant unterschieden.

Die am niedrigsten eingestellte Gruppe hatte tendenziell das niedrigste Koronarrisiko. Diabetiker der am niedrigsten eingestellten Gruppe hatten ein signifikant erniedrigtes, kardiovaskuläres Risiko. Weiter wurde der Effekt von Acetylsalicylsäure (75 mg) auf das kardiovaskuläre Risiko getestet. Acetylsalicylsäure konnte das Risiko koronarer Ereignisse, nicht aber das Risiko koronaren Todes oder ischämischen Schlaganfalls reduzieren. Das Blutungsrisiko stieg zwar insgesamt auf das Doppelte, die Rate zerebraler Blutungen blieb jedoch gleich.

17.12.11 United Kingdom Prospective Diabetes Study, UKPDS

In 23 Zentren wurden insgesamt 5102 Patienten mit Diabetes mellitus Typ 2 rekrutiert und mindestens 10 Jahre im Verlauf beobachtet. Etwa 50% der Patienten wies bereits zu Studienbeginn diabetische Spätschäden auf. Die Kosten der pharmaindustriell finanzierten Studie beliefen sich auf etwa 23 Mio. englische Pfund. Eine wichtige Fragestellung war, ob sich mit strenger Blutdruck- und Blutzuckerein- stellung die Rate diabetischer Spätschäden vermin- dern lässt und ob unter den hierfür eingesetzten Medikamenten Unterschiede bezüglich der Wirk- samkeit bestehen.

Eine Subanalyse dieser Studie zeigte, dass eine Blutdrucksenkung auf 144/82 mmHg vs. 154/87 mmHg mit einem deutlich geringeren Ri- siko makro- und mikrovaskulärer Komplikationen verbunden war. Die Blutdruckdifferenz 10/5 mmHg ging mit einer Abnahme der Schlaganfälle auf die Hälfte, einer Reduktion der mikrovaskulären Kom- plikationen und der diabetesassoziierten Todesfälle um je ein Drittel einher. Konsequente Blutdruck- senkung hatte stärkeren Einfluss auf die Abnahme der makrovaskulären Komplikationen als strenge Blutzuckerkontrolle. Insgesamt war das Ausmaß der Korrektur von Blutdruck und Blutzucker wich- tiger als die dazu eingesetzten Substanzen.

17.12.12 Systolic Hypertension in the Elderly, SHP

Die Inzidenz schwerer koronarer Komplikationen bei älteren Patienten konnte durch antihyperten- sive Behandlung von 5,9% auf 4,4% gesenkt wer- den, was einer relativen Risikoreduktion von 27% bzw. 14 verhinderten Komplikationen unter 1000 Patienten (= 1 von 71) entspricht.

17.12.13 Systolic Hypertension in Europe, SystEur-Trial

Diese Studie untersuchte, ob eine antihypertensive Therapie bei älteren Patienten mit isolierter systoli- scher Hypertonie (ISH) zu einer signifikanten Ver- änderung in Bezug auf die Morbidität und Morta- lität infolge Schlaganfalls führt. Außerdem wurde die Wirkung einer antihypertensiven Therapie bei Patienten mit ISH auf Lebensqualität und Risiko ei- ner Multiinfarktdemenz beurteilt, sowie die Frage,

ob eine 24-h-Blutdruckmessung die Prognose kar- diovaskulärer Komplikationen verbessert.

Eine durch die Gabe von Nitrendipin bewirkte Blutdrucksenkung um 10/5 mmHg konnte das Schlaganfallrisiko in der untersuchten Population um 42% (7,9% vs. 13,7%) senken. Weiterhin wurde eine tendenzielle Senkung des Demenzrisikos bei unveränderter Gesamtmortalität beobachtet.

17.12.14 Trial of Nonepharmacologic Interventions in the Elderly, TONE

Auch bereits langfristig antihypertensiv behandelte Patienten profitieren von einer Ernährungsum- stellung. Durch Beschränkung der Salzzufuhr auf max. 2,5–3 g/24 h sowie Gewichtsreduktion um im Schnitt 6 kg führte bei 40% der so behandelten Hypertoniker noch nach 30 Monaten ohne Me- dikamente zu einem mittleren Blutdruck unter- halb 150/90 mmHg. Allerdings hatten auch 30% der Kontrollen ohne Salz oder Gewichtsreduktion nach Absetzen der Medikamente einen »norma- len« Blutdruck.

17.12.15 Dietary Approaches to Stop Hypertension, DASH

Bei 459 Freiwilligen mit Blutdruckwerten unter 160 mmHg systolisch und 80–95 mmHg dias- tolisch sank der Blutdruck nach nur 2 Wochen Kostumstellung von normaler amerikanischer Durchschnittskost auf eine Diät mit Obst und Ge- müse und Reduktion tierischen Fettes um durch- schnittlich 6/3 mmHg.

17.12.16 Swedish Trial in Old Patients with Hypertension, STOP

STOP ermittelte, ob bei Männern und Frauen zwi- schen 70 und 84 Jahren die medikamentöse Be- handlung der Hypertonie von Vorteil ist. Untersu- chung von Arzneimittelverträglichkeit, Effekt auf nichtkardiale, zerebrovaskuläre und Gesamtmor- talität. Aktive Behandlung mit β-Blocker und ggf. Diuretikum führte zu stärkerer Blutdrucksenkung als Placebo, einer Senkung der Gesamtmortalität um 43% für Männer und Frauen.

Stop-2 zeigte, dass neuere Kalziumantagonisten und ACE-Hemmer den »konventionellen« Antihypertensiva (β-Blocker und Diuretika) ebenbürtig waren.

17.12.17 Hypertension in the Very Old Trial, HYVET

Es handelt sich hierbei um eine derzeit noch laufende Untersuchung über die Effizienz antihypertensiver Behandlung bei über 80 Jahre alten Personen.

17.12.18 Evaluation of Losartan in the Elderly II, Elite II

Captopril und Losartan führen zu einer vergleichbaren Abnahme der Mortalität bei Patienten mit Herzinsuffizienz sowie vergleichbaren Häufigkeit der Verschlechterung der Nierenfunktion. Es gab mehr Therapieabbrüche unter Captopril.

Internet-Links

- *http://www.who.int/cardiovascular_diseases/guidelines/ hypertension/en/*
  WHO/ISH Hypertonie-Richlinien
- *http://www.hochdruckliga.info/*
  Deutsche Hochdruckliga e.V. DHL, Deutsche Hypertonie Gesellschaft, Deutsches Kompetenzzentrum Bluthochdruck, Leitlinien zur Hypertonie (PDF-Download)
- *http://www.nice.org.uk/*
  Hypertonie-Richtlinien, National Institute for Health and Clinical Excellence (NICE), englisch
- *http://www.aezq.de/*
- *http://www.patienten-information.de*
  Das Ärztliche Zentrum für Qualität in der Medizin (ÄZQ) ist eine gemeinsame Einrichtung von Bundesärztekammer (BÄK) und Kassenärztlicher Bundesvereinigung (KBV) mit Sitz in Berlin
- *http://www.uni-duesseldorf.de/AWMF/ll/ll_046.htm*
  Arbeitsgemeinschaft der Wissenschaftlichen Medizinischen Fachgesellschaften mit »Leitlinien für Diagnostik und Therapie Hypertonie« der Deutschen Hochdruckliga e.V.
- *http://www.blutdruckinstitut.de*
  Patienteninforamtionen, Kongresse und Veranstaltungen, Links

Literatur

Brown MJ, Palmer CR, Castaigne A et al. (2000) Morbiditiy and mortality in patients randomised to double-blind treatment with a long-acting calcium-channel blocker or diuretic in the International Nifedipine GITS study: Intervention as a Goal in Hypertension (INSIGHT). Lancet; 356: 366–372

Chalmers J et al. (1999) WHO-ISH Hypertension Guidelines Committee. 1999 World Health Organization – International Society of Hypertension Guidelines for the Management of Hypertension. J Hypertens 17: 151–185

Culleton BF, Larson MG, Kannel WB, Levy D (1999) Serum uric acid and risk for cardiovascular disease and death: The Framingham Heart Study. Ann Intern Med 131: 7–13

Gansevoort RT, Sluiter WJ, Hemmelder MH, de Zeeuw D, de Jong PE (1995) Antiproteinuric effect of blood-pressure-lowering agents: A meta-analysis of comparative trials. Nephrol Dial Transplant 10: 1963–1974

Gasse C, Hense H, Stieber J, Döring A, Liese A, Keil U (2001) Assessing hypertension management in the community – Trends of prevalence, detection, treatment, and control of hypertension in the MONICA Project Augsburg 1984-1995. J Hum Hypertens 15:27–36

Greco BA, Breyer JA (1997) Atherosclerotic ischemic renal disease. Am J Kidney Dis 29: 167–187

Guidelines-Committee (2003) European Society of Hypertension-European Society of Cardiology guidelines for the management of arterial hypertension. J Hypertens 21:1011–1053

Joint National Committee (1997) The sixth report of the Joint National Committee on prevention, detection, evaluation, and treatment of high blood pressure. Arch Intern Med 157: 13–46

Koehler U et al. (2003) Obstruktive Schlafapnoe, autonome Dysfunktion und kardiovaskuläres Risiko. Dtsch. med. Wochenschr, vol. 128, Nr. 20, pp. 1124–1128

Middeke M (2006) Arterielle Hypertonie. Thieme, Stuttgart

O'Brien E, Coats A, Owens P et al. (2000) Use and interpretation of ambulatory blood pressure monitoring: Recommendations of the British Hypertension Society. BMJ 320: 1128–1134

Ohkubo T et al. (1997) Relation between nocturnal decline in blood pressure and mortality. The Ohasama Study. Am J HTN; 10:1201–1207

Palatini P, Mormino P, Canali C, Santonastaso M, De Venuto G, Zanata G, Pessina AC (1994) Factors affecting ambulatory blood pressure reproducibility. Results of the HARVEST Trial. Hypertension and Ambulatory Recording Venetia Study. Hypertension 23(2):211–216

Pickering T (1996) Recommendations for the use of home (self) and ambulatory blood pressure monitoring. American Society of Hypertension Ad Hoc Panel. Am J Hypertens 9: 1–11

Staessen JA, Fagard RH, Lijnen PJ, Thijs L, Van Hoof R, Amery AK (1991) Mean and range of the ambulatory pressure in normotensive subjects from a meta-analysis of 23 studies. Am J Cardiol 67: 723–727

Stamler R, Stamler J, Gosch FC et al. (1989) Primary prevention of hypertension by nutritional-hygienic means.
Final report of a randomized, controlled trial. JAMA 262:
1801–1807

Suzuki M et al. (1996) Blood pressure »dipping« and »non-
dipping« in obstructive sleep apnea syndrome patients.
Sleep. June 19(5): 382–387

Thijs L, Staessen J, O'Brien E et al. (1995) The ambulatory blood
pressure in normotensive and hypertensive subjects: Results from an international database. Netherl J Med 46:
106–114

Wehling M (2003) Kommentar zur ALLHAT-Studie. Dtsch.
med. Wochenschr vol. 128, Nr. 22, S. 1252

Anhang

Dosierung wichtiger Pharmaka bei Niereninsuffizienz

Hinweise zur Tabelle »Dosierung wichtiger Pharmaka«

Die Einträge in der folgenden Tabelle entsprechen den derzeit zugänglichen Daten.

Für Anwendungen im Einzelfall sind sie jedoch stets zu überprüfen und dem neuesten Stand der Medikamentenforschung anzupassen (vgl. Herstellerangaben auf Packungsbeilagen sowie ggf. gesetzliche Vorschriften; s. auch Verlagshinweis zur »Produkthaftung« im Impressum dieses Buches).

Als gute Informationsquelle dient auch die Website der pharmakologischen Abteilung der Universität Heidelberg:

http://www.klinikum.uni-heidelberg.de/dosing/klinpharm_d/Niere/nierelst.htm

Substanzen, die nicht resorbiert werden, sondern ihre Wirkung allein im Magen-Darm-Trakt entfalten, wurden nicht in die Tabelle aufgenommen (Phosphatbinder, Laxantien, reine Quellstoffe, Austauschsalze).

Erläuterungen zur Tabelle »Dosierung wichtiger Pharmaka«

Erläuterungen zur Dosierungstabelle	
Abkürzung	**Erläuterungen**
Qo	Quotient zur Abschätzung der extrarenalen Elimination. Bei hohen Qo-Werten (>0,7) ist eine Dosisanpassung bei eingeschr. Nierenfunktion nicht notwendig. Allerdings entstehen bei vielen Präparaten mit hohem Qo renal zu eliminierende Metabolite, deren Aktivität nicht immer bekannt ist. Bei Anurie ist grundsätzlich Vorsicht geboten
PU [%]	Prozentsatz von unverändert in den Urin ausgeschiedener Substanz
HWZ_N [h]	Halbwertzeit bei normaler Nierenfunktion
HWZ_ESRD [h]	Halbwertzeit bei Anurie
PB [%]	Eiweißbindung
DistrVol [l/kg]	Verteilungsvolumen
DoseNormal	Übliche Dosis
ADJ_GFR 50 [%]	(Wo nicht anders angegeben) Dosis bei Kreatininclearance >50 ml/min
ADJ_GFR 10–50 [%]	(Wo nicht anders angegeben) Dosis bei Kreatininclearance 10–50 ml/min
ADJ_GFR <10 [%]	(Wo nicht anders angegeben) Dosis bei Kreatininclearance <10 ml/min
SUPP_HEMO	(Ergänzungs-)Dosis bei Hämodialyse
SUPP_CAPD	(Ergänzungs-)Dosis bei CAPD
SUPP_CAVH	(Ergänzungs-)Dosis bei CAVH (kontinuierlich arteriovenöse Hämofiltration)

Name	Qo	PU [%]	HWZ_N [h]	HWZ ESRD [h]	PB [%]	DistrVol [l/kg]	DoseNormal	ADJ_GFR 50 [%]	ADJ_GFR 10-50 [%]	ADJ_GFR <10 [%]	SUPP_HEMO	SUPP_CAPD	SUPP_CAVH
Acamprostat	Keine Daten	100	20-33	Keine Daten	Niedrig	1	3x 666 mg/24 h	50	(50)	Vermeiden	Keine Daten für GFR<30 ml/min		
Acarbose	0,85	35	3-9	Verlängert	15	0,32	50-200 mg 3x/Tag	50-100	Vermeiden	Vermeiden	Keine Daten	Keine Daten	Vermeiden
Acebutolol	0,85	55	7-9	7	20	1,2	400-600 mg 1-2x/Tag	100	50	30-50	-	-	Wie GFR 10-50
Acetazolamid	<0,2	100	1,7-5,8	Keine Daten	70-90	0,2	250 mg 2-4x/Tag	4x/Tag	2x/Tag	Vermeiden	Keine Daten	Keine Daten	Vermeiden
Acetylcystein	0,9	95	2-5,5	Keine Daten	30-50	0,33-0,47	2-3x 200-300 mg	100	100	75	Keine Daten	Keine Daten	Keine Daten
Acetylsalicyl-säure	1,0	5-85	2-3/40	Unverändert	80-90	0,2	0,1-3 g/Tag je nach Ind.	100	50	Max. 100 mg/Tag	Nach HD geben	-	Wie GFR 10-50
Acrivastatin		60	1,4-2,1	Keine Daten	50	0,6-0,7	8,0 mg 3-4x/Tag	100	50	50	Keine Daten	Keine Daten	Keine Daten
Acyclovir	0,15	40-70	2,8-3,8	20	15-30	0,7	5,0 mg/kg 3x/Tag	5 mg/kg 3x/Tag	5 mg/kg 1-2x/Tag	2,5 mg/kg 1x/Tag	Dosis nach Dialyse	Dosis wie GFR<10	3,5 mg/kg/Tag
Adenosin		<5	<10	Unverändert	0	Keine Daten	3-6 mg i.v.-Bolus	100	100	100	-	-	Wie GFR 10-50
Ajmalin (Propyl-)	0,85	<10	4,3	Keine Daten	29-46	6,2	Max.1 mg/kg KG i.v., nach 24 h oral	100	100	100	Keine Daten	Keine Daten	Keine Daten
Albendazol	0,99	<1	8,5	Keine Daten	70	Keine Daten	15 mg/kg KG	Keine Daten	Keine Daten	Keine Daten	Keine Daten	Keine Daten	Keine Daten
Albuterol		51-64	2-4	4	7	2,0-2,5	2-4 mg 3-4x/Tag	100	75	50	Keine Daten	Keine Daten	Dosis wie GFR 10-50
Alendron-säure		40-60	10,5 Jahre	Keine Daten	78	28	Osteoporose 5-10 mg/Tag	100	Keine Daten für GFR=37 ml/min	Vermeiden	Keine Daten	Keine Daten	Keine Daten

Name	Qo	PU [%]	HWZ_N [h]	HWZ_ESRD [h]	PB [%]	DistrVol [l/kg]	DoseNormal	ADJ_GFR 50 [%]	ADJ_GFR 10–50 [%]	ADJ_GFR <10 [%]	SUPP_HEMO	SUPP_CAPD	SUPP_CAVH
Alfentanil	1,0	<1	1,6	Keine Daten	88–95	0,3–1,0	Je nach Narkosedauer	100	100	100	Keine Daten	Keine Daten	Keine Daten
Alfuzosin	0,9	24	10	Keine Daten	82–90	3,2	10 mg/24 h	50	(50)	Keine Daten	Keine Daten für GFR <30 ml/min	Keine Daten	
Allopurinol	0,8	30	2 (Met 18–30)	Unverändert	<5	0,5	300 mg/Tag	75	50	25	1/2 Dosis	Keine Daten	Dosis wie GFR 10–50
Almotriptan		40	3–4	Keine Daten	35	180–200	6,25–12,5 mg, max. 25 mg/24 h	50	50	50			Na
Alprazolam	0,9	Hepatisch	9,5–19,0	Unverändert	70–80	0,9–1,3	0,25–5,0 mg 3x/Tag	100	100	100	Keine Daten	Keine Daten	Keine Daten
Alprostadil		90 m	5–10 min	Keine Daten	81	Keine Daten	Durct.Bot: 0,1 µg/kg	100	100	100	Keine Daten	Keine Daten	Dosis wie GFR 10–50
Alteplase	1,0	Keine Daten	0,1		Keine Daten	0,1	60 mg über 1 h, dann 20 mg/h für 2 h	100	100	100	Keine Daten	Keine Daten	Dosis wie GFR 10–50
Amantadin	0,01	90	15	500	60	4–5	100 mg 2x/Tag	Alle 24–48 h	Alle 48–72 h	Q7d (!)	–	–	Dosis wie GFR 10–50
Ambroxol	0,8	80	Keine Daten	Keine Daten	<5	Keine Daten	2–3x 15–30 mg	100	100	Ki	Keine Daten	Keine Daten	Keine Daten
Amifostin	>0,9	100	8–9 min	verlängert	Keine Daten	3,5	740–910 mg/m²/24 h	Keine Daten	Keine Daten	Keine Daten	Keine Daten		
Amikacin	0,02	95	1,4–2,3	17–150	<5	0,22–0,29	7,5 mg/kg/12 h	60–90/2x Tag oder 100 1–2x/Tag	30–70/alle 12–18 h oder 100 alle 24–48 h	20–30/alle 24–48 h oder 100 alle 48–72 h	1/2 Volldosis n. Dial. o. 50 der vollen Dos. n. Dia	10–20 mg/l/Tag	Wie GFR 10–50 u. gemessener Spiegel
Amilorid	0,5	50	6–8	10–144	30–40	5,0–5,2	5,0 mg/Tag	100	50	Vermeiden	Na	na	Na
Aminoglutethimid	0,6	10–20	7	?	?	1		100	50	Ki	–	–	–
Amiodaron	1	<5	14–120 Tage	Unverändert	96	70–140	800–2000 mg initial, dann 200–600 mg Alle 24 h	100	100	100	–	–	Wie GFR 10–50

Name	Qo	PU [%]	HWZ_N [h]	HWZ_ESRD [h]	PB [%]	DistrVol [l/kg]	DoseNormal	ADJ_GFR 50 [%]	ADJ_GFR 10-50 [%]	ADJ_GFR <10 [%]	SUPP_HEMO	SUPP_CAPD	SUPP_CAVH
Amitriptylin	1	Hepatisch	24-40	Unverändert	96	6-36	25 mg 3x/Tag	100	100	100	-	Keine Daten	Na
Amlodipin	1	10	35-50	50	>95	21	5 mg/Tag	100	100	100	-	-	Wie GFR 10-50
Amoxicillin	0,06-0,28	50-70	0,9-2,3	5-10	15-25	0,26	200-500 mg 3x/Tag	3x/Tag	2-3x/Tag	1x/Tag	1 g nach Dialyse	250 mg 2x/Tag	Na
Amphotericien B Lipidkomplex	0,95	<1	19-45	?	90	1,7-2,9	5 mg/kg/Tag	1x/Tag	1x/Tag	Alle 24-36h	-	wie GFR <10	Wie GFR 10-50
Amphotericin B	0,95	5-10	24 (bis 15d/	Unverändert	90	4,0	20-50 mg/Tag	1x/Tag	1x/Tag	Alle 24-36h	-	wie GFR <10	Wie GFR 10-50
Amphotericin Kolloidal	0,95		24-30	? Unverändert	90	4,0	3,0-6,0 mg/kg/Tag	1x/Tag	1x/Tag	Alle 24-36 h	-	wie GFR <10	Wie GFR 10-50
Ampicillin	0,08-0,27	30-90	0,8-1,5	7-20	20	0,17-0,31	250 mg-2 g 4x/Tag	4x/Tag	2x/Tag	1-2x/Tag	Dosierung nach Dialyse	250 mg 2x/Tag	Wie GFR 10-50
Anastrozol		10	50	Keine Daten	40	Keine Daten	1 mg/24 h (Breast cancer)	100	100	100			
Anistreplase		Keine Daten	1,2		Keine Daten	0,08	30 IU über 2-5 min	100	100	100	Keine Daten	Keine Daten	Dosis wie GFR 10-50
Apomorphin	0,6	93	0,7-3,5	Keine Daten	Keine Daten	218	1-max. 6 mg/24 h	50	Keine Daten	Keine Daten	Keine Daten		
Atenolol	0,06	>90	6,7	15-35	3	1,1	50-100 mg/Tag	100/1x/Tag	50/alle 48 h	30-50/alle 96 h	25-50 mg	-	Wie GFR 10-50
Atorvastatin		<2	11-58	Keine Daten	>98	Keine Daten	10-40 mg/Tag	100	100	100	Keine Daten	Keine Daten	Keine Daten
Atovaquon		<1	55-77	Keine Daten	99	Keine Daten	750 mg 2x/Tag	Keine Daten/100	Keine Daten/100	Keine Daten/100	Keine Daten/Dosis wie GFR 10-50	-	Dosis wie GFR 10-150
Atropin	0,45	30-50	2-4	Keine Daten	Keine Daten	2,7	Asystolie 1 mg, ggf. wdh.	100	Ki	Ki	Keine Daten	Keine Daten	Keine Daten

Name	Qo	PU [%]	HWZ_N [h]	HWZ_ESRD [h]	PB [%]	DistrVol [l/kg]	DoseNormal	ADJ_GFR 50 [%]	ADJ_GFR 10–50 [%]	ADJ_GFR <10 [%]	SUPP_HEMO	SUPP_CAPD	SUPP_CAVH
Auranofin		50	70–80 Tage (!)	Keine Daten	60	Keine Daten	6,0 mg/Tag	75	50	25	–	–	–
Azathioprin	1,0	<2	0,16–1	Erhöht	20	0,55–0,8	1–5–2,5 mg/kg/Tag	100	75	50	0,25 mg/kg ergänzen	Keine Daten	Dosis wie GFR 10–50
Azelastin			22	Keine Daten	88	Keine Daten	1–2 Spraystöße/Seite/24 h	100	Keine Daten	Keine Daten			
Azithromycin	0,85–0,95	6–12	10–60	?	58	18	250–500 mg/Tag	100	100	100	–	–	–
Azlocillin	0,4	50–170	0,8–1,5	5–6	30	0,18–0,27	2–3 g 6x/Tag	4–6x/Tag	3–4x/Tag	3x/Tag	Dosis nach Dialyse	wie GFR <10	Wie GFR 10–50
Aztreonam	0,17	75	1,7–2,9	6–8	45–60	0,5–1,0	12,5 mg/kg 2–3x/Tag	100	50–75	25	0,5 g nach Dialyse	wie GFR <10	Wie GFR 10–50
Baclofen	0,15	85	3,5	Keine Daten	30	Keine Daten	3x5–3x25 mg	100	50	Ki	Keine Daten		
Benzbromaron	1,0	Keine Daten	2,8	Keine Daten	Keine Daten	<30 l	1x 50–100 mg	Ki	Ki	Ki	Keine Daten	Keine Daten	Keine Daten
Benzylpenicillin		Hoch	20–50 min	3,3–5,1	65	Keine Daten	2–24 Mio/Tag	5 Mega/8 h	5 Mega/12 h	3 Mega/12 h	Keine Daten	Keine Daten	Keine Daten
Betamethason	0,95	5	5,5	Keine Daten	65	1,4	0,5–0,9	100	100	100	Keine Daten	Keine Daten	Dosis wie GFR 10–50
Betaxolol		80–90	15–20	30–35	45–60	5–10	20 mg q24 h	100	100	50	–	–	Wie GFR 10–50
Bezafibrat	0,15	50	2,1	7,8–20	95	0,24–0,35	200 mg 2x/Tag– 1x/Tag 400 mg SR/Tag	50–100	25–50	Vermeiden	Keine Daten	Keine Daten	Dosis wie GFR 10–50
Bicalutamid	Keine Daten	36	6 Tage	Keine Daten	96	Keine Daten	50 mg/24 h	100	100	100	Keine Daten	Keine Daten	100
Biperiden	Keine Daten	40m	20	Keine Daten	95	Keine Daten	Parkinson 3–4x 2 mg/Tag	100	75	75	Keine Daten	Keine Daten	Keine Daten
Bisacodyl	Keine Daten	Keine Daten	Keine Daten	Keine Daten	Keine Daten	Keine Daten	5–15 mg, max. 30 mg/24 h	100	100	100	Absorption < 5%	Keine Daten	

Name	Qo	PU [%]	HWZ_N [h]	HWZ_ESRD [h]	PB [%]	DistrVol [l/kg]	DoseNormal	ADJ_GFR 50 [%]	ADJ_GFR 10-50 [%]	ADJ_GFR <10 [%]	SUPP_HEMO	SUPP_CAPD	SUPP_CAVH
Bismuth	Keine Daten	Keine Daten	Keine Daten	Keine Daten	Keine Daten	Keine Daten	bis zu 8x 2Tbl à 262 mg/24 h	100	Vermeiden	Vermeiden	Absorption <1%		
Bisoprolol	0,5	50	9-13	18-24	30-35	3	10 mg/Tag	100	75	50	Keine Daten	Keine Daten	Wie GFR 10-50
Bleomycin	0,45	60	3,1	20	Keine Daten	0,3	10-20 U/m²	100	75	50	-	Keine Daten	Dosis wie GFR 10-50
Bopindolol		<10	4-10	Unverändert	Keine Daten	2-3	1-4 mg alle 24 h	100	100	100	-	-	Wie GFR 10-50
Bosentan	Keine Daten	<3	5h	Keine Daten	>98	18	62,5-125 mg 2x/24 h	100	100	100			
Bretylium	0,15	75	6,0-13,6	16-32	6	8,2	50-30 mg/kg initial, dann 5-10 mg i.v. 4x/Tag	100	25-50	25	-	-	Wie GFR 10-50
Bromazepam	1,0	Keine Daten	10-15-30(ältere)	Keine Daten	65-72	0,9-1,4	1,5-3,0 mg p.o.z.N.	Keine Daten	Keine Daten	Keine Daten	Keine Daten	Keine Daten	Keine Daten
Bromocriptin	1,0	2-6	48	Keine Daten	90-96	3,4	2x 1,5 mg/Tag bis 30-90 mg/Tag	100	100	100	Keine Daten	Keine Daten	Keine Daten
Brompheniramin		3	6	Keine Daten	Keine Daten	12	4,0 mg 4-6x/Tag	100	100	100	-	-	Na
Budesonid		None	2,0-2,7	Keine Daten	88	4,3	Keine Daten	100	100	100	Keine Daten	Keine Daten	Dosis wie GFR 10-50
Bumetanid	0,35	33	1,2-1,5	1,5	96	0,2-0,5	1-2 mg 2-3x/Tag	100	100	100	-	-	Na
Buprenorphin		20	2,2-3	Keine Daten	95	97-187	Ew. 0,3-0,6 mg/6 h, ältere weniger	100	100	100	Keine Daten	Keine Daten	Keine Daten
Bupropion	Keine Daten	87	3-4	Keine Daten	82-88	19-21	3x 100 mg/24 h	Reduzieren	Reduzieren	Reduzieren	HWZ Metabolite länger	Keine Daten	
Buspiron		Hepatisch	2-3	5,8	95	5	5,0 mg 3x/Tag	100	100	100	-	Keine Daten	Na

Name	Qo	PU [%]	HWZ_N [h]	HWZ_ESRD [h]	PB [%]	DistrVol [l/kg]	DoseNormal	ADJ_GFR 50 [%]	ADJ_GFR 10-50 [%]	ADJ_GFR <10 [%]	SUPP_HEMO	SUPP_CAPD	SUPP_CAVH
Busulfan	1,0	0,5-3	2,5-3,4	Keine Daten	3-15	1	4-8 mg/Tag	100	100	100	Keine Daten	Keine Daten	Dosis wie GFR 10-50
Cabergolin		Keine Daten	63-69	Keine Daten	40-42	Keine Daten	2x/Woche 0,25 mg, max. 2x 1 mg/Woche	Keine Daten	Vermeiden	Vermeiden	Keine Daten	Keine Daten	Keine Daten
Candesartan	0,5	26	5-9	Keine Daten	99	0,13	4-32 mg/Tag	100	50	50	Keine Daten	Keine Daten	Keine Daten
Captopril	0,55	30-40	2-3	21-32	25-30	0,7-3	25 mg 3x/Tag	100/2-3x/Tag	75/1-1,5x/Tag	50/1x/Tag	25-30	-	Wie GFR 10-50
Carbidopa		30	2	Keine Daten	Keine Daten	Keine Daten	1 Tbl. 3x/Tag bis 6 Tbl./Tag	100	100	100	Keine Daten	Keine Daten	Keine Daten
Carbamazepin	1,0	2-3	15	Unverändert	75	0,8-1,6	200 mg 2x/Tag bis 1200/Tag	100	100	100	-	-	-
Carbenicillin	0,1	82-98	1	10-20	50-60	0,12-0,20		2g/6h	2 g 2x/Tag	2 g/24 h			
Carbimazol	0,5		1,0				Siehe Thiamazol	100	50	50			
Carboplatin		50-75	6	Erhöht	15-24	0,23-0,28	360 mg/m²	100	50	25	1/2 Dosis	Keine Daten	Dosis wie GFR 10-50
Carmustin		Keine Daten	0,25-67	Keine Daten	Keine Daten	3,3	150-200 mg/m²	Keine Daten	Keine Daten	Vermeiden	Keine Daten	Keine Daten	Keine Daten
Carvedilol	Keine Daten	<2	5-8	5-8	95	1-2	25-50 mg 1-2x/Tag	100	100	100	-	-	Wie GFR 10-50
Caspofungin		9	9-11	Keine Daten	97	Keine Daten	50-70 mg/24 h	100	100	100	Dosis nach Dialyse geben		
Cefaclor	0,25-0,3	70	0,6-1,0	1,5-4,7	22,25	0,14-0,33	1 g/8 h (?)	1 g/8 h	1 g/12 h	1 g/24 h			
Cefadroxil	0,08	70-90	1,4	22	20	0,31	0,5-1,0 2x/Tag	q12 h	12-24 h	Alle 24-48 h	0,5-1,0 g n. Dialyse	0,5 g/Tag	Na

18

Name	Qo	PU [%]	HWZ_N [h]	HWZ_ESRD [h]	PB [%]	DistrVol [l/kg]	DoseNormal	ADJ_GFR 50 [%]	ADJ_GFR 10-50 [%]	ADJ_GFR <10 [%]	SUPP_HEMO	SUPP_CAPD	SUPP_CAVH
Cefalexin	0,04	80–100	0,5–1,2	Verlängert	6–15	Hoch	250–1000, max. 4x/24 h	100	500 mg 2–3x/24 h	250–500 mg 1–2x/24 h	Dialyse 250 mg/1– 2x/24 h nach Dialyse		
Cefamandol	0,04–0,25	50–100	1	6–11	75	0,16–0,25	0,5–1,0/q4–8 h	4x/Tag	6–8 h	2x/Tag	0,5–1,0 g n. Dialyse	0,5–1,0g/2x/Tag	Wie GFR 10–50
Cefazolin	0,06	75–95	2	40–70	80	0,13–0,22	0,5–1,5 g 4x/Tag	3x/Tag	2x/Tag	Alle 24–48 h	0,5–1,0 g nach Dialyse	0,5 g 2x/Tag	Wie GFR 10–50
Cefepim	0,1	85	2,2	18	16	0,3	250–2000 mg 3x/Tag	2x/Tag	q16–24 h	Alle 24–48 h	1 g nach Dialyse	WIE GFR <10	Nicht empfohlen
Cefixim	0,15	18–50	3,1	12	50	0,6–0,11	200 mg 2x/Tag	100	75	50	300 mg nach Dialyse	200 mg/Tag	Nicht empfohlen
Cefmenoxim	0,06	70	0,8–1,3	6–12	43–75	0,27–0,37	1,0 g 4x/Tag	1,0 g 3x/Tag	0,75 g 3x/Tag	0,75 g 3x/Tag	0,75 g nach Dialyse	0,75 g 2x/Tag	Wie GFR 10–50
Cefmetazol		85	1,2	21	75	0,18	2,0 g 2–4x/Tag	q16 h	1x/Tag	Alle 48 h	Nachsehen	wie GFR <10	Dosis wie GFR 10–50
Cefonizid	0,06	95	4	17–59	96	0,09–0,18	1,0 g/Tag	0,5 g 1x/Tag	0,1–0,5 g/ Alle 24 h	0,1 g 1x/Tag	–	–	–
Cefoperazon	0,7–0,85	20	1,6–2,5	2,9	90	0,14–0,20	1–2 g/Tag	100	100	100	1,0 nach Dialyse	–	–
Ceforanid	0,1	85	3	25	80	0,17	0,5–1,0 g 2x/Tag	2x/Tag	1–2x/Tag	Alle 24–48 h	0,5–1,0 g nach Dialyse	–	1,0 g/Tag
Cefotaxim	0,4–0,6	60	1,2	15	37	0,15–0,55	1,0 g 4x/Tag	4x/Tag	2–3x/Tag	1x/Tag	1,0 g nach Dialyse	1,0 g/Tag	1,0 g 12 h
Cefotetan	0,4	75	3,5	13–25	85	0,15	1–2 g 2x/Tag	100	50	25	1,0 g nach Dialyse	1,0 g/Tag	750 mg 2x/Tag
Cefotiam	0,3–0,35	50–70	0,9–1,6	13	40	0,34–0,5		100	75	50	1/3 Tagesdosis nach HD	Keine Daten	Keine Daten
Cefoxitin	0,04	80–85	0,6	13–23	41–75	0,2	1–2 g q6–8 h	3x/Tag	2–3x/Tag	Alle 24–48 h	1,0 g nach Dialyse	1,0 g/Tag	wie GFR 10–50

Name	Qo	PU [%]	HWZ_N [h]	HWZ_ESRD [h]	PB [%]	DistrVol [l/kg]	DoseNormal	ADJ_GFR 50 [%]	ADJ_GFR 10-50 [%]	ADJ_GFR <10 [%]	SUPP_HEMO	SUPP_CAPD	SUPP_CAVH
Cefpodoxin	0,2	30	2,5	26	26	0,6-1,2	200 mg 2x/Tag	2x/Tag	q16 h	Alle 24-48 h	200 mg nach Dialyse	wie GFR <10	Na
Cefprozil		65	1,7	6	40	0,65	500 mg 2x/Tag	250 mg 2x/Tag	250 mg alle 12-16 h	250 mg 1x/Tag	250 mg nach Dialyse	wie GFR <10	Wie GFR <10
Ceftazidim	0,05	60-85	1,2	13-25	17	0,28-0,4	1-2 g 3x/Tag	2-3x/Tag	Alle 24-48 h	Alle 48 h	1,0 g nach Dialyse	0,5 g/Tag	Wie GFR 10-50
Ceftibuten	0,06-0,33	60-75	1,5-2,7	22	70	0,2	400 mg/Tag	100	50	25	300 mg nach Dialyse	Keine Daten: wie GFR <10	Wie GFR 10-50
Ceftriaxon	0,5	30-65	7-9	12-24	90	0,12-0,18	0,2-1,0 g 2x/Tag	100	100	100	Dosis nach Dialyse	750 mg 2x/Tag	Wie GFR 10-50
Cefuroxim	0,07-0,1	90	1,2	17	35-50	0,13-1,8	250-500 mg 2x/Tag	100	100	100	Dosis nach Dialyse	wie GFR <10	Na
Celecoxib	0,7	<3	11	Keine Daten	97	400	1-2x 100-200 mg/24 h	100	(100)	Vermeiden			
Celiprolol		10	4-5	5	Keine Daten	Keine Daten	200/Tag	100	100	75	Keine Daten	-	Wie GFR 10-50
Cephalexin	0,05-0,15	98	0,7	16	20	0,35	250-500 mg 4x/Tag	3x/Tag	2x/Tag	2x/Tag	Dosis nach Dialyse	wie GFR <10	Na
Cephalothin	0,04	60-90	0,5-1	3-18	65	0,26	0,5-2,0 g 4x/Tag	4x/Tag	3-4x/Tag	2x/Tag	Dosis nach Dialyse	1,0 g 2x/Tag	1,0 g 3x/Tag
Cephapirin	0,4	60	1,5	2,5	45-60	0,22	0,5-2,0 g 4x/Tag	4x/Tag	3-4x/Tag	2x/Tag	Dosis nach Dialyse	1,0 g 2x/Tag	1,0 g 3x/Tag
Cephradin	0,08	100	1,0	6-15	10	0,25-0,46	0,25-2,0 g 4x/Tag	100	50	25	Dosis nach Dialyse	wie GFR <10	Na
Cerivastatin		Keine Daten	2,1-3,1	Keine Daten	99	0,3 l/kg	02-0,3 mg/Tag	100	100	100	-	-	-
Cetirizin	0,3	60-70	7-10	20	93	0,4-0,6	5-20 mg/Tag	100	50	25	-	Keine Daten	Na
Cetizoxim	0,3	57-100	1,4	35	28-50	0,26-0,42	1-2 g 2-3x/Tag	2-3x/Tag	1-2x/Tag	Alle 24 h	1,0 g nach Dialyse	0,5-1,0 g/Tag	Wie GFR 10-50

18

Name	Qo	PU [%]	HWZ_N [h]	HWZ ESRD [h]	PB [%]	DistrVol [l/kg]	DoseNormal	ADJ GFR 50 [%]	ADJ GFR 10-50 [%]	ADJ GFR <10 [%]	SUPP_HEMO	SUPP_CAPD	SUPP_CAVH
Chenodes-oxycholsäure		Keine Daten	Keine Daten	Keine Daten	Keine Daten-Keine Daten	Keine Daten	13-16 mg/Tag steigern, solange toleriert	100	100	100	Keine Daten	Keine Daten	Keine Daten
Chinidin	0,8	20	6	4-14	70-95	2,0-3,5	200-400 mg q4-8 h	100	100	75	100-200 mg	–	Wie GFR 10-50
Chinin	0,85	5-20	13	Unverändert	70	0,7-3,7	650 mg 3x/Tag	3x/Tag	2-3x/Tag	1x/Tag	Dosis nach Dialyse	Dosis wie GFR<10	Dosis wie GFR 10-50
Chlomethi-azol	0,95	<3	6-18	Keine Daten	64	4,4		100	75	Keine Daten	Keine Daten	Keine Daten	Keine Daten
Chloralhydrat	1,0	Keine Daten	8-11	6-35	70-80	0,6	Erw. 3x 250 mg oral (Sed.)	1x/Tag	Vermeiden	Vermeiden	–	Keine Daten	Keine Daten
Chlorambucil	1,0	Keine Daten	2,5	Keine Daten	Keine Daten	0,86	0,1 mg/kg/Tag	Keine Daten	Keine Daten	Keine Daten	Keine Daten	Keine Daten	Keine Daten
Chlorampheni-col	0,7-0,95	10	1,6-3,3	3,7	45-60	0,5-1,0	12,5 mg/kg 4x/Tag	100	100	100	–	–	–
Chlordiazep-oxid	1,0	Hepa-tisch	13-73(Met)	Unverän-dert	94-97	0,3-0,5	15-100 mg/Tag	100	100	50	–	Keine Daten	Dosis wie GFR 10-50
Chloroquin	0,3	40	312	5-50	50-65	>100	1,5 g über 3 Tage	100	100	50	–	–	–
Chlorpheni-ramin	0,8	20	12-24	Keine Daten	72	6-12	4,0 mg 4-6x/Tag	100	100	100	–	Keine Daten	Na
Chlorpro-mazin	1,0	Hepa-tisch	11-42	Unverän-dert	91-99	8-160	300-800 mg/Tag	100	100	100	–	–	Dosis wie GFR 10-50
Chlorprothi-xen		30 P	Keine Daten	Keine Daten	65	Hoch	3-4x 25-50 mg oral	100	50	25	–	Keine Daten	Keine Daten
Chlorthalidon	0,5	50	44-80	Unbe-kannt	76-90	3,9	25 mg/Tag	1x/Tag	1x/Tag	Vermeiden	Na	na	Na
Cholestyramin	None	None	Wird nicht ab-sorbiert	None	None	None	4,0 g 4-6x/Tag	100	100	100	–	–	Dosis wie GFR 10-50

18

Name	Qo	PU [%]	HWZ_N [h]	HWZ_ESRD [h]	PB [%]	DistVol [l/kg]	DoseNormal	ADJ_GFR 50 [%]	ADJ_GFR 10-50 [%]	ADJ_GFR <10 [%]	SUPP_HEMO	SUPP_CAPD	SUPP_CAVH
Cibenzolin		50-60	7	22	50	4-5	130-160 mg 2x/Tag	100 2x/Tag	100 2x/Tag	66 2x/Tag	-	-	Wie GFR 10-50
Cidofovir	0,2-0,45	90	2,5	Keine Daten	<6	0,3-0,8	5 mg/kg/Woche 2x (Ind.), dann 5 mg/kg alle 2 Wo.	Keine Daten:50-100	Keine Daten: avoid	Keine Daten/ Vermeiden	Keine Daten	Keine Daten	Vermeiden
Cilastin		70	0,8-0,9	13-17	35	0,21-0,27		1 g 2x/Tag	1 g 2x/Tag	500 mg 2x/Tag	1 g nach Dialyse	Vermeiden	Vermeiden
Cilazapril		80-90	40-50	>60	Keine Daten	0,5-0,8	1,25 mg/Tag	75/1x/Tag	50/alle 24-48 h	10-25/q72 h	-	-	Wie GFR 10-50
Cimetidin	0,25	50-70	1,5-2,0	5	20	0,8-1,3	400 mg 2x/Tag oder 400-800 mg qhs	100	50	25	-	-	Dosis wie GFR 10-50
Cinacalcet	Keine Daten	80	30-40	Keine Daten	93-97	1000	30 bis max. 180 mg/24 h, langsam steigern	100	100	100			
Cinoxazin	0,35	55	1,2	12	63	0,25	500 mg 2x/Tag	100	50	Vermeiden	Vermeiden	Vermeiden	Vermeiden
Ciprofloxacin	0,3-0,5	50-70	3-6	6-9	20-40	2,5	500-750 mg (400 mg bei i.v.-Gabe)	100	50-75	50	250 mg 2x/Tag (200 mg bei i.v.-Gabe)	250 mg 3x/Tag (200 mg bei i.v.-Gabe)	200 mg i.v. 2x/Tag
Cisplatin	0,52	27-45	0,8	Keine Daten	90	0,5	20-50 mg/m²/Tag	100	75	50	Ja	Keine Daten	Dosis wie GFR 10-50
Cladribin		Keine Daten	7-14	Keine Daten	Keine Daten	50-80	0,1 mg/kg/Tag	Keine Daten	Keine Daten	Keine Daten	Keine Daten	Keine Daten	Keine Daten
Clarithro-mycin	0,7-0,8	15-25	2,3-6,0		70	2-4	0,5-1,0 g 2x/Tag	100	75	50-75	Keine Daten: Dosierung nach Dialyse	-	-
Clavulansäure	0,55	40	0,8-1,2	2,6-4,0	15-25	0,13-0,38	100 mg q4-8 h	100	100	50-75	200 mg nach Dialyse	Dosis wie GFR <10	Dosis wie GFR 10-50

Name	Qo	PU [%]	HWZ_N [h]	HWZ_ESRD [h]	PB [%]	DistrVol [l/kg]	DoseNormal	ADJ_GFR 50 [%]	ADJ_GFR 10-50 [%]	ADJ_GFR <10 [%]	SUPP_HEMO	SUPP_CAPD	SUPP_CAVH
Clemastin	1	5	21	Keine Daten	Keine Daten	11,4	Max. 3x 1,34–2,68 mg	100	50	Ki	Keine Daten	Keine Daten	Keine Daten
Clenbuterol	0,4	Keine Daten	34	Keine Daten	Keine Daten	Keine Daten	2 x 0,01–0,02 mg p.o.	75	50	33			
Clindamycin	0,9	10-15	3	1,6-3,4	60-95	0,7	300 mg 3x/Tag, max. 1,8 g/Tag	100	100	100	–	–	–
Clodronsäure		70-90	13	51	36	0,25	3–10 mg/kg	100	25-50	Vermeiden	Keine Daten	Keine Daten	Keine Daten
Clofibrat	0,8	40-70	13	30-110	92-97	0,14	500–1000 mg 2x/Tag	q6–12 h	1–1,5x/Tag	Vermeiden	–	Keine Daten	Dosis wie GFR 10-50
Clomipramin	1,0	Hepatisch	19-37	Keine Daten	97	Keine Daten	100–250 mg/Tag	Keine Daten	Keine Daten	Keine Daten	Keine Daten	Keine Daten	Na
Clonazepam	1,0	Hepatisch	18-50	Keine Daten	47	1,5-4,5	1,5 mg/Tag	100	100	100	–	Keine Daten	Na
Clonidin	0,4	45	12	39-42	20-40	3-6	0,1–0,6 mg 2x/Tag	100	100	100	–	–	Wie GFR 10-50
Clopidrogel		100	8	Keine Daten	Keine Daten	Keine Daten	75 mg/Tag	100	100	100	–	Keine Daten	Keine Daten
Clozapin		2-5	6-30	Keine Daten	95	1,6-7,3	1x 12,5 mg oral/250-450 mg/Tag	50	50	50	–	Keine Daten	Keine Daten
Codein	1,0	5-17	2,5-3,5	Unverändert	7	3-4		100	75	50			
Colchicin	1,0	5-17	1,1	19-50	31	4	Akut: 2 mg, dann 0,5 mg alle 6 h chronisch: 0,5–1,0 mg/Tag	100	50-100	25	–	Keine Daten	Dosis wie GFR 10-50
Colestipol		None	Nicht absorbiert	Nicht absorbiert	None	None	13–30 g/Tag	100	100	100	–	–	Dosis wie GFR 10-50

Name	Qo	PU [%]	HWZ_N [h]	HWZ_ESRD [h]	PB [%]	DistrVol [l/kg]	DoseNormal	ADJ_GFR 50 [%]	ADJ_GFR 10-50 [%]	ADJ_GFR <10 [%]	SUPP_HEMO	SUPP_CAPD	SUPP_CAVH
Cortison	0,34	None	0,5-2	3,5	90	Keine Daten	25-500 mg/Tag	100	100	100	None	Keine Daten	Dosis wie GFR 10-50
Cortisonacetat													
Cyclophosphamid	0,5	10-15	4,0-7,5	10	14-20	0,5-1	1-5 mg/Tag	100	100	75	1/2 Dosis	Keine Daten	Dosis wie GFR 10-50
Cyclosporin	0,6	<1	9,5	Unverändert	96-99	3,5-7,4	3-10 mg/kg/Tag	100	100	100	–	–	–
Cytarabin	0,9	6	0,5-3	Unverändert	13	2,6	100-200 mg/m²	100	100	100	Keine Daten	Keine Daten	Dosis wie GFR 10-50
Dalteparin	Keine Daten	Keine Daten	2-5	Keine Daten	Keine Daten	Keine Daten	2500 IU 1-2x/24 h nach Indikation	Keine Daten	Keine Daten	Keine Daten			
Danaparoid	Keine Daten	Keine Daten	24	Keine Daten	Keine Daten	Keine Datenv	Gewichtsabhängig, Indikationsabhängig	Keine Daten	Keine Daten	Vermeiden	2500-3750 zur Antikoagulation bei Dialyse		
Dapson	0,85	5-20	20-30	Keine Daten	70-90	1,0-1,5	5-100 mg/Tag	Keine Daten: 100	Keine Daten	Keine Daten	Keine Daten: Keine	Keine Daten: Dosis wie GFR <10	Keine Daten
Darbepoietin	>0,7	Keine Daten	21	Keine Daten	Keine Daten	0,06	0,45 µg/Woche steigern bis Hb 12	100	100	100			
Daunorubicin	0,9	None	18-27	Keine Daten	Keine Daten	Keine Daten	30-45 mg/m²	100	100	100	Keine Daten	Keine Daten	Keine Daten
Deferoxamin	Keine Daten	100	6,1	Keine Daten	Keine Daten	Keine Daten	500-1000 6x/24 h, max. 6g/24 h	100	100	50			
Delivalol		<5	8-12	19-30	75	25	200-400 mg 2x/Tag	100	100	100	–	–	Keine Daten

18

Name	Qo	PU [%]	HWZ_N [h]	HWZ_ESRD [h]	PB [%]	DistrVol [l/kg]	DoseNormal	ADJ_GFR 50 [%]	ADJ_GFR 10-50 [%]	ADJ_GFR <10 [%]	SUPP_HEMO	SUPP_CAPD	SUPP_CAVH
Desferoxamin		30-35	6	Keine Daten	Keine Daten	2,0-2,5	Akut: 1,0 g, dann 0,5 g q4-12 h Chronisch: 0,5-1,0 g/Tag	100	100	100	Keine Daten	Keine Daten	Dosis wie GFR 10-50
Desipramin	1,0	Hepatisch	18-26	Keine Daten	92	10-50	100-200 mg/Tag	100	100	100	-	-	Na
Dexamethason	1,0	3-4	3,0	70	0,8-1	0,75-0,9 mg 1x/Tag	D	100	100	100	Keine Daten	Keine Daten	Dosis wie GFR 10-50
Dextrometorphan	0,8	Keine Daten	2,7-6,5	Keine Daten	Keine Daten	Keine Daten	10-20 mg 6-8x/24 h, max.120 mg/24 h	Keine Daten	Keine Daten	Keine Daten			
Diazepam	1,0	Hepatisch	20-90	Unverändert	94-98	0,7-3,4	5-40 mg/Tag	100	100	100	-	Keine Daten	Keine Daten
Diazoxid	0,8	50	17-31	30-60	>90	0,2-0,3	150-300 mg i.v.-Bolus	100	100	100	-	-	Wie GFR 10-50
Diclofenac	1,0	<1	1-2	Unverändert	>99	0,12-0,17	25-75 mg 2x/Tag	50-100	25-50	25	-	-	Dosis wie GFR 10-50
Dicloxacillin	0,5	35-70	0,7-1,2	1,0	95	0,16	250-500 mg q6j	100	100	100	-	-	Na
Didanosin	0,45	40-69	0,6-1,6	4,5	<5	1,0	200 mg 2x/Tag (125 mg, wenn KG <60 kg)	2x/Tag	1x/Tag	50% 1x/Tag	Dosis nach Dialyse	Dosis wie GFR<10	Dosis wie GFR<10
Diflunisal	0,9	<3	5-20	62	>99	0,1-0,13	250-500 mg 2x/Tag	100	50	50	-	-	Dosis wie GFR 10-50
Digitoxin	0,7	20-25	144-200	210	94	0,6	0,1-0,2 mg/Tag	100	100	50-75	-	-	Wie GFR 10-50
Digoxin	0,3	76-85	24-36-44	80-120	20-30	5-8	1,0-1,5 mg initial, dann 0,25-0,5 mg/Tag	100 1x/Tag	25-75 alle 36 h	10-25 alle 48 h	-	-	Wie GFR 10-50

Name	Qo	PU [%]	HWZ_N [h]	HWZ_ESRD [h]	PB [%]	DistrVol [l/kg]	DoseNormal	ADJ_GFR 50 [%]	ADJ_GFR 10–50 [%]	ADJ_GFR <10 [%]	SUPP_HEMO	SUPP_CAPD	SUPP_CAVH
Dihydrocodein	1,0	Keine Daten	3,9	3,9	Keine Daten	Keine Daten	1–2 Kps. à 60 mg alle 4–6 h	Keine Daten	Keine Daten	Keine Daten	Keine Daten	Keine Daten	Keine Daten
Diltiazem	1,0	<10	2,8	3,5	98	9–10	10 mg/Tag	100	100	100	–	–	Wie GFR 10–50
Dimetinden													
Diphenhydramin	1,0	2–4	3,4–9,3	Keine Daten	80	3,3–6,8	25 mg 3x/Tag–1x/ Tag	100	100	100	–	–	–
Dirithromycin		1–3	30–44	Keine Daten	15–30	>10	500 mg/Tag	100	100	100	–	Keine Daten:–	Wie GFR 10–50
Disopyramid	0,35	35–65	5–8	10–18	54–81	0,8–2,6	100–200 mg 4x/Tag	3x/Tag	1–2x/Tag	Alle 24–48 h	–	.	Wie GFR 10–50
Disulfiram		Keine Daten	7	Keine Daten	Keine Daten	Keine Daten	500 mg/Tag	Keine Daten	Keine Daten	Keine Daten	Keine Daten	Keine Daten	Keine Daten
Dobutamin	1,0	<10	2 min	–	Keine Daten	0,25	2,5–15 µg/kg/min	100	100	100	Keine Daten	Keine Daten	Wie GFR 10–50
Docetaxel	0,9	6	11	Keine Daten	>94	113	60–100 mg/m² alle 3 Wochen	Keine Daten	Keine Daten	Keine Daten			
Dolasetron	Keine Daten	67	10 min	Keine Daten	69–77	5,8	100 mg ca 2 h vor Zytostatika	Keine Daten	Keine Daten	Keine Daten			
Domperidon	0,35	1,4	7,5–16	Keine Daten	92	5,7	3x 10–40 mg/Tag	100	100	100	Keine Daten	Keine Daten	Keine Daten
Donezepil	0,95	17	70–87	Keine Daten	96	Keine Daten	5–10 mg/24 h	Keine Daten	Keine Daten	Keine Daten			
Dopamin		M	2 min	2 min	Keine Daten	Keine Daten		100	100	100	Keine Daten	Keine Daten	Keine Daten
Doxazosin	1,0	<5	16–22	16–22	98	1,0–1,7	1–16 mg alle 24 h	100	100	100	Keine Daten	Keine Daten	Wie GFR 10–50

18

Name	Qo	PU [%]	HWZ_N [h]	HWZ_ESRD [h]	PB [%]	DistrVol [l/kg]	DoseNormal	ADJ_GFR 50 [%]	ADJ_GFR 10-50 [%]	ADJ_GFR <10 [%]	SUPP_HEMO	SUPP_CAPD	SUPP_CAVH
Doxepin	1,0	Hepatisch	8-25	10-30	95	9-33	25 mg 3x/Tag	100	100	100	–	–	Dosis wie GFR 10-50
Doxorubicin		<15	35	Unverändert	80-85	21,5	60-75 mg/m²/Tag	100	100	100	–	Keine Daten	Dosis wie GFR 10-50
Doxycyclin	0,7	35-45	15-20	18-36	80-90	0,75	100 mg/Tag	100	100	100	–	–	Wie GFR 10-50
Droperidol		75	2,3	Keine Daten	Keine Daten	Keine Daten	Prämed: 2,5-10 mg	Keine Daten	Keine Daten	Keine Daten	Keine Daten	Keine Daten	Keine Daten
Duloxetin	Keine Daten	70	12	Keine Daten	>90	1640	40-60 mg/24 h	Reduzieren	Reduzieren	Reduzieren			
Efavirenz		14-34	40-55	Keine Daten	> 99		600 mg/Tag	Keine Daten	Keine Daten	Keine Daten			
Eletriptan	Keine Daten	Keine Daten	4	Keine Daten	85	138	20-40 mg, max.80 mg/24 h	100	100	100	Blutdruckanstieg möglich, RR beobachten		
Enalapril	0,3	43	11-24	34-60	50-60	Keine Daten	5-10 mg q/12 h	100	75-100	50	20-25	–	Wie GFR 10-50
Encainid	1,0		2,5 (LM)/8-11 (SM)	1,7 (SM)/? (LM)	70-80	3,6		2-3x/Tag	1-2x/Tag	Alle 24-48 h			
Enfurvitid	Keine Daten	Keine Daten	3,8	Keine Daten	92	5,5	90 mg 2x/Woche	100	100	100			
Enoxacin	0,3-0,55	40	3-6	Keine Daten			200 mg/12 h	100	50	50	Keine Daten	Keine Daten	Keine Daten
Enoxaparin	Keine Daten	40	4,5-7	Keine Daten	Keine Daten	Keine Daten	30 mg 2x/24 h	100	100 bei GFR>30	Keine Daten		Keine Daten	
Entacapon	Keine Daten	10	0,7-2,4	Keine Daten	98	20	200-1600 mg/24 h	100	100	Keine Daten		Keine Daten	

Name	Qo	PU [%]	HWZ_N [h]	HWZ_ESRD [h]	PB [%]	DistrVol [l/kg]	DoseNormal	ADJ_GFR 50 [%]	ADJ_GFR 10–50 [%]	ADJ_GFR <10 [%]	SUPP_HEMO	SUPP_CAPD	SUPP_CAVH
Epirubicin		<15	35	35	80–85	10–40	50 mg/m²/Tag	100	100	100	–	Keine Daten	Dosis wie GFR 10–50
Epoietin	Keine Daten	<10	16–67	Verkürzt	Keine Daten	9	Individuell	100	100	100			
Eprosartan		<10	5–7	Keine Daten	98,6	0,2	400–800 mg/Tag	60	60	60	Keine Daten	Keine Daten	Keine Daten
Eprosartan	Keine Daten	7–90	5–9	Keine Daten	98	Keine Daten	400–800 mg/24 h	100	(100)	(100)			
Eptifibatid	0,6	High	2–5	Proverlängert	25	Keine Daten	Bolus 180 mg/kg, dann 2 µg/kg/min, max.15 mg/h	100	Bolus bleibt, kont.1 µg/kg/	Keine Daten	KI bei Dialysepatienten		
Erbastin		40	13–16	23–26	98	1–2	10 mg/Tag	100	50	50	Keine Daten	Keine Daten	Dosis wie GFR 10–50
Erythromycin	0,7–0,95	5–15	1,4	5–6	60–95	0,6–1,2	150–300 mg 4x/Tag	100	100	50–75	–	–	–
Erythropoietin	0,82		8,5				Nach Bedarf und Indikation						
Escitalopram	Keine Daten	8–10	27–32	Keine Daten	56	Keine Daten	10–20 mg/24 h	100	100 bei GFR>20	Keine Daten bei GFR<20			
Esmolol	1,0	<10	7–15 min	Unverändert	Keine Daten	Keine Daten	–	100	100	100	–	–	Keine Daten
Estazolam	Hepatisch		8–24	Keine Daten	93	Keine Daten	1,0 qhs	100	100	100	Keine Daten	Keine Daten	Na
Etanercept	Keine Daten	Keine Daten	115	Keine Daten	Keine Daten	Keine Daten	50 mg/Woche	Keine Daten	Keine Daten	Keine Daten	Clearance 52 ml/h/m²		
Ethacrynsäure		20	2–4	Keine Daten	90	0,1	50–100 mg 3x/Tag	2–3x/Tag	2–3x/Tag	Vermeiden	–	–	Na
Ethambutol	0,2–0,5	75–90	4	5–15	10–30	1,6–3,2	15–25 mg/kg/Tag	1x/Tag	alle 24–36h	Alle 48 h	Dosis nach Dialyse	Dosis wie GFR<10	Dosis wie GFR 10–50

Name	Qo	PU [%]	HWZ_N [h]	HWZ_ESRD [h]	PB [%]	DistrVol [l/kg]	DoseNormal	ADJ_GFR 50 [%]	ADJ_GFR 10–50 [%]	ADJ_GFR <10 [%]	SUPP_HEMO	SUPP_CAPD	SUPP_CAVH
Ethosuximid	0,8	17–44	35–55	Unverändert	10	0,6–0,9	500–1500 mg/Tag	100	100	100	–	Keine Daten	Keine Daten
Etilefrin	1,0	Keine Daten	3,0	Keine Daten	23	Mittel	3x 5–10 mg/Tag oral	100	Vermeiden	Vermeiden	Keine Daten	Keine Daten	Keine Daten
Etomidate	1,0	2	4–5	Unverändert	75	2,0–4,5	0,2–0,6 mg/kg	100	100	100	Keine Daten	Keine Daten	Dosis wie GFR 10–50
Etoposid	0,65	20–60	4–18	19	74–94	0,17–0,5	35–100 mg/m²/Tag	100	75	70	–	Keine Daten	Dosis wie GFR 10–50
Exemestan	Keine Daten	<1	24	Keine Daten	90	High	25 mg/24 h (Mammaca)	Keine Daten	Keine Daten	Keine Daten			
Ezetimib	Keine Daten	11	22	Keine Daten	90	Keine Daten	10 mg/24 h	100	100	100	Bioverfügbarkeit bei NI erhöht		
Famciclovir	0,25	50–65	1,6–2,9	10–22	<25	1,5	500 mg 3x/Tag bei Herpes Zoster; 125 mg 2x/Tag bei H.G.	100	Alle 12–48 h	50% alle 48 h	Dosis nach Dialyse	Keine Daten	Keine Daten: Dosis wie GFR 10–50
Famotidin	0,33	65–80	2,5–4,0	12–19	15–22	0,8–1,4	20–40 mg qhs	50	25	10	–	–	Dosis wie GFR 10–50
Felodipin	0,69	<1	10–14	21–24	99	9–10	10 mg/Tag	100	100	100	–	–	Wie GFR 10–50
Fenofibrat		60–93 M	21–30	Keine Daten	Keine Daten	Keine Daten	67 mg/Tag, max. 201 mg/Tag	Keine Daten	Keine Daten	Keine Daten	Keine Daten	Keine Daten	Keine Daten
Fenoprofen		30	2–3	Unverändert	>99	0,1	300–600 mg 1x/Tag	100	100	100	–	–	Dosis wie GFR 10–50
Fenoterol		60	Keine Daten	Keine Daten	55	Keine Daten	Wehenhemmung 0,5–3 µg/min	Keine Daten	Keine Daten	Keine Daten	Keine Daten	Keine Daten	Keine Daten

Name	Qo	PU [%]	HWZ_N [h]	HWZ_ESRD [h]	PB [%]	DistrVol [l/kg]	DoseNormal	ADJ_GFR 50 [%]	ADJ_GFR 10-50 [%]	ADJ_GFR <10 [%]	SUPP_HEMO	SUPP_CAPD	SUPP_CAVH
Fentanyl	0,95	6-8	2,5-3,5	Unverändert	79-87	2-5	0,002-0,05 mg/kg	100	100	100	Keine Daten	Keine Daten	Dosis wie GFR 10-50
Fexofenadin	Keine Daten	11	14,4	Keine Daten	60-70	Keine Daten	60-180/24 h	60 mg/24 h	(60 mg/24 h)	(60 mg (24 h)			
Fexofenadin		10	14	19-25	70	5-6	60 mg 2x/Tag	2x/Tag	1-2x/Tag	1x/Tag	Keine Daten	Keine Daten	Dosis wie GFR 10-50
Finasterid		<5	4,7-7,1/ bis 8,9	Keine Daten	40	0,63-1,4	BPH:5 mg/Tag	100	100	100	Keine Daten	Keine Daten	Keine Daten
Flecainid	0,41	25	12-19,5	19-26	52	8,4-9,5	100 mg 2x/Tag–350-400 mg prn	100	100	50-75	-	-	Wie GFR 10-50
Fleroxazin	0,24	70	9-13	21-28	20	1,1-2,4	400 mg q12 h	100	50-75	50	Wie GFR <10	400 mg/Tag	Na
Flucloxacillin	0,35	50	0,8	Keine Daten	Keine D95	0,18	3 x 1 g oral/3x 1 g i.v.	100	75	50	-	Keine Daten	Keine Daten
Fluconazol	0,05	70	22	Keine Daten	12	0,7	200-400 mg/Tag	100	100	100	200 mg nach Dialyse	wie GFR >10	Wie GFR 10-50
Flucytosin	0,03–0,15	90	3-6	75-200	<10	0,6	37,5 mg/kg 4x/Tag	2x/Tag	1,5x/Tag	1x/Tag	Dosis nach Dialyse	0,5–1,0 g/Tag	Wie GFR 10-50
Fludarabin		50	7-12	24	Keine Daten	5-40	25-50 mg/m²/Tag	100	75	50	Keine Daten	Keine Daten	Dosis wie GFR 10-50
Fludrocortison		Keine Daten	30-35 min	Keine Daten	Keine Daten	Keine Daten	0,1-0,2 mg/Tag	Keine Daten	Keine Daten	Keine Daten	Keine Daten	Keine Daten	Keine Daten
Flumazenil	1,0	Hepatisch	0,7-1,3	Keine Daten	40-50	0,6-1,1	0,2 mg i.v. über 15 s	100	100	100	-	Keine Daten	Na
Flunarizin	-		17-18	Keine Daten	98,1	43-78	5-10 mg z.N.	Keine Daten	Keine Daten	Keine Daten	Keine Daten	Keine Daten	Keine Daten
Flunitrazepam	1,0	90 PM	26-36	Keine Daten	Keine Daten	12-14	2-3x 0,5-5 mg oral	100	75	75	Keine Daten	Keine Daten	Keine Daten

18

Name	Qo	PU [%]	HWZ_N [h]	HWZ_ESRD [h]	PB [%]	DistrVol [l/kg]	DoseNormal	ADJ_GFR 50 [%]	ADJ_GFR 10–50 [%]	ADJ_GFR <10 [%]	SUPP_HEMO	SUPP_CAPD	SUPP_CAVH
Fluorouracil	1,0	<5	0,3–70	Unverändert	10	0,25–0,5	12 mg/kg/Tag	100	100	100	1/2 Dosis	Keine Daten	Dosis wie GFR 10–50
Fluoxetin	0,4	Hepatisch	96–144	Unverändert	94,5	12–42	20 mg/Tag	100	100	100	Keine Daten	Keine Daten	Na
Fluphenazin													
Fluphenazin	1	Erhöht	33–232	Keine Daten	91	Keine Daten	0,5–10 mg/24 h	Vorsicht	Vorsicht	Vorsicht			
Flurazepam	1	Hepatisch	2–73	Unverändert	Keine Daten	3,4	15–30 mg qhs	100	100	100	Keine Daten	Keine Daten	Na
Flurbiprofen	0,75	20	3,9	Unverändert	99	0,1–0,2	100 mg 2x/Tag–3x/Tag	100	100	100	–	–	Dosis wie GFR 10–50
Flutamid		40	4–6	Keine Daten	Keine Daten	Keine Daten	150 mg 3x/Tag	100	100	100	Keine Daten	Keine Daten	Keine Daten
Fluvastatin		<1	0,5–1	Keine Daten	98	0,42	2–10 mg/Tag	100	100	100	Keine Daten	Keine Daten	Dosis wie GFR 10–50
Fluvoxamin	1	Erhöht	15,0	Keine Daten	80	25	100–300 mg/24 h	Keine Daten	Keine Daten	Keine Daten			
Fluvoxamin	1	Hepatisch	12–15	Unverändert	77	25	100 mg/Tag	100	100	100	–	Keine Daten	Na
Foscarnet	0,03	85	4,5	bis 100	17	0,3–0,6	40 mg/kg 3x/Tag bis 90 mg/kg 2x/Tag	28 mg/kg	15 mg/kg	6 mg/kg	Dosis nach Dialyse	Dosis wie GFR<10	Dosis wie GFR 10–50
Fosinopril	0,73	9–16	12	14–32	95	0,15	10 mg/Tag	100	100	75–100	–	–	Wie GFR 10–50
Frovatriptan	Keine Daten	32	26	Keine Daten	15	m 4,2 f 3,0	2,5–max. 7,5 mg/24 h	100	100	100	Hpts. hepatische Elimination	–	–
Furosemid	0,3	67	1,5	2–4	95	0,07–0,2	40–80 mg 2x/Tag	100	100	100	–	–	Na

Name	Qo	PU [%]	HWZ_N [h]	HWZ_ESRD [h]	PB [%]	DistrVol [l/kg]	DoseNormal	ADJ_GFR 50 [%]	ADJ_GFR 10-50 [%]	ADJ_GFR <10 [%]	SUPP_HEMO	SUPP_CAPD	SUPP_CAVH
Gabapentin	0,1	90	5-7	132	unge-bun-den	0,7	300-600 mg 3x/Tag	400 mg 3x/Tag	300 mg 1-2x/Tag	300 mg qod	300 mg loading dose, dann 200-300 mg nach Dialyse	300 mg qod	Dosis wie GFR 10-50
Gadopentetat		Erhöht	1,5-1,7	Keine Daten	Keine Daten	0,22-0,3	0,1 mmol/kg	Vorsicht	Vorsicht	Vorsicht	78/96/99% Elim v. 1,2,3 Dialysen nach Untersu-chung		
Galantamin	Keine Daten	25	7	Keine Daten	18	175	16-24 mg/24 h	Max. 16 mg/ 24 h	Max. 16 mg/ 24 h	Vermeiden			
Gallopamil		<2	2,5-8	Keine Daten	93	2,1	3x 25-50 mg oral	100	100	100	Keine Daten	Keine Daten	Keine Daten
Ganciclovir	0,2	90-100	3,6	30	Keine Daten	0,47	5,0 mg/kg 2x/Tag i.v./1000 mg 3x/Tag	2x/Tag	Alle 24-48 h	q48-96 h	Nhd	Dosis wie GFR<10	2,5 mg/kg 1x/Tag
Gemcitabin	0,9	Erhöht	0,7-10,5	Keine Daten	Low	50-370	Individuell	Vorsicht	Vorsicht	Keine Daten			
Gemfibrozil		None	7,6	Unverän-dert	97-99	Keine Daten	600 mg 2x/Tag	100	100	100	Keine Daten	Keine Daten	Dosis wie GFR 10-50
Gentamycin	0,02	95	1,8	20-60	<5	0,23-0,26	1,7 mg/kg 3x/Tag	60-90/ q8-12 h o. 100/1-2x/ Tag	30-70/2x/ Tag o. 100/24-48 h	20-30/alle 24-48 h o. 100/alle 48-72 h	50% der vollen Dosis n. Dialyse	3-4 mg/ L/Tag	Wie GFR 10-50 und gemess. Spiegel
Glibenclamid	1,0	50	10	Erhöht (Metabo-lite)	98	0,16-0,3	1-2x 1,75-3,5 mg/ Tag oral	Vorsicht (75)	Ki	Ki	Keine Daten	Keine Daten	Keine Daten
Glibornurid	1,0	Keine Daten	5-12	Keine Daten	95	0,25	12,5-100 mg/Tag	Keine Daten	Keine Daten	Keine Daten	Keine Daten	Keine Daten	Vermeiden
Gliclazid	1,0	<20	8-11	Keine Daten	85-95	0,24	80-320 mg/Tag	50-100	Vermeiden	Vermeiden	Keine Daten	Keine Daten	Vermeiden
Glimepirid		Keine Daten	3-9	Keine Daten	> 99	0,12	1-3 mg/Tag	100	100	100	Keine Daten	Keine Daten	Keine Daten

18

Name	Qo	PU [%]	HWZ_N [h]	HWZ_ESRD [h]	PB [%]	DistVol [l/kg]	DoseNormal	ADJ_GFR 50 [%]	ADJ_GFR 10-50 [%]	ADJ_GFR <10 [%]	SUPP_HEMO	SUPP_CAPD	SUPP_CAVH
Glipizid	1,0	4,5-7	3,7	Keine Daten	97	0,13-0,16	2,5-15 mg/Tag	100	50	50	Keine Daten	Keine Daten	Vermeiden
Gliquidon	1,0	Keine Daten	17	Keine Daten	99	Keine Daten	15-120 mg in 3 Gaben	100	100	100	Keine Daten	Keine Daten	Keine Daten
Glyburide (Glibornurid?)	1,0	50	1,4-2,9	Keine Daten	99	0,16-0,3	1,25-20 mg/Tag	Keine Daten	Vermeiden	Vermeiden	None	None	Vermeiden
Gold Natriumsalz	0,27	60-90	250 Tage (!)	Keine Daten	95	5-9	25-50 mg	50	Vermeiden	Vermeiden	-	-	-
Griseofulvin	1,0	1	14	20	Keine Daten	1,6	125-250 mg 4x/Tag	100	100	100	-	-	-
Guaifenesin	Keine Daten	Erhöht	1	Keine Daten	Keine Daten	Keine Daten	200-400 mg 6x/24 h, max. 2,4 g/24 h	Keine Daten	Keine Daten	Keine Daten			
Guanabenz		<5	12-14	Keine Daten	90	10-12	8-16 2x/Tag	100	100	10	Keine Daten	Keine Daten	Wie GFR 10-16
Guanadrel		30-40	4-10	19	20	11,5	10-50 mg 2x/Tag	2x/Tag	1-2x/Tag	Alle 24-48 h	Keine Daten	Keine Daten	Wie GFR 10-50
Guanethidin		25-50	120-140	Keine Daten	<5	Keine Daten	10-100 mg/Tag	1x/Tag	1x/Tag	Alle 24-36 h	Keine Daten	Keine Daten	Gabe vermeiden
Guanfazin	0,75	24-37	12-23	15-25	65	4-6,5	1-2 mg/Tag	100	100	100	Keine Daten	Keine Daten	wie GFR 10-50
Haloperidol	1,0	Hepatisch	10-19	Keine Daten	90-92	14-21	1-2 mg 2-3x/Tag	100	100	100	-	-	Dosis wie GFR 10-50
Heparin	1,0	None	0,3-2	Unverändert	>90	0,06-0,1	75 U/kg initial, dann 0,5 U/kg/min	100	100	100	-	-	Dosis wie GFR 10-50
Heparin, niedermolekular	Keine Daten	Keine Daten	2,2-6,0	4-10	Keine Daten	0,06-0,13	30-40 mg 2x/Tag	100	100	50	Keine Daten	Keine Daten	Dosis wie GFR 10-50
Hexobarbital	1,0	<1	3,5	Unverändert	42-52	1,1-1,2	1-2 Tbl. à 260 mg (Prämed.)	3x/Tag	3x/Tag	3x/Tag	Keine Daten	Keine Daten	Keine Daten

Name	Qo	PU [%]	HWZ_N [h]	HWZ_ESRD [h]	PB [%]	DistrVol [l/kg]	DoseNormal	ADJ_GFR 50 [%]	ADJ_GFR 10-50 [%]	ADJ_GFR <10 [%]	SUPP_HEMO	SUPP_CAPD	SUPP_CAVH
Hydralazin	0,85	25	2,0-4,5	7-16	87	0,5-0,9	25-50 mg 3x/Tag	3x/Tag	3x/Tag	q8-16h	-	-	Wie GFR 10-50
Hydrochlorothiazid	0,05		2-3	Verlängert	64	0,8		Keine Änderung	Keine Änderung	Vermeiden			
Hydrocodon		95 SM	3,8 h	Keine Daten	Keine Daten	Mittel	2-3x 5-10 mg/Tag oral	100	75	Ki	Keine Daten	Keine Daten	Keine Daten
Hydrocortison	1,0	None	1,5-2,0	Keine Daten	Keine Daten	Keine Daten	20-500 mg/Tag	100	100	100	Keine Daten	Keine Daten	Dosis wie GFR 10-50
Hydromorphon	1,0	M	1-3	Keine Daten	35	Niedrig	1-4 mg/6 h oral	100	75	75	Keine Daten	Keine Daten	Keine Daten
Hydroxychloroquin		23-25	32-50 Tage	Keine Daten	55	Mittel	Malariaprophylaxe: 310 mg/Woche	100	50	15	Keine Daten	Keine Daten	Keine Daten
Hydroxyurea		>50	Keine Daten	Keine Daten	0,5	0,5	20-30 mg/kg/Tag	100	50	20	Keine Daten	Keine Daten	Dosis wie GFR 10-50
Hydroxyzin		None	14-20	Keine Daten	Keine Daten	19,5	50-100 mg 1x/Tag	100	50	50	-	-	-
Hymecromon													
Hyosciamin	Keine Daten	Erhöht	438	Keine Daten	Keine Daten	Keine Daten	0,3-0,65 mg 4-6x/24 h	Keine Daten	Keine Daten	Keine Daten	Hepatischer Metabolismus		
Ibandronat	Keine Daten	50-60	37-157h	Keine Daten	85-99	90	2,5 mg/24 h; 150 mg/Monat	100	Unter GFR 30 Vermeiden	Keine Daten			
Ibandronsäure		60	10-16	Keine Daten	99	Keine Daten	2-4 mg i.v.	Keine Daten	Keine Daten	Keine Daten	Keine Daten	Keine Daten	Keine Daten
Ibuprofen	1,0	1	2-3,2	Unverändert	99	0,15-0,17	800 mg 3x/Tag	100	100	100	-	-	Dosis wie GFR 10-50
Idarubicin		<10	36-70	Keine Daten	Keine Daten	Keine Daten	10-12 mg/m²	Keine Daten	Keine Daten	Keine Daten	Keine Daten	Keine Daten	Keine Daten

18

Name	Qo	PU [%]	HWZ_N [h]	HWZ_ESRD [h]	PB [%]	DistrVol [l/kg]	DoseNormal	ADJ_GFR 50 [%]	ADJ_GFR 10-50 [%]	ADJ_GFR <10 [%]	SUPP_HEMO	SUPP_CAPD	SUPP_CAVH
Ifosfamid		15	4-10	Keine Daten	<20	0,4-0,64	1,2 m^2	100	100	75	Keine Daten	Keine Daten	Dosis wie GFR 10-50
Iloprost		Keine Daten	0,3-0,5	Unverändert	Keine Daten	0,7	0,5-2,0 ng/kg/min für 5-12 h	100	100	50	-	-	Na
Imipenem	0,16	20-70	0,9	4	13-21	0,17-0,3	0,25-1,0 g 4x/Tag	100	50	25	Dosis nach Dialyse	Dosis wie GFR <10	Dosis wie GFR 10-50
Imipramin	1,0	Hepatisch	12-24	Keine Daten	96	10-20	25 mg 3x/Tag	100	100	100	-	-	Na
Indapamid	0,95	<5	14-18	Unverändert	76-79	0,3-1,3	2,5 mg/Tag	100	100	Vermeiden	-	-	Na
Indinavir		10	1,8	Keine Daten	60	Keine Daten	800 mg 3x/Tag	Keine Daten: 100	Keine Daten: 100	Keine Daten: 100	Keine Daten: -	Keine Daten: Dosis wie GFR<10	Keine Daten
Indobufen		<15	6-7	27-33	>99	0,18-0,21	100-200 mg 2x/Tag	100	50	25	-	-	Na
Indometacin	0,9	30	2	Unverändert	99	0,12	25-50 mg 3x/Tag	100	100	100	-	-	Dosis wie GFR 10-50
Inositolnicotinat													
Insulin	0,4	None	2-4	Verlängert	5	0,15	Variabel	100	75	50	-	-	Dosis wie GFR 10-50
Insulin Lispro		Keine Daten	1	Verlängert	Keine Daten	0,26-0,36	Variabel	100	75	50	-	-	-
Interferon	1,0		1-6-16	Keine Daten	Keine Daten	0,4		Keine Daten	Keine Daten	Keine Daten	-	-	Keine Daten
Ipratropium		Keine Daten	1,6	Keine Daten	Keine Daten	4,6	2 Hübe 1x/Tag	100	100	100	-	-	Dosis wie GFR 10-50

Name	Qo	PU [%]	HWZ_N [h]	HWZ_ESRD [h]	PB [%]	DistrVol [l/kg]	DoseNormal	ADJ_GFR 50 [%]	ADJ_GFR 10-50 [%]	ADJ_GFR <10 [%]	SUPP_HEMO	SUPP_CAPD	SUPP_CAVH
Irbesartan	1,0	1-2	11-15	Keine Daten	90	0,8-1,3	150-300 mg/Tag oral (ältere 50%)	100	100	100	-	Keine Daten	Keine Daten
Isoniazid	0,6	5-30	1-4	1-17	4-30	0,75	300 mg/Tag	100	100	100	Dosis nach Dialyse	Dosis wie GFR<10	Dosis wie GFR<10
Isosorbiddinitrat	1,0	0	0,5-5	unverändert4	30	1,4	5-40mg oral bis zu 4x/Tag	100	100	100	10-20 mg	-	Wie GFR 10-50
Isosorbidmononitrat	0,8	<5	5	Unverändert	Niedrig	0,7	20- max. 240mg oral /Tag	100	100	100			
Isradipin		<5	1,9-4,8	10-11	97	3-4	5-10 mg/Tag	100	100	100	-	-	Wie GFR 10-50
Itraconazol	0,65	35	21	25	99	10	100-200 mg 2x/Tag	100	100	50	100 mg 1-2x/Tag	100 mg 1-2x/Tagv	100 mg 1-2x/Tag
Ketamin	1,0	2-3	2,0-3,5	Unverändert	Keine Daten	1,8-3,1	1,0-4,5 mg/kg	100	100	100	Keine Daten	Keine Daten	Dosis wie GFR 10-50
Ketanserin	0,43	<2	12	25-35	95	3-6	40 mg 2x/Tag	100	100	100	-	-	Wie GFR 10-50
Ketoconazol	1,0	13	3	3,3	99	1,9-3,6	200 mg/Tag	100	100	100	-	-	-
Ketoprofen	0,9	<1	2,0	Unverändert	99	0,11	25-75 mg 3x/Tag	100	100	100	-	-	Dosis wie GFR 10-50
Ketorolac		30-60	4-6	10	>99	0,13-0,25	30-60 mg loading dose, dann 15-30 mg alle 6 h	100	50	25-50	-	-	Dosis wie GFR 10-50
Ketotifen	1,0	Keine Daten	0,7	Keine Daten	75	56	0,53	Keine Daten	Keine Daten	Keine Daten	Keine Daten	Keine Daten	Keine Daten
Labetalol	0,95	<5	4,9	Unverändert	50	5,6	200-600 mg 2x/Tag	100	100	100	-	-	Wie GFR 10-50

18

Name	Qo	PU [%]	HWZ_N [h]	HWZ_ESRD [h]	PB [%]	DistrVol [l/kg]	DoseNormal	ADJ_GFR 50 [%]	ADJ_GFR 10-50 [%]	ADJ_GFR <10 [%]	SUPP_HEMO	SUPP_CAPD	SUPP_CAVH
Lamivudin	0,01-0,3	70-80	5-11	20	36	0,83	150 mg 2x/Tag	100	50-150 mg 1x/Tag (volle Erstdosis)	25-50 mg 1x/Tag (50 mg als Erstdosis)	Nhd	Keine Daten: Dosis wie GFR<10	Dosis wie GFR 10-50
Lamotrigin	0,5	10	25-30	Unverändert	0,55	0,9-1,3	50 mg 1-2x/Tag (initial); 100-500 mg/Tag (Erhaltun	100	100	100	Keine Daten	Keine Daten	Dosis wie GFR 10-50
Lansoprazol		None	1,3-2,9	Unverändert	>98	Keine Daten	15-60 mg/Tag	100	100	100	Keine Daten	Keine Daten	Keine Daten
Leflunamid	Keine Daten	43	14-15Tage	Keine Daten	Keine Daten	0,13	3Tage 100 mg, dann 10-20 mg/24 h	100	Keine Daten	Keine Daten			
Levodopa		None	0,8-1,6	Keine Daten	5-8	0,9-1,6	250-500 mg 2x/Tag bis 8 g/Tag	100	50-100	50-100	Keine Daten	Keine Daten	Dosis wie GFR 10-50
Levofloxacin	0,23	Erhöht	6-8 h	Keine Daten	50	1,25	250-750 mg/24 h	100	250 mg/24 h	250 mg/24 h	Initial 1x 500 mg/24 h bei NI		
Levomethadon		50 SM	Keine Daten	Keine Daten	80	Mittel	20-40 mg/ 3xWoche	75	75	75	1ND	Keine Daten	Keine Daten
Levothyroxin		Keine Daten	6-10Tage	Keine Daten	Thyro-idea	Keine Daten	50-200 µg/Tag	100	100	100	-	-	-
Lidocain	0,95	10	2,0-2,2	1,3-3,0	60-66	1,3-2,2	50 mg über 2 min, alle 5 min 3xwiederh. d. 1-4 mg/min	100	100	100	-	-	Wie GFR 10-50
Lincomycin	0,6	10-15	4-5	10-20	70-80	0,31-0,6	0,5 g 4x/Tag	4x/Tag	q6-12 h	1-2x/Tag	-	-	Na
Linezolid	Keine Daten	30	4-5	Keine Daten	31	40-50	600 mg/12 h	100	100	100	Dosis nach HD, da gut dialysabel	-	

Name	Qo	PU [%]	HWZ_N [h]	HWZ ESRD [h]	PB [%]	DistrVol [l/kg]	DoseNormal	ADJ_GFR 50 [%]	ADJ_GFR 10-50 [%]	ADJ_GFR <10 [%]	SUPP_HEMO	SUPP_CAPD	SUPP_CAVH
Liothyronin		Hoch	16–49	Keine Daten	Keine Daten	Keine Daten	25–75 µg/Tag (T3)	100	100	100	–	–	–
Lisinopril	0,3	80–90	6,0	40–50	0–10	0,13–0,15	5–10 mg/Tag	100	50–75	25–50	20	–	Wie GFR 10–50
Lisurid		<10	1,5–2	Keine Daten	70	Hoch	0,6–2 mg/Tag	100	100	100	–	Keine Daten	Keine Daten
Lithium	0,02	Renal	14–29	40	–	0,5–0,9	0,9–1,2 g/Tag	100	50–25	25–50	Dosis nach Dialyse	–	Dosis wie GFR 10–50
Lomefloxacin	0,22	76	8	44	15	1,8–3,1	400 mg/Tag	100	200–400 mg alle 48 h	50	Wie GFR <10	wie GFR <10	Na
Loperamid	1,0	30–40	7–14	Keine Daten	97	Keine Daten	4–max.16 mg/Tag	100	100	100	–	–	–
Loracarbef		85–95	0,8–1,3	32	25	0,3–0,4	200–400 mg 2x/Tag	2x/Tag rml	1x/Tag	Alle 3–5 Tage	Dosierung nach Dialyse	Keine Daten: Dosis wie GFR <10	Wie GFR 10–50
Loratadin	1,0	Keine Daten	12–15	Keine Daten	97–99	119	10 mg/Tag oral	100	100	100	–	–	–
Lorazepam	1,0	Hepatisch	14	32–70	87	0,9–1,3	1–2 mg 2–3x/Tag	100	100	100	–	Keine Daten	Dosis wie GFR 10–50
Lornoxicam		0	3–5	Keine Daten	99,7	0,1–0,2	2–3x 4 mg, max. 16 mg	100	100	100	–	–	–
Losartan	1,0	10–15	3	4–6	30	0,4	50 mg 2x/Tag	100	100	100	Keine Daten	Keine Daten	Wie GFR 10–50
Lovastatin		None	1,1–1,7	Unverändert	>95	Keine Daten	20–80 mg/Tag	100	100	100	Keine Daten	Keine Daten	Dosis wie GFR 10–50
Magaldrat		Keine Daten	Keine Daten	Keine Daten	Keine Daten	Keine Daten	540–1080 mg zwischen Mahlzeiten	100	100	Vermeiden	Keine Daten	Keine Daten	Keine Daten

18

Name	Qo	PU [%]	HWZ_N [h]	HWZ_ESRD [h]	PB [%]	DistrVol [l/kg]	DoseNormal	ADJ_GFR 50 [%]	ADJ_GFR 10-50 [%]	ADJ_GFR <10 [%]	SUPP_HEMO	SUPP_CAPD	SUPP_CAVH
Mannitol		80	1-1,7	36	0	0,5	Test: 12,5 g in 3-5 min; 20-200g/Tag	Vorsicht	Vermeiden	Vermeiden	HWZ 6 h	HWZ 21 h	Keine Daten
Maprotilin	1,0	60M	27-58	Keine Daten	88	15-28	75-225 mg/Tag oral	100	50	50	-	Keine Daten	Keine Daten
Mebendazol	0,9-0,99	0	5,0	Keine Daten	Keine Daten	1,2	2x 100 mg/Tag oral	100	100	100	Keine Daten	Keine Daten	Keine Daten
Meclofenamat	0,95	2-4	3	Unverändert	>99	Keine Daten	50-100 mg 3x/Tag-1x/Tag	100	100	100	-	-	Dosis wie GFR 10-50
Mefloquin	0,91	<1	15-33 Tage	Keine Daten	98	20	1250 mg (250 mg/Woche zur Prophylaxe), Einmaldosis	100	Keine Daten/100	Keine Daten/100	Keine Daten/Dosis wie GFR 10-50	Keine Daten:-	Keine Daten: Dosis wie GFR 10-50
Meloxicam	1,0	0	13-24	Keine Daten	99,1-99,7	0,14-0,21	7,5-15 mg	100	100	100	-	-	-
Melperon		70SM	Keine Daten	Keine Daten	50	Hoch	3x 25-100 mg	100	50	50	-	Keine Daten	Keine Daten
Melphalan	0,9	12	1,1-1,4	4-6	90	0,6-0,75	6,0 mg/Tag	100	75	50	Keine Daten	Keine Daten	Dosis wie GFR 10-50
Memantin	Keine Daten	57-82	60-80	112-156	45	9-11	5-20 mg/24 h	100	GFR<30: 10 mg/24 h	Keine Daten			
Meperidin		10	3,2	Keine Daten	60-80	4,4		q3-4 h	75%/6 h	50%/8 h			
Mepivacain	0,95	95 M	3,0	Keine Daten	70-85	Keine Daten	Prozedurabhängig	100	100	100	Keine Daten	Keine Daten	Keine Daten
Meprobamat	0,9	Hepatisch (renal)	9-11	Unverändert	0-30	0,5-0,8	1,2-1,6g/Tag	4x/Tag	q9-12 h	1-1,5x/Tag	-	Keine Daten	Na

Name	Qo	PU [%]	HWZ_N [h]	HWZ_ESRD [h]	PB [%]	DistVol [l/kg]	DoseNormal	ADJ_GFR 50 [%]	ADJ_GFR 10-50 [%]	ADJ_GFR <10 [%]	SUPP_HEMO	SUPP_CAPD	SUPP_CAVH
Mercapto-purin	0,8	50	1,2	Keine Daten	19-30	0,56		Unverändert	Unverändert	Reduzieren			
Meropenem		65	1,1	6-8	Niedrig	0,35	500-1000 mg 4x/Tag	500 mg 4x/Tag	50-500 mg 2x/Tag	250-500 mg 1x/Tag	Dosis nach Dialyse	wie GFR <10	Wie GFR 10-50
Mesalazin	1,0	Hoch M	1,3	Keine Daten	40	Keine Daten	4x 1 g Kps./3x 800 mg Tbl.	Vorsicht	Vermeiden	Vermeiden	Keine Daten	Keine Daten	Keine Daten
Metamizol		8	6,9	ca. 9	20	<30 l	1-4x 0,5-1 g oral/i.v.	75	75	30	Keine Daten	Keine Daten	Keine Daten
Metaprote-renol		Keine Daten	2-6	Keine Daten	10	7,6	2-3 Inhalationen q3-4 h	100	100	100	Keine Daten	Keine Daten	Dosis wie GFR 10-50
Metformin	0,1	90-100	1-5	Verlängert	zu vernach-lässigen	1-4	500-850 mg 2x/Tag	50	25	Vermeiden	Keine Daten	Keine Daten	Vermeiden
Methadon	0,9	10-30	15-55	Keine Daten	89	3,8		4x/Tag	3x/Tag	2-3x/Tag			
Methaena-min-Mandelat		Hoch	4	Keine Daten	Keine Daten	Keine Daten	1,0 g 4x/Tag	100	Vermeiden	Vermeiden	Na	na	Na
Methaqualon	0,9	2	10-43	Unverändert	80	5-8		1x/Tag	Vermeiden	Vermeiden			
Methicillin	0,12	25-80	0,5-1	4	35-60	0,31	1-2 g 6x/Tag	4-6x/Tag	3-4x/Tag	2-3x/Tag	–	–	Wie GFR 10-50
Methimazol	0,9	7	3-6	Unverändert	None	0,6	5-20 mg 3x/Tag	100	100	100	Keine Daten	Keine Daten	Dosis wie GFR 10-50
Methotrexat	0,06	80-90	32	Erhöht	45-50	0,76	5-10 mg/Woche (RA) 15 mg/Tag-12 g/m² (Malignome)	100	50	Vermeiden	1/2 Dosis	–	Dosis wie GFR 10-50
Methyldopa	0,4	25-40	1,5-6,0	6-16	<15	0,5	2-3x 250 mg/Tag	3x/Tag	2-3x/Tag	1-2x/Tag	250 mg	–	Wie GFR 10-50

Name	Qo	PU [%]	HWZ_N [h]	HWZ_ESRD [h]	PB [%]	DistrVol [l/kg]	DoseNormal	ADJ_GFR 50 [%]	ADJ_GFR 10-50 [%]	ADJ_GFR <10 [%]	SUPP_HEMO	SUPP_CAPD	SUPP_CAVH
Methylphenidat	0,95	45-50	1-7	Keine Daten	15-16	Keine Daten	Depression: 2,5-20 mg morgens	V	Keine Daten	Keine Daten	Keine Daten	Keine Daten	Keine Daten
Methylprednisolon	1,0	<10	1,0-6,0	Unverändert	40-60	1,2-1,5	4-48 mg/Tag	100	100	100	Ja	Keine Daten	Dosis wie GFR 10-50
Methyprylon			3-6	Keine Daten	Keine Daten	1		Keine Änderung	Reduzieren	Reduzieren			
Methysergid		Keine Daten	10 h	Keine DatenKeine Daten	Keine Daten	Keine Daten		Keine Daten	Keine Daten	Keine Daten	Keine Daten	Keine Daten	Keine Daten
Metildigoxin	0,35	70-80	55	80-180	25	3,84 + (0,0446 x CCr)	Erhaltung:0,125-0,5 mg/Tag oral	50	30-50	20-30	20-30	Keine Daten	Keine Daten
Metilmycin		95	1-3	35-72	<5	0,16-0,30	2 mg/kg 3x/Tag	50-90/2-3x/Tag o. 100/q12-24 h	20-60/2x/Tag o. 100/ alle 24-48 h	10-20/alle 24-48 h o. 100/alle 48-72h	50% der vollen Dosis n. Dialyse	3-4 mg/L/Tag	3-4 mg/L/Tag
Metoclopramid	0,3	10-22	2,5-4,0	14-15	40	2-3,4	10-15 mg 1x/Tag	100	75	50	Keine Daten	Keine Daten	Dosis wie GFR 10-50
Metolazone		80-95	6-20	Keine Daten	95	Keine Daten	Ödeme: 5-20 mg/Tag;HAT:2,5-5 mg/Tag	100	100	100	-	-	-
Metoprolol	0,95	5	4,5	2,5-4,5	8	5,5	50-100 mg 2x/Tag	100	100	100	50 mg	-	Wie GFR 10-50
Metronidazol	0,9	20	6-14	7-21	20	0,25-0,85	7,5 mg/kg 4x/Tag	100	100	50	Dosis nach Dialyse	wie GFR <10	Wie GFR 50-50
Mexiletin	0,8	10	8-13	16	70-75	5,5-6,6	100-300 2-4x/Tag	100	100	50-75	-	-	-
Mezlocillin	0,25	65	0,6-1,2	2,6-5,4	20-46	0,18	1,5-4,0 g 4-6x/Tag	4-6x/Tag	3-4x/Tag	3x/Tag	-	-	Wie GFR 10-50
Mianserin	1,0	80 M	18	Keine Daten	90	16	Initial 30, dann 30-90 mg/Tag oral	100	75	50	Keine Daten	Keine Daten	Keine Daten

Name	Qo	PU [%]	HWZ_N [h]	HWZ_ESRD [h]	PB [%]	DistrVol [l/kg]	DoseNormal	ADJ_GFR 50 [%]	ADJ_GFR 10-50 [%]	ADJ_GFR <10 [%]	SUPP_HEMO	SUPP_CAPD	SUPP_CAVH
Miconazol	1,0	1	20-24	Unverändert	90	groß	200-1200 mg 3x/Tag	100	100	100	–	–	–
Midazolam	1,0	Hepatisch	1,2-12,3	Unverändert	93-96	1,0-6,6	Individuell	100	100	50	Na	na	Na
Midoddrin	0,4	2-4	0,4-4	Keine Daten	low	1,6	10-40 mg/24 h	7,5 mg/24 h	7,5 mg/24 h	7,5 mg/24 h	Dialysabel		
Midodrin		75-80	0,5	Keine Daten	Keine Daten	Keine Daten		5-10 mg 3x/Tag	5-10 mg 3x/Tag	Keine Daten	5 mg 3x/Tag	–Keine Daten	Wie GFR 10-50
Miglitol		100	2	Keine Daten	<4	0,18	3x 25-50 mg/Tag oral	50	Vermeiden	Vermeiden	Keine Daten	Keine Daten	Keine Daten
Milrinon	0,4	80-85	1	1,5-3,0	Keine Daten	0,25-0,35	15-75 µg/kg i.v. initial, dann 2,5-15 mg 4x/Tag p.o.	100	100	50-75	Keine Daten	–Keine Daten	Wie GFR 10-50
Minocyclin	0,9	6-10	12-16	12-18	70	1,0-1,5	100 mg 2x/Tag	100	100	100	–	–	Wie GFR 10-50
Minoxidil	0,9	15-20	2,8-4,2	Unverändert	0	2-3	5-30 mg 2x/Tag	100	100	100	–	–	Wie GFR 10-50
Mirtazapin	Keine Daten	75	20-40	verlängert	85	Keine Daten	15-45 mg/24 h	100	GFR10-40: 70%	5			
Misoprostol		64-73	1,5	1,3	81-89%	Keine Daten	4x 200 mg/Tag	Keine Daten	Keine Daten	Keine Daten	Keine Daten	Keine Daten	Keine Daten
Mitomycin C		Keine Daten	0,5-1	Keine Daten	Keine Daten	0,5	20 mg/m² alle 6-8 Wochen	100	100	75	Keine Daten	Keine Daten	Keine Daten
Mitoxantron		<10	23-40	Keine Daten	75	200-300	10-15 mg/m² qd-qw	100	100	100	Keine Daten	Keine Daten	Dosis wie GFR 10-50
Mizolastin		<0,5	8-13	Keine Daten	98	1,0-1,4	1x 10 mg/Tag oral	100	100	100	Keine Daten	Keine Daten	Keine Daten
Moclobemid		<0,5	1-2	Keine Daten	50	1,1-1,9	2x 150 mg, max.600 mg	100	100	100	Keine Daten	Keine Daten	Keine Daten

Name	Qo	PU [%]	HWZ_N [h]	HWZ_ESRD [h]	PB [%]	DistrVol [l/kg]	DoseNormal	ADJ_GFR 50 [%]	ADJ_GFR 10–50 [%]	ADJ_GFR <10 [%]	SUPP_HEMO	SUPP_CAPD	SUPP_CAVH
Molsidomin	1	90 M	1,6	Keine Daten	3–11	30–100 l	2–4x 2–4 mg, 2x 8 mg ret	100	75	50	Wie GFR 10%	Keine Daten	Keine Daten
Moricizin		<1	2	3	95	>5	200–300 mg 3x/Tag	100	100	100	–	–	Wie GFR 10–50
Morphin	1,0	10	2–3	Unverändert	35	3,3		100	75	50			Wie GFR 10–50
Moxalactam	0,05	61–97	2,3	18–23	35–59	0,18–0,4	1–2 g 2–3x/Tag	2–3x/Tag	1–2x/Tag	Alle 24–48 h	Dosis nach Dialyse	wie GFR <10	Wie GFR 10–50
Moxifloxacin		15–22	8–16	Unverändert	39–48	2,0–3,6	1x 400 mg oral	100	100	100	Keine Daten	Keine Daten	Keine Daten
Moxonidin	0,35	60–70	1,5–3	7	6–8	1,8–3	1x 0,1–2x 0,4 mg	100	30–50	30–50	Keine Daten	Keine Daten	Keine Daten
Mycophenolat	>0,7	1–87	8–18	Keine Daten	82–97	4ICell-Cept, 54IMy-fortic	1–2g/24 h	1 g/24 h, Monitoring	1 g/24 h, Monitoring	Max. 1 g/24 h, Monitoring			
Nabumeton	Keine Daten	80	24	Keine Daten	99	29–82	500–2000 mg/24 h	100	GFR 30–49: 750–1500/24 h	GFR<30: 500–1000 mg/24 h			
N-Acetyl-Pro-cainamid	0,2	80	6–8	42–70	10–20	1,5–1,7	500 mg 3–4x/Tag	100 3–4x/Tag	50 2–3x/Tag	25 1–1,5x/Tag	–	–	Wie GFR 10–50
N-Actylcy-stein		30	2,3–6,0	Keine Daten	50	0,33–0,47	140 mg/kg loading dose, dann 70 mg/kg 6x/Tag für 17 Dosierungen	100	100	75	Keine Daten	Keine Daten	Wie GFR 10–50
Nadolol	0,4	90	19	45	28	1,9	80–120 mg/Tag	100	50	25	40 mg	–	Wie GFR 10–50
Nadroparin	Keine Daten	Hoch	3,5	6	Keine Daten	Keine Daten	Individuell, indikationsabhängig	Reduzieren	Reduzieren	Reduzieren			
Nafcillin	0,6	35	0,5	1,2	85	0,35	1–2 g 4–6x/Tag	100	100	100	–	–	Wie GFR 10–50

Name	Qo	PU [%]	HWZ_N [h]	HWZ_ESRD [h]	PB [%]	DistVol [l/kg]	DoseNormal	ADJ_GFR 50 [%]	ADJ_GFR 10–50 [%]	ADJ_GFR <10 [%]	SUPP_HEMO	SUPP_CAPD	SUPP_CAVH
Nalixidinsäure	0,8	10–15	6	21	90	0,5–0,35	1,0 g 4x/Tag	10	Vermeiden	Vermeiden	Vermeiden	Vermeiden	Na
Naloxon	1,0	100 M	1,0–1,5	Keine Daten	54	2–3	Narkotikaüberdosierung: 0,4–2 mg alle 2–3 min	100	100	100	Keine Daten	Keine Daten	Keine Daten
Naproxen	0,9	<1	12–15	Unverändert	99	0,1	500 mg 2x/Tag	100	100	100	–	–	Dosis wie GFR 10–50
Naratriptan	Keine Daten	Keine Daten	Keine Daten	Keine Daten	28–31	Keine Daten	1–2,5 mg, max. 5 mg/24 h	100	GFR 16–39:1–2,5 mg/24 h	GFR<15: Vermeiden			
Nateglinid	Keine Daten	16	1,5	Keine Daten	98	10	60–120 mg 3x/24 h	100	100, BZ 2 h pp !!	100, BZ 2 h pp			
Nebivolol	0,95	8	Keine Daten	Keine Daten	Keine Daten	Keine Daten	5–10 mg/24 h	Keine Daten	Keine Daten	Keine Daten			
Nefazodon		Hepatisch	2–4	Unverändert	99	0,22–0,87	100–600 mg/Tag	100	100	100	Keine Daten	Keine Daten	Na
Nelfinavir		Keine Daten	1,8–3,4	Keine Daten	Keine Daten	Keine Daten	750 mg 3x/Tag	Keine Daten	Keine Daten	Keine Daten	Keine Daten	Keine Daten	Keine Daten
Neostigmin	0,3	67	1,3	3,0	None	0,5–1,0	15–375 mg/Tag	100	50	25	Keine Daten	Keine Daten	Dosis wie GFR 10–50
Netilmycin	0,01	90–97	2,0–2,5	20–30	98	1,2	4–6 mg/kgKG/Tag	Gefntamycin oder Tobramycin	Gefntamycin oder Tobramycin	Gefntamycin oder Tobramycin	Gefntamycin oder Tobramycin	Gefntamycin oder Tobramycin	Gefntamycin oder Tobramycin
Nevirapin	0,97	<3	40	Keine Daten	60	1,2–1,4	20 mg/Tag über 14 Tage, dann 2x/Tag	Keine Daten: 100	Keine Daten: 100	Keine Daten: 100	Keine Daten: –	Keine Daten: Dosis wie GFR <10	Keine Daten: Dosis wie GFR 10–50
Nicardipin		<1	5	5–7	98–99	0,8	20–30 mg 3x/Tag	100	100	100	–	–	Wie GFR 10–50
Niclosamid							Wird nicht signifikant resorbiert						

Name	Qo	PU [%]	HWZ_N [h]	HWZ_ESRD [h]	PB [%]	DistrVol [l/kg]	DoseNormal	ADJ_GFR 50 [%]	ADJ_GFR 10–50 [%]	ADJ_GFR <10 [%]	SUPP_HEMO	SUPP_CAPD	SUPP_CAVH
Nifedipin	1,0	<10	4,5–5,5	5–7	97	1,4	10–20 mg 3–4x/Tag	100	100	100	–	–	Wie GFR 10–50
Nikotinsäure		None	0,5–1	Unbekannt	Keine Daten	Keine Daten	1–2 g 3x/Tag	10	50	25	Keine Daten	Keine Daten	Vermeiden
Nimodipin		<10	1,0–2,8	22	98	0,9–2,3	30 mg 3x/Tag	100	100	100	–	–	Wie GFR 10–50
Nisoldipin		<10	6,6–7,9	6,8–9,7	99	2,3–7,1	10 mg 2x/Tag	100	100	100	–	–	Wie GFR 10–50
Nitrendipin	0,33	<0,1	4,4	6–13	98	2–6	1–2x 20 mg	100	100	100	Keine Daten	Keine Daten	Keine Daten
Nitrofurantoin	0,5–0,7	30–40	1	1	20–60	0,3–0,7	50–100 mg 3x/Tag	100	Vermeiden	Vermeiden	Na	na	Na
Nitroglycerin	1,0 Met	<1	2–4 min	Unverändert	Keine Daten	2–3		100	100	100	Keine Daten	–Keine Daten	Wie GFR 10–50
Nitroprussid	0,01–1,0	<10	<10 min	<10 min	0	0,2	0,25–8,0 ukg/min per Infusionem	100	100	100	–	–	Wie GFR 10–50
Nitrosourea		>50	Kurz	Keine Daten	Keine Daten	Keine Daten	Variiert	100	75	25–50	–	Keine Daten	Keine Daten
Nizatidin	0,4	10–15	1,3–1,6	5,3–8,5	28–35	0,8–1,3	150–300 mg qhs	75	50	25	–	–	Dosis wie GFR 10–50
Norfloxacin	0,35–0,7	30	3,5–6,5	8	14	<0,5	400 mg 2x/Tag	2x/Tag	1–2x/Tag	400 mg 1x/Tag	Wie GFR <10	wie GFR <10	Na
Nortriptylin		Hepatisch	25–38	15–66	95	15–23	25 mg 3–4x/Tag	100	100	100	–	–	Na
Noscapin	0,9	Keine Daten	2,5	Keine Daten	Keine Daten	Keine Daten	25–50 mg bis 3x/24 h	100	100	100	Keine Daten	Keine Daten	Keine Daten
Nystatin		Wird kaum resorbiert			Keine Daten	Keine Daten	Orale Candidiasis: 400–600000 IU 4x/Tag	Keine Daten	Keine Daten	Keine Daten	Keine Daten	Keine Daten	Keine Daten

Name	Qo	PU [%]	HWZ_N [h]	HWZ_ESRD [h]	PB [%]	DistrVol [l/kg]	DoseNormal	ADJ_GFR 50 [%]	ADJ_GFR 10-50 [%]	ADJ_GFR <10 [%]	SUPP_HEMO	SUPP_CAPD	SUPP_CAVH
Octreotid	0,1–0,25	32	1–2	Keine Daten	Keine Daten	14 l	Ösophagusvarizen: 25–50 µg/h	100	Keine Daten	Keine Daten	Keine Daten	Keine Daten	Keine Daten
Ofloxacin		68–80	5–8	28–37	25	1,5–2,5	200–400 mg 2x/Tag	100	200–400 mg 1x/Tag	200 mg 1x/Tag	100–200 mg nach Dialyse	wie GFR <10	300 mg/Tag
Olanzapin	0,7	7	21–54	Keine Daten	93	1000	5–10–20 mg/24 h	100	100	100	HWZ bei Älteren x 1,5		
Olmesartan	Keine Daten	35–50	13	Keine Daten	99	17	20–40 mg/24 h	Keine Daten	Keine Daten	Keine Daten			
Olsalazin	Keine Daten	Niedrig	56 min	Keine Daten	99	Keine Daten	1 g/24 h	Keine Daten	Keine Daten	Keine Daten			
Omeprazol	0,5	Zu vernachlässigen	0,5–1	Unverändert	95	Keine Daten	20–60 mg/Tag	100	100	100	Keine Daten	Keine Daten	Keine Daten
Ondansetron		<5	2,5–5,5	Unverändert	75	2	8–10 mg IV 2–4x/Tag	100	100	100	Keine Daten	Keine Daten	Dosis wie GFR 10–50
Opipramol		70 M	Keine Daten	Keine Daten	91	Keine Daten	50–100 mg/Tag oral	100	75	50	Keine Daten	Keine Daten	Keine Daten
Orciprenalin	Keine Daten	Keine Daten	1–2	Keine Daten	Keine Daten	Keine Daten	3–120 mg/Tag	Keine Daten	Keine Daten	Keine Daten	Keine Daten	Keine Daten	Keine Daten
Orlistat	Keine Daten	Keine Daten	Keine Daten	Keine Daten	Keine Daten	Keine Daten	120 mg 3x/24 h	Keine Daten	Keine Daten	Keine Daten	Kaum Resorption	Keine Daten	Keine Daten
Orphenadrin		8	16	Keine Daten	Keine Daten	Keine Daten	100 mg 2x/Tag	100	100	100	Keine Daten	Keine Daten	Na
Oseltamivir	0,01	90	1–10 min	Keine Daten	3–42	23–26	75 mg/24 h für 10 Tage	100	GFR 10–30:75 mg für 5 Tage	Keine Daten			
Ouabain		40–50	21	66–70	40	–	0,25 mg initial, dann 0,1 mg 2x/Tag	1–2x/Tag	q24–36 h	q36–48 h	–	–	Wie GFR 10–50

18

Name	Qo	PU [%]	HWZ_N [h]	HWZ_ESRD [h]	PB [%]	DistrVol [l/kg]	DoseNormal	ADJ_GFR 50 [%]	ADJ_GFR 10-50 [%]	ADJ_GFR <10 [%]	SUPP_HEMO	SUPP_CAPD	SUPP_CAVH
Oxacillin	0,6	50	0,5	1	85-94	0,19-0,41		100	100	100			
Oxaproxin		<1	50-60	Unverändert	>99	0,2	1200 mg/Tag	100	100	100	–	–	Dosis wie GFR 10-50
Oxatomid		None	20	Keine Daten	91	Keine Daten	Keine Daten	100	100	100	–	–	Na
Oxazepam	1,0	Hepatisch	5-10	25-90	97	0,6-1,6	30-120 mg/Tag	100	100	100	–	Keine Daten	Dosis wie GFR 10-50
Oxcarbazepin		90	5-7	132	40	0,7-0,8	200-400 mg 3x/Tag	100	100	100	Keine Daten	Dosis wie GFR<10	Keine Daten
Oxybutinin		Hoch	1,2-34	Keine Daten	Keine Daten	Keine Daten	2-3x 5 mg/Tag oral, max. 30 mg/Tag	Keine Daten	Keine Daten	Keine Daten	Keine Daten	Keine Daten	Keine Daten
Oxycodon		<8	2,3-5	Keine Daten	Keine Daten	3,2	2x 10-60 mg/Tag oral, max.400 mg/Tag	Keine Daten	Keine Daten	Keine Daten	Keine Daten	Keine Daten	Keine Daten
Oxytocin		Hoch, M	1-5 min	Keine Daten	Keine Daten	Keine Daten	Wehenstimulation mU/min, max. mU/min	Keine Daten	Keine Daten	Keine Daten	Keine Daten	Keine Daten	Keine Daten
Paclitaxel	0,8	14	6,4-52,7	Keine Daten	89-98	67-688	135-175 mg/m² alle 3 Wochen	Keine Daten	Keine Daten	Keine Daten	Keine Daten		
Paclitaxel		5-10	9-30	Keine Daten	Keine Daten	30-60	100-200 mg/µ2	100	100	100	Keine Daten	Keine Daten	Dosis wie GFR 10-50
Pamidronsäure		50	U 2,5h/ K300 d	Keine Daten	54	Keine Daten	Hyperkalzämie 60-90 mg/Tag alle 2-3 Wochen	100	50	25	Keine Daten	Keine Daten	Keine Daten
Pancuronium	0,4	30-40	1,5	4,3-8,2	70-85	0,15-0,38	0,04-0,1 mg/kg	100	50	Vermeiden	Keine Daten	Keine Daten	Dosis wie GFR 10-50
Pantoprazol		0	0,9-1,9	Keine Daten	98	0,17	1x 40 mg/Tag oral	100	100	100	–	Keine Daten	Keine Daten

Name	Qo	PU [%]	HWZ_N [h]	HWZ_ESRD [h]	PB [%]	DistVol [l/kg]	DoseNormal	ADJ_GFR 50 [%]	ADJ_GFR 10–50 [%]	ADJ_GFR <10 [%]	SUPP_HEMO	SUPP_CAPD	SUPP_CAVH
Paracetamol	1,0	0	1–3	1–3	20–50	0,8–1,4	3–4x 500–1000 mg/Tag oral/rektal	100	100	100	Keine Daten	Keine Daten	Keine Daten
Parecoxib	0,95	Keine Daten	8	Keine Daten	Keine Daten	Keine Daten	40–80 mg/24 h	Keine Daten	Keine Daten	Keine Daten	Keine Daten		
Paroxetin		Hepatisch	10–16	30	95	13	20–60 mg/Tag	100	50–75	50	Keine Daten	Keine Daten	Na
Pefloxazin		11	10–12	12–15	25–43	2,0	400 mg/Tag	100	100	100	–	–	Wie GFR 10–50
Penbutolol	0,95	<10	22	24	>95	Keine Daten	10–40 mg/Tag	100	100	100	–	–	Wie GFR 10–50
Penicillamin	1,0	40	2,5	Erhöht	80	Keine Daten	250–1000 mg/Tag	100	Vermeiden	Vermeiden	1/3 der Gesamtdosis	Keine Daten	Dosis wie GFR 10–50
Penicillin G	0,08	60–85	0,5	6–20	50	0,3–0,4	0,5–4 Mio. IU 4x/Tag	100	75	20–50	Dosis nach Dialyse	wie GFR <10	Wie GFR 10–50
Penicillin V		60–90	0,7	4,1	50–80	0,5	250 mg 4x/Tag	100	100	100	Dosierung nach Dialyse	wie GFR >10	Na
Pentamidin	0,47	<5	6,2	73–118	69	3–4	4,0 mg/kg/Tag	1x/Tag	1x/Tag	q24–26 h	–	–	–
Pentazocin	0,8	2–15	3	Keine Daten	60–70	5		100	75	50			
Pentobarbital	1,0	Hepatisch	18–48	Unverändert	60–70	1	30 mg 3–4x/Tag	100	100	100	Keine Daten	Keine Daten	Dosis wie GFR 10–50
Pentopril		80–90	2–3	10–14	60	0,8	125 mg/Tag	100	50–75	50	Keine Daten	Keine Daten	Wie GFR 10–50
Pentoxifylline	1,0 Met	None	1,5	Unverändert	None	2,4–4,2	400 mg 3x/Tag	2–3x/Tag	1–2x/Tag	1x/Tag	Keine Daten	Keine Daten	–
Pergolid	Keine Daten	50	27	Keine Daten	90	Keine Daten	Initial 0,05–0,1 mg/24 h, max.2–3 mg/24 h	Keine Daten	Keine Daten	Keine Daten	Keine Daten	Keine Daten	
Perindopril	0,56	<10	0,9	27	20	0,6–0,8	2 mg/Tag	100	75	50	25–50	Keine Daten	Wie GFR 10–50

Name	Qo	PU [%]	HWZ_N [h]	HWZ_ESRD [h]	PB [%]	DistrVol [l/kg]	DoseNormal	ADJ_GFR 50 [%]	ADJ_GFR 10-50 [%]	ADJ_GFR <10 [%]	SUPP_HEMO	SUPP_CAPD	SUPP_CAVH
Perphenazin	Keine Daten	Keine Daten	9-12	Keine Daten	Keine Daten	Keine Daten	4-16 mg 2-4x/24 h, max. 64 mg/24 h	Keine Daten	Keine Daten	Keine Daten	Nicht dialysabel		
Pethidin	0,9	5-7	4,2	Keine Daten	65-75	4,2-5,2	4x 25-100 mg/Tag oral	100	75	50	Keine Daten	Keine Daten	Keine Daten
Phenobarbital	0,7	Hepatisch (renal)	60-150	117-160	40-60	0,7-1	50-100 mg 2-3x/Tag	2-3x/Tag	2-3x/Tag	Alle 12-16 h	Dosis nach Dialyse	1/2 Dosis	Dosis wie GFR 10-50
Phenoxybenzamin	Keine Daten	Hoch, M	24	Keine Daten	Keine Daten	Keine Daten	2x 10 mg-2-3x 20-40 mg	Keine Daten	Keine Daten	Keine Daten	Keine Daten	Keine Daten	Keine Daten
Phenprocoumon	1,0	Keine Daten	5,4d	Keine Daten	99	0,18	Nach INR	Nach INR	Nach INR	Nach INR	nach INR	nach INR	Nach INR
Phenylbutazon	0,9	1	50-100	Unverändert	99	0,09-0,17	100 mg 3x/Tag-1x/Tag	100	100	100	–	–	Dosis wie GFR 10-50
Phenytoin	1,0	2	6-24	Unverändert	90	1	1 g loading, dann 300-400 mg/Tag	100	100	100	–	–	–
Pimozid	1,0	Hoch	50	Keine Daten	99	Keine Daten	1-2 bis 7-16 mg/24 h, mögl. nicht >10 mg	Keine Daten	Keine Daten	Keine Daten	Dosis nach HD geben		
Pindolol	0,5	40	2,5-4,0	3-4	50	1,2	10-40 mg 2x/Tag	100	100	100	–	–	Wie GFR 10-50
Pioglitazon	Keine Daten	15	3-24	Keine Daten	99,8	0,63	15-30-45 mg/24 h	100	100	100			
Piperacillin	0,25	75-90	0,8-1,5	3,3-5,1	30	0,8-0,30	3-4 g 6x/Tag	4-6x/Tag	3-4x/Tag	3x/Tag	Dosierung nach Dialyse	wie GFR <10	Wie GFR 10-50
Pirenzepin	0,5	50	11-14	16-19	12	1,3-1,4		100	50	50	Keine Daten	Keine Daten	Keine Daten
Piretanid	0,45	40-60	0,6	1,6-3,4	94	0,3	6-12 mg 24 h	100	100	100	–	–	Na
Piroxicam	0,9	10	45-55	Unverändert	>99	0,12-0,15	20 mg/Tag	100	100	100	–	–	Dosis wie GFR 10-50

Name	Qo	PU [%]	HWZ_N [h]	HWZ ESRD [h]	PB [%]	DistrVol [l/kg]	DoseNormal	ADJ_GFR 50 [%]	ADJ_GFR 10–50 [%]	ADJ_GFR <10 [%]	SUPP_HEMO	SUPP_CAPD	SUPP_CAVH
Plicamycin		>50	2	Keine Daten	<10	Keine Daten	25–30 µg/kg/Tag	100	75	50	Keine Daten	Keine Daten	Keine Daten
Polymyxin B	0,12	60–90	3–6	20–35	Keine Daten	Keine Daten	4x 75–100 mg/Tag oral	Vorsicht	Vermeiden	Vermeiden	Keine Daten	Keine Daten	Keine Daten
Pramipexol	Keine Daten	90	8	Keine Daten	15	Keine Daten	3x 125 mg, steigern, max. 1,5–4,5 g/24 h	100	GFR 15–59: max.1,5 g/ 24 h	GFR <15: Keine Daten			
Pravastatin		<10	0,8–3,2	Unverändert	40–60	Keine Daten	10–40 mg/Tag	100	100	100	Keine Daten	Keine Daten	Dosis wie GFR 10–50
Praziquantel	0,8	99 M	1–1,5	Keine Daten	80	Keine Daten	Schistosomiasis: 20 mg/kg/Tag 2–3x/Tag	Keine Daten	Keine Daten	Keine Daten	Keine Daten	Keine Daten	Keine Daten
Prazosin	0,95	<5	2–3	2–3	97	1,2–1,5	1–15 mg 2x/Tag	100	100	100	–	–	Wie GFR 10–50
Prednisolon	1,0 Met	24	2,2	Unverändert	bis 80	2,2	5–60 mg/Tag	100	100	100	None	Keine Daten	Dosis wie GFR 10–50
Prednison	1,0 Met		3,6	Erhöht	34	2,2	Zur Immunsuppression nach Bedarf und Indikation	100	100		Nicht nötig	Keine Daten	Keine Daten
Pregabalihn	Keine Daten	90	6,3	Keine Daten	0	0,5	50–100 mg 3x/24 h	GFR>60: 100	GFR 30–60: 25–100 mg 3x/24 h; GFR 15–30: 12,5–75 mg 2/24 h	GFR <15:25– 75 1x/24 h	Dosis nach HD geben		
Primaquin		1	4–7	Keine Daten	Keine Daten	3–4	15 mg (basis)/Tag	Keine Daten/100	Keine Daten/100	Keine Daten/100	Keine Daten/ Dosis wie GFR 10–50	Keine Daten:–	Keine Daten: Dosis wie GFR 10–50
Primidon	0,6	40	8–86	Unverändert	20–30	0,4–1	250–500 mg 1x/Tag	3x/Tag	2–3x/Tag	1–2x/Tag	1/3 der normalen Dosis	Keine Daten	Keine Daten

18

Name	Qo	PU [%]	HWZ_N [h]	HWZ_ESRD [h]	PB [%]	DistrVol [l/kg]	DoseNormal	ADJ_GFR 50 [%]	ADJ_GFR 10–50 [%]	ADJ_GFR <10 [%]	SUPP_HEMO	SUPP_CAPD	SUPP_CAVH
Probenecid	1,0	<2	5–8	Unverändert	85–95	0,15	500 mg 2x/Tag	100	Vermeiden	Vermeiden	Vermeiden	Keine Daten	Vermeiden
Procainamid	0,5 Met	50–60	2–4–7	5,3–5,9	15	2,2	350–400 q3–4h	6x/Tag	q6–12 h	q8–24 h	200 mg	–	Wie GFR 10–50
Procyclidin		Keine Daten	12	Keine Daten	Keine Daten	Keine Daten	3x 2,5 mg/Tag, max. 20 mg/Tag	Keine Daten	Keine Daten	Keine Daten	Keine Daten	Keine Daten	Keine Daten
Promethazin		Hepatisch	9–12	Keine Daten	93	13,5	20–11 mg/Tag	100	100	100	Keine Daten	Keine Daten	Dosis wie GFR 10–50
Propafenon	1	<1	5	Keine Daten	>95	3,0	150–300 mg 3x/Tag	100	100	100	–	–	Wie GFR 10–50
Propanthelin	0,85 Met	17	2,9	Keine Daten	Keine Daten	Keine Daten		Keine Daten	Keine Daten	Keine Daten			
Propofol		<0,3	1,5	16,8	96–99	8–19	2,0–2,5 mg/kg	100	100	100	Keine Daten	Keine Daten	Dosis wie GFR 10–50
Propoxyphen	0,5 Met	7	9–15	9–30	78	16		6x/Tag	6x/Tag	Vermeiden			
Propranolol	1,0 Met	<5	2–6	1–6	93	2,8	80–160 mg 2x/Tag	100	100	100	–	–	Wie GFR 10–50
Propylthiouracil	0,9	<10	1–2	Unverändert	80	0,3–0,4	100 mg 3x/Tag	100	100	100	Keine Daten	Keine Daten	Dosis wie GFR 10–50
Pyrantel Pamoat	Keine Daten	7	Keine Daten	Keine Daten	Keine Daten	Keine Daten	11 mg/kg, max.1 g	Keine Daten	Keine Daten	Keine Daten			
Pyrazinamid	0,96	1–3	9	26	5	0,75–1,3	25–30 mg/kg/Tag (bis 2,5 g)	100	100	50–100	40 mg/kg 24 h vor jeder Dialyse (3x/Woche)	100	Keine Daten
Pyridostigmin	0,1	80–90	1,5–2,0	6	Keine Daten	0,8–1,4	600–1500 mg/Tag	50	35	20	Keine Daten	Keine Daten	Dosis wie GFR 10–50

Name	Qo	PU [%]	HWZ_N [h]	HWZ_ESRD [h]	PB [%]	DistrVol [l/kg]	DoseNormal	ADJ_GFR 50 [%]	ADJ_GFR 10-50 [%]	ADJ_GFR <10 [%]	SUPP_HEMO	SUPP_CAPD	SUPP_CAVH
Pyrimethamin		15-30	80-100	Unverändert	27	2,9	25-75 mg/Tag	100	100	100	-	-	-
Pyrviniumpamoat		<1	Keine Daten	Keine Daten	Keine Daten	Keine Daten		100	100	100			
Quinapril (Quinalapril)		30	1-2	6-15	97	1,5	10-20 mg/Tag	100	75-100	75	25	-	Wie GFR 10-50
Quinupristin/ Dalfopristin		15-19	0,7 D/0,85 Q/	Keine Daten	Mäßig	0,24 D/0,45 Q/	7,5 mg/kg alle 8 h i.v.	100	100	100	-	-	Keine Daten
Ramipril		10-21	5-8	15	55-70	1,2	10-20/Tag	100	50-75	25-50	20	-	Wie GFR 10-50
Ranitidin	0,3	80	1,5-3,0	6-9	15	1,2-1,8	150-300 mg qhs	75	50	25	1/2 Dosis	-	Dosis wie GFR 10-50
Rasagilin	Keine Daten	62	1,3-3	Keine Daten	88-94	87	1 mg/24 h	100	Keine Daten	Keine Daten			
Repaglinid		<8	0,5-1	Keine Daten	98	Keine Daten	0,25-4 mg oral vor den Mahlzeiten	100	100	30	Keine Daten	Keine Daten	Keine Daten
Reserpin	1,0	<1	46-168	187-323	96	-	0,05-0,25 mg alle 24 h	100	100	Vermeiden	-	-	Wie GFR 10-50
Ribavirin		10-40	30-60	Keine Daten	0	9-15	200 mg 3x/Tag	100	100	100	Nhd	Dosis wie GFR <10	Dosis wie GFR <10
Rifabutin		5-10	16-69	Unverändert	71-89	8,2-9,3	300 mg/Tag	100	100	100	-	-	Keine Daten: Dosis wie GFR 10-50
Rifampicin	0,8 Met	15-30	1,5-5,0	1,8-11,0	60-90	0,9	600 mg/Tag	100	50-100	50-100	-	Dosis wie GFR<10	Dosis wie GFR<10
Rimonabant	Keine Daten	Keine Daten	Keine Daten	Keine Daten	Keine Daten	Keine Daten	5-20 mg/24 h	Keine Daten	Keine Daten	Keine Daten			

18

Name	Qo	PU [%]	HWZ_N [h]	HWZ_ESRD [h]	PB [%]	DistrVol [l/kg]	DoseNormal	ADJ_GFR 50 [%]	ADJ_GFR 10-50 [%]	ADJ_GFR <10 [%]	SUPP_HEMO	SUPP_CAPD	SUPP_CAVH
Risedronat	Keine Daten	85	1,5–480	Keine Daten	24	6,3	30 mg/24 h 2 Monate	100	GFR <30: nicht empfohlen	Keine Daten			
Risperidon		Keine Daten	24	Keine Daten	90	Keine Daten	2x 0,5–1 mg/Tag oral, max.10 mg/Tag	100	50	50	Keine Daten	Keine Daten	Keine Daten
Ritonavir	>0,95	3,5	3,5	Keine Daten	98–99	0,4	600 mg 2x/Tag	Keine Daten: 100	Keine Daten: 100	Keine Daten: 100	Keine Daten: –	Keine Daten: Dosis wie GFR <10	Keine Daten: Dosis wie GFR 10–50
Rizatriptan	Keine Daten	82	2–3	Keine Daten	14	Keine Daten	5–10 mg; max. 30/24 h	Keine Daten	Keine Daten	Keine Daten			
Ropinirol	0,9	Keine Daten	6	Keine Daten	Keine Daten	525	0,25–1 mg 3x/24 h steigern	Keine Daten	Keine Daten	Keine Daten	Vermutlich nicht dialysabel		
Rosiglitazon	Keine Daten	64	3–4	Keine Daten	99,8	17,6	4–8 mg/24 h	100	100	100			
Roxithromycin	0,7	50	8,4–15,5/ ältere 17–36	10–26	73–96	Keine Daten	2x 150 mg/Tag oral oder 1x300 mg/Tag oral	100	50	50	Keine Daten	Keine Daten	Keine Daten
Salbutamol	0,8	<5	3–4	Keine Daten	94–98	Keine Daten	3–4x 2–4 mg/Tag oral	Keine Daten	Keine Daten	Keine Daten	Keine Daten	Keine Daten	Keine Daten
Saquinavir		<4	1–2	Keine Daten	98	10	600 mg 3x/Tag	Keine Daten: 100	Keine Daten: 100	Keine Daten: 100	Keine Daten: –	Keine Daten: Dosis wie GFR <10	Keine Daten: Dosis wie GFR 10–50
Selegilin	Keine Daten	Hoch	10–25	Keine Daten	90	Keine Daten	5 mg 2x/24 h	100	100	100	Keine Daten	Keine Daten	Keine Daten
Sertralin		Hepatisch	24	Keine Daten	97	25	50–200 mg/Tag	100	100	100	Keine Daten	Keine Daten	Na

Name	Qo	PU [%]	HWZ_N [h]	HWZ ESRD [h]	PB [%]	DistrVol [l/kg]	DoseNormal	ADJ_GFR 50 [%]	ADJ_GFR 10–50 [%]	ADJ_GFR <10 [%]	SUPP_HEMO	SUPP_CAPD	SUPP_CAVH
Sevelamer	Keine Daten	Keine Daten	Keine Daten	Keine Daten	Keine Daten	Keine Daten	800–1600 mg 3x/24 h	100	100	100	Keine Resorption		
Sibutramin	Keine Daten	77	1–16	Keine Daten	94	Keine Daten	10–15 mg/24 h bis zu 4 Wochen	(100)	(100)	(100)			
Sildenafil	0,85	80	4	Keine Daten	96	105	Bei ED 25–50 mg; bei pulm. Hypertonie 20 mg 3x/24 h	100	GFR<30: 25 mg	Keine Daten			
Simvastatin		<0,5	2	Keine Daten	>95	Keine Daten	5–40 mg/Tag	100	100	100	Keine Daten	Keine Daten	Dosis wie GFR 10–50
Sirolimus	Keine Daten	2	62	Keine Daten	92	12	Erhaltungsdosis: 2 mg/24 h	100	100	100			
Somatostatin		Siehe Octreotid		3,5 µg/kg/h									
Sorbitol		Wird kaum resorbiert					1–2x 250 ml/ 30 min						
Sotalol	0,1	60	7,5–15,0	56	<1	1,3	160 mg/Tag	100	30	15–30	80 mg	–	Wie GFR 10–50
Sparfloxacin		10	15–20	38,5	35–55	4,5	400 mg/Tag	100	50–75	50 alle 48 h	Keine Daten: wie GFR <10	Keine Daten	Wie GFR 10–50
Spectino-myzin	0,08	35–90	1,6	16–29	5–20	0,25	2–4 g einmalig	100	100	100	–	–	–
Spiramycin	0,85	Keine Daten	5	Keine Daten	Keine Daten	Keine Daten	6–15 Mio. IU/24 h	100	100	100	Na	na	
Spironolacton	1,0 Met	20–30	1,4–20 Met	Unverändert	98	Keine Daten	25 mg 3x/Tag–1x/Tag	q6–12 h	1–2x/Tag, Kalium!	Vermeiden	Na	na	Vermeiden

18

Name	Qo	PU [%]	HWZ_N [h]	HWZ_ESRD [h]	PB [%]	DistVol [l/kg]	DoseNormal	ADJ_GFR 50 [%]	ADJ_GFR 10–50 [%]	ADJ_GFR <10 [%]	SUPP_HEMO	SUPP_CAPD	SUPP_CAVH
β–Acetyldigoxin	Siehe Digoxin						Erhaltung:1x 0,1–0,3 mg/Tag						
Stavudin		35–40	1,0–1,4	5,5–8,0	<1	0,5	30–40 mg 2x/Tag	100	50% 1–2x/Tag	50% 1–2x/Tag	Dosis wie GFR <10 nach Dialyse	Keine Daten	Keine Daten: Dosis wie GFR 10–50
Streptokinase		None	0,6–1,5	Keine Daten	Keine Daten	0,02–0,08	250.000 IU initial, dann 100.000 U/h	100	100	Vermeiden	–	–	Dosis wie GFR 10–50
Streptomycin	0,02–0,3	70	2,5	100	35	0,26	75, mg/kg 2x/Tag (1,0 g/Tag beiTuberkulose)	1x/Tag	Alle 24–72 h	Alle 72–96 h	50% der vollen Dosis n. Dialyse	20–40 mg/L/Tag	Wie GFR 10–50
Streptozotocin	0,9	None	0,7	Keine Daten	Keine Daten	0,5	500 mg/m²/Tag	100	75	50	Keine Daten	Keine Daten	Keine Daten
Succinylcholin		None	3	Keine Daten	Keine Daten	Keine Daten	0,3–1,1 mg/kg loading dose, dann 0,04–0,07 mg/kg prn	100	100	100	Keine Daten	Keine Daten	Dosis wie GFR 10–50
Sucralfat	Keine Daten	Keine Daten	Keine Daten	Keine Daten	Keine Daten	Keine Daten	1 g 4x/24 h	Keine Daten	Keine Daten	Keine Daten	Resorption < 5%; aluminiumhaltig, Vorsicht bei NI		
Sucralfat		100					Absorption < 5%, 4x 1 g/Tag oral						
Sufentanil	0,9 Met	1–2	1–3	Keine Daten	92	1,7–5,2	Erhaltungsdosis: 0,15–0,7 µg/kg/h	100	100	100	Keine Daten	Keine Daten	Keine Daten
Sulbactam	0,13	50–80	1,7	10–21	30	0,25–0,5	0,75–1,5 g 4x/Tag	3–4x/Tag	1–2x/Tag	alle 24–48 h	Dosis nach Dialyse	0,75–1,5 g/Tag	150 mg 2x/Tag
Sulfadiazin	0,45	66	7,5–9	Keine Daten	55	0,3	4x 1 g/Tag oral	50	Vermeiden	Vermeiden	Keine Daten	Keine Daten	Keine Daten
Sulfamethoxazol	0,68–0,8	70	10	20–50	50	0,28–0,38	1,0 g 3x/Tag	2x/Tag	Alle 18 h	Alle 24 h	1,0 g nach Dialyse	1,0 g/Tag	Wie GFR 10–50

Name	Qo	PU [%]	HWZ_N [h]	HWZ_ESRD [h]	PB [%]	DistrVol [l/kg]	DoseNormal	ADJ_GFR 50 [%]	ADJ_GFR 10-50 [%]	ADJ_GFR <10 [%]	SUPP_HEMO	SUPP_CAPD	SUPP_CAVH
Sulfasalazin	0,4	10-20	10,0	Erhöht	43-50	0,26-1,2	500 mg/Tag, pro Woche um 500 mg/Tag steigern				Keine Daten	Keine Daten	Keine Daten
Sulfisoxazol	0,5	70	3-7	6-12	85	0,14-0,28	1-2 g 4x/Tag	4x/Tag	2x/Tag	1-2x/Tag	2,0 g nach Dialyse	3,0 g/Tag	Na
Sulotroban		52-62	0,7-3	9-39	Keine Daten	0,7-0,8	Keine Daten	50	30	10	Keine Daten	Keine Daten	Keine Daten
Sulpirid	0,3	Keine Daten	5,5	Keine Daten	Keine Daten	Keine Daten	50-150 mg/24 h	Keine Daten	Keine Daten	Keine Daten			
Sumatriptan		22	2,5	Keine Daten	14-21	2,4	50-100 mg, evtl. wdh.	100	Vorsicht bei Wdh.	Vermeiden	Keine Daten	Keine Daten	Keine Daten
Tacrolimus	1,0	<1	21-61	Keine Daten	99	Keine Daten	0,1-0,2 mg/kg/24 h	100	100	100	Nicht dialysabel; Dosis nach Spiegel		
Tamoxifen		None	18	Keine Daten	>98	20	10-20 mg 2x/Tag	100	100	100	Keine Daten	Keine Daten	Dosis wie GFR 10-50
Tamsulosin		<10	9-15	Keine Daten	94-99	0,2	1 x 0,4 mg oral	100	100	100	Keine Daten	Keine Daten	Keine Daten
Tazobactam		65	1	7	22	0,21	1,5-2,5 g/Tag	100	75	50	1/3 der Gesamtdosis nach Dialyse	wie GFR <10	Wie GFR 10-50
Teicoplanin	0,47	40-60	33-190	62-230	60-90	0,5-1,2	6,0 mg/kg/Tag	1x/Tag	Alle 48 h	q72 h	Dosis wie GFR <10	Dosis wie GFR <1^0	Wie GFR 10-50
Telithromycin	Keine Daten	13	10	Keine Daten	60-70	2,9	800 mg/24 h für 5 Tage	600 mg/24 h	600 mg/24 h	600 mg/24 h			
Telmisartan		Keine Daten	24	Keine Daten	>99	Keine Daten	20-40-(80 mg)/Tag oral	100	100	Keine Daten	Keine Daten	Keine Daten	Keine Daten
Temazepam	1,0	Hepatisch	4-10	Keine Daten	96	1,3-1,5	30 mg qhs	100	100	100	-	-	Na

18

Name	Qo	PU [%]	HWZ_N [h]	HWZ_ESRD [h]	PB [%]	DistrVol [l/kg]	DoseNormal	ADJ_GFR 50 [%]	ADJ_GFR 10–50 [%]	ADJ_GFR <10 [%]	SUPP_HEMO	SUPP_CAPD	SUPP_CAVH
Teniposid	–	4–14	6–10	Keine Daten	99	0,2–0,7	50–250 mg/m²	100	100	100	–	–	Dosis wie GFR 10–50
Tenoxicam	1,0	0	60–75	Keine Daten	99	0,12–0,15	Erhaltungsdosis: 1x 10–20 mg/Tag oral	100	100	100	Keine Daten	Keine Daten	Keine Daten
Terazosin	0,9	20–30	9–12	8–12	90–94	0,5–0,9	1–20 mg/Tag	100	100	100	Keine Daten	Keine Daten	Wie GFR 10–50
Terbinafin	Keine Daten	70	36	Keine Daten	99	2000	250 mg/24 h für 6 Wochen	100	Nicht empfohlen	Nicht empfohlen			
Terbutalin	0,45	55–60	3	Keine Daten	15–25	0,9–1,5	2,5–5 mg 3x/Tag	100	50	Vermeiden	Keine Daten	Keine Daten	Dosis wie GFR 10–50
Tetracyclin	0,3–0,52	48–60	6–10	55–108	55–90	<0,7	250–500 mg 1x/Tag	2–3x/Tag	1–2x/Tag	Alle 24 h	–	–	Wie GFR 10–50
Tetrazepam		70 PM	Keine Daten	Keine Daten	50	100–300 l	Initial 50 mg, steigern bis max. 400 mg/Tag oral	100	50	50	Keine Daten	Keine Daten	Keine Daten
Theophyllin	0,9	None	4–12	Unverändert	55	0,4–0,7	6,0 mg/kg loading dose, dann 9 mg/kg/Tag	100	100	100	1/2 Dosis	Keine Daten	Dosis wie GFR 10–50
Thiamazol	0,9	80	4–13	Keine Daten	0	In Thyreoidea	Erw. 15–60 mg/Tag oral	100	100	100	Keine Daten	Keine Daten	Keine Daten
Thiazide		>95	6–8	12–20	40	3,0	25–50 mg 2x/Tag	100	100	Vermeiden	Na	na	Na
Thiopental		Hepatisch	3,8	6–18	72–86	1,0–1,5	Individuelle Dosen zur Anästhesieeinleitung	100	100	75	Na	na	Na
Thiotepa		Keine Daten	0,26–2,1	Keine Daten	0–10	1,5 Vdss	30–60 mg/m² 1x/Woche, bzw. nach Protokoll	Keine Daten	Keine Daten	Keine Daten	Keine Daten	Keine Daten	Keine Daten
Ticarcillin	0,02–0,18	85	1,2	11–16	45–60	0,14–0,21	3,0 g 6x/Tag	1–2 g 6x/Tag	1–2 g 3x/Tag	1–2 g 2x/Tag	3 g nach Dialyse	wie GFR <10	Wie GFR 10–50
Ticlopidin	1	2	12,6	Keine Daten	98	Keine Daten	250 mg 2x/Tag	100	100	100	–	–	Dosis wie GFR 10–50

Name	Qo	PU [%]	HWZ_N [h]	HWZ_ESRD [h]	PB [%]	DistVol [l/kg]	DoseNormal	ADJ_GFR 50 [%]	ADJ_GFR 10–50 [%]	ADJ_GFR <10 [%]	SUPP_HEMO	SUPP_CAPD	SUPP_CAVH
Tilidin	0,9 Met		0,5	Keine Daten	Keine Daten	Keine Daten	4 x 50–100 mg p.o., max. 600 mg/Tagie	75	50	Keine Daten	Keine Daten	Keine Daten	Keine Daten
Tiludronsäure		Keine Daten	50	Keine Daten	Keine Daten	Keine Daten	1 x 400 mg/Tag oral für 3 Monate	100	Vermeiden	Vermeiden	Keine Daten	Keine Daten	Keine Daten
Timolol	0,8 Met	15	2,7	4,0	60	1,7	10–20 mg 2x/Tag	100	100	100	–	–	Wie GFR 10–50
Tinzaparin	Keine Daten	Hoch	3–4	Keine Daten	Keine Daten	3–5	0,00875 ml/kg	100	Keine Daten	Keine Daten			
Tobramycin	0,02–0,1	95	2,5	27–60	<5	0,22–0,33	1,7 mg/kg 3x/Tag	60–90/2–3x/Tag o. 100/1–2x/Tag	30–70/2x/Tag o. 100/alle 24–48 h	20–30/alle 24–48 h o. 100/alle 48–72h	50% der vollen Dosis n. Dialyse	3–4 mg/L/Tag	Wie GFR 10–50 u. Spiegelmessung
Tocainid	0,43	40	14	22–27	10–20	3,2	200–400 mg 4–6x/Tag	100	100	50	200 mg	–	Wie GFR 10–50
Tolazamid		7	4–7	Keine Daten	94	Keine Daten	100–250 mg/Tag	100	100	100	Keine Daten	Keine Daten	Vermeiden
Tolbutamid	1,0	None	4–6	Unverändert	95–97	0,1–1,15	1–2 g/Tag	100	100	100	Keine Daten	Keine Daten	Vermeiden
Tolcapon		0,2	1,1–1,2	Keine Daten	99,8	0,12	3x 100–200 mg/Tag oral	100	Keine Daten	Keine Daten	Keine Daten	Keine Daten	Keine Daten
Tolterodin	Keine Daten	77	2–18	Keine Daten	96	113	2 mg 2x/24 h	100	10–30 mg 2x/24 h	Keine Daten			
Topiramat		70–80	19–23	48–60	9–17	0,6–0,8	100–400 mg 1–2x/Tag	100	50	25	Keine Daten	Keine Daten	Dosis wie GFR 10–50
Topotecan		40	4–6	Verlängert	Keine Daten	40	5–20 mg/m² alle 3 Wochen	75	50	25	Keine Daten	Keine Daten	Dosis wie GFR 10–50
Torasemid	0,75	25	2–4	4–5	97–99	0,14–0,19	5,0 mg 2x/Tag	100	100	100	–	–	Na
Tramadol	0,7 Met	16	5–6 Met	11	4–20	2,9	4x 50–100 mg/Tag oral	100	75	50	Keine Daten	Keine Daten	Keine Daten

Name	Qo	PU [%]	HWZ_N [h]	HWZ_ESRD [h]	PB [%]	DistrVol [l/kg]	DoseNormal	ADJ_GFR 50 [%]	ADJ_GFR 10-50 [%]	ADJ_GFR <10 [%]	SUPP_HEMO	SUPP_CAPD	SUPP_CAVH
Trandolapril	0,03	33	16-24	Keine Daten	80-94	Keine Daten	1x 0,5-2 mg/Tag, max. 4 mg/Tag oral	100	30	Vermeiden	Keine Daten	Keine Daten	Keine Daten
Tranexamsäure		90	2,3-24	Keine Daten	3	Keine Daten	25 mg/3x/Tag-2x/Tag	50	25	10	Keine Daten	Keine Daten	Keine Daten
Trazodon	1,0 Met	Renal	6-11	Keine Daten	89-95	1-2	150-400 mg/Tag	100	Keine Daten	Keine Daten	Keine Daten	Keine Daten	Na
Triamcinolon		Keine Daten	1,9-6,0	Unverändert	Keine Daten	1,4-2,1	4-48 mg/Tag	100	100	100	Keine Daten	Keine Daten	Dosis wie GFR 10-50
Triamteren	0,04-0,8	5-10	2-12	10	40-70	2,2-3,7	25-50 mg 2x/Tag	2x/Tag	2x/Tag	Vermeiden	Vermeiden	Vermeiden	Vermeiden
Triflupromazin		50 M	Keine Daten	Keine Daten	90	Keine Daten	10-50 mg/Tag oral	100	50	Vorsicht	Keine Daten	Keine Daten	Keine Daten
Trimethadion		None	12-24	Keine Daten	None	Keine Daten	300-600 mg 3x/Tag-1x/Tag	3x/Tag	2-3x/Tag	1-2x/Tag	Keine Daten	Keine Daten	Dosis wie GFR 10-50
Trimethoprim	0,45	40-70	9-13	20-49	30-70	1,0-2,2	100-200 mg 2x/Tag	2x/Tag	q18 h	1x/Tag	Dosierung nach Dialyse	1x/Tag	q18 h
Trimetrexat		5-33	4-22	Keine Daten	95	0,6 (10-31 l/m²)	45 mg/m2/Tag, nach hämatologischen Par. anpassen	100	Keine Daten/50-100%	Keine Daten	Keine Daten	Keine Daten	Keine Daten
Trimipramin		Hepatisch	24	Keine Daten	90-96	31	50-150 mg/Tag	100	100	100	-	-	Na
Tripelennamin		Keine Daten	3,0-4,5	Keine Daten	Keine Daten	10	25-50 mg 3x/Tag-1x/Tag	Keine Daten	Keine Daten	Keine Daten	Keine Daten	Keine Daten	Na
Triprolidin		Keine Daten	5	Keine Daten	Keine Daten	Keine Daten	2,5 mg 4-6x/Tag	Keine Daten	Keine Daten	Keine Daten	Keine Daten	Keine Daten	Na
Trospiumchlorid		80	Keine Daten	Keine Daten	Keine Daten	Keine Daten	2-3x 10-20 mg/Tag oral	100	Vermeiden	Vermeiden	Vermeiden	Keine Daten	Keine Daten
Tubocurarin		40-60	0,5-4	5,5	30-50	0,22-0,39	0,1-0,2 mg/kg	75	50	Vermeiden	Keine Daten	Keine Daten	Dosis wie GFR 10-50

Name	Qo	PU [%]	HWZ_N [h]	HWZ ESRD [h]	PB [%]	DistrVol [l/kg]	DoseNormal	ADJ_GFR 50 [%]	ADJ_GFR 10-50 [%]	ADJ_GFR <10 [%]	SUPP_HEMO	SUPP_CAPD	SUPP_CAVH
Urapidil	1,0	15–30	Oral: 4,7/ i.v.: 2,7	Keine Daten	80	0,4–0,8	2x 30–90 mg/Tag oral	100	100	100	Keine Daten	Keine Daten	Keine Daten
Urokinase		Keine Daten	0,1–0,3	Keine Daten	Keine Daten	11,5	Nach Indikation	100	100	100	Keine Studien bei Dialysepatienten		
Urokinase		Keine Daten	Keine Daten	Keine Daten	Keine Daten	Keine Daten	4400 U/kg initial, dann 4400 U/kg qh	Keine Daten	Keine Daten	Keine Daten	–	–	Dosis wie GFR 10–50
Ursodeoxycholsäure		Keine Daten	Keine Daten	Keine Daten	Keine Daten	Keine Daten	10 mg/kg/Tag oral	100	50	25	Keine Daten	Keine Daten	Keine Daten
Valaciclovir		<1					500 mg 2x/Tag	100	Volle Dosierung 1–2x/Tag	0,5 g 1x/Tag	Nhd	Dosis wie GFR <10	Keine Daten: Dosis wie GFR 10–50
Valganciclovir	Keine Daten	Hoch	4	68	1–2	15,3	900 mg 1–2x/24 h	Initial GFR 40–59: 450 mg 2x/24 h, Erhalt: 1x/24 h	GFR25–30: Init. 450 mg 24 h, Erhalt: 450 mg jeden 2. Tag	GFR 10–24: Init 450 mg jed. 2. Tag, Erhalt: 2x/Woche	HD Patienten auf Ganciclovir umsetzen		
Valproatmatrium	0,95 Met	3–7	6–15	Unverändert	90	0,19–0,23	16–60 mg/kg/Tag	100	100	100	–	–	–
Valsartan		13	9	Keine Daten	94–97	17	1–2x 80 mg/Tag oral	100	100	100	Keine Daten	Keine Daten	Keine Daten
Vancomycin	0,05–0,2	80–90	6–8	200–250	10–50	0,47–1,1	500 mg 4x/Tag o. 1 g alle 12 h	1,0 g/1–2x/Tag	1,0 g/q24–96	1,0 g/q 4–7 Tage	Wie GFR <10	wie GFR <10	Wie GFR 10–50
Vardenafil	Keine Daten	2–6	4–5	Keine Daten	Keine Daten	208	10 mg 1 h vor erw. Wirkung	Keine Daten	Keine Daten	Keine Daten	Keine Daten	Keine Daten	Keine Daten
Vecuronium	0,82	25	0,5–13	Unverändert	30	0,18–0,27	0,08–0,1 mg/kg loading dose, dann 0,01–0,05 mg/kg q12–15 min	100	100	100	Keine Daten	Keine Daten	Dosis wie GFR 10–50
Venlafaxin		Hepatisch	4	6–8	27	6–7	75–375 mg/Tag	75	50	50	Keine Daten	Keine Daten	Na

Name	Qo	PU [%]	HWZ_N [h]	HWZ_ESRD [h]	PB [%]	DistrVol [l/kg]	DoseNormal	ADJ_GFR 50 [%]	ADJ_GFR 10-50 [%]	ADJ_GFR <10 [%]	SUPP_HEMO	SUPP_CAPD	SUPP_CAVH
Verapamil	1,0 Met	<10	3-7	2,4-4,0	83-93	3-6	80 mg 3x/Tag	100	100	100	-	-	Wie GFR 10-50
Vidarabin	0,74	50	3,5	Keine Daten	25	0,7	15 mg/kg Infusion/Tag	100	100	75	Infusion nach Dialyse	Dosis wie GFR <10	Dosis wie GFR 10-50
Vigabatrin		70	5-7	13-15	None	0,8	1-2 g 2x/Tag	100	50	25	Keine Daten	Keine Daten	Dosis wie GFR 10-50
Vinblastin	0,95 Met	None	3,0	Keine Daten	75	13-40	3,7 mg/m^2	100	100	100	Keine Daten	Keine Daten	Dosis wie GFR 10-50
Vincristin	0,95 Met	12	3-38	Keine Daten	75	5-11	1,4 mg/m^2	100	100	100	Keine Daten	Keine Daten	Dosis wie GFR 10-50
Vinorelbin		<20	20-40	Keine Daten	15	75	5-8 mg/m^2	100	100	100	Keine Daten	Keine Daten	Dosis wie GFR 10-50
Warfarin	1,0	None	34-45	Unverändert	99	0,15	10-15 mg initial, dann 2-10 mg/Tag	100	100	100	-	-	-
Xipamid	0,6	100 S,M	7	Keine Daten	98	<30 l	1x 10-40 mg	100	100	Vermeiden	Keine Daten	Keine Daten	Keine Daten
Zalcitabin		75	1-2	>8	<4	0,54	0,75 mg 3x/Tag	100	2x/Tag	1x/Tag	Keine Daten: nhd	Keine Daten	Keine Daten: Dosis wie GFR 10-50
Zaleplon	1	<1	1	Keine Daten	60	1,4	10 mg abends	100	(100)	Keine Daten			
Zidovudin	0,82	8-25	1,1-1,4	1,4-3,0	10-30	1,4-3,0	200 mg 3x/Tag, 300 mg 2x/Tag	100	100	100 mg 3x/Tag	Dosis wie GFR <10	Dosis wie GFR <10	100 mg 3x/Tag
Zolmitriptan		<10	2,3-3,5	Keine Daten	25	1,7	1x 2,5 mg/Tag oral	100	100	100	Keine Daten	Keine Daten	Keine Daten
Zolpidem		<1	1,5-3,2	Keine Daten	92	0,5-0,7	1-2x 10 mg/Tag oral	100	100	100	Keine Daten	Keine Daten	Keine Daten
Zopiclon		4-10	3,5-6,5-8	Keine Daten	45-80	1,4	1x 7,5 mg/Tag oral abends	100	100	100	Keine Daten	Keine Daten	Keine Daten

FAQ – Antworten kurz und knapp

1   Wie bestimmt man die Nierengröße? Korreliert diese mit der Körpergröße eines Menschen?

Ebenso wie bei anderen Organen besteht auch für die Niere ein Zusammenhang mit der Körpergröße. Kleine Personen haben in der Regel kleinere Organe als große Personen. Der Nierenlängsdurchmesser beträgt 11–15 cm, die Breite 5–7 cm und die Tiefe 3–5 cm. Das Parenchym verschmälert sich mit dem Alter. Das Verhältnis von Parenchym zu Pyelon beträgt bei unter 60-Jährigen etwa 1,7, bei über 60 Jahre alten Personen etwa 1,1.

Nach neueren Untersuchungen korreliert nicht etwa die Körpergröße, sondern das Körpergewicht und die Körperoberfläche am besten mit dem Nierenvolumen, das als (Nierenlänge×Breite×Tiefe)/2 berechnet werden kann.

2   Wie bestimme ich korrekt die glomeruläre Filtrationsrate?

Nach den neuesten K/DOQI-Richtlinien ist das Serumkreatinin alleine zur Beurteilung der Nierenfunktion nicht ausreichend. Die Bestimmung der endogenen Kreatininclearance ist genauer, unterliegt jedoch vielen Fehlern (z. B. Sammelfehler) und überschätzt die reale GFR oft gerade im kritischen Bereich der »noch normalen« Nierenfunktion. Neuerdings kann die GFR aus einer Cystatin C-Bestimmung im Serum im Routinelabor errechnet werden. Diese Methode kommt der GFR im Stadium 1–2 einer chronischen Niereninsuffizienz am nächsten und ist genauer als das Serumkreatinin oder die endogene Kreatininclearance – auch im »kreatininblinden« Bereich (s. oben). Es wird bereits bei einer GFR unter 88 ml/min/1,73m² auffällig, während das Serumkreatinin erst bei einer GFR unter 75 ml/min/1,73m² ansteigt.

3   Sollen Patienten mit Zystennieren eiweißarm ernährt werden?

Zystennierenpatienten sollte eine normale Eiweißzufuhr empfohlen werden. Die Überprüfung der zugeführten Eiweißmenge erfolgt durch Messung der Harnstoffausscheidung im 24-h-Urin (► Kap. 2). Niereninsuffiziente Patienten profitieren zwar häufig von einer diätetischen Proteinrestriktion, doch nützt diese progressionsverzögernde Maßnahme v. a. Patienten mit sekundärer Glomerulosklerose durch erhöhten intraglomerulären Druck. Bei Patienten mit ADPKD sollte dagegen keine Eiweißrestriktion verordnet werden. Übermäßige Eiweißzufuhr und die daraus resultierende Hyperfiltration kann jedoch auch bei Zystennierenpatienten und sogar Nierengesunden zu der Entwicklung einer Glomerulosklerose und Niereninsuffizienz beitragen.

4   Ist die Kass-Zahl in der Beurteilung eines Harnwegsinfektes heute noch aktuell?

Üblicherweise wird bei Nachweis von mehr als 10^5 koloniebildenden Einheiten (KBE) pro ml Harn (Kass-Zahl) das Vorliegen einer Harnwegsinfektion angenommen. Diese Zahl darf aber nicht als starrer Grenzwert für einen HWI verstanden werden, zumal sie durch zahlreiche Faktoren beeinflusst sein kann. Während Punktionsharn immer steril sein soll, darf Katheterharn maximal 10^2 KBE/ml enthalten. Im Mittelstrahlharn liegt der Grenzwert für Kinder bei 10^4 KBE/ml und bei Frauen mit Dysurie und Pyurie bei 10^2 KBE/ml, bei Männern mit gleichen Symptomen bei 10^3 KBE/ml.

5   Sind Zysten immer gutartig?

Eine Zyste <2 cm, welche die sonographischen Benignitätskriterien erfüllt, d. h. runde Form, deutliche und scharfe Abgrenzung, keine Binnenechos, sowie dorsale Wandverstärkung als Zeichen der Schallverstärkung durch flüssigen Zysteninhalt, sollte jährlich sonographisch kontrolliert werden. Bei >2 cm oder Abweichung von den obigen Kriterien sollte eine weitere radiologische Abklärung erfolgen. Im CT beträgt die Dichte in der unkomplizierten Zyste ca. 20 Hounsfield Einheiten (ähnlich wässriger Eiweißlösung), die Abgrenzung ist scharf und bei Kontrastmittelgabe fehlt das

19

Enhancement, d. h. keine Vaskularisierung. Die Abgrenzung einer Zyste mit Binnenstrukturen durch Einblutung von einem Nierenzellkarzinom kann auch im MRT Probleme bereiten. Das Nierenzellkarzinom zeigt zentrale Verkalkungen mit dorsalen Schallauslöschungen, Zysten mit Einblutungen dagegen eher schalenförmige, randständige Signalauslöschungen.

6 Wie kläre ich eine Hämaturie richtig ab und in welcher Reihenfolge?

Aus einer asymptomatischen Hämaturie kann sich potentiell fast jede Glomerulopathie entwickeln. Finden sich Normalwerte für Nierensonographie, Nierenfunktion, Proteinurie und Blutdruck, sollte zunächst das Urinsediment mikroskopisch nach Zeichen einer glomerulären Hämaturie untersucht werden. Finden sich dort eindeutige Hinweise für eine glomeruläre Ursache der Hämaturie, sollte eine Nierenbiopsie die Ursache klären. Andernfalls sollte umgehend eine urologische Ursache ausgeschlossen werden.

Neben Tumoren und Zysten verursachen auch Hyperurikämie und Hyperkalziurie eine nichtglomeruläre Hämaturie. Auch hier können die oben genannten Zusatzuntersuchungen Normalbefunde liefern.

7 Sind COX$_2$-Inhibitoren wirklich unschädlich?

Beim hämodynamisch vermitteltem ANV kommt es zu Veränderungen der renalen Hämodynamik im Rahmen einer Prostaglandinsynthesehemmung. Insbesondere bei eingeschränkter Nierenfunktion spielen Prostaglandine eine wichtige Rolle bei der Aufrechterhaltung der Nierendurchblutung. Die Hemmung ihrer Synthese führt daher zur reversiblen Ischämie und Abfall des Filtrationsdruckes und damit der GFR.

Vermutlich sind die nephrotoxischen Potentiale der einzelnen nichtsteroidalen Antiphlogistika unterschiedlich: Acetylsalicylsäure (Aspirin, Godamed, Micristin) und Ibuprofen (Aktren, Imbun, Dolgit) scheinen die renale Prostaglandinsynthese weniger zu beeinflussen als Diclofenac (Voltaren, Diclophlogont, Allvoran). Wie neuere Arbeiten zeigen, können die selektiven COX$_2$-Inhibitoren (sog. Coxibe, z. B. Celecoxib, Rofecoxib, Valdecoxib) ebenso ein akutes Nierenversagen verursachen. Die relative Häufigkeit im Vergleich zu den nicht-selektiven nichtsteroidalen Antiphlogistika ist aber nicht genau bekannt.

8 Wie teilt man heute die Stadien der diabetischen Nephropathie ein?

Das Syndrom »diabetische Nephropathie« beinhaltet im wesentlichen Albuminurie/Proteinurie, Bluthochdruck und in fortgeschrittenen Stadien eine Einschränkung der Nierenfunktion. Der Verlauf ist für Typ-1- und Typ-2-Diabetes ähnlich.

Der klinische Verlauf wurde bisher nach Mogensen in 5 Stadien eingeteilt, die jedoch v. a. die fortgeschrittenen Nephropathiestadien nicht klar abgrenzen. In Anlehnung an die neue Klassifikation chronischer Nierenerkrankungen durch die National Kidney Foundation (NKF) wurde eine neue Stadieneinteilung erarbeitet, die auch in die Praxisleitlinien der Deutschen Diabetes-Gesellschaft (DDG) aufgenommen wurde.

Wesentlicher Unterschied gegenüber der früher üblichen Klassifizierung, ist die Miteinbeziehung der Kreatininclearance zur genaueren Beurteilung der Nierenfunktion. Dadurch können Stadien mit und ohne Niereninsuffizienz unterschieden werden.

9 Ist fehlende Ausscheidung gleichzusetzen mit einem akuten Nierenversagen?

Fehlende Ausscheidung spricht zwar, nach Ausschluss eines Harnverhaltens, für ein akutes Nierenversagen – ist sie jedoch erhalten, so ist ein solches keinesfalls ausgeschlossen. Man spricht dann von einem nicht-oligurischen oder polyurischen akuten Nierenversagen. Bis zu 30% aller akuten Nierenversagen verlaufen polyurisch. Einziger Hinweis ist der Anstieg der Retentionswerte.

10   Wie lange darf man einen chronisch niereninsuffizienten Patienten eiweißarm ernähren?

Eine diätetische Eiweißrestriktion auf 0,8 g/kg KG/ Tag kann die Progredienz der chronischen Niereninsuffizienz der meisten Grunderkrankungen vermindern. Bei fortgeschrittener Niereninsuffizienz besteht jedoch die Gefahr der Malnutrition und damit der Katabolie, so dass die Eiweißrestriktion beendet werden muss. Die Ergebnisse der MDRD-Studie deuten auf eine Assoziation zwischen Ausgangsproteinurie und Progressionsrate hin. Patienten mit niedriger Proteinurie (<1 g/Tag) profitierten bezüglich Erhaltung der GFR von einer aggressiven Blutdrucksenkung weniger als Patienten mit einer Proteinurie über 3 g/Tag.

11   Wie bestimme ich Kt/V – »single pool« oder »double pool«?

In allen heute benutzten Formeln wird sowohl die Harnstoffgeneration während der Dialyse als auch die konvektive Harnstoffentfernung durch Ultrafiltration berücksichtigt. Die Dialyseeffizienz kann somit gut abgeschätzt werden.

Die Single-Pool-Kt/V überschätzt die tatsächliche Kt/V, da bei der Berechnung, wie vorher schon erwähnt, davon ausgegangen wird, dass kein Harnstoffrebound nach Dialyseende auftritt. Genauere Ergebnisse erhält man durch die Berechnung der Double-Pool-Kt/V, die auch equilibrierte Kt/V (eKt/V) genannt wird.

Die Double-Pool-Kt/V-Formel korrigiert die Single-Pool-Kt/V durch Einbringen eines Dialysezeitfaktors, da der Reboundeffekt nach Dialyseende bei einer kurzen, intensiven Dialyse größer ist als bei einer langen Dialyse.

12   Kann man Patienten über 65 Jahre transplantieren?

Im Jahr 1999 wurde von Eurotransplant das »Eurotransplant Senior Programm« (»ESP«, alte Bezeichnung »old-for-old«-Programm) ins Leben gerufen.

Dieses Programm soll dafür sorgen, dass Spendernieren älterer Verstorbener für ältere Empfänger zur Verfügung gestellt werden und die Wartezeit für ältere Patienten auf der Warteliste verkürzt wird.

Im Rahmen des Eurotransplant Senior Programms (ESP) werden Nieren von Spendern, die 65 Jahre und älter sind, an Empfänger vergeben, die den gleichen Alterskriterien entsprechen. Die Organzuteilung erfolgt nach der lokalen Wartezeit, um die Transportzeit kurz zu halten. Auf eine Optimierung des HLA-Matching wird verzichtet.

Nur eine Kompatibilität der Blutgruppen von Empfänger und Spender muss im ESP vorliegen. Für das ESP werden nur Patienten akzeptiert, die zuvor nicht transplantiert wurden und die weniger als 5% Panel-reaktive Antikörper (PRA) aufweisen.

13   Was bedeutet nierenangepasste Dosierung?

Bei Verlängerung der Halbwertszeit eines Medikamentes aufgrund eingeschränkter Nierenfunktion kann die Dosis auf zweierlei Weise angepasst werden: Entweder kann die Einzeldosis bei gleichbleibendem Dosierungsintervall reduziert (D) werden, oder man verlängert das Intervall (I) zwischen den Einzeldosen.

Die Reduktion der Einzeldosis erfolgt durch Multiplikation mit dem sog. Q0-Wert. Dieser berechnet sich aus der Halbwertszeit eines Medikaments bei normaler Nierenfunktion dividiert durch die Halbwertszeit bei Anurie. Mit Hilfe eines Nomogramms kann dann der in Abhängigkeit von der Kreatininclearance individuelle Q0-Wert errechnet werden.

14   Wie unterscheiden sich Harnwegsinfekte bei Schwangeren?

Während der Schwangerschaft entwickeln ca. 40% der asymptomatisch bakteriurischen Schwangeren eine symptomatische Infektion. Diese verläuft in 50% der Fälle fieberhaft, also unter Beteiligung der oberen Harnwege z. B. als Pyelonephritis. Eine

19

Pyelonephritis in der Schwangerschaft birgt ein erhöhtes Risiko, in ein akutes Nierenversagen überzugehen.

Eine asymptomatische Bakteriurie disponiert jedoch nicht zu Komplikationen wie niedrigem Geburtsgewicht, Präeklampsie, mütterlicher Anämie oder chronischer Niereninsuffizienz der Mutter. Aufgrund des hohen Risikos für eine Pyelonephritis wird empfohlen, in der Schwangerschaft auch eine asymptomatische Bakteriurie zu therapieren. Die für den unteren Harnwegsinfekt typischen Beschwerden wie Dysurie, Polyurie und Nykturie können in der Schwangerschaft auch ohne Infekt vorliegen.

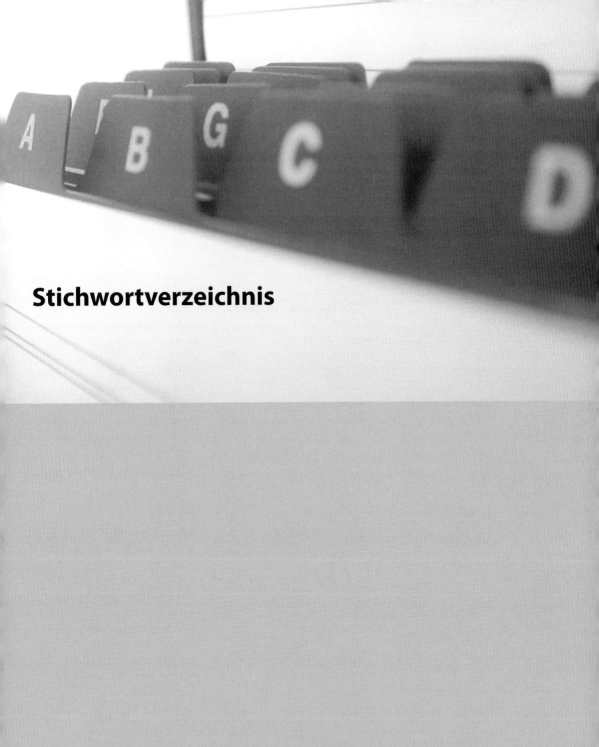

Stichwortverzeichnis

A

α-Agonisten, Kontraindikationen 381

α-Blocker 327
– Kontraindikationen 380

α_2-Rezeptoragonisten 327

Abdomenleeraufnahme 34

Abruptio placentae 340

Abstoßung, hyperakute 285, 330

Abszesse
– perinephritische 79
– renale 79

Acceptable Mismatch 287

ACE-Hemmer 200, 204, 254, 268, 315, 327
– Kontraindikationen 378

Acetylcystein 88, 136, 156

Acetylsalicylsäure 118, 129, 312

ACE ► Enzym, Angiotensin-konvertierendes (angiotensin converting enzyme)

Acrolein 122

ACT (activated clotting time) 236

Acyclovir 193, 309

Adenokarzinom 97

Adenom 97

ADH ► Hormon, antidiuretisches

Adipositas 113

ADPKD ► Zystennieren, familiäre

Aflatoxin 178

Agranulozytose 156, 299

AIN ► Nephritis, akute interstitielle

Akomycin 178

Akrodynie 139

Akutes Nierenversagen ► Nierenversagen, akutes

Albuminurie
– Makroalbuminurie 22
– Mikroalbuminurie 22

Aldosteronrezeptorantagonisten, Kontraindikationen 378

Alkalose, metabolische 208

Allokationskriterien 288

Allopurinol 87, 156, 295

Alport-Syndom 123

Aluminiumenzephalopathie 217

Aluminiumintoxikation 177

Amaryl 154, 213

Amilorid 140, 147

Aminoazidurie 138

Aminoglykoside 134

Ammoniumproduktion, Anstieg 208

Amyloidose 23, 96, 183, 258, 259
– reaktive 165
– sekundäre 157
– β_2-mikroglobulin-assoziierte 259

Amyloid A 133

Analgetikanephropathie 119, 131, 330

Anämie
– hämolytische 169
– normochrome, normozytäre 254
– normozytäre, normochrome 182, 201
– renale, Erythropoietintherapie 255

ANA ► Antikörper, anti-nukleäre

ANCA ► Antikörper, anti-neutrophile-zytoplasmatische

Aneurysma 162

ANF ► Faktor, atrialer natriuretischer

Angiographie 36

Angiomyolipom 95

Angioplastie, perkutane transluminale (PTA), Nierenarterienstenose 389

Angiotensin 11, 12, 205

Anionenlücke 143

Anorexie, urämisch bedingte 219

ANP ► Peptid, atriales natriuretisches

Antidiabetika, orale 154

Anti-Faktor-Xa-Test 236

Antikoagulation 110, 236
– orale 168

Antikörper
– Anti-GBM 28, 121

– anti-neutrophile-zytoplasmatische (ANCA) 28, 107, 121, 124
– anti-nukleäre (ANA) 28, 107
– Anti-Ro/SSA 160
– zytotoxische 285

Antiphlogistika
– nichtsteroidale (NSAID) 8, 111, 114, 120, 128, 201, 210
– chronische bakterielle Prostatitis 78

Antiphospholipid-Antikörper 159

Antithymozytenglobulin (ATG) 305

ANV ► Nierenversagen, akutes

Aortenaneurysma 186

ARA-Kriterien 160

Arrhythmien 238

Arterielle Hypertonie ► Hypertonie, arterielle

Arteriitis, granulomatöse 173

Arterio-Arteriolosklerose, intrarenale 150

Arteriosklerose 204

Arthritis 162

Aspirin 144

ASS 210

Asthma bronchiale 163

AT_1-Rezeptorblocker (ARB) 200, 204, 205, 254, 268, 315, 327, 344
– Kontraindikationen 378

ATN ► Nekrose, akute tubuläre

Atropin 178

Ausscheidungsurogramm ► Pyelographie, intravenöse (IVP)

Austauscherharze 209

Autofahren ► Kraftfahrzeug

Autoregulation 8

Azathioprin 156

Azidose 185
– chronische metabolische 257
– distal-tubuläre 135, 144
– hyperchlorämische, metabolische 146
– metabolische 200
– renale 208
– tubuläre 85

Azoospermie 215

I

J

K

O

Druck: Krips bv, Meppel
Verarbeitung: Stürtz, Würzburg